NOUVEAU TRAITÉ

DE

MATIÈRE MÉDICALE

DE

THÉRAPEUTIQUE ET DE PHARMACIE

VÉTÉRINAIRES

SUIVI

1° D'UN ABRÉGÉ DE TOXICOLOGIE VÉTÉRINAIRE
2° DE NOTIONS SUR LA PHARMACIE LÉGALE VÉTÉRINAIRE
3° D'UN FORMULAIRE RAISONNÉ, MAGISTRAL ET OFFICINAL
4° D'UN MÉMORIAL GÉNÉRAL DE THÉRAPEUTIQUE

PAR M. F. TABOURIN

Professeur de physique, chimie, toxicologie, matière médicale et pharmacie
à l'École vétérinaire de Lyon,
Membre titulaire de la Société d'agriculture, d'histoire naturelle et des arts utiles de Lyon,
Membre correspondant de la Société centrale de médecine vétérinaire,
de la Société de pharmacie de Paris, de la Société vétérinaire de Lot-et-Garonne, etc.

TROISIÈME ÉDITION, REVUE, CORRIGÉE ET AUGMENTÉE

avec figures intercalées dans le texte

En niant la maladie, Broussais avait nié le médicament.
TROUSSEAU et PIDOUX.

TOME SECOND

PARIS

P. ASSELIN, SUCCESSEUR DE BÉCHET JEUNE ET LABÉ

LIBRAIRE DE LA FACULTÉ DE MÉDECINE
ET DE LA SOCIÉTÉ CENTRALE DE MÉDECINE VÉTÉRINAIRE
Place de l'École-de-Médecine
1875

NOUVEAU TRAITÉ

DE

MATIÈRE MÉDICALE

DE

THÉRAPEUTIQUE ET DE PHARMACIE

VÉTÉRINAIRES

CORBEIL. — Typ. et stér. de CRÉTÉ FILS.

NOUVEAU TRAITÉ

DE

MATIÈRE MÉDICALE

DE

THÉRAPEUTIQUE ET DE PHARMACIE

VÉTÉRINAIRES

SECTION III

DES MÉDICAMENTS NÉVRO-DYNAMIQUES (SUITE)

CHAPITRE II

DES EXCITATEURS

SYNONYMIE ; Tétaniques, excitants musculaires, antiparalytiques, etc.

On désigne sous ces diverses dénominations des médicaments qui agissent spécialement sur le système nerveux, dont ils exaltent d'une façon spéciale les fonctions sensitives et motrices.

Les excitateurs sont les antagonistes des narcotiques : ce que ces derniers affaiblissent, les premiers le fortifient. Les narcotiques ralentissent d'abord, puis abolissent tout à fait l'activité nerveuse, tandis que les excitateurs donnent à cette faculté précieuse une énergie extraordinaire dans l'état physiologique ou la rétablissent lorsqu'elle a été diminuée ou abolie par l'état maladif. Cependant il est indispensable de faire observer, pour l'étude comparative de ces deux ordres d'agents, que les narcotiques n'agissent pas seulement sur la *sensibilité* et la *motricité*, mais encore sur les *instincts* et l'*intelligence*, tandis que les excitateurs exaltent les deux premières facultés du système nerveux, mais n'exercent qu'une influence fort minime sur les deux autres. En un mot, ils agissent énergiquement sur la moelle épinière et fort peu sur le cerveau.

Parmi les agents physiques susceptibles d'agir sur l'économie animale, il en est un qui représente très-exactement par son action les effets des médicaments excitateurs : c'est le fluide *électrique* ; qu'il agisse sur les animaux sous forme d'étincelles ou sous forme de courant galvanique, il a toujours pour résultat, comme les médicaments qui nous occupent, d'exalter la sensibilité et la motricité, de provoquer des secousses musculaires brusques, des contractions momentanées ou prolongées, des convulsions, des attaques tétaniques, etc.

Les médicaments excitateurs les plus employés en médecine vétérinaire sont d'abord la *Noix vomique*, qui sert de type ; puis, accessoirement, la *Fève de Saint-Ignace*, l'*Écorce de fausse angusture*, le *Bois de couleuvre*, l'*Upas tieuté*, les *Sumacs*, le *Redoul*, etc.

L'histoire de la noix vomique représente si exactement les effets de cet ordre de médicaments, que ce serait nous exposer à des redites en insistant davantage sur leur étude générale ; il est donc plus profitable d'aborder immédiatement celle du fruit du Vomiquier.

Noix vomique (*Nux vomica*).

Partie pharmacostatique.

Pharmacographie. — On désigne sous le nom de noix vomique, dans les officines, la graine du fruit d'un arbre exotique, appelé *Vomiquier* (*Strychnos nux vomica*, L.), qui appartenait autrefois à l'ancienne famille des *Apocynées*, puis à celle des *Strychnées*, établie par de Candolle, et qui se trouve définitivement rangée dans celle des *Loganiacées* formée par Robert Brown aux dépens des Apocynées, des Rubacées et des Gentianées.

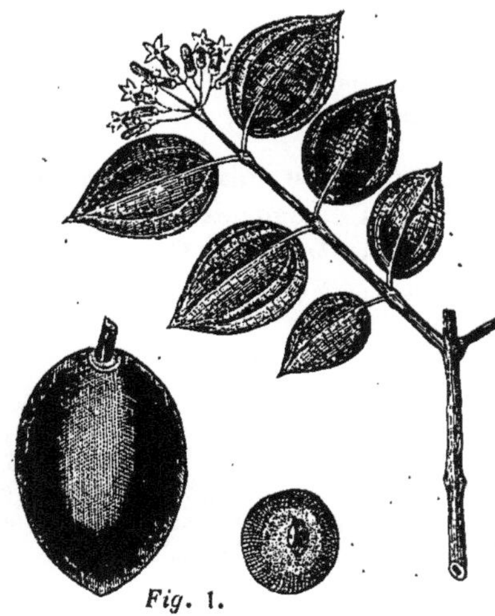

Fig. 1.

Le vomiquier, appelé *Coni-ram* dans l'Inde, où il croît spontanément, est un arbre d'une élévation et d'une grosseur médiocres, et qui porte un fruit du volume d'une orange ; ce fruit, rempli d'une pulpe acide et non vénéneuse, contient, en outre, de 14 à 15 graines aplaties, qu'on nomme improprement *Noix vomiques :* c'est la partie employée en médecine.

Caractères. — Les noix vomiques sont aplaties et orbiculaires comme le moule d'un bouton d'habit, dont elles ont exactement la forme. L'une de leurs faces est convexe, l'autre est concave et porte au milieu une espèce d'ombilic ; leur surface est grisâtre, douce au toucher et recouverte d'une espèce de duvet ayant l'aspect de celui du velours. Leur substance est dure, coriacé, comme cornée, et légèrement translucide ; elle ne présente pas d'odeur sensible, mais quand on la goûte, elle développe une saveur un peu âcre et une amertume très-intense. Le poids moyen de chaque graine est d'environ 1^{gr},50.

Composition chimique. — D'après les analyses de MM. Braconnot, Pelletier et Caventou, Desnoix, etc., la noix vomique présente la composition indiquée par le tableau suivant :

1° *Principes* alcalins	Strychnine.
	Brucine.
	Igasurine.
2° *Principe* acide...........	A. igasurique ou strychnique.
3° *Principes* hydrocarbonés...	Huile concrète.
	Cire
4° *Principes* colorants........	Matière colorante jaune.
	Amidon.
5° *Principes* neutres...........	Bassorine.
	Ligneux.

Pharmacotechnie. — Les préparations de noix vomique employées en médecine se divisent en deux catégories : les préparations *pharmaceutiques* et les préparations *chimiques*. Ces dernières seront étudiées à la fin de l'article consacré à ce médicament.

Préparations pharmaceutiques officinales.

1° *Poudre.*

Elle est difficile à préparer à cause de la consistance des noix vomiques ; on y parvient par deux procédés : en râpant les graines avec une râpe à sucre ou une lime à bois ; ou mieux, en les faisant ramollir à la vapeur d'eau, les écrasant dans un mortier et les desséchant ensuite dans une étuve ou au soleil.

2° *Extrait alcoolique.*

Prenez : Noix vomique râpée................... .. 1 partie.
Alcool à 85 degrés C........ .... 32 —

Traitez la poudre de noix vomique par deux macérations successives chacune de huit jours, en divisant le dissolvant en deux parties égales; passez chaque fois avec expression, distillez pour retirer une partie du véhicule et évaporez rapidement au bain-marie. On obtient le dixième du poids de la noix vomique employée.

3° *Teinture de noix vomique.*

Prenez : Noix vomique pulvérisée.................... 1 partie.
Alcool à 85 degrés C............................ 5 —

Laissez macérer pendant quinze jours et filtrez.

Indépendamment de ces trois préparations officinales, on fait aussi avec la noix vomique quelques préparations magistrales ou extemporanées, telles que la *décoction,* des *électuaires,* des *bols* ou des *pilules,* etc. : c'est la poudre qui sert de base à ces préparations; on emploie plus rarement l'extrait alcoolique.

Partie pharmacodynamique.

Médicamentation. — Les préparations de noix vomique s'administrent le plus souvent par le tube digestif ; la poudre et l'extrait servent à faire des breuvages et des lavements lorsqu'ils ont été dissous, mais le plus ordinairement c'est en bols, en pilules ou en électuaire qu'on les administre. La teinture s'emploie à peu près exclusivement en frictions sur diverses parties du corps. Enfin, les alcaloïdes et leurs sels peuvent être introduits dans le tissu cellulaire ou injectés dans les veines, et, dans l'un et l'autre cas, ils agissent avec rapidité et avec une énergie de dix à vingt fois plus grande que par la voie gastro-intestinale, ainsi que nos propres expériences nous l'ont démontré.

Posologie. — Les doses varient selon la préparation dont on fait usage ; la poudre, qui est la plus fréquemment employée, sera prise pour type ; le tableau suivant indique les doses auxquelles il convient de l'administrer.

Grands ruminants	5 à	25 grammes.
Solipèdes.........................	4 à	16 —
Petits ruminants..................	1 à	5 —
Porcs.............................	0,50 à	2 —
Chiens............................	0,05 à	0,25 —
Chats.............................	0,01 à	0,05 —

Ces doses sont indiquées pour les préparations solides, telles que les électuaires, les bols et les pilules ; mais si l'on doit donner la

noix vomique en décoction, les doses seront réduites d'un tiers et
même de la moitié.

L'extrait alcoolique, d'après les auteurs, même ceux de la médecine humaine, doit être donné à dose *moitié moindre* que celles
indiquées pour la poudre ; cependant, comme une partie d'extrait
représente quantitativement dix parties de noix vomique en poudre, il nous semble que cette dose est exagérée. Les praticiens
feront donc bien de se tenir en garde contre les effets de cette préparation jusqu'à ce que l'expérience ait prononcé à cet égard.

La teinture de noix vomique ne s'emploie que très-rarement à
l'intérieur ; dans le cas où l'on voudrait en faire usage, on pourrait
la donner à la même dose que la poudre, et même en quantité supérieure.

Quant aux alcaloïdes de la noix vomique et à leurs composés
salins, leur activité est très-grande et leurs doses, que nous indiquerons à la fin de cet article, doivent être au moins de cinquante
à cent fois moins élevées que celles de la poudre.

Pharmacodynamie. — Les effets physiologiques de la noix vomique se distinguent en *locaux* et en *généraux*.

a. **Effets locaux.** — Ces effets sont peu prononcés ; les préparations pharmaceutiques de noix vomique déposées sur la peau, les
muqueuses et les tissus dénudés, ne déterminent qu'une légère
astriction ; les préparations chimiques ne sont pas sensiblement
plus irritantes que les précédentes à l'égard des membranes tégumentaires et des tissus divisés, sains ou malades.

L'action locale des préparations de noix vomique sur l'appareil
digestif est assez énergique ; on a reconnu qu'elles excitaient l'appétit, rendaient la digestion plus prompte, accéléraient le cours
des matières fécales en donnant de la force au plan charnu de
l'intestin, etc. ; en un mot, que ces préparations agissaient en
vertu de leur grande amertume et à la manière des toniques et des
excitants.

b. **Effets généraux.** — L'action générale de la noix vomique se
développe seulement quand ses principes actifs ont été absorbés et
qu'ils se sont mélangés au sang ; on ne croit plus aujourd'hui que
les effets de cette substance, malgré la rapidité de leur développement, puissent se transmettre et s'étendre dans l'économie animale par le seul intermédiaire du système nerveux, et l'on peut

dire, sans injustice, que les expériences que Dupuy (1) a entreprises dans le but de soutenir cette dernière thèse, n'ont plus aujourd'hui la moindre valeur.

Nous négligerons pour le moment les effets de la noix vomique sur les diverses fonctions organiques pour concentrer notre attention sur ceux qu'elle développe dans le système nerveux, et dont dépendent plus ou moins immédiatement tous les autres. Ces effets se divisent en deux catégories bien distinctes : ceux qui sont relatifs à la *sensibilité* et ceux qui se rapportent à la *motilité;* les premiers sont continus, tandis que les seconds sont intermittents. Les uns et les autres sont précédés de certains signes prodrômiques qu'il importe de faire connaître tout d'abord.

Peu de temps après l'administration d'une préparation de noix vomique, ce qui varie, du reste, selon sa nature, sa dose et la surface absorbante où elle a été déposée, les animaux donnent des signes non équivoques d'excitation sans que la respiration et la circulation s'en émeuvent, ce qui indique la nature toute nerveuse de cette stimulation : les sujets s'agitent, s'inquiètent, changent souvent de place, grattent le sol, regardent autour d'eux d'un air étonné, paraissent comme attentifs à ce qui se passe d'insolite dans l'organisme ; puis le regard devient fixe, les yeux brillent, les oreilles se dressent, quelques tremblements se montrent dans les muscles des membres, etc. Dès lors la scène change de caractère et bientôt se manifestent les effets essentiels de la noix vomique que nous allons maintenant étudier.

Sensibilité. — L'exaltation de la sensibilité précède sans doute celle de la motilité ; néanmoins, dans les animaux qui ne peuvent pas rendre compte des sensations qu'ils éprouvent, l'excès de contractilité des muscles est le premier signe de l'action de la noix vomique qui soit bien apparent ; aussi aurions-nous commencé par l'étude de l'excitation de la motricité, si celle de la sensibilité n'était pas permanente, et si elle ne formait pas en quelque sorte le fond du tableau.

Les premiers signes de l'augmentation de la *sensibilité générale* se remarquent d'abord le long de la colonne vertébrale, où il suffit souvent de frapper légèrement, notamment vers la région des lombes, pour déterminer une douleur vive et des mouvements désordonnés ; puis vient ensuite la *sensibilité spéciale* des organes des sens,

(1) Dupuy et Leuret, *Journ. pratique*, t. I, p. 145 et 323.

qui arrive parfois à un degré d'exaltation extraordinaire. L'*ouïe* est si perçante que le moindre bruit paraît importuner le malade : un coup de pied sur le sol, le claquement des deux mains, le bruit que l'animal fait lui-même avec ses pieds, etc., tout l'effraye et provoque des mouvements violents. La *vue* n'est pas moins sensible, puisqu'un rayon de soleil, un corps brillant, suffisent pour tourmenter le sujet. La *tactilité* de la peau est si exquise, que le contact des mouches, celui des crins de la queue, un courant d'air lancé par un soufflet ou par la bouche, etc., peuvent exaspérer le malade. Le *goût* et l'*odorat*, comme on le remarque chez l'homme, ont aussi sans doute augmenté d'énergie et de finesse, ainsi que la sensibilité de toutes les parties du corps externes ou internes, mais il n'est pas possible d'en juger chez les animaux.

Motilité. — L'action motrice que les centres nerveux exercent sur le système musculaire de la vie animale est considérablement augmentée par la noix vomique ; cette augmentation débute par de légers tremblements de la fibre des muscles, puis par des accès de crampe, et se termine souvent par une contraction permanente analogue à celle qu'on remarque dans le *tétanos*. Les effets des strychnés commencent généralement par les muscles des membres, et plus particulièrement par ceux des membres postérieurs dans tous les animaux ; de là, les désordres de la contractilité s'étendent successivement aux muscles du tronc, à l'encolure et à la queue notamment ; puis ils passent à ceux des mâchoires, des oreilles, des yeux, des lèvres, etc. L'état de la pupille et celui des sphincters ne présente rien de fixe ; le plus souvent ils sont contractés, mais ils peuvent rester dans leur état normal, et l'on remarque parfois qu'ils se relâchent au moment de la mort des sujets empoisonnés par la noix vomique.

La contraction des muscles ne devient permanente que dans le cas d'empoisonnement mortel ; dans les autres circonstances, elle est intermittente et se montre par accès plus ou moins rapprochés, selon les cas. En général, les attaques sont d'abord rares et de courte durée, puis plus longues et plus rapprochées, et ensuite, si la dose n'est pas toxique, elles deviennent de nouveau moins fréquentes et moins graves, et finissent par s'éteindre peu à peu sans laisser de trace dans la santé du sujet.

Lorsque les animaux restent debout, ils ont en général la tête et l'encolure tendues horizontalement, l'épine dorsale voûtée en contrehaut, les quatre membres engagés sous le tronc et rassemblés, etc.

Si on oblige les sujets à marcher, les convulsions tétaniques deviennent plus rapprochées et plus graves, les membres roidis forment
quatre colonnes en quelque sorte soudées au tronc, et avec des
mouvements difficiles et saccadés donnent à l'animal, dont la tête
est portée au vent, l'encolure tendue comme une barre, la queue
horizontale, etc., la physionomie caractéristique du tétanos.

Les attaques de crampe peuvent être provoquées à volonté chez
tous les animaux qui sont sous l'influence de la noix vomique ; la
sensibilité locale et générale est dans un tel degré d'exaltation,
qu'il suffit d'un bruit faible, d'un coup léger frappé brusquement
sur l'épine dorsale, etc., pour déterminer soudain, ainsi que nous
l'avons déjà dit, des contractions involontaires dans tous les muscles externes, et pour faire sauter l'animal en avant à la manière
d'un ressort qui se débande.

L'action de la noix vomique ne se fait pas sentir seulement dans
le système nerveux de la vie animale, elle s'étend aussi au grand
sympathique, ainsi que le démontrent les contractions plus rapides et plus énergiques du cœur et du diaphragme, l'émission
fréquente et involontaire des urines, et l'expulsion répétée des matières fécales, etc. Ce dernier effet, que les auteurs ne mentionnent
pas ou qu'ils contestent, nous l'avons remarqué chez deux vaches
que nous avions soumises à l'influence des sels de strychnine ;
mais il n'est probablement que momentané, car la noix vomique,
comme tous les amers, doit constiper à la longue.

Tels sont les effets les plus ordinaires de la noix vomique sur le
système nerveux, quand elle a été administrée à dose modérée ;
mais lorsque la quantité ingérée a été trop considérable, on observe, indépendamment des effets que nous venons d'examiner
et qui s'aggravent encore, des troubles extrêmement graves de la
plupart des fonctions, et particulièrement de la respiration et de la
circulation. Alors les effets cessent d'être médicinaux, ils deviennent toxiques, menacent la vie des sujets et doivent être combattus
promptement et avec énergie pour prévenir des suites fâcheuses.

Effets toxiques. — L'action de la noix vomique peut devenir
exagérée et compromettre la vie des animaux dans doux circonstances différentes : lorsque la dose ingérée d'emblée est trop considérable, et lorsque les doses fractionnées sont trop rapprochées
les unes des autres ou continuées pendant trop longtemps. Le premier cas est simple et se comprend de lui-même ; mais le second
mérite quelques explications.

Il existe un grand nombre de médicaments auxquels l'économie animale s'habitue facilement et dont l'action va en diminuant à mesure qu'on en continue l'usage, ce qui met le praticien dans l'obligation d'en augmenter progressivement la dose ; la noix vomique, bien loin d'appartenir à cette catégorie d'agents pharmaceutiques, présente des caractères entièrement opposés, en ce sens que la susceptibilité de l'organisme pour ce médicament va en augmentant à mesure qu'on en prolonge l'emploi. Cette particularité remarquable, trop peu connue des vétérinaires, paraît tenir à plusieurs causes que nous allons exposer.

D'abord l'action de la noix vomique est loin d'être fugitive ; lorsque la dose est un peu notable, les effets peuvent se prolonger pendant vingt-quatre heures et même au delà ; il en résulte que si l'on répète les administrations à de courts intervalles, il pourra y avoir accumulation d'effets, et par conséquent action toxique. D'un autre côté, les principes actifs de la noix vomique ne paraissent être expulsés du corps et cesser leurs effets que quand ils ont changé de nature, et qu'ils ont été transformés en d'autres produits par la respiration, la nutrition, etc. ; d'où résultent comme conséquences inévitables l'accumulation matérielle des principes actifs des strychnées dans l'intimité de l'organisme et le développement d'effets incompatibles avec l'existence.

Quoi qu'il en soit de ces explications, il en ressort comme déduction pratique : qu'on ne doit pas trop rapprocher les doses de noix vomique ; que quand on est parvenu à obtenir les effets exigés par l'indication thérapeutique, au lieu de maintenir les doses au même point ou de les augmenter pour soutenir l'action obtenue, il faut les diminuer graduellement ; et enfin qu'il est prudent d'interrompre leur usage pendant quelques jours si les effets ont été un peu forts avant de reprendre la série décroissante des doses du médicament.

Ces principes essentiels étant posés, examinons maintenant les signes caractéristiques de l'intoxication strychnée.

La sensibilité et la contractilité sont dans une exaltation extrême ; les attaques de crampes sont de plus en plus rapprochées et prolongées ; la colonne vertébrale et ses deux extrémités, la tête et la queue, sont sur la même ligne horizontale et forment une sorte de barre inflexible ; les membres sont dans une rigidité et une tension telles, que les articulations craquent, que les muscles menacent de se rompre, et qu'on briserait plutôt les rayons osseux que de faire fléchir une jointure, tant la contraction des muscles extenseurs est violente. Aussi tout mouvement devient-il désormais impossible ; les animaux maintiennent difficilement l'équilibre lorsqu'ils sont debout, et très-souvent il suffit de la moindre tentative de déplacement pour déterminer une chute brusque. Arrivées à ce degré, les convulsions musculaires deviennent permanentes, et un tétanos général se déclare dans tout le système musculaire ; dès lors de nouveaux troubles apparaissent par suite de la difficulté de la respiration. En effet, les muscles abdominaux, tendus comme des cordes, fixent et rendent immobiles les cercles cartilagineux des côtes ; celles-ci, maintenues aussi par leurs muscles propres, ne peuvent plus exécuter le moindre mouvement, et les parois de la poitrine ne peuvent s'écarter pour favoriser l'entrée de l'air dans les poumons ; la respiration ne s'exécute plus désormais que par les mouvements de plus en plus bornés du diaphragme ; aussi devient-elle courte, pressée et anxieuse ; les naseaux sont largement ouverts, la pituitaire est rouge, l'air expiré chaud, le pouls vite et dur, les mouvements du cœur embarrassés et confus. C'est alors que commencent à se montrer les symptômes de l'asphyxie qui doit terminer cette scène terrible : les yeux sont rouges et saillants, ils pirouettent dans leur orbite et sont souvent recouverts par le corps clignotant ; les muqueuses apparentes s'injectent vivement et prennent une teinte rouge de plus en plus foncée ; les vaisseaux sous-cutanés se remplissent de sang et font saillie sous la peau : cette membrane s'échauffe, rougit et se couvre de sueur, etc. Enfin, l'entrée de l'air, devenant de plus en plus difficile dans les poumons et le sang ne s'hématosant plus, ce liquide reste veineux et porte le poison dans tous les organes, les animaux tombent violemment à terre, se débattent vivement, et ne tardent pas à expirer dans un état de rigidité extrême, qui se maintient même après la décapitation, mais qui se dissipe peu à peu avec la chaleur du corps.

Lésions. — Les lésions que l'on trouve en ouvrant les cadavres se réduisent à peu de chose ; les plus remarquables sont dues à l'asphyxie : elles consistent en un sang noir et fluide qui s'est arrêté dans les gros vaisseaux, et surtout dans les sinus veineux des enveloppes des centres nerveux. Souvent aussi la peau et les muqueuses présentent une teinte violette et même noire, ainsi que nous avons pu l'observer sur une vache empoisonnée par le chlorhydrate de strychnine.

Quelle est la manière d'agir des préparations de noix vomique

sur les centres nerveux? Pour les Italiens, cette action serait hyposthénisante; mais pour la plupart des hommes livrés à l'art médical, et l'on pourrait dire aussi pour le simple bon sens, cette action est essentiellement *excitante*, inconnue dans son mécanisme,
spécifique si l'on veut, mais tout à fait comparable à celle de l'élec-
tricité. En tous cas, quelle qu'en soit la nature, cette action paraît
s'exercer particulièrement sur la moelle épinière et ses divers pro-
longements centraux ou périphériques, mais très-peu sur les lobes
antérieurs du cerveau, car les animaux, aussi bien que l'homme,
paraissent conserver toute leur intelligence, même au milieu des
désordres les plus graves de l'empoisonnement.

Antidotes. — Si la préparation a été ingérée dans le tube digestif, il faut essayer de faire rejeter une partie du poison par le vomissement, si les animaux sont susceptibles de vomir; en général
cela est très-difficile, même sur les carnivores, à cause de l'état de
roideur de tous les muscles et peut-être aussi de l'état de contraction des orifices de l'estomac, de l'œsophage et du larynx. Chez
tous les animaux, on essaiera de neutraliser une partie du poison
par des boissons astringentes, d'entraver son absorption par des
breuvages huileux, et de hâter son expulsion par l'anus à l'aide
des purgatifs. Mais quand les principes actifs sont parvenus dans
le sang, il faut avoir recours à des antidotes dynamiques; on en a
proposé de plusieurs espèces. Les Italiens, partant de cette idée,
que l'action de la noix vomique est hyposthénisante, prescrivent divers agents qu'ils considèrent comme jouissant de vertus opposées,
les excitants diffusibles, par exemple, tels que l'alcool, l'éther, l'ammoniaque, etc., et la plupart des préparations d'opium, qu'ils rangent aussi parmi les agents hypersthénisants.

Le médecin anglais Bardsley (1) paraît être le premier qui ait
fait usage de l'alcool et de l'éther pour calmer les accidents causés par la noix vomique. Un vétérinaire instruit de Lyon, Raphaël
Bredin (2), employait l'éther sulfurique chez les chiens empoisonnés par les préparations strychnées, et presque toujours avec succès lorsque l'accident était récent; on l'administrait en lavement
à cause de la difficulté de le faire avaler. Essayé à la clinique de l'É-
cole, en lavement et surtout en inhalations, ce moyen a donné de
bons résultats. Les préparations opiacées ont été préconisées, surtout

(1) *London medic. and physic. Journal*, t. VII, p. 52.
(2) *Journ. de médec. vétér. de Lyon*, 1851, p. 493.

d'après les expériences de Pelletier et Caventou (1), qui ont vu
30 centigrammes de morphine neutraliser 1 centigramme de strychnine sur des lapins, bien que les quantités de ces deux alcaloïdes, prises isolément, fussent capables d'empoisonner ces ron-
geurs. Vallon (2), vétérinaire militaire, agissant d'après ces principes, rétablit un cheval empoisonné par la noix vomique en lui
administrant un breuvage ammoniacal, des boissons laudanisées
et des lavements opiacés. M. Günther (3), professeur à l'École vétérinaire de Hanovre, a préconisé contre l'empoisonnement par la
noix vomique les évacuations sanguines d'abord, puis une potion
composée de 10 centigrammes d'opium, 8 à 16 grammes de sulfate de soude et 125 grammes d'eau distillée. Cette préparation,
qu'on répète selon le besoin, s'administre en deux, trois ou quatre fois ; elle est formulée pour le chien, sur lequel elle est employée avec succès d'après l'auteur ; mais rien n'est plus facile que
de l'approprier à l'usage des grands animaux, chez lesquels elle
présenterait sans doute les mêmes avantages. Un chimiste, M. Bar-
det, a proposé l'emploi de l'*eau chlorurée* comme un contre-poison
infaillible de la strychnine. Nous sommes disposé à croire que
l'iodure ioduré de potassium réussirait également dans ce cas,
d'autant plus que M. Maury (4) s'est servi avec succès de la teinture
d'iode, ainsi que M. Adam, vétérinaire allemand (5). Enfin, dans
ces derniers temps on a proposé le chloral, qui agirait avec efficacité surtout quand on l'injecte dans les veines (Dr Oré).

Différences. — Doses toxiques.

1° **Solipèdes.** — Les préparations de noix vomique agissent très-bien
sur les solipèdes, quelle que soit la voie par laquelle on les administre.
La dose de poudre qu'on peut administrer impunément par les voies digestives n'avait pas été encore nettement déterminée, et la plupart des
auteurs consacrent à cet égard les erreurs les plus graves. Ainsi, d'après
Lebas (6), Moiroud (7) et Delafond (8), on pourrait faire prendre impunément au cheval 30, 60 et 90 grammes de noix vomique râpée ; tandis que

(1) *Journ. univ. des sciences médic.*, 1819, p. 258.
(2) *Journ. des vétér. du Midi*, 1849, p. 249.
(3) *Ibid.*, 1851, p. 241.
(4) *Ibid.*, 1862, p. 408.
(5) *Wochenscirhft*, 1862.
(6) *Pharmacie vétérinaire*, p. 345, 6ᵉ édit.
(7) *Pharmacologie*, p. 366, 1ʳᵉ édit.
(8) *Thérapeut. générale*, t. I, p. 437.

d'après les expériences si précises de Vallon (1), cette matière, à la dose de 24 à 30 grammes, tue constamment les chevaux. Il est vrai que Vallon a fait ses expériences en Afrique et sur des chevaux barbes, qui sont plus petits et plus nerveux que les nôtres; mais en tenant compte de ces différences, on peut dire, d'une manière générale, qu'il est très-imprudent d'administrer d'emblée, même dans nos climats, plus de 20 grammes de poudre de noix vomique aux chevaux.

2° **Ruminants.** — L'action de la noix vomique sur les ruminants est peu connue; on admet généralement que ces animaux sont peu sensibles à l'action de ce médicament; mais il existe à cet égard une confusion qu'il importe de faire cesser.

Sans aucun doute on peut faire prendre impunément de très-grandes quantités de noix vomique en poudre aux ruminants, parce que, sous forme solide, ce médicament tombe dans le rumen, s'y mélange avec les aliments, s'y dénature et reste nécessairement sans effet; mais si l'on donnait la noix vomique en breuvage ou en lavement, elle serait sans doute plus active; et enfin, si on la faisait absorber par le tissu cellulaire sous-cutané ou si on l'injectait dans les veines, on obtiendrait des effets aussi violents que chez les solipèdes.

Nous avons injecté le chlorhydrate de strychnine dans le tissu cellulaire sous-cutané de deux vaches, dans un but expérimental; à la dose de 5 centigrammes, il ne produisit aucun effet appréciable; à 10 centigrammes, il agit très-violemment; enfin, à 20 centigrammes, il détermina la mort d'une vache au bout de vingt minutes au milieu des convulsions les plus violentes. Le même sel donné à l'intérieur en solution, et administré avec les précautions les plus minutieuses pour le faire parvenir dans la caillette, n'a déterminé aucun effet sur le système nerveux à la dose de 1^{gr},50.

La science ne possède rien de précis à l'égard des petits ruminants; d'après M. Hertwig (2), une chèvre de deux ans a pu ingérer environ 100 grammes de noix vomique râpée dans l'espace de onze jours, sans qu'il en résultât d'effet sensible. Nous trouvons aussi dans le compte rendu de l'École vétérinaire de Lyon (1812, pages 12 et 13), que 30 grammes de noix vomique suffisent pour faire périr un mouton au bout d'une demi-heure, tandis qu'il en faudrait 250 grammes pour déterminer des symptômes marqués d'empoisonnement chez la chèvre. Ces expériences ont besoin d'être répétées avec plus de soin.

3° **Omnivores.** — Tous les auteurs de matière médicale vétérinaire étant absolument muets sur les effets de la noix vomique chez le porc, nous avons dû faire quelques expériences pour nous éclairer à cet égard. Il résulte des essais que nous avons tentés sur un jeune porc de cinq

(1) *Journ. des vétér. du Midi*, 1849, p. 250.
(2) Hertwig, *loc. cit.*, p. 476 et 477.

mois, que la noix vomique en poudre mêlée à ses aliments n'a pas produit d'effets sensibles jusqu'à la dose de 3 grammes; mais qu'à celle de 3gr.50, l'animal étant à peu près à jeûn, il se manifesta des symptômes d'empoisonnement si graves, qu'on dut recourir à la teinture éthérée d'opium pour prévenir la mort du sujet; les signes furent les mêmes que chez les autres animaux et avaient entièrement disparu le lendemain.

4° Carnivores. — On peut dire d'une manière générale, et toute proportion gardée, que les animaux carnivores sont infiniment plus sensibles à l'action de la noix vomique et de ses diverses préparations, que les autres animaux quadrupèdes. Pour le chien, sur lequel on a si souvent expérimenté ce médicament, la noix vomique commence à devenir toxique sur les sujets de petite taille, à l'état physiologique, à la dose de 60 centigrammes, d'après Orfila (1). Cependant, selon Barthélemy aîné (2), les chiens de moyenne et de forte taille exigeraient 2 grammes de poudre de noix vomique pour être empoisonnés; mais cette dose nous paraît trop forte. Pour les chats et les lapins, la dose ne doit être que le quart ou le tiers de celle du chien. Les autres préparations de noix vomique sont beaucoup plus actives : ainsi l'extrait alcoolique est toxique depuis 10 centigrammes dans le tube digestif; la strychnine tue rapidement les chiens de forte taille à la dose de 5 centigrammes. Dans le tissu cellulaire sous-cutané et dans les veines, l'action est infiniment plus énergique.

Pharmacothérapie. — Il n'est pas de médicament dont les effets thérapeutiques se déduisent aussi simplement et aussi nettement des effets physiologiques que ceux de la noix vomique. Comme matière très-amère, elle se montre tonique et fortifiante du tube digestif; son action si franche et si remarquable sur les centres nerveux et sur le système musculaire se maintient sans altération chez les sujets malades, et l'on peut même dire que cette action se *spécialise* encore plus, s'il est possible, quand elle est réclamée par l'état morbide auquel on l'oppose. En effet, tous les médecins ont observé que, dans le cas de paralysie, par exemple, les effets de la noix vomique se manifestent d'abord, et avec plus d'énergie, dans les régions malades que partout ailleurs; et que, dans les cas d'hémiplégie, notamment, il y a un contraste frappant entre le côté paralysé, qui est agité par les effets de la noix vomique, et le côté sain, qui reste souvent parfaitement calme. Il est vrai de dire aussi que dans les divers cas précédemment indiqués, il faut employer la noix vomique à doses plus élevées que dans l'état normal pour obtenir un effet suffisant.

(1) *Toxicologie*, t. II, p. 462, 4e édit.
(2) *Compte rendu de l'École d'Alfort*, 1818, p. 46.

La noix vomique est employée en médecine vétérinaire sous trois rapports différents : comme *tonique*, comme agent *excitateur* et à titre de moyen *perturbateur*.

1° **Tonique**. — C'est particulièrement contre quelques affections atoniques du tube digestif qu'on emploie sous ce rapport la noix vomique : telles sont l'inappétence, les digestions difficiles ou vicieuses, la diarrhée chronique, la dyssenterie, les affections vermineuses, etc. M. Maurer (1), vétérinaire suisse, donne la noix vomique mélangée au sulfate de fer, avec beaucoup de succès, contre la diarrhée opiniâtre des bêtes bovines. Du reste, il paraît démontré que, depuis longtemps, M. Ch. Martin (2) emploie la noix vomique comme un auxiliaire indispensable des médicaments toniques, dans le traitement des anémies profondes et des grandes débilités (Voy. *Toniques*).

Depuis fort longtemps les maréchaux et les hippiatres employaient la noix vomique contre le farcin du cheval, et ce moyen, qui est indiqué surtout quand la maladie est ancienne et les malades très-lymphatiques, compte encore quelques partisans, même parmi les vétérinaires; cependant M. Hertwig (3) assure qu'il l'a employé pendant longtemps contre le farcin et la morve, et toujours sans succès. Malgré cela, on est revenu dans ces dernières années sur l'emploi de la noix vomique associée surtout à l'acide arsénieux, dans le traitement de la morve chronique. Comme ce dernier médicament paraît être la partie la plus active du mélange dans la curation d'une maladie de ce genre, nous croyons devoir en renvoyer l'étude à propos des *altérants arsenicaux*.

2° **Excitateur**. — Comme excitateur des systèmes nerveux et musculaire, la noix vomique est un médicament très-important et qui peut être considéré comme le véritable *spécifique* de ces maladies rebelles qu'on nomme *paralysies*, qu'elles se rapportent à la sensibilité ou à la motricité. Toutefois ce moyen pharmaceutique, quoique puissant, n'est pas infaillible et ne réussit que dans certaines circonstances qu'il importe de spécifier.

En général, les paralysies qui tiennent à une altération matérielle des centres nerveux, telles que le ramollissement, la compression par une exostose, un kyste, la rupture d'un certain nombre de fi-

<hr>

(1) Zurich, 1860, p. 195.
(2) *Recueil de méd. vétér.*, 1861, p. 500.
(3) Hertwig, *Ouvrage cité*, p. 4·8.

bres, etc., sont incurables. Celles qui surviennent à la suite d'une congestion, d'une inflammation ou d'une hémorrhagie de la moelle épinière, ne peuvent être amendées ou guéries par la noix vomiqu,e que quand tous les accidents congestionnels ont entièrement disparu et que la maladie est ancienne ou chronique. Enfin, les cas où ce médicament héroïque réussit le mieux sont les commotions imprimées aux centres nerveux par une chute sur le dos, par la foudre ; l'épuisement de l'influx nerveux par des maladies longues, des pertes humorales excessives, des travaux outrés, des excès fonctionnels, etc. On peut dire d'une manière générale que, même dans les cas les plus favorables, on ne réussit pas si l'on emploie prématurément la noix vomique, si l'on est trop timide dans l'emploi du remède, et si l'on ne va pas jusqu'aux attaques convulsives des parties paralysées. Il est bon d'ajouter aussi, que les premières doses produisent souvent une amélioration rapide, mais que, néanmoins, la guérison complète est presque toujours longue à obtenir. Il importe donc de persévérer dans ce genre de traitement.

Les paralysies peuvent être distinguées en *centrales* et *périphériques :* les premières, telles que l'hémiplégie et la paraplégie, tiennent à une lésion physique ou vitale des parties centrales du système nerveux; tandis que les secondes, qu'on appelle encore paralysies *locales*, proviennent souvent de l'altération des cordons nerveux eux-mêmes. Enfin, il existe aussi des paralysies internes, appelées *atonies*, qui dépendent du système nerveux ganglionnaire.

L'*hémiplégie* est la plus grave de toutes les paralysies étendues, et celle qui cède le plus rarement à l'action de la noix vomique, parce qu'elle a, dans la majorité des cas, une origine phlegmasique. Cependant la science possède plusieurs cas où ce moyen a été employé avec succès. C'est d'abord M. Vigney (1), qui en a fait usage contre une hémiplégie dont une jument de deux ans était atteinte : la dose était de 8 grammes, unie à 24 grammes de camphre dans un électuaire; puis M. Revel (2), qui a employé avec succès de l'extrait alcoolique de noix vomique contre la paralysie du bipède latéral gauche d'un cheval : la dose minimum a été de 10 centigrammes, et la dose maximum, à laquelle on est arrivé graduellement, a été de 2^{gr}50, etc.

La *paraplégie* est la paralysie la plus fréquente chez tous les

(1) *Mém. de la Soc. vét. du Calvados et de la Manche*, 1830, p. 159.
(2) *Recueil de méd. vétér.*, 1832, p. 441.

quadrupèdes, parce que les membres postérieurs de ces animaux, jouant le principal rôle dans la locomotion, la partie de la moelle qui fournit les nerfs qui s'y distribuent est très-développée. Aussi la science vétérinaire possède-t-elle de nombreuses observations de guérison de cette espèce de paralysie par la noix vomique chez les principaux animaux domestiques; nous allons indiquer quelques-unes des plus importantes.

M. Charlot (1) a traité la paraplégie chez un cheval par la noix vomique, avec un demi-succès ; mais la dose qu'il a employée était évidemment insuffisante, puisqu'il n'a pas dépassé 2,25 grammes. Clichy (2), à l'aide de frictions irritantes, de l'acupuncture et de l'usage interne de la noix vomique, a guéri trois chevaux atteints de paraplégie : la dose du médicament a été d'abord de 8 grammes en râpures, et a été élevée progressivement jusqu'à 32 grammes, pour être ramenée peu à peu à son taux primitif. M. Delwart (3) en a fait également usage dans le même cas sur le cheval, à la dose de 50 centigr. en bol ; et ce qu'il y a de surprenant, c'est qu'à cette dernière dose, cependant minime, l'exaltation de la sensibilité et de la contractilité fut portée à un très-haut degré. Enfin M. Verrier (4), vétérinaire à Provins, a traité avec beaucoup de succès, par la noix vomique, une paraplégie chez une jument de race anglaise.

Plus récemment un vétérinaire belge, M. Tivaert (5), a employé avec succès la noix vomique contre ce qu'il appelle l'*apoplexie* de la moelle épinière chez le cheval; il débute par une saignée, coupe la queue le lendemain et administre la noix vomique en poudre à la dose de 3 à 4 grammes toutes les 5 ou 6 heures, mêlée à 250 grammes de sulfate de soude.

Dans les grands ruminants, qu'on sacrifie souvent quand ils sont atteints de maladies graves, avant d'employer un traitement quelconque, on a peu fait usage de la noix vomique contre la paraplégie ; cependant Traiche (6) l'a employée sur un bœuf paralysé du train postérieur, à la dose de 28 à 36 grammes en décoction dans un litre d'eau, tous les deux jours, et avec succès. Nous voyons

(1) *Recueil de méd. vétér.*, 1826, p. 159.
(2) *Ibid.*, 1827, p. 401 et suiv.
(3) *Journ. vétér. et agric. de Belgique*, 1844, p. 95.
(4) *Recueil de méd. vétér.*, 1861, p. 177.
(5) *Annales vétér. belges*. 1872, p. 324.
(6) *Journ. théor. pratique*, 1832, p. 502 et 503.

aussi que M. Rynder (1), vétérinaire allemand, a mis en usage la noix vomique dans la paralysie des vaches fraîches vêlées, après avoir combattu convenablement les accidents inflammatoires ; la dose était de 4 grammes toutes les quatre heures, et pour prévenir la constipation qui aurait pu en résulter, il y associait du sulfate de soude.

C'est chez le chien qu'on observe le plus souvent la paralysie du train postérieur, parce qu'elle suit très-fréquemment la maladie spéciale de ces petits quadrupèdes. Aussi a-t-on souvent employé la noix vomique avec succès contre cette affection rebelle. Barthélemy aîné (2), Rigot (3), Rainard (4), ont publié les résultats de leur pratique à cet égard.

Indépendamment de ces paralysies étendues, on observe parfois des espèces de paralysies générales qui intéressent particulièrement la sensibilité ; mais elles sont peu communes chez les animaux, et nous ignorons si l'on a essayé de les combattre par la noix vomique.

Les paralysies *locales* ne sont pas rares chez les animaux et on les observe sur tous les points du système musculaire ; elles peuvent intéresser les organes des sens, soit dans leur sensibilité générale ou spéciale, soit dans leur motilité, ainsi qu'on l'observe à l'égard des yeux, des oreilles, de la langue, etc. Ces affections se remarquent aussi dans des parties très-sensibles et très-contractiles, telles que la face, les lèvres, le pharynx, la queue, les pieds, le pénis, les mamelons, etc. La science possède, à l'égard de quelques-unes de ces paralysies, des documents utiles relativement à l'emploi de la noix vomique, qu'il importe de faire connaître.

A l'école de Toulouse, M. Lafosse (5) a guéri par l'emploi de la noix vomique, en 1848 et 1849, une hémiplégie faciale, une paralysie de la langue et du pharynx, une amaurose double, trois paraplégies à leur début ou déjà avancées. M. Huet (6) avait employé la teinture de noix vomique en frictions sur la langue paralysée d'un cheval, et comme ce sujet était menacé, en outre, de paraplégie, il lui administra la poudre à l'intérieur à la dose de 4 à 12 grammes par jour, etc.

(1) *Recueil de méd. vétér.*, 1847, p. 350.
(2) *Compte rendu de l'École d'Alfort*, 1822, p. 54 et suiv.
(3) *Recueil de méd. vétér.*, 1830, p. 172.
(4) *Pathol. et thérap. génér.*, t. II, p. 210.
(5) *Journ. de méd.. vétér. du Midi*, 1849, p. 429.
(6) *Journ. vétér. et agric. de Belgique*, 1845, p. 403.

En général, dans les paralysies locales, il est utile d'aider l'action interne de la noix vomique par des applications topiques telles que des frictions avec la teinture, l'application de la strychnine et de ses composés salins par la méthode endermique, sous-cutanée, etc. C'est surtout dans les atrophies musculaires locales qu'on peut, jusqu'à un certain point, assimiler à des paralysies, que ces applications toniques sont de la plus grande importance.

Enfin, dans la paralysie des vaches fraîches vêlées (fièvre vitulaire), les vétérinaires allemands, et particulièrement M. Kochne (1), vantent beaucoup l'emploi de la noix vomique à l'intérieur. Ils la combinent à l'émétique et aux purgatifs, et la donnent à doses fractionnées et souvent répétées.

Les paralysies internes ou *atonies* sont rares chez les animaux; on ne remarque guère que celles du plan charnu de l'intestin, du rectum, de la vessie, de la matrice, etc. Les vétérinaires ont eu jusqu'à présent peu d'occasions d'observer ces maladies obscures, et de les traiter rationnellement. M. Delwart (2), cependant, a traité avec succès une incontinence d'urine accompagnée d'une paralysie du rectum chez une jument. La noix vomique fut donnée en lavements à la dose de 8 grammes en décoction, et à celle de 4 grammes à l'intérieur, pendant dix jours.

3° **Perturbateur**. — Comme moyen perturbateur et homœopathique, la noix vomique est employée dans quelques affections nerveuses qui, par leurs symptômes, sembleraient en contre-indiquer l'usage : tels sont le tétanos et les crampes, la chorée, l'immobilité, l'épilepsie, etc. Il est vrai que la médecine vétérinaire est encore peu riche de faits de ce genre, mais ceux qu'elle possède méritent d'être connus.

C'est d'abord M. Hertwig (3) qui a fait souvent usage de la noix vomique contre le tétanos, et qui dit avoir réussi dans la moitié des cas; le vétérinaire anglais, Tombs (4), a employé aussi ce moyen avec succès. Préconisé contre l'immobilité du cheval, par M. Lafosse (5), à la dose de 40 à 80 centigrammes, ce médicament a été employé contre un cas de ce genre par M. Coculet (6), avec un suc-

(1) Miltheil, t. XXI, p. 34 et 35.
(2) *Journ. vétér. et agric de Belgique*, 1846, p. 169.
(3) *Ouvrage cité*, p. 478.
(4) *Recueil de méd. vétér.*, 1851, p. 109.
(5) *Jour. des vétér. du Midi*, 1845, p. 446.
(6) *Ibid.*, 1851, p. 241.

cès encourageant : la dose fut successivément de 12, 14, 16, 18 et
20 grammes par jour, et continuée pendant une semaine seulement.
Plus récemment le même praticien a publié deux nouveaux faits
de guérison de la même maladie par la noix vomique. Il recommande de ne pas se décourager, car le succès n'est pas immédiat,
et de pousser la dose assez loin pour déterminer des contractions
musculaires. La réussite est à ce prix. De son côté M. Rémy (1),
vétérinaire belge, a employé la noix vomique par la même méthode, chez une vache atteinte d'une affection simulant assez
exactement l'immobilité du cheval. Elle fut donnée à la dose de
20 grammes divisée en deux parties égales, une pour le matin et
l'autre pour le soir. La chorée est souvent traitée, en médecine
humaine, par la noix vomique ; ce moyen est encore peu répandu
en France parmi les vétérinaires ; mais il paraît en être autrement
en Angleterre, car, d'après M. Morton (2), M. Youatt recommande
la strychnine contre la chorée du chien, et il ajoute qu'il l'a vue
réussir lorsque d'autres moyens avaient échoué, etc.

<h2 style="text-align:center">PRÉPARATIONS CHIMIQUES.</h2>

ALCALOÏDES DE LA NOIX VOMIQUE.

<h3 style="text-align:center">1° Strychnine.</h3>

Préparation. — On prépare la strychnine en faisant bouillir de
la noix vomique en poudre avec de l'eau acidulée ; on filtre et l'on
précipite la liqueur par la chaux : le précipité est un mélange de
strychnine et de brucine ; après l'avoir pressé, on le reprend par
l'alcool, qui, par une évaporation convenable, laisse cristalliser la
strychnine et retient la brucine en dissolution (Pelouze et Frémy).

Caractères. — La strychnine est formée de cristaux prismatiques anhydres, inaltérables à l'air ; elle est incolore, inodore et
d'une amertume extrême. Chauffée, cette base se décompose, mais
sans fondre ni se volatiliser. Très-peu soluble dans l'eau, dans
l'alcool absolu ou très-étendu, dans l'éther et dans les corps gras,
le strychnine se dissout bien dans l'alcool ordinaire et dans les

(1) *Journ. vétér. belge*, 1867, p. 479.
(2) *Pharmacie*, p. 343.

essences. Elle neutralise les acides et forme des sels cristallisables, très-solubles, très-amers et excessivement vénéneux.

Les plus usités, parmi ces sels, sont surtout le chlorhydrate, le sulfate et le nitrate; ils se préparent directement en neutralisant l'acide étendu par la base pure. L'*arsénite* et le *bi-arsénite* de *strychnine*, qu'on a préconisés contre la morve, sont des sels dont l'existence est douteuse.

Réactifs spéciaux. — La strychnine triturée avec de l'acide plombique ou du bichromate de potasse, et le mélange additionné d'acide sulfurique concentré, prend une belle couleur bleue, qui passe rapïdement au violet, puis au rouge, et enfin au jaune-serin.

Falsifications. — La strychnine renferme souvent de la brucine, ce que l'on reconnaît aisément à l'aide de l'acide azotique, qui la colore alors en rouge. Si on a mélangé des sels métalliques ou de l'amidon à la strychnine, on reconnaîtra la fraude à l'aide de l'alcool ordinaire, qui ne dissoudra pas les matières étrangères.

Pharmacotechnie. — On peut employer la strychnine ou ses sels à l'état de pureté et les répandre en poudre sur une plaie ou un vésicatoire; le plus souvent on dissout les sels dans l'acool ou l'eau; on les incorpore parfois à l'axonge ou au cérat, etc. Les sels méritent la préférence sur l'alcaloïde.

Teinture de Strychnine.

Prenez : Strychnine pulvérisée............... 0,15 grammes.
    Alcool 32
Dissolvez.

Administration et doses. — La strychnine s'administre en pilules ou en solution dans l'alcool; les sels étant solubles dans l'eau, on peut les administrer sous la forme qu'on préfère. La méthode hypodermique réussit très-bien avec ces agents si actifs et si absorbables. Les doses qu'il convient d'administrer par les voies digestives et chez les divers animaux, sont les suivantes :

Grands animaux............... 25 à 50 centigr.
Moyens animaux............... 5 à 10 —
Petits animaux .... 0,5 à 1 —

Par la méthode hypodermique les doses doivent être quatre fois moindres.

Par l'injection veineuse dix fois moindres.

Les doses toxiques pour les solipèdes sont de 75 centigr. à 1 gramme par le tube digestif; de 15 à 20 centigr. sous la peau et de 2 à 5 centigr. dans les veines.

Pour les grands ruminants, la dose toxique par les voies digestives est de 2 à 3 grammes; de 15 à 20 centigr. par la méthode sous-cutanée et de 2 à 3 centigrammes par les veines.

La dose toxique pour le chien, par l'estomac est de 5 centigr.

Ces chiffres sont déduits d'expériences personnelles à l'auteur et plusieurs fois répétées.

Pharmacodynamie. — La strychnine et ses combinaisons salines représentent d'une façon si fidèle les divers effets de la noix vomique et spécialement ceux qu'elle détermine sur le système nerveux, qu'il devient inutile d'en parler de nouveau; il n'y a ici, en effet qu'une différence de doses, mais nullement une différence dans la nature de l'action. L'effet tonique et excitant sur le tube digestif doit être demandé à la noix vomique en poudre ou en décoction plutôt qu'à ses alcaloïdes.

Pharmacothérapie. — C'est surtout contre la chorée et les diverses variétés de paralysies que la strychnine et ses sels ont été employés avec succès. M. Pastey (1) a tiré un bon parti d'une teinture faible de strychnine à la dose de 2 gouttes dans une demiverrée d'hydrogale, contre la myélite d'un chien suivie d'une paraplégie incomplète. Cette indication a du reste été aidée par des frictions irritantes sur les membres et le long de la colonne vertébrale. M. Lafosse (2) a, dit-il, enregistré quelques guérisons d'amaurose obtenues par une pommade de strychnine appliquée sur l'œil, associée aux vésicatoires animés par la même substance et par l'administration interne de la noix vomique râpée. M. Chaillous (3), vétérinaire militaire, a publié un exemple de guérison d'une amaurose idiopathique au moyen de la strychnine appliquée sur des vésicatoires placés dans le voisinage des yeux. M. W. Brag (4), vétérinaire anglais, a traité avec succès, à l'aide de la strychnine, une sorte de paralysie générale chez une pouliche, survenue à la

(1) *Mém. de la Soc. du Calvados et de la Manche,* 1841-42.
(2) *Traité de pathologie vétérinaire,* t. II, p. 431.
(3) *Journ. de méd. vétér. milit.,* t. I, p. 413.
(4) *Recueil de méd. vétér.,* 1862, p. 573.

suite d'un refroidissement prolongé. M. Emm. Cauvet (1) s'est
servi du même moyen avec avantage contre une hémiplégie extrêmement grave, suite d'une congestion cérébrale, chez une jument.
Il incorporait la strychnine à de l'axonge et se servait de cette
pommade pour animer les sétons qu'on avait appliqués sur divers
points du côté malade. Enfin, on pourrait employer la strychnine et
ses sels, à l'imitation de ce qui se pratique chez l'homme, contre la
diarrhée rebelle et la dyssenterie passées à l'état chronique. D'après
M. Zundel, la strychnine réussit bien contre la chorée du chien,
mais c'est à la condition de ne pas être trop timide dans les doses
(*Note communiquée*).

2° Brucine.

Préparation. — On évapore les eaux-mères de la cristallisation
de la strychnine en consistance sirupeuse et on les sursature avec
de l'acide sulfurique. Le mélange abandonné à lui-même pendant
quelques jours, dépose des cristaux de sulfate de brucine. Ces cristaux sont redissous dans l'eau bouillante et filtrés sur du noir animal. La brucine est ensuite précipitée par l'ammoniaque.

Caractères. — Solide, en prismes ou en lamelles, d'aspect na-
cré ; inodore, incolore, d'une saveur âcre et très-amère. Peu soluble dans l'eau, elle se dissout en toute proportion dans l'alcool ;
chauffée, elle fond d'abord dans son eau de cristallisation et se décompose ensuite. Elle neutralise les acides et forme les sels.

Réactifs. — L'acide nitrique la colore en rouge de sang, et le
protochlorure d'étain en beau violet.

Propriétés médicinales et usages. — La brucine agit sur le
système nerveux à la manière de la strychnine, mais avec moins
d'activité. Son énergie serait, d'après divers auteurs, six fois, dix
fois, et même vingt-quatre fois moindre que celle de la strychnine.
Aussi, en raison de l'incertitude qui règne à cet égard, elle est rarement employée chez l'homme et tout à fait inusitée en médecine
vétérinaire.

3° Igasurine.

Préparation. — Cette base découverte par M. Desnoix, étant
plus soluble dans l'eau que les précédentes, reste dans les eaux-

---

(1) *Journ. des vétér. du Midi*, 1864, p. 166.

mères après qu'on les a précipitées par la chaux ; il suffit de les évaporer avec soin pour faire cristalliser l'igasurine.

Caractères. — Elle est solide, sous forme d'aiguilles brillantes et soyeuses, très-amères au goût. Elle est soluble dans 200 parties d'eau bouillante et cristallise aisément, tandis qu'il faut 500 parties d'eau pour dissoudre la brucine, qui cristallise, en outre, très-difficilement. Elle est très-soluble dans l'alcool et insoluble dans l'éther. Elle neutralise les acides et donne des sels cristallisables et très-vénéneux. L'acide azotique la colore en rouge de sang comme la brucine.

Effets et usages. — L'igasurine est presque aussi active que la strychnine et convient dans les mêmes cas. A la dose de 5 centigrammes, elle empoisonne les chats d'après MM. Desnoix et L. Soubeyran.

MÉDICAMENTS ANTAGONISTES DE LA NOIX VOMIQUE.

(Paralyseurs, paralise-moteurs, etc.).

Il existe un certain nombre de matières qui, introduites dans l'organisme, déterminent dans les centres nerveux, et notamment sur le cordon inférieur ou moteur de la moelle épinière, des effets opposés à ceux de la noix vomique. Ces substances, encore incomplétement étudiées au double point de vue physiologique et thérapeutique, comprennent surtout le *curare*, la *fève de Calabar*, l'*aconitine*, la *cicutine*, la *delphine*, etc. Nous allons dire quelques mots des deux premières substances ; quant aux alcaloïdes, ils ont été ou seront étudiés à l'occasion des plantes qui les contiennent.

1° Du curare.

Synonymie : Ourari.

Pharmacographie. — Cette matière singulière, qui sert, de temps immémorial, aux naturels du sud de l'Amérique pour empoisonner le dard de leurs flèches, est sous forme d'un extrait végétal brunâtre ressemblant un peu à celui de réglisse ; sec et pulvérisé il donne une poudre jaunâtre. Il arrive en Europe dans de petits vases en argile ou dans des calebasses. Il paraît être préparé par l'évaporation du suc de plusieurs plantes de la famille des Loganiacées, à laquelle appartient le Vomiquier, et spécialement du *strychnos toxifera*, et de diverses espèces du genre *Rouhamon*. Le curare est très-amer, soluble dans l'eau et donne par le tannin un précipité jaunâtre soluble à la fois dans l'eau et l'alcool. Son principe actif, sorte d'alcaloïde, a été isolé et nommé *curarine*.

Curarine. — C'est une substance solide, d'un jaune pâle, très-amère, soluble dans l'eau et l'alcool, mais insoluble dans l'éther. Elle forme avec les acides des sels incristallisables. Ceux-ci mélangés à du bichrômate de potasse et de l'acide sulfurique développent une très-belle couleur rouge.

Effets et usages. — L'action que le curare exerce sur l'organisme à l'état physiologique a été étudiée d'une manière complète par M. Cl. Bernard. Il résulte des recherches de cet illustre physiologiste, que le curare introduit dans les voies digestives est fort peu actif, mais que sa solution aqueuse ou celle de la curarine, introduite sous la peau, détermine des effets très-intenses à faible dose. Ce qui caractérise surtout son action générale, très-nette et très-circonscrite, c'est la paralysie de l'extrémité terminale des nerfs moteurs; la fibre musculaire ne paraît pas atteinte, car elle se contracte sous l'influence de l'excitation galvanique directe. Voici les principaux phénomènes qu'on observe chez les chiens empoisonnés par le curare.

Si on introduit quelques gouttes d'une solution de curare sous la peau d'un chien, il n'éprouve rien d'abord; mais au bout de quelques minutes il donne des signes de lassitude et se couche; si on lui présente des aliments il les saisit, mais il ne peut les mâcher, les masséters ne pouvant plus se contracter; les pupilles se dilatent et les paupières tombent sur les yeux; bientôt la station est tout à fait impossible, les mouvements respiratoires se limitent et cessent peu à peu, les sphincters se relâchent, le cœur, d'abord embarrassé dans ses mouvements, cesse enfin de battre et l'animal succombe à l'asphyxie et à la syncope. La mort est en général très-prompte et survient au bout de 10 à 15 minutes. Les lésions n'offrent rien de caractéristique.

L'indication rationnelle du curare était son emploi contre le tétanos, mais quelques essais tentés chez l'homme n'ont pas été heureux et on paraît y avoir généralement renoncé. Son prix élevé ne permet guère de l'employer chez les animaux, d'autant plus que son degré d'activité variant dans des proportions considérables, son emploi devient très-difficile et souvent dangereux.

Fève du Calabar.

SYNONYMIE : Eséré.

On désigne ainsi la graine d'une plante sarmenteuse, d'une *liane*, le *physostigma venenosum*, appartenant à la famille des légumineuses, et croissant sur la côte occidentale de l'Afrique, notamment au Calabar, au Gabon et en Guinée. Cette plante a pour fruit une gousse de la longueur de 15 centimètres et contenant de deux à trois graines ou semences : ce sont les fèves du Calabar. Elles ont, en effet, l'aspect d'une fève, elles sont réniformes, de la grosseur d'une petite châtaigne dont elles ont la couleur ; elles ont un côté concave et un côté convexe ; ce dernier présente une rainure d'une teinte plus pâle que le reste de la surface du fruit. Chaque fève est formée d'une enveloppe ligneuse et d'une amande composée de deux cotylédons que la dessiccation sépare et qui laissent entre eux un espace lenticulaire de forme ovoïde. Le principe actif de la fève du Calabar est l'*ésérine* ou *physostigmine*.

Esérine. — Cette espèce d'alcaloïde, obtenu à l'état de pureté par Vée et Levers, est cristallisable en lamelles, soluble à la fois dans l'alcool, l'éther, le chloroforme et l'eau acidulée. Elle est très-vénéneuse.

Effets et usages. — La fève du Calabar, comme le curare, paralyse l'extrémité des nerfs moteurs sans agir sur la fibre musculaire, qui reste sensible au galvanisme, ni sur le cordon de la sensibilité, qui n'est pas modifié. Son action la plus remarquable et la plus constante, est celle qu'elle exerce sur la pupille ; elle est, sous ce rapport, l'antagoniste parfait de la belladone et de l'atropine. Enfin, donnée à dose toxique, elle paralyse les muscles de la respiration, puis le cœur, et détermine la mort à la fois par l'asphyxie et la syncope. La fève du Calabar et l'ésérine, son principe actif, ont été surtout préconisés contre quelques affections de l'œil, chez l'homme ; puis contre le tétanos, la chorée, les convulsions, etc. L'étude de ce médicament est encore trop incomplète pour qu'il soit possible d'en conseiller l'usage chez les animaux, excepté pour quelques affections des yeux où il y aurait utilité de resserrer la pupille.

Autres médicaments paralyso-moteurs.

Chloral, aconitine, cicutine, delphine, etc.

SECTION IV

DES MÉDICAMENTS. TONIQUES.

Synonymie : Fortifiants, reconstituants, corroborants, etc.

Définition. — On désigne sous le nom de *toniques* des médicaments qui ont la propriété de restaurer la nutrition lorsque cette fonction générale a été affaiblie ou arrêtée par un état maladif quelconque de l'économie animale.

Ils produisent cet heureux résultat en réparant les qualités plastiques du sang, en augmentant l'énergie contractile des tissus et en rétablissant la force et l'harmonie du système nerveux.

Ces agents thérapeutiques précieux, dont l'action est essentiellement générale, présentent une certaine analogie avec les *astringents* relativement à leurs effets locaux, mais ils en diffèrent beaucoup dans leurs effets généraux, ainsi que nous l'avons déjà établi.

Ils semblent présenter une analogie plus grande avec les *excitants*, au moins quant au résultat définitif de leur action, le rétablissement de l'énergie de l'organisme altérée par la maladie; mais cette analogie est plus apparente que réelle, car ces deux groupes de médicaments présentent des différences nombreuses et importantes. D'abord ils n'ont pas la même composition chimique. Les excitants agissent rapidement et d'une manière passagère ; les toniques développent leurs effets lentement et d'une façon prolongée. Les premiers agissent sur les animaux sains comme sur les animaux malades, tandis que les seconds ne font bien sentir leur action que sur les sujets à l'état maladif. Les excitants exaltent les forces de l'organisme, mais ils ne les augmentent pas réellement, ils les dépensent plutôt en réalité dans un temps plus court; les toniques, au contraire, non-seulement rétablissent les forces qui ont été usées par l'état morbide, mais encore ils en augmentent la somme d'une manière durable.

Origine. — Les toniques sont tirés principalement du règne minéral et du règne végétal; le règne animal ne fournit que des *toniques analeptiques*, qui sont plutôt des aliments très-alibiles que de véritables médicaments.

Caractères physiques. — Les toniques sont généralement solides, inodores ou d'une odeur faible ; leur couleur est presque toujours tranchée, rouge, jaune ou noirâtre ; leur saveur est nulle ou très-amère, et souvent un peu styptique ; ils sont plutôt fixes que volatils, et se dissolvent généralement mieux dans les liqueurs alcooliques, dans les acides étendus, que dans l'eau.

Composition chimique. — Elle est très-variable. Les minéraux sont formés par les divers composés de fer ou de manganèse, qu'on trouve en petite quantité dans l'économie animale. Les végétaux présentent la nature la plus variée : le principe tonique peut être formé par de l'acide tannique, des alcalis spéciaux, des principes particuliers, pseudo-alcaloïdes (*salicine*, *gentianine*, etc.), un extractif amer, une sous-résine, etc. Enfin ce principe actif peut être accompagné par les matières les plus variées, comme de la gomme, de l'amidon, du mucilage, des corps gras, des essences, des résines, etc. On comprend, d'après cela, combien il serait difficile d'établir quelques principes généraux sur la nature chimique de ces médicaments.

Pharmacotechnie. — Les préparations des médicaments toniques sont, en général, très-simples ; elles sont pharmaceutiques pour le plus grand nombre, et chimiques pour quelques-uns seulement. Les formes qu'on leur donne le plus ordinairement sont celles de *poudre*, de *décoction* ou d'*infusion*, d'*extrait*, de *teinture* et de *vin*. Les quinquinas, l'écorce de saule et quelques autres moins importants, sont soumis, en outre, à des manipulations spéciales pour en extraire les principes actifs.

Associations. — Les médicaments qu'on associe le plus souvent aux toniques sont d'abord les *émollients*, quand on désire affaiblir leur action locale et générale ; les *astringents*, lorsqu'on veut augmenter leurs effets sur la contractilité des tissus et la plasticité du sang ; les *stimulants*, quand il y a indication d'exciter les forces générales du corps, et surtout la noix vomique pour donner de la vigueur au tube digestif, au cœur et au système musculaire.

Médicamentation. — Les toniques sont comme les aliments, ils ne développent bien leurs effets que quand ils sont administrés directement dans l'estomac ; leur introduction dans le rectum ou dans toute autre voie est loin de donner des résultats aussi bons et aussi certains. Lorsque les toniques ne jouissent pas d'une amertume trop intense, on les mélange aux aliments des malades, qui les ingèrent ainsi d'eux-mêmes ; le plus souvent, pourtant, on les fait prendre sous forme d'*électuaires* et de *bols* aux grands animaux, et sous celle de *pilules* aux petits ; d'autres fois on les donne en *boissons* ou en *breuvages*, plus rarement en *lavements*. En géné ral, dans l'emploi de ces médicaments, il vaut mieux prolonger l'administration que de forcer les doses.

Pharmacodynamie. — Les effets physiologiques des toniques seront distingués en *locaux* et en *généraux*.

a. EFFETS LOCAUX. — Déposés sur la peau intacte, la plupart des toniques restent sans action évidente ; mais sur la peau dénudée, sur les muqueuses et les solutions de continuité, ils déterminent généralement un effet astringent plus ou moins prononcé.

Introduits dans le tube digestif, ces médicaments produisent des effets qui sont presque toujours favorables aux fonctions de cet appareil. Ils excitent l'estomac, réveillent l'appétit, accélèrent la digestion, la rendent plus parfaite, etc. : aussi méritent-ils souvent la qualification de *stomachiques* qu'on leur donne parfois. En passant dans l'intestin, ils accélèrent les mouvements péristaltiques de ce canal, rendent l'absorption plus rapide et plus complète, diminuent et régularisent les sécrétions et les exhalations du tube digestif, retardent les défécations et leur donnent de la consistance, détruisent les parasites qui occupent ce conduit, etc. Ces effets des toniques sur la digestion sont d'autant plus prompts et plus marqués que cette fonction était plus débilitée ; à l'état de santé, ils se font également remarquer, mais seulement pendant les premiers jours, car si l'on en continue imprudemment l'usage, il peut en résulter d'abord une constipation opiniâtre, et plus tard une irritation plus ou moins grave du tube digestif.

b. EFFETS GÉNÉRAUX. — Les effets généraux des toniques se développent lentement, et à mesure que leurs molécules sont absorbées et mélangées au sang. Alors ils agissent non-seulement sur ce fluide nutritif, mais encore sur la texture des tissus et sur l'activité du système nerveux. Pour bien faire comprendre cette triple action des toniques sur les parties du corps qui concourent à la nutrition, il importe de bien fixer les conditions normales de l'exercice régulier de cette grande fonction.

La nutrition dans l'état de santé exige le concours solidaire et

réciproque de trois agents principaux : 1° du *sang*, matière fluide et
nutritive qui est chargée de fournir les molécules nouvelles destinées à être ajoutées au corps; 2° des *organes*, parties solides et fixes
dans lesquelles doivent se fixer des matériaux nouveaux fournis par
le sang, et desquelles se séparent les molécules usées et trans-
formées par le jeu de la vie, et qui sont entraînées par les diverses
sécrétions; 3° et d'un agent excitateur et régulateur des acquisitions
et des pertes des organes; c'est le *système nerveux* en général, et
notamment celui de la vie organique. Ces trois agents doivent concourir à l'exercice régulier de la fonction nutritive, chacun en ce
qui le concerne; ils sont également indispensables, et quand l'un
d'entre eux a été modifié plus ou moins profondément, la fonction
à laquelle il participe se trouve lésée ou suspendue plus ou moins
complétement. Pour que la nutrition soit bonne et régulière, il
faut donc que les agents chargés de l'exécuter présentent certaines
qualités intrinsèques qu'il importe d'examiner.

1° **Sang**. — Le sang, pour concourir convenablement à la nutrition, doit d'abord être parfaitement hématosé ; il doit recevoir par
les absorptions une quantité de matériaux assimilables au moins
égale à celle qui lui est enlevée par les sécrétions et les divers
organes ; il doit, en outre, posséder des qualités *plastiques* propres
à assurer son isolement dans le système circulatoire, et à rendre
régulier son rôle dans la nutrition. Ces qualités plastiques sont d'a-
bord la *viscosité* de ce liquide, due à la présence des globules et de
l'albumine, et ensuite la *coagulabilité* de ce fluide nutritif à sa sortie
des vaisseaux, propriété attribuée avec raison à la fibrine.

2° **Organes**. — Les tissus qui constituent les organes, les parenchymes, doivent présenter une certaine fermeté, une tension, une
élasticité propres à assurer leurs fonctions intimes. Ces caractères
des tissus à l'état physiologique sont rapportés à une propriété in-
trinsèque de la fibre vivante, qu'on appelle *tonicité* (Stahl), *contractilité organique insensible* (Bichat). C'est parce que les tissus sains
présentent cette qualité intime qu'ils se tendent, se roidissent, se re-
dressent et se contractent sous l'influence du sang, et qu'ils communiquent à ce fluide nutritif des oscillations particulières qui
favorisent l'assimilation de certains matériaux et l'élimination de
quelques autres.

3° **Système nerveux**. — Le système nerveux, en général, et surtout le système ganglionnaire chargé spécialement de la nutrition, doit posséder une certaine force, une activité suffisante pour entretenir les mouvements des organes et la circulation du sang ; il doit, en outre, régulariser dans l'intimité de l'organisme les acquisitions et les pertes matérielles qui caractérisent la nutrition et entretiennent la calorification. Il doit enfin établir entre les diverses parties du corps une harmonie parfaite, d'où peuvent résulter la simultanéité et l'égalité proportionnelle d'action entre les divers appareils fonctionnels : c'est ce qu'on appelle *synergie*.

Lorsque l'état physiologique est parfait, que la santé ne laisse rien à désirer, et que les trois agents de la fonction nutritive présentent les qualités requises pour son exercice régulier, les médicaments toniques sont plus nuisibles qu'utiles. Ils surchargent inutilement le sang de matériaux nutritifs ; ils tendent sans nécessité la fibre des organes, et excitent en pure perte le système nerveux. Leur emploi intempestif peut même déterminer des accidents morbides, en amenant des effets pléthoriques, des congestions, des inflammations, des hémorrhagies actives, des phénomènes nerveux insolites, etc. Les toniques ne produisent donc pas, en réalité, d'effets physiologiques, puisque leur usage sur des sujets sains ne peut être longtemps continué sans déranger le rhythme des fonctions. En revanche, sur des sujets malades, et lorsque l'indication de leur emploi est bien évidente, leur action ne tarde pas à se montrer avec une grande netteté : c'est donc sous ce point de vue principalement qu'ils méritent d'être étudiés.

Pharmacothérapie. — Ce paragraphe comprend l'étude des effets et des indications thérapeutiques des toniques.

1° EFFETS THÉRAPEUTIQUES. — Il arrive souvent que, sous l'influence de causes hygiéniques ou pathologiques, telles que des habitations insalubres, un travail forcé, une nourriture insuffisante ou de mauvaise qualité, des pertes excessives par les saignées, la copulation ou la sécrétion lactée, un accouchement laborieux, des maladies graves, prolongées, des affections chroniques, organiques ou dynamiques, une convalescence difficile, etc., les trois agents de la nutrition se trouvent plus ou moins gravement atteints, soit dans leur constitution physique, soit dans leurs qualités vitales, organogéniques. Le sang est devenu peu abondant, peu coloré, pauvre en globules et en albumine, d'une coagulation lente et incomplète, d'une chaleur et d'une vitalité peu développées, etc.

Les tissus sont mous, flasques, décolorés ; leur sensibilité, leur contractilité ont diminué, et souvent ils laissent passer à travers leurs mailles les liquides circulatoires, qui s'épanchent et sortent de leurs couloirs. Enfin le système nerveux tout entier a perdu de sa force et de son activité ; la sensibilité s'est émoussée ; la motricité est lente à se développer ; le trisplanchnique n'offre plus cette résistance aux influences extérieures qu'on a appelée avec tant de raison *résistance vitale.*

Ces désordres survenus dans les rouages essentiels de la vie nutritive sont dénoncés au dehors par des caractères très-saillants : le corps est maigre ; la peau, adhérente aux parties sous-jacentes, est sèche et rude au toucher ; les poils sont ternes et hérissés ; les crins de la crinière et de la queue s'arrachent avec facilité ; les muqueuses apparentes sont pâles, infiltrées, et souvent couvertes d'ecchymoses et de pétéchies ; le pouls est lent et misérable ; la respiration est rare et faible ; la chaleur du corps peu développée ; l'appétit paresseux ; les digestions lentes, imparfaites ; les sécrétions abondantes et mal élaborées ; les absorptions interstitielles peu actives ; des infiltrations sous-cutanées, des engorgements atoniques des membres, indiquent le défaut d'activité et d'énergie des absorbants, etc. Enfin la vie de relation est presque éteinte : les animaux ont la tête basse, l'œil terne et sans animation ; ils restent indifférents au monde extérieur ; leurs mouvements sont lents et entraînent bien vite la lassitude, la sueur, etc.

Employés dans de telles conditions, avec persévérance, les toniques produisent bientôt des effets tellement avantageux, qu'ils semblent refaire l'organisme à nouveau, et que la qualification de *reconstituants,* qu'on leur donne quelquefois, n'est que l'expression pure et simple de la vérité. Au bout d'un temps plus ou moins long, ce qui varie selon les circonstances, ces effets se font sentir sur les agents de la nutrition : bientôt le sang devient de nouveau rouge, épais, coagulable ; les tissus fermes et colorés ; le système nerveux fort, énergique et régulier dans ses fonctions comme à l'état de santé. Ces changements matériels, organiques, survenus dans l'intimité de l'organisme, se traduisent bientôt au dehors par des modifications fonctionnelles correspondantes : la maigreur tend à disparaître, la peau est plus souple et plus moite, les poils plus lisses et plus brillants, les crins plus solides ; les muqueuses reprennent leur teinte rosée naturelle ; le pouls est plus plein et plus fréquent, la respiration plus rapide et plus profonde, la chaleur du corps plus développée : l'appétit reprend de son énergie ; les digestions sont plus rapides et plus complètes, les sécrétions plus rares et mieux élaborées; les absorptions sont plus actives; le mouvement d'assimilation l'emporte désormais sur le mouvement de décomposition, les produits épanchés sont peu à peu résorbés. Enfin, la vie de relation a repris son cours; les sens sont plus actifs, le regard plus animé, le malade s'occupe de ce qui se passe autour de lui; ses mouvements sont plus faciles et plus prompts, la fatigue arrive plus lentement, etc.

Dans les grandes débilités de l'organisme, les liquides, les solides et les nerfs sont presque toujours également atteints; mais dans beaucoup de maladies il n'en est pas ainsi, au moins dès le début, et tantôt c'est le sang, tantôt ce sont les organes, tantôt enfin ce sont les appareils nerveux, qui sont les plus malades. Or, par une coïncidence des plus heureuses, il se trouve aussi que tous les toniques, quoique agissant sur les trois rouages principaux de l'organisme, ne développent pas la même énergie sur chacun d'entre eux. Ainsi, par exemple, il en est qui portent leur action plus particulièrement sur le sang, auquel ils rendent ses qualités plastiques et vitales : tels sont les aliments très-alibiles, les composés de fer et de manganèse ; on les appelle *toniques analeptiques*. D'autres, tout en agissant sur les fluides nutritifs et les nerfs, semblent restaurer la fibre des tissus, lui restituer sa contractilité intime et stimuler surtout l'appareil digestif : tels sont les *toniques amers*, comprenant la gentiane, l'écorce de saule, le houblon, la petite centaurée, etc., etc. Enfin, quelques toniques portent évidemment leur action sur le système nerveux et tendent à lui redonner son énergie première ; ces toniques précieux, qui agissent également sur le sang et les tissus, sont appelés *névrosthéniques, toniques spécifiques*, etc.; telles sont les diverses espèces de quinquinas. Chacune de ces catégories de toniques mérite un examen spécial et détaillé ; nous nous en occuperons quand nous aurons fait connaître les indications générales de ce groupe nombreux de médicaments utiles.

2° INDICATIONS THÉRAPEUTIQUES. — Les indications thérapeutiques des médicaments toniques sont fort nombreuses ; nous les rangerons en groupes systématiques afin de rendre leur étude plus facile ; du reste, nous les examinerons simplement sans les discuter.

1° **Maladies du sang.** — Ces maladies forment trois catégories distinctes : les affections *anémiques* proprement dites, auxquelles se rattachent les hémorrhagies passives, l'hématurie atonique, par exemple ; les affections *hydroémiques*, telles que la cachexie aqueuse des ruminants, les diverses hydropisies, etc.; enfin, les affections *typhoémiques*, telles que les maladies putrides, gangréneuses, typhoïdes, etc.

2° **Maladies organiques.** — Elles comprennent des maladies dans lesquelles le sang peut être pauvre, mais dont l'altération des solides paraît former le caractère principal : tels sont le farcin, la morve, les scrofules, la ladrerie du porc, les affections squirrheuses et cancéreuses, le crapaud, les maladies cutanées invétérées, etc.

3° **Maladies nerveuses.** — Dans cette catégorie, qui est la moins nombreuse, nous trouvons la chorée, l'épilepsie, l'immobilité, les paralysies, les accidents de l'ataxie, les débilités et l'atrophie musculaires, etc.

4° **Maladies du tube digestif.** — Ces affections nombreuses, que nous avons groupées ensemble à cause de leur siége, sont d'une nature très-variée; elles comprennent : l'inappétence sans fièvre, les digestions lentes et imparfaites, les vents et borborygmes trop fréquents, la diarrhée et la dyssenterie chroniques, les vers intestinaux, la fièvre muqueuse avec teinte ictérique et débilité générale, etc.

5° **Vices de sécrétion.** — Nous signalerons comme tels, le lait séreux et caillebotté, le diabète et l'albuminurie, les flux des diverses muqueuses et surtout de celles des voies respiratoires, la transpiration cutanée trop facile et trop abondante, etc.

6° **Solutions de continuité.** — Les plaies anciennes à bourgeons exubérants et mollasses, à sécrétion abondante et séreuse, les ulcères, les plaies gangréneuses, etc., peuvent être amendées par l'application rationnelle des toniques. Il en est de même des organes internes sortis de leurs cavités naturelles et flétris par l'air, comme on le remarque à l'égard du rectum, du vagin et de l'utérus renversés : les décoctions chaudes des médicaments toniques peuvent les modifier avantageusement.

7° **Débilités générales.** — Les toniques rendent de très-grands services dans les débilités générales du corps sans maladies bien marquées, comme on le remarque pendant la convalescence de tous les animaux ; sur ceux qui ont souffert par la privation de nourriture, par l'excès de travail ; sur ceux qui ont été épuisés par la copulation, par une parturition laborieuse ; enfin, chez ceux dont l'âge avancé amène la débilité sénile. Dans ces divers cas, les toniques ne sont que des palliatifs tant qu'on ne fait pas cesser la cause première de la débilité.

Contre-indications. — Les toniques, à quelque catégorie qu'ils appartiennent, ne conviennent pas dans la pléthore, dans les congestions et les hémorrhagies actives, dans les inflammations franches, et généralement dans toutes les affections à type aigu.

CHAPITRE PREMIER

TONIQUES ANALEPTIQUES.

Synonymie : Reconstituants, radicaux, etc.

Les toniques analeptiques sont des agents thérapeutiques dont le mode d'action caractéristique consiste à rendre immédiatement au sang les principes organisables et réparateurs qui lui manquent (Trousseau et Pidoux).

Ils comprennent des aliments très-alibiles et des médicaments toniques un peu astringents ; mais les uns et les autres présentent pour caractère essentiel d'avoir une composition chimique qui les rapproche un peu des principes essentiels du sang ; c'est ainsi que les aliments très-alibiles renferment toujours de la fibrine, de l'albumine, de la caséine et des matières grasses, comme ce fluide nutritif lui-même ; que le fer et le manganèse qu'on emploie comme toniques, se retrouvent dans la matière colorante renfermée dans les globules sanguins. Ces agents précieux, qu'ils appartiennent à l'hygiène ou à la pharmacie, parviennent donc à restituer rapidement les principes plastiques au sang sans subir des modifications bien profondes.

Un autre caractère très-important des analeptiques, c'est qu'ils agissent d'abord et primitivement sur les fluides nutritifs, pour leur rendre leurs qualités intrinsèques, et ce n'est que consécutivement qu'ils portent leur action sur les solides et les nerfs, dont ils augmentent peu à peu la force de résistance, en leur fournissant des matériaux neufs et réparateurs.

Ces agents thérapeutiques conviennent principalement quand le sang est pauvre et que l'économie est affaiblie par une cause quelconque.

Ils se divisent naturellement en *alimentaires* et en *médicamenteux*.

A. ANALEPTIQUES ALIMENTAIRES.

Nous comprenons dans cette catégorie tous les aliments plus ou moins azotés, fortement nutritifs et dont on ne fait usage que dans des circonstances tout exceptionnelles : tels sont, par exemple, les farines des graminées et des légumineuses, le pain, le lait, les matières grasses et les diverses substances animales convenablement préparées.

Les analeptiques alimentaires doivent présenter les caractères suivants : ils doivent être très-azotés, d'une digestion facile, pour ne pas exiger une trop grande dépense de force de la part du tube digestif, et fournir à l'absorption d'abord, et plus tard à la nutrition, des matières alibiles plus abondantes que les aliments ordinaires, puisqu'ils sont destinés, non pas seulement à entretenir les forces habituelles, mais surtout à restaurer celles qui ont été dépensées par une cause quelconque.

Nous laisserons de côté les aliments végétaux, dont l'emploi raisonné sur les animaux est bien connu et ressort au domaine de l'*hygiène* proprement dite, pour nous occuper ici exclusivement des aliments animaux, dont l'usage chez les espèces herbivores est tout à fait exceptionnel. Les matières animales, dans cette circonstance, ne sont plus des aliments, à proprement parler, puisqu'elles sortent entièrement du régime naturel ; ce sont bien plutôt des médicaments qui remédient souvent avec une grande rapidité à l'état morbide auquel on les oppose. Nous étudierons également, au point de vue de la médication reconstituante, les matières grasses végétales et animales, qui ont aussi une grande puissance médicatrice.

1° Substances animales. — Les matières animales qu'on peut employer comme aliments analeptiques chez les herbivores domestiques sont le lait, la chair, le sang cuit et les diverses issues tirées des cavités splanchniques. Toutes ces substances, à l'exception du

lait, doivent être soumises à la cuisson, et le bouillon comme la
partie cuite, mélangés à des farineux, à du son, peuvent être administrés aux animaux, qui ne tardent pas à s'y habituer malgré une
répugnance assez marquée dans le principe pour ces aliments non
habituels.

Cette nourriture, tout insolite qu'elle est pour les animaux herbivores, restaure leurs fluides nutritifs avec une grande rapidité.
Nous avons dans le temps administré à un cheval morveux, à titre
d'expérience, de la viande cuite hachée et mêlée à du son ; les premiers jours il la prit avec difficulté, mais bientôt il s'y habitua et la
mangea ensuite de lui-même sans répugnance marquée. Il y eut
d'abord un peu de diarrhée, qui disparut au bout de quelques jours ;
seulement les excréments restèrent un peu mous et prirent une
odeur repoussante comme chez les carnivores. Au bout de trois
semaines de ce régime, le sujet de l'expérience se trouva dans un
état de pléthore tellement marqué, que des hémorrhagies abondantes eurent lieu par le nez à plusieurs reprises. Il fut sacrifié
comme incurable.

La nourriture animale convient aux herbivores dans les débilités
radicales et générales de l'économie, que la cause soit *physiologique*
(copulation trop répétée chez les mâles de toute espèce, part laborieux et non-délivrance chez les femelles), *hygiénique* (nourriture
mauvaise ou insuffisante, travail excessif), *pathologique* (maladies
prolongées, pertes par les saignées, la suppuration, les jetages, etc.).
Cette pratique, très-avantageuse, sans être plus dispendieuse que
toute autre, n'est pas nouvelle en médecine vétérinaire. Ainsi, Vicq
d'Azyr (1) rapporte que pendant l'épizootie typhoïde de 1775, qui
sévissait sur l'espèce bovine dans les provinces méridionales de la
France, on fit prendre de grandes quantités de bouillon gras aux
malades et aux convalescents, et cela avec avantage ; à tel point,
qu'aux environs de Toulouse et de Bordeaux, les paysans sacri-
fiaient leur volaille pour rendre le bouillon meilleur, dans l'espé-
rance de sauver plus sûrement leurs bestiaux. Collaine (2) a conseillé aussi ce moyen dans le marasme épizootique, suite du typhus
contagieux des bêtes à cornes. Dupuy (3) a prescrit également les
bouillons de viande contre la pourriture du mouton. Dans le cas
d'hématurie asthénique des grands ruminants, maladie qui les

(1) *Exposé des moyens curatifs et prophyl.*, etc., p. 415 et 419.
(2) *Du marasme épizootique*, p. 14.
(3) *Journ. théor. et prat.*, 1834, p. 237.

affaiblit si fortement, le meilleur moyen à mettre en usage pour
restituer au sang ses qualités plastiques, c'est d'employer les
bouillons gras additionnés de décoctions amères ou astringentes, de
farines très-nutritives, d'après MM. Drouard (1) et Vigney (2).
Roche-Lubin (3) conseille d'avoir recours à ce moyen dans
le cas de fièvre charbonneuse chez le mouton. Il serait sans
doute très-utile aussi après la période de desquamation de la clavelée.

Il paraît que dans les Indes orientales, au dire de Bracy-Clarck (4),
et en Égypte, d'après ce que rapporte Hamont (5), on fait des espèces d'échaudés avec de la viande cuite et hachée et de la farine,
dans le but de développer la taille des chevaux, de les rendre plus
vigoureux, et surtout de leur fournir un aliment très-nourrissant
sous un petit volume dans les cas urgents. M. Prétot (6), se fondant
sur ces faits, conseille d'une manière générale l'emploi du régime
animal chez les herbivores toutes les fois que l'économie est épuisée, que le sang est appauvri et que les toniques analeptiques sont
indiqués. M. Segretain (7), à l'occasion de cette communication,
qui fut faite à la Société vétérinaire et comparée du département
de la Seine, cita le fait d'un cheval atteint de la gourme, présentant
sous la ganache un abcès si volumineux et si étendu que la déglutition était impossible, et qui fut alimenté pendant douze jours à
l'aide de lavements formés par du bouillon de viande, et fréquemment renouvelés. De son côté, M. Lecornué (8) rapporte l'exemple
d'un jeune cheval épuisé par le travail et une affection de poitrine,
qui fut promptement rétabli par l'usage du bouillon gras et de la
viande hachée, mêlés à du seigle cuit, ce que n'avaient pu faire les
aliments végétaux les plus alibiles employés seuls. M. Schaack (9)
nous a dit avoir sustenté pendant quelques jours, avec du bouillon
gras et de la farine, un cheval atteint d'une angine laryngée intense
qui mettait obstacle à la déglutition. D'un autre côté, M. Aug. Trélut (10) a employé avec beaucoup de succès les matières animales

(1) *Recueil de médec. vétér.*, 1837, p. 532.
(2) *Ibid.*, 1846, p. 183.
(3) *Man. de l'éleveur des bêtes à laine*, p. 221.
(4) *Pharmacopée vétér.*, p. 22.
(5) *Egypte moderne.*
(6) *Cliniq. vétér.*, 1814, p. 578.
(7) *Ibid.*, p. 579.
(8) *Ibid.*, p. 759.
(9) Communication orale.
(10) *Recueil de médec. vétér.*, 1865, p.

contre la débilité si profonde qui suit la maladie du coït chez les
étalons et les juments poulinières. Ces exemples nous paraissent
suffisants pour engager les praticiens à faire usage de ce moyen simple lorsque l'occasion s'en présentera.

Enfin, M. Couture (1), vétérinaire militaire, a fait usage des
matières animales pour remédier à l'anémie du cheval si fréquente
au Sénégal par suite de l'influence débilitante de ce climat brûlant.
Il donnait la viande bouillie et hachée mêlée à de l'orge cuite ; en
outre, le bouillon, mélangé à du sang, était donné en breuvage à
l'aide d'une seringue. Les effets reconstituants étaient presque immédiats ; aussi convenait-il d'interrompre le traitement de temps
en temps pour ne pas obtenir des effets exagérés.

2° **Matières grasses**. — En traitant des corps gras à titre d'*émollients* (t. Ier, p. 211), nous avons fait connaître leurs effets sur la
peau et dans le tube digestif ; nous avons également signalé les accidents qui accompagnent un régime trop abondant ou trop prolongé avec les corps gras ; il nous reste à revenir sur les effets reconstituants que paraissent produire ces aliments en général et
spécialement ceux qui ont une origine animale.

Quand les matières grasses ont été émulsionnées dans le tube digestif, absorbées par les chylifères et conduites dans le sang, elles
reçoivent dans la nutrition deux destinations bien connues aujour-
d'hui : une portion est brûlée dans l'acte de la nutrition et sert à
produire de la chaleur animale, et l'autre se dépose dans les cellules closes du tissu adipeux. Il est parfaitement reconnu de nos
jours, effectivement, que les aliments gras sont ceux qui servent le
plus efficacement à la production de la chaleur animale ; aussi
sont-ils recherchés avec d'autant plus d'avidité par l'homme et les
animaux, qu'on se rapproche plus des régions polaires du globe.
La tendance naturelle des corps gras à se déposer dans les cellules
du tissu adipeux est démontrée par la pratique journalière, de
l'engraissement des animaux destinés à la boucherie, et qui à fait
voir que l'usage des matières grasses dans l'alimentation hâtait singulièrement la formation de la graisse.

Un fait plus inattendu, bien qu'il soit la conséquence des deux
précédents, et qui a été parfaitement constaté dans ces derniers
temps, c'est que les corps gras exercent sur la nutrition un effet
très-favorable et que l'on a comparé à celui des médicaments to-

---

(1) *Recueil de Mém. et d'observ. de méd. vétér. milit.*, t. XIX, p. 520.

niques ou reconstituants ; c'est ce qui nous a engagé à les ranger parmi les toniques analeptiques. Cette action corroborante des corps gras peut-elle être facilement interprétée ? Assurément non : mais nous ferons néanmoins remarquer qu'un animal qui produit beaucoup de chaleur et qui engraisse sous l'influence des médicaments gras, est dans les meilleures conditions possibles pour assimiler les principes organisables qui arrivent dans les fluides nutritifs.

Tous les corps gras paraissent propres à produire cette action favorable sur la nutrition ; cependant on préconise de préférence les matières grasses tirées des animaux, telles que les *huiles de poisson*, le *beurre animal*, le *lard*, les *graisses*, le *suif*, etc. Nous ne traiterons, d'une manière spéciale, que des huiles de poisson et particulièremeut de l'huile de *foie de morue*, le corps gras animal le plus fréquemment employé en médecine.

HUILE DE FOIE DE MORUE.

Préparation. — Les foies de morue sont d'abord jetés dans des cuves en bois où, par la pression qu'ils exercent les uns sur les autres, ils laissent sourdre une huile presque incolore et limpide : c'est l'huile de foie de morue *blanche*. Puis, quand le parenchyme des fôies s'altère par la putréfaction, une nouvelle quantité d'huile se sépare : c'est l'huile *brune* de foie de morue. Enfin, en faisant bouillir les résidus du parenchyme hépatique dans une chaudière avec de l'eau, on obtient une troisième qualité d'huile de foie de morue : c'est l'huile *noire ;* elle est de couleur très-foncée, louche et d'une odeur de poisson rance. C'est la plus active, la moins chère et celle qui convient pour la médecine vétérinaire.

Le foie des *raies* et des *squales* fournit aussi une huile qu'on emploie comme succédanée de l'huile de foie de morue.

Caractères. — L'huile de foie de morue est jaune, brune ou noire, selon la variété ; elle a une forte odeur d'anchois ; sa saveur est désagréable et laisse au fond de la gorge un arrière-goût détestable de poisson rance.

Composition. — La composition de l'huile de foie de morue est fort complexe ; elle renferme, en effet, indépendamment de la *margarine* et de l'*oléine*, principes de toutes les huiles, de la *phocéine*, de l'acide *butyrique*, une matière colorante brune (*gaduine*), les matériaux de la bile, puis de l'*iode*, du *brome*, du *chlore*, du *phosphore* et du *soufre*.

Médicamentation. — Le meilleur procédé pour administrer cette huile aux chevaux, c'est de la donner en électuaire ; pour les petits animaux, on la donne en nature, seule ou mélangée à une autre huile. Les doses ne sont pas fixées encore d'une manière certaine ; chez le chien, on peut la donner à la dose d'une cuillerée à bouche, deux fois par jour ; chez les grands animaux, la dose doit être au moins de 100 à 150 grammes par jour.

Indications. — Dans la médecine humaine, l'huile de foie de morue est fréquemment employée contre le rachitisme et les scrofules, chez les enfants ; contre la phthisie pulmonaire, le rhumatisme chronique, les dartres, la cachexie, etc., chez les adultes. En médecine vétérinaire, les applications de ce médicament sont encore peu nombreuses.

En 1853, nous avons employé ce remède contre la morve chronique ; le sujet, qui était un cheval de troupe, parut guéri après cinq semaines de traitement et reprit son service dans le régiment ; mais au bout d'un mois, il revint à l'école et fut abattu. Depuis nous n'avons pas renouvelé cette tentative. L'élève qui nous prêta son concours pour cette expérience, M. Clément, d'abord vétérinaire à Genève et aujourd'hui attaché à la compagnie des omnibus de Paris, s'est, depuis cette époque, fréquemment servi de l'huile de foie de morue chez les chevaux glandés, chez ceux qui sont atteints de coryza chronique ou de gourme ; dans les cas d'affections cutanées il s'en sert également, et lorsque la gale est grave, il mélange l'huile de foie de morue à l'huile empyreumatique et trouve dans ce mélange un topique puissant. Mais c'est surtout dans la médecine des petits animaux que l'huile de foie de morue constitue, d'après M. Clément, un remède précieux ; chez les chiens et les chats atteints de maladies cutanées graves ; chez les chiens qui sont convalescents de la maladie du jeune âge ou à la dernière période de cette affection, l'huile de foie de morue constitue un moyen héroïque pour ramener les animaux à la santé. Dans un cas de cancer des mamelles, M. Clément put conserver une chatte, pendant deux ans, à l'aide de ce remède puissant ; bien que la maladie ne fût jamais guérie, les ulcérations se cicatrisaient par l'usage de l'huile de morue et se rouvraient aussitôt qu'on cessait l'usage de ce médicament (*Note communiquée*). D'après M. Zundel, les vétérinaires allemands se serviraient de l'huile de foie de morue contre la constipation et les vers intestinaux ; on l'applique sur l'œil dans le cas de tache de la cornée, et on en fait des frictions irritantes autour

des yeux dans le cas de fluxion périodique ; l'un de ces vétérinaires, M. Schell, considère même ce moyen comme un véritable spécifique. De plus, M. Gœring (1) l'a employée avec succès contre *l'os-
téoclastie* des bêtes bovines. Enfin, M. Saint-Cyr s'est également
servi avec un plein succès de l'huile de foie de morue contre la maladie des chiens et les affections cutanées (*Communication orale*).
Ces faits nous semblent de nature à engager les praticiens à essayer
de ce remède nouveau en vétérinaire.

<h3 style="text-align:center">B. ANALEPTIQUES MÉDICAMENTEUX.</h3>

. Les moyens analeptiques fournis par la pharmacie sont assez
nombreux, quoique peu variés dans leur nature. Ils sont tous four-.
nis par le règne minéral, et comprennent le fer et ses nombreux
composés, ainsi que le manganèse ou au moins quelques-unes de
ses combinaisons chimiques. Nous allons les étudier successivement.

Des Ferrugineux.

Synonymie : Martiaux, Chalybés, etc.

On appelle *ferrugineux*, tous les composés chimiques du fer dans
lesquels ce métal joue le rôle d'élément électro-positif.

Ces médicaments, si précieux par leur prix peu élevé, par leurs
effets si certains et par l'efficacité si constante de leur emploi, sont
très-nombreux et forment des groupes chimiques très-distincts que
nous allons faire connaître.

Énumération. — Les médicaments ferrugineux comprennent :
1° Le *fer métallique* en limaille ou réduit par l'hydrogène ;
2° Les *oxydes :* le noir et le rouge, plus l'eau ferrée et l'eau
rouillée ;
3° Les sels *haloïdes :* chlorures, iodures, bromures, cyanures et
sulfures ;
4° Les *oxysels :* carbonates, sulfates, nitrates, phosphates, borates, etc.;
5° Les *sels à acides organiques :* acétates, tartrates, lactates,
citrates, etc.

Division. — Les ferrugineux, sous le rapport pharmacologique,
se divisent très-utilement en *insolubles* et en *solubles*. Les premiers

____

(1) *Journ. de méd. vétér. de Lyon*, 1862, p 269.

comprennent la limaille de fer et le fer réduit, les oxydes, les carbonates, les phosphates et les borates ; les seconds renferment tous les sels haloïdes, moins le bleu de Prusse, les sulfates et nitrates, et tous les sels à acides organiques. On a proposé aussi de distinguer les ferrugineux en composés à base de *protoxyde* et composés à base de *sesquioxyde ;* mais cette division, outre qu'elle ne peut s'appliquer nettement à tous ces médicaments, n'a pas l'importance qu'on a voulu y attacher.

Pharmacotechnie. — Les composés ferrugineux se trouvant tout préparés dans le commerce à l'état de pureté, le praticien n'a, en général, que de très-minimes modifications à leur faire subir avant de les administrer aux animaux. Ceux qui sont insolubles sont réduits en poudre impalpable et administrés en bols ou en électuaires, ou simplement mélangés aux aliments féculents des malades, parce qu'ils n'ont aucune saveur. Les ferrugineux solubles sont dissous dans l'eau et administrés en breuvages ou en lavements ; ce n'est que par exception qu'on les administre avec des liqueurs alcooliques. Les uns et les autres sont employés le plus souvent à l'état de pureté ; cependant on leur associe parfois des toniques végétaux, des excitants, des purgatifs ou autres évacuants spéciaux, selon les indications plus ou moins complexes qu'on a à remplir.

Médicamentation. — Les toniques ferrugineux se donnent toujours dans le tube digestif, solides ou liquides ; la première forme est obligatoire quand on fait usage des composés insolubles ; elle est facultative pour ceux qui sont solubles. Les premiers se donnent toujours à dose élevée, tandis que les seconds doivent être administrés à faible dose, à cause de leurs qualités astringentes et de leur grande activité. Les doses élevées, pour les ferrugineux insolubles, ne sont pas toujours nécessaires et présentent parfois de graves inconvénients ; ces médicaments ne deviennent utiles au corps, en effet, que par l'action dissolvante qu'exercent sur eux les principes acides du suc gastrique ; par conséquent il n'y a de véritablement utile que la partie dissoute et absorbée ; or, comme le suc gastrique n'existe jamais qu'en quantité très-minime dans l'estomac, il s'ensuit qu'il ne dissout qu'une faible dose du composé de fer, et que le reste est rejeté en pure perte au dehors, et, ce qui est plus grave, forme parfois des amas qui obstruent les intestins. Un précepte fort sage ressort de la connaissance de ces faits : c'est qu'il ne faut jamais forcer les doses des ferrugineux insolubles, et que c'est pendant le repas ou durant les instants qui le suivent, qu'il convient de faire ingérer ces médicaments, puisque c'est alors que le suc gastrique présente son maximum d'acidité. Il y a, par la même raison, avantage évident à faire suivre l'administration des médicaments de boissons légèrement acidulées, ou d'ajouter à la préparation une matière acide capable de faciliter la dissolution du composé ferrique, et, sous ce rapport, le bitartrate de potasse remplit parfaitement le but.

Que l'on fasse usage des ferrugineux solubles ou insolubles, on doit se rappeler que ces médicaments fatiguent à la longue le tube digestif, à cause de leurs qualités astringentes, et qu'ils finissent bientôt par déterminer une constipation pénible pour les animaux en traitement. Il est donc indispensable de suspendre leur emploi de temps en temps ; de leur substituer de légers laxatifs pour préparer les voies à une nouvelle administration ou d'y associer le sulfate de soude ; de les alterner avec des toniques végétaux et de s'arrêter aussitôt que le sang paraîtra avoir acquis les qualités plastiques nécessaires à ses usages.

Pharmacodynamie. — Les effets physiologiques des ferrugineux sont *locaux* et *généraux*.

a. **Effets locaux.** — Ces effets varient selon que les ferrugineux sont solubles ou insolubles : les premiers exercent sur tous les tissus une action astringente d'autant plus énergique qu'ils sont employés en solution plus concentrée ; les seconds, au contraire, se comportent sur les diverses surfaces, même accidentelles, comme une poudre inerte.

Introduits dans le tube digestif à dose convenable, les ferrugineux excitent d'abord l'estomac, réveillent l'appétit, accélèrent la digestion, etc. ; mais si l'on insiste trop longtemps sur leur emploi, et surtout si l'on fait usage des ferrugineux solubles, l'estomac s'irrite, la soif se déclare, l'appétit diminue, la digestion languit, etc. Dans les intestins, des phénomènes à peu près analogues se manifestent ; d'abord la digestion et l'absorption y sont plus actives, plus complètes, mais bientôt le cours des matières se ralentit, la constipation, puis l'irritation intestinale, se déclarent, etc. C'est alors qu'il convient de suspendre momentanément l'usage de s martiaux et de ne les reprendre que quand on aura rendu la liberté au ventre. On observe constamment, après quelques jours de l'emploi des ferrugineux, que les excréments ont pris une teinte noire plus ou moins foncée, ce qui est attribué par les uns à l'action de l'acide tannique des aliments, et par les autres à la présence du gaz acide sulfhydrique dans les intestins; ces deux suppositions sont également admissibles. Enfin, quand on administre l'oxyde rouge de fer, les excréments prennent une teinte de brique d'autant plus marquée qu'on y a ajouté la crème de tartre en plus grande quantité.

b. **Effets généraux.** — La médication ferrugineuse ayant une grande importance et l'état de la science permettant d'en donner une explication presque satisfaisante, nous allons l'exposer avec quelque détail.

Le composé ferrugineux qui est introduit dans l'estomac peut être à l'état soluble ou à l'état insoluble ; dans le premier cas, il passe généralement inaltéré dans l'intestin ; dans le second cas, au contraire, il est modifié profondément dans l'estomac où les liquides acides qui s'y produisent au moment de la digestion le dissolvent et le rendent absorbable. Il résulte de ce fait, que tous les ferrugineux arrivent dans l'intestin grêle à l'état de sel soluble et qu'ils présentent une réaction acide en franchissant le pylore ; mais la bile, le suc pancréatique et le suc intestinal, assez fortement alcalins, neutralisent l'acide du sel de fer et tendent à en précipiter l'oxyde, quel que soit son degré d'oxydation ; seulement la présence des matières azotées et surtout de l'albumine contenue, soit dans la matière chimeuse, soit dans les sucs du tube digestif, empêche cette précipitation et assure l'absorption du composé ferrugineux dissous et devenu soluble.

Une fois absorbé et conduit dans le sang, ce composé ferrugineux accomplit peu à peu son œuvre et facilite la régénération des globules sanguins ; voilà le point fondamental de la médication ferrugineuse déduit de l'expérience et de l'observation. Il résulte, en effet, des recherches de MM. Andral et Gavaret que, chez les chlorotiques, le chiffre des globules, réduit parfois au tiers ou au quart de ce qu'il est à l'état normal, remonte peu à peu, sous l'influence de la médication ferrugineuse, à son état primitif, ainsi que le démontrait l'analyse du sang régénéré. Cet effet essentiel de l'emploi des ferrugineux une fois admis et constaté, il ne reste plus qu'à en donner l'explication ; malheureusement sur ce point on en est réduit aux hypothèses ; néanmoins comme elles ont leur importance, nous allons faire connaître celles qui ont cours dans la science.

Il existe encore un certain nombre de médecins, ceux de la vieille école surtout, qui refusent aux ferrugineux tout rôle direct et chimique dans la reproduction des globules sanguins. Ils considèrent ces médicaments simplement comme des toniques puissants capables de restituer au tube digestif sa force primitive et de le mettre en état d'extraire des aliments leurs principes alibiles et même le fer qu'ils renferment toujours en petite quantité ; en outre, de donner aux solides organiques, aux tissus, leur élasticité vitale, leur *tonicité*, et de les mettre ainsi à même de concourir pour leur part à la régénération du sang altéré par les maladies. Cette théorie purement physiologique et empirique, est de plus en plus délaissée, et on lui préfère, malgré leur imperfection, les théories chimiques dont nous allons donner une idée sommaire.

Une de celles qui trouvent le plus de crédit dans la nouvelle école, c'est celle qu'a émise M. le docteur Mialhe. D'après ce savant, le sel de fer absorbé, en arrivant dans le sang, qui est un milieu alcalin, éprouverait une double décomposition : l'*albuminate alcalin*, qui fait partie du plasma sanguin, réagissant sur le sel ferrugineux venant de l'intestin, donnerait un sel de soude soluble avec l'acide de ce sel, quel qu'il soit, et l'oxyde de fer, protoxydé ou peroxydé, s'unirait à l'albumine du sang pour former un albuminate de fer qui devient la base de nouveaux globules rouges. Ainsi, d'après cette théorie, le médicament fournirait l'élément minéral des nouveaux globules, et le sang, la matière organique nécessaire à la formation de l'hématosine, base des globules rouges du sang.

De son côté, le docteur Quevenne, qui a fait, comme chacun sait, de nonbreuses recherches sur les ferrugineux, explique un peu différemment la procréation des nouveaux organites du sang. Selon lui, le fer combiné aux matières protéiques des aliments qu'il a rencontrés dans le tube digestif, éprouve, dès son arrivée dans les radicelles des vaisseaux absorbants de l'intestin, une précipitation en globules très-fins ; ces petits globulins ferrugineux, une fois arrivés dans le sang, y éprouveraient une série de modifications qui les transformeraient en définitive en globules rouges ou hématies. Cette théorie chimique, qui se rapproche beaucoup de celle de M. Mialhe, en diffère en ce qu'elle admet que le nouveau globule est formé en grande partie par le médicament et les aliments plastiques, mais que le sang ne fait en quelque sorte que le façonner, peut-être en lui fournissant l'enveloppe qui lui donne sa forme permanente.

Il est inutile, du reste, d'insister davantage sur ces théories plus ou moins ingénieuses ; le fait capital à retenir ici, c'est que, l'expérience le démontre tous les jours, sous l'influence de la médication ferrugineuse bien dirigée, le sang appauvri de ses globules rouges par une cause quelconque, revient peu à peu à son intégrité première. Du reste, les recherches récentes d'un grand chimiste, M. Boussingault (1), ont beaucoup simplifié la question des médicaments ferrugineux. Pour ce savant, le fer est un des éléments nécessaires de tout aliment complet au même titre que le carbone, l'hydrogène, l'oxygène et l'azote; lorsque ce principe manque, l'aliment est incomplet et les animaux qui s'en nourrissent ne tardent pas à devenir anémiques; c'est ce qui arrive aux lapins, par exemple, qui reçoivent comme nourriture exclusive du blanc de chou, qui ne contient pas de chlorophylle et pourtant pas de fer. Envisagée à ce point de vue, la médication ferrugineuse devient en quelque sorte un régime diététique spécial riche en fer, comparable à un régime très-alibile et qui serait caractérisé par sa richesse en azote, par exemple.

Pharmacothérapie. — Si à l'état physiologique les ferrugineux administrés avec ménagement et persévérance, peuvent produire l'augmentation du chiffre des globules sanguins et amener les signes d'une véritable pléthore, à plus forte raison leur action devient-elle plus prompte et plus nette lorsqu'il y a indication de leur emploi ; cette indication est ce qu'on appelle vulgairement l'*appauvrissement* du sang, ou ce qu'on nomme en médecine l'*anémie* ou l'*aglobulie*. Il importe d'insister sur cette indication, qui est le point fondamental de la médication ferrugineuse et de son emploi thérapeutique.

L'*anémie* ou *aglobulie*, en général, assez franche chez les animaux, peut avoir diverses origines. La plus simple, que nous appellerons *anémie chirurgicale* ou *hémorrhagique*, résulte de la perte directe et plus ou moins rapide et abondante du sang; elle peut être produite par des saignées copieuses ou réitérées pratiquées dans un but thérapeutique ; par une hémorrhagie externe ou chirurgicale résultant d'une grande opération ; par une hémorrhagie interne active comme on en remarque dans les bronches, les intestins, les voies génito-urinaires, etc. Dans ce cas, l'anémie est rarement grave et cède facilement à de bons soins hygiéniques, et surtout à une nourriture substantielle et tonique; mais la médication ferrugineuse bien maniée fait atteindre plus sûrement et plus rapidement le but. La seconde variété d'*anémie*, très-diverse d'origine et sou-

(1) *Comptes rendus de l'Institut*, 1872.

vent compliquée d'affections plus ou moins tenaces, est généralement plus grave que la précédente; nous l'appellerons, à
cause de son point de départ, *anémie pathologique*, pour indiquer
qu'elle a pour origine une maladie antérieure. On remarque cette
sorte d'anémie au début de la convalescence qui suit les maladies
graves ou prolongées, car tous les convalescents sont plus ou
moins *anémiques*. On remarque aussi cette variété d'aglobulie après
l'ictère, l'hématurie, les parasites de la peau ou de l'intestin; elle
peut résulter aussi de certains empoisonnements, de l'action délé-
.tère des effluves et des miasmes, etc. Enfin, la troisième variété d'*a-
némie*, nous la nommerons *hygiénique* à cause de son origine, c'est-à-
dire provenant des mauvaises conditions hygiéniques où se trouvent
les animaux, telles que des habitations insalubres, une nourriture .
insuffisante ou de mauvaise qualité, des travaux excessifs, une lactation trop prolongée, un accouchement laborieux ou une trop
forte portée chez les femelles multipares, etc. Dans toutes ces
espèces d'aglobulies, la médication ferrugineuse bien employée
peut produire des effets très-satisfaisants, mais c'est à la condition
qu'elle sera convenablement prolongée, car il ne faut pas oublier
que, si le fer est un aliment, la médication ferrugineuse devient par
cela même une sorte de régime diététique.

Il existe dans l'espèce humaine une affection anémique très-fréquente et qui se montre surtout chez les jeunes filles au moment
de la puberté; c'est la *chlorose* ou *pâles couleurs*, maladie dans laquelle les globules du sang éprouvent une diminution considérable
dans leur chiffre normal. La proportion physiologique de ces corpuscules, dans l'espèce humaine, paraît être de 127 millièmes environ. Dans la chlorose confirmée, MM. Andral et Gavarret (1) ont
constaté que la quantité des globules rouges peut tomber à 38 millièmes seulement. Or, ces médecins ont vu les corpuscules remonter
à leur chiffre normal sous l'influence des médicaments ferrugineux
bien employés et leur usage suffisamment prolongé. Delafond (2),
de concert avec MM. Andral et Gavarret, a fait les mêmes remarques en ce qui concerne la cachexie aqueuse ou pourriture du
mouton, affection anémique qui présente une certaine analogie
avec la chlorose, au moins dans sa manifestation symptomatique et
l'altération du sang qui en est la base. C'est du reste, avec l'affection typhoïde du cheval, la maladie où la pauvreté du sang en organites colorés, soit essentielle et fondamentale.

(1) *Hématologie pathologique.*
(2) *Thérap. générale*, t. II, p. 116.

Indications thérapeutiques. — Elles sont à peu près celles des toniques en général : elles se rapportent aux chefs suivants :

1° **Affections du tube digestif.** — Inappétence apyrétique ; diarrhée et dyssenterie ; affections vermineuses ; empoisonnement par l'acide arsénieux ; affections inflammatoires passées à l'état chronique, surtout chez les ruminants.

2° **Maladies du sang.** — *Anémies* diverses ; *hydroémie :* pourriture, hydropisies ; *typhoémie :* fièvre typhoïde.

3° **Maladies organiques.** — Maladies cutanées anciennes ; affections catarrhales des muqueuses ; maladies lymphatiques : morve, farcin, scrofules, ladrerie, gourme chronique, crapaud, etc.

4° **Affections nerveuses.** — Paralysies, chorée, épilepsie, etc., accompagnées d'anémie ou d'hydroémie.

5° **Maladies externes.** — Employés comme *astringents.*

6° **Contre-indications.** — Celles des toniques.

Choix du médicament. — Bien que tous les ferrugineux soient analogues par leur principe électro-positif, on s'est demandé s'il n'y avait pas un choix à établir entre eux pour arriver le plus promptement possible au but, c'est-à-dire à la restauration des globules sanguins ; si le degré d'oxydation, la nature du principe électro-négatif, n'avaient pas quelque influence marquée à cet égard. Il y a encore quelque dissidence sur ce sujet important.

MM. Bouchardat et Soubeiran admettent que les composés de protoxyde de fer sont plus analeptiques que les combinaisons du sesquioxyde, qui ont plutôt des vertus astringentes. M. Mialhe, sans être aussi exclusif, croit à la supériorité des composés ferriques sur les composés ferreux, en se fondant sur ce que le fer contenu dans l'hématosine est manifestement à l'état de peroxyde. Du reste, il fait observer, avec beaucoup de raison, que les composés ferreux sont souvent unis aux combinaisons ferriques, et qu'en admettant même qu'ils soient parfaitement purs au moment de l'administration, ils ne tarderaient pas à se peroxyder au contact de l'air et des humeurs du corps.

On s'est demandé également si la nature inorganique ou organique des acides combinés aux oxydes de fer n'exerçait pas aussi quelque influence sur le résultat de la médication. Les uns admet-

tent, avec M. Bouchardat, que les sels à acides organiques sont plus
franchement analeptiques que les autres, parce que ces acides sont
brûlés par la respiration, et que les oxydes de fer, devenus
ainsi moléculairement libres dans le sang, sont dans les conditions
les plus favorables pour exercer leur influence régénératrice sur les
globules sanguins. D'autres, d'accord en cela avec l'expérience,
sans repousser entièrement l'opinion précédente, admettent que
tous les sels à acides minéraux sont également propres à restaurer
les qualités plastiques du sang, ainsi qu'on le remarque pour le
sulfate de fer, le plus actif d'entre eux.

a. Du Fer (Mars).

1° Limaille de fer. — Caractères. — Elle est sous forme d'une
poudre pesante, grisâtre, d'autant plus brillante qu'elle est plus
grossière, inodore, insipide, s'oxydant rapidement à l'air et se dissolvant avec facilité dans la plupart des acides. Lorsqu'elle est réduite en poudre impalpable, on dit qu'elle est *porphyrisée ;* elle est
alors d'un noir mat, et tache les doigts comme la plombagine.

Falsifications. — La limaille qu'on achète dans le commerce est
rarement pure; souvent elle est rouillée, ce qui est un petit inconvénient; elle est parfois mélangée de *battitures*, ce qui est plus
grave, parce que ces petites paillettes d'oxyde noir de fer sont à peu
près inertes; enfin elle peut renfermer du cuivre, du zinc, etc., ce
qui ne présente de la gravité que quand ces métaux y sont en
quantité notable.

2° Fer réduit. — Cette préparation, très-employée aujourd'hui,
est formée par du fer réduit à l'état moléculaire par une opération
chimique, qui consiste à enlever l'oxygène de l'hydrate de peroxyde de fer desséché ou le chlore à l'un des chlorures de fer, au
moyen de l'hydrogène. Pour cela on chauffe au rouge-brun le
composé ferrugineux dans un tube en porcelaine, et on dirige dans
ce tube un courant d'hydrogène sec. Le fer réduit est une poudre
noirâtre, qui tache les doigts comme la limaille porphyrisée, à laquelle il ressemble beaucoup. Il n'est pas toujours pur, soit par
suite d'une mauvaise préparation, soit par falsification.

Administration. — Le fer en limaille ou réduit s'administre en
électuaire ou en bol; on peut aussi le mélanger au son, à l'a-
voine, etc. Il doit être donné pendant le repas ou peu de temps

après, parce qu'il ne devient actif que par sa dissolution au moyen du suc gastrique, et c'est alors qu'il rencontre ce fluide en plus grande quantité ; on peut aussi assurer sa dissolution en y ajoutant du bitartrate de potasse. Les doses varient selon les animaux et les indications. Chez les grands herbivores, la quantité varie de 16, 32 à 64 grammes ; pour les petits ruminants et le porc, de 8 à 16 grammes ; et, pour le chien et le chat, de 1 à 4 grammes et plus.

Usages. — Le fer en limaille ou réduit est compté parmi les meilleures préparations insolubles de fer. Il peut remplir la plupart des indications des martiaux. Philippe Festal (1) en a fait usage avec profit dans les affections gastro-intestinales passées à l'état chronique chez les ruminants, et compliquées de débilité générale ou d'anémie. La dose a varié de 32 à 64 grammes ; on y ajoutait parfois du protosulfate de fer en breuvage.

b. Oxydes de fer.

Ces oxydes sont au nombre de trois : le *protoxyde*, le *sesquioxyde* et l'*oxyde intermédiaire*, produit par la combinaison des deux autres. Le protoxyde, qui ne peut exister sans s'altérer que combiné aux acides, n'est pas employé en médecine à l'état d'isolement ; on ne fait usage que de l'oxyde noir ou du peroxyde de fer.

c. Oxyde noir ou Oxyde intermédiaire de fer.

Synonymie : Oxyde ferroso-ferrique, Oxyde des battitures, Éthiops martial, etc.

Caractères. — Réduit en poudre fine, cet oxyde, qu'on prépare de plusieurs manières, est noirâtre, très-pesant, inodore, insipide, attirable à l'aimant, insoluble dans l'eau, soluble dans les acides, indécomposable au feu, etc.

Usages. — L'oxyde noir de fer s'administre de la même manière, aux mêmes doses et dans les mêmes circonstances que la limaille de fer. Il est assez rarement employé.

Particularités. — A cet oxyde de fer se rattachent deux préparations qu'on emploie assez souvent en médecine vétérinaire : l'*eau ferrée* et les *battitures* de fer ; elles méritent une mention spéciale.

(1) *Journ. des vétér. du Midi*, 1842, p. 361.

Eau ferrée. — Elle se prépare très-simplement en plongeant à plusieurs reprises un gros morceau de fer rougi au feu dans un seau d'eau ; celle qui existe dans la boutique du maréchal, et dans laquelle il a plongé pendant longtemps ses outils, mérite la préférence parce qu'elle est plus chargée d'oxyde de fer. L'eau ferrée est noirâtre ou jaunâtre, et présente une saveur astringente marquée ; elle tient en suspension de l'oxyde noir de fer et du carbonate de la même base. Elle se donne à l'intérieur comme boisson tonique, et s'emploie à l'extérieur comme léger astringent.

Battitures de fer. — On désigne sous ce nom de petites écailles noirâtres et brillantes qui se forment pendant qu'on bat le fer chauffé au rouge, et qui s'accumulent au pied de l'enclume du maréchal. Elles paraissent formées d'un mélange de fer, de silicate, et d'oxyde noir fondus ensemble par la haute température du métal qu'on forge. Réduites en poudre fine, passées au tamis fin, elles donnent une poudre noire semblable à celle de l'éthiops martial, et qui peut en tenir lieu avec avantage au point de vue de l'économie. Toutefois nous devons faire remarquer que cette préparation a pris naissance à une haute température, et qu'elle doit être, par conséquent, très-difficilement attaquée par les acides de l'estomac ; la plus grande partie doit donc rester inerte dans le tube digestif.

d. Sesquioxyde ou Peroxyde de fer.

Synonymie : Colcothar, Rouge d'Angleterre, Safran de Mars astringent.

Cet oxyde de fer, très-répandu dans la nature, se présente sous deux états : *anhydre* ou *hydraté.*

1° Oxyde anhydre. — Il est en poudre d'un rouge violacé, inodore, insipide, non attirable à l'aimant, très-pesant, insoluble dans l'eau et à peu près inattaquable par les acides, surtout s'il a été fortement calciné.

2° Oxyde hydraté. — Cet hydrate de sesquioxyde de fer, appelé autrefois *safran de Mars apéritif*, s'obtient le plus souvent en précipitant le persulfate de fer par un alcali, lavant et séchant ensuite le précipité. Il est en poudre, d'un jaune d'ocre, inodore, d'une saveur astringénte, insoluble dans l'eau, mais facilement attaquable par les acides.

Falsifications. — Le péroxyde de fer anhydre est parfois falsifié avec de la brique rouge réduite en poudre. On reconnaît cette fraude en traitant l'oxyde de fer par l'eau régale à chaud : s'il est pur, il se dissoudra entièrement, à la longue, mais s'il renferme de la brique pilée, elle restera comme résidu.

Administration. — Il s'administre presque toujours en électuaire ou avec les aliments féculents; la dose peut être double de celle de la limaille de fer. L'addition de la crème de tartre est nécessaire pour assurer son action, attendu qu'il est très-peu attaquable par les acides quand il est anhydre, ainsi que nous l'avons déjà indiqué.

Usages. — C'est, de tous les composés de fer, celui qui est le plus employé comme tonique reconstituant; ce n'est peut-être pas le meilleur, mais c'est un des plus économiques. Il peut remplir la plupart des indications des toniques et des ferrugineux. L'hydrate de sesquioxyde de fer peut être mis en usage avec succès dans l'empoisonnement par l'acide arsénieux. Toutefois il ne réussit bien que quand il a été préparé récemment, quand il a été administré peu de temps après l'ingestion du poison et donné à fortes doses. (Voy. *Altérants arsenicaux.*)

Particularités. — A l'histoire de l'oxyde rouge de fer se rattache naturellement celle de l'*eau rouillée ;* nous allons en dire quelques mots.

Eau rouillée. — Elle se prépare en déposant dans un seau d'eau des fragments de fer couverts de rouille; elle peut aussi se produire en exposant à l'air, pendant quelque temps, l'eau ferrée. Elle est jaunâtre, inodore, d'une saveur astringente, et contient en suspension de l'hydrate de peroxyde de fer et quelquefois aussi un peu de sesquicarbonate ferrique.

Usages. — Elle se donne aux animaux comme boisson tonique; on l'emploie comme moyen prophylactique et à titre de remède curatif; son prix presque nul en fait un médicament précieux pour les troupeaux d'animaux dont la valeur est peu élevée. D'après M. Charles Faber (1), l'eau rouillée, donnée comme boisson habituelle aux grands ruminants, est un des meilleurs préservatifs de

____
(1) *Répert. vétér. belge,* 1851, p. 248.

la péripneumonie contagieuse. Elle serait sans doute utile aussi pour prévenir la pourriture des moutons.

e. Sels haloïdes de fer.

Ces composés binaires de fer, tels que *chlorures, iodures, bromures, cyanures* et *sulfures*, ne sont que très-rarement employés en médecine vétérinaire à titre de ferrugineux ; quand on en fait usage, c'est presque toujours en raison de la présence de leur principe électro-négatif. Il nous paraît donc plus convenable de renvoyer leur étude spéciale aux articles consacrés au *chlore*, à l'*iode* au *brome*, au *cyanogène* et au *soufre*. Du reste, il a été longuement traité, à ce point de vue, du perchlorure de fer. (Voy. 1er vol., p. 307.)

f. Oxysels de fer.

Dans cette catégorie sont compris tous les sels ternaires de fer, c'est-à-dire ceux qui résultent de l'union des acides minéraux avec le protoxyde et le sesquioxyde de fer. Tous ne sont pas également utiles ; le carbonate et le protosulfate sont à peu près seuls employés en médecine vétérinaire ; quant au nitrate, au phosphate, au borate, etc., ils sont mis en usage comme astringents ou sont inusités. Cependant le phosphate est employé aujourd'hui assez fréquemment dans la médecine de l'homme.

g. Carbonate de fer.

SYNONYMIE : Carbonate ferreux, Fer spathique, Rouille, Safran de Mars apéritif ou astringent, etc.

Préparation et caractères. — Le procédé le plus simple et le plus économique qu'on puisse employer pour obtenir ce sel, consiste à précipiter une solution de protosulfate de fer par une solution de carbonate de soude ; le dépôt qui s'est formé est lavé à l'eau froide bouillie et desséché ensuite à l'étuve ou au soleil. Ce dépôt, d'aspect gélatineux, est d'abord blanchâtre, puis verdâtre, et enfin couleur de rouille. Cette dernière teinte, qui est celle qui persiste lorsque le produit est sec, provient de l'oxydation progressive du protoxyde de fer et de l'expulsion graduelle de l'acide carbonique ; en sorte que le produit qu'on vend dans le commerce sous le nom de carbonate de fer est le plus souvent un simple hydrate de peroxyde de fer. Aussi le meilleur procédé de préparation et d'administration de ce sel est-il celui que nous indiquerons en parlant du protosulfate de fer, et qui est une imitation de ce qu'on appelle les pillules de Blaud et de Vallette.

Administration. — Le carbonate de fer s'administre le plus souvent en bols ou en électuaires ; les doses doivent être moitié moindres que celles de la limaille de fer, parce que, étant plus facilement attaquable par les acides du suc gastrique, il est beaucoup plus actif que cette préparation.

Usages. — C'est un des composés de fer les plus employés à l'intérieur et des plus dignes de l'être ; il peut remplacer la plupart des autres avec avantage à cause de sa facilité de dissolution et d'absorption . M. Levrat (1) en a fait usage avec profit contre le pissement de sang chez un cheval à la dose de 16 à 90 grammes. Il a reconnu qu'à la longue il produit la diarrhée et que le meilleur moyen d'empêcher cet effet fâcheux , c'est de lui associer de la poudre de gentiane. M. Delwart (2) l'a préconisé à l'intérieur à titre de médicament général contre la diathèse du crapaud, qu'on remarque surtout chez les chevaux lymphatiques ; il le prescrivait à la dose de 100 à 150 grammes par jour, avec autant de gentiane en poudre, sous forme d'électuaire. Il employait aussi de temps en temps les purgatifs et cautérisait le mal local avec l'onguent égyptiac de Solleysel. Le vétérinaire belge Guilmot (3) en a fait usage avec succès, combiné au camphre, contre une pneumonie épizootique avec état typhoïde du sang, qui régnait sur les chevaux de Namur. Enfin, s'il faut en croire M. Storck (4), vétérinaire hessois, l'eau chargée de carbonate de fer, ou, si cela est possible, une eau ferrugineuse naturelle donnée comme boisson ordinaire aux grands ruminants, préserve ces animaux des affections charbonneuses.

h. Protosulfate de fer.

Sʏɴᴏɴʏᴍɪᴇ : Couperose verte, Vitriol vert, Sulfate ferreux, etc.

Le protosulfate de fer s'offre au thérapeutiste avec un double caractère : comme *astringent* énergique et comme *tonique* puissant.

(1) *Recueil de méd. vétér.*, 1835, p. 337.
(2) *Du carcinome du pied du cheval* (crapaud) *et des moyens curatifs.* Bruxelles, 1842, br. in-8.
(3) *Journ. vétér. et agric. de Belgique*, 1847, p. 61.
(4) *Répert. vétér. de Belgique*, 1851, p. 335.

Nous l'avons déjà examiné sous le premier rapport (voy. t. I, p. 302). Il ne nous reste plus qu'à l'étudier comme tonique analeptique.

Médicamentation. — On peut le donner en breuvage ou en électuaire : l'une et l'autre forme sont adoptées dans la pratique ; cependant, quand on emploie le protosulfate de fer comme tonique, la forme solide est préférable. La formule suivante, qui est une imitation des pilules de Blaud et de Valette, si employées chez l'homme, nous paraît convenir parfaitement à l'usage interne de ce sel.

Prenez : Protosulfate de fer pulvérisé........... 15 grammes.

      Carbonate de soude cristallisé réduit en

          poudre............................. 15   —·

      Miel ou mélasse..................... q. s.

Faites un électuaire qu'on administrera en une ou deux fois, selon les indications, et qu'on répétera au besoin dans la même journée.

Les doses de ce sel, comme tonique, doivent être faibles, parce qu'il est très-actif, et qu'il jouit de propriétés astringentes si marquées, qu'elles mettraient obstacle à son absorption s'il était administré en trop grande quantité. Pour les grands herbivores, elles seront de 8 à 16 grammes ; pour les petits ruminants et le porc, de 2 à 4 grammes, pour les carnivores de 0^{gr}, 25 à 2 grammes. Ces doses peuvent être répétées deux fois dans la journée quand il y a urgence.

Usages. — C'est un des ferrugineux les plus employés aujourd'hui ; ses doubles qualités astringentes et toniques le rendent précieux dans les débilités du tube digestif, dans la diarrhée atonique, pendant la période chronique des affections gastro-intestinales chez les grands ruminants, dans le diabète, les flux muqueux, les maladies lymphatiques, etc. Les affections du sang qui en réclament l'usage sont d'abord la cachexie aqueuse des ruminants, l'anémie du cheval, l'hématurie des divers animaux, etc. Depuis un certain nombre d'années, il a été préconisé en Allemagne, en Belgique, en France, comme un des meilleurs moyens qu'on puisse opposer à la péripneumonie du gros bétail. (Voy. t. Ier, p. 302.)

Quant au *persulfate* de fer, voyez *Astringents*, t. Ier, p. 317.

i. Sels de fer à acides organiques.

Ces composés, fort nombreux, sont peu employés en médecine vétérinaire, quoique plusieurs d'entre eux soient dignes de l'être

Dans cette catégorie de ferrugineux, nous trouvons l'*acétate*, le *lactate*, le *citrate*, le *tannate* et les *tartrates* simples ou doubles de fer. Nous dirons quelques mots seulement de ces derniers, parce que seuls, par leur prix peu élevé, ils sont susceptibles d'être employés dans la médecine des animaux.

Tartrate de fer. — Il existe deux tartrates simples de fer : le tartrate de protoxyde et le tartrate de peroxyde, qui sont l'un et l'autre inusités. Il existe également deux tartrates doubles de fer et de potassium : le tartrate de protoxyde de fer et de potasse, et le tartrate de potasse et de peroxyde de fer. Ce dernier étant seul employé comme tonique, nous nous en occuperons exclusivement ici, renvoyant, pour l'autre tartrate double, à l'article *Boules de Mars* ou *de Nancy* (t. I, p. 318).

TARTRATE DE POTASSE ET DE SESQUIOXYDE DE FER.

SYNONYMIE : Tartrate ferrico-potassique.

Préparation. — Il se prépare facilement au moyen du procédé suivant, préconisé par Soubeiran :

```
Prenez : Bitartrate de potasse pulvérisé...........   1 partie.
         Hydrate de peroxyde de fer, récent........   2   —   environ.
         Eau pure. ...........................   10   —
```

Faites digérer la crème de tartre et le peroxyde de fer précipité et lavé dans l'eau, et maintenez la solution sur des cendres chaudes entre 50 et 60 degrés cent.; filtrez et évaporez toujours à la même température, puis étendez la préparation sur des assiettes, dans un lieu chaud ou au soleil, pour que l'évaporation s'achève d'elle-même.

On pourrait préparer extemporanément cette combinaison saline en mélangeant une solution tiède de bitratrate de potasse avec de l'eau tenant en suspension de l'hydrate de peroxyde de fer, et en l'administrant ensuite en breuvage. Cependant le premier procédé, qui n'offre aucune difficulté, est bien préférable.

Caractères. — Le tartrate de potasse et de fer est solide, incristallisable, se présentant sous forme de petites écailles rougeâtres et luisantes, inodore et d'une saveur faiblement astringente. Exposé à l'action de la chaleur, ce sel se décompose à 120 degrés; bouilli avec un excès de crème de tartre, il se décompose également; double raison qui oblige à le préparer à une basse température.

Très-soluble dans l'eau, il se dissout également dans l'alcool, le vin, la bière, etc.

Administration. — Ce médicament doit être donné de préférence dissous et en breuvage ; on pourrait même l'ajouter aux boissons ordinaires des malades, car sa saveur ferrugineuse est presque nulle ; on pourrait également l'administrer dans les liqueurs alcooliques si l'indication s'en présentait. La dose doit être double de celle du protosulfate de fer, chez tous les animaux.

Usages. — On fait aujourd'hui le plus grand cas de cette préparation en médecine humaine ; c'est ce qui nous a engagé à en parler si longuement. On lui trouve les avantages suivants : 1° il est très-soluble dans la plupart des véhicules ; 2° il ne présente que des propriétés astringentes très-légères ; 3° il n'est pas décomposé par les sels alcalins qu'il peut rencontrer dans le tube digestif ; 4° son acide est brûlé dans l'organisme, et le principe ferrugineux est mis à nu directement dans le sang, etc. Le procédé de fabrication étant simple, le prix de revient peu élevé, par ces raisons les praticiens feront bien de l'essayer contre les affections anémiques et hydroémiques, comparativement avec les autres préparations martiales.

EAUX MINÉRALES FERRUGINEUSES.

Ces eaux sont très-communes en France, et il existe peu de départements qui n'en possèdent pas une ou plusieurs sources. Les vétérinaires doivent mettre à profit cette ressource précieuse lorsqu'elle existe dans la localité qu'ils habitent.

Caractères. — Elles sont froides, le plus souvent non gazeuses ; leur saveur est astringente. Exposées à l'air, elles se recouvrent de petites pellicules irisées, jaunâtres, et laissent déposer par le repos ou l'ébullition un dépôt ocreux. Elles noircissent par la noix de galle et bleuissent par le cyanoferrure de potassium. Le fer qu'elles renferment est à l'état de bicarbonate et de sulfate de protoxyde, s'oxydant à l'air ; on y trouve aussi divers sels alcalins ou terreux, des sels manganésiens, etc.

DES COMPOSÉS DE MANGANÈSE CONSIDÉRÉS COMME ADJUVANTS DES FERRUGINEUX.

Depuis la découverte du manganèse et de ses composés, vers la fin du siècle dernier, par Scheele et Gahn, ce métal n'a fait que de rares apparitions en thérapeutique. Essayé à plusieurs reprises par les médecins, tant à l'intérieur qu'à l'extérieur, puis tombé dans un oubli complet, le manganèse semblait pour toujours relégué parmi les agents désormais jugés inutiles à l'art de guérir, lorsque dans ces dernières années, quelques médecins français et belges sont parvenus à le réhabiliter dans l'opinion du monde médical et à le mettre de nouveau au rang des remèdes utiles. Cette tentative aura-t-elle plus de succès que celles qui l'ont précédée? Il est difficile de le dire ; cependant cela paraît probable. Les considérations qui vont suivre permettent au moins de le supposer.

Il y a bien longtemps que les chimistes ont démontré la présence du manganèse dans plusieurs aliments et dans diverses parties solides du corps, où il accompagne souvent le fer, comme une sorte de satellite ; mais on n'avait jamais bien réfléchi sur son rôle véritable, et surtout on était loin de penser qu'il fût indispensable à l'organisme des animaux. Cependant des recherches plus modernes paraissant avoir démontré qu'il faisait partie constituante de l'hématosine et des globules sanguins avec le fer ; qu'il augmentait comme ce dernier dans la pléthore et qu'il diminuait proportionnellement dans la chlorose, on a fini par le prendre en considération au même titre que le fer, et par admettre son importance dans la constitution du sang. Cependant il convient de dire que, depuis quelques années, un certain nombre de chimistes ont contesté l'existence du manganèse dans le sang, ou du moins sa présence constante dans ce fluide.

D'un autre côté, quelques médecins s'étant aperçus, dans ces derniers temps, que les ferrugineux échouaient parfois dans le traitement de la chlorose, et que, quand ils parvenaient à l'améliorer, ils ne la guérissaient pas complétement, ils se sont naturellement demandé si l'addition d'une certaine quantité de manganèse, qui existe aussi parfois dans les globules sanguins, ne devenait pas indispensable dans le traitement pour arriver à une cure radicale. Or, l'expérience ayant donné raison aux prévisions de la théorie, l'emploi des préparations de manganèse dans la thérapeutique des maladies du fluide sanguin est devenu en quelque sorte obligatoire pour tous les praticiens éclairés. Aussi leur usage tend-il de plus en plus à se généraliser parmi les médecins. Cette nouvelle application des composés de manganèse est principalement due aux recherches d'un médecin lyonnais, M. le docteur Pétrequin.

Les préparations manganésiques ne paraissent pas avoir reçu d'applications bien sérieuses en médecine vétérinaire, au moins en France ; pourtant nous trouvons dans la *Pharmacologie pratique* de

M. Hertwig, quelques données qui nous portent à croire qu'on a fait quelques tentatives suivies en Allemagne pour l'introduire dans la médecine des animaux. C'est cette dernière considération qui nous engage à en dire ici quelques mots ; ces médicaments ne sont ni chers ni difficiles à préparer, en sorte que, s'ils peuvent être de quelque utilité dans la pratique, ce sera une conquête de plus pour notre thérapeutique encore si pauvre.

Composés de manganèse. — Ces composés sont fort nombreux et correspondent souvent à ceux du fer ; cependant ils sont moins bien connus. On n'emploie guère en médecine que le *peroxyde*, le *carbonate*, qui sont insolubles, le *sulfate* et le *chlorure*, qui sont solubles. Ce seront donc les seuls dont nous dirons quelques mots.

Effets locaux et généraux. — Les préparations de manganèse agissent sur les animaux sains ou malades à peu près de la même manière que les ferrugineux. Celles qui sont solubles sont astringentes et irritent le tube digestif, comme celles de fer quand elles sont données à fortes doses. Cependant il paraît qu'elles produisent la diarrhée plus facilement que les préparations martiales, sans doute en irritant l'intestin, et que surtout elles ont sur la bile un effet évacuant très-marqué, qu'on ne remarque pas chez ces dernières. Les effets généraux des composés de manganèse sur le sang, les organes et les nerfs, paraissent être en tous sens comparables à ceux des composés de fer, soit sur les animaux à l'état physiologique, soit sur ceux qui sont atteints de maladies. Ce sont, dit M. Hertwig (1), des excitants toniques qui exercent une action particulière sur les organes de la digestion et de l'assimilation, sur les lymphatiques, la peau, etc. Employés à l'intérieur, chez les animaux qui souffrent d'une inertie des fonctions végétatives, ajoute ce savant professeur, ces médicaments augmentent l'appétit, améliorent la digestion, rendent les excréments plus durs et plus foncés en couleur, régularisent les sécrétions, donnent du ton et de la couleur aux muqueuses, modèrent la sécrétion et le bourgeonnement des plaies, hâtent leur cicatrisation, etc.

Usages. — Les composés de manganèse ne doivent pas être employés seuls ; on les mélange aux ferrugineux dans la proportion d'un *tiers* ou d'un *quart* au plus, en ayant soin d'associer ceux qui sont insolubles entre eux, et ceux qui se dissolvent dans le

(1) *Ouvrage cité*, p. 680.

même véhicule. Ils conviennent, par conséquent, dans les mêmes circonstances que les martiaux, c'est-à-dire dans les affections anémiques et hydroémiques, dans quelques maladies atoniques du tube digestif, de la peau, des muqueuses, du système lymphatique, des nerfs, etc.

1° Peroxyde de manganèse. — Il s'emploie à l'intérieur et à l'extérieur : dans le premier cas, on l'administre en électuaire aux mêmes doses que l'oxyde noir de fer, si on l'emploie seul ; si on l'unit à ce dernier, on réduira la quantité des trois quarts. D'après ce que rapporte M. Hertwig, ce composé aurait été employé avec avantage par Pessina et Rytz contre la gourme chronique, la morve et le farcin ; il affirme en avoir obtenu des succès marqués contre la première et la dernière de ces maladies. A l'extérieur, Grille, Morelot et Rytz en ont fait usage avec succès contre la gale des divers animaux, en l'incorporant avec le double de son poids d'axonge.

2° Carbonate manganeux. — Il s'obtient en traitant une solution de sulfate ou de chlorure de manganèse par une dissolution concentrée de carbonate de soude. Le précipité blanchâtre qui s'est formé est recueilli, lavé à l'eau bouillie et séché avec soin. Il s'emploie avec le carbonate de fer et à des doses proportionnelles.

3° Sulfate de manganèse. — Pour le préparer, on fait une bouillie épaisse avec du peroxyde de manganèse et de l'acide sulfurique, et on laisse digérer pendant vingt-quatre heures ; au bout de ce temps, on calcine la masse dans un creuset jusqu'au rouge-blanc ; on retire alors du feu, on laisse refroidir, on pulvérise la masse calcinée, et on la traite par l'eau. La dissolution, passée au filtre et évaporée, donne des cristaux de sulfate de manganèse. Il s'emploie avec le sulfate de fer.

4° Chlorure de manganèse. — Il s'obtient en évaporant le résidu de la préparation du chlore par l'acide chlorhydrique et le peroxyde de manganèse. Il est à peu près inusité.

AUTRES ANALEPTIQUES MINÉRAUX.

Phosphate de chaux.

Pharmacographie. — Ce phosphate, tel qu'il se trouve dans les os ou dans les phosphates fossiles, contient trois équivalents de chaux contre un seul équivalent d'acide phosphorique; c'est une poudre blanche, inodore, insipide et insoluble dans l'eau, surtout quand il résulte de la calcination à blanc des os des animaux ruminants. Tous les acides, même l'acide carbonique, dissolvent peu à peu ce sel en lui enlevant de la chaux, et le rendent soluble dans l'eau; c'est ce qui arrive dans l'estomac de tous les animaux où se produit un liquide acide, le *suc gastrique*.

Pharmacotechnie. — On se contente le plus souvent, pour préparer ce médicament, de calciner à blanc des os de ruminants, très-riches en phosphates calcaires, et de les réduire en poudre aussi ténue que possible. En traitant cette poudre par les acides minéraux, on peut rendre le phosphate tribasique de chaux soluble; en lui enlevant deux équivalents de chaux, il devient alors le *phosphate acide* de chaux, employé depuis quelque temps dans la médecine de l'homme.

Médicamentation. — On peut donner ce sel réduit en poudre dans un électuaire; mais il est plus commode et plus efficace de le mêler aux aliments féculents des animaux. Si on tenait à assurer sa dissolution dans l'estomac, et partant, son absorption, on pourrait y ajouter des matières acides telles que le vinaigre, le petit-lait aigri, la crème de tartre, etc.; mais cette précaution est peu nécessaire.

Effets et usages. — Ce sel, indispensable à la nutrition de tous les tissus et spécialement des os, des cartilages et des fibro-cartilages, est introduit chaque jour dans les fluides nutritifs par les aliments et évacué en quantité équivalente par les urines chez les animaux arrivés à l'état adulte, de telle façon qu'il n'y ait ni excédent ni déchet; mais pendant la jeunesse, alors que le corps est en voie de formation, il en est tout autrement, et il sort moins de phosphate calcaire qu'il n'en entre, retenu qu'il est pour les besoins de la nutrition du squelette. On constate le même phénomène chez les femelles pleines : jusqu'au moment du part, et même pendant l'allaitement, les phosphates sont retenus pour les besoins de la formation du jeune être et pour la sécrétion du lait.

Indépendamment de ces faits de l'ordre physiologique, connus de tout le monde, il est démontré expérimentalement que, dans le cas de fracture des os, par exemple, l'usage du phosphate de chaux accélère la formation du cal, et rend même possible la consolidation des os chez des sujets où elle était très-lente ou impossible (1).

Il résulte de ce qui précède, que l'usage du phosphate de chaux peut être indiqué, au point de vue hygiénique, chez certaines femelles pendant la gestation et l'allaitement. Au point de vue pathologique ou thérapeutique, ce médicament est rationnellement indiqué dans le cas de fracture, de rachitisme, scrofules, d'ostéomalacie, d'arthrite des jeunes poulains, etc. Les vétérinaires allemands l'ont surtout préconisé contre ces deux dernières maladies. (Zundel, *note communiquée*.)

CHAPITRE II

TONIQUES AMERS

Synonymie: Corroborants, Stomachiques.

Les toniques amers, qui sont entièrement fournis par les plantes, sont caractérisés par une *amertume* plus ou moins prononcée, ainsi que l'indique leur nom. Ils agissent comme les autres toniques sur les trois parties constituantes de l'organisme, mais leur action primitive se porte principalement sur les parties solides, sur les tissus qui constituent les organes.

Leur composition chimique est très-variable. Les uns renferment un principe cristallisable, défini : tels sont la gentiane, le saule, le houblon, le houx, etc. (*amers purs*); les autres, comme l'absinthe, l'armoise, la camomille, les labiées amères, etc., contiennent un extractif résineux et une essence (*amers excitants*); enfin, quelques-uns renferment une quantité notable de tannin, comme les feuilles de noyer, les racines de benoîte, de bistorte, de tormentille, les fleurs de grenadier, toutes les écorces indigènes, etc. (*amers astringents*).

Médicamentation. — Les toniques amers se donnent à peu près exclusivement par les voies digestives directes : tantôt c'est sous forme d'électuaire ou de bol, après qu'ils ont été réduits en poudre ; d'autres fois c'est sous celle de breuvage, quand on a traité ces médicaments par infusion ou décoction, selon leur nature. On les emploie rarement à l'extérieur.

(1) Rabuteau, *Matière méd. et thérapeut.*, p. 359.

Pharmacodynamie. — Les effets, soit locaux, soit généraux, des amers, ne se développent bien, comme ceux des autres toniques, que sur des animaux malades, dont l'état local ou général réclame l'emploi de ces médicaments. Nous considérerons donc principalement ici leurs effets thérapeutiques.

Si les toniques analeptiques agissent principalement sur le sang et les névrosthéniques sur le système nerveux, les amers portent plus particulièrement leur action sur les tissus, sur les organes parenchymateux, sur ceux notamment qui sont chargés de l'assimilation et des sécrétions. Leur action sur le tube digestif est surtout des plus remarquables et leur vaut à juste titre le nom de *stomachiques*. Employés pendant quelque temps, ils stimulent l'estomac, réveillent l'appétit, accélèrent la digestion et l'absorption, modèrent et régularisent les sécrétions intestinale, biliaire et pancréatique. Si l'intestin est frappé d'atonie par suite de maladies, d'indigestions, d'empoisonnement; s'il est le siége de supersécrétion muqueuse ou séreuse, de diarrhée asthénique ; s'il est envahi par les vers, les œstres, etc.; les toniques amers relèveront ses forces, donneront du ton à ses membranes, modéreront et changeront les sécrétions de la muqueuse, détruiront les helminthes, etc.

A mesure qu'ils passent dans le sang, les amers donnent plus de plasticité à ce liquide, empêchent l'altération et la dissociation de ses éléments organisables, améliorent l'hématose, etc. Après un séjour plus ou moins long dans le torrent circulatoire, les molécules des amers sont rejetées au dehors par les divers organes sécréteurs dans la trame desquels le sang les avait conduites. Les unes sortent par le foie, d'autres par la muqueuse intestinale, le plus grand nombre par les voies urinaires, et beaucoup aussi par le lait chez les femelles. Toute l'économie est à peu près imprégnée des principes de ces toniques, et pendant longtemps les solides et les liquides accusent leur présence par une amertume très-prononcée.

Les toniques amers ne précipitent jamais la circulation ni la respiration, cependant ils augmentent la chaleur animale, donnent du ton aux organes parenchymateux, resserrent et condensent leurs fibres, font disparaître les engorgements et les infiltrations dont ils peuvent être le siége, etc. Ces derniers effets, toutefois, n'apparaissent qu'à la longue et lorsque l'économie est en quelque sorte saturée des principes actifs des amers. Aussi, quand on a obtenu ces effets reconstituants de la fibre vivante, convient-il de

s'arrêter et de laisser désormais à l'économie le soin de continuer l'œuvre régénératrice commencée par ces médicaments ; en
insistant trop, non-seulement on courrait risque d'entraver l'action
produite, mais encore de la rendre nuisible au corps en l'exagérant.

Pharmacothérapie. — Les amers s'emploient contre un grand
nombre d'affections gastro-intestinales, telles que l'inappétence, la
diarrhée, les vers, la jaunisse, la fièvre muqueuse ou typhoïde, l'hépatite chronique, etc. On en fait usage aussi contre les affections
cutanées, les maladies catarrhales des muqueuses, certaines affections lymphatiques, comme la morve, le farcin, la gourme, les scrofules, la ladrerie, etc. Ils sont également indiqués dans les maladies
anémiques, hydroémiques, typhoémiques et cachectiques du sang,
ainsi que dans quelques accidents du système nerveux.

TONIQUES AMERS PURS.

a. Gentiane jaune ou grande Gentiane (*Gentiana lutea,* L.).

Famille. — Gentianées; genre, *Gentiana;* espèce, *Gentiana lu-
téa,* etc.

Station. — Cette belle plante
indigène, vivace, croît spontanément dans la plupart des contrées élevées de la France, telles
que les Cévennes, l'Auvergne,
la Bourgogne, les Vosges, le
Dauphiné, etc. C'est dans ces
localités qu'on récolte et qu'on
livre au commerce la partie
utile.

Partie employée. — La racine ou tige souterraine.

Caractères. — Lorsqu'elle est
fraîche, la racine de gentiane
est cylindrique, rameuse, longue, charnue, spongieuse et jaunâtre intérieurement ; *desséchée,* et telle qu'on la trouve
dans le commerce, cette racine

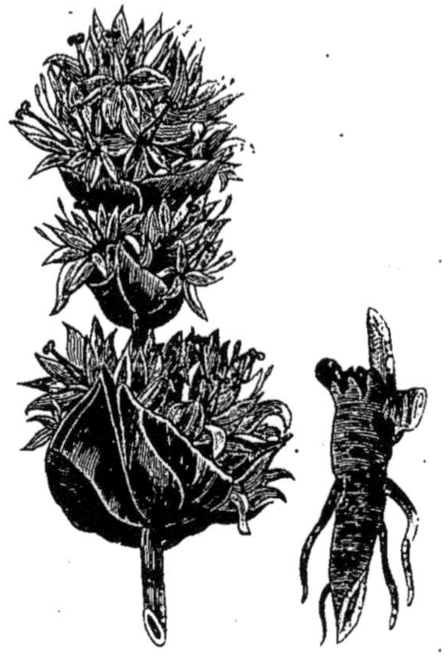

Fig. 2.

est en fragments de la grosseur et de la longueur du pouce, dure, coriace, très-rugueuse, de couleur brune à la surface, et d'une teinte jaune foncé à l'intérieur; son odeur est faible, un peu vireuse, et sa saveur, d'une amertume franche, est persistante et dégagée de toute astringence.

Choix. — Il faut choisir de préférence les fragments de moyenne grosseur, compactes, odorants, dépourvus de moisissures et de piqûres d'insectes, accidents qui sont fréquents lorsque cette racine a été mal desséchée ou qu'elle a séjourné longtemps dans les magasins.

Falsifications. — La racine entière est rarement falsifiée ; cependant on y mélange parfois la racine de *patience*, dont la couleur jaune est très-pâle et l'amertume presque nulle. En revanche, on falsifie fréquemment la *poudre* qu'on trouve toute préparée dans le commerce. M. Davallon (1), pharmacien à Lyon, a signalé cette fraude, qui consiste à y ajouter de l'ocre jaune réduite en poudre ; la falsification peut aller jusqu'à 50 pour 100 du poids de la poudre.

Composition chimique. — D'après les recherches de MM. Henri, Caventou et Lecomte, la racine de gentiane contient les principes suivants : principe amer (*gentianin*), matière colorante (*gentisin*), huile *essentielle* et principe *odorant* fugace, matière *glutineuse*, huile *grasse* verdâtre, sucre *incristallisable*, acide *pectique* et *ligneux*.

Gentianin. — Il est sous forme d'extrait mou, jaunâtre, d'une grande amertume, et soluble à la fois dans l'eau, l'alcool et l'éther; traité par la chaleur, il se volatilise en partie en vapeurs jaunâtres qui, en se déposant, cristallisent en aiguilles jaunes et déliées. D'après M. Lecomte, le gentianin serait formé d'une matière grasse particulière et d'un principe volatil et cristallisable appelé *gentisin*, et qui paraît être une matière colorante jaune toute spéciale.

Lorsqu'on fait macérer la racine de gentiane dans l'eau chaude, elle abandonne à ce liquide le sucre qu'elle renferme ; cette solution sucrée entre bientôt en fermentation et fournit à la distillation un produit alcoolique appelé *eau-de-vie de gentiane*, et qui est consommée par les habitants des contrées montagneuses où croît cette

(1) *Journ. de médec. vétér. de Lyon*, 1845, p. 232.

plante ; elle est amère et présente l'odeur un peu vireuse de la gentiane fraîche, à cause de l'essence qui est entraînée par la distillation.

Pharmacotechnie. — Les préparations pharmaceutiques de gentiane sont peu nombreuses et très-simples ; elles comprennent :

1° La *poudre*, qu'on trouve toute préparée dans le commerce.

2° L'*extrait*, qu'on prépare en épuisant par l'eau froide, dans un appareil à déplacement, la poudre de gentiane, évaporant ensuite la solution qui en résulte en consistance convenable. Il est formé de gentianin, de gentisin et de sucre. Il ne s'emploie guère que chez les petits animaux ou sur ceux des grandes espèces qui sont très-jeunes. On fait aussi un extrait alcoolique encore moins employé que le précédent.

3° La *teinture*. Elle s'obtient en épuisant 1 partie de poudre de gentiane par 5 parties d'alcool ordinaire, au moyen de la lixiviation ou de la macération. Elle est peu usitée ; cependant elle pourrait remplacer celle d'aloès.

4° Le *vin*. Il se prépare en épuisant 32 grammes de poudre de gentiane par 64 grammes d'alcool étendu et en mélangeant ensuite la teinture qui en résulte à 1 litre de vin ordinaire.

5° Le *quinquina français*, qui est un mélange à parties égales de poudre de gentiane, de poudre d'écorce de chêne et de fleurs de camomille sèches et pulvérisées.

Médicamentation. — La poudre se donne en électuaire pour les solipèdes, en pilules pour le chien et le porc, et la racine en décoction et en breuvage aux ruminants. La dose est de 32 à 150 grammes pour les grands animaux ; de 8, 16 et 32 grammes pour le porc et les petits ruminants, et de 4 à 8 grammes pour les carnivores. L'extrait se donne à doses moitié moindres, et le vin à doses doubles, triples et même quadruples.

Pharmacodynamie. — L'étude générale que nous avons faite de l'action des toniques amers réduit à peu de chose ce que nous avons à dire de celle de la gentiane, qui peut être considérée comme le type de cette catégorie de médicaments toniques. Localement, la gentiane ne produit aucun effet sensible sur les tissus sains ; sur les solutions de continuité, elle exerce une action tonique et légèrement antiputride. Introduite dans le tube digestif en électuaire ou en boisson, la gentiane le fortifie sans l'exciter ni le fatiguer, au moins chez les herbivores : « Ce médicament, dit Favre, de Genève (1), est d'une efficacité admirable pour aider à la digestion,

____

(1) *Le Vétérinaire campagnard*, p. 207.

pour rétablir les forces de l'estomac et rendre l'énergie aux individus affaiblis. Il augmente réellement les forces plutôt qu'il ne les
excite ; c'est un *tonique* non *diffusible*, c'est-à-dire non excitant. »
On peut ajouter qu'il existe peu de médicaments qui s'accom-
modent aussi bien à la constitution molle et lymphatique des ruminants et à l'énorme développement de leur appareil digestif ;
aussi peut-on assurer qu'il n'est pas de meilleur condiment pour ces
animaux, et que c'est toujours pour eux un remède curatif ou
prophylactique d'une grande utilité. Mélangée au sel, aux farineux,
à l'avoine, la poudre de gentiane entretient l'appétit, fortifie la
digestion, rend les chairs fermes, le poil brillant, le sang chaud et
riche, etc. Comme *tonique*, elle le cède peu au quinquina ; et même,
si son action est plus lente à se développer, elle est plus persistante ; comme *antiputride* et *antipériodique*, elle est encore d'une
grande utilité, mais le quinquina jaune ou rouge lui est bien supérieur. On peut cependant augmenter ses vertus sous ce rapport, en l'unissant aux excitants diffusibles, aux épices, au
camphre, etc.

Pharmacothérapie. — Il est peu de médicaments qui soient
d'un emploi plus fréquent que la gentiane, surtout à la fin des maladies aiguës et dans le cours des affections chroniques, pendant la
convalescence, etc. Un animal est-il atteint d'inappétence, de
paresse de l'estomac ; est-il sujet aux indigestions, à la diarrhée,
aux vers intestinaux, à la jaunisse, etc., c'est toujours à la gentiane
qu'on a recours, et presque toujours avec avantage, d'autant plus
que son bas prix permet d'en continuer l'usage aussi longtemps
que l'état des sujets l'exige. Chez les ruminants, après les indigestions, les inflammations gastro-intestinales, la gentiane est d'un
grand secours pour relever les forces de l'appareil digestif, si important dans ces animaux. Elle réussit, dit M. Adenot, contre toutes
les affections du tube digestif des animaux polygastriques. Après
les affections des voies digestives, viennent celles qui sont propres
au fluide sanguin, comme l'anémie, l'hydroémie, la cachexie, et
même les maladies putrides. Gohier (1) dit avoir employé la poudre
de gentiane unie à l'écorce de saule avec profit contre ces dernières maladies ; nous avons pu nous-même rétablir promptement
un cheval atteint de mal de tête de contagion en lui admintstrant,
pendant huit jours environ, un litre de vin de gentiane chaque

____

(1) *Compte rendu de l'École de Lyon*, 1810.

matin. Ce vin, dit encore M. Adenot, rétablit promptement les chevaux et les bœufs épuisés par une cause quelconque, ainsi que les chiens qui relèvent de la maladie du jeune âge. Dans l'affection dite typhoïde du cheval, surtout quand elle est épizootique, les vétérinaires font un grand usage de la gentiane, parce qu'elle remplace économiquement le quinquina (Boiteux). M. Zündel emploie le même moyen chez les chevaux vidards, et M. Dirr, autre vétérinaire alsacien, se sert avec un très-grand succès de la teinture de gentiane contre les coliques d'indigestion. Enfin, dans les montagnes des Vosges et de la Suisse, on emploie fréquemment l'eau-de-vie de gentiane contre les indigestions des divers animaux, ainsi que contre l'inappétence. (Zündel, *note communiquée*.) Dans les affections du système lymphatique, telles que le farcin, la gourme, la ladrerie, les scrofules, etc., la gentiane peut être considérée comme un remède auxiliaire d'une grande utilité. Elle peut, du reste, remplir la plupart des indications des toniques amers.

A l'extérieur, elle est rarement employée ; cependant la poudre sert à animer les plaies blafardes et étendues ; de plus, comme elle adhère facilement aux surfaces sur lesquelles on la répand, elle remplace les pansements dans des régions inclinées ou déclives, sur lesquelles il est impossible de maintenir des bandages. Sur celles qui ont une mauvaise odeur, on la mélange au charbon de bois pilé, au camphre, à l'écorce de chêne, etc. La teinture serait très-utile dans le pansement des solutions de continuité anciennes, et surtout de celles qui sont envahies par la vermine, elle pourrait remplacer parfois celle d'aloès.

Succédanés de la Gentiane.

On peut considérer comme succédanés de la grande gentiane :

1° Toutes les autres espèces du même genre : *Gentiana acaulis, G. amarella, G. campestris, G. cruciata,* etc., qui ont des propriétés analogues, mais plus faibles.

2° **La petite Centaurée** (*Gentiana centaurium,* L. ; *Erythrœa centaurium,* Pers. ; *Chironia centaurium,* Smith). — Famille des Gentianées. Partie employée : sommités fleuries. Elles ont une action tonique légèrement excitante et se donnent en infusion. Elles ont la réputation d'être plus antifébriles que la gentiane, et sont tout aussi toniques. La petite centaurée a été employée, il y a quelques années, sur le conseil de M. Rodet, contre une épizootie d'affection typhoïde chez le cheval, dans les hôpitaux de l'École. Depuis cette époque, on s'en sert avec succès contre toutes les malades asthéniques.

3° Le Ményanthe ou Trèfle d'eau (*Menyanthes trifoliata*, L.). — Gentianées. Toutes les parties de cette plante sont douées d'une amertume intense et peuvent remplacer la gentiane.

6. Écorce de Saule blanc (*Salix alba*, L.).

Famille : Salicinées; genre : *Salix;* espèce : *Salix alba.*

Station. — Le saule croît facilement en Europe dans les terrains humides. On le trouve surtout autour des villages, le long des routes, sur le bord des ruisseaux, des rivières, auprès des étangs, etc.

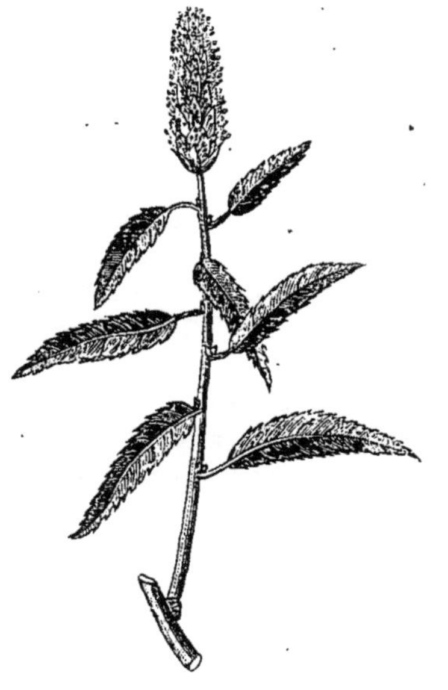

Fig. 3.

Partie employée. — L'écorce, et au besoin les feuilles et les fleurs, ou chatons.

Récolte. — On doit récolter l'écorce de saule avant la floraison de l'arbre ; on la prendra sur des branches saines, âgées de trois ou quatre ans au plus. Une fois enlevées, elles doivent être séchées au soleil ou à l'étuve, et conservées dans des vases bien clos, à l'abri de l'humidité et de la poussière.

Caractères. — Cette écorce est mince, roulée ; sa surface extérieure est blanchâtre ou grisâtre ; l'intérieur présente une teinte rougeâtre de cannelle ; son odeur est aromatique et sa saveur très-amère.

Composition chimique. — Il résulte des recherches de MM. Pelletier, Caventou, Braconnot, Leroux, etc., que l'écorce de saule contient les principes suivants : de la *salicine*, de la *corticine*, du *tan-*

nin, un *extractif résineux*, une *matière colorante jaune,* une *matière grasse verte,* de la *gomme*, du *ligneux* et des *sels.*

Salicine. — Ce principe neutre, cristallisable, qu'on considère encore comme le principe actif de l'écorce du saule, a été entrevu par Fontana en 1825 et étudié surtout par M. Leroux, pharmacien à Vitry-le-Français. C'est un corps solide, cristallisé en aiguilles blanches prismatiques ou en écailles d'aspect satiné, inodore, et d'une saveur très-amère. Chauffée, la salicine fond sans se décomposer à 132° et cristallise par le refroidissement. Soluble dans l'eau et l'alcool, elle ne se dissout pas dans l'éther ni dans les essences. Elle ne neutralise pas les acides et prend une belle couleur rouge quand on la met en contact avec l'acide sulfurique concentré.

Préparation et administration. — L'écorce de saule réduite en poudre se donne en électuaire; traitée par décoction, elle forme des breuvages, des lavements et des bains; on peut aussi l'administrer avec des liqueurs alcooliques, ce qui convient même dans beaucoup de circonstances. On pourrait en faire aussi un extrait, une teinture, un vin, etc.; mais ces préparations sont peu usitées. On l'associe souvent à la gentiane, au quinquina, à l'extrait de genièvre, aux épices, etc. Les doses auxquelles il convient de l'administrer sont à peu près celles de la gentiane.

Action et usages. — L'écorce de saule compte avec raison parmi les meilleurs *toniques* indigènes; on la considère aussi comme le seul véritable succédané du quinquina pour la médecine vétérinaire; ses propriétés *antiputrides* et *antipériodiques*, quoique moins énergiques que celles de l'écorce du Pérou, ne sauraient être niées; elles sont admises, du reste, sans contestation par tous les praticiens qui en ont fait usage; enfin, on lui accorde aussi généralement des vertus anthelminthiques assez prononcées. Ce médicament agit donc comme le quinquina sur le tube digestif, sur le sang et sur le système nerveux ganglionnaire. C'est en raison de ces vertus précieuses qu'on l'emploie contre les débilités du tube digestif, la diarrhée, les affections vermineuses, les flux muqueux, etc. Dans les affections putrides du sang, c'est un excellent auxiliaire du quinquina, et au besoin il peut être employé à la place de ce médicament précieux, mais d'un prix trop élevé pour notre médecine. C'est ainsi qu'en 1771 il fut employé dans le Laonnais par le docteur

Dufos (1), contre le typhus du gros bétail; plus tard Gohier (2), en l'associant à la gentiane, put remplacer le quinquina dans le traitement des fièvres putrides adynamiques. Toutefois, lorsque les animaux ont une certaine valeur et que l'état putride du sang est bien marqué, il est toujours préférable d'avoir recours au quinquina; mais quand l'état n'est pas très-grave, et surtout quand la maladie menace seulement de se développer, l'écorce de saule peut généralement suffire. C'est un excellent remède prophylactique des maladies charbonneuses et de la cachexie des ruminants. Il peut rendre quelques services aussi dans les hémorrhagies passives, c'est-à-dire lorsque le sang est trop fluide ou les organes trop flasques; c'est pourquoi M. Didry (3) a fait usage avec succès de la décoction concentrée d'écorce de saule, à laquelle il avait ajouté 12 à 16 grammes d'essence de térébenthine par breuvage, contre l'hématurie et la cachexie des grands ruminants. M. Zündel s'est servi avec succès de l'écorce de saule unie au sulfate de fer, contre une enzootie de cachexie aqueuse du mouton, dans un pays pauvre. (*Note communiquée.*) D'après M. Pons-Tande (4), cultivateur dans le Midi, rien ne serait plus efficace, contre la cachexie aqueuse du mouton, que l'écorce de saule donnée en fourrage, et surtout les branches tendres de l'osier. Ce moyen a, dit-il, réussi dans des cas où les remèdes préconisés avaient complétement échoué.

La poudre reçoit à l'extérieur les mêmes applications que celle du quinquina; la décoction peut servir à faire des lotions et des bains résolutifs et antiputrides.

Succédanés du saule.

Houx (*Ilex aquifolium*, L.); Frêne (*Fraxinus excelsior*, L.); Orme (*Ulmus campestris*, L.); Peuplier (*Populus alba*, L.); Marronnier (*Æsculus hippocastanum*, L.); Olivier (*Olea europœa*, L.); Fumeterre (*Fumaria officinalis*, L.), etc.

c. Du Houblon (*Humulus lupulus*, L.).

Pharmacographie. — Cette plante volubile, de la famille des Urticées, est principalement cultivée dans le nord de la France

(1) *Mém. sur la maladie épizootique dans le pays laonnais*, 1771.
(2) *Compte rendu de l'École de Lyon*, 1810.
(3) *Recueil de médec. vétér.*, 1832, p. 144.
(4) *Journ. vétér. du Midi*, 1861, p. 522.

pour la fabrication de la bière. Ce sont les fleurs femelles, chatons ou cônes, qu'on emploie pour aromatiser cette liqueur fermentée. C'est également cette partie de la plante qui est usitée en médecine à titre de tonique légèrement stimulant. Les fleurs de houblon sont disposées en cônes verdâtres, formés de folioles membraneuses, imbriquées, exhalant une odeur aromatique et présentant une saveur amère très-prononcée. A la base de ces folioles, il existe une poussière jaunâtre appelée *lupulin*, et dont la composition est très-complexe. On y trouve de la *lupuline,* de la résine, de l'essence, des corps gras, de la gomme, etc. C'est la partie la plus active de la plante.

Les fleurs de houblon s'administrent en infusion aqueuse ou vineuse, à la dose de 32 à 64 grammes aux grands animaux, à celle de 8 à 16 grammes à ceux de moyenne taille, et à celle de 2 à 6 grammes pour les petits. Elles paraissent convenir surtout dans les maladies atoniques du tube digestif, dans les maladies hydroémiques, dans les altérations du système lymphatique, des viscères, de la peau et des muqueuses. Les vétérinaires qui habitent les contrées où l'on cultive cette plante peuvent trouver en elle, parfois, une ressource précieuse.

La racine de houblon peut, dit-on, remplacer parfaitement la salsepareille. Nous aurons occasion de revenir sur ce sujet.

Succédanés du Houblon.

1° **Eupatoire** (*Eupatorium cannabinum,* L.). — Synanthérées. Partie employée : feuilles. Elles constituent un tonique amer un peu excitant et conviennent dans les mêmes cas que le houblon. La racine est réputée purgative, et peut, dit-on, remplacer la rhubarbe.

2° **Chicorée sauvage** (*Cichorium intybus*). Chicoracées. Parties employées : racine et feuilles. Tonique et dépurative.

3° **Chardon étoilé ou Chausse-trappe** (*Centaurea calcitrapa*). — Synanthérées. Partie employée : feuilles. Tonique amer. Utile à employer; prix peu élevé.

4° **Marrube blanc** (*Marrubium vulgare*). — Labiées. Partie employée : l'herbe entière. C'est un tonique excitant des plus utiles. Un de nos confrères, M. Buer, nous a assuré qu'il ne connaissait pas de meilleur succédané du quinquina dans les fièvres ataxiques et adynamiques. C'est un moyen à essayer.

5° Le *Thé* de Chine et le *Café*. Ces deux substances exotiques, dont les usages sont si connus, peuvent être employées malgré leur prix un peu élevé.

CHAPITRE III

TONIQUES NÉVROSTHÉNIQUES.

SYNONYMIE : Toniques spécifiques, Toniques antipériodiques.

On désigne sous le nom de *toniques névrosthéniques* des médicaments qui exercent sur le système nerveux une action fortifiante et excitante toute spéciale, comme par exemple les divers quinquinas et quelques-uns de leurs succédanés.

Cette action fortifiante, peu marquée à l'état de santé, mais très-évidente durant les maladies graves, consiste non-seulement dans l'augmentation réelle de l'énergie du système nerveux, mais encore dans le rétablissement de la régularité et de l'harmonie de ses différents actes. Il est important, pour rendre la question plus claire, de la poser sur ses véritables principes physiologiques.

Dans les êtres supérieurs de l'échelle zoologique, il existe une série d'organes destinés à régler les rapports de ces êtres avec le monde extérieur : c'est ce qu'on appelle les organes de *relation;* ils comprennent le cerveau et ses dépendances, la moelle et les nerfs d'une part, et de l'autre le système musculaire extérieur chargé des mouvements.

On trouve aussi dans ces animaux, de même que dans ceux qui sont moins parfaits d'organisation, une autre série d'organes qui sont chargés d'entretenir dans toute l'économie le mouvement moléculaire nécessaire à son existence : ce sont les organes dits d'*assimilation* ou de *nutrition;* ils sont renfermés pour la plupart dans les cavités splanchniques et portent le nom de *viscères.*

Les premiers tiennent sous leur dépendance l'intelligence, les facultés instinctives; la sensibilité générale et spéciale, et les mouvements nécessaires à l'exercice des fonctions ou excités par l'influence du monde extérieur. Le système nerveux qui préside à ces différents actes porte le nom de *cérébro-spinal*.

Les viscères obéissent à l'action d'un système nerveux spécial appelé *ganglionnaire* ou *trisplanchnique*. Il préside aux fonctions les plus intimes de l'organisme, telles que l'assimilation, la désassimilation, les sécrétions, la calorification, etc., et, pour cette fin, il est doué de facultés sensitives et motrices toutes particulières, mais encore peu connues, qu'il tire probablement du système cérébro-spinal.

Indépendamment de ces fonctions multiples, le système nerveux de la vie végétative remplit un rôle bien essentiel dans l'harmonie de la machine animale : c'est de maintenir entre les organes de la vie de relation et ceux de la vie de nutrition une sorte de solidarité mutuelle, qu'on appelle *synergie*. Ce système, en vertu de la sensibilité spéciale dont il est doué, et qui forme le point de départ de ce qu'on appelle les *instincts* ou *besoins intérieurs*, avertit les organes de relation de fournir aux tissus assimilateurs les matières qui leur sont nécessaires pour entretenir la vie, et, de plus, il excite les organes éliminateurs à débarrasser l'économie des matériaux usés ou impropres à servir aux besoins du corps. Le système ganglionnaire agit sur la nutrition et les sécrétions principalement par les nerfs vaso-moteurs, qui règlent la circulation capillaire de chaque organe, et qui sont sous sa dépendance.

Dans l'état de santé, la succession des actes de ces deux systèmes nerveux et des organes placés sous leur dépendance, se fait régulièrement et l'harmonie qui les lie entre eux ne souffre aucune atteinte. Mais pendant les maladies longues, durant le cours des affections putrides ou malignes du sang, ces deux appareils nerveux sont gravement atteints ; ils perdent une grande partie de leur énergie, le lien qui les unit se relâche, et des désordres nombreux se font remarquer dans leurs actes (*adynamie, ataxie, convulsions, spasmes,* etc.).

C'est dans des circonstances de cette nature que les névrosthéniques produisent des effets vraiment merveilleux, comme nous le verrons dans l'histoire des quinquinas, que nous allons maintenant aborder.

DU QUINQUINA (1) OU ÉCORCE DU PÉROU (Cortex peruvianus).

Partie pharmacostatique.

Définition. — On désigne sous le nom de *Quinquina* une écorce exotique fournie par des arbres appartenant au genre *Cinchona*, de la famille des Rubiacées, tribu des Cinchonacées, et qui croissent spontanément dans les montagnes de l'Amérique méridionale, notamment au Pérou, en Bolivie, dans les grandes Cordillères, etc., et qui sont actuellement cultivés dans l'Inde.

Historique. — On ignore entièrement si les propriétés médicinales du quinquina étaient connues des peuples primitifs de l'Amérique. On a débité à cet égard un grand nombre d'histoires vraies ou fausses; mais comme ces propriétés si précieuses n'ont été révélées aux Européens que cent cinquante ans après la découverte et la conquête du nouveau monde, tout porte à croire qu'elles étaient également inconnues de la plupart des indigènes. On n'est pas bien fixé sur le point de départ de cette importante découverte; il y a sur ce sujet plusieurs versions, mais la plus accréditée est la suivante : « Les vertus médicinales du quinquina furent divulguées aux Européens en 1630, à l'occasion d'une fièvre opiniâtre dont souffrait, à Lima, la comtesse del Cinchon, vice-reine du Pérou. Un corrégidor de Loxa, qui, dans une semblable circonstance, avait été guéri par les Indiens, conseilla le quinquina. Le remède eut un plein succès, et, par reconnaissance, la vice-reine fit apporter des montagnes une grande quantité d'écorce pour être donnée aux fiévreux. Ce fut ainsi que le quinquina prit d'abord le nom de *Poudre de la comtesse*. Plus tard, les membres de la compagnie de Jésus furent chargés de le distribuer, et il devint nécessairement la *Poudre des Jésuites*. Enfin le cardinal de Lugo en ayant introduit l'usage à Rome, le nouveau médicament y fut connu sous le nom de *Poudre du cardinal*. » (Boussingault, *Économie rurale*, etc., t. 1er, p. 385 et suiv., 2e édit.)

Quoi qu'il en soit, le nouveau médicament fut assez mal accueilli en Europe ; les facultés le proscrivirent, et les médecins qui osèrent passer outre et en ordonnèrent l'emploi furent persécutés. Mais vers 1680, un empirique anglais, nommé Talbot, ayant guéri le roi Louis XIV d'une fièvre grave à l'aide d'un remède secret, qui n'é-

(1) Le mot *quina*, dans la langue des Incas, signifie *écorce :* répété deux fois; il indique une écorce par excellence, une écorce des écorces. (De la Condamine).

tait autre chose qu'une solution vineuse et concentrée de quinquina, le gouvernement acheta ce moyen curatif et le rendit public.
Depuis cette époque, l'écorce du Pérou n'a fait qu'augmenter
d'importance en médecine, malgré les abus qu'on en a faits à diverses reprises.

Pendant longtemps on fit usage du quinquina sans en connaître
l'origine botanique; mais en 1740 environ, deux savants français,
de la Condamine et Joseph de Jussieu, firent connaître les arbres qui
fournissent la précieuse écorce, et leur donnèrent le nom géné-
rique de *Cinchona*, pour rappeler le nom de la personne qui avait
le plus contribué à propager la connaissance des vertus curatives
de ce médicament. Plus tard Mutis, Ruiz et Pavon; au commencement de ce siècle, de Humboldt et Bonpland; et de nos jours M. le
docteur Weddell et M. Delondre, en se rendant sur les lieux mêmes
où croissent les arbres du genre *Cinchona*, ont grandement éclairé
l'histoire si difficile du quinquina.

Récolte. — Les cinchonas se rencontrent principalement dans
des forêts élevées, sous un climat tempéré et sur un sol pierreux.
On reconnaît que le moment de la récolte est arrivé à ce caractère,
que la face interne de l'écorce, détachée d'une branche, prend en
quelques minutes un teinte rouge, jaune ou orangée, suivant l'espèce d'arbre ; si cette prompte coloration ne se manifeste pas, c'est
une preuve que l'écorce n'a pas atteint toutes les qualités désirables.
(Boussingault.)

Voici, d'après M. le docteur Weddell, qui a assisté dans les forêts
de la Bolivie à la récolte du quinquina, comment se pratique cette
opération importante : On abat les Cinchonas quelques jours avant
la décortication, afin de la rendre plus facile, en les coupant par le
pied et le plus près possible du sol ; l'écorce des branches est enlevée
munie de son *épiderme*, tandis que celle du tronc et des grosses
branches en est dépouillée en raclant ou frappant sa surface jusqu'à ce qu'il ne reste plus que les couches corticales ; on les enlève
ensuite les unes et les autres en lanières longitudinales de peu de
largeur. Les écorces entières sont simplement exposées au soleil
pour qu'elles se dessèchent et qu'elles prennent la forme d'un cylindre creux : c'est ce qu'on nomme le quinquina *roulé ;* celles qui
ont été nettoyées à la surface et doivent constituer le quinquina
plat ou en *planchettes*, sont aussi exposées au soleil pour qu'elles
se dessèchent ; mais de plus on les empile les unes sur les autres en
carrés croisés, comme sont disposées les planches dans les chantiers,

afin qu'elles se conservent planes, et sur la pile quadrangulaire qui en résulte on place quelque corps pesant. Le lendemain les écorces sont remises pendant quelque temps au soleil, puis de nouveau rétablies en presse, et ainsi de suite; on laisse enfin se terminer le desséchement dans ce dernier état.

Une fois desséché, le quinquina est apporté du fond des forêts par les ouvriers qui l'ont récolté, et qu'on appelle *cascarilleros*, au camp général où il est établi le chef qui les dirige, et qui porte le nom de *majordome ;* celui-ci fait un triage des écorces, en forme des botte qui sont cousues dans de gros canevas de laine. Conditionnés ainsi, les ballots sont transportés à dos d'homme, d'âne ou de mulet, jusqu'aux ports d'embarquement où on les enveloppe de cuirs de bœuf frais, qui prennent en se desséchant une grande solidité. Sous cette forme ils sont nommés *surons*, et c'est ainsi qu'ils arrivent en Europe.

Depuis une vingtaine d'années les Anglais et les Hollandais sont parvenus à acclimenter les *cinchonas* dans leurs possessions indiennes. On compte déjà dans cette contrée 4 à 5 millions d'arbres à quinquina qui, cultivés avec soin et décortiqués avec méthode, formeront une source toujours sûre d'écorce du Pérou. Déjà les écorces du quinquina de l'Inde ont fait leur apparition sur les marchés d'Europe et assurent l'avenir, que la destruction inconsidérée des chinconas d'Amérique faisait considérer comme incertain à l'égard de ce précieux médicament.

Espèces commerciales du quinquina. — Le nombre des espèces d'écorces fournies par les Cinchonas paraît considérable, si l'on en juge par celles qu'on trouve dans les collections publiques ou privées, ou par les descriptions des auteurs ; il règne même à cet égard une grande confusion, car on n'est d'accord ni sur la provenance des quinquinas, ni sur l'arbre qui les fournit, ni sur les noms des espèces commerciales, etc. ; mais cette confusion, comme le font judicieusement observer Mérat et Delens (1), est plutôt dans les livres que dans la droguerie, où l'on ne trouve qu'un petit nombre de variétés. Quoi qu'il en soit, ces diverses espèces se divisent assez naturellement en trois groupes distincts d'après la couleur de la poudre qu'elles fournissent quand elles sont pulvérisées : les quinquinas *gris*, les quinquinas *jaunes* et les quinquinas *rouges*.

---

(1) *Dict. universel de mat. médic. et de thérap.*, t. V, p. 618, art. QUINQUINA.

1° Quinquinas gris. — Les quinquinas de ce groupe, autrefois les plus estimés et seuls admis comme officinaux, sont formés en général par des écorces roulées, médiocrement fibreuses, plus astringentes qu'amères, d'une odeur de bois chanci, donnant une poudre d'un fauve grisâtre plus ou moins pâle, et contenant surtout de la *cinchonine* et peu ou point de *quinine*. Les principales variétés de cette espèce sont le quinquina gris de *Loxa*, ceux de *Lima* (*huanuco*) et de la *Havane* (*huamalies*) ; le quinquina *Jean* ou d'*Arica*, qui renferme de l'*aricine* à la place de la quinine et de la cinchonine. Nous ne décrirons que la première variété, parce qu'elle est la plus commune et la plus importante.

Quinquina gris de Loxa, Quinquina officinal (*Cascarilla fina* des Espagnols). — Cette variété de quinquina, fournie par le *Cinchona condaminea*, est formée par des écorces minces, roulées comme de la cannelle et disposées en longs tuyaux droits, dont la grosseur varie depuis celle d'une plume à écrire (fin Loxa) jusqu'à celle du doigt (gros Loxa). Son épiderme grisâtre, un peu raboteux, est souvent recouvert de lichens blancs, et divisé par des fissures transversales parallèles, d'autant plus marquées et plus espacées que les écorces ont un plus fort diamètre. Sa couleur, qui est d'un gris obscur à l'extérieur, est jaune rougeâtre à l'intérieur ; sa cassure, nette et résineuse dans les fines écorces, est plus fibreuse dans celles qui sont épaisses. Sa saveur, d'abord faible, devient peu à peu amère et très-styptique. Enfin son odeur, très-marquée, est aromatique et rappelle un peu celle du bois échauffé.

2° Quinquinas jaunes. — Ils sont formés par des écorces roulées ou plates, mais toujours plus épaisses que celles qui constituent les quinquinas gris. La poudre que ces écorces fournissent, ainsi que la décoction, présente une couleur jaune d'ocre plus ou moins foncée ; leur texture est fibreuse et compacte ; leur saveur est amère sans être astringente ; leur odeur est faible, mais aromatique. Les quinquinas jaunes renferment de la *quinine* en forte proportion, et peu où point de *cinchonine ;* aussi servent-ils à peu près exclusivement à la fabrication des sels de quinine. Un excellent caractère chimique de cette espèce de quinquinas, c'est la propriété que possède leur décoction de précipiter par le sulfate de soude, ce qui est dû à la forte proportion de quinate de chaux et de quinine que renferment ces écorces. Les variétés commerciales de quinquinas jaunes sont fort nombreuses ; les principales sont : le *Calisaya*, le

Quinquina du roi d'Espagne, le *jaune orangé*, le *Pitaya* et les *Carthagènes*. Nous nous bornerons à faire connaître la première variété, qui est la plus importante et la plus répandue dans le commerce.

Quinquina Calisaya ou jaune royal. — Cette variété de quinquina jaune, qu'on rapportait au *Cinchona cordifolia* de Mutis, est attribuée aujourd'hui au *Cinchona calisaya* du docteur Weddell. Elle se présente sous deux formes distinctes : *roulée* et en écorces entières munies de leur épiderme; *plate* ou *demi-roulée*, et en écorces *mondées* de leur épiderme. Sous la première forme (*Calisaya en écorces*), qui est la plus estimée, le calisaya est en petits cylindres creux, de la grosseur du doigt en moyenne; sa surface extérieure est d'un brun fauve uniforme, séparée de distance en distance par des sillons transversaux courts et profonds, entre lesquels on trouve des crêtes saillantes ; la face interne est d'un jaune clair. Sous la deuxième forme, qui porte le nom de *Calisaya mondé*, le quinquina jaune royal est tantôt roulé et ressemble alors à de la grosse cannelle, tantôt plat et muni parfois d'une couche d'aubier à sa face interne; on appelle souvent alors ce quinquina, qui a plus de valeur que les précédents, *Calisaya en planchettes*, *Quinquina du Pérou*.

3° **Quinquinas rouges.** — Les quinquinas rouges tiennent le milieu par leur épaisseur entre les gris et les jaunes ; ils ont, comme ces derniers, une texture fibreuse et compacte ; leur poudre et leur décoction sont d'une couleur rouge plus ou moins foncée : leur saveur est à la fois très-amère et très-astringente ; ils contiennent à peu près à égales proportions de la quinine et de la cinchonine. Ils sont très-actifs, mais ils deviennent rares dans la droguerie et d'un prix très-élevé.

On distingue dans le commerce deux variétés principales de quinquina rouge : le *Quinquina rouge verruqueux* et le *Quinquina rouge non verruqueux*. Ces deux variétés diffèrent l'une de l'autre seulement en ce que la première présente sur l'épiderme de l'écorce des points proéminents et arrondis, espèces de verrues qui manquent dans la seconde variété. Elles offrent, pour caractères communs, les particularités suivantes : les écorces qui les constituent sont en général épaisses, compactes, plates, demi-roulées ou complètement roulées; leur périderme, qui manque rarement, est épais, raboteux, fendillé ; le derme est fibreux et d'une teinte rouge très-marquée. Ces écorces ont été attribuées longtemps au *Cinchona oblongifolia* de Mutis, et au *Cinchona magnifolia* de Ruiz et Pavon,

on croit actuellement qu'elles sont fournies par le *Cinchona nitida*
de ces deux derniers botanistes.

Falsifications. — Les adultérations qu'on fait éprouver au quinquina ont lieu dans deux circonstances différentes : quand il est *entier*, et quand il est *pulvérisé*.

1° Quinquina entier. — Le quinquina en écorces est falsifié *physiquement* ou *chimiquement;* il importe d'examiner les deux cas.

Lorsque le quinquina est entier, on le falsifie physiquement en
y mélangeant d'autres écorces qui offrent à peu près les mêmes
caractères extérieurs, mais qui en diffèrent par l'absence à peu
près complète de la *quinine* et de la *cinchonine* : c'est ce qu'on
appelle des *faux quinquinas*. Ils sont assez nombreux, et appartiennent à des arbres de deux genres distincts : le genre *Cinchona* fournit
le *Quinquina blanc*, le *Quinquina Jean*, le *Quinquina nova*, le *Quinquina
faux Loxa*, etc. ; et le genre *Exostema* donne le *Quinquina Piton* ou
de Sainte-Lucie, le *Quinquina caraïbe*, le *Quinquina bicolore*, etc. (1).
Il faut une grande habitude pour reconnaître cette espèce de fraude ;
aussi nous abstiendrons-nous de faire connaître les caractères diffé-
rentiels des faux quinquinas, parce que cette description ne serait
d'aucune utilité aux vétérinaires.

La fraude chimique à laquelle on soumet les quinquinas entiers
consiste à les épuiser de leurs alcaloïdes, qui en sont les principes
les plus précieux, en les faisant macérer dans de l'eau acidulée par
l'acide sulfurique ou l'acide chlorhydrique, en les lavant ensuite
avec de l'eau alcaline, et enfin, en les faisant sécher à l'étuve. Cette
adultération grave, qui dépouille ces écorces à peu près entièrement de leurs vertus antipériodiques, se reconnaît à certains
changements extérieurs de l'écorce et à l'aide des réactifs chimiques. D'abord la couleur est la même sur les deux surfaces, et prend
dans toutes les espèces une teinte brune; la saveur est à la fois
amère et salée; des efflorescences salines ont souvent lieu sur les
deux surfaces, et en s'aidant de la loupe, on peut facilement reconnaître des cristaux de sulfate ou de chlorhydrate d'ammoniaque, etc. L'intérieur de l'écorce retenant avec force les acides
employés à l'épuisement, on peut les reconnaître aisément dans la
décoction ou la macération du quinquina : l'acide sulfurique par le
nitrate de baryte, et l'acide chlorhydrique avec le nitrate d'argent;

____

(1) Le Mahout, *Hist. natur. des familles végétales*, etc., p. 120 et suiv. (Docteur
Weddell).

enfin, si l'on a fait usage de l'ammoniaque pour neutraliser les acides, on reconnaîtra facilement la présence de cette base en triturant du quinquina suspect réduit en poudre avec de la chaux vive ou de la potasse caustique.

Une autre falsification très-commune des quinquinas entiers; et surtout des jaunes, consiste à les transformer en quinquinas rouges, dont le prix est presque double, en les exposant aux vapeurs ammoniacales. Cette fraude est très-facile à reconnaître, puisqu'en traitant la poudre de ce quinquina rouge par la potasse caustique, à chaud ou à froid, on en dégage de l'ammoniaque.

2° Quinquina pulvérisé. — Le quinquina en poudre est souvent mélangé à d'autres poudres végétales amères, dont la valeur vénale est infiniment moindre ; ces adultérations sont toujours très-difficiles à reconnaître. On mélange fréquemment à la poudre de quinquina rouge du *Santal* pulvérisé : on reconnaît cette fraude à l'aide de l'éther ou de l'essence de térébenthine, qui prennent une teinte rouge en dissolvant le santal, ce qui n'a pas lieu quand le quinquina est pur.

Essai des quinquinas. — En présence de la difficulté de distinguer les variétés commerciales du quinquina, et des nombreuses fraudes dont cette écorce, entière ou pulvérisée, est l'objet, il n'y a qu'un seul moyen de s'assurer des qualités de ce précieux médicament, c'est de faire un dosage de la *quinine*, son principal principe actif, au moyen d'un essai méthodique. Grâce aux recherches de M. Guilliermond (1), habile pharmacien de Lyon, c'est aujourd'hui une opération simple, facile et rapide. Voici comment on y procède :

On prend 10 grammes du quinquina à essayer et on les réduit en poudre fine ; on y ajoute 10 grammes de chaux éteinte et on arrose le mélange avec suffisante quantité d'alcool à 76° pour faire une pâte molle. Cette pâte est mise dans une capsule de porcelaine, et celle-ci est placée sur un bain-marie afin de chasser l'alcool et l'eau du mélange ; la dessiccation doit être aussi complète que possible et faite avec beaucoup de soin : c'est un point essentiel. Puis la poudre qui en résulte est introduite dans un entonnoir en verre dont la douille est bouchée par un petit tampon de coton, et arrosée avec environ 70 grammes d'éther sulfurique. Le liquide qui passe, et qui a dissous et entraîné la quinine, est reçu dans une

____

(1) *Gazette médicale de Lyon*, 1858.

petite capsule de porcelaine et évaporé rapidement sur de l'eau chaude. Le résidu est de la quinine presque pure et dont il est aisé de prendre le poids.

Les quinquinas de bonne qualité renferment de 2 à 4 pour 100 de leur poids de quinine, soit 20 à 40 grammes par kilogramme.

Composition chimique des quinquinas. — Tous les vrais quinquinas contiennent sensiblement les mêmes principes, seulement dans des proportions différentes ; les alcaloïdes surtout sont très-inégalement distribués dans les diverses espèces : la *cinchonine* se trouve presque seule dans le quinquina gris, et la *quinine* dans le quinquina jaune, tandis que le quinquina rouge renferme ces deux principes à peu près dans une égale proportion. Les principes alcalins des quinquinas existent dans ces écorces à l'état de sels, et notamment à l'état de *quinate* et de *tannate* de quinine et de cinchonine. Le tableau suivant indique brièvement les principes constituants du quinquina :

1° *Principes alcalins*........	Quinine. Cinchonine. Aricine. Chaux.
2° *Principes acides*.........	Acide quinique. Rouge cinchonique soluble. Rouge cinchonique insoluble.
3° *Principes colorants*......	Matière colorante jaune. Matière grasse verte.
4° *Principes neutres*........	Amidon. Gomme. Ligneux. Sels.

Ce qu'on appelle *rouge cinchonique*, dans le quinquina, ne paraît être autre chose qu'une variété de tannin ; le rouge cinchonique *soluble* est de l'acide quino-tannique non altéré, tandis que le rouge cinchonique *insoluble* est du tannin qui a subi une altération particulière par suite de l'action de l'air.

Pharmacotechnie. — Les préparations officinales des quinquinas sont assez nombreuses ; nous les distinguerons en pharmaceutiques et chimiques. Nous traiterons ici des premières, les secondes seront renvoyées à la fin de l'article consacré au quinquina.

Préparations pharmaceutiques.

1° *Poudre.*

On enlève par raclement les lichens et l'épiderme de l'écorce et on la soumet ensuite à l'action du pilon ; l'on passe au tamis et l'on conserve dans des vases secs et clos. On prépare cette poudre très en grand dans le commerce, mais le praticien devra préférer celle qu'il prépare lui-même, parce que celle de l'industrie est souvent falsifiée. C'est plus particulièrement le quinquina jaune qui est employé pour la fabrication de cette poudre.

2° *Extrait aqueux.*

On traite par décoction le quinquina grossièrement concassé, et l'on évapore en consistance d'extrait le liquide trouble qui en résulte ; l'infusion, la macération et la lixiviation n'épuisent cette écorce que très-incomplétement. Cette préparation est peu usitée en médecine vétérinaire.

3° *Sirop de kina.*

       ·Prenez : Sirop simple.......................... 5 parties.
              Extrait aqueux.......................... 1   —.

·Dissolvez l'extrait dans un peu d'eau, ajoutez au sirop, et évaporez en consistance convenable. Employé chez les petits animaux.

4° *Teinture de quinquina.*

       Prenez : Poudre de quinquina jaune............... 1 partie.
              Alcool ordinaire......................... 5   —

Délayez la poudre dans l'alcool, laissez macérer de huit à quinze jours à la température ambiante ; passez avec expression et filtrez ; ou encore, et mieux, faites passer à l'appareil de déplacement. En évaporant cette teinture, on obtient un *extrait alcoolique* rarement employé chez l'homme et tout à fait inusité en médecine vétérinaire.

5° *Vin de quinquina.*

       Prenez : Teinture de quinquina............... 1 décilitre.
              Vin rouge ou blanc.................... 1 litre.
Mélangez.

On prépare aussi parfois le vin de quinquina en faisant macérer 64 grammes de cette écorce concassée dans un litre de vin, auquel on a ajouté 125 grammes d'alcool ; mais le procédé précédent est plus simple, plus expéditif et plus parfait : nous le conseillons donc de préférence aux vétérinaires.

Partie pharmacodynamique.

1° Médicamentation. — Comme tous les médicaments toniques, le quinquina s'administre à peu près exclusivement par l'estomac, quand on l'emploie à l'intérieur; ce n'est que très-rarement qu'on le donne en lavements ou en injections à titre de léger astringent; à l'extérieur, on l'emploie assez fréquemment sur les solutions de continuité avec altération septique des tissus.

Les formes les plus employées sont celles d'électuaire et de breuvage. Celui-ci se fait en traitant le quinquina concassé et non la poudre, au moyen de l'eau acidulée, afin qu'elle dissolve plus facilement les principes alcaloïdes de cette écorce; cette décoction se donne chaude et trouble. L'eau peut être remplacée avec avantage par les liqueurs alcooliques. On associe au quinquina des toniques, des excitants, des antispasmodiques, etc., selon les indications qu'on doit remplir.

2° **Posologie**. — Les doses du quinquina n'ont rien de rigoureusement déterminé, comme cela se remarque pour tous les médicaments toniques, qu'on peut, en général, administrer en grande quantité sans nuire à l'économie animale, parce qu'ils ne possèdent aucune propriété malfaisante; ils ne deviennent nuisibles que par suite d'un usage trop prolongé. Le tableau suivant indique les doses de quinquina brut, solide ou en décoction, qu'on peut administrer aux divers animaux.

        1° Grands ruminants.................... 32 à 150 grammes.
        2° Solipèdes.......................... 32 à 125   —
        3° Moutons et porcs................... 4 à 16   —
        4° Chien et chat...................... 2 à   8   —

Les alcaloïdes du quinquina s'administrent à des doses quinze à vingt fois moindres, ainsi que nous le dirons à la fin de cet article.

Pharmacodynamie. — Les effets physiologiques du quinquina sont *locaux* ou *généraux*.

a. **Effets locaux**. — Appliqués sur la peau ou sur une muqueuse peu sensible, en poudre ou en décoction, les quinquinas n'exercent aucune action bien appréciable; mais sur des muqueuses délicates ou sur des solutions de continuité récentes, ils déterminent une astriction très-marquée; elle est assez énergique avec le quinquina rouge, moindre avec le gris, et presque nulle avec le quinquina jaune. Par contre, le sulfate de quinine est très-irritant pour les surfaces dénudées sur lesquelles on l'applique.

Introduites dans l'estomac, les diverses préparations de quinquina agissent d'abord comme des stomachiques très-actifs, relèvent l'appétit, accélèrent la digestion, retardent et rendent plus rares les défécations, etc.; mais si l'on insiste trop longtemps sur leur usage, elles fatiguent bientôt l'estomac, rendent la digestion laborieuse, produisent la sécheresse de la bouche et la soif, provoquent une constipation opiniâtre, et comme les astringents et les toniques, dont ils partagent en partie les doubles propriétés, les quinquinas amènent à la suite de leur emploi trop prolongé une irritation gastro-intestinale plus ou moins grave. Enfin, chez le chien, et peut-être aussi chez le porc, le quinquina en poudre ou en décoction est parfois rejeté par le vomissement, comme on l'observe si souvent chez l'homme.

b. **Effets généraux.** — Le quinquina, en raison de ses qualités styptiques légères, est lentement absorbé ; mais, à mesure qu'il se mélange au sang, il exerce sur ce liquide une action complexe, qui ressemble à la fois à celle des astringents légers et à celle des toniques. Cette action, prompte et énergique, s'étend bientôt aux divers liquides sécrétés, et surtout aux solides organiques que le sang modifié traverse sans cesse. Enfin, le système nerveux reçoit des quinquinas une action spéciale, intime, inexplicable, mais qui se traduit toujours par l'augmentation de l'énergie de ce système, et par la régularisation de ses fonctions lorsqu'elles ont éprouvé un dérangement quelconque. Ces divers effets, toujours plus marqués dans l'état maladif qu'en santé, appartiennent en général à tous les toniques, mais ils présentent dans le quinquina des caractères spéciaux qu'il importe de noter.

Les préparations pharmaceutiques de cette écorce exercent sur le sang une action particulière, qu'il est difficile de définir, mais que l'observation clinique permet facilement de saisir. Le quinquina ne fournit pas de nouveaux matériaux à ce fluide comme les aliments analeptiques ou les ferrugineux; il n'en précipite pas non plus le cours à la manière des excitants; mais il en rapproche, en condense en quelque sorte les matériaux organiques, lui donne des qualités plastiques, étouffe, détruit les principes hétérogènes qui tendent à séparer ses éléments en y suscitant une fermentation putride ; il maintient et fortifie cette harmonie remarquable des parties de ce tout si complexe, et il en augmente aussi la *vitalité*, si l'on peut ainsi dire. Les effets de ce médicament sur les solides ne sont pas moins remarquables : il accroît la tonicité des fibres vivantes, les rapproche les unes des autres, augmente la consistance et la cohésion des tissus, et notamment des vaisseaux capillaires et du système musculaire; il tend aussi à régulariser les actions moléculaires des tissus, modère les sécrétions et les exhalations, favorise le mouvement d'assimilation, augmente la chaleur animale, etc. Enfin, les principes actifs du quinquina exercent sur la matière nerveuse, partout où elle se trouve et de quelque nature qu'elle soit, une influence des plus heureuses, qui a valu à cet agent pharmaceutique le nom de tonique nerveux, de tonique *névrosthénique.* Cette influence ne se fait pas seulement sentir dans les centres nerveux, dans le système de la vie animale, on l'observe encore, et d'une manière évidente, sur le système ganglionnaire. Aussi les diverses préparations de cette écorce précieuse sont-elles d'un emploi très-avantageux dans les affections où l'appareil de l'innervation est affaibli en totalité ou en partie, lorsqu'il présente des irrégularités, des intermittences d'action, etc.

L'action spéciale du quinquina sur le système nerveux paraît due en grande partie à ses alcaloïdes, car l'expérience démontre que le sulfate de quinine, par exemple, lorsqu'on l'emploie à dose élevée, agit avec une grande énergie sur les parties centrales de ce système, ainsi qu'on l'observe parfois chez l'homme ; il cause le plus souvent des éblouissements, des tintements d'oreille, l'obscurcissement de la vue et de l'ouïe, des vertiges, une station chancelante, des tremblements musculaires, etc., comme s'il avait amené une congestion sanguine au cerveau. Ces effets seront examinés avec soin à la fin de l'histoire du quinquina.

Pharmacothérapie. — Nous avons à considérer les effets et les indications thérapeutiques des quinquinas.

A. **Effets thérapeutiques.** — Les effets thérapeutiques du quinquina sont beaucoup plus complexes que ses effets physiologiques. Il en est qui dépendent directement de ces derniers : tel est, par exemple, l'effet *tonique* et légèrement *astringent* de cette écorce ; d'autres, au contraire, et ce sont les plus importants, ne paraissent avoir avec ceux qu'on observe à l'état physiologique aucune liaison bien évidente : tels sont les effets *antiputride* et *antipériodique*, qu'on ne remarque pas dans les circonstances ordinaires, mais qui deviennent des plus évidents dès que l'état de l'économie animale exige l'usage du quinquina. Ces effets, essentiellement thérapeutiques, n'ont pas encore été expliqués ; seulement, l'effet antiseptique est généralement attribué au tannin spécial que renferme l'écorce du Pérou, et l'effet antipériodique aux alcaloïdes, c'est-à-dire à la quinine et à la cinchonine.

B. **Indications thérapeutiques.** — Les indications de l'usage interne du quinquina peuvent se rapporter à trois chefs principaux : il est *tonique astringent, antiputride* et *antipériodique*. A l'extérieur on en fait usage à titre d'antiseptique seulement.

1° Tonique astringent. — Comme tonique légèrement styptique, le quinquina peut remplir la plupart des indications des toniques et des amers ; il est même bien supérieur à la plupart d'entre eux, et si ce n'était son prix généralement très-élevé, il pourrait les remplacer tous avec avantage. Les cas qui en réclament l'usage sous ce rapport sont surtout les diverses affections atoniques du tube digestif, telles que l'inappétence, la diarrhée, la dyssenterie, les maladies vermineuses, etc. Il est également indiqué dans toutes les maladies où le sang est pauvre en éléments organiques, comme on le remarque dans l'anémie, l'hydroémie, la cachexie, les œdèmes, l'anasarque, le mal de tête de contagion, les hydropisies diverses, l'hématurie atonique, les flux des muqueuses, etc. Après les maladies longues et épuisantes, telles que les affections de poitrine, le farcin, la maladie des chiens, les éruptions pustuleuses de la peau, etc., le quinquina est d'une grande efficacité pour rétablir les forces, donner du ton aux tissus mous et flasques, communiquer des qualités plastiques au sang, stimuler le système nerveux, etc.

2° Antiputride. — Considéré comme agent antiseptique, le quinquina est incontestablement le médicament le plus précieux de la pharmacologie vétérinaire ; il présente pour la médecine des animaux une importance beaucoup plus grande, sous ce rapport, que dans celle de l'homme, car les affections putrides, gangréneuses, paraissent être plus fréquentes dans les espèces herbivores que dans l'espèce humaine. Aussi a-t-on souvent recours à l'emploi de ce remède héroïque dans les affections de cette nature, malgré son prix très-élevé.

Dans les maladies putrides, qu'on appelle encore gangréneuses, typhoïdes, carbonculaires, etc., telles que les diverses variétés de charbon et de gangrène, le typhus, la morve aiguë, l'angine et la péripneumonie gangréneuses, le mal de tête de contagion, l'infection purulente, l'érysipèle gangréneux, la clavelée confluente, etc., le sang et l'économie animale tout entière sont infectés d'un principe septique, espèce de ferment putride qui s'est introduit dans l'intimité de l'organisme avec les aliments, l'air inspiré ou l'absorption cutanée, et qui y détermine les désordres les plus graves et les plus variés, qui frappe d'impuissance et de stérilité toutes les forces du corps, qui vicie et dénature tous les actes de la vie, etc. Dans un ordre d'affections si redoutables, les médicaments les plus énergiques peuvent seuls présenter quelques chances de réussite ; aussi le quinquina, uni aux ammoniacaux, aux alcooliques, aux épices, au camphre, aux labiées, à l'eau de Rabel, à l'acide phénique, etc., peut-il offrir quelque chance de succès au praticien, lorsqu'il est employé à temps et manié avec intelligence.

3° **Antipériodique.** — Sous ce rapport, le quinquina constitue un spécifique extrêmement précieux et qu'on a essayé en vain de remplacer par d'autres agents pharmaceutiques : pour la médecine humaine, c'est un remède dont on ne saurait se passer ; pour celle des animaux, quoique moins indispensable, il n'en compte pas moins parmi les médicaments les plus utiles. Il attaque le principe de la périodicité dans les maladies, disent Mérat et Delens (1), quelle que soit la forme sous laquelle il se présente : fièvre intermittente et rémittente, douleurs, névroses, hémorrhagies, flux divers, etc.

Sans examiner ici la question de savoir si les fièvres intermittentes essentielles existent chez les animaux, question qui est, du reste, résolue aujourd'hui par l'affirmative, nous devons poser les règles relatives à l'emploi de ce médicament précieux dans les cas de cette nature. A défaut de l'expérience des vétérinaires, nous profiterons de celle des médecins ; or, voici les préceptes qu'ils ont posés à cet égard :

1° *Le quinquina sera administré le plus loin possible de l'accès à venir, par conséquent peu de temps après que l'accès actuel sera passé.*

Cette règle est basée principalement sur la lenteur de l'absorption du quinquina, et qui empêche ce médicament d'agir immédiatement après son administration ; elle repose aussi sur cette considération importante, qu'il faut éviter de faire coïncider le développement des effets du quinquina avec les symptômes de l'accès.

2° *La préparation employée sera administrée en une seule dose ou en doses fractionnées très-rapprochées les unes des autres.*

(1) *Dict. univ. de mat. médic. et de thérap.* t. V. p. 628.

Ce précepte paraît reposer sur cette considération, que, pour que le quinquina diminue l'accès prochain ou le fasse disparaître entièrement, il est nécessaire qu'il ait été introduit en quantité assez notable dans l'intimité de l'organisme pour le modifier profondément.

3° *L'usage du quinquina sera continué pendant un certain temps, variable selon la gravité des cas, interrompu et repris de temps en temps, afin de ne pas fatiguer les organes et de ne pas habituer l'économie à son action continue.*

Cette loi importante de l'usage du quinquina paraît reposer sur cette considération essentielle, que le germe de la périodicité a pénétré dans l'intimité de l'organisme, et que, pour le détruire entièrement, il est nécessaire de saturer les solides et les liquides du corps des principes actifs de l'écorce du Pérou. Quant à l'interruption de l'emploi du remède, elle se justifie d'elle-même, puisqu'elle repose sur les effets bien connus de l'habitude relativement à l'action des médicaments.

4° *Doit-on employer les préparations pharmaceutiques ou les préparations chimiques du quinquina dans le traitement des affections périodiques ou intermittentes ?*

Cette question importante peut être envisagée sous deux points de vue : relativement à l'efficacité du traitement et sous le rapport de l'économie. Le premier point n'est pas encore bien nettement résolu, car il est des médecins qui emploient de préférence le quinquina en nature, parce qu'ils le croient plus efficace; d'autres, au contraire, et ce sont les plus nombreux, préfèrent le sulfate de quinine, parce qu'il est, disent-ils, plus énergique et surtout plus facile à administrer. Cette dernière considération n'est d'aucune importance en médecine vétérinaire. Quant au second point, celui de l'économie, il paraît résolu en faveur du quinquina en nature. Il résulte, en effet, des essais et des calculs de MM. Trousseau et Pidoux (1), que la quantité de sulfate de quinine nécessaire pour guérir une fièvre intermittente coûte environ *quatre fois* autant que le quinquina en poudre exigé pour produire le même résultat. Pour la médecine des animaux, où la considération de la facilité d'administrer le remède est de peu d'importance, la question se trouve résolue nettement en faveur du quinquina brut.

Parmi les vétérinaires qui ont employé le quinquina contre les fièvres intermittentes des animaux domestiques, citons d'abord Cli-

(1) *Trait. de mat. médic. et de thérap.*, t. II, p. 337, 4e édit.

chy père (1), qui a fait usage du vin de quinquina d'abord, à la dose
de 32 à 64 grammes d'écorce par demi-litre de véhicule, et ensuite
du sulfate de quinine à celle de 40 à 60 centigrammes répétée plusieurs fois par jour, chez des chevaux. M. Bertrand (2) a donné le
quinquina avec un plein succès à deux mules atteintes de fièvre
intermittente : la dose était de 24 grammes par jour dans une infusion aromatique. Les accès diminuèrent d'abord, puis cessèrent
au bout de quelques jours. M. Laux (3) l'a administré avec avantage dans un cas de fièvre muqueuse rémittente sur le cheval : la
dose était de 15 à 20 grammes en opiat dans l'intervalle des accès.
Enfin, M. Baritaud père (4) a mis en usage avec profit le quinquina
brut, contre une fièvre intermittente chez un bœuf : il l'administrait en décoction à la dose de 64 grammes avec 96 grammes de
gentiane. La fièvre céda le quatrième jour ; mais, pour prévenir
son retour, on administra encore pendant les huit jours suivants
un breuvage composé de 1 litre de vin et de 16 grammes de quinquina avec autant de gentiane et de racine d'aunée.

Il ne nous appartient pas non plus d'examiner ici s'il existe dans
les animaux une affection semblable à celle qui porte chez l'homme
le nom de fièvre *pernicieuse*, et contre laquelle le quinquina se montre toujours un médicament si héroïque ; nous nous bornerons à
dire que nous trouvons, entre cette maladie redoutable et la fièvre
charbonneuse des divers animaux, une analogie assez grande pour
ne pas craindre de conseiller ce médicament toutes les fois que
cette affection se montrera et que le prix du remède ne sera pas
trop élevé comparativement à la valeur des animaux malades.

Il est une maladie à marche intermittente ou périodique, qui
apparaît souvent chez les solipèdes, et pour laquelle le quinquina
se montre presque toujours impuissant ; nous voulons parler de la
fluxion ou ophthalmie périodique des yeux. Le docteur Mayenec (5)
avait annoncé dans le temps avoir guéri une affection de cette nature par l'administration intérieure du quinquina dans l'intervalle
des accès ; mais ce moyen, essayé depuis par les vétérinaires, n'a
jamais donné de bons résultats, tant en France qu'à l'étranger. Cependant deux praticiens instruits, MM. Chambert et Buer (6), nous

(1) *Recueil de méd. vétér.*, 1830, p. 405, et 1831, p. 372.
(2) *Journ. des vétér. du Midi*, 1839, p. 33.
(3) *Ibid.*, 1844, p. 50.
(4) *Mém. de la Soc. vétér. de Lot-et-Garonne*, 1847, p. 72.
(5) *Mém. de la Soc. centr. d'agric.*, 1822, p. 486.
(6) Communications orales.

ont assuré avoir réussi, chacun dans un seul cas, il est vrai, par la
seule application du remède sur l'œil. Le premier a fait usage de la
teinture de quinquina, qu'il faisait pénétrer entre les paupières, et
qu'il appliquait en outre sur l'œil avec un bandage matelassé: il
rendit la vue au cheval, sujet de l'expérience, malgré la gravité extrême du cas. M. Buer insuffle le sulfate de quinine sur l'œil; il
diminue, dit-il, la durée des accès et en éloigne le retour. M. Rey
l'a essayé en vain.

4° Usage externe. — Le vin de quinquina, la teinture, la poudre seule ou mélangée au charbon de bois pulvérisé, constituent
des topiques excellents pour les plaies et les tumeurs gangréneuses; ils diminuent les sécrétions de mauvaise nature, en changent
l'aspect, en font disparaître la mauvaise odeur, etc. Sur les tumeurs
ou les éruptions gangréneuses, ces topiques modèrent l'intumescence, condensent les tissus, les raffermissent s'ils sont encore vivants, et les momifient, en quelque sorte, s'ils sont déjà mortifiés,
en s'y combinant chimiquement par le tannin qu'ils renferment,
de telle manière que le mort et le vif ne tardent pas à devenir distincts et à se séparer.

Préparations chimiques.

ALCALOÏDES DU QUINQUINA.

Ces alcaloïdes, au nombre de deux principaux, sont la *quinine*
et la *cinchonine*, qui jouissent sensiblement des mêmes propriétés, à
l'intensité près. Ces deux bases organiques sont très-rarement employées à l'état d'isolement, si ce n'est à l'état brut; le plus souvent
on s'en sert à l'état de sels; les sulfates de quinine et de cinchonine, étant à peu près les seuls usités, ils nous occuperont exclusivement.

a. De la Quinine pure.

Préparation. — On retire la quinine pure du sulfate, que l'on
trouve dans le commerce à l'état de pureté. On fait dissoudre ce
sel dans l'eau et on le précipite par l'ammoniaque; on obtient de
la quinine qu'on dissout dans l'alcool, et l'on ajoute de l'eau jusqu'à ce que la liqueur devienne laiteuse. La quinine, qui est d'a-
bord sous forme de résine, devient ensuite facilement cristalline.

Caractères. — Ainsi préparée, la quinine est à l'état d'hydrate, et se présente sous forme de masse blanche, poreuse, à texture cristalline; incolore, inodore, elle est d'une amertume intense. Chauffée à 120°, la quinine devient anhydre et fond à 150° en un liquide transparent, qui se prend, par le refroidissement, en une masse un peu jaunâtre et résinoïde. Très-peu soluble dans l'eau froide, qui n'en prend que la 4/100 partie de son poids, un peu plus soluble dans l'eau bouillante, qui en dissout un 1/150, la quinine est au contraire très-soluble dans l'alcool, l'éther, les essences, les corps gras et les acides étendus. Elle a des qualités alcalines évidentes et ramène au bleu le papier de tournesol rougi par les acides; aussi forme-t-elle avec ces derniers des sels définis, cristallisables, solubles dans l'eau pour la plupart et fort actifs.

Usages. — La quinine constitue le principe le plus actif des quinquinas; mais elle est peu usitée à cause de sa faible solubilité; on emploie surtout le sulfate de quinine soluble.

b. De la Quinine impure ou brute.

Préparation. — On épuise le quinquina jaune par de l'eau acidulée, comme dans la préparation du sulfate de quinine, et on neutralise par de la magnésie; à mesure que l'acide est neutralisé, la quinine, insoluble dans l'eau, se précipite à l'état impur; on la recueille sur un filtre, on la lave et on la dessèche; étant reprise par l'alcool, la solution filtrée et évaporée, on obtient cette base à l'état brut ou impur.

Caractères. — Obtenue par le procédé que nous avons indiqué précédemment, la quinine brute est un mélange de quinine, de cinchonine, de principes colorants et de matière grasse; elle est amorphe, d'aspect résineux, d'un brun fauve plus ou moins foncé, inodore, d'une saveur amère très-faible, se ramollissant sous les doigts comme une résine très-fusible et se comportant avec les dissolvants à la manière de la quinine pure.

Usages. — La quinine brute, dissoute dans un peu d'eau acidulée ou administrée en électuaire ou en bol, est presque aussi active que le sulfate pur, et comme elle coûte deux ou trois fois moins cher, il en résulte qu'elle mérite la préférence sur ce sel pour le traitement des fièvres intermittentes et de quelques affections nerveuses. Sa préparation n'offrant aucune difficulté, les vétérinaires feront bien de la préparer eux-mêmes et de l'adopter préférablement au sulfate de quinine. L'extrait alcoolique de quinquina peut aussi remplacer ce sel et la quinine brute elle-même.

c. Sulfate de quinine.

Préparation. — On prépare ce sel par le procédé suivant indiqué par le Codex : du quinquina jaune concassé est épuisé par de l'eau contenant 12 pour 100 de son poids d'acide sulfurique ou le double d'acide chlorhydrique ; les solutions rassemblées sont neutralisées par la chaux éteinte ; la quinine et la cinchonine qui se sont déposées sont recueillies, soumises à l'action de la presse, desséchées et reprises ensuite par l'alcool bouillant. La solution, soumise à la distillation pour retirer une partie du véhicule, laisse un résidu qui, traité par l'acide sulfurique étendu, bouilli avec du charbon animal et filtré, donne des cristaux de sulfate acide de quinine si la liqueur est acidulée et concentrée, et du sulfate basique si la liqueur est neutre. Le sulfate de cinchonine reste dans les eaux mères.

Il existe deux sulfates de quinine : l'un, qu'on appelle *sous-sulfate*, *sulfate neutre*, est bibasique, c'est-à-dire qu'il renferme deux proportions de base pour une d'acide, et de plus huit équivalents d'eau de cristallisation ; l'autre, appelé *sulfate acide*, *sur-sulfate*, est neutre par sa composition proportionnelle, c'est-à-dire qu'il contient un équivalent de base et un d'acide, et également huit équivalents d'eau. Ces deux sels sont souvent mélangés parce qu'ils présentent le même aspect physique, mais le premier est le plus répandu dans le commerce ; il nous occupera donc plus particulièrement.

Caractères du sulfate bibasique de quinine. — Il est solide, blanc, cristallisé en aiguilles soyeuses, flexibles, nacrées, ayant l'apparence de l'amiante et très-légères ; inodore, ce sel présente une saveur amère et styptique des plus prononcées. Chauffé à 100°, il perd son eau de cristallisation ; à une température plus élevée il fond, devient rouge de sang, exhale une odeur d'aubépine et se décompose bientôt entièrement en laissant un résidu charbonneux. Exposé à l'air, il s'effleurit ; l'eau froide en dissout 1/700, et l'eau chaude 1/30 ; le sel acide, beaucoup plus soluble, se dissout dans 11 parties d'eau froide et 8 parties d'eau chaude ; aussi a-t-on l'habitude de dissoudre le sulfate bibasique dans l'eau un peu acidulée ou dans un peu d'eau de Rabel. Peu soluble dans l'éther et l'alcool froid, le sulfate de quinine se dissout très-bien dans l'esprit-de-vin bouillant. La liqueur est dichroïque.

Réactifs. — Chauffé dans une capsule, il fond et devient rouge ; la solution, additionnée d'eau chlorée, prend une couleur vert d'émeraude si l'on y ajoute de l'ammoniaque, une couleur jaune de soufre si c'est de la potasse, et une couleur rouge passant au vert à la lumière, si l'on y mélange du cyanure jaune de potassium et de fer. Enfin le chlorure de chaux, additionné d'acide chlorhydrique et d'ammoniaque, précipite la solution de sulfate de quinine en vert (1).

Falsifications. — Le prix élevé de ce médicament et la consommation considérable qu'en font les médecins pour le traitement des fièvres intermittentes, font qu'il est rarement pur et que le génie malfaisant des fraudeurs s'est exercé de tout temps à l'adultération de ce précieux remède. Les corps qu'on y mélange sont fort nombreux et de nature très-diverse ; les procédés employés pour les découvrir sont très-variés et plus ou moins compliqués. Nous allons les rapporter en substance dans les proportions suivantes :

1° Le sulfate de quinine desséché à 100°, dans une étuve, ne doit pas perdre plus de 10 à 12 pour 100 de son poids.

2° Calciné dans un creuset ou sur une lame de platine, il ne doit laisser aucun résidu une fois le charbon entièrement brûlé ; s'il reste un dépôt de cendres ou de poudre blanche, c'est qu'on y avait mélangé des sels minéraux.

3° Traité par l'acide sulfurique pur et concentré, il ne doit pas changer de couleur ; s'il rougit, c'est qu'on y a mélangé de la *salicine* ou de la *phloridzine*.

4° L'eau acidulée par l'acide sulfurique le dissout entièrement à froid ; s'il reste un résidu, il peut être formé par les acides gras, *stéarique* et *margarique*, ou par une *matière résineuse*.

5° Mis dans un vase contenant de l'alcool à 20° B., il se dissout au bout d'une heure si l'on a le soin de remuer le flacon de temps en temps ; les corps qu'on peut y avoir mélangés et qui ne se dissolvent pas dans ce véhicule sont fort nombreux : ils peuvent être *organiques*, comme la cinchonine, l'amidon, la fécule, la

(1) *Jour. de chim. et de pharm*, 1851, t. XIX, p. 190 (Vogel).

gomme, la mannite, etc. ; ou *minéraux*, tels que le sulfate de chaux cristallisé, les sulfates de soude, de magnésie et de zinc, qui cristallisent en aiguilles, l'oxalate d'ammoniaque, le phosphate de soude, les carbonates de chaux et de magnésie, etc.

6° Soumis à l'action de l'alcool absolu et bouillant, le sulfate de quinine se dissout entièrement ; s'il contient du sucre, du glucose, ou de la lactine, ils restent sur le filtre.

7° En décomposant le sulfate de quinine par l'ammoniaque, chassant cette base par la chaleur, et ajoutant ensuite de l'éther, ce véhicule enlèvera la quinine et laissera intacte la cinchonine si l'on avait ajouté le sulfate de cette base au sel quinique.

Administration. — Le sulfate de quinine s'administre aux animaux sous forme *liquide*, en breuvage ou en lavement, ou sous forme *solide*, en électuaire, en bols et en pilules pour les petits animaux ; on y ajoute souvent de l'extrait aqueux d'opium. On peut aussi le faire pénétrer par la méthode endermique, par injection dans les veines, par le tissu cellulaire sous-cutané, etc. Les doses de ce sel, par la bouche ou le rectum, sont approximativement les suivantes :

1° Grands ruminants..........	5 à 10 grammes.
2° Solipèdes.................	4 à 8 —
3° Moutons et porcs..........	1 à 2 —
4° Chien et chat.............	0,25 à 1 —

Ces doses seront données d'emblée dans les affections intermittentes, et par fractions rapprochées dans les névroses.

Pharmacodynamie. — Les effets du sulfate de quinine seront distingués en *locaux* et *généraux*.

Effets locaux. — Appliqué sur la peau intacte, le sulfate de quinine ne produit aucun effet appréciable ; mais sur les solutions de continuité, telles que les plaies, les ulcérations et les vésicatoires, son action locale peut aller jusqu'à l'escharification ; aussi les médecins ont-ils généralement renoncé à l'emploi de ce sel par la méthode endermique.

Introduit dans les voies digestives, le sulfate de quinine est relativement moins irritant, parce qu'il parcourt assez rapidement la muqueuse gastro-intestinale et qu'il passe peu à peu dans la circulation par suite de son absorption graduelle. Aussi, quand les or-

ganes de la digestion sont intacts, son action localé interne est peu
marquée et passe généralement inaperçue; mais si la dose est un
peu élevée, ou si les voies digestives sont déjà malades, il peut résulter de son contact une irritation gastro-intestinale assez intense;
un fait certain, c'est que ce sel détermine fréquemment la diarrhée
chez les herbivores, ainsi qu'il résulte de quelques expériences que
nous avons tentées sur le cheval et le bœuf.

Effets généraux. — Le sulfate de quinine est assez rapidement
absorbé dans les voies digestives, puisque, d'une part, ses effets généraux se manifestent habituellement au bout de quinze à trente
minutes, et que, d'autre part, on peut constater sa présence dans
les urines dans la première heure qui suit son ingestion.

Les effets généraux déterminés par ce sel varient beaucoup d'intensité, et même de nature, selon la dose ingérée. Ainsi, lorsqu'on
le donne en petite quantité, son action se fait sentir principalement
sur la circulation, dont il modère singulièrement l'activité ; il modifie moins le pouls dans le nombre de ses pulsations que dans
ses qualités intrinsèques, dans sa force, notamment. Il résulte, en
effet, d'expériences faites sur les chiens par le docteur Briquet (1),
à l'aide d'un hémodynamomètre, que le sulfate de quinine est un
sédatif puissant du cœur et qu'il diminue notablement la force
d'impulsion de cet organe. Mais si cette préparation quinique est
administrée à forte dose, d'emblée ou par fractions très-rapprochées,
on distingue dans son action dynamique deux périodes distinctes,
comme pour l'opium ou les alcooliques, une d'*excitation* et l'autre
de *sédation*.

Pendant la première, les animaux sont excités, s'agitent et se
déplacent sans cesse ; un mouvement fébrile se déclare, car on remarque de la fréquence dans le pouls et dans la respiration, la
rougeur de la conjonctive, l'augmentation de la chaleur cutanée, etc.
Cet état d'excitation dure environ deux heures, en moyenne. Durant la période de sédation, le mouvement fébrile se ralentit, sans
que, du reste, la circulation et la respiration tombent au-dessous
de leur rhythme normal; l'agitation fait bientôt place à un calme
complet, et l'on remarque même un peu de tristesse et de coma,
car les animaux tiennent la tête abaissée vers le sol et semblent
indifférents à ce qui se passe autour d'eux; les chevaux appuient
le bout de la tête au fond de la mangeoire. La chaleur de la peau a

____

(1) *Traité thérap. du quinquina et de ses préparations,* 2ᵉ édit., 1855.

notablement baissé, les pupilles sont dilatées, et la diurèse ne tarde pas à se manifester. Enfin, on remarque aussi des tremblements musculaires, qui se manifestent d'abord dans les régions antérieures, mais qui peuvent aussi se répandre dans toutes les parties du corps.

Tels sont les effets que nous avons observés sur les chevaux et quelques grands ruminants auxquels nous avons administré le sulfate de quinine, soit par les voies digestives, soit par les veines. Ces expériences n'ont pas été assez nombreuses pour nous permettre de traiter cette question dans tous ses détails; aussi nous nous bornons à décrire simplement les principales modifications fonctionnelles que nous avons observées; elles sont, du reste, assez en rapport avec ce qu'on a observé chez le chien et chez l'homme. — Nous ajouterons, de plus, qu'on a constaté expérimentalement que, sous l'influence un peu prolongée du sulfate de quinine, le sang devient plus riche en fibrine, mais s'appauvrit en globules et en albumine.

Enfin un effet du sulfate de quinine assez imprévu, est celui que vient de signaler M. Rancillia (1), vétérinaire à Caen, savoir, son effet utérin ou abortif. Il résulte de quelques essais de ce praticien, que le sulfate de quinine donné à doses fractionnées, de demi-heure en demi-heure, à des chiennes pleines, détermine des contractions utérines et l'accouchement au bout de quelques heures ; la dose nécessaire a varié de 40 à 60 centigrammes. Chez les femelles domestiques on a rarement besoin de provoquer l'accouchement prématuré ; mais le sulfate de quinine peut, à l'occasion, constituer une ressource précieuse, ainsi que dans le part naturel accompagné d'inertie de la matrice.

Effets toxiques. — Lorsqu'on administre le sulfate de quinine à très-forte dose, il détermine un empoisonnement mortel, comme on l'a constaté par expérience sur les chiens. Ainsi, quand on fait ingérer 4 grammes de sulfate de quinine à des carnivores ou qu'on injecte la moitié de cette quantité dans la veine jugulaire, les animaux succombent généralement au bout de douze, vingt-quatre ou quarante-huit heures au plus. Voici quels sont les symptômes de cet empoisonnement.

Aussitôt après l'injection veineuse, ou vingt minutes après l'ingestion stomacale, l'animal est en quelque sorte en état d'ivresse :

(1) *Recueil de méd. vétér.,* 1873, p. 896.

il ne voit plus, ses pupilles sont largement dilatées ; il n'entend plus, quelque bruit qu'on fasse auprès de lui ; il s'agite vivement, cherche à fuir, chancelle, tombe et se traîne sur le ventre pendant quelque temps. Puis, peu à peu, le calme survient ; l'animal, dans l'impossibilité de se relever, reste étendu à terre complétement immobile : c'est la période de sédation qui commence. Dès lors on remarque le ralentissement de plus en plus marqué de la respiration et de la circulation, l'abaissement de la température du corps, la perte complète de la sensibilité, des tremblements dans les muscles, des convulsions, etc., et enfin, l'animal ne tarde pas à expirer. On ignore la dose de sulfate de quinine nécessaire pour empoisonner mortellement les grands herbivores. Elle est sans doute comprise entre 15 et 20 grammes.

Lésions. — On n'en rencontre aucune de bien notable et surtout de caractéristique ; on trouve un peu d'irritation gastro-intestinale, de l'injection de la muqueuse de la vessie et le sang coagulé dans le cœur.

Antidotes. — Les excitants et l'opium sont les meilleurs antidotes dynamiques du sulfate de quinine.

Pharmacothérapie. — Sous ce titre nous avons à examiner les *effets* et les *indications* thérapeutiques du sulfate de quinine.

1° Effets thérapeutiques. — A ce point de vue, le sel de quinine se présente au thérapeutiste avec deux qualités précieuses et des plus évidentes : il est *antifébrile* et *antipériodique.* Sous le premier rapport, le sulfate de quinine paraît agir avec d'autant plus de puissance que l'état fébrile est plus prononcé, c'est-à-dire qu'il ralentit d'autant plus fortement le pouls que celui-ci est plus accéléré ; seulement il faut en augmenter la dose proportionnellement. C'est ce qui explique l'efficacité reconnue du sulfate de quinine dans le traitement du rhumatisme articulaire aigu de l'homme, maladie dans laquelle la fièvre est si intense et si redoutable. Comme antipériodique, la réputation du sulfate quinique est encore mieux établie, puisqu'il est considéré par tous les médecins comme le principal spécifique des affections intermittentes ou périodiques, quelle que soit, du reste, leur nature. Si la vertu antifébrile du sulfate de quinine peut s'expliquer, jusqu'à un certain point, par ses effets physiologiques, son action antipériodique en ressort moins nettement ; aussi est-elle considérée comme à peu près inexplicable dans l'état actuel de la science.

2° Indications thérapeutiques. — Ces indications se rapportent assez nettement aux deux effets thérapeutiques que nous avons reconnus au sulfate de quinine. C'est aussi à ces deux chefs principaux que nous allons rattacher les indications de ce médicament.

a. **Antifébrile.** — Toutes les fois qu'une affection externe ou interne est accompagnée d'une fièvre très-intense et que le traitement antiphlogistique a été reconnu impuissant, l'emploi du sulfate de quinine est rationnellement indiqué ; malheureusement son prix, qui est très-élevé, ne permet guère d'en user souvent en médecine vétérinaire. Cependant, dans le rhumatisme articulaire aigu, dans l'arthrite suraiguë, dans le phlegmon sous-aponévrotique, dans les irritations graves des voies urinaires, surtout à la suite des opérations, etc., le sulfate de quinine est d'un emploi avantageux. C'est à ce dernier point de vue que M. H. Bouley (1), à la suite d'une opération de lithotritie, chez un cheval, mit en usage ce médicament avec un succès complet, afin de modérer la fièvre traumatique et de l'empêcher de prendre le caractère pernicieux qu'elle revêt assez facilement, au moins chez l'homme, à la suite d'opérations graves sur le canal de l'urètre.

b. **Antipériodique.** — Les maladies intermittentes ou périodiques, si fréquentes chez l'homme, sont rares chez les animaux ; cependant on trouve, comme en médecine humaine, des fièvres, des phlegmasies et des névroses intermittentes. Nous allons en dire quelques mots.

Fièvres. — Les fièvres intermittentes de l'homme forment plusieurs types ; on distingue la fièvre *quotidienne*, c'est-à-dire dont les accès reparaissent chaque jour : la fièvre *tierce*, qui se montre tous les *deux* jours ; et la fièvre *quarte*, qui apparaît tous les trois jours. De plus, on reconnaît aussi une *fièvre pernicieuse*, qui est mortelle dès les premiers accès et qui présente une certaine analogie avec la fièvre charbonneuse des animaux ; les *fièvres larvées* ou *cachées*, dont le diagnostic est si difficile ; enfin la *fièvre rémittente*, qui semble être la réunion d'une fièvre continue avec une fièvre inter-

---

(1) *Recueil de méd. vétér.*, 1858, p. 1146.

mittente, puisque, sans cesser de suivre son cours, elle présente chaque jour un *paroxysme*, sorte d'accès qui vient se surajouter à la fièvre continue. La plupart de ces types sont rares ou inconnus chez les animaux; nous allons faire connaître ceux qui ont été ob·servés.

La fièvre intermittente quotidienne a été signalée chez la plupart des espèces domestiques par un assez grand nombre de praticiens, et traitée avec succès par le sulfate de quinine, comme cela a lieu chez l'homme. — Nous citerons à cet égard, Clichy père (1), qui a traité cette affection chez le cheval à la fois par le vin de quinquina et le sulfate de quinine; M. Legrain et M. Thiernesse (2) qui ont employé ce médicament avec succès chez les solipèdes, etc. Le sulfate de quinine se donne dans l'intervalle des accès, comme nous l'avons expliqué à propos du quinquina. Un vétérinaire militaire, M. Blaise (3), a fait usage avec succès du sulfate de quinine, en Afrique, sur un chien atteint d'une fièvre intermittente bien caractérisée.

La fièvre pernicieuse paraît avoir été observée chez le porc et traitée avec succès au moyen du sel de quinine, par M. le docteur Boghe (4). Quant à la fièvre charbonneuse, qui semble y correspondre assez bien, elle n'est malheureusement pas rare, car elle règne enzootiquement, en automne, sur l'espèce bovine, dans la plupart des départements du Midi et du centre de la France. On l'observe également, quoique plus rarement, dans l'espèce chevaline. Un vétérinaire du Midi, M. Sabarthes (5), a employé, dit-il, ce traitement dans plus de quarante cas, et presque toujours avec succès; il administre le sulfate de quinine à la dose de 2 à 3 grammes, dissous dans l'eau de Rabel, puis étendu dans une décoction d'écorce de saule; cette dose, beaucoup trop faible, se donnait dans l'intervalle des accès, en trois fractions. D'autres praticiens méridionaux, entre autres, MM. Caussé, Vialas, etc., emploient le même moyen avec un égal succès (6).

Phlegmasies. — Parmi les inflammations qui peuvent frapper les organes externes ou internes des animaux, nous ne connaissons. comme franchement intermittente, que l'ophthalmie périodique

(1) *Recueil de médecine vétér.*, 1830, p. 405, et 1831, p. 372.
(2) *Journ. vetér. et agric. de Belgique*, 1844, p. 20.
(3) *Journ. de méd. vétér. milit.*, t. X, p. 519.
(4) *Annales vétér. belges*, 1862, p. 39.
(5) *Journ. des vétér. du Midi*, 1855, p. 22.
(6) *Ibid.*, p. 140.

des yeux, chez le cheval. Comme nous l'avons dit déjà, à propos du quinquina, ce moyen a été essayé sans beaucoup de succès par divers praticiens ; cependant, comme le vétérinaire Raconnat a remarqué que la plupart des chevaux tétaniques traités par le sulfate de quinine, ne reprenaient plus la fluxion périodique une fois qu'ils étaient revenus à la santé, peut-être y aurait-il avantage à en faire de nouveau l'essai chez les chevaux dont la valeur est assez grande pour supporter ce traitement un peu onéreux. — Une phlegmasie des centres nerveux, le vertige essentiel, a quelque tendance à se reproduire plusieurs fois à des intervalles indéterminés. Portal fils (1) a opposé avec succès le sulfate de quinine à ces sortes de rechutes intermittentes du vertige des solipèdes. La dose fut de 5 à 6 grammes par jour dans un litre d'eau acidulée.

Névroses. — Une seule névrose des animaux est nettement intermittente : c'est l'*épilepsie ;* mais l'impossibilité où l'on est, le plus souvent, de pouvoir préciser l'époque du retour des accès, rend l'emploi d'un remède antipériodique à peu près impossible rationnellement ; aussi n'emploie-t-on que bien rarement le sulfate de quinine dans le traitement de l'épilepsie, même chez l'homme.

Un vétérinaire instruit de l'Auvergne, feu Raconnat (2), ayant remarqué une intermittence notable dans les phénomènes fébriles et nerveux qui accompagnent le tétanos chez le cheval, a prescrit et employé avec avantage le sulfate de quinine dans le traitement de cette redoutable névrose. Il l'administrait en lavement, à la dose de 4 grammes, associé à 1 gramme d'extrait gommeux d'opium. Ce praticien est parvenu à guérir, par ce moyen, un assez grand nombre de chevaux tétaniques. Essayé à la clinique de l'École de Lyon, ce médicament a réussi sur un cheval, mais les frais de traitement absorbèrent une notable partie de la valeur du sujet. Néanmoins, ce remède a été employé par M. Peuch, avec un plein succès, sur une jument tétanique vainement traitée par d'autres moyens. (*Note communiquée.*)

Enfin, nous ajouterons, comme complément de l'histoire du sulfate de quinine, que les médecins reconnaissent à ce sel des vertus *antinévralgiques* puissantes ; mais, outre que les névralgies sont d'un diagnostic fort difficile chez les animaux, nous ne connaissons aucune application du médicament qui nous occupe, à ce point de vue, en médecine vétérinaire.

(1) *Journal de médec. vétér. de Lyon,* 1854, p. 207.
(2) *Ibid.,* 1845, p. 214, 321 et 361.

De la Cinchonine.

Préparation. — On précipite la cinchonine de la dissolution aqueuse de son sulfate au moyen de l'ammoniaque. Le précipité, lavé sur un filtre et séché, est dissous dans l'alcool bouillant ; la cinchonine cristallise aisément dans ce véhicule.

Caractères. — La cinchonine pure est cristallisée en prismes quadrilatères ou en lames blanches et translucides, inodore et d'une saveur amère lente à se développer. Chauffée, cette base fond d'abord à 165°, puis se sublime en aiguilles blanches, sans se décomposer. Insoluble dans l'eau froide et l'éther, elle se dissout aisément dans l'alcool, surtout à chaud. Jouissant de propriétés alcalines très-prononcées, la cinchonine neutralise les acides et forme avec eux des sels définis et cristallisés, qui ont sous tous les rapports la plus grande analogie avec ceux de quinine, qu'ils servent à falsifier. La cinchonine brute se prépare comme la quinine et en présente tous les caractères. Elle est peu usitée en médecine.

e. Sulfate de cinchonine.

Préparation. — Le sulfate de cinchonine a deux origines : il peut provenir des eaux-mères du sulfate de quinine, ou bien résulter de l'action de l'eau acidulée sur le quinquina gris, qui ne contient que de la cinchonine. Du reste, le procédé est en tout semblable à celui de la préparation du sulfate de quinine.

Caractères. — Il existe également deux sulfates de cinchonine : le sulfate *basique*, qui est sous forme de prismes, et le sulfate *acide*, qui est sous forme d'octaèdres ; l'un et l'autre sont blancs, inodores, de saveur amère, solubles dans l'eau et l'alcool, mais non dans l'éther. Le sulfate basique, le plus répandu, se dissout aisément dans l'eau acidulée par l'acide sulfurique ou l'eau de Rabel, comme celui de quinine.

Administration. — Le sulfate de cinchonine s'administre sous les mêmes formes et sur les mêmes surfaces, que le sulfate de quinine ; seulement les doses, pour tous les animaux, doivent être plus élevées d'un *quart* on d'un *tiers* que celles du sel de quinine.

Effets et usages. — Il résulte des expériences de M. Briquet

(*Traité du quinquina*) et de celles de MM. Bouchardat, Delondre et
Girault (1), soit sur l'homme, soit sur les chiens, que les effets
physiologiques et thérapeutiques du sulfate de cinchonine sont
sensiblement les mêmes que ceux du sulfate de quinine, mais qu'ils
sont un peu plus faibles. On a constaté, de plus, que dans son
action sur l'encéphale, le sel cinchonique agissait surtout sur la
pulpe nerveuse, tandis que le sel de quinine faisait sentir son action sur les vaisseaux du cerveau et de ses enveloppes, qu'il tend à
congestionner; enfin, que ce composé avait une action toxique
plus énergique que le sulfate de quinine, bien que les vertus curatives de ce dernier fussent plus élevées que celles du premier. Aussi
au point de vue thérapeutique, le sulfate de cinchonine, bien que
susceptible de remplir la plupart des indications du sel de quinine,
occupera-t-il toujours un rang secondaire. Néanmoins, comme son
prix est moitié moindre et que son activité est peu inférieure à
celle du sulfate de quinine, il y aurait avantage à l'y substituer, en
médecine vétérinaire.

Succédanés du Quinquina.

S'il est déjà très-difficile de remplacer le quinquina comme
tonique, il l'est encore plus de le remplacer à titre d'*antiputride* et
surtout d'*antipériodique*. Les tentatives qui ont été faites jusqu'à
présent n'ont pu aboutir à lui substituer un médicament vraiment
équivalent. Les matières qui ont été les plus vantées à cet égard sont
l'acide arsénieux, la *salicine*, la *phloridzine*, le *cnizin*, les *feuilles de
houx*, le *tannin*, les *graines de persil* et le *principe huileux* qu'on en
retire, les *glands torréfiés*, les *résines modifiées*, etc., etc.; mais aucune d'elles n'est encore substituée dans la pratique, soit au quinquina, soit au sulfate de quinine. Néanmoins, dans ces derniers
temps, deux vétérinaires, MM. Adenot (2) et Guyon (3), ont employé avec succès deux succédanés du quinquina. Le premier
s'est servi de la décoction de feuilles de *lilas*, vantée dans son pays
comme un bon antipériodique, contre la fièvre intermittente quotidienne du cheval. Le second a mis en usage avec succès la
teinture de racine de *persil* (1 p. de racine fraîche sur 6 d'eau-
de-vie) contre les fièvres paludéenne et charbonneuse des animaux
ruminants.

(1) *Supplément à l'Annuaire de thérap.* pour 1856, p. 1 et suiv.
(2 *Journ. de méd. vétér. de Lyon*, 1861, p. 331.
(3) *Journ. des vét. du Midi*, 1865, p. 95.

SECTION V

DES ALTÉRANTS (1).

Sʏɴᴏɴʏᴍɪᴇ : Fondants, désobstruants, atténuants, délayants, apéritifs, atrophiques.

On appelle médicaments *altérants* ou *fondants* ceux qui ont la propriété de diminuer l'activité du mouvement d'assimilation de la nutrition dans l'état de santé, et d'augmenter au contraire le mouvement de résorption interstitielle et de favoriser ainsi la résolution de certains engorgements chroniques qui se produisent dans l'état morbide de l'organisme.

Ils paraissent déterminer ces différents effets en diminuant la plasticité des liquides organiques, la tonicité des tissus, et, jusqu'à un certain point aussi, l'activité du système nerveux.

Considérés relativement à la nature de leurs effets, les médicaments altérants sont tout à fait opposés aux toniques dont il vient d'être question : ce que ces derniers fortifient, les fondants l'affaiblissent ; les toniques augmentent la plasticité du sang, tandis que les altérants l'atténuent ; ceux-là donnent de la tension et de la contractilité aux tissus des organes, ceux-ci, au contraire, diminuent ces propriétés essentielles de la fibre vivante ; enfin, les premiers fortifient l'activité nerveuse, tandis que les derniers la débilitent, etc. ; en un mot, ces deux ordres de médicaments sont aussi opposés entre eux que possible.

Cependant, au milieu de leurs dissemblances si radicales, les toniques et les altérants présentent une analogie très-marquée sur un point : c'est que les uns et les autres produisent généralement des effets obscurs sur les animaux sains, tandis que sur ceux qui sont malades, leur action devient très-nette lorsqu'ils sont bien indiqués et convenablement administrés. De plus, ils agissent, les uns et les autres, avec beaucoup de lenteur.

Origine et caractères. — Tous les médicaments altérants employés en médecine vétérinaire sont tirés du règne minéral. Ce sont en général des produits chimiques dont la nature est parfaitement déterminée et dont les caractères sont assez disparates. Les plus importants de ces médicaments sont les *Alcalis* et quelques-

____

(1) De *alterare*, changer, modifier.

uns de leurs composés, les *Mercuriaux*, les *Arsenicaux*, les composés d'*Iode*, de *Brome* et de *Chlore*.

Pharmacotechnie. — Les préparations que l'on fait subir aux
altérants sont assez nombreuses, mais généralement très-simples :
les unes sont destinées à l'usage interne, les autres à l'emploi
extérieur. Ces médicaments s'emploient souvent seuls, et fréquemment aussi associés entre eux ou à d'autres remèdes appartenant à
différentes catégories.

Médicamentation. — Les altérants sont mis en usage à l'intérieur et à l'extérieur, soit isolément par une seule voie, soit simultanément par les deux modes d'administration à la fois. A l'intérieur, on les administre toujours par la bouche, tantôt solides,
tantôt liquides ; à l'extérieur, on en fait usage en frictions, en
injections, en applications diverses, et parfois aussi en fumigations
dans les voies respiratoires ou sur la peau.

L'administration intérieure de ces médicaments est soumise à
certaines règles générales que nous allons indiquer brièvement.
D'abord les doses doivent toujours être assez modérées pour
qu'elles ne suscitent pas de désordres fonctionnels et qu'elles n'attaquent pas d'une manière trop grave la constitution matérielle du
corps ; en outre, l'ingestion ayant toujours lieu dans l'estomac, il
est utile de varier les prescriptions, d'interrompre de temps en
temps leur administration, afin de ne pas fatiguer les organes ; leur
action étant très-lente, et les modifications qu'ils produisent devant
s'étendre aux parties les plus intimes de l'organisme, il est indispensable d'en continuer l'usage pendant longtemps ; enfin, s'il
existe des désordres locaux à combattre, il est toujours utile
d'aider le traitement interne par des applications topiques.

Pharmacodynamie. — Les effets des altérants doivent être distingués en *locaux* et en *généraux*.

1° Effets locaux. — Les effets que ces médicaments déterminent
sur les tissus avec lesquels on les met en contact sont très-variables
et dépendent beaucoup de la solubilité de ces agents. Ceux qui
sont solubles sont en général irritants et même caustiques ; ceux
qui sont dépourvus de solubilité ont beaucoup moins d'activité, et
souvent même ils sont complétement inertes pour les surfaces sur
lesquelles on les dépose.

2° **Effets généraux.** — Quand les altérants ont été absorbés et qu'ils se sont mélangés au sang, ils agissent silencieusement dans l'organisme, sans que leur action soit accusée au dehors par des changements fonctionnels un peu notables, à moins que les doses ingérées n'aient été trop fortes. Les médicaments fondants ont cela de particulier qu'ils produisent des modifications matérielles très-étendues et très-profondes sans altérer sensiblement le rhythme des principales fonctions; ce n'est que quand ils ont été administrés à doses trop élevées et surtout trop prolongées, et qu'ils ont altéré d'une manière grave la matière organique, que leur action se traduit au dehors par des changements dynamiques appréciables.

D'après ces considérations, on peut dire que les effets physiologiques des altérants n'existent pas à proprement parler, et que quand on observe des effets bien évidents sur des sujets sains sous l'influence de ces médicaments, c'est qu'ils ont cessé d'être physiologiques et qu'ils sont devenus *toxiques*. Ce sont donc surtout ces derniers effets que nous devons chercher à faire connaître.

Les médicaments fondants agissent comme les toniques, mais en sens inverse, sur les trois parties essentielles de l'organisme : le sang, les tissus et le système nerveux. Sous l'influence de leur emploi abusif, le sang perd sa couleur vermeille et devient plus pâle; sa viscosité, si nécessaire à son isolement dans les vaisseaux, diminue graduellement; la proportion des globules baisse aussi rapidement, la fibrine perd de sa contractilité et ne donne bientôt plus qu'un caillot mollasse et peu abondant; le sérum devient de plus en plus prédominant. Les tissus mous, surtout les glandes, les parenchymes, les muscles, perdent peu à peu de leur tonicité, de leur contractilité, de leur fermeté, et deviennent flasques; les vaisseaux et les conduits perdent aussi de leur ressort et ne chassent plus que mollement les fluides qu'ils contiennent. Enfin, le système nerveux, tant de la vie animale que de la vie organique, perd aussi une notable partie de son activité, et souvent même il est vivement atteint dans ses fonctions, comme l'indiquent parfois des tremblements musculaires, des paralysies, etc.

Il est facile de comprendre que, sous l'influence de désordres aussi graves et aussi nombreux, les opérations de la chimie vivante sont suspendues, et que la nutrition doit être réduite au mouvement de décomposition. Il est également aisé de se figurer les conséquences définitives que les atteintes multipliées imprimées à la matière organisée doivent entraîner après elles; l'expérience a ap-

pris, en effet, que quand les liquides ont été fluidifiés outre mesure, que les solides ont perdu tout ressort, que les forces intimes de
l'organisme sont près de s'éteindre, il se déclare un état morbide
général qu'on appelle *cachexie*. Alors les liquides nutritifs, trop té-
nus, passent à travers les parois flasques des vaisseaux qui les renferment, filtrent et transsudent entre les fibres relâchées des tissus ;
le sérum surabondant s'accumule dans le tissu cellulaire et les
grandes séreuses, des pétéchies se montrent sur les muqueuses
pâles et infiltrées ; tout se mêle dans l'organisme, contenant et contenu, et bientôt la mort vient mettre fin à cette désorganisation anticipée.

Pharmacothérapie. — Sous ce titre, nous avons à examiner les
effets et les indications thérapeutiques des médicaments altérants.

1° Effets thérapeutiques. — Les anciens médecins ayant remarqué la propriété dont jouissent ces médicaments de dissiper plus ou
moins rapidement certains engorgements indolents externes ou internes, au moyen de leur application locale ou de leur administration intérieure, leur avaient donné la dénomination de *fondants,*
parce qu'ils supposaient que ces agents produisent leurs effets curatifs en fondant ou en dissolvant la matière organique altérée qui
constitue la base de l'engorgement. Ils les avaient aussi appelés
désobstruants, pour indiquer l'idée qu'ils se faisaient de leur action,
en admettant qu'ils ouvrent de nouveau les vaisseaux et les conduits en fluidifiant les matières morbides qui les obstruaient. Enfin
quelques médecins, voulant spécifier plus exactement leur action
sur les engorgements, les appelaient *atténuants*, *délayants*, etc., s'ils
se figuraient que ces médicaments divisent, délayent les matières
contenues dans les vaisseaux ; ou les qualifiaient d'*apéritifs*, s'ils
croyaient que les parois épaissies des canaux, leur calibre ré-
tréci, etc. sont modifiés avantageusement par ces médicaments.

Ces vieilles idées, qui rappellent à la fois la chimiatrie et l'iatro-
mécanique, n'ont pas encore été remplacées par une théorie rai-
sonnable. A la vérité, depuis les travaux de Bichat sur les absorbants, on a admis assez généralement que ces médicaments activent l'énergie de cet ordre de vaisseaux et leur donnent la faculté
de résorber peu à peu les produits épanchés qui forment les engorgements ; mais cette explication n'est pas plus satisfaisante que
celles des anciens, et les objections se présentent en foule pour la
combattre : il suffit de dire que ces vaisseaux spéciaux, fruit de
l'imagination de Bichat, n'existent pas.

On a proposé dans ces derniers temps deux théories pour rendre compte des effets des altérants, qui méritent un peu plus de créance à notre avis : l'une est *rationnelle*, l'autre est *empirique*.

D'après la première, les fondants agiraient sur les engorgements à la manière de la saignée et des dérivatifs ; c'est-à-dire qu'en appauvrissant peu à peu le fluide sanguin, en attaquant ses éléments organisables, ils mettraient l'économie dans la nécessité, pour entretenir la viscosité du sang, de puiser dans la substance des tissus ; alors les absorptions interstitielles, en redoublant d'activité, amenaient parfois la disparition des tumeurs existant dans l'organisme.

Dans la théorie empirique, on suppose que les altérants agissent spécifiquement sur le principe morbide qui a donné lieu aux altérations de tissus, et qu'une fois ce germe détruit, l'équilibre ne tarde pas à se rétablir dans la machine organisée par la résorption des produits épanchés et accumulés dans certains organes. Ce qui donne une certaine valeur à cette supposition, c'est que tous les altérants, malgré l'unité apparente de leurs effets, n'agissent pas avec la même efficacité sur tous les engorgements, et qu'un choix bien entendu de ces agents abrége parfois singulièrement le traitement de certaines affections et en assure la guérison.

Quoi qu'il en soit de ces explications théoriques, l'expérience démontre que les altérants, convenablement choisis et appliqués, déterminent des effets thérapeutiques beaucoup plus nets que leurs effets physiologiques, même poussés à l'excès. Elle nous apprend aussi qu'employés trop longtemps, ils ne font pas seulement disparaître les engorgements de certains organes, mais encore diminuent le volume normal de ces parties, les émacient, d'où la dénomination très-juste de remèdes *atrophiques* qu'on leur donne aussi quelquefois. Enfin, cet effet fondant exagéré, qu'on doit éviter autant que possible, indique la nécessité de s'arrêter à temps dans l'usage local ou général de ces médicaments, c'est-à-dire que, dès que le mouvement de résorption est bien décidé, il faut le laisser continuer paisiblement par les seuls soins de la nature, etc.

2° **Indications thérapeutiques.** — Elles se divisent naturellement en deux catégories : celles des maladies aiguës et celles des maladies chroniques.

a. **Maladies aiguës.** — Certaines maladies aiguës, telles que la péritonite, l'arthrite et le rhumatisme aigus, certaines variétés de pneumonie, les affections couenneuses, etc., sont caractérisées non-seulement par une marche très-rapide, mais encore par une grande coagulabilité du sang et une singulière tendance de l'organisme à produire à la surface ou dans l'intimité des organes, des produits organisés, ce qui augmente beaucoup la gravité de ces maladies. Or, on a reconnu que les altérants, employés seuls ou concurremment avec la saignée, avaient la propriété, plus que tout autre moyen, de corriger promptement cette fâcheuse tendance de l'organisation. Ceux qu'on emploie le plus fréquemment pour remplir ce genre d'indications sont les *alcalins* et les *mercuriaux*, parce qu'ils sont moins excitants que les autres fondants.

b. **Maladies chroniques.** — Toutes les maladies qui s'accompagnent d'altérations ou d'engorgements de tissus, telles que la morve, le farcin, les scrofules, les maladies cutanées et lymphatiques, les inflammations des glandes et des organes parenchymateux, les altérations des articulations, des tendons, des os, etc., exigent presque toujours, principalement dans la période de chronicité, l'usage local ou général, momentané ou prolongé, des médicaments altérants. L'expérience démontre qu'alors et convenablement maniés, ils donnent des résultats quelquefois inespérés et qu'on n'obtiendrait pas bien souvent avec des agents en apparence plus énergiques, comme les caustiques, le feu, etc. Cette vérité ressortira nettement, nous l'espérons, de l'histoire particulière de chaque catégorie d'altérants.

CHAPITRE PREMIER

DES ALTÉRANTS ALCALINS.

Nous comprenons, sous cette dénomination, la potasse et la soude, leurs carbonates et bicarbonates, les savons et la plupart des sels alcalins à acides organiques, qui se transforment en carbonates dans l'économie animale. On pourrait y comprendre au besoin l'ammoniaque et ses composés salins, la baryte, la strontiane, la chaux et la magnésie ; mais ces divers composés sont, ou inusités, ou employés à d'autres titres qu'à celui d'alcalins.

Les deux alcalis inorganiques et leurs composés salins sont eux-mêmes rarement employés en médecine vétérinaire comme altérants ; on en fait surtout usage comme *diurétiques ;* aussi, pour ne pas trop nous écarter des usages admis en médecine vétérinaire, nous examinerons ici les alcalins d'une manière générale, et nous renverrons pour les détails à la classe des diurétiques.

Médicamentation. — Les médicaments alcalins s'administrent habituellement à l'état de pureté et presque toujours isolément. A l'intérieur, on les donne exclusivement à l'état liquide ; leurs qualités irritantes permettent peu de les faire ingérer en électuaires ou en bols ; à l'extérieur, on les emploie sous des formes plus variées : en dissolution aqueuse, en teinture, en pommade, etc.

Pharmacodynamie. — Leurs effets sont *locaux* et *généraux*.

1° **Effets locaux.** — Employés en lotions peu concentrées, les médicaments alcalins exercent sur la peau une action détersive prononcée ; si l'application est répétée sur le même point, elle devient irritante, et à la longue elle détermine une action résolutive manifeste.

Ingérés dans l'estomac en solutions légères, les alcalins sont d'abord favorables aux fonctions digestives ; ils corrigent l'excès d'acidité du suc gastrique, font cesser même certaines diarrhées qui paraissent en provenir, comme on le remarque chez les jeunes animaux à la mamelle, absorbent une partie des gaz intestinaux, amendent et font même disparaître certains appétits dépravés, la tendance à manger les matières terreuses, etc. Cependant il faut avouer que ces effets salutaires ne sont que momentanés, et que si l'on continue trop longtemps l'usage de ces remèdes, ou si on les administre à trop fortes doses, ils dérangent bientôt les fonctions digestives, causent du dégoût, produisent de la purgation, soit en irritant la muqueuse du tube digestif, soit en changeant la nature des opérations chimiques qui se passent dans ce conduit.

2° **Effets généraux.** — Le premier effet qui accuse le passage des alcalins dans le sang, c'est assurément la *diurèse*, qui se montre constamment et peu de temps après l'ingestion de ces médicaments ; généralement le pouls change peu de rhythme, mais il devient plus souple et plus mou ; les autres fonctions sont peu influencées.

Un autre effet constant, et en quelque sorte nécessaire des alcalins, mais qui survient moins rapidement que le précédent, c'est la modification qu'ils apportent peu à peu dans la constitution chimique des liquides du corps. Parmi ces liquides, les uns, comme le sang, la lymphe, le chyle, la salive, la bile, le suc pancréatique, le lait, et l'urine chez les herbivores, sont doués de propriétés plus ou moins alcalines; les autres, tels que le suc gastrique, la sueur et l'urine des carnivores, présentent des qualités acides prononcées. Les médicaments alcalins, en se mêlant aux fluides nutritifs d'abord, puis aux liquides sécrétés, doivent forcément augmenter la réaction alcaline des premiers, et, au contraire, diminuer, faire disparaître, et même changer entièrement les qualités acides des seconds. On comprend, d'après cela, de quel secours ces modifications chimiques peuvent être dans le traitement de certaines maladies, comme aussi il est évident qu'on ne doit pas les pousser trop loin, dans la crainte de jeter une perturbation générale dans les fonctions nutritives.

Enfin un autre effet, à la vérité plus complexe que ceux que nous venons d'étudier, survient toujours sous l'influence prolongée des alcalins : c'est la fluidité du sang, qui peut être poussée jusqu'à la cachexie. Les uns attribuent cet effet à l'action dissolvante que les alcalins exercent sur les éléments fibrineux et albumineux du sang; les autres, à la faculté comburante exagérée qu'acquiert ce fluide sous l'influence d'un excès d'alcali. Quoi qu'il en soit, si l'usage de ces médicaments est trop prolongé, le sang devient très-fluide, pauvre en globules, décoloré, les tissus mous et flasques; des infiltrations séreuses, des hémorrhagies passives, et un amaigrissement rapide se montrent avant que la mort survienne.

Pharmacothérapie. — Les alcalins ont encore été peu employés chez les animaux; cependant ils peuvent être utiles dans un assez grand nombre de circonstances que nous allons rapidement indiquer.

En première ligne se présentent certaines affections de l'appareil digestif, telles que l'ingestion accidentelle de matières acides, la diarrhée des animaux qui tettent encore. et qui paraît être due souvent à un excès d'acidité des sucs gastrique et intestinaux, la tympanite des ruminants et des gros intestins des solipèdes, surtout quand elle est chronique, etc. Nous avons indiqué depuis longtemps, dans nos cours, ces médicaments comme devant être utiles chez les animaux qui ont l'appétit dépravé, qui lèchent les murs et recherchent les substances terreuses; cette simple induction théorique se trouve appuyée par l'autorité pratique de Flandrin (1), qui, comme nos recherches nous l'ont appris depuis, con-

(1) *Inst. vétér.*, t. III, p. 252.

seillait l'emploi du carbonate de potasse à la dose de 30 grammes dans un litre d'eau, chez les vaches *rongeantes*, en qualité d'anti-acide. Enfin ces médicaments paraissent indiqués également dans les engorgements chroniques du foie accompagnés ou non de calculs dans les voies biliaires.

Les alcalins, en qualité de diurétiques, sont indiqués dans quelques affections chroniques des voies génito-urinaires, et notamment dans les supersécrétions de la muqueuse qui les tapisse ; on les emploie aussi chez l'homme, avec assez de succès, contre le diabète et l'albuminurie. Quant à leur emploi comme agents *lithontriptiques*, ils sont loin d'avoir, chez les animaux, l'importance qu'ils présentent chez l'homme dans le traitement des affections calculeuses ; car ils paraissent se montrer efficaces surtout contre les calculs à base d'acide urique : or, ces calculs sont extrêmement rares dans les herbivores, chez lesquels on n'observe le plus souvent que des calculs formés de carbonate calcaire ou de phosphate ammoniaco-magnésien ; d'après cela, il est facile de comprendre que l'action des boissons alcalines sur ces concrétions doit être peu énergique et très-lente.

On n'a pas tiré grand parti encore des changements chimiques que les alcalins introduisent dans les fluides nutritifs et les liquides sécrétés ; cependant, chez l'homme, on les emploie contre le diabète, dans le but surtout de corriger l'excès d'acidité des fluides organiques, qui alors transforment trop facilement l'amidon en glucose, lequel est ensuite excrété par les reins ; on a proposé aussi ces médicaments pour corriger la propension à l'obésité, en communiquant au sang des vertus comburantes plus actives ; enfin nous avions supposé théoriquement que ces médicaments devaient corriger la tendance du lait de certaines vaches à se coaguler sans cause connue, ou bien à la suite de la mammite. M. Schaack et M. Buer, à qui nous avions communiqué cette idée, l'ont vérifiée en pratique ; l'emploi du bicarbonate de soude leur a donné quelques bons résultats. D'après M. Zundel, il n'y a pas de meilleur médicament à donner aux vaches laitières que le bicarbonate de soude, soit dans le cas de mammite, soit dans le cas de coagulation du lait dans les mamelles. Il administre ce sel à la dose de 100 à 125 grammes et continue pendant plusieurs jours. Dans le cas de coagulation spontanée du lait il faut, de plus, traire fréquemment les femelles pour empêcher la formation des grumeaux dans les sinus galactophores (*note communiquée*).

Leur action liquéfiante sur le sang a été mise à profit par beau-

coup de praticiens contre certaines phlegmasies aiguës, telles que
la fourbure, le rhumatisme aigu, les affections de poitrine, etc.
Delafond (1) les recommande beaucoup contre ce qu'il appelle la
polyémie des moutons, dont le sang est trop riche en éléments organisables, ainsi que contre l'hématurie pléthorique des grands
ruminants, etc. M. Lafosse (2) a employé la potasse caustique en
dissolution pendant la période d'invasion de la péripneumonie
contagieuse du gros bétail, surtout quand le sang était trop riche
et donnait un caillot trop consistant : la dose était de 2 à 3 grammes dans 4 à 6 litres d'eau, donnée en trois fois dans la journée ;
on suspendait l'emploi du remède aussitôt que l'appétit diminuait
et que la diarrhée se montrait, ce qui avait généralement lieu du
troisième au cinquième jour. De plus, M. Guilmot (3), vétérinaire
belge, vient d'employer avec succès le bicarbonate de soude chez
les chevaux pléthoriques atteints de pneumonie, afin de communiquer plus de fluidité au sang. M. Zundel s'en est servi, à l'imitation des vétérinaires allemands, pour arrêter les vomissements chez
les divers animaux (*note communiquée*). Enfin les alcalins, comme
les autres fondants, sont indiqués dans les maladies de la peau, les
affections lymphatiques, les engorgements des organes glanduleux
ou parenchymateux, etc.

A l'extérieur du corps, ils sont employés comme détersifs contre
les crevasses indurées, les ulcères sanieux, les plaies de mauvaise
nature, les maladies de la peau rebelles, etc. ; et à titre de fondants
ou de résolutifs, on les applique sur les engorgements indolents,
les indurations de la peau, les cors, etc.

CHAPITRE II

DES ALTÉRANTS MERCURIAUX.

Les médicaments de cette catégorie comprennent le mercure et
la plupart des composés binaires ou ternaires qu'il forme avec les
corps simples non métalliques. Sous le rapport chimique, les composés mercuriels se divisent naturellement en *protoxydés* et *bioxydés ;*

(1) *Thérap. génér.*, t. II, p. 449.
(2) *Journ. des vétér. du Midi*, 1851, p. 7.
(3) *Annales vétér. belges*, 1861, p. 5.

et sous celui de la pharmacologie, qui doit seul nous occuper ici, ces composés forment deux catégories distinctes : les corps *insolubles*, comme le mercure métallique, le protoxyde, le protochlorure, les sulfures, les iodures, etc. ; les composés *solubles*, tels que le bioxyde, le bichlorure, le cyanure, les nitrates, les sulfates, etc.

Pharmacotechnie. — Les mercuriaux forment la base d'un grand nombre de préparations officinales ou magistrales, destinées soit à l'usage interne, soit à l'emploi chirurgical ou externe. Il en sera question avec détail dans l'histoire spéciale de chaque composé mercuriel.

Médicamentation. — L'administration des mercuriaux s'effectue par trois méthodes principales : par ingestion gastrique, par frictions cutanées et par fumigations. Nous allons dire un mot de chacune d'elles.

1° **Ingestion gastrique.** — C'est la méthode la plus usuelle et la plus sûre ; elle se fait sous la forme solide ou liquide. On donne à l'état solide, c'est-à-dire en électuaire, en bols ou en pilules, les mercuriaux insolubles, parce qu'ils sont peu irritants et se prêtent moins à une autre forme d'administration. Par contre, les mercuriaux solubles se donnent à peu près exclusivement en breuvage, parce qu'en raison de leurs qualités irritantes, ils sont difficilement supportés à l'état solide. Les uns et les autres sont administrés à l'état de pureté ou bien mélangés à des matières organiques ou inorganiques, selon les indications.

2° **Frictions cutanées.** — Les frictions cutanées, dites *frictions pénétrantes*, conviennent surtout et sont principalement employées pour les affections purement locales ; cependant, lorsqu'elles sont pratiquées sur une large surface et répétées plusieurs fois, elles peuvent faire parvenir dans le sang une quantité suffisante de molécules mercurielles pour modifier profondément l'économie animale. Chez les animaux ruminants, surtout, les frictions cutanées donnent des résultats prompts et énergiques, et conviennent mieux pour l'administration de ces médicaments que les voies digestives. C'est principalement la pommade mercurielle qui est employée par cette méthode.

3° **Fumigations.** — Les composés de mercure et ce métal lui-même, étant très-volatils sous l'influence d'une température plus

ou moins élevée, on comprend la possibilité de les administrer en
vapeurs, soit dans les voies respiratoires, soit sur la peau. Néanmoins, comme ce procédé offre quelques dangers pour les personnes chargées de l'administration, qu'il peut plus facilement que tout
autre nuire aux animaux qui y sont soumis, et qu'en outre, il n'offre aucun avantage bien évident, il est peu digne d'être employé.
Aussi est-il à peu près inusité en médecine vétérinaire, et n'a-t-il
été mis en usage que pour un seul composé mercuriel, le sulfure
rouge.

Posologie. — Les doses des altérants mercuriaux sont très-variables pour chacun d'eux ; ceux qui sont insolubles peuvent toujours être administrés à doses beaucoup plus élevées que les composés solubles. Pour les uns et les autres, on peut poser comme
règle générale, que les quantités administrées à la fois doivent être
peu considérables, et qu'il est infiniment plus profitable aux malades et au résultat du traitement, de répéter les doses que de les
donner trop fortes d'emblée. En procédant par doses altérantes, on
évite la saturation mercurielle, et l'on assure beaucoup mieux l'absorption de ces médicaments et le mélange de leurs molécules avec
le sang.

Pharmacodynamie. — Les effets des mercuriaux seront distingués en *locaux externes, locaux internes* et *dynamiques*.

1° **Effets locaux externes.** — Ces effets varient beaucoup selon
que ces médicaments sont insolubles ou solubles : dans le premier
cas, ils n'ont qu'une action fort légère sur les muqueuses ou les
tissus dénudés, et à peu près nulle sur la peau intacte, à l'exception
des iodures, qui sont irritants ; dans le second cas, au contraire,
ces médicaments agissent sur tous les tissus qu'ils touchent comme
des caustiques très-énergiques, ainsi que le démontre l'action du
sublimé corrosif, des nitrates de mercure, etc.

2° **Effets locaux internes.** — Les effets que les mercuriaux développent dans le tube digestif dépendent beaucoup aussi, sinon
par leur nature, au moins par leur intensité, du degré de solubilité de ces médicaments ; ceux qui sont insolubles irritent
moins le tube digestif, mais ils sont plus susceptibles de déranger
les fonctions intestinales, de causer de la diarrhée, que ceux qui
sont solubles, sans doute parce qu'on les administre à doses beau-

coup plus élevées. Du reste, les uns comme les autres sont peu favorables à la digestion et ne tardent pas à en déranger les actes dès que les doses s'élèvent un peu ou qu'on en prolonge un peu trop l'usage.

3° **Effets dynamiques ou généraux.** — Les effets qui se développent dans l'économie animale lorsque les molécules mercurielles ont été absorbées et mélangées au sang, sont en général peu marqués sur les animaux sains tant que les doses sont maintenues dans une juste mesure et que l'usage n'en a pas été trop prolongé ; mais quand l'économie commence à être *saturée* de ces médicaments, les effets deviennent très-manifestes et se présentent avec des caractères tout à fait spéciaux ; enfin, quand l'organisme a été profondément modifié par ces agents puissants, on observe de nouveaux phénomènes qui caractérisent ce qu'on appelle la *cachexie mercurielle.*

Avant d'aborder les signes caractéristiques des deux états spéciaux du corps qu'on appelle *saturation* et *cachexie* mercurielles, il importe d'examiner une question préliminaire importante, l'*absorption* des mercuriaux sur les diverses surfaces où on les dépose, et notamment dans le tube digestif.

Absorption des mercuriaux. — De tout temps on s'est beaucoup occupé de l'absorption de ces médicaments importants, et dans ces derniers temps, grâce aux recherches des chimistes, plusieurs points de cette question intéressante, qui étaient restés obscurs, ont pu être éclaircis. Autrefois on croyait, et même encore de nos jours bon nombre de personnes admettent que le mercure métallique et la plupart des mercuriaux insolubles, peuvent être absorbés en nature lorsqu'ils sont convenablement divisés, et que chacun des composés mercuriels solubles est absorbé sans modification dans sa nature chimique. M. Mialhe, qui s'est occupé de ce sujet avec une grande ardeur, n'accepte aucune de ces opinions. D'abord il repousse avec raison, comme contraire aux lois physiologiques, l'absorption des mercuriaux insolubles ; ensuite il rejette comme opposée aux principes de la chimie l'opinion qui admet l'absorption des mercuriaux solubles sans modification de leur nature. Selon ce chimiste, à l'exception du bichlorure de mercure qui est absorbé en nature, tous les autres composés mercuriels ne le sont qu'après avoir subi un plus ou moins grand nombre de modifications chimiques, qui ont pour résultat définitif de les transfor-

mer tous en sublimé corrosif, qui est le composé type et final. Voici
comme il raisonne : « Toutes les préparations mercurielles usitées
« en médecine, en réagissant avec les chlorures alcalins contenus
« dans l'économie animale, seules ou avec le concours de l'air, pro-
« duisent une certaine quantité de sublimé corrosif. La quantité de
« ce composé qui prend naissance avec les différents composés
« fournis par le mercure est loin d'être la même avec chacun d'eux.
« Le bioxyde de mercure, la plupart des composés binaires qui lui
« correspondent par leur composition et tous les deutosels de mer-
« cure en général, en présence des chlorures alcalins, donnent lieu,
« par une pure double décomposition, à du deutochlorure de mer-
« cure et à un nouveau composé alcalin, tandis que le protoxyde de
« mercure, la plupart des composés binaires qui lui correspondent
« par leur composition, commencent par produire du protochlorure
« de mercure, et ce n'est que par une réaction subséquente qu'une
« très-faible proportion de sublimé corrosif est produite. » (*Mémoires sur les mercuriaux* et *Traité de l'art de formuler.*)

A. Saturation mercurielle. — Quel que soit l'état chimique
sous lequel les molécules mercurielles pénètrent dans le sang, il est
démontré qu'elles attaquent d'une manière spéciale les liquides et
les solides organiques au bout d'un certain temps, et qu'elles entraînent comme conséquences des changements remarquables dans
le rhythme des fonctions. Cette double action, matérielle et dynamique, passe d'abord inaperçue tant qu'elle est légère; mais à
mesure que les molécules mercurielles s'accumulent dans l'économie, elles paraissent y contracter des alliances chimiques qui sont
la cause première des effets qu'on observe. On dit alors qu'il y a
saturation mercurielle ; cet état est caractérisé par des modifications
matérielles et dynamiques qu'il est très-important d'examiner.

1° Modifications matérielles. — Lorsque les mercuriaux ont été
administrés pendant un certain temps et d'une manière soutenue,
les liquides et les solides du corps sont profondément modifiés. Le
sang retiré des vaisseaux est très-fluide, peu coloré, pauvre en globules, et ne fournit en se coagulant qu'un caillot peu abondant,
mollasse et diffluent. La plupart des solides, et notamment les muscles, les glandes, les ganglions, les parenchymes, ont perdu de leur
couleur, de leur ténacité, sont devenus mous, friables, etc., ainsi
que nous l'établirons en parlant des lésions que laisse après elle la
cachexie mercurielle.

2° **Modifications dynamiques.** — Les changements fonctionnels qui se produisent pendant la saturation mercurielle se font remarquer, non-seulement sur les fonctions de nutrition, mais encore sur celles de relation, ainsi que nous allons le voir en les passant successivement en revue.

Circulation et respiration. — Dans le principe, les mercuriaux accélèrent la circulation, parce qu'en raison des nombreuses modifications matérielles qu'ils produisent dans l'organisme, ils développent toujours un léger mouvement fébrile ; mais ils ont aussi pour effet constant d'affaiblir l'énergie des battements du cœur, de rendre le pouls plus petit et plus mou, etc. La respiration est rarement modifiée d'une manière notable ; cependant, quand la saturation mercurielle est complète et que les médicaments ont déterminé des désordres dans les poumons, les plèvres, etc., on observe souvent, particulièrement sur les ruminants et le chien, une toux quinteuse, fréquente, avortée ; en outre on constate de la douleur dans le larynx et la trachée, qui sont très-sensibles à la pression.

Sécrétions. — Les composés de mercure exercent sur les diverses sécrétions une influence très-marquée et très-variable selon leur nature. On peut dire que, dès le principe, ils les augmentent toutes en se faisant jour par les diverses voies d'excrétion, telles que les reins, la peau, les bronches, etc. Cependant, au bout d'un certain temps, ces médicaments augmentent constamment certaines sécrétions, tandis qu'ils en arrêtent plus ou moins complétement quelques autres.

Les sécrétions augmentées sous l'influence des mercuriaux sont celles du *mucus*, des *urines* et de la *salive*. Les deux premières ne sont pas modifiées très-notablement, mais la dernière subit des changements si prononcés et si constants, qu'ils sont caractéristiques de la médication mercurielle et méritent une étude spéciale.

Ptyalisme mercuriel. — Que l'on administre les mercuriaux par la bouche ou qu'on les fasse absorber par une voie quelconque, presque toujours ils agissent d'une manière spéciale sur l'appareil de la mastication. Les premiers phénomènes que l'on remarque sont, d'abord, la rougeur et l'injection de la muqueuse buccale, la tuméfaction des gencives ; puis les cryptes muqueux et les glandes molaires se gonflent, et un mucus épais et glaireux se montre dans la bouche ; enfin une salive claire et filante afflue dans la cavité buccale et s'échappe par les commissures des lèvres. Si alors on supprime les mercuriaux et qu'on fasse quelques injections dans la bouche, la salivation ne tarde pas à disparaître dans la plupart des cas ; mais si, au contraire, on insiste sur leur usage, les désordres de l'appareil masticateur peuvent devenir très-graves : la buccale s'épaissit et s'ulcère, les gencives se ramollissent ; les amygdales, les ganglions de l'auge, les parotides, deviennent douloureux et gonflés ; la respiration est gênée et la déglutition est impossible ; enfin la langue, surtout chez les ruminants, est grosse et sort de la bouche ; les os se carient et les dents tombent, ainsi que M. Dubourdieu (1) l'a constaté chez un chien traité d'une péritonite traumatique à l'aide de frictions mercurielles sous l'abdomen. Quand la salivation est arrivée à ce degré d'intensité, l'intérieur de la bouche exhale une odeur très-fétide et il est sage d'employer quelques moyens locaux pour modérer les désordres ; ceux qu'on préconise chez l'homme sont la cautérisation des gencives avec l'acide chlorhydrique, des collutoires avec de l'alun, du borax, et surtout avec le chlorate de potasse ou le camphre, qui sont d'une grande efficacité ; ces moyens peuvent être essayés sur les animaux.

Le ptyalisme mercuriel doit-il être attribué à l'action spécifique du mercure sur les glandes salivaires ou à l'action irritante qu'il paraît exercer sur la muqueuse de la bouche ? Quelques auteurs admettent cette dernière opinion, et pensent que l'irritation se propage ensuite de proche en proche, par l'intermédiaire des canaux excréteurs, jusqu'aux glandes salivaires. Il est possible que les choses se passent ainsi quand le mercure a été administré par la bouche, et qu'il a agi directement sur la buccale ; mais quand il a été absorbé par une autre voie, la peau, par exemple, il nous paraît difficile de ne pas admettre son action directe et primitive sur les glandes salivaires.

Les sécrétions que les mercuriaux diminuent d'abord et suppriment ensuite, sont la sécrétion de la synovie, celle du lait, et généralement toutes celles qui sont morbides, comme celle du pus, des muqueuses altérées, etc. La diminution de la sécrétion synoviale est une conséquence assez fréquente de la saturation mercurielle, surtout chez les ruminants ; elle est indiquée par la roideur des grandes articulations, la difficulté des mouvements, la mastication laborieuse et pénible, etc. Ces effets ont été observés et décrits par

(1) *Journ. des vétér. du Midi*, 1846, p. 540 et suiv.

M. Carrère (1). Les effets de ces médicaments sur la lactation ont été remarqués depuis longtemps, soit chez l'homme, soit chez les animaux; ils paraissent dus à ce qu'une partie des molécules mercurielles sortent de l'économie par le produit des mamelles, ce qui permet de médicamenter les jeunes animaux avec le lait ainsi chargé de mercure. Delafond (2) a vu des frictions mercurielles pratiquées sur deux chèvres atteintes de dartres à la face, supprimer complétement la sécrétion lactée sur ces deux femelles. Kraner (3), et sans doute beaucoup d'autres praticiens, ont fait la même observation sur la vache. Enfin les sécrétions morbides, comme celles des muqueuses frappées d'inflammation chronique, celle du pus sur les diverses solutions de continuité, etc., sont facilement taries par les frictions mercurielles, lorsqu'elles ne sont pas entretenues par un vice local ou général, ainsi que cela résulte des recherches de M. H. Bouley (4).

Nutrition. — L'action des mercuriaux sur la nutrition est semblable à celle de tous les altérants ; elle consiste dans l'arrêt complet du mouvement d'assimilation, et dans une sorte d'annulation de ce que certains physiologistes appellent la force de formation, la force plastique. Par contre, le mouvement de décomposition ou de résorption acquiert, sous l'influence de ces médicaments, une activité insolite, d'où résulte d'abord l'amaigrissement du corps et ensuite le marasme et la mort, si l'emploi des mercuriaux est continué d'une manière abusive. Les effets de ces médicaments sur le sang et les solides expliquent facilement ce résultat.

Innervation. — Les animaux qui sont exposés aux vapeurs mercurielles, comme cela a lieu dans les mines où l'on extrait ce métal, chez les doreurs, les miroitiers, etc., sont sujets, comme les hommes soumis à la même influence, à divers désordres nerveux, et surtout à un tremblement musculaire grave que l'on a qualifié avec raison de *tremblement mercuriel*. Cet accident nerveux s'observe rarement dans le traitement hydrargyrique ; cependant divers auteurs l'ont signalé. Godine jeune (5) dit avoir observé des phénomènes de *catalepsie* sur quatre chevaux qui avaient été soumis à

(1) *Journ. des vétér. du Midi*, 1839, p. 199.
(2) *Thérap. génér.*, t. II, 395.
(3) *Journ. vétér. et agric. de Belgique*, 1843, p. 351.
(4) *Recueil de médec. vétér.*, 1840, p. 542 et suiv.
(5) *Journ. théoriq. et pratique*, t. III, p. 77.

des frictions étendues de pommade mercurielle pour guérir la gale.
M. Lafosse (1) a remarqué des tremblements chez les vaches sur
lesquelles on pratiquait ces frictions à titre d'expérience ; M. de
Gasparin (2) signale également cet accident chez le mouton ; enfin,
la plupart des médecins qui ont expérimenté sur les chiens, les chats
et les lapins, ont mentionné le tremblement mercuriel. Cette influence pernicieuse des mercuriaux sur le système nerveux s'explique à la fois par leur action dissolvante sur le sang, et par leur effet
antivital sur tout ce qui est doué de la vie.

Éruption mercurielle ou hydrargyrie. — Depuis longtemps les
médecins avaient observé que, sous l'influence du traitement mercuriel, il se produit souvent sur la peau de l'homme une éruption
particulière formée de vésicules transparentes, et qu'on a appelée
eczéma mercuriel. Pendant longtemps cette lésion spéciale de la peau
avait échappé à l'attention des vétérinaires; mais depuis quelques
années, elle a été signalée et décrite par plusieurs praticiens. Les
premières observations ont été recueillies sur les animaux ruminants, qui paraissent être très-sujets à cette éruption. Ce sont tantôt des pustules grosses comme un pois, qui s'abcèdent et suppu-
rent (Kraner); d'autres fois des boutons du volume des noisettes
ou des noix, se montrant sur le trajet des vaisseaux, et présentant
une grande analogie avec le farcin du bœuf (Barraud); enfin ce sont
parfois des gerçures, des chutes de plaques épidermiques avec
les poils, suivies d'ulcérations saignantes, et se cicatrisant lentement
et sans phénomènes inflammatoires notables (Débals, Ph. Festal,
Hertwig, Robellet, etc.).

L'hydrargyrie n'a pas encore été observée sur les solipèdes, du
moins en France ; M. Percivall (3) décrit cependant une éruption
pustuleuse survenue chez un cheval sur une région galeuse traitée
par les frictions mercurielles, plusieurs mois après la guérison de la
maladie ; enfin M. Vallada (4) a fait connaître avec détail une éruption de ce genre qui s'est manifestée chez un chien traité par les
frictions mercurielles.

Tels sont les phénomènes les plus caractéristiques de la saturation mercurielle. Étudions maintenant les suites de cet état de
l'économie, ou ce qu'on appelle *infection* ou *cachexie hydrargyrique.*

(1) *Journ. de. vétér. du Midi,* 1849, p. 435.
(2) *Malad. contag. des bêtes à laine,* p. 183.
(3) *Recherches sur les médicaments.*
(4) *Giornale di veterinaria di Torino,* 1852, p. 146.

B. **Cachexie mercurielle.** — Lorsque l'on continue l'usage des mercuriaux nonobstant les signes qui indiquent la saturation, ou quand on ne porte pas remède à cet état alors même qu'il est très-prononcé, ou enfin quand, par suite des doses exagérées ou de susceptibilités individuelles, les effets de ces médicaments sont très-prononcés, l'organisme se trouve bientôt sous le coup d'une intoxication véritable, d'une infection mercurielle entraînant après elle un état cachectique très-grave, et le plus souvent irrémédiable. Cet état, qu'on a eu souvent occasion d'observer sur les ruminants, qui sont extrêmement sensibles à l'action des mercuriaux, et sur des solipèdes et des chiens soumis à l'expérimentation avec ces médicaments, est caractérisé par un groupe de symptômes d'une physionomie spéciale. Nous allons indiquer les principaux.

Les animaux qui sont sous l'influence de l'infection mercurielle ont perdu l'appétit et souvent la possibilité d'avaler, à cause du gonflement de la langue et des autres parties renfermées dans la bouche et le pharynx; une salivation et une diarrhée épuisantes, et d'odeur très-désagréable, tourmentent sans cesse les sujets infectés; la station est chancelante, les mouvements difficiles à cause de la roideur des articulations; les membres sont parfois agités de tremblements musculaires ou de convulsions; des œdèmes et des infiltrations se montrent bientôt à la tête, aux membres, au fanon, sous le ventre, etc., et dissimulent très-imparfaitement la maigreur des animaux, qui devient rapidement du marasme; la circulation est vite et faible; le cœur bat tumultueusement pendant que le pouls reste petit, mou, misérable; la respiration est accélérée, difficile, accompagnée d'une toux quinteuse, faible et avortée; un écoulement mucoso-purulent s'établit souvent par les narines; les yeux sont caves et larmoyants; les urines sont fétides et jaunâtres; les femelles pleines avortent souvent; les plaies prennent une teinte plombée, puis noire, et se dessèchent bientôt (H. Bouley); toutes les solutions de continuité saignent au moindre contact et ont beaucoup de tendance à se gangrener (Bretonneau); des éruptions graves se montrent souvent sur la peau; le sang, devenu fluide et disposé à la putridité, passe souvent en totalité ou en partie à travers les parois des vaisseaux, et forme des épanchements, des hémorrhagies passives, etc. Enfin, les animaux perdent graduellement leurs forces, la station devient impossible, ils se laissent tomber sur le sol, leur respiration s'embarrasse, la chaleur de la surface du corps baisse, le pouls devient inexplorable, et bientôt la mort vient clore cette destruction anticipée.

Tels sont les phénomènes qui accompagnent la cachexie mercurielle chez les animaux, d'après la plupart des auteurs vétérinai
res ; sans doute, on ne les observe pas tous sur un même sujet,
mais nous avons cru devoir les réunir en un seul tableau, afin de
ne rien omettre d'important relativement à ce sujet intéressant.

Lésions. — Quand les mercuriaux ont été administrés par le
tube digestif, on peut rencontrer une inflammation plus ou moins
violente de la muqueuse gastro-intestinale ; dans le cœur, on
trouve le sang fluide et peu coloré ; les plèvres et le péricarde sont
parfois le siége d'épanchements séreux abondants ; les poumons
sont enflammés, et présentent souvent des abcès multiples qui
rappellent les lésions de la phthisie ; les chairs sont décolorées et
friables, les organes glanduleux et parenchymateux ramollis, les
os faciles à briser, etc.

Antidotes. — La portion du médicament contenue dans le tube
digestif doit être d'abord neutralisée avec du lait, du blanc d'œuf,
du sulfure de fer hydraté, puis expulsée par les vomitifs et les
purgatifs. Quant aux moyens généraux propres à remédier à la
cachexie, on recommande le soufre, le quinquina, les astringents
minéraux et végétaux, les excitants aromatiques, les analeptiques,
le camphre, etc. ; mais le moyen le plus efficace, tant pour les
accidents locaux que pour les accidents généraux, c'est incontestablement le chlorate de potasse. L'acide phénique peut être utilement employé aussi contre les accidents locaux et généraux de la
cachexie mercurielle.

Pharmacothérapie. — Ce paragraphe comprend l'étude des
effets et des indications thérapeutiques de ces médicaments.

1° Effets thérapeutiques. — Les effets thérapeutiques des mercuriaux, tant locaux que généraux, deviennent très-manifestes
lorsque des affections plus ou moins graves, caractérisées par des
altérations organiques, des engorgements, des indurations, etc.,
externes ou internes, existent dans l'économie. Localement, ces
médicaments agissent toujours avec une grande puissance fondante et résolutive ; ils diminuent la consistance des tissus indurés,
fluidifient les parties épanchées, atténuent la plasticité des produits
inflammatoires, ralentissent la circulation capillaire, accélèrent,
par contre, la résorption interstitielle, etc. Tous ces effets locaux

se produisent plus ou moins rapidement, selon l'ancienneté, la nature et la gravité des altérations.

L'action générale et thérapeutique des mercuriaux est toujours moins certaine et moins nette que l'action locale : néanmoins, quand l'usage de ces médicaments est bien indiqué, leurs effets altérants généraux deviennent aussi très-évidents; seulement ils se présentent avec des caractères différents, selon la nature de la maladie à laquelle ils doivent remédier. Quand elle est aiguë et plus ou moins violente, les mercuriaux ont pour effet constant d'abattre rapidement les phénomènes inflammatoires en liquéfiant le sang, arrêtant le travail plastique de la fièvre, modérant l'hématose, diminuant la rapidité du cours des fluides nutritifs, etc. Lorsqu'au contraire l'affection sur laquelle ces médicaments doivent agir est chronique et s'accompagne d'induration et d'engorgement des glandes, des ganglions, des parenchymes, etc., leur action est plus lente à se manifester ; mais elle se produit toujours lorsque l'indication est précise, et que leur administration est bien conduite.

Est-il possible, dans l'état actuel de la science, d'expliquer l'action thérapeutique, locale ou générale, des mercuriaux? On peut répondre sans crainte par la négative; car, dire que cette action est *spécifique*, qu'elle est *antiplastique* pour les liquides et les solides, qu'elle consiste en des combinaisons chimiques temporaires contractées par les molécules de ces médicaments avec celles des produits inflammatoires ou virulents épanchés, comme l'admettent quelques chimistes, etc., c'est se payer d'un mot ou accepter des théories qui ne rendent pas plus clair le phénomène observé. Il faut donc s'en tenir au fait brut et ne pas faire de vains efforts pour fournir une explication impossible dans l'état actuel de nos connaissances.

2° **Indications thérapeutiques.** — Elles doivent être distinguées en internes et externes, et méritent une étude spéciale.

a. **Indications externes.** — Elles sont fort nombreuses et plus importantes que les indications internes, en médecine vétérinaire. Parmi les maladies qui réclament les applications mercurielles, nous devons placer en première ligne, les diverses espèces de tumeurs indolentes, qu'elles siégent sur des glandes, telles que les mamelles, les testicules, les parotides, etc., ou sur des ganglions lymphatiques, comme ceux de l'auge, de l'ars, de l'aine, etc., ou enfin, dans le tissu cellulaire, les articulations, les tendons, les os, etc. Viennent ensuite des tumeurs très-aiguës et très-douloureuses, comme l'érysipèle phlegmoneux, le panaris ou javart tendineux, le phlegmon sous-aponévrotique, les éruptions charbonneuses, claveleuses, etc. Une autre catégorie de maladies qui réclament souvent l'usage des mercuriaux comprend les diverses affections cutanées, telles que la gale, les dartres, le farcin superficiel, l'éléphantiasis, les crevasses indurées, les eaux aux jambes, les démangeaisons de la queue et de la crinière, les différentes espèces de parasites, etc. Enfin, on emploie quelquefois ces médicaments contre les ophthalmies internes, les jetages chroniques, l'ozène, etc.

b. **Indications internes.** — Quoique moins importantes que chez l'homme, il est plusieurs de ces indications qui méritent l'attention du vétérinaire. Les maladies contre lesquelles on emploie les mercuriaux à l'intérieur sont de deux ordres, *aiguës* ou *chroniques*. Dans la première catégorie sont comprises certaines phlegmasies séreuses ou muqueuses très-graves et qui s'accompagnent d'un travail plastique qui les complique considérablement : telles sont la métro-péritonite, la péritonite traumatique, l'arthrite suraiguë, le rhumatisme articulaire aigu ou chronique, la phlébite, le croup, l'entérite couenneuse, etc.; on y trouve aussi quelques névroses, comme le tétanos, la paralysie apoplectique, la rage, etc. Dans la seconde série, moins nombreuse, on compte principalement la morve et le farcin, la ladrerie du porc, les jetages chroniques, les engorgements viscéraux, et notamment ceux du foie, de la matrice, des cordons testiculaires, des ganglions lymphatiques, etc.; les vers intestinaux et les autres affections vermineuses, etc.

Dans l'étude spéciale de chacun des médicaments mercuriaux, nous spécifierons ceux qui conviennent le mieux pour remplir les diverses indications que nous venons d'énumérer.

§ 1. Mercuriaux insolubles.

a. Du Mercure métallique.

Synonymie : Mercure coulant, Vif-argent, etc.

Caractères. — Métal liquide, blanc d'argent et très-brillant, dépourvu d'odeur et de saveur, pesant 13,60, très-volatil, entrant en ébullition à 350 degrés et se réduisant en vapeurs très-pesantes.

Exposé à l'air, il s'oxyde à la surface, mais légèrement ; mis en contact avec les acides, il est facilement attaqué, surtout à l'aide de la chaleur ; il attaque à son tour la plupart des métaux, même à la température ordinaire.

État d'impureté. — Le mercure qui a été soumis à la distillation et qui est bien pur est très-brillant, ne tache pas les doigts quand on le touche, n'adhère pas au verre, et forme, en se divisant, des globules parfaitement sphériques. Quand il contient des métaux étrangers, tels que le *plomb*, l'*étain*, le *bismuth*, le *zinc*, etc., il est plus terne, encrasse les doigts, adhère au verre, et donne des globules en forme de virgule ; on dit alors qu'il fait *la queue ;* il doit être rejeté comme trop impur.

Pharmacotechnie. — Le mercure métallique forme la base d'un grand nombre de **préparations** pharmaceutiques, presques toutes destinées à l'usage externe, en médecine vétérinaire ; cependant les vétérinaires anglais et belges administrent ce métal intérieurement ; ils se servent principalement de la pommade mercurielle qu'ils donnent à l'intérieur sous forme de bols : c'est ce qu'ils appellent *pilules bleues.* En France, les préparations les plus usitées, à l'extérieur, sont les suivantes :

1° *Pommade mercurielle simple* (Onguent gris).

> Prenez : Mercure coulant...................... 1 partie.
> Axonge .... 2 —

Incorporez le mercure dans une petite quantité de l'excipient jusqu'à ce qu'il soit entièrement éteint, et ajoutez ensuite le reste de la graisse. On peut encore la préparer en incorporant la pommade double avec quatre fois son poids d'axonge.

2° *Pommade mercurielle double* (Onguent mercuriel, onguent napolitain).

> Prenez : Mercure coulant et axonge............ parties égales.

Incorporez comme précédemment.

3° *Pommade mercurielle prussienne.*

> Prenez : Mercure...................... 12 parties.
> Suif...................... 5 —
> Axonge...................... .... 16 —

Éteignez le mercure dans le suif fondu et ajoutez ensuite la graisse. Elle est plus consistante que les précédentes et convient mieux par les temps chauds.

Falsifications. — Les pommades mercurielles étant très-longues à préparer, à cause de la difficulté d'éteindre complétement le mercure dans les corps gras, malgré les nombreux artifices qui ont été imaginés pour simplifier l'opération, on les prépare aujourd'hui en grand dans le commerce au moyen d'appareils mécaniques, ce qui en rend le prix moins élevé. Néanmoins les praticiens devront se tenir en garde contre ces préparations qui sont souvent mal confectionnées, et plus fréquemment encore très-falsifiées. Ces pommades bien préparées doivent être d'un gris foncé très-uniforme, et ne présenter aucun globule de mercure visible à la loupe lorsqu'on les étend sur un morceau de papier. Les corps qu'on y introduit par fraude, pour épargner le mercure, sont la *plombagine*, l'*ardoise* pulvérisée, le *charbon* de bois pilé, le *noir de fumée*, le *protoxyde de manganèse*, etc. ; des droguistes poussent l'indélicatesse jusqu'à supprimer entièrement le mercure de ces préparations. Plusieurs procédés se présentent pour faire reconnaître ces adultérations coupables. Le plus simple consiste à brûler une petite quantité de ces pommades suspectes dans une cuiller de fer chauffée au rouge : le corps gras se détruit, le mercure se volatilise, et le corps étranger reste comme résidu. On peut arriver au même résultat en traitant les pommades mercurielles par l'éther bouillant dans un petit ballon : le corps gras se dissout et le mercure reste comme résidu avec les matières étrangères frauduleusement ajoutées. Enfin, avec une solution concentrée et bouillante de potasse on arriverait au même résultat, en saponifiant la graisse.

Médicamentation. — Ainsi que nous l'avons dit, les préparations de mercure s'emploient à peu près exclusivement à l'extérieur, en France. Les pommades que nous venons de faire connaître doivent être étendues en frictions cutanées sur une région du corps où l'absorption puisse s'en faire aisément lorsqu'on désire que les effets se généralisent ; la face interne des membres, et notamment le plat des cuisses, sont les points les plus convenables sous tous les rapports. Lorsque l'action des pommades mercurielles doit rester locale, c'est le siége du mal qui décide nécessairement du lieu d'application du remède. En général, il est difficile de déterminer la dose de ces préparations qu'on peut appliquer sur les divers animaux ; cependant nous pouvons poser comme principes généraux, que la dose devra être d'autant plus petite que la préparation est plus ancienne, que la surface où on l'applique est plus dénudée, que le système vasculaire est plus vide, que la température exté-

rieure est plus froide, etc. Enfin, quelle que soit la dose employée,
on doit toujours fixer les animaux de telle sorte qu'ils soient dans
l'impossibilité de se lécher et d'ingérer ainsi une partie de la préparation mercurielle employée.

Pharmacodynamie. — L'action fondante et résolutive des pommades mercurielles est toujours très-marquée localement lorsqu'on
les emploie avec persévérance ; on augmente encore leurs effets
sous ce rapport en les combinant avec les préparations vésicantes,
et notamment avec l'onguent vésicatoire, comme on le voit dans
l'onguent fondant de Lebas, qui est une excellente association pharmaceutique. Quant à l'action générale, elle se développe lentement,
mais elle acquiert souvent, particulièrement chez les ruminants,
une intensité redoutable ; les exemples d'infection mercurielle
qui ont été observés chez ces animaux ont été à peu près tous occasionnés par ces préparations. Plusieurs circonstances peuvent influer, du reste, considérablement sur les effets produits par leur
application extérieure ; les unes tiennent au médicament lui-même,
les autres aux sujets médicamentés, et enfin quelques-unes au monde
environnant. Pour le médicament, et abstraction faite de la dose
employée, l'expérience démontre qu'il est d'autant plus actif
qu'il a été plus anciennement préparé ; et cette circonstance, restée
sans explication jusqu'à ce jour, paraît tenir à l'état d'oxydation
plus ou moins avancé du mercure dans la préparation. Il résulte,
en effet, des expériences très-précises, faites tant sur les animaux
carnivores que sur l'homme, par M. Bérensprung (1), que la pommade mercurielle récemment préparée est infiniment moins active
que celle qui a vieilli, et qu'une pommade, même légère, faite
avec l'oxyde noir de mercure et l'axonge, présente encore plus d'activité ; il y aurait avantage évident, sous tous les rapports, à adopter cette dernière préparation. Les circonstances relatives aux sujets sont d'abord l'espèce, l'expérience démontrant chaque jour
que les ruminants sont incomparablement plus sensibles à l'action
de l'onguent mercuriel que les autres animaux domestiques, toutes choses d'ailleurs égales; il faut ensuite tenir compte de l'état
de réplétion plus ou moins prononcé du système sanguin, de l'intégrité de la surface sur laquelle on a déposé le médicament, etc.
Enfin, parmi les circonstances extérieures, nous devons surtout noter la température, qui exerce la plus grande influence sur les ef-

______

(1) *Journ. de pharm. et de chimie*, 1851, t. XX, p. 124.

fets mercuriaux, ainsi qu'on l'a remarqué depuis longtemps chez l'homme, et que M. Carrère (1) l'a observé chez les animaux ruminants.

Différences. — Doses toxiques.

1° **Solipèdes.** — Les solipèdes sont de tous les animaux domestiques ceux qui supportent le mieux l'action des mercuriaux. Cependant Lafosse (2) et Chabert (3) avaient remarqué déjà que ces médicaments employés à l'extérieur déterminaient divers accidents chez les chevaux ; mais les expériences de M. H. Bouley (4) ont fait voir qu'un cheval ne meurt qu'au bout du trentième jour de frictions cutanées faites avec 120 grammes de pommade mercurielle double dans les vingt-quatre heures : ce qui fait 3,600 grammes de médicament employés pendant le mois. M. Hertwig (5) rapporte une expérience de Schubart, qui a conduit à peu près au même résultat : un cheval frictionné chaque jour avec la pommade mercurielle commença à saliver le seizième jour et mourut le vingt-neuvième ; on avait employé environ 3,250 grammes de préparation hydrargyrique.

2° **Grands ruminants.** — Il y a longtemps que les praticiens ont remarqué la susceptibilité très-grande des ruminants à l'égard des mercuriaux ; cependant ce fait important n'a été bien établi par des observations rigoureuses que dans ces dernières années. Dès 1818, Débal (6) avait déjà signalé les désordres que ces médicaments peuvent occasionner chez les grands ruminants; M. Barraud (7) les a décrits avec beaucoup de soin en 1831 ; puis successivement MM. Carrère (8) et Festal (9), en 1839 ; Brilhouet (10), en 1842 ; Tixier père et fils (11), et Kraner (12), en 1843 ; et Robellet (13), en 1853, etc. La plupart des accidents qui ont été observés étaient dus à des frictions cutanées de pommade mercurielle.

Bien que tous les praticiens soient unanimes pour reconnaître les funestes effets des mercuriaux sur les ruminants, ils sont loin d'être d'ac-

(1) *Journ. des vétér. du Midi,* 1839, p. 199.
(2) *Dict. d'hipp.,* t. II, p. 254, art. Poux.
(3) *Traité de la gale et des dartres,* p. 38.
(4) *Recueil de méd. vétér.,* 1840, p. 542, et *Compte rendu d'Alfort.*
(5) *Pharmacologie pratique,* p. 705.
(6) *Compte rendu de l'École de Lyon,* 1818.
(7) *Journ. théor. et prat.,* 1831, p. 199 et 289.
(8) *Journ. des vétér. du Midi,* 1839, p. 253, et suiv.
(9) *Ibid.* id. id.
(10) *Annal. de la Soc. vétér. de Libourne,* 1842.
(11) *Clinique vétér.,* 1843, p. 464.
(12) *Journ. vétér. et agric. de Belgique,* 1843, p. 354.
(13) Note communiquée.

cord sur la dose nécessaire pour amener l'infection mercurielle. D'après les vétérinaires belges, on pourrait impunénement, en quelque sorte, pratiquer des frictions de pommade mercurielle sous l'abdomen des vaches atteintes de métro-péritonite; tandis que, d'après les vétérinaires du Midi, une petite quantité de cette préparation, 15 grammes par exemple, selon M. Brilhouet, suffirait pour déterminer des accidents graves. M. Lafosse (1), dans le but de fixer quelques règles à cet égard, a tenté plusieurs expériences sur les grands ruminants. De la pommade mercurielle double a été appliquée en frictions vigoureuses sur le garrot, et les animaux ont été fixés de manière à ne pouvoir pas se lécher ; à la dose de 32 à 64 grammes, la pommade n'a produit d'autre effet qu'une inflammation locale assez intense ; à celle de 100 grammes, il est survenu des tremblements généraux qui ont duré huit jours et qui indiquaient un commencement d'infection. Malgré ces essais, la question reste indécise, et elle ne sera jamais résolue d'une manière positive tant qu'on ne tiendra pas compte des diverses circonstances qui peuvent influer sur les résultats, telles que l'ancienneté de la préparation, sa dose, l'état général du sujet, celui de la peau où l'on a pratiqué les frictions, la manière dont les animaux ont été fixés, l'état de la température ambiante, etc.

3° **Petits ruminants.** — Les moutons sont encore plus sensibles que les autres ruminants à l'action de la pommade mercurielle ; quand on l'emploie en frictions contre la gale, non-seulement elle altère la laine, mais elle produit des accidents graves : M. de Gasparin (2) a vu mourir des agneaux par infection mercurielle parce qu'on frottait les brebis qui les allaitaient avec de l'onguent gris. Les chèvres, d'après l'observation de Delafond, que nous avons déjà rapportée, ne seraient guère moins sensibles que les moutons à l'action de la pommade mercurielle.

Ces divers points pratiques bien établis, il nous reste à examiner une question théorique d'un certain intérêt : c'est celle de savoir à quelles causes on peut rapporter cette susceptibilité particulière des animaux ruminants à l'égard des mercuriaux. Il est certain que la peau souple, spongieuse, molle, à mailles peu serrées, de ces animaux, doit permettre une absorption plus rapide et plus considérable des molécules mercurielles que celle des solipèdes, dont le tissu est plus sec et plus serré ; il peut se faire aussi, qu'une fois l'absorption opérée, ces animaux aient une force de résistance peu considérable à opposer à ces médicaments, à cause de leur constitution molle et généralement très-lymphatique ; enfin, il est possible aussi que la nature chimique des liquides et des solides des ruminants facilite la solubilité du mercure, et rende ainsi plus facile l'absorption de ce médicament et le développement de ses effets. Il résulte, en effet, des recherches des chimistes et des agronomes, que la

(1) *Journ. des vétér. du Midi*, 1849, p. 433.
(2) *Traité des maladies des bêtes à laine*, p. 183 et suiv.

quantité de chlorure de sodium qui existe dans la ration ordinaire d'un bœuf est environ *double*.de celle qu'on trouve dans la ration du cheval (1) ; en outre, les ruminants reçoivent souvent·un supplément de sel dans leurs aliments. D'après ces données positives, il est donc très-probable que les liquides nutritifs et excrétés des ruminants doivent être plus *chlorurés* que ceux des autres animaux ; or, si la théorie de M. Mialhe sur l'absorption des mercuriaux est fondée, on s'explique dès lors parfaitement les effets exagérés de ces médicaments chez les ruminants.

4° **Omnivores.** — L'action du mercure sur le porc est à peu près inconnue.

5° **Carnivores.** — Les expériences nombreuses des médecins sur les chiens et sur les chats, pour étudier l'action des mercuriaux, démontrent évidemment que ces animaux sont très-sensibles à leurs effets, et qu'il suffit de quelques frictions de pommade mercurielle pour déterminer de graves accidents.

Pharmacothérapie. — La pommade mercurielle double, à peu près exclusivement employée en médecine vétérinaire, produit des effets thérapeutiques analogues à ceux des autres mercuriaux ; cependant son action fondante locale est des plus énergiques, et comme elle ne s'accompagne que d'une irritation très-légère des surfaces sur lesquelles on l'applique, cette préparation obtient généralement la préférence sur les autres composés mercuriels pour les indications locales externes. Quant à ses effets généraux, ils n'offrent rien de spécial ; néanmoins on a reconnu que l'onguent gris occasionne plus facilement que tout autre composé hydrargyrique la salivation et les désordres de l'appareil de la mastication ; l'expérience paraît démontrer, en outre, que son action antiplastique sur le sang est aussi des plus marquées. Les indications de ce médicament sont fort nombreuses, et se divisent naturellement en *internes* et en *externes*.

1° **Indications internes.** — Ces indications sont fort peu nombreuses, en France du moins, où l'on fait rarement ingérer de la pommade mercurielle ; en Angleterre il en est autrement, et les fameuses *pilules bleues* paraissent être employées dans la plupart des cas où les mercuriaux sont indiqués. Il est à peine utile aussi de mentionner ce moyen suranné et tombé justement en oubli, qui consistait à employer, chez l'homme, le mercure coulant comme

---

(1) Barral, *Statiq. chimiq. des animaux*, p. 839.

désobstruant mécanique de l'intestin dans le cas de constipation opiniâtre et de volvulus ; en supposant qu'il obtienne quelques succès chez l'homme, il échouerait probablement chez les animaux en raison de la position horizontale du corps. Cependant, ceci ne paraît pas absolu, car le vétérinaire allemand Goring (1), assure avoir employé plusieurs fois avec succès le mercure coulant contre la constipation et les pelotes stercorales du cheval. L'infection mercurielle, d'après lui, ne serait pas à craindre. Une application singulière de ce médicament est celle qui est signalée par M. Charlot (2), vétérinaire et pharmacien : elle consiste à donner la pommade mercurielle à l'intérieur, à la dose de 16 grammes par jour, pour faciliter l'engraissement des chevaux ; les effets ne s'en feraient sentir qu'à la longue. Enfin, une application non moins curieuse est celle proposée par M. Guilmot (3), vétérinaire belge ; il administre la pommade mercurielle, en bol, à la dose de 20 à 30 grammes, aux chevaux atteints de coliques stercorales ; le succès est prompt, ainsi qu'il résulte des observations recueillies par ce vétérinaire et par M. Feirage. Seulement, comme les accidents mercuriels sont à craindre, il faut administrer, peu de temps après, le chlorate de potasse à la dose de 30 à 40 grammes.

2° Indications externes. — Les indications locales externes de la pommade mercurielle sont très-nombreuses et de plusieurs sortes. Cette préparation est employée à divers titres : c'est tantôt comme *fondant*, tantôt comme agent *antipsorique*, d'autres fois comme moyen *antipédiculaire*, et souvent aussi comme remède *abortif* d'une inflammation locale ou générale ; nous allons l'examiner sous ces divers rapports.

a. **Fondant.** — A titre de fondant, la pommade mercurielle est d'un usage en quelque sorte vulgaire contre les diverses tumeurs indolentes, et notamment celles qui intéressent la peau, le tissu cellulaire sous-cutané, les articulations, les ganglions lymphatiques, les glandes externes, telles que les mamelles, les testicules et leurs dépendances, les parotides, etc. On l'emploie aussi sur quelques tumeurs spéciales, comme le cancer, le farcin, les exostoses, etc.

b. **Antipsorique.** — Les vertus antipsoriques du mercure sont

(1) *Magazin*, 1864, p. 242.
(2) *Mém. de la Soc. vétér. du Calvados et de la Manche*, 1831-32, p. 325.
(3) *Annales vétér. belges*, 1858, p. 585 ; et 1861, p. 79 et 456.

connues depuis longtemps, et mises à profit sur les divers animaux, dans le cas de gale, de dartres, de crevasses, de démangeaisons, d'éruptions diverses, etc. Chabert (1) a beaucoup préconisé ce moyen sur le cheval et les autres animaux ; M. Hertwig (2) prétend même que la gale rebelle du chien, quand elle s'accompagne de l'épaississement de la peau, ne peut être guérie sans l'usage de la pommade mercurielle ; M. Dayot (3) l'a appliquée, avec beaucoup de succès sur une éruption eczémateuse et contagieuse des solipèdes ; M. Schaack nous a assuré qu'il ne connaissait pas de meilleur moyen de faire disparaître les démangeaisons si opiniâtres de la crinière et de la queue, chez les chevaux, que les frictions mercurielles. Enfin, M. Bouillard (4) affirme que la pommade mercurielle, additionnée de 1 à 2 p. 100 de biiodure de mercure, est d'une grande efficacité contre le chancre si opiniâtre de l'oreille du chien ; on réitère l'application deux ou trois fois par jour.

c. **Antipédiculaire.** — C'est un moyen consacré depuis longtemps par l'expérience que d'employer les onctions de pommade mercurielle simple sur la peau, pour détruire la vermine qui peut pulluler sur le corps des divers animaux. Ce moyen réussit constamment, seulement il faut l'employer avec ménagement, car, dans les affections de ce genre, l'épiderme étant en partie détruit, le mercure est absorbé facilement, et des empoisonnements mortels peuvent en être la conséquence, comme on l'a observé souvent chez les ruminants.

d. **Abortif de l'inflammation.** — La pommade mercurielle jouit de propriétés antiphlogistiques des plus énergiques : appliquée sur des tumeurs douloureuses, elle abat rapidement l'inflammation et procure une prompte résolution ; la connaissance de cet effet intéressant a porté divers praticiens à le mettre à profit dans quelques affections locales externes et internes. On a surtout préconisé la pommade mercurielle contre les irritations de la peau, l'érysipèle, les phlegmons profonds, le panaris et le javart tendineux, les contusions graves, l'engorgement du cordon testiculaire et des glandes, etc. Parmi les inflammations internes qu'on essaye de faire avorter au moyen des frictions mercurielles, se trouvent l'ophthal-

(1) *Traité de la gale et des dartres*, p. 33 et suiv.
(2) *Phamacol. pratique*, p. 707.
(3) *Recueil de médec. vétér.*, 1850, p. 209.
(4) *Journ. de méd. vétér. de Lyon*, 1858, p. 261.

mie périodique (Cros (1), de Milan), la laryngite suraiguë, la phlébite commençante, la métro-péritonite de la vache, etc. Cette dernière affection a été attaquée à la fois par des frictions mercurielles,
au plat des cuisses surtout, et par l'usage interne du calomel uni
aux narcotiques ; le vétérinaire belge Van den Eide (2) a publié
quelques exemples de succès obtenus par ce traitement. M. Dubourdieu (3) a fait connaître également une guérison de péritonite
traumatique chez un chien, obtenue à l'aide des frictions mercurielles. Ces frictions ont été employées avec succès par M. H. Bouley (4), sur le chanfrein des chevaux pour faire cesser les écoulements chroniques de la pituitaire ; ceux qui sont dus à la morve
résistent presque toujours, et souvent même ils s'aggravent sous
l'influence de ce moyen. Enfin, on a préconisé aussi l'onguent mercuriel en frictions comme agent prophylactique et même curatif
de la rage communiquée : ce moyen, vanté surtout par Desault, a
joui jusqu'à la fin du siècle dernier d'une grande renommée, et
naguère un médecin, M. Denizeau, a essayé de le réhabiliter ;
mais Renault (5) a réduit à néant, devant l'Académie de médecine,
la plupart des faits sur lesquels ce médecin s'était appuyé pour soutenir son opinion.

b. Des Sulfures de mercure.

Ils sont au nombre de deux, distingués par la couleur en *noir*
et en *rouge*.

1° Sulfure noir ou protosulfure de mercure (*Ethiops minéral*).
— Il est en poudre noir grisâtre, inodore, insipide, insoluble dans
l'eau, volatile et décomposable par la chaleur, qui le change en
mercure et sulfure rouge. Il est peu attaquable par les agents chimiques à la température ordinaire.

2° Sulfure rouge ou bisulfure de mercure (*Cinabre, vermillon*).
— Son aspect varie selon son état d'agrégation ; en *masse*, il est
d'un rouge violacé, fibreux et cristallin, c'est le *cinabre ;* réduit en
poudre et broyé dans une eau alcaline, il est d'un beau rouge ver-
meil et prend le nom de *vermillon*. Sous l'un et l'autre état il est

(1) *Compte rendu de l'École de Lyon*, 1819, p. 33.
(2) *Journ. vétér. et agric. de Belgique*, 1843, p. 540.
(3) *Journ. des vétér. du Midi*, 1846, p. 349.
(4) *Recueil de médec. vétér.*, 1840, p. 542.
(5) *Recueil de médec. vétér.*, 1852, p. 1 et suiv.

inodore, insipide, insoluble, volatil, très-pesant et décomposable par la chaleur en présence de l'air. Il est peu altérable également par les agents chimiques à la température ordinaire.

Falsifications. — Les sulfures de mercure étant d'un prix assez élevé sont souvent falsifiés : on mélange au sulfure noir de la *plombagine*, du *charbon pilé*, de l'*oxyde noir de fer*, du *peroxyde de manganèse*, etc. ; au sulfure rouge, du *minium*, du *peroxyde de fer*, de la *brique pilée*, etc. Tous ces mélanges peuvent se reconnaître par un procédé unique, qui consiste à mettre un peu de la matière suspecte dans une cuiller de fer et à chauffer vivement; le sulfure mercuriel se volatilise, et les substances étrangères, qui sont fixes, restent comme résidu.

Médicamentation. — Les sulfures de mercure s'emploient peu à l'extérieur; cependant, incorporés à de l'axonge, ils constitueraient des pommades moins actives que celles de mercure, mais jouissant à peu près des mêmes propriétés. A l'intérieur, on les administre le plus souvent en bols ou en électuaires; néanmoins on les réduit parfois en vapeur que l'on dirige dans les voies respiratoires : ce procédé d'administration est rarement employé. Les doses de ces deux sulfures sont les mêmes, ainsi que leurs vertus médicinales; on en donne 16 à 32 grammes et plus aux grands herbivores, 4 à 8 grammes aux petits ruminants et aux porcs, et 1 à 2 grammes aux carnivores.

Effets et usages. — L'effet local de ces deux médicaments est nul. Dans le tube digestif, ils déterminent souvent la diarrhée quand on en exagère la dose; mais ils occasionnent rarement la salivation, ainsi que nous nous en sommes assuré par l'expérience. Leurs effets généraux sont les mêmes que ceux des autres mercuriaux, mais ils sont très-lents à se développer : ces deux sulfures sont en effet très-peu actifs et conviendraient parfaitement pour les animaux ruminants. Quant à leurs vertus thérapeutiques, elles sont peu connues ; cependant on s'accorde généralement à leur reconnaître des propriétés *vermifuges* assez énergiques. M. Faure (1) assure que le sulfure rouge, à la dose de 4 à 5 grammes, avec le double de son poids de soufre, et donné dans un peu de son aux animaux, qui le prennent facilement, fait rapidement périr les cri-

____

(1) *Journ. des vétér. du Midi*, 1844, p. 297.

nons qu'on observe parfois dans les yeux du bœuf. Il réussirait de
même chez les autres animaux, et nul doute que, réduit en vapeur,
il ne triomphât également de l'affection vermineuse des voies respiratoires qu'on observe aussi chez les ruminants. Viborg (1) recommande le sulfure noir à la dose de 8 grammes uni à 32 grammes de sel marin mêlé aux aliments, pour faire disparaître
l'affection pédiculaire du porc, qui est toujours si opiniâtre. Les
vertus *antifarcineuses* de ces médicaments, célébrées par Bourgelat (2) et reconnues ensuite par plusieurs anciens vétérinaires,
sont niées ou méconnues par les vétérinaires modernes, mais à
tort, car souvent les empiriques en tirent un excellent parti au
détriment des incrédules. Quant aux propriétés *antipsoriques, fondantes,* etc., qui leur sont communes avec les autres mercuriaux,
nous n'en dirons rien, bien qu'elles soient très-réelles, parce
qu'elles ne présentent rien de spécial, excepté leur faible énergie.

c. Du Protochlorure de mercure.

Synonymie : Mercure doux, Calomel, Calomélas, etc.

Pharmacographie. — Il est solide, cristallisé en prismes allongés un peu jaunâtres; en poudre il est très-blanc, surtout s'il est
humide, inodore, insipide, très-lourd et insoluble à la fois dans
l'eau, l'alcool et l'éther. Exposé à l'air et à la lumière, il noircit et
paraît se transformer partiellement en mercure et en sublimé corrosif. Chauffé vivement, il se volatilise sans fondre et éprouve une
légère décomposition. Le chlore, l'acide chlorhydrique et les chlorures alcalins, le transforment en partie en bichlorure de mercure,
surtout à l'aide de la chaleur; ce changement s'opère également à
froid en présence des matières organiques; les bases alcalines, les
sulfures, les iodures et les bromures alcalins lui font aussi éprouver
diverses décompositions, principalement par la voie humide. Il
faut tenir compte de ces réactions dans les associations pharmaceutiques auxquelles on soumet le protochlorure de mercure.

Impuretés et falsifications. — Le calomel, particulièrement celui qui a été préparé par précipitation, contient souvent du *bichlorure* et du *nitrate basique de mercure;* pour reconnaître la présence

(1) *Traité du porc,* p. 101.
(2) *Encyclop. méthodiq.,* art Farcin.

de ces poisons dangereux, il faut triturer une certaine quantité de
calomélas avec l'eau, l'alcool ou l'éther, et traiter ces liquides filtrés par les réactifs des bisels de mercure. Le protochlorure de mercure, surtout quand il est en poudre, est souvent falsifié ; on y mélange des sels de *baryte*, de *chaux* et de *plomb*, à cause de leur
blancheur et de leur poids ; on y ajoute aussi parfois de la *gomme* et
de l'*amidon*. Les matières minérales sont dévoilées au moyen de la
chaleur, qui volatilise le sel de mercure et les laisse comme résidu ;
les substances organiques sont aussi accusées par le feu, qui les
noircit, et par l'eau bouillante, qui les sépare du calomel.

Pharmacotechnie. — En raison de son insolubilité complète
dans la plupart des véhicules, le calomel fait rarement partie de
préparations liquides ; quand on désire augmenter son activité, on
y associe des chlorures alcalins, et surtout le sel ammoniac ; les
Anglais y ajoutent souvent de l'aloès et les Allemands du nitrate
de potasse. Les deux préparations suivantes sont principalement
employées à l'extérieur.

1° *Pommade de précipité blanc.*

  Prenez : Calomel en poudre.................... 32 grammes.
     Axonge .... 250 —

Incorporez à froid. Contre les engorgements indolents, les maladies cutanées, etc.

2° *Eau hygiénique noire.*

  Prenez : Calomélas..................... 1 partie.
     Eau de chaux.................. 5 —

Versez l'eau de chaux sur le sel et agitez vivement. Ce mélange est formé
d'oxyde noir de mercure et de chlorure de calcium. En injections détersives.

Médicamentation. — Le calomel s'administre principalement
en bols ou en pilules, plus rarement en électuaire ; les excipients
les plus ordinaires sont les poudres végétales amères avec le miel,
le savon mou ou dur, etc. Les doses varient selon qu'on administre
ce composé mercuriel à titre de *purgatif* ou d'*altérant ;* c'est sous
ce dernier rapport seulement que nous l'envisageons ici ; or,
M. Hertwig (1) prescrit ce sel aux doses suivantes pour les divers
animaux domestiques, deux fois par jour.

(1) *Pharmacologie pratique*, p. 516.

1° Solipèdes................... 4, 6 à 8 grammes.
2° Grands ruminants............ 2, 4, 6   —
3° Porcs.......................   1 à 2   —
4° Petits ruminants............   20 à 60 centigr.
5° Carnivores.................. 0,25 à 1,20 gramme.

Pharmacodynamie. — Appliqué en poudre sur les tissus sains ou dénudés, le calomel ne produit aucun effet sensible s'il est bien pur ; incorporé à l'axonge, il agit à peu près comme la pommade mercurielle, mais plus lentement et avec moins d'énergie. Dans le tube digestif, ses effets varient selon la dose ingérée, les intervalles de temps qui séparent chaque administration, etc. ; généralement ce sel mercuriel agit chez tous les animaux comme un purgatif très-énergique ; aussi devons-nous y revenir à propos des évacuants du tube digestif. Pour le moment nous constaterons simplement cette propriété, et nous ferons remarquer, de plus, qu'elle nuit souvent à l'action altérante du calomel ; aussi est-on forcé très-souvent d'y associer de l'opium pour empêcher cet effet évacuant intempestif.

Sous quelle forme le calomel pénètre-t-il dans le torrent circulatoire ? Les uns admettent qu'il est absorbé sans transformation ; les autres, en considérant son insolubilité presque absolue, sont portés à croire qu'il éprouve d'abord une modification dans sa nature, et que ce n'est qu'ensuite qu'il est absorbé. M. Mialhe a précisé cette transformation en disant que, sous l'influence des matières organiques et des chlorures alcalins contenus dans le tube digestif, il se changeait en petite proportion en bichlorure de mercure ; aussi ce pharmacologiste propose-t-il, pour rendre cette réaction moins éventuelle, d'ajouter des chlorures alcalins en petite quantité au calomel qu'on administre.

Quoi qu'il en soit, l'expérience démontre que le mercure doux, donné à petites doses et fréquemment, amène rapidement la saturation mercurielle et la salivation ; ce fait important, que quelques médecins ont donné comme nouveau dans ces dernières années, a été observé depuis longtemps sur les animaux, ainsi que l'atteste le passage suivant de l'ouvrage de Vitet (1) : « Il excite promptement la salivation (le calomel) lorsqu'il est administré à petite dose et souvent. » M. William Perciwall (2) affirme également cet effet ; seulement il a observé qu'il n'est pas constant, et que certains chevaux sont très-sensibles à l'action du calomel, tandis que d'autres semblent en ressentir à peine les effets.

(1) *Médec. vétér.*, t. III, p. 302.
(2) *Effets des médicaments sur les chevaux*, en anglais.

Le calomel est reconnu également comme un des agents anti-phlogistiques et antiplastiques les plus énergiques; aussi, quand l'usage en est un peu prolongé, il débilite profondément l'économie, arrête la nutrition, produit un amaigrissement rapide, beaucoup de faiblesse, rend le pouls lent et mou, etc.

Pharmacothérapie. — Le calomélas n'est guère employé en France qu'à titre de purgatif et de vermifuge; mais il n'en est pas de même en Allemagne et surtout en Angleterre, où les vétérinaires comme les médecins en font un fréquent usage, soit comme fondant, soit comme agent antiplastique. C'est ce qui a fait dire à un médecin anglais, le docteur Spillan, qu'il n'est rien en matière médicale dont on n'use et dont on n'abuse plus que du calomel.

Le mercure doux est assez rarement employé à l'extérieur; cependant il entre dans la composition de certains collyres secs, de quelques topiques résolutifs ou antipsoriques, et s'applique en nature sur les ulcérations dartreuses, galeuses, eczémateuses, sur les ulcères à bords indurés, etc. M. Gerlach a employé avec succès la pommade de précipité blanc contre l'herpès tonsurant du bœuf. Dans le tube digestif, il reçoit quelques applications utiles. D'abord il constitue un bon vermifuge, surtout chez les carnivores : Lafosse père (1) le recommandait contre les coliques hépatiques dues à la présence de vers et de calculs dans les voies biliaires; il le donnait à la dose de 4 grammes, uni à autant d'aloès, et en continuait l'usage pendant quinze jours. Le vétérinaire badois Eckert (2) prétend que, quand les coliques inflammatoires du cheval ont résisté à l'emploi des saignées et des breuvages mucilagineux, et que la gangrène est à craindre, il ne reste qu'un seul moyen de sauver les malades : c'est d'administrer le calomel à hautes doses et à intervalles très-rapprochés. Il donne ce sel en breuvage à la dose de 4 grammes dans un jaune d'œuf, de demi-heure en demi-heure, pendant deux heures consécutives, et jusqu'à ce que le calme soit rétabli; dès lors on le remplace par des boissons mucilagineuses. Après l'usage du calomélas, on observe un pouls plus uniforme et plus lent, une respiration plus libre, des sueurs moins fortes, une émission urinaire copieuse, un calme général. Ce praticien a employé parfois jusqu'à 40 grammes de mercure doux en dix ou douze heures avec succès. Ce composé mercuriel, mélangé

<hr>

(1) *Dict. d'hipp.*, t. II, p. 370.
(2) *Journ. vétér. et agric. de Belgique*, 1843, note des pages 83 et 84.

à la poudre de quinquina, a été préconnisé par M. Alibran (1)
contre le croup du cheval, en insufflations dans l'arrière-bouche; on
est parfois forcé de prâtiquer la trachéotomie pour faire parvenir
le remède sur le point malade. Il conviendrait sans doute aussi
pour la même maladie des autres animaux et contre des affections
analogues. M. Chambert nous a dit en avoir fait usage, d'après le
conseil d'un médecin, contre les verrues parfois si opiniâtres de la
gueule des chiens, et toujours avec un plein succès ; il le considère
comme un véritable spécifique de cette affection, et l'administre en
pilules à la dose de 15 à 50 centigrammes, selon les cas. Enfin,
M. Perciwal dit s'être bien trouvé de ce médicament contre la
gastro-conjonctivite épizootique des chevaux.

Une affection contre laquelle on a déjà employé avec succès le
calomel, à plusieurs reprises, c'est la métro-péritonite des vaches
fraîches vêlées ; on le donne à la dose de 2 à 8 grammes, associé à
l'extrait d'opium ou de belladone, et l'on en soutient parfois l'action antiplastique au moyen de frictions mercurielles sur les parois
abdominales. MM. Van den Eide (2) et Clément (3), vétérinaires
belges, ont publié des succès obtenus par ce genre de traitement;
M. Vigney (4) s'est également bien trouvé de l'emploi du calomel
dans cette grave affection ; mais il paraît en avoir usé plutôt à titre
de purgatif que comme moyen antiphlogistique, puisqu'il l'a administré à la dose de 16 à 64 grammes dans un breuvage émollient.

Comme altérant, le calomel était déjà employé autrefois par les
maréchaux et les hippiatres contre le farcin du cheval. Lafosse
père (5) recommande de l'administrer tous les deux jours à la dose
de 2 grammes et durant la moitié d'un mois; il veut, en outre,
qu'on donne aux chevaux comme boisson ordinaire, de l'eau ferrugineuse naturelle ou artificielle. De la Bère-Blaine (6) est plus
hardi que Lafosse, et prescrit le calomel contre le farcin à la dose
de 4 grammes matin et soir, ou, à son défaut, 16 grammes de pilules bleues ou pilules de pommade mercurielle.

Pour les autres indications du mercure doux, nous céderons en
quelque sorte la parole à M. Hertwig (7), qui est grand partisan de

(1) *Recueil de méd. vétér.*, 1829, 436.
(2) *Journ. vétér. et agric. de Belgique*, 1843, p. 114 et suiv.
(3) *Ibid.*, 1844, p. 5.
(4) *Mém. de la Soc. vétér. du Calvados et de la Manche*, 1837, p. 217.
(5) *Dictionn. d'hipp.*, art. FARCIN.
(6) *Notions fondamentales de l'art vétér.*, t. III, p. 471 et 472.
(7) *Loc. cit.*, p. 713, 714, 715 et 716, § 627.

ce médicament et qui paraît en avoir fait souvent usage. Il convient, dit-il, toutes les fois que l'inflammation est très-violente et offre une exubérance remarquable dans les phénomènes végétatifs, dans la formation des produits morbides ; lorsque les phlegmasies, avec une intensité moyenne, ont de la tendance à engendrer des matières plastiques, à donner naissance à des indurations, etc. Ce médicament se montre très-efficace, d'après ce savant praticien, contre les inflammations des organes parenchymateux, glanduleux, séreux, fibreux, etc., quand on a déjà employé les évacuations sanguines, les diurétiques salins, etc. Son efficacité a été constatée, dit-il, dans de nombreux cas de vertige, d'ophthalmie, d'angine, de pleurite et de pneumonie, d'hépatite et de péritonite, de péricardite et de phlébite, de mammite et d'orchite, etc. ; il a toujours échoué contre la péripneumonie du gros bétail. Il se montre efficace également contre les engorgements chroniques du foie avec teinte ictérique des muqueuses ; contre les hydropisies avec fausses membranes ; les affections rhumatismales et catarrhales ; les maladies du système lymphatique et de la peau ; certaines névroses, telles que le tétanos et la paralysie, etc.

Un vétérinaire instruit de Paris, M. Weber (1), a fait du calomel, à titre d'altérant, une application très-intéressante. Il traite avec succès par ce médicament l'ictère du chien, maladie toujours grave chez ce carnivore et souvent mortelle. Il le donne sous la forme pilulaire et à la dose de 5 à 10 centigrammes répétée 3 à 4 fois par jour et pendant 4 à 5 jours. Dès que la purgation survient, il faut suspendre l'usage du médicament pour le reprendre ensuite à la dose primitive ; s'il ne survient pas de dérangement intestinal, on se contente de réduire la dose jusqu'à guérison complète. Il survient parfois de la salivation, mais la stomatite est rarement grave.

d. Autres composés mercuriels insolubles.

1° Protoxyde ou oxyde noir de mercure. — A peu près inusité, quoique doué d'une grande activité. Il forme la partie active des pommades mercurielles.

2° Protoiodure et biiodure de mercure. — Voyez *Altérants iodurés*.

3° Protobromure de mercure. — Analogue au calomel, mais peu employé.

(1) *Recueil de méd. vétér.*, 1869, p. 881, et *Journ. vetér. de Lyon*, 1870 p. 100.

4° **Sous-protonitrate insoluble** (*Turbith nitreux*). — Inusité.

5° **Sous-deutosulfate insoluble** (*Turbith minéral*). — Inusité ; etc.

§ 2. — Mercuriaux solubles.

a. Du Bichlorure de mercure.

Pharmacographie. — Voyez *Caustiques coagulants*. T. I, p. 513.

Substances incompatibles. — Le sublimé corrosif, surtout à l'état de solution, est susceptible d'être décomposé par une foule de substances minérales ou organiques, simples ou composées. Parmi les matières minérales capables de modifier le bichlorure de mercure, on doit noter surtout les alcalis et leurs carbonates, les sulfures, les iodures, les bromures, etc. ; presque tous les métaux, y compris le mercure, lui enlèvent une partie du chlore qu'il contient et le ramènent à l'état de protochlorure mercuriel. La plupart des matières organiques, par affinité soit pour le chlore, soit pour le mercure lui-même, altèrent plus ou moins complétement le sublimé corrosif ; de ce nombre sont les matières neutres non azotées ou azotées, les matières tannantes, extractives, etc. Jusque dans ces dernières années, on avait exagéré l'importance de ces décompositions, et on les considérait généralement comme annulant plus ou moins complétement les propriétés du sublimé corrosif ; mais des recherches récentes démontrent, d'une part, que ces décompositions ne sont jamais complètes, du moins avec les matières organiques, et que, d'autre part, le nouveau composé formé, dans lequel entre constamment du mercure, conserve toujours une certaine activité grâce à la faculté dissolvante des humeurs animales ; enfin, quelques médecins considèrent même ces décompositions partielles du bichlorure comme une condition nécessaire à sa tolérance dans l'appareil digestif.

Pharmacotechnie. — Les préparations pharmaceutiques du sublimé, destinées à l'usage interne, sont peu nombreuses en médecine vétérinaire, où l'on administre presque toujours ce sel en solution aqueuse ou en bols. Les deux suivantes méritent cependant d'être connues.

1° *Liqueur de Van Swieten.*

<pre>
Prenez : Sublimé corrosif..............   1 gramme.
         Alcool....................... 100   —
         Eau distillée................ 900
</pre>

Dissolvez le sel dans l'esprit-de-vin, mélangez ensuite la solution alcoolique à l'eau pure et agitez.

2° *Liqueur de Mialhe.*

<pre>
Prenez : Sublimé corrosif............... 1 gramme.
         Sel marin..................... 2   —
         Sel ammoniac.................. 2   —
         Eau distillée................. 1 litre.
</pre>
Dissolvez.

Médicamentation. — Le deutochlorure de mercure s'administre aux animaux en bols ou en breuvages; la forme d'électuaire doit être proscrite à cause de l'irritation de la bouche et de la salivation abondante qui en seraient la conséquence. Il faut toujours, autant que cela est possible, donner la préférence à la forme liquide, et tâcher de faire prendre la solution mercurielle dans les boissons ordinaires des malades. Les doses les plus convenables pour les divers animaux, d'après M. Hertwig (1), sont les suivantes :

<pre>
1° Grands herbivores................. 0,30 à 1 gramme.
2° Porcs............................. 5 à 15 centigrammes.
3° Moutons........................... 2 à 5   —
4° Chiens .... 1 à 5   —
</pre>

Ces doses doivent être répétées deux fois par jour, et toujours quelques heures avant les repas. Elles seront continuées selon le besoin, mais leur usage devra être suspendu aussitôt que l'appétit diminuera et que la diarrhée et des coliques apparaîtront ; on pourra le reprendre après quelques jours de repos, et ainsi de suite.

Pharmacodynamie. — Nous ne reviendrons pas sur l'histoire des effets locaux externes du sublimé corrosif, parce qu'ils ont été suffisamment exposés en parlant de ce composé mercuriel à titre de caustique (voy. t. I, p. 513 et suivantes). Nous devons examiner avec soin les effets dynamiques de ce sel mercuriel important.

Introduit en petite quantité dans le tube digestif, le sublimé corrosif est facilement supporté par la plupart des animaux; il ne dérange pas la digestion et paraît même, dans le commencement de la médication, augmenter l'appétit. Il est rare qu'il détermine le ptyalisme chez les solipèdes, comme le font observer Delafond et Hertwig, à moins qu'il n'ait irrité directement la muqueuse de la

______
(1) *Pharmacologie pratique*, p. 722.

bouche; chez les ruminants et chez les carnivores, la salivation
survient, au contraire, très-facilement sous l'influence du bichlorure de mercure; de plus, il provoque souvent, chez les carnivores
et les omnivores, des vomissements réitérés. Quoi qu'il en soit,
quand on continue l'usage de ce médicament pendant quelque
temps, ou lorsqu'on en élève la dose, il ne tarde pas à irriter le tube
digestif, ainsi que l'indiquent bientôt la perte de l'appétit, des coliques plus ou moins vives, une diarrhée infecte, etc.

Sous quelle forme le sublimé corrosif est-il absorbé et passe-t-il
dans le sang? D'après M. Mialhe, ce composé mercuriel se combi-
nerait avec l'albumine qu'il rencontre dans le tube digestif, et le
composé albumino-mercuriel se dissoudrait dans les chlorures alcalins, et arriverait sous cet état dans le sang, où il ne ferait, en
quelque sorte, que s'étendre pour parcourir tout le système circulatoire. Il serait difficile de se prononcer sur la valeur de cette théorie, qui compte cependant en sa faveur une assez grande probabilité.

Quelle que soit la forme sous laquelle les molécules du bichlorure de mercure arrivent dans le sang, toujours est-il qu'elles passent à travers l'organisme, dans les premiers jours, sans susciter la
moindre modification fonctionnelle, et que ce n'est qu'à la longue
qu'on aperçoit leur influence sur les organes et les fonctions dont
ils sont chargés. On remarque d'abord l'injection des muqueuses apparentes, la diminution de l'appétit, la gêne et l'accélération légère
de la respiration, parfois de la toux chez les ruminants, un pouls
vif et concentré, un état général de faiblesse, une maigreur rapide,
et surtout une diurèse très-copieuse, etc. Enfin, si, malgré la manifestation de cette fièvre spéciale, on persiste dans l'emploi du sublimé corrosif, il survient une saturation mercurielle qui peut entraîner de graves conséquences. (Voyez *Mercuriaux* en général.)

Effets toxiques du sublimé corrosif. — Lorsqu'on a administré
des doses trop élevées de sublimé corrosif, ou quand des applications
extérieures ont donné lieu à une absorption imprévue, il survient un
véritable empoisonnement dont il importe de faire connaître les
principaux caractères. Du côté du tube digestif, on observe toujours
la perte de l'appétit, une soif ardente, une salivation plus ou moins
abondante, des coliques vives, une diarrhée infecte, puis sanguinolente, etc. Les organes chargés de la circulation et de la respiration
présentent des caractères remarquables : les mouvements du cœur
sont tumultueux, et cependant le pouls est petit, concentré, ner-

veux ; la respiration est laborieuse et souvent accompagnée de toux chez les ruminants. Ces caractères rappellent un peu ceux d'une fièvre putride, comme le fait judicieusement observer M. Hertwig, et cela d'autant plus exactement que les animaux sont faibles, abattus, insensibles, tremblotants sur leurs membres, qu'ils meurent dans un grand état d'affaissement et toujours sans convulsions. Les autres signes se rapportent à l'infection mercurielle.

Lésions. — Quand on ouvre le tube digestif, on découvre diverses altérations : ce sont des ulcérations, des exsudations sanguines, une inflammation plus ou moins vive dans divers points du canal intestinal, etc. Les voies urinaires, par lesquelles s'échappent les molécules du sublimé corrosif, sont toujours plus ou moins fortement irritées. Le sang est noir et fluide, le cœur ecchymosé à l'intérieur, les poumons plus ou moins engoués de sang, etc. Enfin, comme l'a observé Dupuy (1), les organes ont considérablement diminué de volume et de tonicité ; ils sont devenus flasques et très-fragiles.

Antidotes. — Aussitôt qu'on s'aperçoit des effets exagérés du sublimé corrosif, il faut en cesser immédiatement l'usage, et si le point de départ de l'empoisonnement réside dans une absorption superficielle, il faut se hâter d'enlever non-seulement le sel restant, mais encore les eschares qu'il a formées avec les tissus, et qui deviendraient des sources permanentes de molécules toxiques. Si l'on a affaire à des animaux qui peuvent vomir, on administrera un vomitif ; chez tous on donnera des boissons albumineuses, farineuses, laiteuses, et surtout sulfureuses, si cela est possible. Il convient aussi de soutenir l'énergie du corps au moyen de breuvages amers, aromatiques, etc.

Différences. — Doses toxiques.

1° **Solipèdes.** — La dose toxique du bichlorure de mercure, pour les solipèdes, varie suivant plusieurs circonstances. Toutes choses égales d'ailleurs, ce sel est beaucoup plus actif en dissolution qu'à l'état solide, avant que les animaux aient mangé qu'après le repas, etc. D'après Rytz, cité par M. Hertwig, 8 grammes de sublimé corrosif dissous dans un litre et demi d'eau pure suffisent pour tuer le cheval ; par contre, Delafond (2)

(1) *Compte rendu de l'École d'Alfort,* 1819, p. 29.
(2) *Thérapeut. génér.,* t. II, p. 417.

a pu donner impunément à des chevaux qui venaient de manger du foin, 15 grammes de bichlorure de mercure en bols préparés avec de la poudre de guimauve ; il est probable qu'à jeun cette dose eût déterminé un empoisonnement mortel. Enfin, selon Viborg, au dire de M. Hertwig, on pourrait injecter le sublimé corrosif dans la jugulaire des chevaux sans causer la mort, depuis 25 centigrammes jusqu'à 4 grammes, en procédant graduellement, seulement l'ouverture reste fistuleuse ; ce résultat mérite d'être vérifié de nouveau, parce qu'il est peu admissible.

2° **Grands ruminants.** — D'après M. Hertwig, 4 grammes de ce sel mercuriel en dissolution dans l'eau produisent quelques désordres momentanés dans le tube digestif des bêtes bovines, mais ne compromettent pas l'existence ; 8 grammes donnés sous la même forme ont déterminé la mort chez une vache le quatorzième jour. Sous forme solide, il a pu être administré impunément à cette dernière dose à une vache ; mais 12 grammes donnés en électuaire le lendemain mirent le même sujet dans un tel état de faiblesse, qu'on fut obligé de le sacrifier au bout de huit jours (Gohier) (1).

3° **Petits ruminants.** — A la dose de 4 grammes, sous quelque forme que ce soit, le sublimé corrosif empoisonne mortellement les moutons, d'après M. Hertwig.

4° **Omnivores.** — La dose toxique est inconnue pour le porc.

5° **Carnivores.** — Les chiens sont empoisonnés par l'ingestion de 20 à 30 centigrammes, et même moins, de sublimé corrosif. Dans le tissu cellulaire sous-cutané, 15 centigrammes sont suffisants pour déterminer la mort de ces petits quadrupèdes. Enfin, en injection dans la veine jugulaire, 4 centigrammes sont susceptibles de déterminer un empoisonnement mortel.

Pharmacothérapie. — Le sublimé corrosif est loin de présenter pour l'usage interne l'importance que nous lui avons reconnue pour les applications extérieures ; cela ne tient pas évidemment à son manque de vertus curatives, mais bien à ce qu'on ne les a pas étudiées avec assez de soin encore en médecine vétérinaire ; ses propriétés fondantes sont très-énergiques et surpassent celles des autres mercuriaux. En revanche les composé mercuriels insolubles, et notamment le calomel, lui sont bien supérieurs comme agents antiphlogistiques et antiplastiques. Voilà à peu près tout ce que l'on sait d'un peu positif sur ses propriétés thérapeutiques.

(1) *Registre de l'École de Lyon*, 1808.

Une des maladies contre lesquelles le bichlorure de mercure a été le plus anciennement employé et le plus fortement préconisé, c'est le *farcin*. Les hippiatres s'en servaient déjà, et vers la fin du siècle dernier, un maréchal de Paris, Hurel, employait avec succès, ainsi que le constate Huzard père (1), un breuvage antifarcineux qui avait pour base le sublimé corrosif. D'un autre côté, d'après le même auteur, Clater, Jalouset et lui-même, auraient fait usage avec succès du deutochlorure de mercure contre les affections farcineuses. De la Bère-Blaine (2) vante beaucoup aussi ce médicament dans la même maladie ; il le prescrit à la dose de 1 gramme matin et soir, dans un breuvage gras ou une décoction de gruau, et pousse au besoin la dose jusqu'à 2 grammes répétée deux fois par jour. Enfin, un vétérinaire suisse, Jolivet, écrivit dans le temps à Gohier (3) pour lui faire part de la guérison inattendue d'une jeune jument farcineuse à laquelle on avait administré, en deux doses, trois onces de sublimé corrosif dans le but de la faire périr. Le sel fut donné mélangé à de la farine d'orge ; la première dose fut d'une once et la seconde du double. Malgré ces autorités et ces exemples, le bichlorure de mercure est rarement employé aujourd'hui contre le farcin.

Le sublimé corrosif ayant montré quelque efficacité contre cette maladie, on devait naturellement l'essayer aussi contre la morve, à cause des grandes analogies qu'on a cru trouver, avec raison, entre ces deux affections. Cependant les tentatives paraissent avoir été peu nombreuses, car nous ne trouvons guère dans les annales de la science, que Ligneau (4) et Rainard (5), qui aient employé ce composé mercuriel contre la morve chronique. Le premier le donnait uni au soufre, ce qui était susceptible d'en diminuer de beaucoup l'activité, et y ajoutait aussi des fumigations de camphre. Le second en faisait usage à l'état de liqueur de Van Swieten. Il y a eu de part et d'autre des succès et des insuccès. Aujourd'hui, ce moyen est abandonné, parce que l'expérience a démontré que tous les mercuriaux sont plus nuisibles qu'utiles dans le traitement de la morve, maladie reconnue incurable de nos jours.

Le sublimé corrosif paraît être plus favorable à la curation des maladies cutanées anciennes accompagnées d'altération du tissu

(1) *Inst. vétér.*, t. I, p. 435 et 436.
(2) *Not. fondam. de l'art vétér.*, t. III, p. 225.
(3) *Registre de l'École de Lyon*, 1808.
(4) *Compte rendu de la Soc. d'agric.*, 1812, p. 47.
(5) *Comptes rendus de l'École de Lyon*, 1820, 1821 et 1822.

de la peau. D'après Reuss (1), ce composé mercuriel donné au mouton, en dissolution dans l'eau un peu salée, à la dose de 3 à 4 centigrammes par jour, pendant un mois, suffit pour le guérir de la gale sans applications extérieures, ce qui est au moins douteux.

Enfin, une application du sublimé corrosif qui paraîtra sans doute singulière aux vétérinaires français, c'est son emploi interne en Allemagne pour guérir le vertige du cheval. Les observations de Kersting, et les miennes propres, dit M. Hertwig (2), démontrent que ce médicament a rendu souvent de bons services dans le traitement de cette maladie, surtout quand elle a perdu de son acuité et qu'elle dépend d'une affection du foie.

b. Du Deutoxyde de mercure.

Synonymie : Oxyde rouge, Précipité rouge, Précipité per se.

Pharmacographie. — Cet oxyde est solide, en paillettes micacées, de teinte rouge quand elles sont entières, et d'une couleur jaune lorsqu'elles sont réduites en poudre, d'une odeur nulle, d'une saveur âcre et métallique, d'une densité de 11 environ, se décomposant à 400 degrés centigrades en oxygène et en mercure, et se dissolvant légèrement dans l'eau.

Pharmacotechnie. — L'oxyde rouge de mercure entre dans la composition d'un assez grand nombre de préparations destinées à l'usage externe ; il forme la base de l'eau phagédénique et de la pommade citrine, dont il a été question ; il sert souvent à faire des collyres irritants ; enfin, il entre dans les préparations antiophthalmiques ou antipsoriques qui suivent.

1° *Pommade de Lyon.*

Prenez : Oxyde rouge de mercure......   2 grammes.
    Onguent rosat................   32   —

Incorporez.

2° *Pommade du Régent.*

Prenez : Précipité rouge et acétate neutre de
    plomb, de chaque...............   4 grammes.
    Camphre........................   30 centigr.
    Beurre frais ou axonge...........   72 grammes.

Pulvérisez les matières solides et incorporez au corps gras.

(1) *Inst. vétér.*, t. V, p. 117 et 118.
(2) *Pharmacologie pratique*, p. 722.

3° *Pommade de Desault.*

<pre>
Prenez : Oxyde de mercure, oxyde de zinc,
         sucre de Saturne, alun calciné :
         de chaque......................   4 grammes.
         Bichlorure de mercure............   60 centigr.
         Axonge..........................   32 grammes.
</pre>

Pulvérisez les sels et incorporez à froid à la graisse.

4° *Onguent brun.*

<pre>
Prenez : Précipité rouge.................   4 grammes.)
         Onguent basilicum...............   64   —
</pre>
Incorporez.

Pharmacodynamie. — Appliqué sur la peau, l'oxyde rouge de mercure l'irrite légèrement ; sur les tissus dénudés et sur les muqueuses, il est plus actif et devient irritant en même temps que fondant. Dans le tube digestif, il ne peut être supporté qu'à très-faible dose. M. Perciwall ayant administré à des chevaux le bioxyde de mercure depuis 1 gramme jusqu'à 4 grammes, observa les phénomènes suivants : Un des chevaux perdit l'appétit le troisième jour, eut une violente diarrhée et mourut le huitième jour du traitement ; un autre donna des signes de malaise du côté de l'intestin le quatrième jour, et présenta, en outre, des ulcères dans la bouche et une salivation abondante ; enfin, le troisième sujet, moins susceptible que les deux autres, ne devint malade qu'au bout de quinze jours ; les deux derniers chevaux furent abattus comme morveux. Les effets généraux de l'oxyde rouge de mercure sont sans doute les mêmes que ceux des autres composés mercuriels, mais ils sont peu connus.

Pharmacothérapie. — Le précipité rouge est inusité à l'intérieur à cause de sa grande activité ; à l'extérieur, il est employé principalement comme cathérétique et fondant sur les ulcérations, les crevasses, les plaies qui manquent de ton ou qui sont indurées ; à titre d'agent antipsorique, on l'applique sur les dartres ulcérées, les eaux aux jambes, etc. M. Oger (2), vétérinaire militaire, a constaté les bons effets de la pommade au bioxyde de mercure, contre l'herpès lichénoïde et les plaies de mauvaise nature chez le cheval. Enfin, comme moyen antiophthalmique, on fait usage des prépa-

----

(1) *Effets des médicaments sur les chevaux,* en anglais.
(2) *Recueil de Mém. et obs. de méd. vétér. milit.,* t. XII, p. 344.

rations précédentes dans les maladies des paupières, de la conjonctive, des voies lacrymales, etc. M. Adenot (1) a employé avec succès la pommade de Lyon contre l'albugo du cheval, et M. Guilmot (2), contre la kératite ponctuée des solipèdes.

c. Autres composés mercuriels solubles.

1° **Cyanure de mercure.** — Très-actif, mais inusité.

2° **Bibromure de mercure.** — Inusité en médecine vétérinaire.

3° **Proto-et deutonitrates de mercure.** — Employés comme *caustiques.*

4° **Proto-et deutosulfates de mercure.** — Inusités pour les animaux.

CHAPITRE III

DES ALTÉRANTS ARSENICAUX.

On comprend, sous cette dénomination générale, non-seulement l'arsenic à l'état de pureté, mais encore les acides arsénieux et arsenique, les sulfures, les iodures, les chlorures d'arsenic, etc., et quelques sels arsenicaux, tels que les arsénites et arséniates alcalins, les arsénites de fer et de cuivre, etc. Tous ces composés sont ou peuvent être employés en médecine, et présentent sensiblement les mêmes propriétés physiologiques et thérapeutiques quand leurs molécules sont absorbées et mélangées au sang ; il serait donc possible de les embrasser d'un seul coup d'œil et de faire leur histoire générale ; cependant, comme on n'emploie guère en médecine vétérinaire que l'acide arsénieux, il nous paraît plus convenable d'étudier ce médicament avec soin, et de résumer ensuite très-brièvement ce qui est relatif aux autres composés arsenicaux, qui sont d'une importance très-secondaire.

(1) *Journ. de médec. vétér. de Lyon*, 1863, p. 557.
(2) *Ann. vétér. belges*, 1864, p. 113.

a. De l'Acide Arsénieux.

Synonymie : Arsenic blanc, Oxyde blanc d'Arsenic. etc.

Pharmacographie. — Voyez l'article *Caustiques fluidifiants*, t. I, p. 527.

Pharmacotechnie. — Les préparations d'acide arsénieux desti-nées à l'usage interne sont très-simples et peu nombreuses ; le plus souvent on emploie cet acide en simple dissolution aqueuse ou sous forme pilulaire. Cependant il est une préparation arsenicale dont on fait souvent usage à l'intérieur, et qui est, en quelque sorte, consa-crée par l'usage. C'est la suivante :

Liqueur de Fowler.

```
Prenez : Acide arsénieux.................    5 grammes.
         Carbonate de potasse............    5    —
         Eau pure.......................  500    —
```
Faites bouillir jusqu'à dissolution complète, et ajoutez l'eau évaporée.

Médicamentation. — Quand l'acide arsénieux est destiné à pro-duire des effets généraux, on l'administre à l'intérieur le plus sou-vent, soit sous forme de breuvages, soit sous celle de bols, et plus fréquemment encore en le mêlant au son ou à l'avoine. On peut aussi faire absorber cet acide par les voies respiratoires en le rédui-sant en vapeurs ; mais ce procédé est dangereux pour les personnes chargées de l'administration du remède et pour les malades eux-mêmes ; enfin, si les propriétés irritantes de l'acide arsénieux n'é-taient pas si énergiques, il y aurait avantage à le faire absorber par le tissu cellulaire sous-cutané ; mais ce procédé est peu appli-cable.

Posologie. — La question de *quantité* est, pour l'histoire de l'ar-senic blanc, d'une si grande importance qu'elle ne saurait être exa-minée avec trop de soin. C'est de la solution parfaite de cette ques-tion que dépend, en effet, la sécurité du vétérinaire qui fait usage de ce médicament si difficile à manier. Donné en quantité conve-nable, c'est un médicament héroïque ; administré à doses trop éle-vées, c'est un poison redoutable. Voyons donc les diverses cir-constances que le praticien doit prendre en considération dans l'administration de l'acide arsénieux.

D'abord on doit placer en première ligne la *forme* du médicament. Tout le monde s'accorde à admettre, à cet égard, que l'acide arsénieux est incomparablement plus actif en dissolution qu'en poudre. On ne connaissait pas jusqu'à présent le rapport d'activité de ce médicament sous ces deux états ; mais M. Rognetta (1), en expérimentant sur des chevaux, est parvenu à fixer ce rapport d'une manière assez exacte. Si, dit-il, l'activité de l'acide arsénieux dissous est représentée par 20, celle du même acide en poudre doit l'être seulement par 1 ; car, fait-il observer, s'il faut environ 45 grammes de poudre d'acide arsénieux donnée en bol pour faire périr les chevaux, 2 grammes en dissolution sont le plus souvent suffisants pour produire le même résultat. Ces résultats ne sont pas constants, car nos propres expériences nous ont démontré que l'acide arsénieux à l'état de liqueur de Fowler, n'empoisonne les chevaux, à la dose de 2 grammes, qu'en renouvelant plusieurs fois l'administration du remède ; mais que, quand on donne d'emblée 3 à 4 grammes de cet acide en solution parfaite, la mort en est toujours la conséquence dans l'espace de 24 à 48 heures. Des expériences précises manquent pour les autres animaux, mais il est probable que le rapport reste à peu près le même chez tous, car il s'agit ici d'une simple question d'absorption.

Une autre circonstance importante à prendre en considération, c'est l'état de vacuité ou de plénitude du tube digestif : l'expérience a démontré que, quand les animaux ont mangé, ils peuvent supporter l'acide arsénieux à beaucoup plus haute dose qu'avant les repas ; le degré relatif d'activité du médicament dans les deux cas n'a pas été bien établi, parce qu'il existe plusieurs circonstances qui peuvent le faire varier, notamment la nature des aliments ingérés.

Enfin le praticien ne doit jamais débuter, dans l'emploi de l'acide arsénieux, que par des doses d'essai, et n'arriver aux doses normales que quand il connaît le degré de susceptibilité de ses malades.

La dose d'acide arsénieux, chez les divers animaux, doit donc être très-différente, selon l'état du médicament.

1° *Solide.*

1° Grands herbivores......................	2 à 4 grammes.
2° Petits ruminants......................	1 à 2 —
3° Porcs..........................	0,25 à 0,50 —
4° Carnivores......................	1 à 5 centigr.

(1) *Recueil du médecin praticien*, t. XIV ; *Matière médic. et thérap.*, p. 612.

2° *Liquide.*

> 1° Grands herbivores .... 50 centigr. à 1 gramme.
> 2° Petits ruminants .... 10 à 20 centigr.
> 3° Porcs......... .... 5 à 10 —
> 4° Chiens .... 1/2 à 1 —

3° *Liqueur de Fowler.*

> 1° Grands herbivores.............·.......·.... 25 à 50 grammes.
> 2° Petits ruminants.................... 10 à 20 —
> 3° Porcs....................... .·. ... 2 à 5 —
> 4° Chiens....................·.........·.. 1 à 2 —

Du reste, quelles que soient la dose et la forme sous lesquelles on administre l'acide arsénieux, il est prudent de suspendre de temps en temps l'usage du remède, soit pour ménager le tube digestif, soit pour prévenir des effets généraux exagérés. Il paraît démontré que l'acide arsénieux est plus actif en été qu'en hiver, dans le Midi que dans le Nord, sur les chevaux fins que sur les chevaux communs, etc.; il faut donc tenir compte de ces diverses circonstances. Dans le cas où l'on aurait à craindre une action générale exagérée, on pourrait employer, à titre de correctif, le sulfate de fer comme dans le bain Tessier.

Pharmacodynamie. — Dans l'étude de l'acide arsénieux nous avons à considérer ses effets *locaux internes* et ses effets *généraux* ou *dynamiques.*

1° Effets locaux internes. — Les effets de l'acide arsénieux sur le tube digestif sont très-remarquables, tout à fait caractéristiques et varient selon la quantité ingérée. Donné en petite quantité, ce médicament se montre très-favorable à la fonction digestive et accélère la plupart de ses actes, soit dans l'estomac, soit dans les intestins ; cependant, dans ces conditions, il provoque plutôt la constipation que la diarrhée. Mais, quand il est administré en quantité un peu élevée ou ingéré sans interruption pendant quelques semaines, l'acide arsénieux irrite le tube digestif, ce qui est indiqué par de la chaleur et de la sécheresse à la bouche, par l'augmentation de la soif et la perte de l'appétit, par le vomissement chez les carnivores et les omnivores, par des coliques plus ou moins intenses, par de la tristesse et le regard dirigé vers le flanc, chez les herbivores, par une diarrhée infecte et parfois sanguinolente chez tous les animaux. Deux vétérinaires, MM. Ledru (1) et Ch. Martin (2), ont constaté, de plus, chez le cheval, une odeur alliacée caractéristique des excréments, qui apparaissait au bout de quelques jours de l'usage interne de l'arsenic blanc.

2° Effets généraux. — Ces effets, pour être étudiés complétement et avec méthode, doivent être distingués en *physiologiques* et *toxiques* et être subdivisés en *primitifs* et *consécutifs*. Nous allons les étudier dans cet ordre.

a. **Effets physiologiques primitifs.** — Lorsqu'on administre l'acide arsénieux avec assez de prudence pour ne pas irriter le tube digestif, ce qui est facile quand on le donne à l'état solide, ce remède se dissolvant avec une extrême lenteur et ne pénétrant que peu à peu dans les fluides nutritifs, produit des effets essentiellement stimulants et toniques. Il est certain, du moins, que, sous son influence, les herbivores et particulièrement les chevaux, acquièrent de la vigueur et de l'embonpoint; ils ont le pouls plus fort et les muqueuses apparentes plus colorées; la peau est chaude, vivante, et les poils prennent bientôt un brillant remarquable; le regard est vif et la conjonctive devient rosée, la colonne vertébrale prend de la force et de la souplesse, les mouvements sont prompts et énergiques, etc. Ces effets sont surtout rapides et nets chez les chevaux malingres, faibles, à poils ternes, à crins secs et s'arrachant avec facilité, etc.

Ces effets remarquables, qui contrastent si étrangement avec les vertus délétères qu'on attribue communément et avec tant de raison, à l'arsenic, ont été observés il y a longtemps. Ainsi Vogt (3), auteur autrichien, dit que les chevaux vieux et ruinés reprennent de l'appétit, de la vivacité et des forces, quand on leur donne de l'arsenic. Gohier (4), Viborg, Hertwig (5), Rœll (6), etc., ont également constaté les mêmes résultats. Cependant il faut convenir que, jusque dans ces dernières années, ces effets étaient peu connus ou considérés comme exceptionnels; mais la révélation de la pratique singulière dite *toxicophagie* ou *arsenicophagie* (7), qui paraît si ré-

(1) *Recueil de médec. vétér.*, 1857, p. 587.
(2) *Ibid.*, 1862, p. 307.
(3) *Traité de mat. méd.*, t. I, p. 507, en allemand. Vienne, 1831.
(4) *Expér. sur le pain moisi et quelques poisons*, etc., 1807.
(5) *Pharmacologie pratique*, p. 656 et suiv.
(6) *Pharmacologie vétérinaire*, p. 154, en allemand.
(7) *Journ. de médec. vétér. de Lyon*, 1854, p. 529, et 1855, p. 5 et suiv.

pandue dans les contrées orientales de l'empire d'Autriche, et qui consiste à donner aux hommes et aux animaux de l'acide arsénieux à titre de condiment, a mis complétement à découvert les effets excitants, toniques et reconstituants de ce médicament employé avec circonspection.

Mais un autre effet non moins curieux de l'arsenic blanc, qu'on a surtout étudié chez l'homme, bien qu'il ait été constaté aussi chez les animaux dans ces derniers temps, c'est l'action excitante qu'il exercerait sur la partie postérieure de la moelle épinière et sur les nerfs respiratoires. Ainsi, au dire de MM. Trousseau, Pidoux et Masselot (1), ce médicament communiquerait une vigueur insolite aux membres abdominaux, et une grande aptitude à la marche, sans fatigue. Un effet analogue paraît avoir été observé sur les animaux, puisque M. Boudin (2) prétend que les vétérinaires allemands administrent l'arsenic aux vieux chevaux pour leur donner du jarret. Si cette action de l'acide arsénieux sur la partie postérieure de la moelle épinière est réelle, il est aisé de comprendre le parti avantageux qu'on en retirerait dans le traitement de la paraplégie des chevaux, des chiens, des vaches fraîches vêlées, etc. ; seulement chez ces dernières, il faudrait se tenir en garde contre les propriétés délétères que leur lait pourrait acquérir sous l'influence de ce médicament.

b. **Effets consécutifs.** — Lorsque l'arsenic blanc a été donné à doses trop fortes, pendant trop longtemps, ou quand on n'a pas eu le soin d'en interrompre l'usage au moment convenable, etc., il détermine dans tout l'organisme, indépendamment de l'irritation gastro-intestinale, un trouble général qui consiste le plus souvent en un mouvement fébrile présentant quelque analogie avec celui de la fièvre typhoïde, de la gastro-conjonctivite, etc. Cette fièvre, qu'on pourrait appeler *asenicale*, a-t-elle son point de départ dans les altérations du tube digestif causées par l'acide arsénieux, ou bien tient-elle aux qualités spécifiques de ce médicament? Il serait difficile de le dire ; il est probable que ces deux causes y contribuent : la première nous paraît indubitable ; quant à la seconde, quoique moins certaine, elle peut être admise également, puisque tous les auteurs français sont unanimes pour reconnaître les qualités irritantes de l'arsenic à l'égard du cœur.

(1) *Thérap. et mat. et méd.* t. I, p. 258, 4e édit.
(2) Trousseau et Pidoux, *loc. cit.*, t. I, p. 257, 4e édit.

Quoi qu'il en soit, le mouvement fébrile déterminé par l'acide arsénieux est caractérisé par les phénomènes suivants : La circulation s'accélère, mais le pouls reste petit, concentré, nerveux ; la respiration est moins modifiée dans son rhythme, mais l'air expiré prend parfois une odeur alliacée, d'après M. Ch. Martin (1) ; les muqueuses apparentes rougissent, la conjonctive prend une teinte safranée, la peau s'échauffe, le sang est porté à la circonférence du corps ; on observe rarement des sueurs copieuses ; on n'a pas eu encore l'occasion de remarquer sur les animaux les éruptions cutanées qui se montrent parfois chez l'homme ; la salive est quelquefois augmentée, mais le plus souvent elle est rare, et une soif ardente tourmente alors les animaux, etc. Enfin, des signes plus ou moins graves de l'altération du tube digestif se montrent en même temps que ceux qui caractérisent la fièvre.

En général, après l'apparition de la fièvre de réaction, l'action tonique de l'acide arsénieux disparaît pour faire place à une action altérante très-énergique si l'on continue l'usage de ce médicament. Dès lors les animaux deviennent tristes, perdent de leur appétit et de leurs forces ; le pouls se ralentit et prend de la mollesse ; la nutrition s'arrête, la maigreur arrive peu à peu, le sang s'appauvrit et devient moins coagulable ; les urines coulent plus abondamment et deviennent arsenicales ; les engorgements morbides diminuent d'abord, puis disparaissent parfois ; les chairs sont molles et flasques, les animaux sont disposés aux affections putrides, etc. Enfin, quand ces symptômes sont plus graves encore, l'économie est sous l'influence de l'infection arsenicale, qui mérite une étude à part.

Effets toxiques. — Quand, par suite d'un emploi continu ou d'une dose exagérée d'arsenic, d'une susceptibilité individuelle, d'une absorption extérieure inattendue, etc., l'économie se trouve tout à coup et de toute part imprégnée en quelque sorte de molécules arsenicales, il survient une multitude de phénomènes qui indiquent ce genre d'empoisonnement. Ces phénomènes sont de deux sortes : les uns sont *primitifs*, les autres sont *consécutifs;* ils méritent une étude spéciale et séparée.

a. **Effets toxiques primitifs.** — Les phénomènes primitifs de l'empoisonnement arsenical éclatent plus ou moins rapidement selon les circonstances. Quand le poison est introduit dans les voies

(1) *Recueil de méd. vétér.*, 1862, p. 807.

digestives à l'état liquide, les signes de malaise se montrent au bout de 15 à 30 minutes ; mais si l'arsenic est ingéré à l'état solide, les symptômes d'intoxication ne se manifestent généralement qu'au bout de 4 à 5 heures et souvent plus tard encore. En tout cas, ce qu'on remarque d'abord dans cet empoisonnement, c'est une grande sécheresse de la bouche, une salive rare et visqueuse, la membrane buccale d'un rouge foncé, une soif très-intense, l'absence de l'appétit, des vomissements chez les carnivores et les omnivores, des borborygmes et des vents chez les herbivores; des défécations répétées, d'abord avec leur consistance normale, puis de plus en plus ramollies; le ventre diminue de volume, se relève et présente parfois de la douleur à la pression, mais c'est exceptionnel ; les urines sont rares et mousseuses et les reins sont roides; le pouls est accéléré et large, la respiration est peu modifiée dans son rhythme, mais l'air expiré prend parfois une odeur alliacée caractéristique ; les conjonctives sont fortement injectées, de teinte rougeâtre, etc. Pendant cette période les animaux sont tristes et recherchent les lieux obscurs.

Pendant la médication ou l'empoisonnement par l'arsenic, on remarque dans l'espèce humaine une poussée à la peau très-curieuse et qui se traduit par un ensemble de modifications qui rappelle parfois les maladies naturelles si nombreuses, si diverses et parfois si singulières de la peau de l'homme. Ainsi on a constaté le prurit, l'érythème, l'érysipèle, l'urticaire, l'eczéma, l'herpès, les pustules, les ulcérations, l'œdème, le furoncle, les pétéchies, l'alopécie, etc., provoqués par l'usage interne de l'arsenic. On a remarqué, dans le comté de Cornouailles, en Angleterre, où on travaille beaucoup de minérais arsenicaux, que les animaux domestiques souffrent souvent des vapeurs arsenicales répandues dans l'air. Les chevaux et le bétail maigrissent beaucoup et perdent leurs poils et leurs sabots avant de mourir (1).

b. **Effets toxiques consécutifs.** — Au bout de 12 à 24 heures, si la dose d'arsenic ingérée n'a pas été assez élevée pour déterminer une mort prompte, les signes de l'intoxication arsenicale prennent d'autres caractères. La tristesse et l'abattement des animaux augmentent; la maigreur apparaît et la station debout est déjà difficile; aussi, assez fréquemment les animaux s'étendent sur la litière,

(1) Voyez sur ce sujet : 1° Imbert-Gourbeyre, *De l'action de l'arsenic sur la peau,* 1872, brochure ; 2° Renault, *Nouvelles recherches sur les contre-poisons de l'arsenic,* 1801 ; 3° Dʳ Paris, *Dictionnaire de médecine,* en 15 vol.

restent immobiles et semblent plongés dans une sorte d'anéantissement ; le pouls qui, durant la première période, était grand et modérément accéléré, devient dans celle-ci de plus en plus vite et de plus en plus petit et concentré ; la respiration suit dès lors les allures de la circulation, elle est accélérée et laborieuse ; du côté du tube digestif, l'appétit est nul et la soif a presque complétement cessé ; une diarrhée abondante, très-fétide, et parfois sanguinolente, épuise rapidement les animaux ; aussi le ventre perd de plus en plus de son volume, devient petit et très-douloureux à la pression ; on remarque quelques tremblements musculaires et l'abaissement de la température du corps, etc. A dater de ce moment, on remarque d'autres signes indiquant une fin prochaine : ainsi, la salive, jusque-là rare et visqueuse, devient généralement abondante et mousseuse ; la diarrhée continue et les urines sont toujours rares ; le pouls devient très-vite, petit, filant, tandis que les mouvements du cœur sont tumultueux et irréguliers ; la respiration est aussi précipitée et irrégulière ; les yeux sont à demi fermés, les pupilles dilatées, les conjonctives violacées, et souvent couvertes d'ecchymoses, ainsi que la pituitaire ; le refroidissement devient très-apparent aux oreilles et aux membres ; la peau se couvre de sueurs partielles et froides ; des œdèmes apparaissent dans les parties déclives du corps ; le marasme le plus effrayant se montre, pour peu que l'existence se prolonge ; puis la sensibilité générale s'émousse, le train postérieur s'affaiblit de plus en plus et bientôt se paralyse ; enfin la mort survient sans convulsion au bout de 12, 24, 36 ou 48 heures, et parfois au bout de quelques jours seulement.

Lésions. — Les principales lésions se rencontrent dans le tube digestif et dans les organes chargés de la sanguification. Celles de l'estomac et des intestins consistent toujours dans une inflammation plus ou moins vive de la muqueuse des voies digestives, et de plus, assez fréquemment, dans des érosions, des ecchymoses, des exsudations plastiques ou sanguines faisant saillie sur la muqueuse, des plaques gangréneuses et même des perforations ; souvent on trouve une couche de mucus coagulé, représentant une espèce de fausse membrane, qui adhère fortement à la muqueuse ; parfois enfin, l'épithélium se détache de la muqueuse et adhère aux aliments. Dans les organes urinaires, on rencontre aussi des traces de l'action irritante de l'acide arsénieux, qui s'échappe principalement par cette voie d'excrétion. Enfin, dans les organes pectoraux, on trouve les lésions ordinaires des maladies putrides du sang, savoir : le cœur décoloré, friable, ecchymosé en dehors et en dedans ; la membrane interne des vaisseaux d'un rouge livide ; le sang noir, fluide ou coagulé en caillots bruns et mollasses et tachant fortement les doigts ; les poumons gorgés de sang, leur surface tachée d'ecchymoses ; les séreuses remplies de sérosité, les centres nerveux injectés, etc.

Antidotes. — On comprend que, pour remédier aux désordres d'un poison aussi redoutable que l'acide arsénieux, on ait conseillé un grand nombre de moyens ; c'est aussi ce qui a eu lieu. Parmi les nombreux antidotes de l'acide arsénieux, nous trouvons d'abord plusieurs substances très-communes, qui n'ont pas une grande efficacité, mais qui méritent une mention parce qu'on les rencontre partout et qu'elles peuvent, rendre momentanément service : tels sont le lait, le blanc d'œuf, le charbon, l'eau de chaux, etc. Si l'on a affaire à des animaux qui peuvent vomir, on essaye naturellement de faire évacuer une partie du poison ingéré au moyen des vomitifs ; chez les herbivores, les purgatifs doivent remplacer les émétiques. On a proposé divers moyens pour neutraliser le poison dans le tube digestif même : les plus efficaces paraissent être la magnésie calcinée, proposée par M. Bussy ; le protosulfure de fer hydraté, préconisé par M. Mialhe ; et surtout l'hydrate de sesquioxyde de fer, conseillé depuis longtemps par M. Bunsen. Ce dernier corps a été soumis à un grand nombre d'expériences, et son efficacité est assez généralement admise.

Il résulte, en effet, des nombreux essais d'Orfila(1), sur les chiens empoisonnés par l'acide arsénieux, que l'hydrate de sesquioxyde de fer pur, récemment précipité, administré peu de temps après l'ingestion du poison et en quantité suffisamment grande, triomphe presque toujours de l'empoisonnement. Les recherches de Bouley jeune (2) et Renault(3) sur les chevaux, les ont conduits aux mêmes résultats ; le premier de ces expérimentateurs a même vu l'antidote réussir quatre heures après l'ingestion du poison ; cependant il pose en principe que, quel que soit le moment de l'emploi de l'antidote, il échoue toujours dès que les premiers effets généraux de l'empoisonnement arsenical se sont manifestés. Les expériences plus

(1) *Toxicologie*, t. I, p. 451.
(2) *Recueil de méd. vétérin.*, 1835, p. 462.
(3) *Ibid.*,   id.   id.

récentes de M. Schoff (1), démontrent que l'hydrate de magnésie est de beaucoup plus efficace que l'hydrate de sesquioxyde de fer contre l'empoisonnement arsenical. On peut réunir, du reste, les avantages des deux antidotes en les administrant mélangés.

La partie absorbée du poison est plus difficile à neutraliser que celle qui se trouve encore dans le tube digestif; jusqu'à présent on n'a pas encore découvert d'antidote dynamique de l'acide arsénieux. Orfila a conseillé d'employer la saignée et les diurétiques dans la période aiguë de cet empoisonnement; le premier moyen est destiné à modérer le mouvement fébrile, et le second à hâter l'évacuation des molécules arsenicales par les voies urinaires. Les Italiens, qui admettent sans restriction l'action hyposthénisante des arsenicaux, blâment vivement les prescriptions d'Orfila et en conseillent de tout opposées, c'est-à-dire l'usage des excitants, et notamment des alcooliques. Le traitement excitant serait évidemment plus nuisible qu'utile pendant la période aiguë de l'intoxication ; mais durant la période asthénique il peut avoir son utilité.

Différences. — Doses toxiques.

1° Solipèdes. — Ainsi que nous l'avons déjà établi, la différence d'acvité de l'acide arsénieux est énorme, selon qu'il est en dissolution ou à l'état solide : dans le premier cas, 3 à 4 grammes paraissent généralement suffisants pour empoisonner mortellement le cheval, tandis que dans le second il en faut une quantité au moins dix fois plus forte. On s'accorde généralement à évaluer la dose toxique d'acide arsénieux solide de 45 à 64 grammes environ.

Cependant ceci n'a rien d'absolu, car une foule de circonstances peuvent faire varier l'activité du poison. Ainsi M. Eug. Ayrault (2) a vu une dose de 15 grammes donnée d'emblée devenir toxique au bout de deux jours, chez un cheval. Des vétérinaires du Midi, entre autres, M. Serres (3), affirment que ce médicament peut devenir mortel à dose encore plus faible. Cependant M. Chambert nous a assuré qu'en allant graduellement, on peut arriver à la dose de 15 grammes d'acide arsénieux solide, sans crainte d'accidents, au moins chez les chevaux morveux ; seulement il est toujours bon de commencer avec prudence et de tenir grand compte de la taille et du tempérament des sujets.

2° Ruminants. — On ne possède aucune donnée positive sur la quantité d'acide arsénieux, dissous ou solide, nécessaire pour empoisonner

(1) *Annuaire de Bouchardat.* 1851, p. 279.
(2) *Recueil de méd. vétér.*, 1853, p. 481.
(3) *Clinique vétér.*, 1855, p. 28 et 76.

TABOURIN, 3e édition. — II.   11

mortellement les grands ruminants ; mais on sait qu'ils supportent cette substance au moins aussi bien que les solipèdes. Pour les moutons, on est plus avancé. Un agriculteur méridional, M. Cambasside, avait affirmé, contre toute espèce de vraisemblance, que l'arsenic blanc n'était pas en quelque sorte un poison pour ces animaux et qu'ils en prenaient 30 grammes à la fois impunément. Divers savants s'empressèrent de faire des expériences pour juger de la valeur d'une pareille assertion faite à l'Institut par de Gasparin, et arrivèrent à cette conclusion, que l'acide arsénieux, donné solide, empoisonne les moutons à la dose de 5 à 10 grammes. Mais ces honorables expérimentateurs auraient pu s'épargner de pénibles recherches, attendu que Chabert (1) avait établi depuis longtemps, et Jæger après lui, qu'à la dose de 5 grammes, donné solide, l'acide arsénieux fait périr les moutons. On a constaté, de plus, en Allemagne, un effet singulier de l'acide arsénieux donné solide chez les ruminants, et provenant de la disposition de leurs estomacs. Ainsi ce médicament administré à l'état solide, en raison de sa densité (3,70), se dépose à la manière des corps lourds dans le *réseau* ou *bonnet* de ces animaux, ulcère d'abord la muqueuse, perfore ensuite les autres membranes et tombe dans le péritoine ; là, il continue son travail de désorganisation, perce les parois abdominales dans la région de l'épigastre, provoque la formation d'un abcès et bientôt établit une véritable fistule gastrique. Ces phénomènes étranges, observés d'abord sur plusieurs grands ruminants dans les parties de la Saxe où l'on exploite des mines d'arsenic, par les professeurs de l'École vétérinaire de Dresde (2), furent ensuite reproduits expérimentalement par eux sur des moutons auxquels ils administraient de l'acide arsénieux en pilules.

3° **Omnivores.** — La dose toxique pour le porc est inconnue.

4° **Carnivores.** — Il résulte des innombrables expériences d'Orfila (3) sur les chiens, qu'à la dose de 10 centigrammes, l'acide arsénieux empoisonne mortellement ces petits quadrupèdes, lorsqu'on l'introduit dans l'estomac et qu'on lie l'œsophage ; introduite dans le tissu cellulaire, cette dose est également suffisante pour amener la mort. Quand l'œsophage reste libre, les chiens peuvent supporter des doses énormes d'acide arsénieux, parce qu'ils en rejettent la plus grande partie par le vomissement : c'est ainsi que Gohier (4) a vu un chien supporter jusqu'à l'énorme dose de 32 grammes d'acide arsénieux sans en être sérieusement incommodé. Cet acide fut administré à doses croissantes, depuis 4 jusqu'à 32 grammes, et donné sous forme de pilules avec de la viande cuite et hachée.

(1) *Inst. vétér.*, t. IV, p. 84 ; et *Mém. de Gohier*, t. II, p. 88.
(2) *Journ. de méd. vétér. de Lyon*, 1862, p. 393.
(3) *Toxicologie*, t. I, p. 424.
(4) *Mém. sur la chirurg. et la médec. vétér.*, t. II, p. 83 et suiv.

Pharmacothérapie. — Indépendamment des indications de l'acide arsénieux comme *caustique* et que nous avons fait connaître précédemment (t. I, p. 527), ce médicament remplit à l'intérieur des indications encore plus nombreuses et plus variées. Nous allons étudier les principales sous les chefs qui vont suivre.

1° **Tonique.** — La pratique singulière de *l'arsénicophagie* a révélé, comme nous l'avons établi déjà, les grandes vertus toniques de l'arsenic, vertus connues autrefois sans doute, mais d'une manière moins nette qu'aujourd'hui. Ainsi il paraît avéré qu'à Vienne, et dans une grande partie de l'empire d'Autriche, et peut-être dans plusieurs contrées de l'Allemagne, les cochers ont l'habitude de donner chaque jour à leurs chevaux de l'acide arsénieux mélangé à l'avoine ou au son, afin d'entretenir leur appétit et leur embonpoint, de rendre la bouche fraîche et écumeuse sous le harnais, de donner du brillant à leur robe, etc., signes de santé et de vigueur. Les charretiers qui voyagent dans les pays montueux ajoutent aussi de l'arsenic au son qu'ils donnent à leurs chevaux, et cela dans le but de rendre la respiration plus facile et de diminuer ainsi les fatigues qui résultent d'un tirage sur une route ascendante. Enfin, il paraîtrait que c'est un usage consacré depuis longtemps, chez les maquignons allemands, de *refaire* ou de remettre en bon état de vente, les chevaux usés par une cause quelconque, en les soumettant à un régime très-alibile aidé par l'action spéciale de l'acide arsénieux. Il paraît démontré que, dans ces divers cas, ce singulier condiment manque rarement son effet; seulement les chevaux qui en ont l'habitude perdent bientôt leurs forces et leur belle apparence si l'on vient à cesser brusquement l'usage de ce stimulant, devenu désormais indispensable.

On donne aussi parfois l'acide arsénieux, à titre de condiment, chez les animaux ruminants, mais seulement à ceux qui sont soumis à l'engraissement, les animaux de travail n'en recevant jamais. Sous l'influence de ce stimulant puissant du tube digestif, les animaux prennent rapidement une belle apparence, mais leur poids n'augmente pas dans la même proportion, ce qui prouve que la graisse ne se forme qu'en quantité minime. Enfin, le sulfure d'antimoine naturel, qu'on donne si souvent aux porcs à l'engrais comme un condiment utile, ne paraît agir favorablement sur ces animaux que par la petite quantité de sulfure arsenical qu'il contient toujours.

Indépendamment de l'usage de l'acide arsénieux comme condi-

ment, cette substance est assez fréquemment employée aujourd'hui
à titre de médicament *tonique*, non-seulement contre les affections
gastro-intestinales chroniques et les maladies du foie, mais encore
contre l'anémie et les débilités générales du corps, soit seul, soit
uni à la gentiane. M. Niederberger (1), vétérinaire à Obernai, a publié quelques cas de gastro-hépatite et d'anémie, chez le cheval,
qui ont cédé facilement à l'usage de l'arsenic. De plus, dans une
note qu'il a bien voulu nous envoyer, sur notre demande, ce praticien, qui est grand partisan de ce remède héroïque, nous cite de
nombreuses applications thérapeutiques de l'acide arsénieux que
nous mentionnerons dans la suite de cette étude.

Enfin, M. Blaise (2), vétérinaire militaire, a guéri, à l'aide de
l'acide arsénieux, un cas grave d'anémie chez une petite mule
d'Afrique et qui avait résisté à l'usage de la gentiane et du quinquina.
L'acide arsénieux était ajouté en poudre à un électuaire tonique à
base de gentiane, et la dose journalière n'a jamais dépassé 1 à
2 grammes.

Une affection singulière, appelée *maladie du coït*, espèce de
syphilis des animaux reproducteurs de l'espèce chevaline, mâles et
femelles, paraît avoir été importée en France, vers 1851, par des
étalons orientaux, surtout ceux provenant de la Syrie. Elle est caractérisée par quelques désordres du côté des organes génitaux des
animaux des deux sexes, par des éruptions cutanées spécifiques et
surtout par un amaigrissement rapide, le marasme, et parfois la paralysie. Contre une maladie aussi grave il convenait d'instituer un
traitement tonique d'une grande puissance. — C'est ce qu'à fait
M. Aug. Trélut (3), vétérinaire du dépôt d'étalons de Tarbes, où
cette affection paraît avoir débuté. Ce traitement a consisté d'a-
bord dans l'administration simultanée des matières animales, du
fer réduit par l'hydrogène et de l'acide arsénieux. M. Trélut, s'appliquant à simplifier son traitement, a d'abord supprimé les matières azotées, puis le fer, qui ne pouvait qu'entraver l'absorption
de l'arsenic; il s'en est donc tenu à l'acide arsénieux donné en
poudre, mêlé au son ou à l'avoine, et à une dose qui a rarement
dépassé 6 grammes par jour, 3 grammes le matin, 3 grammes le
soir. Ce médicament a suffi à triompher du mal dans la plupart des
cas, même dans ceux qui étaient compliqués de paralysie.

(1) *Journ. méd. vétér. de Lyon*, 1862, p. 493 et suiv.
(2) *Journ. de méd. vetér. milit.*, t. **X**, p. 336.
(3) *Recueil de médec. vétér.*, 1866, p. 561; 1867, p. 283.

2° Fondant. — Ainsi que nous l'avons démontré précédemment, si l'arsenic blanc est tonique et excitant par ses effets primitifs, il devient un fondant énergique par ses effets consécutifs, c'est-à-dire quand il est employé avec persévérance ou donné à doses un peu élevées. C'est sans doute en se basant sur ces effets bien connus qu'on a préconisé l'acide arsénieux contre la morve, le farcin, les engorgements glandulaires ou ganglionnaires, contre le cancer, etc. Bien que son efficacité contre ces affections rebelles ne soit pas bien démontrée, nous ne pouvons nous dispenser de parler de son emploi contre la morve chronique et qui a fait grand bruit il y a quelques années. — On l'emploie seul ou, ce qui est plus fréquent, associé à la noix vomique ou à la strychnine.

M. Ch. Martin (1) a d'abord préconisé l'acide arsénieux mélangé à la poudre de noix vomique ; la dose quotidienne était de 2 à 4 grammes du premier et 15 à 20 grammes de la seconde, mélangés ensemble à l'avoine ou au son. Ce praticien prétendait, dans le principe, que ce traitement pouvait triompher de la morve chronique confirmée ; mais, plus tard, il fut obligé de convenir qu'il ne réussissait que contre la morve au début ou ce qu'on a appelé la morve *ébauchée*. Du reste, le même mode de traitement employé par M. H. Bouley (2), par M. Anginiard (3), par M. Vidal (4), par M. Ringuet (5), etc., n'a donné aucun résultat avantageux. A la vérité, M. Ledru (6) et M. Guyon fils (7), prétendent avoir réussi chacun dans un cas de morve confirmée, par le même moyen.

A peu près à la même époque, deux professeurs de l'école vétérinaire de Turin, MM. Ercolani et Bassi, sur le conseil du professeur Grimelli, employèrent avec un succès étonnant le *biarsénite* de *strychnine* contre la morve chronique ; le mémoire qui renferme leurs recherches à cet égard, et qui parut dans le journal de l'école de Turin (8), fut traduit en français et communiqué à la Société centrale de médecine vétérinaire par Prangé (9). — Immédiatement des expériences furent instituées, tant en France qu'à l'étranger,

<hr>

(1) *Recueil de méd. vétér.*, 1861, p. 67, 271, 390, 598, 664 ; 1862, p. 302.

(2) *Ibid.*, 1861, p. 515, 601.

(3) *Ibid.*, 1861, p. 994.

(4) *Journ. de méd. vétér. milit.*, t. I, p. 133.

(5) *Recueil de méd. vétér.*, 1863, p. 99.

(6) *Ibid.*, 1861, p. 751,

(7) *Journal des vétér. du Midi*, 1862, p. 72.

(8) *Il medico veterinario, Giornale della regia scuola medicina veterinaria de Torino*, 1860.

(9) *Recueil de médec. vétér.*, 1861, p. 434.

pour juger pratiquement de la valeur du nouveau mode de traitement de la morve chronique. Une discussion approfondie de la question eut lieu au sein de la Société centrale, où les faits négatifs de guérison observés à Alfort et par quelques vétérinaires de Paris, furent produits (1). Une commission mixte, prise au sein de la Société centrale et dans le comité d'hygiène hippique attaché au ministère de la guerre, fut chargée d'expérimenter avec beaucoup de soin le nouveau moyen, et n'aboutit à aucun résultat favorable (2). Des essais du même genre tentés à l'école de Lyon, par M. Rey (3), furent absolument négatifs. Il en est de même de ceux faits en Allemagne par M. Héring (4), en Autriche par M. Werner (5), en Prusse par M. Hochne (6), etc., etc.

Malgré ces résultats peu encourageants, M. Favereau (7), vétérinaire à Versailles, a essayé de nouveau la puissance curative de l'acide arsénieux contre la morve. Essayé sur vingt chevaux morveux ou suspects de morve, il a réussi sur neuf sujets et échoué sur onze ; la dose a varié de 1 à 3 grammes par jour et la durée moyenne du traitement a été de trois mois. Nonobstant les résultats obtenus, et qui sont relativement satisfaisants, nous croyons qu'il y a plus d'avantage à sacrifier les chevaux morveux qu'à les guérir.

3° Expectorant et antiasthmatique. — Il est établi depuis longtemps, dans la médecine de l'homme, que les composés d'arsenic, de même que ceux d'antimoine, avec lesquels ils ont tant d'analogies chimiques, agissent puissamment sur la muqueuse des bronches et sur le parenchyme pulmonaire, et que, dans le cas de bronchite chronique et d'abcès pulmonaires, ils ont procuré souvent, chez l'homme, des guérisons inespérées. Quelques vétérinaires ont imité cette ancienne pratique et ont employé l'acide arsénieux avec un plein succès contre la bronchite chronique du cheval, les jetages non spécifiques, etc. Dans le cas de bronchite chronique avec jetage persistant et de mauvaise nature, disent MM. Duthreil et Négrier (8), nous avons employé l'acide arsénieux avec succès ; la

(1) *Recueil de méd. vétér.*, 1861, p. 507, 600, 688, 762, 859.
(2) Goux, *Journ. de méd. vétér. milit.*, t. 1, p. 577.
(3) *Journ. de médec. vétér. de Lyon*, 1861, p. 150. et 205.
(4) *Recueil de méd. vétér.*, 1863, p. 284.
(5) *Journ. de médecine vétérinaire de Lyon*, 1862, p. 408.
(6) *Magazine*, 1862, p. 343.
(7) *Bulletin de la Soc. centrale de méd. vétér.*, 1872, p. 22 et suiv. Rapport de M. Weber.
(8) *Mém. et observ. de méd. et d'hyg. vétér. milit.*, t. IX, p. 346.

dose quotidienne était de 6 grammes, divisée en deux parties égales, une pour le matin et l'autre pour le soir ; le remède était donné en poudre et mêlé à du son ou à de la farine. MM. Prété et Lacombe (1) ont également employé ce moyen dans les mêmes cas, à la même dose et avec un égal succès. — M. Niederberger emploie aussi l'acide arsénieux contre la bronchite chronique du cheval ; il le donne à la dose de 2 grammes associé à la même quantité de résine oliban. — C'est un moyen qui réussit fréquemment. (*Note communiquée.*)

Il est reconnu également, depuis les temps les plus reculés, que les composés d'arsenic constituent les moyens les plus puissants que l'on puisse mettre en usage, chez l'homme, contre l'asthme et les diverses difficultés de la respiration. Cette notion, jointe à celles qu'a révélées la pratique singulière de l'arsenicophagie, ont amené beaucoup de vétérinaires à employer l'acide arsénieux contre la *pousse* du cheval, affection qui présente de si grandes analogies avec l'*asthme* de l'homme. — Si ce moyen n'a pas constamment guéri la pousse, on peut dire qu'il l'a toujours palliée, et que, souvent il a amené la guérison dans des cas qui paraissaient désespérés. M. H. Bouley (2) paraît avoir un des premiers fait usage de ce puissant antidyspnéique contre la pousse, et il a publié à cet égard des cas de guérison vraiment surprenants. M. Jeannin (3) a communiqué dans le temps, à la Société centrale de médecine vétérinaire, un fait très-curieux de guérison de la pousse par l'acide arsénieux : un étalon âgé, poussif au point de ne pouvoir remplir ses fonctions, est soumis à l'usage de l'arsenic ; il reçoit chaque jour 1 gramme du médicament dans du son frisé. Au bout de 25 jours de traitement, et l'animal ayant ingéré en tout 18 grammes d'acide arsénieux, la guérison fut complète et s'est montrée durable. D'autres praticiens, tels que MM. Ledru (4), Prété et Lacombe (5), Delwart (6), Benjamin (7), Roussot (8), etc., ont publié des faits qui démontrent de la manière la plus évidente l'efficacité de l'acide arsénieux contre la pousse du cheval.

(1) *Mém. et observ. de méd. et d'hyg. vétér. milit.*, t. XII, p. 342.
(2) *Nouv. Dict. de méd. et de chirurg. vétér.*, t. V, art. EMPHYSÈME PULMONAIRE, p. 526 et suiv.
(3) *Recueil de méd. vétér.*, 1857, p. 467.
(4) *Ibid.*, 1857, p. 587.
(5) *Mém. et observ. de méd. et d'hyg. vétér., milit.*, t. XII, p. 342.
(6) *Annales vétér. belges*, 1864, p. 1.
(7) *Clinique vétér.*, 1865, p. 78 et suiv.
(8) *Journ. de méd. vétér. milit.*, t. III, p. 346.

M. Benjamin, qui paraît avoir usé fréquemment du nouveau remède contre la pousse, et en avoir fait une étude attentive, pose, à l'égard de ce mode de traitement, quelques principes généraux utiles à connaître. Ainsi, d'après ce praticien instruit, l'acide arsénieux, qui réussit facilement chez les juments et les chevaux hongres, échouerait presque toujours chez les chevaux entiers; mais ce principe est un peu trop absolu en présence du fait publié par M. Jeannin. L'acide arsénieux paraît agir mieux chez les chevaux de race que chez les chevaux communs, seulement il faut aller prudemment et interrompre souvent l'usage du remède. Ce moyen réussirait mieux, d'après les résultats obtenus et publiés, dans le Nord que dans le Midi. Enfin, pour être vraiment curatif, c'est-à-dire d'une manière durable, ce traitement doit être continué pendant plusieurs mois, et parfois même durant une année entière, en augmentant prudemment la dose, ce qui, du reste, est d'autant plus facile, qu'il n'y a généralement rien de changé dans le régime et le travail des animaux.

L'emploi de l'arsenic blanc pour pallier ou guérir la pousse se généralise parmi les praticiens, et les faits cliniques à l'appui de ce traitement sont nombreux : nous citerons seulement les suivants. Nicouleau (1), vétérinaire militaire, dont l'armée déplore la mort prématurée, a publié un cas remarquable de guérison de pousse récente et outrée, par l'acide arsénieux. Le traitement a duré deux mois et l'animal a reçu 270 grammes de médicament, ce qui fait une dose quotidienne d'un peu plus de 4 grammes. Pour ce praticien l'acide arsénieux est le *spécifique* de la pousse. M. Chevalier est également de cet avis, mais il recommande de ne pas dépasser la dose de 2 grammes par jour; il vaut mieux prolonger le traitement, dit-il, que de le précipiter. (*Note communiquée.*)

M. Palat (2), vétérinaire en premier au 1er régiment d'artillerie, a publié le cas fort curieux d'un cornage chronique, sans lésion apparente des voies respiratoires, qui a cédé à l'emploi de l'acide arsénieux. Au repos, le cheval faisait entendre un bruit semblable à celui d'un trombonne, et au moindre mouvement il était menacé xie. L'arsenic employé à doses progressives de 1 à 5 grammes, en triompha entièrement au bout de 25 jours. La guérison fut durable.

Enfin, nous devons dire, en historien impartial, qu'un certain nombre de praticiens, tout en admettant l'action palliative de l'ar-

<hr>

(1) *Journ. de méd. vétér. milit.*, t. VI, p. 219.
(2) *Recueil de mém. et d'observ. de médec. vétér., milit.*, t. XIX, p. 419.

senic sur la pousse, lui refusent un effet curatif réel sur cette maladie. De ce nombre sont surtout MM. Serres (1), Plantin (2), Niederberger, Baulot, etc.

4° Antipériodique. — Beaucoup de médecins considèrent l'acide arsénieux comme étant, après le sulfate de quinine, l'agent antipériodique le plus puissant ; il est même reconnu que, pour certaines fièvres des pays marécageux, l'arsenic réussit parfois où les préparations de quinquina ont échoué. Les vétérinaires pourraient donc, à l'occasion, essayer l'acide arsénieux, dont le prix est beaucoup moins élevé que celui du sulfate de quinine ou de cinchonine. C'est ce qu'a fait M. Dupont (3), vétérinaire militaire, qui a employé avec succès ce médicament contre la fièvre intermittente du cheval. La dose a varié de 1 à 10 grammes, selon les cas. Perciwal dit avoir employé, sans succès, l'acide arsénieux contre l'ophthalmie périodique du cheval ; M. Niederberger paraît avoir été plus heureux et assure avoir réussi pleinement dans deux cas bien avérés.

5° Antipsorique. — Il n'existe pas de remède d'une efficacité plus certaine et plus rapide que l'arsenic contre les affections cutanées, même les plus rebelles, soit par l'application externe, comme nous l'avons déjà démontré (t. Ier, p. 527 et suiv.), soit par son usage interne. C'est surtout contre la gale, les dartres, l'éléphantiasis, les eaux aux jambes, le crapaud, les verrues, etc., qu'on fait usage de l'arsenic comme remède interne, tout en assurant son action générale par des applications locales lorsque le cas l'exige. — M. Berthe (4) a rapporté dans le temps l'histoire d'une vieille jument vicieuse, atteinte d'une gale ancienne des plus tenaces, qui fut radicalement guérie par l'emploi de 20 grammes d'acide arsénieux, donné en deux doses, à trois jours d'intervalle, dans le but de la faire mourir. — M. Defays (5) a employé, à la clinique de l'école de Bruxelles, l'acide arsénieux à l'intérieur à la dose d'un demi-gramme, puis d'un gramme, contre un *prurigo* très-opiniâtre, chez un cheval, et qui avait résisté aux applications antipsoriques à l'extérieur et même à l'usage interne du nitrate d'argent ; le suc-

(1) *Union vétérinaire*, n° 22, 1861.
(2) *Clinique vétérinaire*, 1865, p. 28.
(3) *Mém. et observ. de méd. et de chirurg. vétér. milit.*, t. V, p. 171.
(4) *Recueil de méd. vétér.*, 1825, p. 415.
(5) *Annales vétér. belges*, 1854, p. 292.

cès fut rapide et complet. Enfin, les vétérinaires allemands, et particulièrement M. Obich (1), considèrent l'acide arsénieux comme un spécifique contre les verrues de la peau ou des muqueuses. La dose est de 2 grammes pour le cheval et de 4 grammes pour les bêtes bovines.

De son côté, M. Mégnin (2) a employé avec succès l'acide arsénieux à l'intérieur, à la dose d'un gramme, contre ce qu'il appelle l'*arthrite gourmeuse* des poulains. A la vérité il y joignait des douches d'eau froide qui peuvent avoir eu leur part d'influence dans les guérisons obtenues.

6° Antinévralgique. — On préconise l'usage interne de l'arsenic contre plusieurs névroses plus ou moins rebelles, telles que la chorée, l'épilepsie, les paralysies, etc. M. Rayer recommande beaucoup ce médicament contre la danse de Saint-Guy, et M. Pareira assure qu'il ne connaît pas de remède plus certain pour guérir cette névrose rebelle. M. Hertwig affirme s'être servi avec avantage de l'acide arsénieux contre la paralysie du chien, ce qui n'a rien d'étonnant en raison de l'action stimulante que ce remède paraît produire sur la portion postérieure de la moelle épinière. Du reste, M. Niederberger nous dit avoir employé le même moyen dans la même maladie, chez le cheval et la vache, avec avantage; il le donne à la dose de 2 grammes associé à la même quantité de noix vomique.

7° Antiphlogistique. — Les Italiens, considérant l'acide arsénieux comme un agent contro-stimulant, le prescrivent contre la plupart des phlegmasies. En France on ne s'en sert, et encore est-ce bien rarement en dehors de l'usage des eaux minérales arsenicales, que dans le traitement du rhumatisme chronique. — Un agriculteur de la Provence, M. Cambassido (3), prétend avoir guéri, au moyen de l'acide arsénieux uni au sel marin, un grand nombre de moutons atteints de pleurésie chronique; mais ce résultat, communiqué à l'Institut par l'illustre de Gasparin, a toujours paru douteux aux vétérinaires. A la vérité, plusieurs vétérinaires anglais et allemands ont préconisé l'arsenic contre la péripneumonie contagieuse du gros bétail, et l'un d'entre eux, Steiger, cité par

(1) *Wochenschrift*, 1859, p. 7.
(2) *Journ. de médec. vétér. milit.*, t. IX, p. 67.
(3) *Comptes rendus de l'Acad. des sciences*, janvier 1843.

M. Hertwig (1), prétend avoir guéri, par ce moyen, 4 sujets sur 10 traités. Enfin, M. Niederberger nous assure avoir réussi, à l'aide de l'arsenic, à enrayer cette redoutable maladie, et, dans trois cas même, la guérison a été durable, puisque les sujets ont vécu encore pendant plusieurs années. (*Note communiquée.*)

L'emploi de l'acide arsénieux dans le traitement des maladies de poitrine, à titre de contro-stimulant, en remplacement de l'émétique, tend à se généraliser en médecine vétérinaire. M. Duplessis (2), vétérinaire militaire, considère l'arsenic comme souverain dans le traitement des maladies de poitrine, aiguës ou chroniques, du cheval. Il guérit toujours la pleurésie aiguë, dit-il, et amende la pleurésie chronique. Il le prescrit dans un électuaire tonique à base de quinquina ; la dose au début doit être faible et n'être augmentée progressivement jusqu'à celle de 4 grammes, matin et soir, qu'il convient de ne pas dépasser. Dans ces conditions, les effets de l'arsenic, dit ce vétérinaire, sont toujours excellents et parfois prodigieux.

M. Favereau, que nous avons déjà cité, a employé aussi avec succès l'acide arsénieux, non-seulement contre l'affection typhoïde du cheval, mais encore contre la pneumonie franche. Dans un cas où la maladie s'était terminée par des abcès dans le poumon, et qui occasionnaient une toux fréquente et donnaient une odeur infecte à l'air expiré, l'acide arsénieux donné à la dose d'un gramme, amena la guérison.

8° **Antivermineux.** — L'acide arsénieux paraît être un vermifuge puissant quand les parasites sont logés dans le tube digestif. Il résulte de faits publiés par M. Niederberger (3), que ce remède expulse également les ascarides lombricoïdes et le ténia. Quand les parasites existent dans les voies respiratoires, il faut employer l'arsenic en fumigations ; seulement il convient d'en user avec prudence de crainte d'accidents sur les malades et sur les personnes chargées de leur donner des soins. Dans ces derniers temps, M. Viseur (4) a publié le cas fort curieux d'un jeune cheval qui paraissait poussif et qui était en réalité atteint d'une affection vermineuse, et chez lequel l'usage de l'acide arsénieux détermina l'expulsion inattendue d'une grande quantité de vers, probablement des ascarides lombricoïdes, communs chez le cheval. Depuis cette époque,

(1) Hertwig, *loc. cit.*, p. 662.
(2) *Journal de méd. vétér. milit.*, t. X, p. 35.
(3) *Journ. de méd. vétér. de Lyon*, 1862, p. 495 et 497.
(4) *Recueil de méd. vétér.*, 1872, p. 350.

M. Viseur emploie l'acide arsénieux comme le vermifuge le plus fidèle. Il commence par la dose d'un gramme et s'élève peu à peu à celle de 3 grammes, qu'il ne dépasse pas.

b. Autres composés arsenicaux.

1° Arsénite de potasse. — Ce sel est blanc, d'aspect gommeux, incristallisable, déliquescent, très-soluble dans l'eau et l'alcool, très-âcre et très-vénéneux. Il forme la base de la liqueur de Fowler, dont nous avons donné précédemment la formule.

2° Arséniates de soude. — Ils sont au nombre de deux : un arséniate *neutre* et un *biarséniate ;* le premier seul est cristallisable et employé en médecine. Il constitue la base de la liqueur arsenicale de Pearson, dont voici la formule :

> Prenez : Arséniate de soude neutre et cristallisé.   5 centigr.
> Eau distillée........................:   32 grammes.

Dissolvez à froid.

Cette dissolution s'emploie à l'intérieur contre les maladies cutanées rebelles.

3° Arséniates de potasse. — Il en existe deux : un arséniate *neutre* et un *biarséniate.* Contrairement à ceux de soude, c'est ce dernier qui est cristallisable et employé en médecine. On connaît l'exemple de sept chevaux empoisonnés par ce sel mélangé accidentellement à de l'avoine. Il est plus vénéneux que l'acide arsénieux. Le protosulfate de fer et l'hydrate de sesquioxyde de ce métal se sont montrés impuissants pour arrêter les effets funestes de ce composé arsenical (Bouley jeune) (1). On a proposé dernièrement l'acétate de fer comme antidote du biarséniate de potasse.

4° Arsénite de fer. — Il s'obtient par la double décomposition d'un arsénite alcalin et du protosulfate de fer. Il est insoluble, peu vénéneux et conviendrait parfaitement pour l'usage interne. Il entre dans la composition du bain Tessier contre la gale du mouton ; cette préparation pourrait être donnée en breuvage, en électuaire ou en bol, à l'intérieur, à petites doses.

5° Arsénite de cuivre. — Il se prépare aussi par la double dé-

(1) *Recueil de méd. vétér.,* 1834, p. 449 ; et 1835, p. 150 à 157.

composition d'un arsénite alcalin et d'un sel de cuivre. Il est insoluble et d'une activité modérée. Il est inusité en France, mais il
paraît être employét en Angleterre et en Allemagne tant à l'intérieur ·qu'à l'extérieur, plus fréquemment par ce dernier mode.

6° **Sulfures d'arsenic.** — Ils sont au nombre de deux principaux,
ainsi que nous l'avons dit en parlant des caustiques arsenicaux, et
se distinguent par leur couleur en *rouge* et en *jaune.* Ils peuvent
être *naturels* ou *artificiels;* dans le premier cas, ils sont purs et jouissent de peu d'activité, même quand on les administre à l'intérieur ;
dans le second cas, au contraire, ils renferment presque toujours
une forte proportion d'acide arsénieux et jouissent de propriétés
vénéneuses très-énergiques. Ces deux sulfures s'emploient du reste
exclusivement à l'extérieur du corps ; à l'intérieur, leur usage est
peu à recommander ; cependant on les administre quelquefois en
fumigations dans les voies respiratoires pour développer les effets
généraux des composés d'arsenic : c'est un moyen dont on doit
être très-sobre.

CHAPITRE IV

DES ALTÉRANTS IODURÉS.

Dans cette catégorie, sont compris l'iode pur et les divers composés que ce chloroïde forme, soit avec quelques métalloïdes,
comme le soufre et l'arsenic, par exemple, soit avec certains métaux tels que le potassium, le fer, le cuivre, le mercure, etc. Ces médicaments, qui ont tous pour base le même principe électro-négatif,
l'iode, déterminent dans l'économie animale des effets généraux
qui sont sensiblement les mêmes ; aussi croyons-nous devoir les
examiner d'abord d'une manière générale avant de procéder à
l'histoire particulière de chacun d'eux.

Des Iodurés en général.

L'iode et ses divers composés se rencontrent tout préparés dans
le commerce ; ils sont souvent à l'état de pureté ; néanmoins,
comme leur valeur vénale est considérable et ne tend pas à dimi-

nuer, la cupidité des commerçants s'est exercée à trouver les moyens d'augmenter leur masse par des additions de matières inertes qui n'en altèrent pas l'aspect. Nous ferons connaître plus tard les falsifications dont chaque composé iodique est l'objet dans le commerce.

Pharmacotechnie. — L'iode et ses composés sont soumis à un assez grand nombre de manipulations, généralement assez simples ; ils entrent dans une foule de préparations destinées, soit à l'usage interne, soit à l'usage externe. Nous les ferons connaître plus tard.

Médicamentation. — Les iodiques s'administrent, soit à l'intérieur, soit à l'extérieur, isolément, soit par les deux voies à la fois et simultanément. Le plus souvent, pour l'usage interne, on les introduit dans le tube digestif sous forme de breuvage ou de bol, et très-rarement sous celle de lavement ; de plus, comme ces composés sont très-volatils, on comprend la possibilité de les administrer en fumigations dans les voies respiratoires ; ce procédé, néanmoins, est assez rarement employé- A l'extérieur, on n'applique guère les préparations d'iode que dans un but de médication purement locale ; cependant on les a employées dans quelques circonstances en frictions pénétrantes.

Pharmacodynamie. — Les effets des altérants iodurés doivent être distingués en *locaux externes*, *locaux internes* et *généraux ; ces* derniers seront subdivisés en effets *primitifs*, effets *consécutifs* et effets *toxiques*.

1° Effets locaux externes. — Appliquées sur la peau, les préparations d'iode agissent comme de légers irritants ; elles produisent de la chaleur, de la rougeur, des picotements, des gerçures, et la chute des poils au bout d'un certain temps. Sur les muqueuses, les solutions de continuité, les tissus dénudés, ces composés ont une action beaucoup plus énergique et déterminent une véritable cautérisation. Les iodiques les plus irritants sont l'iode, l'iodure d'arsenic, ceux de mercure, etc.

2° Effets locaux internes. — Lorsque ces médicaments sont introduits dans le tube digestif ils déterminent des effets variables selon les doses qui ont été ingérées. Donnés en petite quantité, ils agissent comme des excitants de l'estomac et des intestins ; ils excitent l'appétit, accélèrent la digestion, précipitent le mouvement intestinal, hâtent les défécations, colorent les excréments en jaune, etc. A doses plus élevées ou plus rapprochées, les iodiques irritent notablement les voies digestives : ils diminuent l'appétit, augmentent la soif, déterminent de la salivation, des mouvements continuels de déglutition chez le chien, des vomissements réitérés chez les carnivores et les omnivores, des coliques plus ou moins vives chez tous les animaux, souvent de la diarrhée, de l'abattement, un amaigrissement rapide, etc.

3° Effets généraux. — Il existe peu de médicaments qui possèdent autant de force de *pénétration* que les composés d'iode, et dont l'absorption soit aussi rapide. Leur séjour dans l'économie paraît être très-court, car les diverses sécrétions naturelles et morbides ne tardent pas à accuser la présence des iodiques par leur couleur, leur odeur ou les réactions spéciales qu'elles donnent au contact des réactifs caractéristiques de l'iode. Il résulte de cette particularité, que les altérants iodurés se séparent du sang presque aussi rapidement qu'ils s'y mélangent, et que leur accumulation dans l'organisme est bien rarement à craindre. Les effets dynamiques de ces médicaments doivent être distingués en effets primitifs, effets consécutifs et effets toxiques.

a. **Effets primitifs.** — Lorsque l'iode et ses composés sont administrés à l'intérieur à petites doses suffisamment espacées les unes des autres, il n'en résulte le plus souvent aucune modification fonctionnelle appréciable ; l'urine, le lait, l'air expiré, la sueur, etc., entraînent au dehors les molécules de ces médicaments dans les intervalles des doses, de sorte que l'économie ne semble avoir éprouvé aucune modification de leur court passage à travers ses éléments. Mais si les doses administrées sont un peu fortes ou trop rapprochées, il peut en résulter, chez la plupart des animaux, un léger mouvement fébrile qui accuse les propriétés excitantes des composés iodiques. Il est rare que la respiration s'accélère et que le pouls devienne très-vite ; le plus souvent ces fonctions restent stationnaires, et il arrive même, chez certains sujets, que le pouls se ralentit légèrement et que l'artère devient molle sous le doigt qui l'explore ; c'est au moins ce que nous avons observé dans les hôpitaux de l'École sur plusieurs chevaux morveux auxquels on administrait l'iode en pilules, à la dose de 10 à 12 grammes à la fois.

Quand l'administration des iodurés s'accompagne de l'irritation plus ou moins vive des voies digestives, le mouvement fébrile est toujours plus net et plus intense. Un des effets primtiifs les plus constants de ces médicaments, c'est de déterminer la rougeur des muqueuses apparentes, et plus particulièrement de la conjonctive ; cètte membrane devient souvent d'un rouge violet et les sécrétions dont elle est le siége acquièrent une activité insolite qui se continue durant l'usage des iodiques. C'est, du reste, un caractère général de ces médicaments, d'exciter les muqueuses, d'augmenter la sécrétion folliculaire ou muqueuse, et de simuler ainsi une sorte de fluxion éphémère sur les divers points du système muqueux. La peau est parfois aussi le siége d'un mouvement fluxionnaire marqué, qui est indiqué par de la rougeur, de la chaleur, des sueurs partielles, et très-rarement par une éruption plus ou moins grave. Ce dernier phénomène, qu'on observe quelquefois chez l'homme, paraît être très-rare sur les animaux, car aucun vétérinaire ne l'a encore mentionné ; nous devons à l'obligeance de M. Buer la connaissance de ce léger accident. Ce vétérinaire l'a observé sur plusieurs vaches atteintes de mammite chronique sur lesquelles il pratiquait des frictions fondantes avec une pommade d'iodure de potassium fortement iodurée. Au bout de quatre ou cinq jours de ces applications, on voyait survenir une éruption de pustules très-douloureuses qui ne tardaient pas à se terminer par résolution. Enfin, on doit compter parmi les effetsi mmédiats des composés d'iode une augmentation notable de la plupart des sécrétions, et spécialement de celle de l'urine.

b. **Effets consécutifs.** — Dans les premiers temps de leur administration, les altérants iodurés augmentent plutôt qu'ils ne diminuent les qualités plastiques du sang : leur action primitive est effectivement essentiellemement coagulante. Mais quand leur usage est continué un peu trop longtemps et que des molécules nouvelles viennent agir sans cesse sur le fluide nutritif, il en résulte des changements progressifs dans la crase sanguine, l'atténuation de plus en plus grande des propriétés plastiques et nutritives de ce fluide essentiel : aussi, quand on le place dans une éprouvette, paraît-il d'une teinte plus pâle qu'à l'état naturel ; de plus il se coagule plus lentement, le caillot formé a moins de consistance, et la sérosité, plus abondante qu'à l'ordinaire, revêt souvent une teinte jaunâtre particulière et caractéristique. Sous l'influence de cette modification matérielle du sang, il se produit dans la fonction nutritive des changements qui indiquent nettement l'action altérante des composés iodiques. Le mouvement d'assimilation se ralentit, tandis que celui de résorption acquiert une activité considérable ; aussi remarque-t-on un amaigrissement rapide de tout le corps, la mollesse des tissus, la pâleur des muqueuses, la diminution des forces générales des sujets, etc. Un effet remarquable de ces médicaments, c'est de communiquer aux fonctions interstitielles des organes glanduleux et parenchymateux, et même quelquefois aux tissus blancs doués d'une faible vitalité, une activité extraordinaire, en sorte que, si ces parties sont le siége d'indurations, d'engorgements et de diverses altérations morbides, on les voit peu à peu diminuer et même disparaître entièrement sous l'influence de la médication altérante iodurée, pourvu qu'elle soit employée avec assez de persévérance et d'habileté.

c. **Effets toxiques.** — Enfin, quand on administre des doses exagérées d'iode et de ses composés, il peut en résulter un empoisonnement grave. Les premiers désordres se montrent dans le tube digestif, et consistent le plus souvent en irritation vive de la muqueuse gastro-intestinale, avec accompagnement d'ulcérations, d'éruptions pustuleuses, etc. Ces divers désordres matériels sont accusés au dehors par de la salivation, des vomissements chez le petits animaux, des coliques vives, de la diarrhée, de l'abattement, une fièvre intense, etc. Les accidents généraux de l'empoisonnement iodique varient selon qu'il est aigu ou chronique ; dans le premier cas, on observe les phénomènes immédiats très-exagérés ; et, dans le second cas, on remarque les accidents qui accompagnent habituellement un état cachectique du sang. Enfin, dans quelques cas rares, on observe l'atrophie de certaines glandes externes, telles que les thyroïdes, les mamelles, les testicules, etc.

Les accidents déterminés par les altérants iodurés sont rares chez les animaux, où leur usage interne est encore peu fréquent, sans doute, à cause du prix très-élevé de ces médicaments. Aussi, cette sorte d'empoisonnement lent par les *iodiques*, appelé *iodisme*, et signalé dans ces derniers temps dans l'espèce humaine, par quelques médecins, est-il inconnu chez les animaux domestiques.

Pharmacothérapie. — Quoique l'iode ait été découvert en 1813, et que son histoire chimique fût presque complète quelques années plus tard, ce n'est que vers 1820 qu'il fit son apparition pour la première fois en thérapeutique. C'est au médecin suisse Coindet, de Genève, que la médecine est redevable de la conquête de ce précieux médicament. Depuis longtemps, il est vrai, on employait empiriquement plusieurs substances qui renfermaient de l'iode, comme la cendre des éponges neuves, celle de certaines plantes marines, etc. ; mais on ignorait complétement la nature du principe actif de ces médicaments complexes. De la médecine de l'homme les médicaments iodiques ne tardèrent pas à passer dans celle des animaux, et comme les premiers succès des médecins eurent lieu contre le goître, c'est aussi contre cette affection que les vétérinaires employèrent ces nouveaux médicaments avec le plus d'avantages. Ceux de nos confrères qui mirent le plus d'empressement à essayer l'iode sur les animaux furent principalement Rainard (1), Prévost (2), Mayor (3), Vatel (4), etc.

Les indications générales des iodés sont assez nombreuses et assez complexes, parce que ces médicaments jouissent de vertus multiples qui en rendent les applications plus variées. Nous allons grouper les diverses affections qu'on peut traiter avec plus ou moins d'avantages par les iodurés, afin d'en abréger l'histoire générale.

1° Affections du système lymphatique. — Dans cette catégorie se trouvent compris la morve, le farcin, les scrofules, l'engorgement des ganglions mésentériques du bœuf, la lymphangite, etc.

2° Engorgements glandulaires et parenchymateux. — On peut comprendre, dans cette série complexe, le goître, l'engorgement chronique des mamelles, des testicules, des parotides, et en général de toutes les glandes externes. Parmi les engorgements viscéraux qu'on peut attaquer par les iodiques, nous comptons principalement ceux du foie, des poumons, des reins, des ovaires, etc., lorsque le diagnostic en est possible.

3° Nutrition anormale. — Elle peut être générale, comme on l'observe chez certains animaux trop bien nourris et qui sont atteints d'obésité ; ou elle est simplement locale, comme on le remarque sur certaines régions du corps qui sont atteintes d'hypertrophie.

(1) *Compte rendu de l'École de Lyon*, 1824.
(2) *Journ. pratique*, 1827, p. 239; et *Journ. théor. et pratique*, 1831, p. 280.
(3) *Journ. prat. de méd. vétér.*, 1828, p. 241.
(4) *Compte rendu de l'École d'Alfort*, 1826.

4° **Affections cutanées et muqueuses.** — Les maladies anciennes de la peau et des muqueuses qui s'accompagnent d'altérations des tissus, de sécrétions anormales, etc., sont presque toujours avantageusement modifiées par l'usage des altérants iodurés donnés à l'intérieur ou employés topiquement.

5° **Hydropisies.** — Les composés d'iode sont employés dans le traitement des hydropisies, tantôt à titre de modificateurs généraux et de diurétiques, tantôt comme simples agents irritants appliqués localement. C'est surtout sous ce dernier point de vue qu'on en fait usage contre l'hydropisie des petites séreuses voisines de la peau, et même contre celle des séreuses splanchniques.

6° **Affections nerveuses.** — On a proposé l'emploi des iodés contre la chorée, l'épilepsie, certaines paralysies, etc., mais ce traitement est encore peu répandu.

Des Iodurés en particulier.

DE L'IODE.

Pharmacographie. — L'iode est solide, d'un gris d'acier, cristallisé en paillettes rhomboïdales, fragiles, grasses au toucher, tachant la peau en jaune, et présentant beaucoup d'éclat métallique ; son odeur est celle du chlore, mais beaucoup plus faible ; sa saveur est âcre et désagréable, et sa densité égale 4,95 environ. Exposé à l'air, il se volatilise lentement, d'où la nécessité de le conserver dans des vases bien clos ; soumis à l'action de la chaleur, il fond à 107 degrés, et se réduit en magnifiques vapeurs violettes, très-pesantes, dès que la température est voisine de 180 degrés centigrades. L'eau ne dissout guère que 10 à 15 centigrammes d'iode par litre, ce qui suffit cependant pour lui communiquer une teinte rousse et une odeur chlorée ; l'alcool dissout le *dixième* de son poids de ce métalloïde à la température ordinaire, et une plus forte proportion quand il est chaud ; l'éther, une solution légère de potasse, d'iodure de potassium, de tannin, etc., dissolvent de grandes quantités d'iode ; les essences et les corps gras peuvent aussi en prendre une certaine proportion.

Falsifications. — L'iode étant une matière d'un prix très-élevé, on a cherché, par un très-grand nombre de moyens, à en augmenter le poids frauduleusement, sans en altérer l'aspect. Les matières qu'on y mélange le plus souvent sont les suivantes : *charbon de bois en poudre, houille grasse, ardoise pulvérisée, peroxyde de manganèse, sulfure de plomb, plombagine, battitures de fer*, etc., Rien n'est plus facile que de dévoiler la présence de ces matières étrangères ; il suffit de volatiliser sur une brique chaude une partie de la matière suspecte ; si l'iode est pur, il ne restera aucun résidu ; ou bien on prend une petite quantité de l'iode que l'on traite par l'alcool, l'éther, ou une solution légère de potasse caustique. Ces trois véhicules dissoudront l'iode, et laisseront comme résidu au fond du vase les matières étrangères qu'on aurait pu y avoir ajoutées.

Pharmacotechnie. — L'iode entre dans un assez grand nombre de formules magistrales ou officinales dans la pharmacie de l'homme ; dans celle des animaux, les trois formules suivantes seules sont utilisées :

1° *Teinture d'iode.*

Prenez : Iode .... 4 partie.
    Alcool ordinaire...................... 12 —

Dissolvez à froid.

2° *Pommade d'iode.*

Prenez : Iode................................... 2 grammes.
    Axonge .... 32 —

Incorporez à froid.

3° *Iodure d'amidon.*

Prenez : Iode................................... 1 partie.
    Amidon............................ 30 —

Triturez avec un peu d'eau et faites sécher à l'étuve.

Médicamentation. — L'iode s'administre à l'intérieur et s'emploie à l'extérieur sous diverses formes. A l'intérieur, on le donne en bols ou en breuvages, plus rarement en fumigations dans les voies respiratoires.. Les bols se confectionnent avec l'iode solide ou avec la teinture : dans le premier cas, on peut le broyer avec une poudre végétale quelconque ou mieux avec l'amidon cru ou cuit; on ajoute ensuite du miel ou de la mélasse pour donner à la préparation la consistance pâteuse; dans le second cas, on fait absorber la teinture d'iode par une.poudre végétale et l'on confectionne ensuite les bols comme à l'ordinaire. Pour la préparation des breuvages iodurés, on peut partir soit de l'iode, soit de sa dissolution alcoolique; si l'on emploie l'iode, il faut se servir, comme véhicule, ou d'une solution légère d'iodure de potassium ou de la décoction d'une plante amère, l'expérience ayant appris, dans ces derniers temps, que le tannin est un bon intermédiaire pour faciliter la dissolution de l'iode dans l'eau; si l'on se sert de la teinture d'iode, il faut employer les menstrues que nous venons d'indiquer afin que l'iode ne se précipite pas au fond du vase avec lequel on administre le breuvage. A l'extérieur du corps on applique la teinture et la pommade d'iode en frictions locales, mais rarement en frictions pénétrantes; enfin, la teinture pure ou étendue d'eau est employée en injections irritantes dans les fistules, les bourses muqueuses sous-cutanées, les kystes, les séreuses des tendons, des articulations, dans quelques séreuses splanchniques, etc.

Les doses d'iode qui conviennent aux diverses espèces domestiques sont encore mal déterminées; les suivantes nous paraissent convenir dans la majorité des cas :

1° Grands herbivores....................	4 à 8 grammes.
2° Petits ruminants et porcs............	0,50 à 2 —
3° Carnivores....................	10 à 35 centigr.

Ces doses pourront être répétées deux fois par jour dans des circonstances exceptionnelles. Si l'on fait usage de la teinture d'iode, on devra multiplier ces doses par *douze*.

Pharmacodynamie. — A l'exception des iodures mercuriels dont la base augmente encore l'énergie, l'iode est incontestablement, de tous les médicaments iodiques, celui dont l'activité locale et générale est la plus grande. Appliqué sur la peau intacte, ce métalloïde produit instantanément une coloration jaune qui disparaît rapidement si l'application n'est pas réitérée ; dans le cas contraire, la tache devient permanente et une véritable eschare prend naissance aux dépens de l'épaisseur du derme. Sur les tissus dénudés et sur les muqueuses apparentes, l'iode se comporte comme un caustique coagulant assez énergique. De plus, on a constaté dans ces derniers temps qu'il possède des propriétés antiseptiques au moins égales, sinon supérieures, à celles du chlore.

Dans le tube digestif, l'action irritante de l'iode est des plus manifestes, puisqu'il suffit, d'après Orfila (1), de 5 à 6 grammes d'iode donné en pilules, l'œsophage restant libre, pour empoisonner mortellement les chiens au bout de quelques jours; lorsque les voies digestives ne restent pas à l'état naturel, il faut une quantité moindre encore d'iode pour faire périr ces petits animaux. Les grands animaux peuvent supporter des doses beaucoup plus élevées que les carnivores, mais celles qui sont nécessaires pour les empoisonner mortellement sont complétement inconnues. M. Patu (2) assure avoir administré impunément depuis 30 jusqu'à 45 grammes d'iode, en bols; seulement ce praticien ne nous dit pas s'il a répété la dose plusieurs jours de suite sur les mêmes sujets; cela n'est pas probable, car nous avons presque toujours observé des coliques sur les chevaux morveux auxquels on donnait ce médicament, dans les hôpitaux de l'École, lorsque la dose approchait de 15 grammes. Les praticiens prudents feront donc bien de ne pas outrepasser cette quantité et de n'y arriver même que graduellement.

Injecté dans les veines par M. Patu, en dissolution dans l'alcool et l'éther, l'iode détermine subitement des effets inquiétants, qui se dissipent cependant avec assez de rapidité si la dose employée n'a pas été trop forte ; les phénomènes qu'on remarque le plus fréquemment sont : une accélération considérable de la respiration et de la circulation, une dyspnée suffocante, une toux convulsive et continue, de la chaleur et de l'injection à la peau, des sueurs partielles, la teinte violacée des conjonctives, des étourdissements, des vertiges, une station chancelante, parfois la chute sur le sol, la vue obtuse, la dilatation des pupilles, l'immobilité, la stupeur, etc. Quelques heures après, toutes les excrétions naturelles ou morbides ont acquis l'odeur de l'iode et revêtu une teinte jaunâtre. Les chevaux qui ne reçurent que 4 grammes d'iode échappèrent pour la plupart, mais plusieurs de ceux auxquels on injecta 8 grammes succombèrent. Les phénomènes cérébraux et respiratoires observés avant la mort doivent être attribués en grande partie aux dissolvants employés à l'administration de l'iode. Il serait utile de répéter ces expériences avec de l'iode en dissolution dans l'iodure de potassium ou une légère solution de tannin.

Les effets généraux de ce métalloïde sont à peu près ceux que

(1) *Toxicologie*, t. I, p. 97 et suiv., 5ᵉ édit.
(2) *Journal théorique et pratique*, t. VI, p. 231.

nous avons fait connaître en parlant des iodurés en général ; cependant ils présentent certaines particularités qu'il est important d'indiquer. Ainsi, le mouvement fébrile et la coloration des muqueuses apparentes sont beaucoup plus marqués sous l'influence de l'iode que sous celle de ses composés ; le mouvement sanguin vers la peau, d'où résultent la chaleur de cette membrane, des sueurs partielles, des éruptions pustuleuses, etc., est plus prononcé que la diurèse, ce qui est le contraire pour beaucoup de composés iodiques. Enfin l'arrêt du mouvement nutritif, d'où naissent la maigreur, l'atrophie de quelques glandes, la résorption de certains produits morbides, une toux plus ou moins grave, etc., sont des effets que l'iode produit toujours d'une manière exagérée si son administration n'est pas conduite avec sagesse. Pour ces divers motifs et en raison de son action irritante sur le tube digestif, beaucoup de praticiens ont renoncé à l'usage interne de l'iode, et l'ont remplacé par l'iodure de potassium, qui paraît réunir tous ses avantages sans en présenter les inconvénients.

Pharmacothérapie. — Les indications de l'iode sont assez nombreuses et se divisent naturellement en *médicinales* et *chirurgicales*. Nous allons les étudier successivement en commençant par les premières.

1° Indications médicinales. — L'iode est employé à l'intérieur ou à l'extérieur, et souvent par les deux voies en même temps, contre les maladies du système lymphatique, des glandes, des viscères intérieurs, contre certaines anomalies générales ou locales de la nutrition, contre les hydropisies, le diabète, etc. Nous allons examiner les cas principaux fournis par la pratique vétérinaire.

Une des maladies lymphatiques qu'on a le plus souvent attaquées par l'iode, au moyen d'applications très-variées, et presque toujours sans succès, c'est la *morve*. U. Leblanc (1) est un des premiers vétérinaires qui ait appliqué l'iode au traitement de cette maladie : il donnait ce métalloïde à l'intérieur à la dose de 30 centigrammes ; il appliquait une pommade iodurée sur les glandes ; en outre, il pratiquait des fumigations d'iode ou de chlore dans les narines, etc. ; au moyen de ce traitement complet, il obtenait des avantages marqués sur certains sujets, et même leur guérison radicale, d'après ce qu'il affirme. MM. Sage et Bareyre ont aussi pré-

______
(1) *Journ. théor. et pratiq.* 1831, p. 97 et suiv.

conisé les altérants iodiques dans le traitement de la morve, mais comme ils ont principalement fait usage de l'iodure de potassium, c'est en parlant de ce sel que nous ferons connaître leurs essais. M. Rey a essayé aussi très-souvent l'iode contre la morve, mais comme les résultats ont été négatifs, il s'est abstenu de les publier. Le traitement de la morve, par l'iode ou tout autre moyen, est reconnu aujourd'hui plus nuisible qu'utile à cause de la facile transmission de cette maladie par contagion. Si l'emploi de l'iode dans le traitement de la morve est peu avantageux, il n'en est pas de même dans le jetage de nature *gourmeuse*, si fréquent sur les jeunes chevaux. Il suffit d'ajouter un peu de teinture d'iode dans une fumigation émolliente pour faire disparaître les jetages du plus mauvais caractère (Chevalier) (*note communiquée*).

L'iode a été également préconisé dans le traitement du farcin ; U. Leblanc a annoncé dans le temps des guérisons obtenues par ce moyen : les applications étaient locales. M. Patu est parvenu à guérir aussi quelques chevaux farcineux par l'emploi intérieur de la teinture d'iode ou par son injection dans les veines. Enfin, à l'école de Toulouse, on a traité avec succès plusieurs chevaux farcineux par l'administration intérieure et l'application extérieure de la teinture d'iode : la dose donnée en électuaire était de 16 grammes ; l'action de ce médicament était aidée du reste par la cautérisation actuelle sur les boutons, et par l'application d'eau mercurielle sur les ulcères farcineux (1). Malgré ces résultats encourageants, l'emploi de l'iode dans le traitement du farcin est peu fréquent, sans doute à cause du prix élevé de ce médicament.

L'engorgement général des ganglions lymphatiques du bœuf, espèce d'affection scrofuleuse, a été traité avec succès, au moyen de l'iode, par Lafore (2) ; il administrait ce médicament à l'état de teinture, depuis 60 centigrammes jusqu'à 4 grammes, sous forme de breuvage, en l'étendant dans une décoction de 64 grammes de gentiane dans deux litres d'eau ; le traitement a été continué pendant quinze ou vingt jours. De plus Cruzel (3) conseille de donner à l'intérieur de 4 à 6 grammes d'iode en dissolution dans une décoction légèrement tannante, chez le bœuf atteint d'angéioleucite générale ou locale ; en même temps on fait des frictions de pommade d'iodure de potassium ioduré sur les engorgements des ganglions lymphatiques.

(1) *Journ. des vétér. du Midi*, 1844, p. 19 et 91.
(2) *Ibid.*, 1839, p. 225.
(3) *Traité pratique des maladies de l'espèce bovine*, p. 342.

L'induration ou l'engorgement chronique de certains viscères glanduleux ou parenchymateux, peut être avantageusement traitée par l'iode. Lafore (1) a publié plusieurs exemples d'hépatite chronique chez le bœuf et le cheval, qui ont cédé à l'usage de la teinture iodique étendue dans une infusion ou une décoction de plantes amères : la dose moyenne a été de 4 grammes d'iode. M. Hertwig dit aussi en avoir fait usage avec profit contre les désordres matériels déterminés dans les poumons par la péripneumonie contagieuse du gros bétail (2).

Les altérations organiques que subissent les glandes externes, telles que les corps thyroïdes, les mamelles, les testicules, les parotides, etc., cèdent presque toujours à l'emploi persévérant, soit local, soit général, de l'iode. Il serait oiseux, en quelque sorte, de faire connaître les nombreux exemples de guérison par l'iode de goître, de mammite et d'orchite, etc., passés à l'état chronique : c'est un moyen devenu en quelque sorte vulgaire, et que tous les praticiens connaissent ; il suffit donc de l'indiquer simplement.

Les nutritions vicieuses ou exagérées, soit locales, soit générales, sont souvent modifiées avantageusement par l'emploi de l'iode. Miquel (3), de Béziers, a publié deux cas intéressants d'hypertrophie de l'encolure chez les solipèdes et un d'engorgement chronique du genou, qui ont cédé à l'emploi persévérant de la pommade d'iodure de potassium fortement iodurée. M. Hertwig dit avoir employé l'iode avec un plein succès pour arrêter l'obésité dont les chiens de salon sont souvent frappés par suite d'excès de nourriture et de manque d'exercice.

Selon M. Hertwig, le professeur allemand Dick préconiserait l'iode contre l'hydrothorax et le diabète du cheval. Enfin, s'il faut en croire un agriculteur, M. de Romanet (4), la cachexie aqueuse du mouton céderait facilement à l'influence de l'iode ; il suffirait, d'après cet agronome, de faire des frictions sur l'œdème intermaxillaire, appelé vulgairement la *bouteille*, et de donner à chaque malade 25 à 30 gouttes de teinture d'iode dans un verre d'eau.

Indépendamment de ces applications médicinales importantes de l'iode, nous devons mentionner l'emploi qu'en a fait M. Delorme contre plusieurs cas d'affections dartreuses fort graves de la peau

(1) *Malad. particulières aux grands ruminants*, p. 507 ; et *Journ. des vétér. du Midi*, 1839, p. 229.
(2) *Pharmacol. pratique*, p. 536.
(3) *Journ. des vétér. du Midi*, 1841, p. 259.
(4) *Comples rendus de l'Académie des sciences*, 17 mai 1852.

du cheval, qui avaient résisté à tous les moyens préconisés en pareille circonstance. Il administrait l'iode à l'intérieur mélangé à de l'amidon; la dose au début fut d'un gramme et elle fut augmentée graduellement jusqu'à ce qu'elle eût atteint celle de 6 à 7 grammes, qui ne fut pas dépassée; il y eut interruption au milieu du traitement pour ne pas fatiguer le tube digestif. Quoique ce traitement fût purement interne et qu'aucune application extérieure n'ait été mise en usage, la peau, malgré son état vraiment hideux, se nettoya peu à peu, reprit toute sa souplesse et la robe son brillant. (*Note communiquée.*)

2° **Indications chirurgicales.** — Vers 1840, M. Velpeau et plusieurs chirurgiens distingués proposèrent la teinture d'iode plus ou moins étendue d'eau, employée en injections, d'abord pour guérir l'hydrocèle chez l'homme, puis pour clore des abcès, des fistules, des hygromas, etc.; plus tard, s'enhardissant à mesure qu'ils acquéraient plus d'expérience dans le maniement du nouvel agent irritant, ils en vinrent à l'injecter dans les articulations et dans les grandes séreuses splanchniques atteintes d'hydropisie.

Peu de temps après, U. Leblanc, vétérinaire à Paris, fit de louables efforts pour introduire le nouveau moyen dans la chirurgie vétérinaire; il en fit usage d'abord contre les kystes si communs de la gorge du chien, avec un plein succès; puis, plus tard, de concert avec le docteur Thierry (1), il injecta la teinture d'iode pure ou étendue d'eau, dans les synoviales tendineuses ou articulaires dilatées, et proclama de nombreux succès. Le nouveau moyen, accueilli avec quelque défiance, précisément parce qu'il avait trop bien réussi entre les premières mains qui l'avaient mis en usage, fut essayé surtout dans les Écoles vétérinaires; là, les résultats furent loin d'être aussi brillants que ceux annoncés par U. Leblanc: des accidents graves, des insuccès plus nombreux que les réussites, firent rejeter à peu près complétement le nouveau liquide oblitérant. Bientôt il s'établit, entre le promoteur de la teinture d'iode et les trois professeurs de clinique des écoles, une polémique ardente, qu'on ne peut pas malheureusement présenter aux vétérinaires comme un modèle de discussion scientifique, parce qu'elle a manqué de mesure; mais afin que nos lecteurs puissent juger d'après les documents originaux, nous allons indiquer les publications où ils pourront trouver les éléments du débat (2).

(1) *Bulletin de l'Académie de médecine*, 1845.
(2) Voy. U. Leblanc, *Cliniq. vétér.*, 1844, p. 293; 1845, p. 282; 1847, p. 34 et

Depuis cette époque, la question a bien changé de face, car les injections iodées ont pris une extension considérable en chirurgie vétérinaire ; le temps a donc donné, sur beaucoup de points, pleinement raison à U. Leblanc. Aussi, comme ce moyen thérapeutique joue aujourd'hui un rôle très-important dans le traitement des maladies externes des animaux, nous allons l'étudier avec quelques détails.

Les injections iodées sont préconisées contre l'hydropisie de quatre ordres de membranes closes : 1° les bourses muqueuses ; 2° les synoviales tendineuses ; 3° les synoviales articulaires ; et 4° les séreuses splanchniques. Or, comme dans ces quatre ordres de lésions le procédé opératoire, et surtout les résultats, sont souvent très-différents, nous allons en traiter successivement.

1° Bourses muqueuses. — Ces cavités, creusées dans le tissu cellulaire sous-cutané, se rencontrent principalement sur la partie saillante des grandes articulations, entre les sailliies osseusés et la peau. Lorsqu'elles sont atteintes d'hydropisies, elles forment des tumeurs, le plus souvent indolentes, qui portent le nom d'*hygromas*. L'injection de teinture d'iode pure ou étendue de son poids d'eau, donne des résultats constamment favorables à la guérison, ainsi qu'il résulte des observations publiées par M. Rey (1) et par d'autres praticiens.

A côté des hygromas, il convient de placer les *kystes*, soit externes, soit internes, qui cèdent aussi, pour la plupart très-facilement à l'action oblitérante de la teinture d'iode. Nous citerons surtout les kystes sous-cutanés qui se montrent si souvent sous la gorge des chiens, soit qu'ils résultent d'une altération de la glande thyroïde, soit qu'ils proviennent, ce qui est peut-être plus fréquent, de la dilacération du tissu cellulaire sous-cutané de la région pendant les combats que les chiens se livrent entre eux.

2° Séreuses synoviales tendineuses. — Les tumeurs résultant de l'hydropisie de ces séreuses portent les noms de *vessigons*, de *molettes*, etc., selon les régions où elles siégent. Comme c'est contre les tumeurs de ce genre que les injections iodées rendent le plus de services à la pratique vétérinaire, nous allons les examiner avec soin

suiv. — H. Bouley, *Recueil*, 1847, p. 5, 26, 409, 667 ; 1849, p. 471 ; 1850, p. 70. — A. Rey. *Journ. de méd. vétér. de Lyon*, 1847, p. 122. — L. Lafosse, *Journ. des vétér. du Midi*, 1849, p. 193 et 402 ; 1850, p. 206.

(1) *Journ. de méd. vétér. de Lyon*, 1857, p. 49 ; *id.*, 1868, p. 389.

Nous traiterons successivement du manuel opératoire, des effets immédiats et des résultats définitifs de ces injections.

Les instruments nécessaires à cette opération sont généralement un *trocart* fin et une *seringue* à injections dont la canule puisse s'adapter exactement au tube du trocart; cependant quelques praticiens ponctionnent directement la tumeur avec le bistouri droit et font ensuite l'injection comme à l'ordinaire: Quels que soient les instruments dont on se serve, on doit évacuer autant que possible. tout le liquide contenu dans la poche avant d'introduire la liqueur oblitérante. Celle-ci doit être injectée en quantité à peu près égale à celle du liquide morbide évacué; elle doit être, de plus, poussée dans toutes les parties de la poche au moyen d'une malaxation méthodique de la tumeur remplie de la liqueur caustique. Le séjour de la teinture dans le sac séreux ne doit pas dépasser cinq minutes, et, le plus souvent même, le cinquième de ce laps de temps suffit. Le plus habituellement on ne fait qu'une seule injection; mais cependant quelques praticiens la réitèrent coup sur coup, deux, et même trois fois, comme M. Festal, Philippe (1), par exemple.

On n'injecte jamais la teinture d'iode pure dans les synoviales tendineuses; en moyenne, on l'étend d'*une* fois son volume d'eau; mais on peut en ajouter davantage ou en mettre moins, selon les cas : c'est le tact du praticien qui doit en décider. En général, on étend la teinture d'iode d'autant plus que les sujets sont plus nerveux, les parties plus sensibles, les lésions plus récentes, etc.

L'iode étant peu soluble dans l'eau, quand on étend la teinture avec de l'eau distillée, une partie du métalloïde se précipite, ce qui donne un liquide susceptible de cautériser trop fortement ou d'une manière inégale. Aussi recommande-t-on, généralement, d'ajouter une petite quantité d'iodure de potassium pour faire disparaître, en le dissolvant, le précipité d'iode. Quand la teinture iodique est préparée depuis quelque temps, elle cesse de précipiter par l'addition de l'eau, parce qu'elle renferme alors une certaine proportion d'acide iodhydrique qui maintient l'iode en dissolution dans l'eau. Aussi, est-il prudent de rejeter cette teinture ancienne, parce que l'acide qu'elle renferme ajoutant à ses qualités irritantes, et cet acide étant en quantité très-variable, le praticien ne connaît plus alors le degré d'activité du liquide qu'il emploie.

L'irritation produite dans le sac séreux par la préparation iodée, détermine au bout de quelques heures une inflammation locale

-----

(1) *Recueil de méd. vétér.*, 1858, p. 210.

plus ou moins intense selon les cas. La partie opérée devient d'a-
bord chaude; douloureuse, et ne tarde pas à se tuméfier. Si l'inflammation est modérée, elle reste toute locale et n'a aucun retentissement général ; dans le cas contraire, elle s'accompagne d'un
mouvement fébrile qui dure quelques jours seulement, si tout doit
marcher régulièrement. Lorsque l'irritation locale est grave, il convient de la modérer par des applications locales réfrigérantes, soit
des bains, soit des irrigations bien dirigées, ou bien par des onctions
d'onguent *populeum* ou de pommade de laurier ; la fièvre sympathique est combattue par la diète, les boissons acidulées ou nitrées,
et, au besoin, par la saignée.

Même dans les cas les plus heureux, c'est-à-dire quand l'inflammation locale a seulement le degré nécessaire pour devenir curative, les accidents locaux persistent en général assez longtemps.
Pendant la première, et souvent même durant les deux premières
semaines qui suivent l'opération, la région où l'on a pratiqué l'injection reste chaude, douloureuse, gonflée, et les animaux boitent
en marchant et ne restent pas à l'appui sur le membre malade.
Aussi, pendant toute cette période, doit-on s'abstenir, non-seulement de faire travailler les animaux, mais même de les promener
trop longtemps. Mais dès que les phénomènes de l'inflammation locale ont perdu de leur acuïté, on peut utiliser les malades, et on
peut même dire qu'un travail modéré est de nature à assurer la
résorption de l'exsudation plastique qui s'est faite dans le sac séreux. Cette résorption complète, qui est le signe certain d'une guérison entière et durable, est généralement fort longue ; elle dure
rarement moins de deux mois et souvent demande un laps de temps
double ; il faut savoir attendre ; du reste, comme on peut utiliser
les animaux pendant cette période, les propriétaires prennent en
général facilement patience. Enfin, dans les cas les plus malheureux,
heureusement assez rares, la tuméfaction persiste, et le traitement
a conduit à ce résultat déplorable, de transformer une tumeur synoviale souvent curable par d'autres moyens, en une tumeur dure et
réfractaire à tous les agents résolutifs. Ce mauvais résultat est rare.

Les injections iodées appliquées avec méthode, réussissent presque constamment contre les *vessigons* simples ou chevillés qui se
forment dans le creux du jarret. C'est ce qui résulte des faits publiés par MM. Cambon (1), Rey (2), Barry et H. Bouley (3), Verrier

(1) *Annales vétér. belges,* 1852, p. 18 ; 1853, p. 57.
(2) *Journ. de méd. vétér. de Lyon,* 1857, p. 481.
(3) *Recueil,* 1856, p. 869.

frères, de Rouen (1), U. Leblanc (2), Festal (3), Liard (4), Du-
pon (5), etc. Il en serait vraisemblablement de même pour les vessigons, du reste plus rares, qui se montrent sur le côté externe de
l'avant-bras du cheval au voisinage du genou, ainsi, au surplus, que
M. Saint-Cyr a eu occasion de le constater.

Il paraît en être autrement pour les *molettes ;* là, le procédé des
injections iodées est souvent incertain et parfois dangereux. Cela
résulte, non-seulement des faits d'insuccès publiés, mais encore de
la discussion qui eut lieu à la Société centrale de médecine vétérinaire en 1856, sur cette question (6). Cependant tous les praticiens n'ont pas été également malheureux, et aux insuccès à peu
près constants de M. Rey (7), on peut opposer les succès obtenus
par MM. Verrier, frères (8), par M. Porel (9), etc. Du reste, nous
savons qu'à la clinique de l'École on réussit mieux maintenant
qu'autrefois dans l'emploi de ce traitement, très-peu usité, du reste.

3° Séreuses synoviales articulaires. — Les grandes articulations des membres des animaux, et surtout celles qui ne sont pas
entourées et protégées par de grandes masses musculaires, sont
souvent le siége d'altérations pathologiques parmi lesquelles l'hydropisie des séreuses articulaires compte au nombre des plus graves.
On a préconisé aussi, contre ce genre d'altération, les injections
iodées ; mais elles sont loin de rendre les mêmes services que dans
les cas précédents. Là, en effet, ce moyen curatif paraît environné
de graves dangers, et ne convient que comme une sorte de pis-aller
qu'il n'est permis d'employer que quand les autres remèdes sont
reconnus impuissants.

Néanmoins, comme ces injections réussissent chez l'homme dans
des cas analogues, et que certains vétérinaires affirment même en
avoir usé avec succès dans des cas de ce genre, nous allons en dire
quelques mots.

Le manuel opératoire est le même que dans les cas précédents ;

. (1) *Recueil,* 1857, p. 538 et 598.
  (2) *Cliniq. vétér.,* 1861, p. 88.
  (3) *Recueil,* 1858, p. 240.
  (4) *Journ. vétér. milit.,* t. III, p. 282.
  (5) *Ibid.,* t. VIII, p. 714.
  (6) *Recueil,* 1856, p. 869 et suiv.
  (7) *Jour. de méd. vétér. de Lyon,* 1557, p. 548
  (8) *Recueil,* 1857, p. 538 et 598.
  (9) *Ibid.,* 1859, p. 578.

seulement comme les synoviales sont ici notablement plus sensibles, il convient d'employer une teinture beaucoup plus faible;
on prescrit de l'étendre de 4 à 5 fois son poids d'eau et d'ajouter de
l'iodure de potassium pour empêcher tout précipité d'iode.

En général, les symptômes locaux et généraux sont beaucoup
plus graves que dans les cas précédents, l'inflammation locale, surtout, devient dangereuse et détermine dans l'articulation, et notamment dans les cartilages d'encroûtement, des désordres souvent
irrémédiables. Ainsi, nous recommandons aux vétérinaires qui
voudraient essayer de ce moyen dans des cas désespérés, de modérer l'arthrite suraiguë qui suit l'injection iodée par des applications calmantes, et surtout réfrigérantes appropriées; de calmer la
fièvre générale par des boissons acidulées, diurétiques et surtout
laxatives, l'observation ayant démontré que la purgation était un
des moyens les plus puissants de modérer l'inflammation traumatique ou spontanée des articulations.

4° **Séreuses splanchniques.** — Parmi les grandes séreuses, il en
est deux surtout qui sont souvent le siége d'hydropisie et qui, par
leur position, sont à la portée de l'opérateur pour l'évacution du
liquide épanché, et, au besoin, pour la pratique des injections
iodées : ce sont la plèvre et le péritoine.

Ces injections, employées chez l'homme aujourd'hui assez fréquemment, ne l'ont été encore en vétérinaire que bien rarement ;
cependant, comme on a fait déjà quelques tentatives heureuses dans
ce sens, et qu'elles peuvent, dans des cas déterminés, constituer
une ressource précieuse, nous allons en dire quelques mots.

Quand on fait la ponction d'une séreuse splanchnique, siége d'un
épanchement, on ne doit pas évacuer complétement le liquide de
la collection; et c'est avec la partie qui reste dans le sac séreux que
doit se mélanger la liqueur iodique destinée à modifier la surface
malade. La teinture d'iode, dans cette circonstance, doit être beaucoup plus faible qu'à l'ordinaire ; on prescrit de l'étendre de 8 à
10 fois son poids d'eau, avec suffisante quantité d'iodure de potassium pour empêcher la précipitation de l'iode. Puis le liquide irritant étant introduit dans la cavité, on doit, autant que possible, le
mettre en contact avec toutes ses parties, et le faire évacuer ensuite
le plus rapidement qu'on pourra. Dans le cas d'injection dans le
péritoine, on doit faire suivre l'opération d'une compression graduelle de l'abdomen.

C'est en général d'après ces principes, que M. Saint-Cyr est parvenu à guérir trois ascites, deux chez le chien et une chez le chat (1) ; et enfin un hydrothorax, suite de la pleurésie, chez un cheval (2).

5° **Cas spéciaux.** — Indépendamment des applications si importantes de la teinture d'iode employée en injections, cette préparation reçoit encore en chirurgie vétérinaire quelques emplois qui présentent de l'intérêt et que nous allons rapidement indiquer.

M. Boiteux (3) a fait usage avec succès de la teinture d'iode contre une sorte d'abcès fistuleux qui succède parfois à la saignée à la jugulaire, chez le cheval; il en imprégnait une sonde en caoutchouc, qu'il introduisait ensuite dans la fistule. Il prescrit le même moyen dans les maux du garrot et d'encolure accompagnés de caries osseuses ou ligamenteuses; en cela il se trouve en concordance d'opinion avec M. Rougery (4) et avec les vétérinaires allemands Rosenbaum et Schneider (5). De plus, M. Boiteux en a usé avec quelque succès contre le crapaud.

Depuis peu, M. Lafosse (6) a employé avec succès les injections de teinture d'iode dans le canal de Sténon lors de l'existence d'une fistule de ce conduit. Le canal s'oblitère bientôt et la glande s'atrophie peu à peu.

De plus, on emploie quelquefois, dans la chirurgie de l'homme, la teinture d'iode, pure ou étendue, contre quelques autres accidents chirurgicaux, tels que les abcès froids, les clapiers, les fistules diverses, quelques plaies de mauvaise nature, virulentes ou envenimées, contre quelques maladies de la conjonctive et des paupières, contre les écoulements muco-purulents de certaines muqueuses, etc., etc. ; mais, jusqu'à ce jour, les applications de ce genre ont été rare en chirurgie vétérinaire. M. Zundel emploie pourtant la teinture d'iode étendue de 8 parties d'eau, contre le catarrhe auriculaire du chien ; on imprègne un tampon de charpie de la liqueur et on l'enfonce dans le fond de la conque. (*Note communiquée.*)

Enfin, tout récemment un jeune vétérinaire, M. Stanis Cezard (7), a employé avec un succès inespéré les injections sous-cutanées de

<hr>

(1) *Journ. de médec. vétér. de Lyon,* 1863, p. 209.
(2) *Ibid.,* 1864, p. 391.
(3) *Ibid.,* 1859, p. 153.
(4) *Journ. des vétér. du Midi,* 1860, p. 71.
(5) *Cliniq. vétér.,* 1862, p. 512.
(6) *Recueil de méd. vétér.,* 1871, p. 795.
(7) *Ibid.,* 1874, p. 584.

solution d'iodure de potassium ioduré, à titre d'antivirulent, dans un cas grave de pustule maligne chez l'homme ; on donnait en même temps la préparation à l'intérieur. C'est une pratique à imiter chez les animaux dans les affections charbonneuses.

a. De l'Iodure de potassium.

SYNONYMIE : Hydriodate de potasse.

Pharmacographie. — Ce sel est solide, cristallisé en cubes, d'un blanc opalin et laiteux, d'une légère odeur d'iode, et d'une saveur âcre et alcaline. Exposé à l'air, il s'altère lentement, parce que l'oxygène déplace une partie de l'iode et communique au sel une teinte jaunâtre : de là la nécessité de le conserver dans des flacons secs et hermétiquement fermés. Soumis à l'action de la chaleur, il décrépite, fond, se volatilise, mais ne se décompose pas. L'eau bouillante en dissout la moitié de son poids environ, et l'alcool froid le cinquième seulement. La solution aqueuse d'iodure de potassium peut dissoudre une certaine proportion d'iode, et donner naissance à un iodure ioduré. Ce composé d'iode, solide o u en dissolution, est très-facilement décomposé par l'eau de chlore, les hypochlorites alcalins, les acides minéraux, etc.

Altérations et falsifications. — L'iodure de potassium peut contenir une certaine quantifé de carbonate de potasse par le fait d'une mauvaise fabrication, ou par suite d'une addition frauduleuse ; lorsque la proportion de ce sel est un peu forte, l'iodure de potassium devient très-déliquescent à l'air, et fait effervescence avec les acides, qu'il soit solide ou en dissolution. Les sels qu'on mélange le plus souvent à l'iodure de potassium sont les suivants : *chlorures de potassium* et *de sodium, bromure de potassium, sulfate de potasse, nitrate de soude* et le *bicarbonate de soude,* etc.

La présence des chlorures dans l'iodure de potassium est facile à dévoiler au moyen du nitrate d'argent et de l'ammoniaque ; dans ce but, on dissout dans l'eau une petite quantité du sel suspect, et on le précipite au moyen de la solution d'azotate d'argent. Si l'iodure de potassium est pur, le précipité est jaunâtre, peu altérable à la lumière, et résiste complétement à l'action dissolvante de l'ammoniaque liquide ; dans le cas, au contraire, où il existe une certaine proportion de chlorures mélangés, le précipité est plus blanc, devient violet à l'air, et se dissout en partie dans l'alcali volatil ; la partie dissoute .est mise à nu au moyen de l'acide azotique, qui neutralise l'ammoniaque ayant servi de dissolvant.

On a proposé divers moyens pour reconnaître la présence du bromure mélangé à l'iodure de potassium, mais ils sont trop compliqués pour les vétérinaires ; le procédé suivant, qui est aussi simple que possible, nous paraît remplir parfaitement le but : c'est de traiter la solution du sel suspect par le bichlorure de mercure. S'il est pur, le précipité est d'un beau rouge coquelicot ; mais, s'il est mêlé de bromure, on n'obtient qu'un dépôt briqueté couleur de litharge, etc.

Enfin, le sulfate de potasse est accusé par le nitrate de baryte, le nitrate de soude par sa propriété de fuser sur les charbons ardents, et le bicarbonate sodique par l'effervescence qu'il produit avec les acides.

Pharmacotechnie. — Les préparations officinales d'iodure de potassium sont presque toutes destinées à l'usage externe ; les plus importantes sont les suivantes :

1° *Pommade d'iodure de potassium.*

    Prenez : Iodure de potassium................... 8 grammes.
           Axonge.................................... 32 —
Incorporez.

2° *Pommade d'iodure ioduré de potassium.*

    Prenez : Iodure potassique..................... 8 grammes.
           Iode .... 4 —
           Axonge.............................. 32 —
Préparez d'abord la pommade et ajoutez ensuite l'iode.

3° *Iodure de potassium ioduré caustique* (Lügol).

    Prenez : Iodure de potassium, iode et eau dis-
           tillée, de chaque.................... 1 partie.
Dissolvez d'abord le sel dans l'eau, puis ajoutez-y l'iode.

Il arrive très-souvent en pharmacie vétérinaire qu'on double la quantité d'iodure et d'iode qui entre dans les pommades.

Médicamentation. — L'iodure de potassium peut se donner solide ou dissous ; cette dernière forme doit obtenir exclusivement la préférence. Quand on est forcé d'administrer ce sel en électuaire ou en bol, il y a avantage à le dissoudre dans une petite quantité d'eau avant de le mélanger aux excipients de ces préparations ; mais, en général, on doit le faire prendre en boissons ou en breuvages toutes les fois que cela est possible, parce que, sous cette forme, il est beaucoup moins irritant. A l'extérieur du corps, on emploie à peu près constamment l'iodure de potassium en pommade ; cependant quelques praticiens donnent la préférence aux lotions et aux applications topiques diverses de la solution aqueuse de ce sel.

Les doses de l'iodure de potassium pour les divers animaux domestiques n'ont pas encore été rigoureusement déterminées ; nous les évaluons approximativement à un *tiers* en sus de celles de l'iode, savoir :

1° Grands herbivores......................	6 à 12 grammes.
2° Petits ruminants et porcs...............	0,75 à 2,50 —
3° Carnivores.............................	25 à 50 centigr.

Pharmacodynamie. — Mis en contact avec la peau revêtue de son épiderme, l'iodure de potassium se montre très-peu irritant ; sur les tissus dénudés ou sur les muqueuses, il est un peu plus agressif, mais il développe rarement des phénomènes d'irritation notables, à moins qu'il ne soit employé en solution très-chargée. Son action sur le tube digestif a été diversement appréciée : pour quelques auteurs, il est considéré comme à peu près aussi irritant que l'iode ; pour d'autres, au contraire, il aurait presque l'innocuité du chlorure de sodium. La vérité est sans doute placée entre ces deux extrêmes. Il résulte de quelques essais de Maillet (1) que l'iodure de potassium en dissolution, à la dose de 2 grammes pour le chien, et de 8 à 12 pour le cheval, agirait comme un poison irritant sur le tube digestif, et qu'il suffirait d'une dose de 16 grammes donnée en une seule fois pour déterminer une hémorrhagie gastro-intestinale mortelle chez les solipèdes. Certes, nous sommes loin de mettre en doute l'exactitude des résultats publiés par Maillet, qui était un observateur sagace et consciencieux ; mais ils nous paraissent exceptionnels et peu en rapport avec ce qu'on observe chaque jour, soit chez l'homme, soit chez les animaux. Selon toute probabilité, le sel employé à l'École d'Alfort avait une forte réaction alcaline, comme cela arrive quelquefois, ce qui augmentait beaucoup ses propriétés irritantes. — Le fait publié plus récemment

(1) *Recueil de méd. vétér.*, 1836, p. 520.

par M. Trelut (1) jeune, d'une jument qui reçut, par erreur, 50 grammes d'iodure de potassium chaque jour, au lieu des 10 grammes prescrits, et sans accident, prouve que ce sel est moins irritant que ne l'a dit Maillet. Orfila (2) semble évaluer la dose toxique de l'iodure de potassium, pour le chien, à 4 grammes environ.

L'action générale de l'iodure de potassium ressemble en grande partie à celle de l'iode ; seulement les effets primitifs sont toujours moins prononcés, à l'exception de la diurèse, qui est toujours très-copieuse, ce qui est dû évidemment à la nature de sa base et à son élimination prompte et à peu près complète par les voies urinaires. On remarque aussi que l'iodure de potassium ne produit pas l'amaigrissement du corps aussi rapidement que l'iode, et qu'il n'a pas, comme ce dernier, l'inconvénient grave d'occasionner l'atrophie de certains organes glanduleux.

Pharmacothérapie. — L'iodure de potassium est incontestablement un des agents fondants les plus énergiques et les plus sûrs que possède la matière médicale, soit dans ses effets locaux, soit par ses effets généraux. Malheureusement, son prix, quoique stationnaire depuis quelques années, est encore trop élevé pour que les vétérinaires puissent souvent faire usage de ce puissant modificateur de l'économie animale. Quoi qu'il en soit, nous devons faire connaître brièvement les principales applications dont ce remède a été l'objet en médecine vétérinaire.

A l'extérieur du corps, on applique très-fréquemment la pommade simple ou iodurée sur la plupart des engorgements indolents, solides ou mous, et sur les glandes hypertrophiées, indurées ou altérées de diverses manières. Lorsque l'affection est un peu grave ou ancienne, il est rare qu'un simple traitement local suffise ; alors aux applications topiques il convient d'ajouter un traitement général en administrant à l'intérieur de l'iode ou de l'iodure de potassium. Le vétérinaire allemand Wannowius (3) a employé avec avantage la pommade d'iodure de potassium en friction sur la parotide, dans le cas de fistule du canal de Sténon, afin d'amener l'atrophie de cette glande. Le succès fut complet.

De son côté, Nicouleau (4), sur le conseil de M. Zündel, employa avec un plein succès les frictions de pommade d'iodure de potas-

---

(1) *Recueil de méd. vétér.*, 1862, p. 486.
(2) *Toxicologie*, t. I, p. 105, et suiv.
(3) *Journ. de méd. vétér. de Lyon*, 1858, p. 188.
(4) *Journ. de méd. véter. militaire*, t. V, p. 153.

sium iodurée sur la glande parotide contre une fistule salivaire qui avait résisté à tous les moyens. La glande s'atrophia et la salive ne coulant plus, la fistule se cicatrisa facilement.

Après le goître, qu'on traite avec succès dans la plupart des animaux, au moyen de l'iodure potassique appliqué localement sous diverses formes, ou administré à l'intérieur, les engorgements glanduleux contre lesquels on emploie les préparations iodées avec le plus d'avantages sont surtout ceux des mamelles et des testicules. Jacob (1) a fait connaître l'exemple de guérison d'un engorgement *tuberculeux* des mamelles d'une jument par l'application de la pommade d'iodure de potassium durant deux mois. Lecoq (2), de Bayeux, a employé avec succès le même topique sur les indurations du pis des vaches à la suite de la mammite. Jacob (3) a donné, de plus, la relation d'un engorgement testiculaire, chez le cheval, guéri par l'emploi extérieur et intérieur de l'iodure de potassium et de l'iode.

M. le docteur Castorani (4), de Naples, considère la solution d'iodure de potassium plus ou moins concentrée, seule ou additionnée de glycérine, comme un des meilleurs collyres dont on puisse user contre les taches de la cornée et les granulations de la conjonctive.

M. Luneau (5), vétérinaire à Avignon, a publié l'observation intéressante d'une tumeur osseuse d'origine scrofuleuse, chez une chienne, qui a cédé à des applications locales de pommade d'iodure de potassium, et à l'administration intérieure de l'iodure potassique ioduré (iode, 20 centigrammes, iodure, 50 centigrammes, eau de rivière, 1 litre).

Plusieurs vétérinaires français et étrangers ont essayé ce composé iodique contre la morve du cheval. M. Sage (6) a surtout insisté beaucoup sur l'emploi de ce traitement aidé par les émissions sanguines et par une alimentation très-alibile; les glandes étaient frictionnées avec la pommade d'iodure de potassium, et ce sel était administré à l'intérieur sous forme de bol à la dose de 8 à 12 grammes par jour; ce praticien prétend avoir guéri vingt-deux chevaux sur vingt-huit, traités par ces divers moyens. C'est un résultat

(1) *Recueil de méd. vétér.*, 1829, p. 101.
(2) *Ibid.*, 1835, p. 574.
(3) *Ibid.*, 1830, p. 39.
(4) *Annales vétér. belges*, 1868, p. 286.
(5) *Mém. de la Soc. vétér. de Vaucluse*, 1848.
(6) *Traité de la morve chronique.*

merveilleux s'il est exact. M. Bareyre (1) a essayé le traitement complexe de M. Sage et en a retiré quelques bons résultats au milieu de plusieurs insuccès. M. Lord (2), vétérinaire anglais, a donné l'iodure de potassium combiné au sulfate de cuivre contre la morve et le farcin du cheval ; la dose prescrite a été de 16 grammes d'iodure et de 60 grammes de sel de cuivre pour six jours de traitement. C'est un moyen qui peut avoir son utilité. M. Waltrap (3), vétérinaire allemand, a guéri rapidement un poulain qui avait les ganglions lymphatiques de l'ars et de l'aine tellement engorgés, qu'il pouvait à peine marcher, par l'usage interne de l'iodure de potassium. Enfin, M. Plantin (4), vétérinaire à Marseille, qui nie l'efficacité de l'acide arsénieux contre la pousse, trouve, dit-il, un remède puissant contre cette maladie et les vieilles bronchites dans l'iodure de potassium. Nous laissons à l'avenir le soin de prononcer sur cette question.

b. Des Iodures de mercure.

Pharmacographie. — Il en existe deux principaux, le *proto-iodure* et le *bi-iodure*.

1° Proto-iodure de mercure. — Il est solide, amorphe, d'un jaune verdâtre particulier, inodore et insipide, volatil, insoluble dans l'eau et l'alcool, légèrement soluble dans la solution d'iodure de potassium. L'iode le change en bi-odure.

2° Bi-iodure de mercure. — Il est solide, le plus souvent en poudre d'une couleur rouge coquelicot magnifique, inodore, insipide, insoluble dans l'eau, soluble dans l'alcool bouillant ainsi que dans les chlorures et les iodures alcalins, volatil, devenant jaune par la chaleur et reprenant sa belle couleur rouge par le refroidissement. Le mercure le ramène facilement à l'état de proto-iodure.

Falsifications. — Le prix du bi-iodure de mercure étant très-élevé, on a cherché à falsifier ce sel par divers moyens ; les matières qu'on y mélange le plus souvent sont le *sulfate de baryte*, le *minium* et le *sulfure rouge de mercure*. Cette fraude se reconnaît

(1) *Journ. véter. du Midi*, 1840, p. 83.
(2) *Journ. vétér. et agric. de Belgique*, 1840, p. 494.
(3) *Magazin*, 1864, p. 242.
(4) *Clinique vétér.*, 1865, p. 28.

facilement à l'aide de l'alcool, qui dissout le bi-iodure de mercure à l'ébullition, tandis qu'il n'attaque pas les autres matières.

Pharmacotechnie. — Les préparations pharmaceutiques des deux iodures de mercure sont peu nombreuses et à peu près exclusivement employées à l'extérieur. Nous ferons connaître seulement les suivantes :

1° *Pommade de proto-iodure de mercure.*

<pre>
Prenez : Proto-iodure de mercure.............. 4 grammes.
         Axonge.............................. 32   —
Incorporez.
</pre>

2° *Pommade de bi-iodure de mercure.*

<pre>
Prenez : Deuto-iodure de mercure............. 4 grammes.
         Axonge.............................. 32   —
Incorporez,
</pre>

Pour cette dernière préparation, on peut faire varier, selon l'exigence des cas, la proportion du sel mercuriel ; on la diminue pour les affections de la peau et on l'augmente souvent pour les tumeurs dures, osseuses ou autres. De plus, pour augmenter ses vertus fondantes, on y ajoute souvent de l'iodure de potassium.

Pharmacodynamie. — Les iodures de mercure sont de puissants fondants, comme le fait prévoir leur nature chimique. Appliqués sur la peau, en pommade, ces deux sels, et surtout le dernier, agissent comme des irritants énergiques qui déterminent la vésication, l'engorgement de la peau et des tissus sous-jacents, la chute de l'épiderme et des poils, etc. D'après ces effets, il serait imprudent d'appliquer ces topiques fondants sur une large surface à la fois. Dans le tube digestif, ces iodures mercuriels manifestent les mêmes qualités irritantes que sur la peau ; aussi doit-on les administrer en petite quantité et toujours dans des pilules ou des bols confectionnés avec beaucoup de soin. Quant aux effets généraux de ces médicaments, ils sont formés d'un mélange de ceux du mercure et de ceux de l'iode ; du reste, ils sont fort peu connus chez les animaux, pour lesquels l'usage interne de ces médicaments est encore très-rare et paraît peu à recommander.

Pharmacothérapie. — L'emploi intérieur de ces deux iodures a été à peu près nul jusqu'à présent en médecine vétérinaire; cependant Delafond (1) dit avoir employé avec avantage le deuto-iodure contre le farcin du cheval. La dose était de 4 à 8 grammes dans 60 grammes d'alcool. La dose était un peu trop forte et la solution d'iodure de potassium, dans laquelle l'iodure mercurique est soluble, eût été plus convenable que l'alcool, si on tenait à donner ce sel à l'état liquide.

A l'extérieur du corps, par contre, le bi-iodure de mercure a reçu quelques applications importantes pour résoudre les engorgements glandulaires et les tumeurs indolentes des divers tissus. M. Lord (2), vétérinaire anglais, a préconisé dans le temps la pommade de bi-iodure de mercure contre les diverses tumeurs qui résistent à l'application des vésicants et même du feu. Plus récemment, M. Rey (3) a fait une étude plus complète de cette pommade comme topique fondant. Elle lui a réussi souvent contre les diverses espèces de dilatations des synoviales tendineuses; celles des articulations proprement dites ne cèdent que quand elles sont récentes et peu développées; les engorgements des ganglions lymphatiques, des glandes, les tumeurs farcineuses, etc., résistent rarement à l'emploi persévérant de ce fondant; les tumeurs tendineuses, cartilagineuses, osseuses, sont plus tenaces, mais peuvent céder aussi à la longue; enfin, les dartres et la gale invétérées, surtout chez les carnivores, disparaissent sous l'influence de l'application de cette pommade : seulement, il faut en appliquer peu à la fois, l'affaiblir en diminuant la proportion de l'iodure, en y ajoutant du soufre, etc.

M. Delorme estime que la pommade de bi-iodure de mercure doit être comptée parmi nos agents fondants les plus efficaces. Il s'en sert souvent avec succès contre les tumeurs de diverse nature qui se montrent aux membres des chevaux, et notamment autour des articulations. Il la trouve beaucoup plus efficace que la plupart des liqueurs vésicantes préconisées dans les mêmes cas, sous les noms de feux anglais, français, portugais, belge, etc., et tant prônées par le charlatanisme.   (*Note communiquée.*)

De son côté, M. Zündel affirme, d'après son expérience personnelle, que peu d'exostoses résistent à l'action fondante de cette pommade; seulement, pour qu'il ne reste aucune trace de ces fric-

<hr>

(1) *Thérap. générale,* t. II, p. 434.
(2) *Journ. vétér. et agric. de Belgique,* 1842, p. 571.
(3) *Journ. de méd. vétér. de Lyon,* 1850, p. 5.

tions irritantes, il est nécessaire de les interrompre de temps en temps pour laisser calmer l'irritation locale, et de prolonger ainsi le traitement pendant plusieurs mois. On augmente les propriétés fondantes de cette pommade par l'addition de l'iodure de potassium. Pour les tumeurs synoviales, M. Zündel préfère les liqueurs vésicantes; enfin, il remplace la pommade d'iodure de mercure par celle d'iodure de plomb, dans les engorgements des tendons.

(Note communiquée.)

Enfin, pour M. Chevalier la pommade de bi-iodure de mercure est le fondant le plus précieux qu'on puisse employer, car à une grande puissance résolutive il joint le précieux avantage de ne jamais tarer les animaux quand il est bien manié.

(Note communiquée.)

Succédanés du bi-iodure de mercure.

1° Iodure de plomb.

Préparation. — Ce sel s'obtient par double décomposition, en versant graduellement de l'iodure de potassium dans un sel soluble de plomb, jusqu'à ce qu'il ne se forme plus de précipité. Celui-ci est recueilli, lavé et séché.

Caractères. — L'iodure de plomb est une poudre pesante, d'un jaune citron, sans odeur et sans saveur. Il se dissout dans 1,200 parties d'eau froide et dans 200 parties d'eau bouillante de laquelle il se précipite en paillettes de teinte dorée; il est, par contre, très-soluble dans la solution des iodures alcalins.

Pharmacotechnie. — Ce sel ne s'emploie qu'à l'extérieur du corps et principalement en pommade, dont voici la formule :

Prenez : Iodure de plomb...................... 8 parties.
        Axonge .... 32 —
Incorporez.

Effets et usages. — Ce sel est moins irritant pour les surfaces sur lesquelles on l'applique que l'iodure rouge de mercure, et paraît néanmoins jouir de propriétés résolutives assez énergiques. D'après M. Zündel, les vétérinaires suisses s'en servent avec succès contre les engorgements tendineux; il l'a lui-même mis en usage avec profit dans le même cas. On augmente son activité en y ajoutant de l'iodure de potassium. *(Note communiquée.)*

c. Autres composés d'Iode.

1° Iodure d'arsenic. — Il a été employé en pommade par Delafond contre les dartres ulcérées du pli des articulations des divers animaux. M. Vogel (1), vétérinaire allemand, recommande ce composé à l'intérieur, contre les tumeurs cancéreuses, les cancroïdes et les verrues; seulement il faut en user avec beaucoup de précaution, car c'est un composé très-vénéneux.

2° Iodure de soufre. — Ce composé, peu stable, a été employé avec succès, chez l'homme, contre la morve. Il est employé avec succès par les médecins contre plusieurs affections cutanées.

3° Iodure de fer. — Essayé en injections dans les veines des chevaux morveux, par M. Rey, sans aucun succès; la dose était de 5 grammes dans 32 grammes d'eau pure. C'est un puissant reconstituant fréquemment employé chez l'homme.

4° Iodure de cuivre. — Le biiodure de cuivre est un fondant énergique, pour l'usage interne comme pour les applications locales. Il paraît être d'un usage fréquent en Angleterre, d'après Morton (2), contre la morve, le farcin, les engorgements des membres, etc. La dose est de 4 à 8 grammes en bol pour les grands animaux. A l'extérieur, on l'emploie surtout en pommade contre les tumeurs indolentes, les ulcères, les eaux aux jambes, etc.

I. — DES ALTÉRANTS BROMURÉS.

Les altérants bromurés comprennent le brome et les divers composés qu'il forme avec les métaux des diverses sections. Cependant comme le brome et le bromure de potassium ont été seuls employés en médecine vétérinaire, ce seront les seuls altérants bromiques que nous aurons à étudier; cependant nous dirons quelques mots de quelques autres composés de brome usités parfois chez l'homme.

Du Brome et du Bromure de potassium.

Pharmacographie. — Nous allons décrire séparément ces deux corps.

(1) *Journ. de méd. vétér. de Lyon*, 1864, p. 142.
(2) *Loc. cit.*, p. 191.

1° **Brome.** — Liquide d'un rouge foncé, d'une odeur désagréable, d'une saveur caustique, d'une densité de 2,97, très-volatil, bouillant à 47 degrés, donnant des vapeurs jaunes très-denses et aussi dangereuses à respirer que le chlore. Très-peu soluble dans l'eau, le brome se dissout facilement dans l'alcool, et en toute proportion dans l'éther; il se dissout également dans une solution légère de tannin, ainsi que dans celle du bromure de potassium. Il est déplacé de ses combinaisons par le chlore, etc.

2° **Bromure de potassium.** — Il est solide, en cristaux cubiques, incolore, inodore, de saveur âcre et alcaline, décrépitant au feu, très-soluble dans l'eau, et peu soluble dans l'alcool. La solution aqueuse de ce sel peut dissoudre du brome et passer à l'état de bromure bromuré. Les acides en dégagent du brome et de l'acide bromhydrique; l'eau chlorée met le brome complétement à nu, et il se forme du chlorure de potassium.

Pharmacotechnie. — Le brome et le bromure de potassium forment la base de préparations magistrales et officinales. Les premières, qui consistent surtout en breuvages et en injections, se font en dissolvant une quantité déterminée de bromure potassique dans l'eau ordinaire; quand on veut donner plus d'activité à ces préparations, on y ajoute une certaine quantité de brome; on peut aussi dissoudre ce liquide dans une légère dissolution de tannin (1). Les préparations officinales, encore peu nombreuses en médecine vétérinaire, comprennent principalement les suivantes :

1° *Pommade de bromure de potassium.*

```
Prenez : Bromure potassique...................  8 grammes.
         Axonge............................... 32    —
```

Incorporez.

2° *Pommade bromurée.*

```
Prenez : Bromure potassique...................  8 grammes.
         Brome...............................  30 gouttes.
         Axonge.............................. 32 grammes.
```

Préparez d'abord la pommade de bromure et ajoutez peu à peu le brome.

(1) *Journ. de méd. vétér. de Lyon*, 1851, p. 343 et suiv.

3° *Solution caustique.*

<pre>
Prenez : Bromure potassique.................. 10 grammes.
        Brome......... .... 30 à 60 gouttes.
        Eau pure................... .... 64 grammes.
</pre>

Dissolvez le sel dans l'eau et ajoutez ensuite le brome.

Médicamentation. — On administre le bromure de potassium pur ou légèrement bromuré à l'intérieur, sous forme de breuvage principalement ; on pourrait aussi en faire des bols, mais alors il conviendrait de dissoudre le bromure potassique dans une petite quantité d'eau et de le faire absorber ensuite par des poudres végétales et du miel. Les doses de ce sel les plus convenables pour les divers animaux sont les suivantes :

<pre>
1° Grands herbivores.................. 4, 8 à 16 grammes.
2° Petits ruminants et porcs............. 1 à 4   —
3° Carnivores................... 25 centigr. à 1   —
</pre>

Quand on ajoute du brome, on doit diminuer la dose du bromure de potassium proportionnellement.

Pharmacodynamie. — Les effets des médicaments bromurés doivent être distingués en *locaux* et *généraux*, et ces derniers subdivisés en *altérants* et *narcotiques*. Nous allons les étudier dans cet ordre.

Effets locaux. — Les effets locaux externes du brome et du bromure de potassium sont tout à fait différents ; ceux du bromure sont à peu près nuls, tandis que ceux du brome sont très-énergiques. Appliqué sur la peau intacte, ce chloroïde colore d'abord l'épiderme en jaune ; mais cette coloration ne persiste pas si l'on ne renouvelle point l'application du liquide, parce qu'en raison de sa grande volatilité, il s'évapore promptement. Si les applications sont renouvelées, non-seulement la tache persiste, mais encore la peau peut être plus ou moins profondément brûlée ; enfin, sur les solutions de continuité, le brome produit une cautérisation prompte et douloureuse et blanchit leur surface à la manière du chlorure d'antimoine. Dans le tube digestif, la même différence d'activité se fait remarquer entre le brome et le bromure de potassium ; le premier agit à la manière de l'iode, et même avec plus d'énergie, sur l'estomac et les intestins, qu'il tend à enflammer et même à ulcérer, tandis que le bromure se comporte à peu près comme l'iodure de potassium, c'est-à-dire qu'il est infiniment moins irritant pour le tube digestif et qu'il peut être supporté par tous les animaux à doses plus élevées que le brome.

Effets généraux. — Ces effets se développent assez rapidement, même quand on introduit les composés de brome dans le tube digestif, car ces médicaments ont comme les iodurées une grande facilité de pénétration dans les fluides nutritifs; on peut encore accélérer le développement de ces effets en injectant les médicaments bromurés dans le sang ou sous la peau. A ce dernier point de vue ils sont intéressants à étudier, et il importe d'en dire quelques mots.

Injecté dans les veines convenablement étendu d'eau, le brome se comporte comme l'iode : il accélère vivement la respiration et la circulation, provoque des convulsions violentes, la chute des animaux sur le sol, colore les excrétions naturelles ou morbides d'abord en jaune, puis en rose, et peut déterminer la mort en coagulant le sang; néanmoins nous avons pu injecter, dans la veine jugulaire d'un cheval, 100 gouttes de brome dans une solution légère de bromure de potassium, sans déterminer la mort; cependant il faut être sobre d'essais de ce genre, car les propriétés coagulantes du brome peuvent amener la formation de caillots obturateurs des vaisseaux et déterminer la mort. Chez le chien, 10 à 12 gouttes de brome dissous dans 32 grammes d'eau et injectés dans la jugulaire, suffisent pour le faire mourir rapidement (Orfila). Le bromure de potassium a été peu essayé par cette voie; cependant M. Rabuteau (1) affirme qu'à la dose de 1 à 2 grammes, ce sel détermine la mort chez les chiens par introduction dans les veines. Quant à l'injection hypodermique, elle ne pourrait être utilisée que pour déterminer une anesthésie locale, car les qualités irritantes des bromurés, quoique légères, sont cependant trop prononcées pour permettre ce mode d'administration.

Lorsque les composés de brome sont administrés par les voies digestives, ils sont promptement absorbés, et, arrivés dans le sang, ils déterminent un ensemble d'effets assez remarquables, dont les uns se rapportent aux fonctions de nutrition, et qu'on appelle *altérants* ou *fondants*, et les autres aux fonctions de relation, et qu'on nomme effets *calmants* ou *narcotiques;* nous allons les examiner successivement.

1° Effets altérants. — Les effets du bromure de potassium, car

(1) *Éléments de thérap. et de pharmacol.*, p. 670.

c'est surtout ce sel que nous avons en vue, produit des effets qui varient selon le mode d'administration et l'état des animaux. Donné à doses progressivement croissantes, et surtout chez les animaux atteints d'affections chroniques, il améliore la nutrition en stimulant le tube digestif comme toutes les autres substances salines ; mais si on l'administre d'emblée à doses un peu fortes, il provoque un léger mouvement fébrile caractérisé par une faible accélération de la circulation et de la respiration, la rougeur des muqueuses, l'élévation de la température, l'éruption de grosses pustules sur la peau, etc. Ce dernier effet, qui est fréquent chez l'homme quand on donne le bromure de potassium à haute dose, s'est également manifesté chez les chevaux morveux et farcineux, chez lesquels nous essayions le bromure potassique, lorsque nous poussions la dose jusqu'à 20 grammes. Enfin, si on continue l'usage de ce sel à doses modérées, lorsque cette première émotion fonctionnelle est passée, on observe des effets opposés : la respiration et la circulation se ralentissent, la chaleur animale baisse, la quantité d'urée diminue ; dès lors la nutrition est entravée et les animaux ne tardent pas à maigrir sous l'influence de l'action fondante du bromure de potassium.

2° **Effets narcotiques.** — En raison de leur analogie chimique avec les composés d'iode, les combinaisons du brome furent d'abord étudiées au point de vue de la médication altérante. C'est aussi à ce point de vue exclusif que nous avons considéré les composés bromiques, lorsqu'en 1846, nous entreprîmes leur étude sur les animaux, et particulièrement sur les chevaux atteints de morve ou de farcin. A la vérité, nous avions bien remarqué sur plusieurs sujets une diminution notable de la sensibilité générale ; mais comme les sujets d'expérience sont en général mal nourris et mal soignés, il nous était difficile de distinguer dans cet effet ce qui appartenait au médicament de ce qui revenait au régime. Ce n'est donc que plus tard que les effets calmants et anesthésiques de ces médicaments, et spécialement du bromure de potassium, furent constatés d'abord chez l'homme où l'observation en est plus facile, et ensuite chez les animaux, et chez les chiens et les lapins d'abord, par la voie expérimentale. Nous allons résumer brièvement ce que l'on sait sur l'action sédative du bromure de potassium, le seul composé bromique régulièrement employé.

Le premier effet de ce genre que l'on ait constaté, c'est l'effet *hypnotique* du bromure de potassium donné le soir à la dose de 5 grammes, en moyenne, chez l'homme. C'est en 1851 que le docteur Debout fit cette observation importante. Plus tard, en examinant attentivement son action sur les divers organes, on put aisément constater son action déprimante sur leur activité. On remarqua d'abord son action sur les centres nerveux, sur les deux cordons de la moelle particulièrement, d'où la diminution de la sensibilité générale et l'affaiblissement de la force musculaire pouvant aller jusqu'à la paralysie des sphincters lorsque la dose de bromure de potassium est trop élevée. L'action anesthésique de ce sel est surtout marquée sur les parties qu'il touche directement, comme, à l'entrée des voies digestives, le voile du palais et le pharynx qui perdent leur sensibilité propre, et les voies génito-urinaires, par lesquelles il s'échappe de l'organisme, et qui éprouvent un engourdissement remarquable. Les autres parties du corps qui ne le reçoivent que par l'intermédiaire du sang, en sont moins nettement modifiées, mais toutes en subissent l'action dépressive. C'est ainsi que le cœur ralentit ses mouvements, que la respiration est moins vite et la chaleur animale moins élevée ; quant à la moelle épinière, centre de l'activité fonctionnelle, elle perd peu à peu de son énergie, et son pouvoir réflexe, surtout, est diminué dans une large proportion. Par contre, le bromure de potassium paraît stimuler le grand sympathique et les nerfs vaso-moteurs, d'où la diminution de la circulation capillaire, l'abaissement des phénomènes interstitiels des organes, le ralentissement de la circulation et de la respiration que nous avons signalé avec ses conséquences, l'afflux moindre du sang dans les organes malades, etc. On comprend, d'après cela, de quel secours le bromure de potassium doit être dans le traitement de beaucoup d'affections des centres nerveux et de ces nombreuses névroses viscérales si fréquentes chez l'homme. Chez les animaux, bien que l'étude du bromure de potassium, à ce point de vue, reste presque complétement à faire, ce sel a déjà reçu quelques applications qui font bien augurer de son avenir en médecine vétérinaire.

Pharmacothérapie. — Malgré une certaine analogie qui existe dans leurs effets physiologiques, entre les composés d'iode et de ceux de brome, ils n'ont pas les mêmes propriétés ni la même valeur thérapeutique : ainsi, tandis que l'iode fait disparaître rapidement les accidents anciens de la syphilis, le brome ne jouit d'aucune vertu antisyphilitique ; par contre, comme agents fondants et antiscrofuleux, les composés de brome se montrent parfois supérieurs à .ceux de l'iode. Or, comme c'est principalement comme altérants que nous employons ces médicaments, nous devons nous efforcer d'accorder la préférence aux composés bromiques, parce que leur valeur vénale est toujours inférieure à celle des composés correspondants d'iode. Enfin l'action anesthésique qui leur est propre et ne se manifeste à aucun degré dans les composés d'iode.

Leblanc père (1) est le premier vétérinaire qui ait fait usage du brome dans le traitement des maladies des animaux domestiques ; il l'employa d'abord contre la morve avec peu de succès. Il l'administrait en fumigations dans les voies respiratoires, et appliquait en outre une pommade de bromure de potassium bromuré sur les glandes de l'auge.

A dater de 1846, nous avons essayé le bromure de potassium contre la morve et le farcin, dans le but surtout de le substituer à l'iodure potassique, dont le prix est beaucoup plus élevé. Les résultats que nous avons obtenus durant plusieurs années ont été publiés dans le *Journal de médecine vétérinaire de Lyon*, année 1851, pages 337 et suivantes. Depuis cette époque, ce médicament a été souvent employé dans les hôpitaux de l'École de Lyon, en sorte qu'il nous est permis de porter un jugement plus certain sur sa valeur thérapeutique.

Pour la morve chronique, nous avons acquis la conviction de l'impuissance à peu près complète des composés de brome lorsque la maladie est confirmée ; pour la morve commençante ou ébauchée, ils peuvent en triompher momentanément comme tant d'autres moyens.

L'efficacité du bromure de potassium contre le farcin est beaucoup plus évidente ; s'il n'est pas un remède infaillible contre cette redoutable affection, le bromure potassique se montre constamment un auxiliaire utile. Lorsque la maladie est récente et locale, ce composé réussit presque toujours ; lorsqu'elle est ancienne, générale, invétérée et accompagnée de désordres matériels, ce remède échoue quelquefois, surtout en hiver et lorsque les animaux ne sont pas convenablement nourris. La solution caustique de bromure de potassium appliquée sur les ulcérations farcineuses les pousse rapidement à la cicatrisation, mais il faut se garder d'en abuser ; en se hâtant trop de faire clore ces ulcères, on supprime trop vite la suppuration, et l'on provoque de nouvelles éruptions farcineuses. La pommade simple ou bromurée se montre un fon-

____
(1) *Journ. théor. et prat.*, 1831, p. 120.

dant énergique sur les tumeurs farcineuses, et même sur les glandes de l'auge chez les chevaux morveux.

Cette pommade s'est montrée très-efficace sur les engorgements lymphatiques aigus de la face interne de la cuisse et de l'aine chez les chevaux, dans ce qu'on appelle une *lymphangite*. Nous avons vu dans les hôpitaux de l'école plusieurs chevaux guéris au bout de quelques jours par ces applications sans produire la moindre dépilation, ce qui constitue un grand avantage sur l'emploi de l'onguent vésicatoire, qui est également préconisé en pareille circonstance, mais qui tare parfois les animaux.

Nous avons essayé, à titre d'expérience, le bromure de potassium, à l'intérieur et à l'extérieur, sur un porc atteint de scrofules aux membres, avec tumeurs molles, gonflement des os, ankylose fausse de plusieurs articulations, etc. La pommade était appliquée sur les gonflements, et le bromure donné à l'intérieur depuis 1 jusqu'à 4 grammes par jour. Le sujet fut parfaitement guéri et a pu être livré à la consommation après s'être bien engraissé. Une gale invétérée chez un chien a cédé aux applications bromurées à l'extérieur et à l'usage interne du bromure potassique depuis 1 jusqu'à 2 grammes par jour.

Enfin, nous devons dire, comme complément de l'histoire du brome, que les eaux de Bourbonne-les-Bains, très-riches en bromures alcalins et terreux, ont été préconisées par M. Mariot (1) contre la morve chronique.

Telles sont les principales applications qu'on a faites de composés de brome à titre d'*altérants*, et spécialement du bromure de potassium. Il reste maintenant à examiner celles que ce sel a reçues comme *narcotique* et *anesthésique*. C'est ce que nous allons faire brièvement.

Depuis environ vingt ans, le bromure de potassium a pris une grande extension dans la thérapeutique humaine ; il est peu d'accidents ou de maladies du système nerveux qui n'aient été attaqués par ce sel alcalin. Aussi, comme sur ce sujet, les médecins sont beaucoup plus avancés que les vétérinaires dans l'emploi de la médication bromique, nous croyons devoir résumer rapidement ce qu'ils ont écrit sur ce point spécial de thérapeutique et comme point de départ, en quelque sorte, de ce que nous aurons à en dire pour la médecine des animaux.

Il résulte de tout ce qui a été publié en médecine humaine sur

____

(1) *Recueil*, 1841, p. 492, 544, 778.

le bromure de potassium, que ce sel se montre presque constamment utile contre l'*éréthisme nerveux général* et l'*insomnie;* contre certains spasmes de l'appareil digestif, tels que la *dysphagie,* quelques *vomissements,* les *coliques nerveuses,* etc. ; contre ceux des voies respiratoires, comme l'*asthme,* la *coqueluche,* l'*angine* de poitrine, etc. ; quelques affections des voies génito-urinaires, telles que le *priapisme,* la *nymphomanie,* les *spasmes* de l'*urèthre,* la *spermatorrhée,* l'*incontinence* d'urine, etc. Dans les névroses graves, comme la *chorée,* l'*épilepsie,* le *tétanos,* le *strychnisme,* etc., si le bromure de potassium ne réussit pas constamment, il soulage toujours et souvent procure une cure durable. De l'avis de presque tous les médecins qui l'ont employé avec discernement et hardiesse, le bromure de potassium constitue le médicament *antiépileptique* le plus efficace dont on puisse faire usage.

La thérapeutique vérérinaire, à ce point de vue, est encore peu avancée, et nos annales sont à peu près muettes sur l'emploi du bromure de potassium contre les affections nerveuses des animaux. Mais grâce à une note détaillée que notre collègue, M. Saint-Cyr, a bien voulu nous remettre sur les tentatives faites à l'École, sous sa direction, pour juger de la valeur curative de ce médicament, nous pouvons éclairer ce point de thérapeutique d'une manière suffisante pour guider les praticiens. — Nous résumons la note de M. Saint-Cyr dans les paragraphes suivants.

1° Chorée. — L'emploi du bromure de potassium n'a pas été heureux dans cette grave maladie; mais cela paraît tenir surtout à ce que cette névrose est presque toujours la conséquence de la *maladie* du jeune âge chez les chiens; il en résulte que les malades mis en traitement pour la chorée, sont déjà profondément débilités, anémiques, et que l'action hyposthénisante du bromure aggrave encore leur état. Il faudrait donc, en même temps qu'on donne ce sel, instituer un traitement tonique propre à relever les forces de l'organisme. Les succès obtenus chez l'homme ne permettent guère de douter de l'efficacité, au moins relative, du bromure de potassium contre la chorée.

2° Épilepsie. — Les succès nombreux et incontestables obtenus par les médecins de tous les pays par l'emploi raisonné du bromure de potassium contre l'épilepsie essentielle, ne permettent pas non plus de douter de sa puissance curative contre cette grave névrose. L'épilepsie chez le chien est souvent, comme la chorée, la suite de la maladie du jeune âge, et M. Saint-Cyr a fait à son égard les mêmes remarques que pour cette dernière affection ; et ce qui prouve leur justesse, c'est qu'on échoue souvent sur les sujets anémiques et profondément débilités, tandis qu'on réussit généralement sur ceux qui sont en bon état ; sur plusieurs de ces derniers les accès sont d'abord affaiblis, puis plus rares et enfin cessent momentanément. Malheureusement, dès qu'on arrive à ce dernier résultat, les chiens sont retirés de l'École par leurs propriétaires, et il devient difficile de savoir si la guérison a été durable. On n'a pas eu encore l'occasion de traiter l'épilepsie des grands animaux par le bromure de potassium. Du reste, pour être efficace, ce traitement doit être prolongé.

3° **Immobilité.** — L'usage du bromure de potassium a paru généralement avantageux dans le traitement de cette maladie, surtout dans la variété dite *aiguë* et qui est le plus souvent la conséquence du vertige. Mais, pour être efficace, ce traitement doit être prolongé pendant plusieurs semaines, et même être repris plus tard, selon le besoin.

4° **Vertige.** — Le bromure de potassium a été essayé une dizaine de fois contre le vertige essentiel du cheval ; sous son influence les paroxysmes ont paru se modérer, puis s'éloigner et finalement une amélioration s'est produite. Mais comme ce médicament a toujours été employé concurremment avec les révulsifs cutanés, les purgatifs, etc., il est assez difficile de faire la part qui lui revient dans l'efficacité du traitement.

5° **Tétanos.** — Un seul cas de tétanos a été traité par le bromure de potassium ; mais comme le sujet est mort au bout de trois jours sans relâchement des muscles, il est impossible de porter un jugement motivé sur ce médicament à ce point de vue.

6° **Paraplégie.** — Le bromure de potassium a été employé deux fois contre cette grave maladie du cheval, à l'état aigu ; dans le premier cas, le malade a guéri, mais très-lentement ; dans le second cas, l'amélioration a été telle, qu'après la troisième dose, l'animal s'est relevé et s'est tenu debout pendant près de deux jours ; malheureusement il y a eu une rechute qui a entraîné la mort du sujet malgré la continuation du médicament.

Indépendamment des applications précédentes, le bromure de potassium peut en recevoir encore à l'égard de certaines affections des organes génito-urinaires dont nous allons dire quelques mots.

Les maladies des organes génito-urinaires sont sans doute, chez les animaux, moins fréquentes et moins nombreuses que dans l'espèce humaine et pour plusieurs raisons faciles à comprendre. Néanmoins on observe quelquefois un *orgasme* génital exagéré dans les deux sexes, plus rarement les pertes séminales chez les mâles voués à la reproduction. Aussi, comme le bromure de potassium est considéré comme l'*antiaphrodisiaque* le plus sûr, les vétérinaires y peuvent avoir recours à l'occasion avec la même confiance que les médecins. En tout cas, voici un fait qui démontre son efficacité contre la *nymphomanie* de la jument.

. Dans le courant de l'année dernière, M. Du Peorier de Portbail (1), sous-directeur du dépôt d'étalons de Libourne, reçut la mission, de la part d'un de ses amis, de dresser, s'il était possible, une jument de race distinguée, mais très-difficile à gouverner. Cette jument est nymphomane (2) ; il est presque impossible de l'aborder, et, quand on parvient à la monter, elle est comme folle et d'un maniement dangereux. — Sur le conseil d'un médecin de ses amis, M. le docteur Peyraud, M. Du Poerier fit usage du bromure de potassium ; on débuta par la dose de 4 grammes qui fut augmentée progressivement jusqu'à celle de 15 grammes, qui ne fut pas dépassée. Au bout de huit jours on constate une amélioration sensible et après vingt et un jours de traitement la guérison est parfaite. Bien plus, la jument, qui auparavant était inabordable et d'un usage périlleux, est comme assoupie au repos, et quand on la monte, elle est molle, sa marche est lente, et désormais elle a besoin d'être poussée de l'éperon. Il est probable que le bromure de potassium aurait le même succès chez les vaches *taurelières*, et en général chez toutes les femelles en *chaleur* que l'on ne veut pas faire couvrir, les chiennes, par exemple. Enfin, il est de toute évidence que le *priapisme* des mâles, quelle qu'en soit la cause, est également tributaire de l'emploi du bromure de potassium.

Succédanés du bromure de potassium.

On a proposé le *bromure* de *sodium*, celui d'*ammonium* et même le *chlorure* de *potassium;* mais nous croyons prudent de s'en tenir

______

(1) *Journ. de méd. vétér. milit.*, t. XI, p. 674.

(2) *Nota.* Dans les haras on appelle *houineuses* ces juments, à cause du cri qu'elles font entendre en se défendant; dans les régiments on les nomme simplement *pisseuses,* à cause de l'émission fréquente des urines avec contraction du clitoris.

pour le moment au bromure de potassium, dont le prix est aujour
d'hui peu élevé.

II. — DES ALTÉRANTS CHLORURÉS.

Les altérants chlorurés comprennent le gaz chlore et sa dissolution aqueuse, les hypochlorites et chlorates alcalins, et divers chlorures de la première section. Le chlore et les chlorures d'oxydes
alcalins forment un groupe distinct dans lequel le chlore est le principal agent actif ; les chlorures binaires constituent aussi un groupe
particulier dans lequel il y a toujours deux principes actifs, le chlore
et le métal avec lequel il est combiné. Quoique ces divers médicaments aient une action générale assez analogue sur l'ensemble de
l'organisme, il nous paraît plus avantageux de les examiner isolément que de les envisager d'une manière générale.

DU GAZ CHLORE.

Pharmacographie. — C'est un gaz coercible, de couleur jaune
verdâtre, d'une odeur vive et suffocante, d'une saveur âcre et astringente, et d'une densité de 2,44, ce qui équivaut à 3 grammes
17 centigrammes par litre de gaz. Le chlore est soluble dans l'eau ;
on évalue son degré de solubilité à environ 3 volumes pour 1 volume d'eau à la température de 10 degrés centigrades, c'est-à-dire
qu'un litre d'eau peut en dissoudre 3 de gaz chlore à cette température et à la pression normale ; au-dessus et au-dessous, l'eau
perd de sa faculté dissolvante pour ce gaz. Parmi les propriétés
chimiques de ce métalloïde, la plus importante à mentionner ici,
c'est sa puissante affinité pour l'hydrogène à la température ordinaire, ce qui lui donne la faculté de décomposer la plupart
des substances organiques, de détruire les matières colorantes,
odorantes et infectes.

Pharmacotechnie. — On emploie le chlore gazeux ou dissous
dans l'eau ; nous allons indiquer les procédés les plus simples pour
l'obtenir sous ces deux états :

1° *Fumigations de chlore* (encore appelées *Guytoniennes*).

```
Prenez : Sel marin.............................  1 partie 1/2.
         Peroxyde de manganèse...............  1    —
         Acide sulfurique du commerce. ......  2    —
         Eau ordinaire.......................  2    —
```

Pulvérisez le sel, mélangez-le avec l'oxyde de manganèse, faites-en une pâte dans une terrine avec l'eau ; ajoutez l'acide sulfurique, agitez avec une baguette de verre, et placez le vase sur un réchaud contenant quelques charbons embrasés ; le gaz ne tarde pas à se dégager en abondance et à rendre l'air de l'appartement irrespirable si la quantité du mélange n'a pas été calculée selon la capacité du local. Il faut donc prendre les précautions convenables contre l'asphyxie et l'irritation des voies respiratoires. On obtiendrait les mêmes résultats plus simplement en chauffant dans le même appareil un mélange de 4 à 5 parties d'acide chlorhydrique avec 1 partie de peroxyde de manganèse.

2° *Solution de chlore (hydrochlore).*

Le procédé ordinaire pour préparer la solution aqueuse de chlore consiste à faire passer jusqu'à saturation un courant de ce gaz dans les flacons d'un appareil de Wolf remplis d'eau pure. Mais ce procédé, tout parfait qu'il est, est d'une application impossible pour la plupart des vétérinaires, et difficile pour un assez grand nombre de pharmaciens ; c'est ce qui nous a engagé à en imaginer un qui fût assez simple pour être à la portée de tout le monde. Le voici en quelques lignes.

Préparation extemporanée de l'eau de chlore.

Prenez du chlorure de chaux, faites-en une dissolution d'une concentration moyenne avec de l'eau ordinaire ; placez cette dissolution dans un flacon pouvant boucher à l'émeri ou autrement ; ajoutez quelques gouttes d'acide sulfurique, rebouchez votre flacon et laissez passer l'effervescence. Le dégagement gazeux ayant cessé, ajoutez une nouvelle quantité d'acide sulfurique et continuez ainsi, en ayant toujours le soin de tenir le flacon bien bouché, jusqu'à ce que l'hypochlorite calcaire soit entièrement décomposé. Dès lors, laissez déposer le sulfate de chaux qui s'est formé ; décantez dans un flacon recouvert de papier noir l'eau surnageante qui aura acquis la couleur jaune verdâtre et l'odeur caractéristique de la solution aqueuse de chlore ; elle sera sans doute un peu moins pure que l'eau de chlore préparée par le procédé ordinaire, mais cela ne diminuera en rien ses vertus médicinales.

Médicamentation. — Le chlore s'emploie à l'état de gaz ou à l'état de solution, et, dans l'un et l'autre cas, les procédés d'administration sont tout à fait différents. Le chlore gazeux ne s'emploie guère qu'en fumigations dans les voies respiratoires, très-rarement sur la peau. On a proposé divers moyens pour faire respirer ce gaz aux animaux sans nuire à leur santé : les uns ont proposé de répandre le chlore en quantité minime dans l'atmosphère des logements qu'habitent les animaux ; d'autres, de dégager le gaz par les procédés que nous venons de faire connaître, de le diriger dans un conduit fumigatoire enveloppant la tête des animaux, de fixer ceux-ci solidement de manière qu'ils ne puissent pas se soustraire à la fumigation, d'en continuer l'usage pendant un temps plus ou moins long, selon les cas, etc. Ces deux procédés nous paraissent d'une application difficile dans la pratique, et accompagnés d'inconvénients pour le praticien et pour le malade ; c'est pourquoi nous aimerions mieux employer une dissolution concentrée de chlorure de chaux placée dans un vase à large ouverture et plongé dans un autre vase contenant de l'eau chaude ; sous l'influence de cette température, le chlorure de chaux se décompose lentement, du gaz chlore mélangé d'une grande quantité de vapeur d'eau s'en dégage sans cesse, et peut être dirigé par des moyens très-simples dans les voies respiratoires des divers animaux.

Le chlore liquide s'administre à l'intérieur, étendu d'eau, sous forme de breuvage ; il faut éviter d'y ajouter des infusions ou décoctions végétales, qui ne pourraient que l'altérer ; il en serait de même des solutions alcalines, des acides dilués, de beaucoup de solutions salines, qui donneraient lieu à des réactions chimiques plus ou moins compliquées. On peut employer aussi la dissolution de chlore, plus ou moins affaiblie, en lavements, en injections sur les muqueuses apparentes, etc., mais ce mode d'emploi est peu fréquent.

Les doses d'hydrochlore qu'on doit administrer à l'intérieur, chez les divers animaux, sont approximativement les suivantes, d'après M. Hertwig :

1° Grands herbivores	125 à 250 grammes.
2° Petits ruminants.....................	64 à 125 —
3° Carnivores.........................	8 à 32 —

On peut répéter ces doses deux fois par jour si le cas le requiert.

Pharmacodynamie. — Appliqué sur la peau de l'homme en fumigations, le gaz chlore produit des picotements aigus, de la rougeur, du prurit, de la sueur et, au bout d'un certain temps, une éruption de vésicules transparentes, etc.; des effets semblables se montreraient sans doute aussi sur la peau des animaux dans les mêmes circonstances. Introduit dans les voies respiratoires, ce gaz y produit des effets variables, selon son degré de concentration ; respiré pur, il suffoque immédiatement, resserre la poitrine, provoque la toux, l'hémoptysie, et détermine une prompte asphyxie : c'est un des gaz les plus dangereux à respirer. Étendu d'air, et surtout humecté de vapeur d'eau, le chlore perd ses qualités irritantes et asphyxiantes, devient un simple stimulant pour les voies respiratoires, et peut aussi, en pénétrant dans le sang, devenir un agent modificateur général puissant.

Dans les voies digestives, on ne peut introduire que l'eau chlorée plus ou moins étendue; donnée en petite quantité, cette solution stimule d'abord l'estomac et les intestins, accélère la digestion, précipite le cours des matières dans les intestins, détruit leur couleur; ingérée pure, en faible quantité, elle agirait, suivant Nysten, comme un astringent puissant; enfin, administré à trop forte dose ou pendant trop longtemps, l'hydrochlore finit par irriter le tube digestif, causer divers désordres matériels ou fonctionnels, et même par entraîner la mort.

Les effets généraux du chlore sur l'économie animale sont encore très-peu connus; on sait seulement que, quand il pénètre dans le sang par une voie quelconque, son action primitive est excitante pour la plupart des grandes fonctions; mais si l'on continue l'usage, son action dissolvante et destructive sur le sang ne tarde pas à se montrer, et dès lors les animaux perdent de leurs forces, maigrissent rapidement, urinent copieusement, présentent les muqueuses apparentes décolorées, etc. (Hertwig). L'expérience paraît avoir démontré aussi que l'usage persévérant, mais graduel de l'eau chlorée, communique à tous les tissus doués de peu de vitalité une activité intersticielle toute spéciale, et en général très-favorable à la résolution des engorgements morbides dont ils peuvent être le siége. Cette propriété rapproche le chlore de l'iode et du brome, avec lesquels il présente, du reste, tant d'autres analogies.

Pharmacothérapie. — Le chlore reçoit des applications différentes selon les deux états sous lesquels nous l'avons envisagé ; à l'état gazeux, il est surtout employé comme agent désinfectant, comme remède antiputride, comme stimulant des voies respiratoires dans le cas de morve, de catarrhe bronchique chronique, d'asphyxie, etc. ; à l'état de dissolution, il est employé à titre de remède antiputride du tube digestif, des organes génitaux, du sang, comme remède altérant contre la morve et le farcin ; comme agent antivirulent, antipsorique, etc. Nous allons faire connaître rapidement les principales applications que le chlore a reçues sous ces divers rapports.

a. Du chlorure gazeux.

a. **Désinfectant.** — Lorsqu'une maladie épizootique ou enzootique de nature putride ou contagieuse a sévi dans une écurie, une étable, une bergerie, etc., il est d'usage, ainsi que le conseille la prudence et que le prescrivent du reste les règlements de police sanitaire, de désinfecter l'air confiné dans ces logements au moyen du gaz chlore, de laver les murs, les râteliers, les crèches, les harnais, etc., avec du chlore liquide, des chlorures d'oxydes alcalins, du chlorure de chaux, etc. (Voyez les ouvrages de *police sanitaire.*)

b. **Antiputride.** — Toutes les affections caractérisées par la tendance plus ou moins prononcée à la décomposition du sang peuvent être avantageusement traitées par les fumigations de gaz chlore ; mais les cas où les inspirations de ce gaz se montrent efficaces sont surtout les diverses affections putrides des voies aériennes, telles que l'angine, la pneumonie, la péripneumonie, la gourme gangréneuses. M. Hertwig vante beaucoup l'usage du chlore contre ces maladies. « L'emploi du chlore gazeux, disent MM. Renault et H. Bouley (1), dégagé en assez forte proportion dans un endroit clos où les chevaux atteints de pneumonie étaient renfermés, a produit deux fois la guérison de pneumonies gangréneuses qui se déclaraient avec des symptômes tellement positifs, que les animaux avaient été abandonnés comme incurables. » M. Goux (2), dans une pleuro-pneumonie épizootique du cheval, a eu beaucoup à s'applaudir des fumigations libres faites dans les écuries avec le gaz chlore. Nous dirons aussi que M. le marquis de Sainte-Fère (3) les a prescrites contre le sang de rate des moutons. Enfin, M. Désiré Lemaire (4), dit avoir employé avec succès les fumigations libres de chlore contre une résorption purulente consécutive à une phlébite suppurée et accompagnée de jetage purulent et d'haleine fétide. On donnait en outre en électuaire 15 grammes de chlorure de chaux.

c. **Stimulant.** — Comme agent stimulant des voies respiratoires,

(1) *Recueil de méd. vétér.*, 1839, p. 467.
(2) *Journ. des vétér. du Midi*, 1846, p. 97, 145, 190.
(3) *Recueil de méd., vétér.* 1827, p· 61.
(4) *Clinique vétér.*, 1866, p. 181.

le chlore a surtout été préconisé contre la morve, les affections chroniques des bronches, certaines asphyxies, etc.

M. Watrin (1) paraît être le premier qui ait essayé les fumigations chlorées contre la morve chronique des chevaux : il les aurait employées avec succès sur plusieurs chevaux morveux ; mais c'est surtout Leblanc père (2) qui a fait un grand nombre de recherches pour connaître la valeur de ce traitement, et qui s'en est montré le plus chaud partisan. Pour faire les fumigations de chlore, il employait la dissolution aqueuse et la chauffait sous un appareil fumigatoire spécial de manière à dégager peu à peu le gaz ; la dose d'hydrochlore variait de 6 à 60 grammes pour chaque fumigation ; mais cette dernière quantité a toujours été trop forte et a déterminé l'inflammation du poumon : il ne faut donc jamais l'atteindre. Aux fumigations de chlore, Leblanc ajoutait l'usage interne de l'iode et l'application sur les glandes de la pommade d'iodure de potassium. Ce traitement local, accompagné de boissons et d'injections chlorurées, a été mis en usage par Lecoq (3), de Bayeux, sans autre avantage qu'un amendement momentané des symptômes de la maladie, qui ne s'est pas manifesté sur tous les sujets traités. Enfin, il s'est montré complétement inefficace entre les mains de Moiroud, de Renault, etc.

Dans le cas de bronchite ancienne, d'abcès pulmonaires, de vomiques provenant de la fonte des tubercules, avec expectoration de matières purulentes, etc., M. Hertwig (4) a, dit-il, obtenu d'excellents effets des inspirations de chlore chez les chevaux, les bêtes bovines et les chiens. On a employé avec succès les fumigations de gaz chlore dans la bronchite vermineuse des moutons (5).

Les fumigations ménagées de chlore peuvent être utiles dans l'asphyxie par l'ammoniaque, l'acide sulfhydrique, ainsi que dans l'empoisonnement par l'acide cyanhydrique, etc.

b. Du Chlore liquide.

a. **Antiputride.** — L'eau de chlore est un antiputride très-actif dont la médecine n'a peut-être pas titré tout le parti possible. On l'emploie comme antiputride local ou général. Dans le premier cas,

(1) Lettre de M. Leuret, *Journ. pratiq.*, 1829, p. 360.
(2) *Journ. théor. et pratique*, 1831, p. 97 ; et 1834, p. 1.
(3) *Recueil de méd. vétér.*, 1835, p. 525.
(4) *Pharmacol. pratique*, p. 523.
(5) *Recueil de méd. vétér.*, 1861, p. 152.

on l'injecte dans le nez, les abcès, les fistules dont les produits sont très-fétides ; on en fait également usage dans les voies génitales des femelles lorsque le délivre ne s'est pas détaché en temps voulu et qu'il s'est putréfié dans la matrice ; les injections d'eau chlorée vinaigrée peuvent être utiles également dans certaines variétés de métrite et de vaginite caractérisées par la fétidité des produits sécrétés par la muqueuse, etc. Dans quelques affections du tube digestif, telles que la diarrhée et la dyssenterie fétides, la fièvre typhoïde avec dothinentérie, les diverses variétés de typhus, l'entérite couenneuse, etc., l'usage d'eau chlorurée en boisson peut être d'une grande utilité. Enfin, comme antiseptique général, l'hydrochlore a surtout été préconisé contre les diverses espèces de charbons, de typhus, de grangrène, dans les éruptions graves, confluentes, etc. ; toutefois, son usage dans ces dernières maladies est peu répandu.

b. **Altérant.** — Contre la morve, le farcin, les tubercules abcédés du poumon, dit M. Hertwig (1), j'ai essayé fréquemment l'eau de chlore, et j'ai obtenu dans quelques cas un amendement visible. J'ai vu survenir chez un cheval morveux et deux farcineux, dit ce professeur distingué, une guérison réelle et durable ; l'amélioration ne se manifesta qu'au bout de huit jours, la guérison ne fut complète qu'après quatre semaines de traitement, et, pendant et après la cure, les animaux maigrirent considérablement.

c. **Antivirulent.** — Le chlore jouissant de la propriété de décomposer immédiatement les matières organiques en s'emparant de leur hydrogène, on avait fondé sur ce corps les plus belles espérances pour la destruction des virus, et pour l'annulation immédiate de la plupart des inoculations accidentelles. C'est surtout à l'égard de la rage, la plus grave des maladies virulentes, qu'on espérait le plus du chlore. Plusieurs médecins italiens, et surtout Brugnatelli (2), vantèrent l'eau chlorée employée soit en lavages sur les morsures faites par les chiens enragés, soit à l'intérieur en boisson, tant chez l'homme que chez les animaux ; ils prétendirent avoir ainsi préservé de la rage des hommes et des animaux voués à une perte certaine. D'après les expériences de Renault, le gaz chlore, sec ou humide, et les hypochlorites, excellents comme désinfectants, sont impuissants comme antivirulents ; le virus mor-

(1) *Pharmacol. pratique*, p. 526.
(2) *Journ. génér. de médec.*, 1816, t. LIX, p. 303.

veux mis en contact avec ces agents puissants depuis 5 minutes
jusqu'à 16 heures, a conservé toute son activité à l'inoculation. Les
recherches de M. Gerlach (1) conduisent à des conclusions opposées : quand le chlore est récemment dissous dans l'eau et qu'il est
mis en contact avec les matières virulentes, son action destructive
est complète au bout de quelques minutes et infaillible après deux
heures. Les essais ont porté sur les virus morveux et charbonneux.
La teinture d'iode et la solution d'iodure de potassium ioduré
sont d'une application plus facile, moins altérables et plus efficaces.

d. **Antipsorique.** — Appliquée sur des dartres anciennes, sur la
gale invétérée, sur certaines crevasses, les ulcères farcineux, les
aphthes, la limace, etc., l'eau de chlore plus ou moins étendue d'eau,
employée avec persévérance, peut amener la guérison par une
action spécifique ou par substitution.

e. **Contre-poison.** — Enfin, on a conseillé l'emploi de l'eau chlorée comme contre-poison de la strychnine chez le chien; c'est un
moyen qui paraît efficace et qui mérite d'être essayé (2).

c. Des Hypochlorites alcalins.

SYNONYMIE : Chlorures d'oxydes alcalins, Chlorites alcalins, etc.

Ces composés, sur la composition desquels les chimistes furent
longtemps en désaccord, sont au nombre de trois principaux : le
chlorure de chaux, le *chlorure de soude* et le *chlorure de potasse*. Ils
présentent sensiblement les mêmes propriétés chimiques; tous
sont très-solubles dans l'eau, altérables à l'air, dont l'acide carbonique déplace le chlore, décomposables par les acides, les matières
organiques, etc. Nous allons dire quelques mots de chacun d'eux
en particulier.

1° Chlorure de chaux (*Poudre de Tennant*). — Il est solide, pulvérulent, blanc, d'une faible odeur de chlore et d'une saveur âcre
et alcaline; très-soluble dans l'eau, très-déliquescent, le chlorure
de chaux exposé à l'air en attire l'humidité, se grumelle, devient
mou et se pelotonne sous les doigts. Sa solution aqueuse est rapi-

(1) *Journ. vétér. de Lyon*, 1870, p. 187.
(2) *Journ. de méd. vétér. de Lyon*, 1852.

dement décomposée par l'acide carbonique, qui se combine avec la chaux ; il faut donc conserver ce sel solide ou dissous dans des vases exactement bouchés. Le chlorure de chaux est formé d'hypochlorite de chaux, de chlorure de calcium et d'un excès d'hydrate de chaux.

2° Chlorure de soude (*Liqueur de Labarraque*). — Il est liquide, incolore, d'une légère odeur chlorée, spéciale, d'une saveur âcre et alcaline, très-soluble, très-déliquescent, en un mot, présentant les mêmes propriétés chimiques que les autres hypochlorites.

3° Chlorure de potasse (*Eau de Javelle*). — Liquide limpide, d'odeur chlorée, de saveur âpre et alcaline, et habituellement coloré en violet par un peu de chlorure de manganèse. Ses propriétés chimiques sont analogues à celles des précédents.

Pharmacotechnie. — Les hypochlorites alcalins n'entrent que dans un petit nombre de formules officinales ; en revanche, ils font partie de diverses préparations magistrales, telles que breuvages, boissons, lavements, injections, etc., dans lesquelles ils entrent en proportions plus ou moins fortes. Nous nous bornerons à faire connaître ici la formule de la préparation extemporanée des chlorures de soude et de potasse, que les praticiens n'ont pas toujours à leur disposition ; nous ne dirons rien de celle du chlorure de chaux, que le commerce fournit en grande quantité et à un prix très-modique.

Préparation du chlorure de soude.

Prenez : Chlorure de chaux...............................	1 partie.
Carbonate de soude...............................	2 . —
Eau ordinaire...............................	25 —

Dissolvez les deux sels chacun dans une quantité proportionnelle d'eau, mélangez les deux solutions et laissez déposer ; la partie claire, décantée ou filtrée, est du chlorure de soude liquide.

Préparation du chlorure de potasse.

Prenez : Chlorure de chaux...............................	1 partie.
Carbonate de potasse...............................	1 —
Eau commune...............................	25 —

Préparez comme ci-dessus.

Médicamentation. — Les chlorures d'oxydes s'emploient à l'intérieur et à l'extérieur : dans le premier cas, on les donne toujours liquides, en boissons ou en breuvages, plus rarement en lavements; à l'extérieur, on en fait des injections dans les abcès, les fistules, sur les muqueuses apparentes ; on les applique aussi sur les ulcères, les plaies gangréneuses, la peau altérée, etc. Les doses intérieures de ces trois chlorures sont à peu près les mêmes et peuvent être considérées comme égales à celles de l'eau chlorée. (Voy. p. 215.)

Pharmacodynamie. — Appliqués sur la peau intacte, les chlorures d'oxydes agissent lentement, mais à la longue ils irritent le tégument et peuvent déterminer des érosions. Sur les plaies et les ulcères, leur action est beaucoup plus énergique; ils détergent fortement leur surface, font disparaître toute odeur, diminuent la sécrétion purulente et tendent à faciliter la cicatrisation. On a constaté surtout que le chlorure de soude donnait lieu, sur toutes les solutions de continuité, à la formation d'une production blanche, fibro-plastique, qui ne tarde pas à s'organiser et à clore les surfaces divisées. Sur les muqueuses apparentes, les chlorures d'oxydes alcalins agissent avec une assez grande activité, puisqu'on a constaté que, quand on les administre à l'intérieur et qu'ils ne sont pas immédiatement déglutis, ils irritent la buccale, provoquent la salivation, font naître de petites ulcérations sur la muqueuse, etc. Dans le tube digestif, les chlorures alcalins, suffisamment étendus d'eau, sont facilement supportés sans dérangement de la digestion ; mais, s'ils sont trop concentrés, ils irritent la muqueuse, provoquent des vomissements chez les carnivores, des coliques, de la diarrhée chez les herbivores. Absorbés et mélangés au sang, les hypochlorites se comportent à peu près comme le chlore; c'est-à-dire qu'après avoir stimulé la plupart des fonctions, ils entravent les opérations de la nutrition, causent l'amaigrissement, font disparaître les engorgements lymphatiques, glandulaires, etc., comme l'iode. En général, ces composés, renfermant tous une proportion assez forte d'alcalis, excitent plus que l'eau de chlore la sécrétion urinaire et dissolvent le sang beaucoup plus rapidement, etc.

Pharmacothérapie. — Au point de vue de la thérapeutique, les hypochlorites alcalins peuvent être envisagés sous le rapport de leurs applications communes et sous celui de leurs applications spéciales. Nous allons examiner ces deux points.

1° **Applications communes.** — C'est principalement comme

agents désinfectants, soit des corps bruts, soit des corps organisés, que les hypochlorites alcalins reçoivent les mêmes applications et sont employés en quelque sorte indifféremment les uns ou les autres. Dans le cas d'infection des logements des animaux domestiques par une cause quelconque, les chlorures d'oxydes sont employés en solutions concentrées pour laver le plancher, le pavé, les murs, les crèches, les râteliers, les mangeoires, les objets de pansage, les harnais, etc. ; de même lorsqu'un miasme, un virus, existent dans ces logements par suite de la nature du terrain, de la malpropreté, de l'encombrement d'animaux malades, etc., une certaine quantité de ces composés, et surtout de chlorure de chaux, déposée dans un vase placé dans le lieu infecté, peut remédier en partie au mauvais état de l'air. Enfin, lorsqu'une partie du corps des animaux est frappée de gangrène, lorsque les enveloppes fœtales sont putréfiées dans la matrice, lorsque des ulcères morveux, farcineux ou autres se montrent à la peau, quand un écoulement purulent et fétide existe à la surface d'une muqueuse apparente, etc., l'application méthodique des hypochlorites alcalins peut rendre souvent de grands services.

2° **Applications spéciales.** — Nous allons faire connaître maintenant les applications diverses que chacun de ces composés a reçues en médecine vétérinaire, et nous commencerons par le plus important des trois, le chlorure de chaux.

a. **Emploi du chlorure de chaux.** — Son prix étant le moins élevé de tous, c'est celui qu'on emploie de préférence comme désinfectant des corps bruts et même des animaux. Comme remède interne, il est rarement employé, quoiqu'il convienne dans les mêmes circonstances que l'eau chlorée. Les cas où l'on a conseillé d'en faire usage sont principalement l'indigestion chronique chez les ruminants, les diarrhées rebelles et fétides, la morve, le farcin et les autres maladies du système lymphatique, ainsi que la cachexie des ruminants avec tendance à la putridité, la gangrène de la rate et l'hématurie asthénique chez le mouton. A l'extérieur du corps, l'usage du chlorure de chaux est très-fréquent, et ses principales applications se trouvent résumées par Moiroud (1) dans le paragraphe suivant : « Appliqué sur les ulcères sanieux, sur des plaies de mauvaise nature et sur des tumeurs gangréneuses, il a eu les plus heureux résultats. Son usage a été reconnu

____

(1) *Pharmacologie,* p. 405.

utile aussi dans les cas d'affections psoriques et dans celui d'ophthalmie purulente. J'en ai obtenu quelques succès contre le
catarrhe auriculaire sur le chien, et contre les eaux aux jambes
chez le cheval. Essayé en injections dans les cavités nasales pour
combattre les ulcérations de la pituitaire et l'exhalation morbide
qui a lieu sur cette membrane dans le cas de morve, il n'a produit
aucun résultat satisfaisant. »

Indépendamment des indications externes énumérées par Moiroud, le chlorure de chaux a reçu quelques applications utiles.
Ainsi on a reconnu son utilité contre les brûlures, l'ozène de la
pituitaire et le catarrhe nasal chronique. Un vétérinaire suisse,
Bertholet (1), a employé avec succès la solution de chlorure de
chaux en injections dans les cavités nasales des bœufs atteints de
coryza chronique avec écoulement purulent. Un autre vétérinaire
de la même contrée, M. Levrat (2), s'en est servi avec avantage
pour panser les ulcérations interdigitées des vaches atteintes de la
maladie aphtheuse. M. Huvellier (3) a fait du chlorure de chaux
plusieurs applications utiles : il l'a employé en injections dans
les fistules et les clapiers du mal d'encolure compliqué de carie
du ligament cervical ; il l'a appliqué en collyre contre les ophthalmies chroniques (1 partie de sel pour 6 parties d'eau). Enfin,
il s'en est avantageusement servi en lotions sur un ulcère farcineux
de la face, chez le cheval. Plusieurs vétérinaires allemands, tels
que Eichbaum (4), Kirchner (5), Fischer (6), ont préconisé le
chlorure de chaux seul ou uni à la chaux pour guérir le crapaud
du cheval. On nettoie bien les surfaces avec une lessive de cendres, on les recouvre avec une pâte de chlorure calcaire, par-dessus
laquelle on fixe une couche de chaux vive récemment éteinte : ce
procédé paraît très-bon.

Plus récemment, un autre vétérinaire allemand, M. Rottger (7),
a de nouveau préconisé le chlorure de chaux mélangé à la poudre
de tan pour panser les surfaces du pied atteintes de crapaud.

Dans ces derniers temps, un vétérinaire militaire, M. Hervig (8),

(1) *Recueil de méd. vétér.*, 1840, p. 666.
(2) *Ibid.*, 1839, p. 422.
(3) *Ibib.*, 1834, p. 18 et 19.
(4) *Journ. vétér. et agric de Belgique*, 1847, p. 34.
(5) *Recueil de médec. vétér.*, 1852, p. 651.
(6) *Ibid.*, 1853, p. 34.
(7) *Journ. de méd. vétér. de Lyon*, 1861, p. 282.
(8) *Recueil de mém. et d'observ. de méd. vétér. milit.*, t. VI, p. 178.

a préconisé le chlorure de chaux contre les plaies articulaires ; il l'applique en poudre et obtient la cicatrisation en moins de huit jours.

De son côté, M. Moisant (1) prescrit l'emploi du chlorure de chaux sec, non-seulement contre les plaies atteintes de gangrène, mais encore contre toutes les solutions de continuité menacées de gangrène traumatique. Ce sel est appliqué entre deux couches minces d'étoupes.

b. **Emploi du chlorure de soude.** — A titre d'agent désinfectant, le chlorure de soude jouit de propriétés analogues à celles du chlorure de chaux ; il est même doué d'une plus grande activité ; mais comme il est d'un prix beaucoup plus élevé, il est plus rarement employé que le premier. A l'extérieur du corps, il a été appliqué avec succès sur les plaies de mauvaise nature, sur les ulcères fétides, les tumeurs charbonneuses, etc. Un praticien très-distingué de la capitale, Bouley jeune (2), a beaucoup préconisé l'emploi du chlorure de soude contre les tumeurs gangréneuses qui surviennent sur le trajet des sétons dans certaines maladies avec altération du sang, etc. On enlève la mèche de l'exutoire, on cautérise le trajet et l'on pratique ensuite des injections d'hypochlorite de soude jusqu'à la disparition complète de toute trace de septicité. Ce moyen, essayé par beaucoup d'autres praticiens, a toujours donné de bons résultats. On avait préconisé aussi la liqueur de Labarraque pour neutraliser les virus, mais les essais de Renault (3) sur le virus morveux ne permettent guère de croire à son efficacité.

A l'intérieur, le chlorite de soude a surtout été préconisé contre les affections gangréneuses et contre la morve. Dans les premières maladies, nous voyons surtout M. Goux (4) employer ce composé, tant à l'intérieur qu'à l'extérieur, contre une épizootie de pneumonie gangréneuse chez le cheval. La dose, dans les breuvages et les lavements, a varié de 16 à 64 grammes, répétée deux ou trois fois par jour. Les essais contre la morve ont été beaucoup plus nombreux et plus variés ; le sel a été donné à l'intérieur jusqu'à la dose de 500 grammes par jour, injecté dans les cavités nasales, et même administré par la voie bronchique

____

(1) *Recueil de médec. vétér.*, 1860, p. 170.
(2) *Ibid.*, 1825, p. 252.
(3) *Bulletin de l'Acad. de médecine*, t. VIII, p. 1117.
(4) *Journ. des vétér. du Midi*, 1846, p. 97, 145, 193.

au moyen de la trachéotomie ; les résultats, comme on pouvait s'y attendre, ont été le plus souvent momentanés ou entièrement nuls. C'est d'abord Marc Étienne (1) qui est venu annoncer des succès par les simples injections nasales de ce liquide; puis Lelong (2), qui a injecté le chlorure de soude (1 partie sur 25 d'eau) à plusieurs reprises dans les bronches des chevaux morveux, et n'a obtenu que des guérisons éphémères; le même procédé, essayé à l'école d'Alfort par Jacob (3), a fourni des résultats peu encourageants. Enfin, donné à l'intérieur par Huguet (4), Moiroud (5), Berthier (6), etc., le chlorure de soude a souvent amélioré les symptômes de la morve, mais il ne l'a pas guérie d'une manière radicale.

c. **Emploi du chlorure de potasse.** —Le chlorure de potasse jouit des mêmes propriétés que les précédents ; mais il est le plus rarement employé parce qu'il coûte plus cher que les autres hypochlorites alcalins. Cependant il a été fortement recommandé par M. Charlot (7), vétérinaire et pharmacien, pour combattre la tympanite des ruminants et des solipèdes. Si l'affection est récente, il faut l'administrer avec de la lessive de cendres de bois, parce qu'il y a beaucoup d'acide carbonique à absorber ; mais si elle est ancienne, les gaz étant hydrogénés, il faut administrer l'hypochlorite simplement étendu d'eau pour qu'il puisse décomposer plus facilement ces gaz. Il faut éviter de l'associer à de l'ammoniaque, à du vin, à des infusions ou décoctions végétales, etc., qui en opèrent la décomposition ; mais on peut l'unir à l'éther sulfurique, qui seconde ses effets par ses qualités stimulantes, surtout chez les solipèdes. La dose doit être de 16 grammes pour les grands ruminants, et de 8 grammes pour les petits ; ces doses peuvent être répétées plusieurs fois par jour s'il en est besoin. Chez les chevaux atteints de tympanite intestinale, la dose est de 16 à 32 grammes ; elle peut même s'élever jusqu'à celle de 400 grammes par jour sans inconvénient.

(1) *Recueil de médec. vétér.*, 1828, p. 203.
(2) *Ibid.*, 1829, p. 379 ; et 1830, p. 223.
(3) *Ibid.*, 1830, p. 789 ; et *Journ. théoriq. et pratiq.*, 1830, p. 669.
(4) *Ibid.*, 1829, p. 385.
(5) *Ibid.*, p. 697.
(6) *Ibid.*, 1830, p. 110.
(7) *Ibid.*, 1831, p. 143 et suiv.

d. Du Chlorate de potasse.

Synonymie : Chlorate potassique, Oxymuriate ou Muriate suroxygéné de potasse, etc.

Pharmacographie. — Ce sel, que l'industrie fabrique en grand, est sous forme de petites lames rhomboïdales, incolore, inodore, et d'une saveur acerbe ou légèrement styptique. Chauffé à 400°, le chlorate de potasse, qui est un sel anhydre, se décompose en oxygène et perchlorate de potasse, et, à une température plus élevée, en oxygène et chlorure de potassium. — L'eau froide dissout six centièmes de ce composé, tandis qu'elle en prend plus de la moitié de son poids quand elle est bouillante. L'alcool ne le dissout pas. Projeté sur des charbons ardents, ce sel fuse très-activement ; mélangé aux corps combustibles, il forme des poudres qui détonent violemment par la chaleur ou le choc.

Pharmacotechnie. — Il n'existe encore aucune préparation officinale de chlorate de potasse. A l'extérieur, on l'emploie en lotions sur la peau et en injections sur les muqueuses apparentes ou dans les trajets fistuleux. A l'intérieur, on le donne en breuvages ou en lavements, plus rarement en électuaire. Pour employer ce sel, il convient de se servir d'eau tiède à cause de son peu de solubilité dans l'eau froide.

On peut l'administrer aux divers animaux aux doses suivantes :

Grands herbivores....................	8,16 à 32 grammes.
Petits ruminants......................	2,4 à 6 —
Porcs.................................	1,2 à 4 —
Carnivores............................	0,50,1 à 2 —

Pharmacodynamie. — Nous avons à examiner les effets locaux et généraux de ce médicament.

a. **Effets locaux.** — Appliqué sur la peau, soit en solution, soit incorporé dans le goudron de bois, comme nous l'avons fait sur le cheval, il ne produit aucun effet appréciable ; sur les muqueuses et les solutions de continuité, il ne se montre pas non plus sensiblement irritant, bien qu'il détermine de la douleur, à moins qu'on en répète souvent l'application sur le même point.

Introduit dans le tube digestif en solution, ce sel est supporté facilement, sans déranger la digestion, à des doses assez élevées ; nous l'avons administré à deux chevaux, à la dose de 32 grammes,

chez l'un en allant progressivement, et chez l'autre en donnant la
quantité d'emblée, sans qu'il soit survenu aucun phénomène notable, si ce n'est une soif assez vive provenant sans doute de la diurèse
très-copieuse que ce sel détermine bientôt. D'après M. Rey (1), ce
composé serait plus actif pour les voies digestives, car il a observé
de l'inappétence et de l'irritation intestinale chez les chevaux auxquels il administrait le chlorate de potasse à une dose supérieure
à 15 grammes. Ces différences peuvent tenir au degré de sensibilité
des sujets ou à l'état du tube digestif. Nous n'avons pas observé la
salivation qu'on signale chez l'homme comme un effet physiologique de ce sel.

   b. **Effets généraux.** — A moins que la quantité ingérée ne dépasse 30 à 40 grammes, le chlorate de potasse ne produit pas d'effets
physiologiques appréciables, si ce n'est une diurèse assez abondante. Chez les sujets auxquels nous avons administré ce sel, la
respiration et la circulation n'ont été modifiées que quand la dose
employée est arrivée à 40 grammes ; alors nous avons constaté une
légère diminution dans la fréquence et la force du pouls, ainsi que
dans le nombre des mouvements respiratoires. Mais quand nous
avons donné 50 grammes de ce sel à la fois, le nombre des pulsations et des respirations a augmenté d'un tiers, les conjonctives se
sont injectées et infiltrées, le sujet est devenu triste, a perdu ses
forces, etc. Nous voyons, d'après ces effets, que le chlorate de potasse ne produit pas d'effets physiologiques à proprement parler,
car ceux qu'on observe quand on l'administre à forte dose doivent
plutôt être considérés comme des effets toxiques. En outre, d'après
les expériences de M. Rabuteau (2), ce sel est expulsé sans altération et en totalité, soit par les urines, soit par la salive.

   Pharmacothérapie. — Le chlorate de potasse, qui constitue
pour la médecine de l'homme un médicament important, n'a été
jusqu'à présent, dans celle des animaux, que bien rarement employé ; mais comme ce médicament est destiné, selon toute apparence, à occuper, dans l'avenir, une place importante dans la thérapeutique vétérinaire, nous allons faire connaître les applications
qu'il a reçues dans l'une et l'autre médecine.

   Chez l'homme on préconise principalement le chlorate de po-

<hr>

(1) *Journ. de méd. vétér. de Lyon,* 1856, p. 432.
(2) *Éléments de thérap. et de pharmacol.*, p. 229.

tasse, en applications locales ou à l'intérieur, contre un certain nombre d'affections de la bouche et de la gorge, telles que la stomatite mercurielle, la stomatite couenneuse, les aphthes, le muguet, l'angine diphthérique ou couenneuse, l'angine gangréneuse, le croup, etc.

A l'extérieur, on s'en sert également pour déterger les plaies et les ulcérations, qu'il pousse vigoureusement à la cicatrisation. Il .modifie merveilleusement ces solutions de continuité, dit M. le docteur Milon (1), en les détergeant, en diminuant la suppuration et en faisant disparaître la fétidité qu'elles exhalent.

Enfin, parmi les maladies internes, on ne signale guère, chez l'homme, comme susceptibles d'être avantageusement modifiées par le chlorate de potasse, que l'ictère, le croup et la chorée.

Les vétérinaires se sont déjà servi du chlorate de potasse dans le traitement de la stomatite mercurielle, ainsi que nous avons eu occasion de le dire à propos des altérants mercuriaux. Dans la sto·matite aphtheuse, la solution de chlorate de potasse, employée en collutoires, n'a pas paru à M. Zündel supérieure aux acidules consacrés par l'usage.

L'angine croupale a été traitée avec succès, chez une génisse, par M. Lanusse (2), au moyen du chlorate de potasse donné à l'intérieur pendant plusieurs jours. M. Zündel, dans une angine couenneuse survenue à la suite d'un incendie, chez le cheval, s'est également servi avec succès du chlorate de potasse donné en boisson. (*Note communiquée.*)

Parmi les affections couenneuses qui ont été traitées avec succès au moyen du chlorate potassique, nous citerons l'urétrite membraneuse ou diphthérique du bœuf. M. Zündel, dans un cas de ce genre, a employé ce sel à la dose de 40 à 60 grammes par jour, donnée en trois fois ; il s'établit bientôt une diurèse abondante qui détache et entraîne au dehors les fausses membranes qui se sont formées dans l'urètre. Il l'emploie aussi en injections dans la matrice lors de la non-délivrance pour faire disparaître la mauvaise odeur et faciliter le détachement du délivre. (*Note communiquée.*)

Ces faits démontrent l'action altérante ou antiplastique puissante du chlorate de potasse; il y aurait donc avantage évident à en faire usage dans les affections pseudo-membraneuses, quelles qu'elles soient. L'entérite couenneuse, assez fréquente chez les

(1) *Journ. de méd. vétér. de Lyon,* 1859, p. 49.
(2) *Journ. des vétér. du Midi,* 1857, p. 425.

bêtes bovines, serait, selon toute probabilité, avantageusement modifiée par ce médicament. Enfin, il y aurait un grand intérêt de
savoir si ce puissant délayant aurait prise sur le dépôt si plastique
du poumon du bœuf atteint de pleuro-pneumonie contagieuse.

Il résulte, de quelques expériences de M. Rey (1), que les injections de chlorate de potasse dans le nez, font assez facilement cicatriser les ulcérations morveuses, mais que ce sel est sans action sur
la morve elle-même. M. Zündel, qui l'a essayé aussi contre cette
maladie, est exactement du même avis.

De son côté, M. Lagarrigue (2), vétérinaire militaire, dit avoir
employé avec succès le chlorate de potasse contre le coryza chronique du cheval, et même contre la morve et le farcin, ce qui est
moins admissible.

Enfin, une application interne importante de ce remède est celle
qu'en a faite M. Camille Leblanc (3), contre le cancroïde des lèvres
chez le chat et chez le cheval. Cette tumeur épithéliale, qui reparaît
aisément après l'excision simple ou la destruction par les caustiques
employés seuls, ne se reproduit plus si on donne à l'intérieur, pendant plusieurs mois, le chlorate de potasse. Ce moyen nouveau
essayé par M. Rey, sur le cheval, et par M. Saint-Cyr, sur les petits
animaux, a donné de bons résultats.

e. Des Chlorures métalliques.

Dans cette catégorie de composés, comprenant principalement
les chlorures de sodium, de potassium, de baryum et de calcium,
les propriétés du chlore sont très-exactement neutralisées, en sorte
que ces composés n'agissent pas seulement par leur principe électro-négatif, mais encore par leur élément électro-positif. Nous allons passer rapidement en revue ces divers chlorures.

f. Du Chlorure de sodium.

SYNONYMIE : Sel marin, Sel de cuisine.

Pharmacographie. — Il est solide, en cristaux cubiques, blanc
ou gris, d'une légère odeur saumâtre, d'une saveur salée spéciale,
et d'une densité de 2,15. Exposé à l'air, il en attire la vapeur aqueuse

(1) *Journ. de méd. vétér. de Lyon*, 1856, p. 432.
(2) *Recueil de mém. et d'observ. de méd. vétér. milit.*, t. XVIII, p. 359.
(3) *Recueil de méd. vétér.*, 1863, p. 737 et suiv.

et s'humecte ; chauffé, il décrépite, fond et se volatilise au rouge sans décomposition. L'eau chaude et l'eau froide en dissolvent la même quantité ; sa dissolution dans l'eau à la température ordinaire refroidit le liquide de quelques degrés. Enfin, les acides minéraux décomposent le sel marin et en dégagent de l'acide chlorhydrique, etc.

Pharmacotechnie. — Les préparations dans lesquelles entre le chlorure de sodium sont toutes très-simples, magistrales, et par conséquent très-variables ; il est donc inutile de les faire connaître. Le plus souvent on le dissout dans l'eau et l'on en fait des lotions, des bains, des injections, des lavements, des breuvages, des boissons, etc., selon les cas.

Médicamentation. — On administre le plus souvent le sel marin à l'intérieur en boissons, en breuvages ou en lavements, et plus rarement en électuaires ; à l'extérieur, on l'emploie sous des formes assez variées. Les doses de sel qu'il convient d'administrer aux divers animaux sont indiquées par les chiffres suivants :

1° Grands ruminants	64 à 125 grammes.
2° Solipèdes..........................	32 à 96 —
3° Petits ruminants et porcs............	8 à 16 —
4° Carnivores.........................	4 à 8 —

Ces doses peuvent être répétées deux fois par jour si cela est nécessaire.

Pharmacodynamie. — Appliqué sur la peau et les muqueuses, en solution concentrée ou en poudre, le sel marin produit une irritation assez vive, qui peut aller jusqu'à la rubéfaction et même une vésication légère ; sur les solutions de continuité, l'action est beaucoup plus prononcée encore et entraîne comme conséquence une action dessiccative et résolutive assez marquée. Donné à l'intérieur, à petites doses, le sel marin agit comme un condiment très-favorable à la digestion ; il augmente la soif et l'appétit, accélère la digestion stomacale et intestinale, rend l'absorption du chyle plus complète, les excréments plus rares, moins abondants, etc. Mais si l'on augmente inconsidérément les doses ou si on les rapproche trop, l'appétit se perd, la soif devient ardente, la buccale s'irrite et la salive coule plus abondamment ; les carnivores et les omnivores vomissent ; les herbivores sont tristes, donnent des signes de coliques et ne tardent pas à être purgés : une dose de 200 à 250 grammes suffit souvent pour produire ce dernier résultat chez les grands herbivores.

Les effets généraux du sel marin varient beaucoup selon la dose employée, selon que l'usage en est plus ou moins prolongé, suivant l'état dans lequel se trouvent les animaux, etc. Dans les premiers temps de son emploi continu, le sel marin détermine chez tous les animaux, et notamment chez les ruminants, dont la constitution est molle et lymphatique, une action légèrement stimulante qui est favorable à l'exercice de toutes les fonctions. On remarque alors une légère accélération de la circulation, des muqueuses plus colorées, une peau plus souple et plus moite, des poils plus brillants, une diurèse plus copieuse, une nutrition plus active, des chairs plus fermes, une vigueur plus grande, un sang plus rouge et plus plastique, etc. Par contre, si l'on élève inconsidérément les doses de sel marin ou si l'on en continue l'usage au delà des besoins de l'économie, ses effets changent entièrement de nature et deviennent évidemment *altérants* comme ceux des autres composés alcalins et chloroïdés. Dès lors le sel marin paraît tourner son action contre le fluide nutritif, qu'il rend liquide et moins coloré ; il arrête peu à peu le mouvement de composition de la nutrition, car les animaux deviennent bientôt maigres, faibles, et ne tardent pas à tomber dans un véritable état scorbutique si l'on ne fait pas cesser promptement la cause du mal.

Effets toxiques. — Ingéré en trop grande quantité, le sel marin peut compromettre immédiatement l'existence des divers animaux, soit par les désordres qu'il détermine dans le tube digestif, soit par les perturbations graves qu'il occasionne dans toute l'économie animale. Les exemples d'empoisonnement des grands ruminants par le sel de cuisine sont fréquents dans le midi de la France, où l'on a la funeste habitude de faire prendre à ces animaux, avant de les exposer en vente, une grande quantité de sel marin afin de les exciter à boire et de rendre ainsi leur ventre plein et rebondi. M. Héliès (1), vétérinaire méridional, a fait connaître dans le temps plusieurs faits remarquables de ce genre d'empoisonnement ; on connaît aussi des exemples de moutons et de porcs empoisonnés par l'ingestion d'une certaine quantité de *saumure* (2).

(1) *Journ. des vétér. du Midi*, 1840, p. 276.
(2) *Journ. vétér. et agric. de Belgique*, 1843, p. 241.

Quoi qu'il en soit, les animaux empoisonnés avec le chlorure de sodium présentent généralement les symptômes suivants : Perte d'appétit, tristesse, soif ardente, bouche chaude et écumeuse, mufle sec chez les grands ruminants, vomissements chez les carnivores et les omnivores ; coliques plus ou moins vives chez les herbivores ; gonflement du ventre, diarrhée fétide et souvent sanguinolente ; pouls vite et concentré, respiration pressée et difficile ; muqueuses rouges, yeux fixes ou animés de mouvements convulsifs ; abattement général, froid de la surface du corps ; station chancelante d'abord, puis impossible ; chute sur le sol, mouvements convulsifs des membres, crampes, puis paralysie du train postérieur ; port de la tête de côté ou en arrière, affaiblissement rapide, mort..

Les expériences de Gobier (1) ont démontré qu'il suffit de 1,000 à 1,500 grammes de sel marin pour empoisonner mortellement les solipèdes ; pour les bêtes bovines, il en faudrait environ le double d'après M. Hertwig (2), et seulement de 32 à 64 grammes pour le chien ; la dose toxique de sel pour les moutons et le porc est encore inconnue.

Dans l'empoisonnement par la *saumure*, le sel marin est-il le seul principe toxique, ou faut-il mettre aussi en ligne de compte les matières organiques qui y sont contenues, telles que le lactate d'ammoniaque, les alcaloïdes volatils (propylamine, triméthylamine, etc.). Il serait difficile de le dire d'une manière certaine, puisque les opinions des auteurs sont partagées sur ce point. D'après M. Reynal (3), qui a fait des expériences spéciales sur ce sujet, l'action toxique de la saumure allant en augmentant à mesure que celle-ci vieillit, il est difficile de ne pas admettre que les matières organiques qu'elle renferme n'entrent pas pour une certaine portion dans l'empoisonnement ; de plus, cet expérimentateur a constaté que les animaux empoisonnés par la saumure présentent des désordres nerveux beaucoup plus prononcés que ceux qui succombent à l'action du sel marin pur. Ainsi, chez le chien, il y a des tremblements généraux et des contractions spasmodiques des muscles fléchisseurs des membres ; chez le porc, on remarque de véritables attaques épileptiformes ; enfin, chez le cheval, on constate la paralysie des lèvres, de la face, du train postérieur, l'extinction de la sensibilité, des spasmes, la roideur tétanique des membres, etc.

____

(1) *Compte rendu de l'École de Lyon*, 1809, p. 22.
(2) *Loc. cit.*, p. 629.
(3) *Recueil de méd. vétér.*, 1855, p. 401.

Par contre, MM. Fusch et Spinola (1), et surtout M. Goubaux (2), qui a fait de nombreuses expériences à cet égard, ne croient pas que l'action de la saumure soit différente de celle d'une solution de sel marin contenant la même proportion de sel. Cependant, si l'observation faite à la Société centrale de médecine vétérinaire, par M. Charlier (3), sur l'innocuité de la saumure qui a longtemps bouilli, et qui, par conséquent, a perdu ses matières organiques altérées, est fondée, l'opinion soutenue par M. Reynal est la plus vraisemblable.

Lésions. — Les lésions qu'on rencontre le plus habituellement, sur les animaux qui sont morts empoisonnés par le sel marin, consistent en une inflammation du tube digestif, par où ce sel est entré, et une irritation plus ou moins vive des voies urinaires, par où il est sorti de l'économie animale. Les organes glanduleux et parenchymateux de l'abdomen présentent un état variable : parfois ils sont gorgés de sang, d'autres fois, ainsi que l'a constaté M. Héliès, ils sont au contraire décolorés ; quant au sang, il est toujours fluide et plus foncé en couleur qu'à l'état normal.

Pharmacothérapie. — Le sel marin est loin d'avoir en thérapeutique une importance aussi grande qu'en hygiène et en agriculture ; cependant si à titre de remède curatif il ne reçoit que d'assez rares applications, en revanche, comme moyen prophylactique, il est considéré comme étant d'une grande utilité, principalement pour les animaux ruminants, dont la constitution lymphatique paraît s'accommoder admirablement de ce léger stimulant du tube digestif et du reste de l'économie. Le sel de cuisine, considéré comme remède, s'emploie tantôt à l'extérieur, tantôt à l'intérieur. Examinons les deux cas.

1° Indications externes. — L'eau salée est vulgairement employée comme défensive dans le cas de fourbure, d'étonnement du sabot, de sole battue, chez le cheval, d'agravée chez le bœuf et le chien ; on en fait également usage sur les parties qui ont été froissées par le contact des harnais, dans le cas d'échauboulure, de piqûres d'insectes venimeux, etc. A titre de résolutif, la solution de sel marin est employée aussi très-fréquemment sur les contusions, les ecchymoses, les œdèmes, les infiltrations, les entorses, les engor-

---

(1) *Recueil de méd. vétér.*, 1855, p. 413.
(2) *Comptes rendus de l'Acad. des sciences*, 1856.
(3) *Recueil de méd. vétér.*, 1856, p. 552.

gements indolents quelconques. Dans les cas graves, il convient d'appliquer le sel marin en topique, c'est-à-dire de l'humecter seulement d'un peu d'eau et d'en faire une sorte de cataplasme, qu'on maintient pendant quelques heures sur la partie lésée, etc. Salins (1) vétérinaire militaire, a employé avec un succès inespéré l'eau salée sur une plaie énorme de l'avant-bras d'un cheval et qui consistait dans la division en travers de tous les muscles de la région. Pour lui c'est un cicatrisant et un désinfectant puissant, etc. Enfin, comme modificateur spécial, l'eau salée peut convenir dans le traitement des maladies cutanées, comme l'eau de mer, dont elle constitue la base. M. Chambert, de Montpellier, nous a assuré qu'il ne connaissait pas de collyre plus efficace contre les affections superficielles de l'œil, qu'une dissolution d'une cuillerée à bouche de sel marin dans un verre d'eau ordinaire.

2° **Indications internes.** — Le sel commun a été prescrit à l'intérieur dans quelques maladies du tube digestif et dans certaines affections générales. Parmi les premières, on compte surtout l'inappétence apyrétique, l'indigestion simple du cheval et l'indigestion chronique des ruminants ; l'appétit dépravé des animaux qui lèchent les murs et recherchent les matières terreuses ; les affections vermineuses de tous les animaux ; enfin on emploie les lavements d'eau salée dans le cas de constipation par torpeur des gros intestins, ou lorsqu'on veut révulser une affection des centres nerveux, des yeux, de la tête, etc. Les maladies générales dans le traitement desquelles on fait entrer le sel marin comprennent surtout le charbon, la gangrène, la fièvre typhoïde, la pourriture du mouton, la gourme et le catarrhe bronchique des jeunes chevaux, etc. Enfin quelques hippiatres, et un petit nombre d'anciens vétérinaires, à leur exemple, avaient prescrit les boissons salées comme moyen antiphlogistique interne pour combattre la fourbure aiguë du cheval ; mais tout le monde est d'accord maintenant pour donner la préférence, en pareil cas, au sulfate de soude ou au nitrate de potasse, parce que ces derniers dissolvent le sang, tandis que le sel marin augmente sa plasticité, au moins dans le principe.

M. Coculet (2), vétérinaire à Montguyon, préconise beaucoup le sel marin à haute dose contre l'inflammation chronique des estomacs des ruminants, quelle que soit son origine. Le sel est donné

(1) *Journ. de méd. vétér. milit.*, t. IV, p. 477.

(2) *Traité des maladies des estomacs du bœuf, nouveau moyen de les guérir.* Brochure. Bordeaux, 1856. Et *Journ. des vétér. du Midi*, 1860, p. 86.

à la dose de 500, 750 et 1,000 grammes, selon la force et l'âge des sujets, en dissolution dans 4 ou 5 litres d'eau. Quelques heures après cette administration, on donne 6 ou 8 litres de décoction de carottes blanchie avec de la farine, afin d'étancher la soif des sujets et soutenir leurs forces. Au bout de 10 à 12 heures les effets du remède se font sentir : il y a de l'agitation, du météorisme, des éructations répétées et une soif très-vive ; mais bientôt tout rentre dans l'ordre. Enfin, après 48 heures, il survient généralement des défécations répétées et abondantes, et parfois une véritable purgation. A dater de ce moment, la guérison ne se fait pas longtemps attendre.

Le même praticien, M. Coculet(1), ainsi que M. Marty (2), vétérinaire militaire, ont fait une nouvelle et importante application du sel marin : c'est contre la constipation, les pelotes stercorales et l'engouement des gros intestins chez le cheval. Le sel est porté, à l'état solide, avec la main, le plus avant possible dans l'intestin, à la dose de deux poignées. Au bout de quelques heures, le chlorure de sodium, par l'irritation locale et les supersécrétions qu'il a déterminées, provoque l'expulsion de gaz, de matières glaireuses, et finalement de matières fécales plus ou moins ramollies. On peut répéter, selon le besoin, la même application. Le succès suit de près, généralement, l'emploi de ce remède simple, qui serait, selon toute probabilité, très-utile dans le vertige, si souvent compliqué de constipation.

Enfin, il paraît qu'en Hollande le sel marin est considéré comme un spécifique de toutes les hémorrhagies et spécialement de l'hémoptysie : on le donne sous forme de boissons fortement salées.

g. Du Chlorure de potassium.

Synonymie : Hydrochlorate de potasse, Sel fébrifuge de Sylvius.

Pharmacographie. — Il est solide, en cristaux cubiques, incolore, inodore, de saveur piquante et amère, décrépitant au feu, fusible, volatil et indécomposable. Ce sel, contrairement au sel marin, est plus soluble à chaud qu'à froid, et présente, en outre, le caractère remarquable d'abaisser considérablement la température de l'eau dans laquelle il se dissout.

(1) *Journ. des vétér. du Midi*, 1858, p. 332.
(2) *Mém. et obs. de méd. vétér. milit.*, t. XII, p. 343.

Emploi. — Très-employé autrefois comme antifébrile et fondant à l'intérieur, il est aujourd'hui inusité, même chez l'homme. Il se recommande principalement à l'extérieur, pour faire des bains réfrigérants aux chevaux fourbus : son prix peu élevé, et le refroidissement considérable de l'eau qui lui sert de dissolvant, le rendent digne, sous ce rapport, de l'attention des praticiens.

h. Du Chlorure de baryum.

SYNONYMIE : Hydrochlorate de baryte.

Pharmacographie. — Il est solide, en tables carrées, incolore, inodore, de saveur âcre et piquante, fusible, indécomposable, assez soluble dans l'eau, et légèrement dans l'alcool.

Effets et usages. — Il résulte, d'expériences faites sur les chiens et les chevaux, que ce sel barytique est un poison irritant et narcotique des plus actifs. D'après les expériences de Moiroud (1) et de Dupuy (2) le chlorure de baryum, à la dose de 16 grammes, fait périr rapidement les chevaux en irritant violemment le tube digestif, en excitant le système nerveux d'abord, puis en anéantissant radicalement toutes les forces de l'organisme. De ces faits découle le précepte de n'administrer jamais ce sel qu'à très-petites doses : on devra commencer par 2 grammes, par exemple, chez les grands animaux, et élever progressivement la dose jusqu'à 8 grammes, où il conviendra de s'arrêter dans la plupart des cas. Pour les petits animaux, on doit débuter par 5 ou 10 centigrammes et s'élever peu à peu jusqu'à 50 centigammes en moyenne.

Des essais récents faits chez l'homme ont démontré l'efficacité évidente du chlorure de baryum dans le traitement des maladies du système lymphatique, et particulièrement des scrofules. M. Percival a essayé souvent ce sel, ainsi que la baryte caustique, contre la morve et le farcin du cheval, sans en obtenir de succès bien nets. Toutefois, comme les médecins avaient autrefois abandonné ce sel, et qu'ils y sont revenus avec avantage, nous ferions sagement de les imiter, et d'essayer de nouveau ce composé contre les scrofules, le farcin, la morve, les maladies cutanées, etc.

(1) *Pharmacologie*, p. 412.
(2) *Journ. pratiq.*, 1830, p. 373.

i. Du Chlorure de calcium.

Synonymie : Muriate ou Hydrochlorate de chaux.

Pharmacographie. — Il est solide, en prismes à six pans, demi-transparent, incolore, inodore, d'une saveur piquante et désagréable, fondant dans son eau de cristallisation, devenant ensuite sec et extrêmement hygroscopique.; ce sel est à la fois soluble dans l'eau et l'alcool, dont il abaisse la température s'il est cristallisé, et qu'il élève, au contraire, lorsqu'il est desséché.

Effets et usages. — Le chlorure de calcium agit dans le même sens que le chlorure de baryum, mais avec beaucoup moins d'énergie ; cependant il paraît que, quand on force un peu la dose, il devient facilement vomitif et purgatif. Passé dans le sang, il exerce sur le système lymphatique et glandulaire une action fondante énergique ; d'après Hufeland, il pousserait à la fois à la peau et aux urines. Quoi qu'il en soit, ce composé calcaire convient dans les mêmes cas que celui de baryum, et peut, sans danger, s'administrer à dose double, chez tous les animaux.

Succédané du Chlore et des Hypoclhorites.

Du Permanganate de potasse.

Synonymie : Caméléon minéral rouge.

Pharmacographie. — Ce sel, qu'on prépare, en calcinant au rouge sombre, un mélange de peroxyde de manganèse et de potasse en présence d'une matière oxydante, se présente, lorsqu'il est pur, sous forme de courtes aiguilles presque noires, à reflet métallique, sans odeur, d'une saveur styptique et se dissolvant, à froid, dans 15 à 16 parties d'eau et donnant une solution d'un violet magnifique. Cette solution est réduite par tous les corps minéraux avides d'oxygène et par la plupart des matières organiques. C'est de là que dérivent ses propriétés désinfectantes si énergiques.

Pharmacotechnie. — Le permanganate de potasse ne s'emploie guère qu'en solution aqueuse, soit à l'extérieur, soit à l'intérieur ; la solution normale est la suivante :

Prenez : Permanganate de potasse............. 10 grammes.
   Eau distillée........................ 1 litre.
Dissolvez sans filtrer.

Cette solution est ensuite étendue d'une nouvelle quantité d'eau selon le besoin.

Posologie. — Le permanganate potassique est rarement employé à l'intérieur, mais si on croyait devoir en faire usage, voici les doses qui nous paraissent les plus convenables :

Grands animaux...............	5 à 10 grammes.
Moyens animaux...............	1 à 2 —
Petits animaux	0,25 à 0,50

Pharmacodynamie. — Le permanganate de potasse a été encore peu employé en médecine humaine ou vétérinaire, du moins en France ; en Angleterre, en Amérique et en Allemagne, il a été essayé à diverses reprises à titre d'agent désinfectant et. antiseptique. M. Zündel (1) a résumé dans le temps, dans un excellent mémoire relatif à ce sel, tout ce qui résulte de l'expérience d'autrui et de la sienne propre ; nous allons emprunter à son travail une partie de ce qui va suivre.

Appliquée sur la peau intacte, la solution de permanganate de potasse la tache en brun, mais ne l'irrite pas ; il en est de même des muqueuses sur lesquelles elle produit un effet astringent si léger que leurs sécrétions normales en sont à peine modifiées ; enfin sur les solutions de continuité l'effet est plus prononcé sans être jamais irritant ; on remarque seulement que la sécrétion purulente perd de son odeur et va en diminuant progressivement de quantité ; le permanganate compte, effectivement, parmi les agents cicatrisants et vulnéraires les plus puissants.

Dans le tube digestif, le permanganate de potasse paraît se comporter sensiblement comme les autres composés de manganèse et ceux de fer ; à petites doses, il est facilement toléré ; à doses moyennes il constipe, et à doses élevées il irrite les intestins. Quant à ses effets généraux, ils ne doivent pas différer de ceux des composés manganiques, car, avant de pénétrer dans le sang, il est désoxygéné et réduit à l'état d'un simple composé métallique soluble. Comme modificateur général, en tant que composé oxygéné, on ne doit pas beaucoup compter sur lui ; à ce point de vue il est bien inférieur au chlorate de potasse avec lequel on l'a assimilé à cause de sa richesse en oxygène.

Pharmacothérapie. — C'est surtout à l'extérieur du corps et

(1) *Journ. de méd. vétér. de Lyon*, 1868, p. 215.

comme agent désinfectant puissant que le permanganate a été surtout préconisé, soit contre les solutions de continuité, soit sur les muqueuses apparentes siége d'un écoulement purulent.

1° Parmi les solutions de continuité qui réclament l'usage topique de la solution de ce sel, nous citerons les plaies cancéreuses et gangréneuses, les plaies et fistules à pus fétide et ichoreux, la fourchette pourrie, le crapaud et les eaux aux jambes, les ulcères aphtheux quel que soit leur siége, ceux de la morve et du farcin, les maux de garrot et de taupe, les fistules diverses et spécialement celles de quelques canaux excréteurs, etc., etc.

2° Au nombre des muqueuses apparentes qui peuvent être modifiées avantageusement par la solution de permanganate de potasse, nous citerons la conjonctive lors de conjonctivite suppurante, l'oreille dans le cas d'otorrhée chez le chien, la pituitaire dans les jetages de mauvais caractère, la muqueuse vaginale dans le cas de métrite et surtout de non-délivrance avec putréfaction de l'arrière-faix, la muqueuse de l'urèthre et celle du fourreau ou du prépuce, dans le cas d'écoulements mucoso-purulents, etc., etc.

A l'intérieur, le permanganate de potasse est plus rarement employé ; M. Zündel le croit utile dans la diarrhée et la dyssenterie, dans l'entérite couenneuse du bœuf, chez les chevaux vidards, dans les empoisonnements par les sels métalliques, qu'il réduit tous avec facilité, etc.

Enfin, M. Zündel estime que, comme agent désinfectant, le permanganate ne le cède ni au chlore ni aux hypochlorites alcalins et calcaires ; que, parfois, il est préférable. Il convient pour désinfecter les logements et les objets à l'usage des animaux ; seulement il ne faut pas oublier que sa solution tache en brun, et d'une façon presque indélébile, les objets sur lesquels on l'emploie.

SECTION VI

DES MÉDICAMENTS ÉVACUANTS.

On donne cette qualification générale à une catégorie de médicaments qui ont la propriété d'agir sur les surfaces exhalantes et sur les appareils sécréteurs, et de déterminer des sécrétions et des excrétions humorales extraordinaires.

Comparés aux diverses classes de médicaments que nous avons
déjà étudiées, les évacuants offrent des caractères entièrement distincts; ils présentent même avec les *altérants* un antagonisme
complet, en ce sens que ces derniers médicaments sont supposés
modifier l'économie sans déterminer d'évacuations humorales sensibles. A la vérité, cela n'est pas rigoureusement exact, car les
altérants, comme beaucoup d'autres médicaments, provoquent
souvent des sécrétions extraordinaires et se rapprochent ainsi des
véritables évacuants. Tout ce que l'on peut dire d'un peu positif
relativement aux différences qui distinguent les évacuants des altérants, c'est que, pour les premiers, l'évacuation humorale est un
effet essentiel et primitif, tandis que, pour les derniers, les sécrétions extraordinaires ne constituent qu'un effet accessoire et consécutif des modifications organiques qu'ils ont déterminées dans
l'économie animale.

Les principaux évacuants agissent sur les membranes tégumentaires et sur quelques appareils excréteurs ; il en est qui portent
leur action sur la muqueuse digestive, tels que les *sialogogues*, les
vomitifs et les *purgatifs;* d'autres sur la muqueuse des voies respiratoires, comme les *sternutatoires* et les *expectorants ;* quelques-
uns sur la peau, comme les *diaphorétiques* ou les *sudorifiques ;* un
certain nombre sur l'appareil urinaire, et qu'on appelle, à cause
de cela, *diurétiques*, etc.

Considérés au point de vue thérapeutique, les évacuants peuvent
concourir à la guérison des maladies de plusieurs manières : 1° par
un effet *révulsif*, en provoquant sur les surfaces exhalantes et dans
les appareils sécréteurs un afflux sanguin plus ou moins considérable ; 2° par une action *spoliatrice*, en appauvrissant le sang par
les évacuations extraordinaires que ces médicaments ont déterminées; 3° enfin par une action *dépurative*, en ce que les sécrétions
insolites qu'ils provoquent peuvent entraîner au dehors les matières
hétérogènes introduites accidentellement dans l'économie, telles
que les virus, les venins, les miasmes, les poisons, les produits
morbides résorbés, etc., et qui sont souvent les causes des maladies
les plus graves.

Nous étudierons principalement, parmi les évacuants, les *vomitifs*,
les *purgatifs*, les *sudorifiques* et les *diurétiques;* les *sialagogues* et
les *sternutatoires* n'ont qu'une faible importance ; quant aux
expectorants, ils seront rattachés à l'histoire des sudorifiques. Enfin,
nous ajouterons à la liste des évacuants, et comme une sorte de
complément de l'histoire de ces médicaments, les *utérins* et les

vermifuges, qui ne rentrent dans cette catégorie de remèdes que par le résultat définitif de leur action, c'est-à-dire par l'évacuation de certains produits naturels ou morbides hors de l'économie animale.

CHAPITRE PREMIER

DES VOMITIFS.

Synonymie : Émétiques, évacuants stomachiques.

Les *vomitifs*, que l'on appelle encore *émétiques*, sont des médicaments évacuants qui, introduits par une voie quelconque dans l'économie animale, ont la propriété d'agir sur l'estomac par une sorte d'affinité élective, et de déterminer le phénomène complexe qu'on appelle *vomissement*.

Un grand nombre d'agents ou de causes peuvent déterminer le même effet sur le système gastrique, en agissant directement sur l'estomac ; mais les véritables vomitifs ont seuls le privilége de provoquer le vomissement, quelle qu'ait été la voie par laquelle ils ont pénétré dans l'organisme. C'est là évidemment un caractère distinctif et véritablement spécifique de cet ordre de médicaments.

La médication vomitive ne présente pas le même degré d'intérêt et d'importance dans la médecine vétérinaire que dans celle de l'homme, parce que la plupart des animaux domestiques sont dépourvus de la faculté de rejeter par l'œsophage les matières contenues dans l'estomac. En effet, à part le chien et le chat, qui vomissent avec une extrême facilité, et le porc, qui peut aussi vider son estomac par voie rétrograde, tous les autres animaux, solipèdes et ruminants, ne peuvent rejeter par la bouche ou les narines le contenu de leur estomac simple ou multiple. Il ne faudrait pas en conclure, néanmoins, que les médicaments vomitifs sont dénués de toute espèce d'action sur les animaux herbivores parce que ces derniers sont dépourvus de la faculté de vomir ; le plus souvent, au contraire, les remèdes émétiques provoquent chez ces animaux, comme chez les carnivores et les omnivores, des nausées, des efforts de vomissement, des supersécrétions dans l'estomac et le duodenum, ainsi que dans les bronches, phénomènes auxquels s'ajoute une perturbation générale, etc. ; mais presque toujours l'évacuation stomacale, qui donne à la médication vomitive son véritable caractère et sa principale valeur thérapeutique, fait entièrement défaut.

Origine. — Les vomitifs sont tirés du règne minéral ou du règne végétal. Les vomitifs minéraux les plus importants sont le tartre stibié et les divers composés antimoniaux, les sulfates de zinc, de fer et de cuivre, etc. Les émétiques végétaux les plus remarquables sont l'ipécacuanha, la staphisaigre, le tabac, les hellébores noir et blanc, le colchique et la scille, etc.

Pharmacotechnie. — Les préparations qu'on fait subir aux médicaments émétiques sont toujours très-simples et ne présentent rien de spécial ; on emploie le plus souvent ces agents en poudre ou en dissolution, seuls et très-rarement associés entre eux ou unis à d'autres médicaments.

Médicamentation. — Ainsi qu'il est facile de le comprendre, c'est le plus souvent par la bouche qu'on administre les vomitifs, parce qu'alors leur action est plus directe et plus sûre ; la forme liquide est toujours préférable à la forme solide pour assurer les effets de ces médicaments. Lorsque les voies directes ne sont pas libres, on peut administrer les émétiques par le rectum, mais leur action est très-incertaine par cette voie. L'application sur la peau, surtout des vomitifs végétaux, réussit assez bien, en général, sur les carnivores et les omnivores. Enfin il reste comme dernière ressource, lorsque les autres modes de médicamentation ne sont pas applicables ou ont échoué, d'injecter les émétiques dans les veines : ce procédé, très-simple et très-sûr, donne généralement d'assez bons résultats chez les grands herbivores ; c'est même souvent le seul moyen de développer chez ces animaux les effets spéciaux de cet ordre de médicaments.

Lorsqu'il n'y a pas urgence et que le praticien peut choisir le moment le plus favorable pour l'emploi des vomitifs, il peut être utile d'y préparer les animaux par une diète incomplète, par l'usage de boissons abondantes, etc. ; comme aussi, lorsque le vomissement a été opéré, on doit s'abstenir, pendant une demi-journée ou une journée entière, de donner aux animaux des aliments solides ou des boissons trop nourrissantes.

Pharmacodynamie. — Les effets des vomitifs doivent être divisés en *primitifs* et *consécutifs*.

1° Effets primitifs. — Les effets primitifs des émétiques sont ceux qui sont relatifs à l'acte du vomissement lui-même, et qui se développent peu de temps après l'administration de ces médicaments. Nous les distinguerons en effets *essentiels* et effets *accessoires*.

a. Effets essentiels. — Ils sont tous relatifs à l'accomplissement du phénomène du vomissement lui-même ; ils sont, par conséquent, tous extérieurs, visibles et observables pour le praticien. Les uns précèdent l'évacuation stomacale, les autres l'accompagnent, et enfin quelques-uns la suivent. Nous allons les examiner successivement.

Avant. — Les phénomènes précurseurs du vomissement consistent principalement dans un état général de tristesse et d'abattement, un pouls petit, concentré, mou, parfois intermittent, des frissons et une chaleur irrégulière à la peau, une inappétence complète, une soif vive, des muqueuses injectées, une bave écumeuse et abondante, des borborygmes, des défécations hâtives, etc.

Pendant. — Les signes qui accompagnent la période moyenne de la médication vomitive varient selon que les animaux qui y sont soumis peuvent ou non effectuer le vomissement. Chez tous on remarque de l'inquiétude, de l'agitation, des bâillements, des signes de coliques, une respiration un peu pressée, des nausées, des vomituritions de matières muqueuses, etc. Dans ceux qui peuvent vomir, on observe, en outre, l'accomplissement de cet acte d'évacuation lui-même. Pour l'effectuer, les animaux allongent la tête, suspendent la respiration ; puis, sous l'influence des puissances expiratrices combinées, l'estomac, soumis à une pression violente, rejette par l'œsophage et la bouche, et souvent à une certaine distance, les matières qu'il renfermait, ainsi que le contenu du commencement de l'intestin grêle. Il est rare qu'il y ait une seule évacuation stomacale ; le plus souvent, au contraire, le vomissement se répète plusieurs fois à des intervalles de temps plus ou moins rapprochés : ce sont d'abord des matières alimentaires qui sont rejetées, puis de la bile, et successivement du suc gastrique, du mucus, des vers, etc. Enfin, lorsque l'effet vomitif a été un peu violent, il s'accompagne souvent, chez les carnivores et les omnivores, d'une purgation plus ou moins prononcée ; chez les herbivores, où le vomissement manque presque toujours, les émétiques deviennent facilement purgatifs.

Après. — Immédiatement après l'évacuation stomacale, la plupart des petits animaux manifestent de l'abattement, la perte des forces musculaires, de l'accélération dans la circulation et la respiration, etc.; ils se couchent le plus souvent, et se relèvent au bout de quelques heures, encore faibles, mais revenus à peu près à l'état normal. Dans les animaux herbivores, chez lesquels le vomissement manque ou reste très-incomplet, le calme ne se rétablit pas aussi facilement ; ils restent souvent jusqu'au lendemain inquiets, agités, tourmentés de borborygmes, de coliques, d'évacuations intestinales, d'efforts infructueux de vomissement, etc.

Effets accessoires. — Nous plaçons dans cette catégorie tous les phénomènes qui n'appartiennent pas essentiellement au vomissement, mais qui en résultent plus ou moins directement. La plupart se passent profondément dans l'économie et ne sont admis que sur les inductions de la théorie. Ils ont leur siége principal dans le système gastrique, qui devient, ainsi que ses annexes, le centre d'un mouvement fluxionnaire sanguin, en vertu duquel les sécrétions diverses de l'estomac, du duodenum, du foie, du pancréas, etc., prennent tout à coup une activité extraordinaire et versent en peu de temps dans le tube digestif une quantité considérable de produits sécrétés qui s'évacuent par la bouche ou par l'anus. Indépendamment de ces sécrétions insolites de l'appareil gastrique, on remarque souvent, sous l'influence des vomitifs, qui sont parfois absorbés, des évacuations humorales plus ou moins copieuses par les bronches, la peau, les voies urinaires, etc. Enfin, la secousse imprimée à toute la machine animale par les efforts réunis des puissances expiratrices détermine un effet perturbateur, excitant, qui se montre souvent favorable aux fonctions des intestins, du cœur, du poumon, des centres nerveux, etc.

2° Effets consécutifs. — Lorsque les animaux se sont remis de l'ébranlement causé par les vomitifs, on remarque, surtout chez ceux qui ont vomi, des changements avantageux dans la plupart des fonctions : l'appétit est revenu, le ventre est moins volumineux et plus libre, les digestions sont plus faciles et plus rapides ; les mu-

queuses ont pris une teinte plus claire et plus rosée ; la circulation
et la respiration sont plus calmes et plus régulières, l'hématose
s'effectue bien ; la chaleur se régularise ; les absorptions interstitielles, sous l'influence de cette grande évacuation humorale, acquièrent une grande activité, d'où peuvent résulter la résorption de
produits épanchés, des infiltrations, la résolution de tumeurs inflammatoires, etc.

Théorie des effets primitifs des émétiques. — Sous ce titre,
nous avons à examiner la manière dont les vomitifs déterminent
leurs effets et le mécanisme d'après lequel s'effectue le vomissement lui-même ; mais comme ces deux points sont également
obscurs et d'une importance médiocre pour la pratique , nous ne
ferons que les effleurer.

Un grand nombre d'auteurs, et surtout ceux de l'école de Broussais, admettent que les vomitifs agissent principalement en irritant l'estomac ; ils se fondent surtout, pour soutenir cette opinion,
sur les qualités irritantes de la plupart des émétiques, sur la rougeur de la muqueuse gastrique quand on ouvre des animaux peu
de temps après l'ingestion d'un vomitif, etc. Ces arguments ont
une certaine valeur, mais ils ne sont pas sans réplique. D'abord
l'eau tiède, qui fait vomir, n'est pas un corps irritant ; le vomissement sympathique déterminé par l'attouchement du voile du palais ne saurait être rapporté à une cause de ce genre ; les vomitifs
qu'on emploie sur la peau ou qu'on injecte dans les veines n'arrivent pas à l'estomac en assez grande quantité pour irriter notablement sa muqueuse, etc. Aussi admet-on généralement aujour-
d'hui que le vomissement déterminé par l'irritation gastrique est
tout à fait exceptionnel, et que le plus ordinairement ce phénomène est produit par une modification spéciale, mais inconnue
dans sa nature, du système nerveux de l'estomac et de l'appareil
respiratoire. Ce système se compose de filets nombreux du tri-
planchnique, des pneumogastriques et des nerfs respiratoires.

L'une ou l'autre partie de ce système peut recevoir l'influence
des vomitifs et en transmettre les effets à l'autre par voie sympathique ; mais il paraît que l'action de ces médicaments est essentiellement différente sur la partie gastrique et sur la portion respiratoire de ces nerfs : sur la première, elle détermine un effet sédatif
et produit la paralysie de l'estomac, tandis que sur la seconde cette
action est au contraire stimulante, puisque sous son influence les
muscles expirateurs entrent en jeu pour débarrasser l'estomac de

son contenu. D'après cette théorie, l'estomac serait entièrement passif dans le vomissement, tandis que le rôle actif appartiendrait exclusivement aux puissances expiratrices. C'est aussi l'opinion la plus généralement admise aujourd'hui (1).

Pharmacothérapie. — Sous le rapport thérapeutique, la médication vomitive s'offre sous un aspect très-complexe; elle peut concourir à la guérison des maladies par des influences très-diverses qu'il importe de spécifier avec soin. Les vomitifs déterminent, en effet, chez la plupart des animaux, les phénomènes suivants : l'*évacuation* des matières contenues dans l'estomac et le duodenum (chez les carnivores et les omnivores seulement) ; 2° l'*excrétion* des divers liquides qui peuvent être exhalés ou sécrétés par l'estomac, le duodenum, le foie, le pancréas, etc.; 3° une *fluxion* sanguine dans tout le système vasculaire de l'estomac et de ses annexes, d'où résultent une révulsion et une dérivation puissantes vers ce point; 4° une *perturbation* générale de toute l'économie par suite des secousses produites dans l'organisme par le vomissement, et de la dépense d'influx nerveux qui en a été la conséquence. Il est facile de comprendre de quel degré d'utilité peut être la médication vomitive d'après les phénomènes que nous venons de faire connaître.

Indications des vomitifs. — Les maladies des animaux pour lesquelles l'usage des vomitifs est indiqué sont très-peu nombreuses; la plupart se rapportent à l'appareil digestif, d'autres à celui de la respiration, et quelques-unes aux centres nerveux, aux organes des sens, etc.

Les maladies du tube digestif qui réclament l'emploi des vomitifs, surtout chez les petits animaux, sont principalement les empoisonnements, les corps étrangers arrêtés dans l'œsophage, l'embarras gastrique, la fièvre bilieuse et la jaunisse, la diarrhée et la dyssenterie opiniâtres, la constipation, etc.

Les affections des voies respiratoires qu'on peut traiter avec avantage par les émétiques sont peu nombreuses; elles ne comprennent guère que la maladie catarrhale des jeunes chiens à son début, la bronchite chronique compliquée de catarrhe pulmonaire, l'angine diphthérique, la bronchite vermineuse, les vieux jetages, le croup, l'asphyxie et la syncope, etc.

(1) Voyez le *Traité de Physiologie* de M. Colin, t. Ier, p. 666, 2e édition.

Dans les grands herbivores, on s'est servi parfois avec succès des injections des vomitifs dans les veines pour remédier au vertige essentiel ou abdominal, à l'arachnoïdite, à la congestion de la moelle épinière, etc.; chez les petits animaux, ils pourraient se montrer utiles parfois contre la chorée, l'épilepsie, quelques paralysies, etc. Enfin, certains organes des sens, tels que les yeux atteints d'ophthalmies intenses, et la peau frappée d'éruptions graves dont la sortie est trop violente, etc., peuvent être soulagés et même guéris par l'usage opportun des vomitifs, etc.

§ 1. — Vomitifs minéraux.

Du Tartrate de potasse et d'antimoine.

SYNONYMIE : Émétique, Tartre stibié, etc.

Partie pharmacostatique.

Pharmacographie. — L'émétique est solide, en cristaux tétraédriques ou octaédriques, demi-transparents d'abord, puis devenant opaques en s'effleurissant à l'air, incolore, inodore, et d'une saveur faible et nauséabonde. Exposé à l'action du feu, ce sel décrépite, noircit et se décompose; l'eau en dissout le *quinzième* de son poids à froid et le *tiers* à chaud; l'alcool, l'éther et tous les liquides non aqueux ne dissolvent pas l'émétique. Les acides, les bases alcalines et leurs carbonates, les sulfures solubles, la plupart des sels métalliques, les savons, les matières tannantes, etc., décomposent plus ou moins complétement l'émétique et ne doivent y être associés qu'avec beaucoup de réserve.

Falsifications. — Le tartre stibié peut contenir, par suite d'une préparation défectueuse, un excès de *bitartrate de potasse*, du *tartrate de fer* et de la *silice;* mais, en outre, on y mélange souvent du *sulfate de potasse*. Il paraît même qu'on vend parfois ce dernier sel arrosé d'une solution d'émétique pour du tartre stibié lui-même. Le nitrate de baryte, qui ne précipite pas le sel antimonial pur, sert à déceler cette fraude.

Pharmacotechnie. — Les préparations qu'on fait subir à l'émétique sont en général très-simples; le plus souvent on le dissout dans l'eau pure ou on le réduit en poudre, pour le faire entrer dans diverses préparations magistrales ou officinales, solides ou liquides. Parmi les préparations officinales, nous ferons connaître seulement les suivantes comme les plus utiles et les plus employées.

Vin émétisé.

> Prenez : Émétique en poudre............... .. 2 grammes.
> Vin blanc........................... 1/2 litre.
> Dissolvez.

Vinaigre stibié. '

> Prenez : Émétique pulvérisé................. 4 grammes.
> Vinaigre........................... 1/2 litre.
> Dissolvez.

Pommade stibiée (émétisée, d'Autenrieth).

> Prenez : Émétique.................... .... 4 grammes.
> Axonge............................. 12 —
> Incorporez.

Partie pharmacodynamique.

Médicamentation. — L'émétique s'administre par la bouche, par le rectum, par la peau et par les veines. Le premier mode est le plus usité.

Dans l'estomac, le tartre stibié est introduit sous forme solide, en *bol* ou en *électuaire*, ou sous forme liquide, en *boissons* ou en *breuvages*.

La forme solide a été recommandée par Gohier (1) et Viborg (2), qui ont vu l'émétique plus facilement supporté en bol ou en électuaire qu'en dissolution, même à dose double. Par contre, M. H. Bouley (3) proscrit la forme solide d'une manière absolue à cause des désordres matériels qu'elle peut entraîner dans le tube digestif, et donne la préférence exclusive à la forme liquide et surtout aux boissons émétisées. Cependant chez les petits animaux, tels que le chien et le porc, la forme pilulaire peut avoir parfois ses avantages, et celle d'électuaire donne de bons résultats chez le cheval.

On recommandait autrefois d'administrer exclusivement l'émétique en dissolution dans l'eau pure, ou tout au moins dans l'eau de rivière; mais les recherches de M. Clément (4) ont démontré qu'on

(1) *Compte rendu de l'Ecole de Lyon*, 1811.
(2) *Annal. de l'agric. française*, 1re série, t. XLIV, p. 185.
(3) *Recueil de méd. vétér.*, 1846, p. 379.
(4) *Ibid.*, p. 796 et suiv.

pouvait se servir sans inconvénient grave, parce que la décomposition du tartre stibié est lente et incomplète, soit de l'eau ordinaire, soit des diverses infusions ou décoctions végétales, soit enfin du vin et des autres liqueurs alcooliques ; cependant il est convenable, pour plus de sûreté, de ne dissoudre l'émétique dans ces divers liquides qu'au moment même de l'administration.

Chez les animaux qui n'ont qu'un seul estomac, la forme de boisson est celle qui mérite la préférence pour l'administration de l'émétique ; mais, pour les ruminants, il vaut mieux adopter les breuvages, parce qu'alors le remède arrive plus facilement dans la caillette ; pris naturellement en boisson, il est avalé à grandes gorgées et tombe en grande partie dans le rumen, où il se dénature. Pour le porc et le chien, quand on fait usage du tartre stibié à titre de vomitif, il faut l'administrer dans une petite quantité d'eau afin que son action soit plus prompte et plus certaine.

On administre parfois l'émétique en lavements pour produire une irritation du rectum et amener un effet révulsif sur cet intestin ; mais pour faire absorber l'émétique, le gros intestin est une mauvaise voie. Il en est de même de la peau, dont il irrite violemment le tissu, ce qui met nécessairement obstacle à son absorption. Enfin, quand les autres voies ne sont pas libres, on peut injecter l'émétique dans les veines ; chez les grands herbivores, lorsqu'on en use à titre de vomitif, c'est à peu près le seul moyen d'assurer le développement de ses effets.

Posologie. — Il existe peu de médicaments dont les doses soient plus susceptibles de varier selon les espèces, les individus, les maladies, etc., que celles de l'émétique. Celles que nous allons indiquer doivent être considérées comme de simples *moyennes*.

1° Grands ruminants.	8 à 16 grammes.
2° Solipèdes	6 à 12 —
3° Petits ruminants	1 à 2 —
4° Porcs	30 centigr. à 1 —
5° Chhiens	10 à 20 —
6° Chats	5 à 10 —

Les doses qui sont indiquées par le tableau précédent conviennent dans tous les cas où l'on fait usage de l'émétique à titre d'*évacuant* stomacal ou intestinal ; mais quand on l'emploie à titre de *contro-stimulant*, ces doses doivent être répétées, selon le besoin, à des intervalles de temps plus ou moins rapprochés, et jusqu'à ce

qu'on ait obtenu la dépression artérielle, la diminution de la respiration et de la circulation, la mollesse du pouls, etc. ; quand, au
contraire, il y a intolérance du côté du tube digestif, il est prudent
de diminuer les doses et de les espacer de plus en plus. Dans ces différents cas, il y a toujours avantage à donner l'émétique en dissolution dans une grande quantité d'eau, ou ce qu'on appelle en
lavage. Il est, de plus, parfois utile de l'unir aux opiacés pour assurer sa tolérance dans les voies digestives.

Comme on injecte assez souvent l'émétique dans les veines des
différents animaux domestiques, il est utile aussi de faire connaître
les quantités de ce sel qu'il convient d'administrer par cette voie.

1° Grands ruminants......................	1 à 4	grammes.
2° Solipèdes..	1 à 3	—
3° Petits ruminants et porcs.............	10 à 20	centigrammes.
4° Carnivores	1 à 5	—

La quantité d'eau servant de dissolvant variera de 16 à 64 grammes et plus, selon la dose d'émétique.

Pharmacodynamie. — Les effets de l'émétique doivent être distingués en *physiologiques* et en *thérapeutiques*, et chacune de ces
deux classes d'effets doit être subdivisée en plusieurs séries, ainsi
qu'il sera dit dans les paragraphes suivants.

Effets physiologiques. — De tous les composés antimoniaux,
l'émétique est incontestablement celui qui produit les effets les plus
énergiques sur l'économie animale; son action générale est bien
supérieure à celle de la plupart des préparations antimoniales, et
son action locale, également très-intense, n'est surpassée que par
celle du protochlorure d'antimoine.

Les effets primitifs du tartre stibié doivent être distingués en *locaux* et en *généraux*.

1° **Effets locaux**. — Ces effets se divisent naturellement en *externes* et en *internes* : ils sont essentiellement *irritants*.

a. **Effets locaux externes**. — L'émétique en poudre, en solution
ou en pommade, détermine toujours sur les tissus où il est appliqué une irritation plus ou moins intense qui peut varier depuis
l'inflammation légère jusqu'à la mortification des parties touchées.
Son action sur la peau et sur les muqueuses externes étant un peu

différente, il convient de l'examiner sur ces deux genres de membranes.

Peau. — Appliqué sur la peau de l'homme, l'émétique détermine au bout de deux ou trois jours une éruption pustuleuse très-grave, qui a la plus grande analogie avec la variole un peu confluente. Dans les petits animaux, tels que le chien et le chat, on obtient une éruption tout à fait semblable à celle de l'homme. Chez le porc, il détermine d'abord, ainsi que nous nous en sommes assuré par l'expérimentation, une intumescence du tissu cellulaire sous-cutané, et, au bout de deux jours, une éruption de grosses pustules comme chez le chien. Enfin, sur les grands quadrupèdes, les résultats sont un peu différents, ainsi que nous avons eu le soin de nous en assurer expérimentalement (1).

Une solution concentrée de tartre stibié, appliquée sur la peau du cheval, fait naître, dit M. H. Bouley, « une éruption confluente de petites pustules rougeâtres, acuminées, très-denses, qui donnent sous les doigts la sensation de granulations tuberculeuses et se couvrent à leur sommet d'une croûte très-adhérente, à la dernière période de leur développement (2). » Nous avons obtenu un résultat analogue sur la croupe d'une vache, après avoir rasé les poils et réitéré trois ou quatre fois l'application d'une solution très-concentrée d'émétique.

Mais si, au lieu d'une solution aqueuse, on emploie la pommade stibiée, un emplâtre couvert de poudre d'émétique, les résultats sont bien différents : ce n'est plus alors une éruption qui se montre, mais bien une vésication et même une escharification. Deux ou trois frictions de pommade d'Autenrieth suffisent pour produire chez le cheval des vésicules purulentes très-larges et une vésication profonde du derme ; chez la vache, quatre frictions consécutives sur le même point déterminent, au bout de deux jours, la mortification complète de la peau dans une grande partie de son épaisseur. L'emplâtre saupoudré d'émétique amène ce résultat chez le cheval et chez le bœuf au bout de peu de jours. Cette inflammation violente ne se borne pas à la surface de la peau, elle se propage aux parties sous-jacentes, les désorganise profondément et amène toujours une ulcération des tissus. Ces effets énergiques, que nous avons observés expérimentalement sur le cheval et le bœuf, sont

(1) *Journ. de méd. vétér. de Lyon,* 1853, p. 17.
(2) *Recueil de méd. vétér.,* 1816, p. 383 et 384.

indiqués d'une manière explicite par MM. Hertwig (1) et Morton (2), dans leurs ouvrages de matière médicale et de pharmacie vétérinaires.

Dans le tissu cellulaire sous-cutané l'action irritante de l'émétique est aussi très-prononcée. Lorsque la mèche d'un séton est graissée avec la pommade stibiée, dit Cruzel (3), et qu'elle est introduite sous la peau, elle produit chez le bœuf surtout, un engorgement considérable. C'est le trochisque auquel cet habile praticien donne la préférence pour les grands ruminants.

Muqueuses. — Voici comment deux auteurs célèbres de matière médicale, MM. Trousseau et Pidoux, s'expriment à l'égard des effets de l'émétique sur les muqueuses et les tissus dénudés des animaux : « Lorsqu'on met en contact avec la membrane muqueuse de l'œil 5 centigrammes (1 grain) de tartre stibié, on détermine immédiatement de la rougeur et bientôt une inflammation tellement vive, que nous avons vu souvent des chiens perdre la vue à la suite d'une application de tartre stibié. Des accidents tout aussi violents sont produits lorsque le tartre stibié est mis en contact avec la membrane muqueuse des organes de la génération, de l'oreille, du nez, de la bouche ou lorsqu'il est déposé sur une plaie. Nous avons injecté dans les poumons de plusieurs chevaux une solution de tartre stibié, et toujours nous avons déterminé une violente phlegmasie de la membrane muqueuse et du parenchyme pulmonaire. La même expérience, faite par Schoepfer, a donné lieu aux mêmes accidents (4). »

b. **Effets locaux internes**. — L'action irritante de l'émétique sur la muqueuse gastro-intestinale, quoique incontestable, est cependant infiniment moins énergique que sur la peau, les muqueuses externes ou les tissus dénudés. Cette particularité, importante à noter pour la pratique, paraît tenir à plusieurs causes dont voici les principales : 1° l'émétique, au lieu d'agir sur un seul point, étend peu à peu son action irritante sur la large surface du tube digestif ; 2° à mesure qu'il chemine dans le tube intestinal, il est peu à peu absorbé et passe dans le sang ; 3° une grande partie est décomposée soit par les liquides des voies gastro-intestinales, soit par les principes astringents des aliments et les sels des boissons ;

(1) *Pharmacol pratique*, § 636, p. 743.
(2) *Pharmacie vétérinaire*, p. 128.
(3) *Traité pratiq. des malad. de l'espèce bovine*, p. 191.
(4) *Traité de mat. médic. et de thérap.*, t. I, p. 616 et 617.

4° enfin, il est toujours administré dans les circonstances ordinaires, en trop faible quantité pour irriter les surfaces qu'il touche. Ce n'est donc que quand le tube digestif est déjà irrité, qu'on administre l'émétique à dose exagérée, qu'on le donne sous forme solide, qu'on en prolonge trop longtemps l'usage, etc., que ce médicament peut devenir nuisible en déterminant des lésions graves du tube digestif.

Du reste, indépendamment de l'état des sujets, de leur espèce, de leur âge, etc., qui ont toujours beaucoup d'influence sur les résultats produits, il est plusieurs autres circonstances qui peuvent également les faire varier. Ainsi, l'émétique à petites doses souvent répétées, irrite moins que quand on les donne d'emblée à grandes doses ; ingéré en dissolution étendue (*lavage*) ou donné avec les boissons ordinaires, il offense rarement le tube intestinal ; mais, sous forme solide ou en solution concentrée, il peut déterminer depuis une simple arborisation sanguine de la muqueuse jusqu'à l'escharification complète de son tissu, comme nous le démontrerons en parlant de ses effets toxiques. D'après M. H. Bouley (1), il provoque même parfois, quoique assez rarement, une éruption pustuleuse sur la surface de l'intestin comme sur la peau des petits animaux. Enfin, le régime auquel sont soumis les animaux peut faire varier beaucoup les effets de l'émétique sur l'appareil digestif ; les aliments féculents n'ont aucune action à cet égard ; mais l'avoine et les fourrages que consomment les herbivores, et qui sont riches en tannin, préviennent en grande partie l'effet irritant de l'émétique sur la muqueuse des voies digestives, en en décomposant la plus grande partie.

2° **Effets généraux.** — Il existe peu de médicaments dont l'action soit plus variable que celle de l'émétique, même dans les conditions en apparence les plus identiques. Ainsi, comme l'a remarqué M. Reboul (2), une dose de 6 à 10 grammes sera trop forte pour certains sujets, tandis que d'autres en supporteront facilement 25, 30 et même 45 grammes à la fois. Ce praticien a remarqué, en outre, que le tartre stibié est mieux supporté par les sujets vigoureux que par ceux qui sont débiles, par les animaux adultes que par ceux qui sont jeunes ou vieux, par les mâles que par les femelles, par le mulet mieux que par le cheval, par les chevaux com-

---

(1) *Recueil de médec. vétér.*, 1846, p. 379.
(2) *Jour. des vétér. du Midi*, 1845, p. 420 et 420.

muns mieux que par ceux de race distinguée, par ceux qui ont un tempérament lymphatique que par ceux qui sont sanguins ou nerveux, etc.

Indépendamment des variations qu'on observe dans l'énergie d'action de ce médicament, on remarque aussi un affaiblissement rapide de ses effets apparents à mesure qu'on en prolonge l'usage, ce qui paraît tenir incontestablement à la tolérance particulière que présente pour ce médicament l'économie de tous les animaux comme celle de l'homme. Cette tolérance ne s'observe pas seulement dans l'état de maladie, comme le croient les Rasoriens, mais aussi dans l'état de santé le plus parfait, quelle que soit, du reste, la voie par laquelle il ait été introduit dans l'organisme. Il arrive fréquemment, soit chez le cheval, soit chez le bœuf, que les premières doses produisent des effets évacuants ou contro-stimulants très-marqués, tandis que les doses suivantes, même beaucoup plus élevées, donnent des résultats moins évidents, ou restent même parfois complétement sans action.

Quoi qu'il en soit de ces particularités, les effets primitifs du tartre stibié se distinguent très-nettement en effets *évacuants* et en effets *contro-stimulants*. Nous allons d'abord les étudier d'une manière générale, puis nous ferons connaître les particularités d'action de ce médicament sur les divers animaux domestiques.

A. **Effets évacuants.** — Les effets évacuants de l'émétique se font remarquer principalement sur le tube digestif; néanmoins on en observe aussi de très-importants sur les muqueuses, la peau et l'appareil urinaire. Il importe d'examiner ces divers effets d'après l'ordre de leur énumération.

1° **Tube digestif.** — Quelle que soit la voie d'administration, l'émétique porte toujours et principalement son action sur l'appareil de la digestion, et y détermine, indépendamment de certains phénomènes accessoires, soit le *vomissement*, soit la *purgation*, et souvent aussi ces deux effets à la fois. Il est utile de les étudier séparément.

a. **Vomissement.** — Chez l'homme, ainsi que chez les animaux carnivores et omnivores, le vomissement est un des effets les plus constants et les plus rapides de l'émétique, mais dans les herbivores, solipèdes et ruminants, c'est au contraire un phénomène exceptionnel. Viborg (1) assure qu'il n'a jamais pu obtenir les efforts de

(1) *Annal. de l'agric. franç.*, 1re série, t. XLIV, p. 186.

vomissement chez ces animaux, quelles qu'aient été la dose d'émétique et la voie d'administration. Il a remarqué, en outre, que son action sous ce rapport était encore plus nulle chez les ruminants que dans les solipèdes, et moins énergique pour le porc qu'à l'égard du chien et du chat.

Bien que nos propres essais nous conduisent à une conclusion analogue à celle de Viborg, ils n'ont été ni assez nombreux ni assez variés pour nous permettre de formuler une opinion catégorique sur cette question. Nous préférons admettre, pour le moment, avec la plupart des auteurs de matière médicale, que l'émétique ne fait pas vomir les herbivores, mais qu'il provoque des envies de vomir et des efforts expulsifs pour accomplir l'acte du vomissement.

On a reconnu chez l'homme, notamment depuis les travaux importants des Italiens sur ce médicament, que l'émétique provoque le vomissement avec d'autant plus de certitude et de facilité qu'il est administré à plus faible dose. Ce principe a été admis en médecine vétérinaire comme également vrai pour les animaux ; mais, malgré les affirmations de Giacomini (1) à l'égard des chiens et des lapins, cette règle nous paraît très-contestable, au moins relativement aux animaux carnivores, qui vomissent si facilement que cette action est en quelque sorte pour eux un acte physiologique. Il résulte, en effet, des expériences d'Orfila (2), que l'émétique provoque toujours le vomissement chez les chiens, quelle que soit la dose qui ait été introduite dans l'estomac. Nous avons fait sur le chien et le porc, quelques expériences qui tendent à confirmer ces résultats ; nous avons même remarqué que le vomissement est d'autant plus prompt que la dose ingérée a été plus forte.

Il est une remarque générale à faire relativement à l'action vomitive de l'émétique sur tous les animaux, c'est qu'elle se développe facilement par l'effet des premières doses, quel qu'en soit le chiffre, mais qu'elle va en s'affaiblissant à mesure qu'on répète les administrations et que l'économie s'habitue graduellement à l'influence de ce remède. Il existe cependant une exception à cette règle générale, c'est quand les doses réitérées de tartre stibié ont irrité l'estomac ; alors il suffit de la plus petite quantité de ce médicament pour provoquer des vomissements répétés.

b. **Purgation**. — Il est rare que le tartre stibié, même chez les

(1) Giacomini, *loc. cit.*, p. 258, 259 et 260.
(2) *Traité de toxicologie*, t. I, p. 474, 3ᵉ édit.

animaux qui vomissent facilement, détermine seulement un effet émétique ; le plus souvent il provoque en même temps la purgation, ou tout au moins une ou plusieurs évacuations alvines, abondantes et ramollies. Ce dernier effet a d'autant plus de chances de se produire que l'action vomitive a été plus énergique ou qu'elle a été plus lente à se développer, parce qu'alors le médicament a eu le temps de pénétrer en plus grande quantité dans l'intestin.

Dans les animaux herbivores, qui ne peuvent vomir, l'émétique, n'agissant pas sur l'estomac, tourne son action sur le tube intestinal, comme l'avait remarqué Vicq d'Azyr (1) ; il provoque d'abord des défécations répétées, puis enfin la purgation si la dose a été assez forte. Il paraît agir alors en stimulant la muqueuse gastro-intestinale, dont il augmente la sécrétion et l'exhalation en même temps qu'il excite la membrane musculeuse des parois intestinales. Du petit intestin la stimulation s'étend au foie, au pancréas, dont les sécrétions deviennent plus actives et les produits plus abondants. L'action purgative se montre encore lorsqu'on injecte l'émétique dans les veines, ce qui paraît indiquer que ce médicament, après son mélange avec le sang, est en partie excrété sur la surface intestinale par les diverses sécrétions qui y ont leur siége.

c. Indépendamment du vomissement et de la purgation, l'émétique provoque encore dans le tube digestif une salivation plus ou moins abondante, une excrétion biliaire et pancréatique, une super-sécrétion muqueuse, etc. Mais de ces divers effets évacuants, le premier et le dernier seuls sont visibles ; les deux autres ne peuvent être admis que par induction.

2° **Muqueuses.** — Les effets évacuants de l'émétique ne se bornent pas à la muqueuse des voies digestives ; ils s'étendent à tout le tégument interne, dont il augmente toutes les sécrétions, et principalement la sécrétion du mucus. C'est surtout sur la muqueuse de l'appareil respiratoire que cet effet se remarque, notamment quand les bronches sont le siége d'une inflammation catarrhale ; alors l'émétique rend la toux grasse, facilite l'expectoration et change peu à peu la nature de la matière muqueuse sécrétée, en la ramenant à son état normal. Cette action expectorante et modificatrice des voies respiratoires par l'émétique se fait observer chez tous les animaux, et d'une manière plus prompte et plus énergique chez ceux qui peuvent vomir.

(1) Vicq d'Azyr, *Des moyens curatifs*, etc., p. 467.

3° **Peau.** — Le tartre stibié provoque souvent chez l'homme une transpiration abondante, surtout quand le vomissement survient. Chez les animaux, l'action sudorifique de l'émétique est beaucoup plus obscure ; on ne l'observe que très-rarement sur les carnivores et les omnivores ; quant aux herbivores, ils ne transpirent que lors-qu'on les tient renfermés dans un local très-chaud et enveloppés dans des couvertures de laine, ou bien encore quand le médica-ment a été donné à très-forte dose, quand-il a entraîné beaucoup d'agitation et de grandes perturbations dans les principales fonc-tions du corps. Cependant Delafond (1) assure avoir observé sur des bêtes bovines qu'on tenait couvertes pendant l'action de l'é-métique : « une forte chaleur, une douce moiteur s'établir à la peau, et celle-ci être humectée bientôt d'une sueur abondante. » MM. Miquel, Festal et Reboul auraient, suivant cet auteur, fait la même observation que lui. Enfin, d'après MM. J. Turner et H. Ferguson, si l'émétique ne détermine pas la sueur chez le che-val, il tend à accroître la diaphorèse en augmentant l'action des ca-pillaires et des exhalants de la peau (2).

4° **Appareil urinaire.** — Solleysel (3) et Bourgelat (4) avaient déjà remarqué l'action diurétique du tartre stibié; il est certain que c'est un des effets les plus constants de ce médicament, mais il ne se développe que lentement et seulement quand on persévère dans son emploi ou qu'on l'administre à larges doses. Suivant M. H. Bouley (5), la diurèse devient surtout abondante et presque indiscontinue lorsque l'émétique est introduit directement dans les veines. Cet effet de l'émétique paraît être à la fois le résultat de son action contro-stimulante et de son expulsion par les reins. Il résulte, en effet, des recherches d'Orfila (6) et d'Ausset (7), que l'on retrouve une grande partie de ce sel dans les urines expulsées durant le développement de ses effets. Le dernier de ces expérimen-tateurs a même démontré que la quantité d'émétique trouvée dans les urines est proportionnelle à celle qu'on administre, tandis que celle qu'on découvre dans le sang reste constante, quelle que soit la dose employée.

<hr>

(1) Delafond, *Thérapeutiq. générale*, t. II, p. 335.
(2) Morton, *Pharmacie*, p. 126.
(3) *Parfait maréchal*, édition de 1693.
(4) *Traité de mat. médic.*, 1ʳᵉ édit., article ÉMÉTIQUE.
(5) *Recueil de médec. vétér.*, 1846, p. 693.
(6) *Bull. de l'Acad. de médec.*, 1840-41, p. 140.
(7) *Recueil de médec. vétér.*, 1840, p. 56?.

B. **Effets contro-stimulants.** — Les effets contro-stimulants de l'émétique consistent essentiellement en une dépression, un affaiblissement graduel de la force et de l'énergie vitales qui se traduit au dehors par un abattement général, le brisement des forces musculaires, l'abaissement de la chaleur animale, le ralentissement de la circulation et de la respiration, la dissolution du sang, etc. Nous allons examiner successivement les principaux de ces phénomènes en commençant par les plus essentiels et les plus constants.

1° **Respiration.** — On admettait généralement, par analogie de ce qui a lieu chez l'homme, que l'émétique jouit de la faculté de ralentir la respiration; mais cette action importante restait à démontrer d'une manière irrécusable; c'est M. H. Bouley (1) qui s'est chargé de ce soin. Voici comment il s'exprime à cet égard : « Nous avons vu des animaux chez lesquels la respiration était tellement ralentie après l'administration de l'émétique que, dans certains moments, les flancs semblaient comme immobiles, et qu'il fallait, au commencement de l'inspiration et de l'expiration, autant d'attention pour voir se produire le mouvement d'élévation ou d'abaissement du flanc, qu'il en est nécessaire pour saisir la marche de la grande aiguille d'une horloge dans son parcours d'une minute. » Parfois on ne compte que deux et demie à trois respirations par minute ; mais ces cas sont rares, d'après le même auteur, et, dans les circonstances ordinaires, les mouvements de la respiration ne sont diminués que d'un *tiers* ou de la *moitié* de leur nombre normal. Enfin, toujours d'après M. H. Bouley, le ralentissement de la respiration, quoique assez constant, manque complétement chez certains sujets, et peut même dans quelques autres être remplacé par un phénomène inverse, sans qu'il soit possible le plus souvent d'en dire la cause. D'après M. Guigue (2), vétérinaire à Arles, un effet assez étrange de l'émétique serait de produire parfois une sorte de pneumonie artificielle. C'est au moins ce que ce praticien a observé sur plusieurs chevaux atteints de vertige et qu'il traitait par le tartre stibié donné à haute dose. Mais la pneumonie observée était-elle bien l'effet de l'émétique? Il est au moins permis de poser la question.

2° **Circulation.** — L'effet sédatif du tartre stibié sur la circula-

(1) *Recueil de méd. vétér.*, 1846, p. 385 et 386.
(2) *Bulletin de l'Association vétérinaire du Sud-Est*, avril 1864, p. 63.

tion paraît moins constant que celui qu'il exerce sur la respiration; en outre, on a remarqué qu'il agit moins sur la fréquence du pouls que sur sa force ; que le ralentissement peut manquer et cependant le pouls devenir petit, mou, irrégulier, intermittent, etc. Néanmoins ces effets peuvent être remplacés dans quelques circonstances par des phénomènes opposés, et cela se remarquerait, d'après M. H. Bouley (1), lorsque l'émétique n'est pas bien toléré et que des désordres se montrent du côté du tube digestif. Un auteur anglais, M. B. Brodie, est beaucoup plus affirmatif puisqu'il prétend que l'émétique donné aux animaux à forte dose déprime la force de la circulation à tel point que dans quelques cas, dit-il, le cœur cesse presque de battre et le sang de couler (2) ; mais il est évident que cette opinion est exagérée ou qu'elle repose sur des faits tout à fait exceptionnels. Cependant les recherches plus récentes de M. Eckermann (3), vétérinaire allemand, démontrent que ce sel, injecté dans les veines ou donné à doses fractionnées, souvent répétées, exercerait sur le cœur une action dépressive qu'on peut comparer à celle du sulfate de quinine.

3° **Calorification.** — Lorsque le ralentissement de la respiration et de la circulation est très-prononcé, il en résulte, comme une conséquence naturelle, un abaissement marqué de la température du corps ; la peau, les oreilles, les cornes, les extrémités, sont plus froides qu'à l'état normal ; la bouche est fraîche si des dérangements notables ne sont pas survenus dans le reste de l'appareil digestif. Toutefois il est bon de reconnaître que l'abaissement de la température du corps ne devient très-marqué que lorsque les doses ont été très-élevées et qu'un commencement d'empoisonnement s'est montré.

4° **Innervation et locomotion.** — Donné trop longtemps ou à doses trop considérables, l'émétique attaque non-seulement les forces radicales qui président aux fonctions végétatives, mais encore les forces agissantes du système nerveux, qui est chargé des fonctions de relation avec le monde extérieur. Les animaux sont abattus, inattentifs à ce qui se passe autour d'eux, plongés dans une espèce d'inertie, de coma. On peut remarquer surtout un brise-

(1) *Recueil de médec. vétér.*, 1846, p. 389 et 390.
(2) Morton, *loc. cit.*, p. 126.
(3) *Journ. de médec. vétér. de Lyon*, 1864, p. 194.

ment, une lassitude musculaire, sur laquelle insiste avec raison Delafond (1) : « Nous avons toujours vu, dit-il, les animaux sains ou malades accuser une grande faiblesse musculaire, rester long-temps couchés, par exemple, se relever et ne se tenir debout qu'à l'aide de châtiments, et trébucher en marchant à la manière des hommes ivres. » Ces effets, nous les avons observés, surtout chez les grands ruminants, quand nous administrions l'émétique à pe-tite dose, dans un but expérimental.

5° **Sang**. — Sous l'influence de l'emploi prolongé du tartre stibié, ou de l'usage de doses exagérées de ce médicament, le sang subit une modification profonde dans sa constitution, dans les qualités et les proportions respectives de ses éléments ; la sérosité devient plus abondante et le caillot diffluent, ainsi que le fait observer avec raison Delafond. Mais ce n'est pas tout : il semble être atteint aussi dans ses qualités plastiques et vitales ; il se développe un véritable état typhoïde, comme l'a reconnu M. Hertwig (2), état qui est in-diqué par l'arrachement facile des crins, d'après la remarque de M. C. Spooner (3). Enfin, quand il y a eu empoisonnement pro-gressif par l'émétique, le fluide sanguin se présente avec tous les signes de la putridité, comme nous allons l'indiquer en parlant des effets toxiques de ce sel.

Effets toxiques. — Ces effets, qui se développent à des doses va-riables selon les espèces, les sujets, la préparation employée, le mode d'administration, etc., sont caractérisés par les phénomènes suivants : Vomissements abondants et répétés chez les petits ani-maux, évacuations anales fréquentes et de plus en plus fluides ; salivation ; tristesse profonde, abattement complet ; station peu prolongée, marche incertaine et chancelante ; mouvements auto-matiques, tremblements musculaires, soubresauts et spasmes téta-niques ; branlement continuel de la tête, appui contre la mangeoire ; coliques violentes ; refroidissement de la surface du corps et des parties placées en appendice ; prostration des forces, adynamie profonde, parfois paralysie du train postérieur ; chute sur le sol et mort rapide, le plus souvent sans convulsions.

Lésions. — Ces lésions portent à la fois sur les solides et sur les liquides, sur le sang notamment. Les altérations les plus impor-

(1) Delafond, *Thérapeutiq. générale*, t. II, p. 335.
(2) Hertwig, *loc. cit.*, § 636 p. 739.
(3) Morton, *loc. cit.*, p. 126.

tantes des solides se remarquent dans les appareils digestif et respiratoire. Dans le premier, on trouve la muqueuse gastro-intestinale plus ou moins vivement offensée : c'est parfois une simple
arborisation vasculaire, d'autres fois une congestion assez forte
pour communiquer une teinte violette à toute la surface muqueuse.
Si l'émétique a été ingéré solide, on remarque de petites ulcérations ou même des eschares embrassant toute l'épaisseur des parois intestinales; enfin, par exception, on observe, d'après M. H.
Bouley, une éruption pustuleuse semblable à la clavelée. Les points
les plus fortement atteints dans le tube digestif sont le sac droit de
l'estomac, le cul-de-sac du cœcum, les courbures du côlon, etc.
Dans l'appareil respiratoire, on remarque comme lésions constantes, des ecchymoses plus ou moins développées à la surface des
poumons, l'engouement du parenchyme de ces viscères par un sang
noir et diffluent, comme dans une congestion violente. Enfin, le
sang présente une teinte noire foncée; il est épais comme de la
poix fondue, et en état de dissolution dans tout le système circulatoire. L'intérieur du cœur est maculé d'ecchymoses, et la membrane interne des vaisseaux présente une teinte rouge uniforme,
comme dans les affections septiques du sang (1).

Antidotes. — Le chimiste Berthollet avait conseillé l'emploi du
quinquina et des matières riches en tannin, telles que la noix de
galle, le cachou, les écorces de chêne, de saule, etc., pour neutraliser les mauvais effets de l'émétique, et ce sage précepte, passé
dans la pratique, a été pleinement confirmé par l'expérience et le
temps. Cependant, comme le tannate de potasse et d'antimoine
n'est pas entièrement insoluble, on pourrait remplacer, à l'occasion, les matières tannantes par le sulfure de fer hydraté, qui dé-
composerait entièrement l'émétique. De plus, si les vomissements
ou la purgation étaient inquiétants, on pourrait administrer des
breuvages et des lavements opiacés; de même, si les intestins
étaient fortement irrités, il faudrait mettre en usage un traitement
antiphlogistique complet, tel que saignées, breuvages et lavements
mucilagineux, diète sévère, etc. Enfin, si l'usage trop prolongé de
l'émétique a développé un état typhoïde du sang, il faudra insister
sur l'usage du quinquina, combiner les aromatiques et les amers,
donner quelque préparation diurétique pour expulser peu à peu
de l'intimité de l'organisme le reste du tartre stibié, etc.

(1) H. Bouley, *Recueil de médec. vétér.*, 1846, p. 383 et 390.

Après avoir tracé le tableau général des effets de l'émétique sur la plupart des animaux domestiques, il nous reste à faire connaître les différences que peut présenter son action dans les diverses espèces animales.

Différences. — Doses toxiques.

1° Solipèdes. — Administré à la dose de 4 à 8 grammes dans les boissons ordinaires des malades, l'émétique reste le plus souvent sans effets apparents, sauf une légère diurèse et des défécations plus nombreuses; mais si l'on répète cette dose plusieurs fois par jour, de manière à faire ingérer 16 à 32 grammes dans les vingt-quatre heures, la tolérance s'établit le plus souvent, et les effets contro-stimulants de l'émétique se montrent nettement sur le plus grand nombre des sujets. Enfin, si, au lieu de fractionner les doses de 16 à 32 grammes, on les administre d'emblée, la tolérance se produit plus difficilement, et le plus souvent des désordres plus ou moins graves se montrent du côté du tube digestif. Il faut donc donner préférablement les doses fractionnées quand on emploie l'émétique comme hyposthénisant.

La dose toxique d'émétique, pour le cheval, est encore inconnue, parce que plusieurs circonstances peuvent la faire varier. D'abord on a reconnu que cette dose toxique, toutes choses égales d'ailleurs, devait être le *double*, quand les animaux avaient mangé, de celle qui était exigée lorsqu'ils étaient à jeun; que, sous forme liquide, le tartre stibié était *deux* fois plus actif qu'à l'état solide; enfin, qu'administré à doses progressivement croissantes, il peut être supporté à doses incomparablement plus fortes que quand il est donné d'emblée en quantité notable. D'après Dupuy (1), Viborg et Hertwig (2), il suffirait de 64 grammes d'émétique donnés en une seule fois en breuvage, pour empoisonner les chevaux dans la majorité des cas; cependant, à l'école d'Alfort (3), ce sel dissous n'a produit qu'une diarrhée passagère quand on l'a administré à la dose de 45 à 60 grammes; à celle de 120 grammes en dissolution, il n'a tué les chevaux que le troisième jour; enfin, donné à doses progressives pendant huit jours, il n'a déterminé la mort qu'à la quantité énorme de 1500 grammes (4).

En injection dans les veines, dissous dans l'eau distillée, l'émétique est facilement toléré par la plupart des sujets, depuis 1 jusqu'à 3 grammes, en déterminant de la diurèse, des défécations répétées, et, par exception, des nausées et des efforts de vomissement. A la dose de 4 grammes, il devient toxique en congestionnant le poumon (H. Bouley).

---

(1) *Compte rendu de l'École d'Alfort*, 1827, p. 27.
(2) *Pharmacologie pratique*, p. 740.
(3) *Recueil de médec. vétér.*, 1838, p. 161.
(4) *Ibid.*, 1840, p. 544.

2° Ruminants. — En général, abstraction faite du volume du corps, l'action de l'émétique est toujours plus faible dans les ruminants que chez les solipèdes. Nous allons l'examiner successivement dans l'espèce bovine et dans l'espèce ovine.

a. **Espèce bovine.** — D'après quelques auteurs, Gilbert (1) et Hertwig (2), par exemple, l'émétique donné en breuvage à la dose de 32 à 64 grammes ne produirait aucun effet sensible. Cela tenait, sans doute, à ce que le liquide n'arrivait pas exactement dans la caillette; car nous voyons, par une expérience de Grognier (3), que 50 grammes d'émétique dissous dans un litre d'eau ont déterminé des effets très-énergiques, tels que salivation, borborygmes, nausées, efforts de vomissement, respiration anxieuse, yeux hagards, etc. Nous avons pu nous-même obtenir des effets marqués avec une dose de 16 grammes; mais quand on la répète, ou qu'on la double même, elle reste souvent sans effet, parce que la tolérance s'est établie. Nous estimons que la quantité nécessaire pour déterminer une action contro-stimulante, chez les grands ruminants, doit être au moins *doublé* de celle qu'on emploie pour les solipèdes.

La dose toxique est inconnue; M. Buer nous a assuré qu'il avait administré souvent jusqu'à 200 grammes d'émétique à ces animaux, en prenant toutes les précautions convenables pour que le breuvage arrivât dans la caillette, non-seulement sans observer d'accidents, mais encore sans remarquer d'effets notables.

En injection dans les veines, le tartre stibié est facilement supporté jusqu'à la dose de 6 grammes, comme il résulte des expériences de Dupuy (4); nous l'avons injecté plusieurs fois, à la dose de 4 grammes, sur des vaches, sans observer d'accidents.

b. **Espèce ovine.** — On n'a fait jusqu'à présent qu'un petit nombre d'expériences pour connaître les effets de l'émétique sur l'espèce ovine; la science ne possède à cet égard que quelques essais imparfaits de Daubenton et de Gilbert, qui auraient besoin d'être vérifiés pour avoir force de loi. D'après Daubenton (5), 1gr,80 d'émétique donnés à l'état solide à un mouton, ne produisirent aucun effet apparent, tandis que 1gr,60 en solution causèrent du ballonnement, des grincements de dents et une diarrhée qui dura deux jours. Suivant Gilbert (6), 34 grammes de tartre stibié, administrés à l'état solide, restèrent sans effet, tandis que la même quantité donnée en solution détermina la mort; cependant, un autre sujet put supporter cette dose administrée sous la même forme.

(1) *Annal. de l'agric. franç.*, 1re série, t. III, p. 340.
(2) *Loc. cit.*, p. 740.
(3) *Registre de l'école de Lyon*, 1808.
(4) *Compte rendu de l'École d'Alfort*, 1818, p. 25.
(5) *Instr. pour les bergers*, 3e édition, an X, p. 456.
(6) Gilbert, *loc. cit.*

Injecté dans les veines du mouton, il détermine des effets très-marqués, d'après MM. Viborg et Hertwig (1). En effet, 20 centigrammes d'émétique dissous dans 20 grammes d'eau distillée, et injectés dans la jugulaire d'un bélier, ont amené les phénomènes suivants : Abattement, pouls petit et accéléré, respiration pressée et laborieuse, ventre tendu, cinq déjections alvines dans l'espace d'une heure, les dernières étant devenues molles; au bout de quatre heures tout était rentré dans l'ordre. A la dose de 30 à 40 centigrammes, il détermina des effets plus intenses, qui durèrent jusqu'au lendemain.

3° **Omnivores.** — Chez le porc l'émétique n'agit pas aussi fortement qu'on le croit généralement, dit M. Hertwig (2); il faut de 10 à 20 centigrammes pour déterminer le vomissement, et encore cette dernière dose est-elle souvent insuffisante. Viborg a fait la même remarque. Donné par ce dernier à la dose de 4 grammes, il détermina de l'abattement, de la salivation, des battements de flancs, mais sans suites fâcheuses; à la dose de 2 grammes en solution, il ne causa aucun trouble chez un goret de neuf mois; mais 4 grammes, en solution dans 750 grammes d'eau, sur un autre sujet du même âge, déterminèrent des vomissements, de l'abattement et une respiration plaintive, etc. ; le troisième jour, l'animal était complétement rétabli. Enfin, 8 grammes dans 500 grammes d'eau, donnés à un vieux verrat, provoquèrent les désordres suivants au bout d'une heure et demie : Cinq vomissements, inappétence, vertiges, soif vive, vomissements se reproduisant sous l'influence des boissons ; le lendemain, mieux apparent ; puis convulsions et mort.

Nous avons essayé aussi le tartre stibié sur deux porcs de quatre à cinq mois ; voici brièvement ce qui en est résulté : à la dose de 50 centigrammes à 2 grammes, donné solide dans un peu de pain humide, il n'a déterminé qu'une inappétence momentanée et beaucoup d'abattement chez l'un d'eux ; ce dernier a eu des vomissements après l'administration de la dose de 2 grammes. Enfin, après avoir pris 4 grammes de tartre stibié dans un peu de bouillon gras, le même sujet est mort le lendemain ; les symptômes observés ont été un abattement très-prononcé, une salivation abondante, des vomissements réitérés, etc. A l'autopsie, on a trouvé une irritation de l'estomac et des intestins insuffisante pour expliquer une mort aussi rapide; les autres viscères n'ont pu être examinés, le cadavre étant destiné aux études anatomiques.

4° **Carnivores.** — Les chiens ressentent vivement l'action émétique du tartre stibié ; à quelque dose qu'on l'administre, sous toutes les formes et par toutes les voies d'absorption, il détermine sûrement le vomissement, et souvent aussi la purgation. Nous nous sommes assuré qu'à la

(1) Hertwig, *loc. cit.*, p. 740 et 741..
(2) *Ibid.*

dose de 1 centigramme il détermine déjà le vomissement, quoique, à la
vérité, avec lenteur; mais à celle de 5 centigrammes et au-dessus il fait
promptement vomir à plusieurs reprises, et purge avec force. En laissant
l'œsophage libre, on peut en donner 2, 4, 8 grammes et plus, aux chiens
adultes de force moyenne, sans qu'il en résulte autre chose que des évacuations réitérées par la bouche et par l'anus; mais si l'on met obstacle
au vomissement, en pratiquant la ligature de l'œsophage, il suffit souvent de 20 à 30 centigrammes pour occasionner la mort au bout de deux
à trois heures (Orfila).

Injecté dans les veines à la dose de 20 centigrammes, il détermine la
mort au bout de vingt-quatre heures; après une heure, si la dose est
de 30 à 40 centigrammes, et enfin, au bout d'une demi-heure, si elle est
de 60 à 90 centigrammes (Magendie). Déposé dans le tissu cellulaire sous-
cutané ou sur une plaie, il est presque aussi actif que dans les veines.
Dans l'un et l'autre cas, les symptômes qu'on observe sont les suivants :
Vomissements et défécations réitérés, respiration difficile, pouls fréquent et intermittent, inquiétude, abattement, tremblements musculaires, mort (1).

Pharmacothérapie. — Dans ce paragraphe nous comprenons
les *effets* et les *indications* thérapeutiques de l'émétique.

Effets thérapeutiques. — Les effets thérapeutiques de l'émétique
sont distingués aussi en *évacuants* et en *contro-stimulants*, comme
les effets physiologiques, dont ils sont une suite nécessaire.

Sur les animaux malades, les effets évacuants du tartre stibié
sont plus faciles à saisir que sur les animaux sains; ils paraissent
plus étendus, plus énergiques et plus nets, dit M. Hertwig (2). Le
vomissement et la purgation sont plus faciles à produire; l'effet
expectorant, assez obscur à l'état normal, devient très-évident lorsque le remède est indiqué ; l'action diaphorétique du tartre stibié,
qui s'observe si rarement à l'état de santé, se fait remarquer souvent chez les animaux malades; enfin, l'action diurétique, assez
constante, entraîne après elle, comme conséquence naturelle, une
grande activité dans la résorption des fluides épanchés.

Indépendamment des perturbations fonctionnelles que détermine le tartre stibié, il possède une vertu toxique, *antivitale*, sur
laquelle paraît reposer surtout son action contro-stimulante, et
partant thérapeutique : « Mis en rapport avec la force de plasticité
inhérente à chaque tissu vivant, dit M. H. Bouley (3), il l'atténue

----

(1) Voy. Orfila, *Toxicologie*, t. I, p. 473 et suiv.
(2) Hertwig, *loc. cit.*, 743.
(3) *Recueil de médec. vétér.*, 1846, p. 694.

par sa vertu contraire, ou même la surmonte et l'éteint complétement, suivant l'intensité et la durée de son action... L'émétique, qui tue comme un poison en anéantissant les forces vitales, peut, à dose amoindrie et proportionnée à la tolérance de l'organisme, atténuer ces mêmes forces exagérées par l'état morbide, comme cela a lieu dans l'inflammation, où l'action plastique des tissus est élevée à un aussi haut degré. » Et cette faculté particulière de l'émétique s'exerce et devient beaucoup plus apparente dans l'état morbide que dans les circonstances ordinaires.

Indications thérapeutiques. — Les indications thérapeutiques du tartre stibié sont fort nombreuses; les unes reposent sur ses effets *évacuants*, les autres sur son action *contro-stimulante*, et enfin, quelques-unes sur sa vertu irritante si énergique.

a. Indications fondées sur les effets évacuants de l'émétique.

Ces effets ayant lieu sur le tube digestif, sur les voies respiratoires, sur la peau et sur les reins, il importe d'examiner les indications qui ressortent de chacun d'eux.

a. **Tube digestif.** — Dans cet appareil, l'émétique est *vomitif* ou *purgatif*, et de chacune de ces propriétés découlent des indications spéciales.

Comme VOMITIF, le tartre stibié est indiqué dans tous les *empoisonnements* auxquels sont exposés les animaux domestiques; mais il ne produit évidemment des effets prompts et salutaires que chez les animaux qui peuvent vomir, c'est-à-dire les omnivores et les carnivores; quant aux herbivores, ils n'en éprouvent aucun effet notable, car il ne peut agir chez eux que comme purgatif.

Une maladie contre laquelle il est indiqué, tant chez l'homme que chez les animaux, est celle qui est désignée par les médecins sous le nom d'*embarras gastrique*, affection apyrétique qui est indiquée par les symptômes suivants : Inappétence, coloration jaune des muqueuses, bouche fétide, langue couverte d'un enduit muqueux et gluant, vomissements chez les carnivores, envies de vomir chez les omnivores, excréments rares, secs, mal digérés, etc. Cette maladie, encore peu étudiée sur les animaux, ne doit pas être rare chez le porc, animal glouton s'il en fut, et peu difficile sur le choix de ses aliments. Les maladies qui l'affectent sont généralement très-obscures et difficiles à diagnostiquer ; un bon moyen de savoir si elles appartiennent au tube digestif et de découvrir leur nature, consiste à administrer aux sujets malades l'émétique à dose vomitive; souvent ce simple moyen suffit pour ramener la santé. On peut assimiler à cette affection, jusqu'à un certain point, chez les herbivores, l'indigestion chronique, les appétits dépravés, l'engouement du feuillet, etc. Chez les herbivores, l'émétique peut être utile également dans quelques affections gastro-intestinales. Dans l'indigestion simple des solipèdes, ce sel est utile, d'après Feuvrier (1), en le donnant en lavage à la dose de 2 à 4 grammes. Selon M. Goubaux (2), vétérinaire au dépôt d'étalons de Blois, ce médicament produit parfois d'excellents effets contre l'ictère du cheval à la dose de 10 grammes, répété selon le besoin.

C'est encore à titre de vomitif qu'on emploie quelquefois l'émétique contre l'*angine tonsillaire* ou couenneuse du porc, la *diphthérite* ou contre le *croup* des petits animaux. Jacob (3) l'a mis en usage contre l'*angine croupale* du cheval, à la dose de 12 grammes dans les vingt-quatre heures, sans doute comme antiplastique.

Enfin, M. Carrère (4) en a fait une heureuse application sur une truie atteinte d'une apoplexie cérébrale sur laquelle les tentatives d'émissions sanguines restèrent sans résultat. L'émétique, administré à la dose de 25 centigrammes dans un verre d'eau, produisit des vomissements abondants et un soulagement immédiat.

On peut dire que c'est à la fois comme *vomitif* et *purgatif* que le tartre stibié a été employé contre le *vertige abdominal* des solipèdes. Solleysel (5) avait bien conseillé l'emploi du vin émétisé contre cette redoutable maladie ; mais c'est au professeur Gilbert (6) que revient le mérite d'avoir préconisé l'émétique et d'en avoir fait consacrer l'usage dans la pratique de beaucoup de vétérinaires instruits, comme Huzard père, Verrier, etc. Ce sel était administré en solution dans une infusion de plantes aromatiques, à la dose de 32 à 64 grammes, donnée en plusieurs fractions dans le courant de la journée. Ce moyen compte beaucoup de succès au début de la maladie. MM. Philippe et Crépin (7) considèrent l'émétique comme une sorte de spécifique dans l'indigestion vertigineuse des

---

(1) *Mém. et obs. de méd. vétér. milit.*, t. VIII, p. 428.
(2) *Nouveau Dict. de méd. et d'hyg. vétér.*, t. VII, p. 199.
(3) *Journal pratique*, 1826, p. 105.
(4) *Journ. des vétér. du Midi*, 1838, p. 92.
(5) *Parfait maréchal*, art. VERTIGE.
(6) *Instr. sur le vertige abdom. des chevaux*, 1796, p. 27.
(7) *Journ. théor. et pratiq.*, 1835, p. 37 et 43.

solipèdes ; ils le prescrivent à la dose de 30 grammes et plus, et proscrivent la saignée. Quand on a de la peine à faire parvenir les breuvages dans l'estomac, on peut injecter l'émétique dans les veines. Dans tous les cas où l'estomac est trop distendu par les aliments, le tartre stibié reste sans effet comme les autres moyens. Fromage de Feugré (1) est le premier vétérinaire qui ait conseillé l'usage de l'émétique uni à l'aloès, contre les *coliques stercorales* des solipèdes, à titre de *purgatif*. Il le donnait en breuvage à la dose de 1^{gr}, 50. Ce médicament a été beaucoup vanté dans cet embarras intestinal par Clichy (2), qui le prescrivait à la dose de 1^{gr}, 50 à 4^{gr}, 50 dans une décoction mucilagineuse ; ce breuvage était répété selon le besoin. « De tous les moyens employés à combattre cette espèce de colique, dit cet habile praticien, l'émétique est, sans contredit, le plus constamment et le plus rapidement efficace que l'on puisse mettre en usage. »

D'après Lafore (3), le tartre stibié, à la dose de 8 à 16 grammes en dissolution dans 7 à 8 litres de tisane de carotte, produit des effets avantageux dans l'hépatite du bœuf avec constipation. Il en est de même dans le cas de *rétention* de la bile dans la vésicule biliaire ; ce médicament augmente les contractions de l'intestin, provoque des secousses de la caillette, et facilite l'écoulement de la bile.

En Angleterre, l'émétique paraît jouir de la réputation d'un excellent *vermifuge*, d'après Morton (4). On le donne le matin et le soir pendant six ou sept jours, et l'on termine le traitement par un breuvage purgatif ; peu de vers, dit-on, résistent à ces moyens. En France, il est rarement usité sous ce rapport ; cependant Dubuisson (5) en a fait usage avec succès dans un cas de vertige épileptiforme chez le cheval, dû à la présence des vers dans le tube digestif : la dose était de 24 grammes dans la journée, donnée en douze fois, et dissoute dans l'eau sucrée.

b. **Voies respiratoires.** — Considéré comme expectorant ou modificateur puissant des sécrétions de l'appareil respiratoire, l'émétique reçoit des applications sinon nombreuses, au moins importantes dans la médecine des animaux. Ce sel a été employé avec

(1) *Correspondance,* t. III, p. 244.
(2) Clichy, *Recueil de médec. vétér.,* 1833, p. 351.
(3) *Malad. partic. aux grands ruminants,* p. 506 et 514.
(4) Morton, *loc. cit.,* p. 127.
(5) *Recueil de médec. vétér.,* 1835, p. 245.

avantage par le vétérinaire Mayeur (1), contre l'angine gangréneuse des grands ruminants. Donné à la fin de cette maladie, fait observer ce praticien, l'émétique a procuré des éruptions salutaires, rétabli la rumination et fait revenir le lait. La dose était de 4 à 8 grammes dans 10 litres d'une infusion amère, donnée en trois fois. M. Bertholet (2) l'a employé associé au sel ammoniac et dissous dans une tisane mucilagineuse, contre le catarrhe ou coryza chronique des grands ruminants. La dose a varié de 1 à 30 grammes par jour. M. H. Bouley (3) regarde le tartre stibié comme un moyen héroïque de tarir rapidement les affections catarrhales, non *spécifiques*, des voies respiratoires, telles que la bronchite chronique, les vieux jetages, suites du coryza ou de la gourme, etc. C'est un moyen consacré par la pratique d'un grand nombre de praticiens. En effet, d'après M. Négrié (4), vétérinaire militaire, l'émétique serait un véritable spécifique contre les jetages qui sont la suite de la gourme, de la bronchite, du coryza, etc. Avec ce médicament, dit-il, il est inutile d'employer les sétons, les vésicatoires, les purgatifs, etc. La dose est de 25 à 30 grammes, le matin à jeun, dans un électuaire formé seulement d'émétique et de miel. Quelques faits nouveaux publiés par M. Vidal (5) démontrent aussi l'efficacité de ce traitement. Enfin, c'est à la fois comme vomitif et expectorant qu'on emploie l'émétique contre la maladie des chiens, le croup, l'angine couenneuse du porc, etc. Dans le cas d'angine laryngée très-aiguë du cheval, il survient parfois le soir un surcroît de difficulté de la respiration, par suite de l'augmentation de la fièvre à cette époque de la journée, qui porte le praticien à recourir à la trachéotomie pour éviter l'asphyxie. Or, dans ces conditions, il arrive souvent que l'administration de l'émétique fait tomber rapidement les symptômes de l'asphyxie commençante et écarte l'idée de l'opération. (M. Boiteux, *Note communiquée*.)

c. **Peau.** — Les propriétés diaphorétiques du tartre stibié sont si obscures, qu'il existe peu d'indications bien évidentes de son usage sous ce rapport; cependant il peut rendre service dans les maladies invétérées de la peau, comme modificateur de cette membrane,

(1) *Corresp. de Fromage de Feugré*, p. 133.
(2) *Recueil de médec. vétér.*, 1840, p. 666.
(3) *Ibid.*, 1839, p. 53 et 54 ; et 1842, p. 633.
(4) *Mém. et obs. de méd. vétér. milit.*, t. VI, p. 327.
(5) *Journ. de méd. vétér. milit.*, t. I, p. 145.

à titre de composé antimonial. Il en est de même des phlegmasies intérieures qui ont leur origine dans la suppression brusque de la transpiration ou d'une sécrétion dépurative ; alors l'émétique, en activant les diverses sécrétions, peut concourir au rétablissement de l'harmonie fonctionnelle.

d. **Voies urinaires.** — Le tartre stibié est souvent mis à profit à titre de *diurétique*. C'est principalement dans les hydropisies, les infiltrations, les épanchements séreux, etc., qu'il peut être efficace ; il agit parfois avec une promptitude et une énergie surprenantes, dit M. Hertwig (1) ; mais l'effet n'est que momentané si l'on ne persévère pas dans son emploi ou si l'on ne soutient pas son action par d'autres diurétiques. M. Vairon (2) dit avoir fait usage de ce sel, avec beaucoup de succès, sur plusieurs chevaux atteints d'*hydrothorax* à la suite de pleuro-pneumonies très-aiguës. La dose a varié de 16 à 24 grammes par jour, en électuaire. Cependant, M. Saint-Cyr n'a jamais vu l'émétique faire diminuer l'épanchement pleurétique. (*Note communiquée.*)

b. Indications basées sur les effets contro-stimulants du tartre stibié.

L'émétique ayant la faculté de diminuer l'énergie vitale, de ralentir le rhythme des grandes fonctions organiques, et, de plus, de déterminer des excrétions extraordinaires, il semblerait destiné à jouer un grand rôle dans le traitement des inflammations viscérales et à remplacer la plupart des moyens antiphlogistiques sans en excepter la saignée. C'est aussi de ce point de vue que Rasori a envisagé le rôle thérapeutique de ce médicament. Mais l'expérience, juge souverain en toute chose, et surtout en médecine, a ramené le tartre stibié au degré d'importance qu'il doit avoir comme contro-stimulant.

Un auteur allemand, auquel nous avons beaucoup emprunté pour cet article, M. Hertwig (3), qui paraît avoir fait une étude approfondie de ce médicament, pose quelques principes généraux relativement au traitement des phlegmasies internes par l'émétique qui méritent d'être connus.

Dans les phlegmasies avec prédominance du sang et de l'élément

(1) Hertwig, *loc. cit.*, p. 745.
(2) *Recueil*, 1832, p. 445.
(3) Hertwig, *loc. cit.*, p. 744.

congestionnel, rien ne peut remplacer la saignée ; dans celles qui sont franches et accompagnées de beaucoup de fièvre, le nitrate de potasse est préférable à l'émétique ; on lui préférera le calomel dans toutes les inflammations internes caractérisées par un développement exagéré des produits plastiques qui tendent à se déposer à la surface ou dans l'intimité des organes ; enfin, l'émétique sera préféré à tous les autres médicaments lorsque les phlegmasies seront entachées du vice catarrhal ou rhumatismal.

Quoi qu'il en soit de ces principes, qui peuvent avoir leur utilité, l'émétique est particulièrement employé comme contro-stimulant dans le traitement des organes contenus dans la poitrine, et notamment contre la *pneumonie*. C'est surtout depuis les travaux des Italiens sur ce médicament qu'on en fait un usage fréquent dans le traitement de cette grave phlegmasie. Cependant il règne encore une grande dissidence parmi les vétérinaires, comme parmi les médecins, sur cette question importante de thérapeutique. Les uns considèrent le tartre stibié comme une sorte de *spécifique* de cette maladie ; d'autres, au contraire, le rejettent comme inutile ou nuisible ; enfin, le plus grand nombre des praticiens le considèrent comme un utile auxiliaire de la saignée et des dérivatifs. Il est des formes de la pneumonie où son concours paraît indispensable, comme il en est d'autres où il peut nuire.

Du reste, il est arrivé dans la médecine des animaux ce qui est arrivé dans celle de l'homme : c'est qu'un petit nombre d'habiles praticiens avaient consacré dans leur pratique l'usage de l'émétique bien avant les travaux de Rasori, et en quelque sorte en dépit des nombreux détracteurs de ce remède. C'est ainsi que le docteur de la Bère-Blaine (1), qui a cultivé la médecine des animaux en Angleterre avec beaucoup de succès, et a écrit sur la science vétérinaire un livre utile à consulter aujourd'hui encore, faisait usage de l'émétique uni au nitre contre les maladies de poitrine des divers animaux. Il a donc, sous ce rapport, devancé Rasori et ses disciples. Cependant il est juste de reconnaître que ce n'est qu'après la publication des recherches des Italiens à cet égard, que les vétérinaires se sont livrés à des essais sérieux et ont publié quelques travaux utiles sur l'emploi thérapeutique de l'émétique.

En considérant l'état actuel de la science, on peut diviser les vétérinaires en deux catégories, relativement à l'usage qu'ils font du tartre stibié dans le traitement de la pneumonie : les uns l'em-

(1) *Not. fondament. de l'art. vétér.*, t. III.

ploient *seul* et en quelque sorte à l'exclusion de tout autre moyen ;
les autres, et ce sont incomparablement les plus nombreux, ne le
mettent en usage qu'en concurrence, et en quelque sorte à raison
de l'insuffisance des moyens ordinaires.

1° Émétique seul. — M. Séron (1) se loue beaucoup de l'emploi
de l'émétique dans la deuxième période de la pneumonie du mouton, dans laquelle, dit-il, il lui a toujours donné de bons résultats ;
mais il recommande expressément de ne jamais saigner les malades,
soit avant, soit après l'administration de ce remède, si l'on ne veut
pas s'exposer à voir périr les sujets, ainsi qu'il en rapporte des
exemples. Sans être aussi explicite, M. Cauvet (2) admet que l'é-
métique seul peut triompher des pneumonies non pléthoriques et
des maladies des séreuses, où les émissions sanguines conviennent
peu ; il maintient, dit-il, l'économie dans un état constant d'affaissement, modifie l'inflammation et n'épuise pas la constitution
comme les saignées, qui ont le grave inconvénient d'entraîner
après elles des convalescences très-longues. Il convient surtout pour
les sujets jeunes ou vieux et faibles, par quelle cause que ce soit,
ce qui nous paraît contestable. Miquel (3), de Béziers, a écrit, plus
récemment, que l'émétique seul peut triompher de la pneumonie
des grands animaux. Enfin, Delafond (4) pense que, dans les pneumonies accompagnées d'une teinte jaunâtre des muqueuses, avec
embarras gastrique et intestinal, comme on le remarque si souvent
chez le chien (et peut-être aussi chez le porc), l'émétique peut faire
seul, dans l'immense majorité des cas, tous les frais du traitement.
Ce professeur prétend même avoir remarqué dans quelques cas des
accidents chez les bêtes bovines, quand on l'employait concurremment avec les saignées.

Par contre, M. H. Bouley (5), après avoir examiné les travaux de
quelques-uns de ses confrères, et avoir contesté la valeur des succès
qu'ils ont publiés, s'est livré à de sérieuses recherches sur ce grave
sujet et est arrivé à peu près aux conclusions suivantes : l'émétique
employé *seul* échoue toujours dans le traitement de la pneumonie
du cheval; quelle que soit la dose employée, il a vu *constamment*,
dit-il, succomber les animaux traités exclusivement par le tartre

(1) Séron, *Recueil de médec. vétér.*, 1837, p. 69.
(2) *Journ. des vétér. du Midi*, 1843, p. 281.
(3) *Ibid.*, 1860, p. 81.
(4) Delafond, *Thérap. générale*, t. II, p. 342.
(5) *Recueil de méd. vétér.*, 1839, p. 53 et 54.

stibié. M. Négrié (1) n'a rien obtenu non plus de l'émétique donné seul contre la pneumonie et la pleuro-pneumonie des chevaux. Par contre, ce médicament produit, dit-il, des effets merveilleux, dans les catarrhes avec jetage abondant, dans la bronchite chronique, l'hépatisation du poumon, et en général dans toutes les maladies de poitrine revêtant la forme catarrhale.

D'après M. Saint-Cyr, on pourrait résumer, ainsi qu'il suit, l'emploi de l'émétique dans le traitement de la pneumonie :

Dans la pneumonie *franche*, il est toujours utile, et peut, dans quelques cas, suffire seul à la curation. Dans la majorité des cas, il faut, en même temps, avoir recours aux révulsifs externes, qui, très-souvent, tiennent le premier rang. Chez les animaux pléthoriques, la saignée est indispensable au traitement. Enfin, dans les pneumonies non franchement inflammatoires, avec altération plus ou moins évidente du sang, l'émétique doit être rejeté parce qu'il serait plus nuisible qu'utile. (*Note communiquée.*)

2° **Émétique et moyens ordinaires.** — D'après M. H. Bouley (2), l'émétique, employé en même temps que la saignée et les révulsifs, produit un amendement notable dans la marche de la pneumonie ; le ralentissement de la respiration et de la circulation, la décoloration des muqueuses, etc., annoncent un amortissement prompt de l'inflammation. Miquel (3), qui avait fait un usage fréquent de ce médicament, prétend qu'il est aux maladies de poitrine ce qu'est le quinquina aux fièvres intermittentes, ce qui nous paraît contestable. Quoi qu'il en soit, cet habile praticien observe dans l'administration du tartre stibié les règles posées par Rasori : la dose sera, dit-il, *faible* au début de la maladie, *forte* pendant l'état, et *décroissante* au déclin. Le véhicule le plus convenable, d'après lui, serait l'eau ordinaire, à raison d'un litre pour 4 grammes de sel. Parmi les vétérinaires qui ont publié quelques remarques sur l'emploi de l'émétique contre les affections de poitrine, nous citerons M. Rousseau, qui en a fait usage avec succès contre la pneumonie du cheval; Philip. Festal, qui l'a employé contre la péripneumonie chronique du cheval et du bœuf (4). D'après M. Reboul (5), l'émétique triomphe rarement seul des phlegmasies de la

(1) *Mém. et observ. de médec. vétér. milit.*, t. VI, 419.
(2) *Recueil de médec. vétér.*, 1846, p. 93 et suiv.
(3) *Journ. des vétér. du Midi*, 1838, p. 17, 18 et 19.
(4) *Ibid.*, 1838, p. 341; et 1839, p. 37, etc.
(5) *Ibid.*, 1842, p. 161.

poitrine ; mais, avec les moyens ordinaires, il est d'un utile secours
dans les animaux épuisés ; toutefois, dit-il, il faut s'abstenir rigoureusement d'en faire usage lorsque le tube digestif présente des
signes, même légers, d'irritation. Cette remarque est plus importante peut-être dans la médecine des ruminants que dans celle des
autres animaux, car leur système gastro-intestinal joue un rôle si
important dans leur vie nutritive, que, quand il est lésé, toute la
machine se détraque rapidement.

Il est une forme de pneumonie où l'usage de l'émétique paraît
être d'une grande utilité, lorsque toutefois le tube digestif est resté
sain : c'est la *pneumonie épizootique* ou *typhoïde*, contre laquelle le
traitement antiphlogistique ordinaire échoue presque constamment. M. Leblanc (1) a fait très-heureusement usage de ce médicament dans une pleuro-pneumonie de cette nature qui s'était déclarée dans une écurie de deux cents chevaux. La dose était de
10 grammes par jour, donnée en deux fois matin et soir, en dissolution dans 8 litres d'eau ordinaire. Les signes de l'action favorable
de l'émétique étaient surtout la diminution de la vitesse du pouls,
un flux urinaire abondant et la moiteur de la peau ; l'amélioration
n'était sensible que le septième ou le huitième jour ; elle était plus.
tardive chez les sujets qui avaient la diarrhée et qui recherchaient
les boissons fraîches : ces derniers urinaient peu et perdaient bientôt l'appétit. Parfois on en saupoudrait les sétons pour les animer
et les faire suppurer plus vite ; mais, en général, il faut employer
ce moyen avec prudence, à cause des mortifications locales qui
pourraient en résulter. Un vétérinaire belge, M. Dohet (2) l'a également employé avec succès contre une pleuro-pneumonie des chevaux qui a régné enzootiquement dans le canton de Namur, et
qui s'accompagnait souvent de catarrhe bronchique. La dose a été
élevée parfois jusqu'à 80 grammes dans les vingt-quatre heures.
Toutefois, et malgré ces exemples, l'émétique, qui est un remède
essentiellement débilitant, dépressif du pouls, fluidifiant le sang et
diminuant sa vitalité, est peu à recommander dans le traitement
de la pneumonie véritablement typhoïde. Il est certain que les
vétérinaires de l'armée, qui observent souvent cette maladie, regardent l'émétique comme plus nuisible qu'utile dans son traitement.
(M. Boiteux, *Note communiquée.*)

On a conseillé l'usage de l'émétique dans la première période de

(1) *Journal des haras*, 1842, t. XXX, p. 305 et suiv.
(2) *Journ. vétér. et agric. de Belgique*, 1847, p. 56.

la *péripneumonie contagieuse* du gros bétail; mais on n'en obtient, en général, que peu de résultats. Delafond (1) l'a conseillé, dans ce cas, à la dose de 4 grammes dans un demi-litre d'eau toutes les deux heures, après la saignée. M. le professeur Lafosse (2) l'a éga_ lement employé, dans les mêmes circonstances, à la dose de 12, 24 et 36 grammes par jour pendant une semaine environ; à la fin on ramenait la dose à ce qu'elle était au commencement. Enfin, quand cette maladie n'est pas très-aiguë, j'ai vu, dit M. Mangin (3), l'émétique, donné à la dose de 40 à 60 grammes dans l'espace de 2 à 3 jours, amener le rétablissement très-prompt des animaux.

En général, l'emploi de l'émétique paraît peu avantageux dans le traitement de la *pleurésie;* la science ne possède encore que peu de faits à cet égard, et ceux qui existent auraient besoin d'être confirmés par de nouvelles observations pour acquérir la valeur nécessaire pour entraîner la conviction des praticiens. M. Saint-Cyr (4), qui a souvent essayé ce médicament contre la pleurésie du cheval, déclare n'en avoir jamais retiré un avantage évident.

De la Bère Blaine (5) et Volpy (6) préconisent le tartre stibié uni à la crème de tartre et au nitre pour faciliter la résolution de la *fourbure;* Delafond (7) approuve cette pratique, et s'est, dit-il, assuré de son efficacité.

M. Reboul (8) se loue beaucoup de l'emploi de l'émétique pour abattre l'inflammation souvent très-violente qui accompagne les *plaies pénétrantes* des articulations.

Enfin on peut citer, parmi les autres phlegmasies qui peuvent être avantageusement traitées par l'émétique, les ophthalmies rebelles, le rhumatisme articulaire et musculaire, l'arthrite et les hydarthroses, l'hépatite chronique, la mammite, la phlébite, l'orchite, etc., etc.

L'*émétique* est rarement employé contre les *affections nerveuses*, excepté cependant contre le *vertige* simple ou abdominal, le *tétanos*, la *paralysie rhumatismale* (Hertwig), l'*épilepsie vermineuse*, certains cas d'*amaurose* et de *chorée*, etc. L'émétique combiné à l'opium pa-

(1) *Recueil de méd. vétér.*, 1840, p. 674.

(2) *Journ. des vétér. du Midi*, 1851, p. 4 et 5.

(3) *Mém. de la Société centrale de méd. vétér.*, t. II, p. 148.

(4) *Recherches sur la pleurésie du cheval*, p. 234.

(5) De la Bère-Blaine, *loc. cit.*, t. III, p. 408.

(6) *Abrégé de l'art. vétér.*, p. 48.

(7) Delafond, *Thérap. générale*, t. II, 348.

(8) *Journ. des vétér. du Midi*, 1845, p. 345 et 413; et 1843, p. 361.

raît à M. Reboul (1) un puissant moyen de combattre le tétanos ; les deux médicaments donnés isolément sont loin, dit-il, de produire d'aussi bons résultats. M. Ringuet (2) a employé avec beaucoup de succès l'émétique contre la chorée qui fait suite à la *maladie* du jeune âge chez les chiens ; il a obtenu la guérison de plus de la moitié des malades traités. La dose était de 20 à 30 centigrammes par jour sous forme de pilules.

Dans ces derniers temps, l'émétique a reçu d'un savant praticien du Midi, M. Delorme, des applications importantes dans le traitement de deux maladies très-graves de l'encéphale chez le cheval : le *vertige essentiel* et l'*immobilité*.

Dans le vertige, M. Delorme (3) emploie l'émétique à la dose de 15 à 25 grammes à la fois, en boissons ou en breuvages, selon l'état des animaux ; il répète cette dose pendant plusieurs jours selon l'exigence des cas. Il applique en même temps de larges sinapismes sur la peau et pratique une saignée à la fois dérivative et déplétive en amputant la queue, et en laissant saigner abondamment.

Dans l'immobilité, M. Delorme (4) emploie l'émétique à très-haute dose, soit 50, 60 et 70 grammes à la fois, donné en boisson ; il en résulte le plus souvent de l'anxiété, des coliques, une violente purgation, une diurèse et une diaphorèse très-copieuses ; pourtant il arrive que ce n'est qu'après l'administration de la deuxième dose que ces effets évacuants se manifestent. M. Delorme emploie quelquefois la saignée à la queue et les sinapismes sur la peau ; mais il estime que ces moyens ne sont pas indispensables pour la réussite du traitement. M. Lamoureux (5) a publié également quelques faits qui démontrent l'efficacité de ce traitement.

Enfin, M. Tévenart (6) a employé l'émétique combiné à l'opium et à l'extrait d'aconit, contre le tétanos essentiel du cheval, avec succès. Ce médicament, dit ce praticien, est utile dans cette maladie pour combattre la constipation opiniâtre qui existe toujours alors, et aussi pour remédier à l'engouement pulmonaire qui survient souvent par suite de la difficulté de la respiration.

Comme moyen évacuant très-puissant, l'émétique semblerait in-

(1) *Journ. des vétér. du Midi*, 1845, p. 345 et 413 ; et 1843, p. 361.

(2) *Ibid.*, 1866, p. 161.

(3) *Journ. de médec. vétér. de Lyon*, 1863, p. 481.

(4) *Bulletin de l'Association des vétér. du Sud-Est*, octobre 1864, p. 20 et note communiquée.

(5) *Ibid.*, p. 33.

(6) *Journ. de méd. vétér. de Lyon*, 1851, p. 145.

diqué dans les affections putrides, carbonculaires ; cependant, comme il déprime les forces de l'organisme, qui ont déjà tant de tendance à s'éteindre dans les maladies de ce genre, il est plus prudent de s'en abstenir, d'autant plus qu'il dissout et altère le sang.

c. Indications fondées sur les vertus irritantes de l'émétique.

Le tartre stibié est rarement employé à l'extérieur, dans la médecine des animaux ; cependant il peut être utile comme collyre irritant, mais à la condition d'être employé avec infiniment de réserve ; comme substitutif, dans le cas d'engorgements profonds, de dartres rongeantes, de fistules, de caries. « Essayé par nous, dit Moiroud (1), à la dose de 2 grammes dans un litre d'eau, pour faire des injections dans les ulcères fistuleux du garrot, nous nous sommes aperçu qu'il irritait vivement les surfaces, et qu'il tendait à en hâter la suppuration ; nous ignorons s'il est capable d'en hâter la cicatrisation. » Dans ces derniers temps, un vétérinaire militaire, M. Saint-Cyr (2), a étudié plus complétement l'action de l'émétique sur les solutions de continuité. Il a employé avec beaucoup de succès une dissolution légère d'émétique dans l'eau alcoolisée sur les plaies profondes, sinueuses, et souvent accompagnées de carie du mal de garrot. Le même praticien a reconnu que le simple usage interne de l'émétique améliore singulièrement l'état des plaies, et, en général, de toutes les solutions de continuité. M. Delorme a fait les mêmes remarques. Il emploie l'émétique en solution dans le vinaigre pour l'appliquer sur les plaies. Il agit dans le même sens, dit cet habile praticien, quand on le donne à l'intérieur (*Note communiquée.*)

C'est particulièrement comme puissant révulsif et dérivatif qu'on fait usage de l'émétique à l'extérieur. Souvent on l'incorpore aux préparations vésicantes ordinaires pour leur donner plus d'activité ; c'est surtout dans les maladies de poitrine du bœuf qu'on fait usage de ces mélanges très-actifs pour déterminer une dérivation vive et profonde. On emploie aussi, dans ce but, la pommade stibiée, à laquelle on pourrait ajouter, au besoin, de l'huile de croton-tiglium, et même du sublimé corrosif, si besoin était. M. Chambert (3) nous a assuré qu'il retirait les plus grands avantages de

<hr>

(1) *Matière médicale*, p. 289.
(2) *Journ. de méd. vétér. milit.*, t. II, p. 395.
3) Communication orale.

l'application de la pommade émétisée sur les deux faces de l'encolure dans le cas de maladies graves des yeux ; elle remplace, dit-il,
très-avantageusement les sétons, qui ont l'inconvénient de laisser
souvent des tares indélébiles. A la clinique de l'École de Lyon on
s'en sert souvent, à titre de révulsif, contre la pneumonie et le catarrhe bronchique du chien, ainsi que dans la *maladie* du jeune âge.

d. Contre-indications de l'émétique.

Gastrite et gastro-entérite, maladies putrides, à *l'intérieur ;* surfaces très-sensibles et très-enflammées, à l'*extérieur.*

Succédanés de l'émétique comme vomitifs.

1° *Sulfate de zinc.* — 2° *Sulfate de cuivre.* — 3° — *Sulfate de fer.*

§ 2. — Vomitifs végétaux.

a. De l'Ipécacuanha.

Synonymie : Ipéca, Racine du Brésil, etc.

Pharmacographie. — On désigne sous ce nom plusieurs racines
vomitives exotiques provenant de divers points de l'Amérique méridionale, et fournies par plusieurs plantes de la famille
des Rubiacées. Le commerce distingue trois variétés
d'ipécacuanha, d'après l'aspect extérieur de la racine,
savoir : l'ipécacuanha *annelé,* l'ipéca *strié* et l'ipéca *ondulé.* La première variété est la plus commune dans la
droguerie, et à peu près la seule employée en Europe ;
elle fixera donc plus particulièrement notre attention ;
quant aux deux autres variétés, très-employées, dit-on,
au Brésil et au Pérou, mais inusitées en France, nous
n'en dirons que quelques mots.

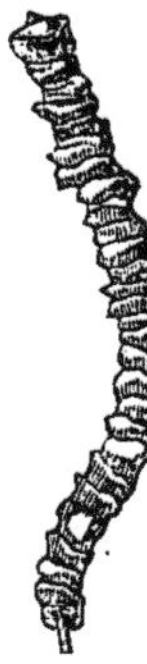

1° **Ipécacuanha annelé** (*Ipéca gris, officinal,* etc.). —
Cette variété d'ipécacuanha, la seule véritablement commerciale, est fournie par un petit arbrisseau sarmen-
teux qui croît spontanément au Brésil, et qu'on a appelé
Cephœlis ipecacuanha (Tussac). Cette racine présente les caractères
suivants : Elle est grosse comme une plume à écrire, simple ou ra-

Fig. 4.

meuse, irrégulièrement flexueuse et coudée, d'un brun grisâtre, d'une odeur faible et nauséeuse, d'une saveur âcre et amère, et présentant à sa surface une série d'anneaux rugueux, articulés et séparés les uns des autres par des étranglements profonds et irréguliers (*Voyez* la figure 4). Quand on brise cette racine, on la trouve composée de deux parties : une *corticale*, épaisse, dure, grisâtre, fragile et d'aspect résineux ; c'est la portion la plus active ; et une *centrale*, ligneuse, jaunâtre, formant l'axe de la racine et présentant peu d'activité.

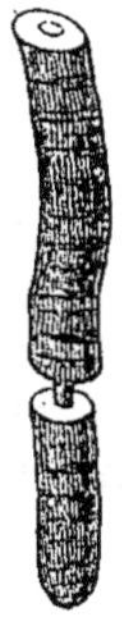

On avait subdivisé cette variété d'ipécacuanha en trois sous-variétés fondées sur leur couleur, telles que le *gris-brun,* le *gris-rouge* et le *gris-blanc ;* mais ces distinctions sont maintenant peu usitées, parce qu'elles sont difficiles à vérifier dans la pratique.

Fig. 5.

2° **Ipécacuanha strié** (*Ipéca noir, du Pérou*). — Cette variété, rare dans le commerce, est fournie par le *Psychotria emetica* (Muttis), qui croît au Pérou. La racine qui la forme est plus grosse que la précédente, rameuse, peu contournée, d'une couleur plus foncée, inodore et presque insipide, ne présentant que des étranglements peu marqués et très-espacés, et offrant à sa surface des stries longitudinales qui lui ont valu le nom qu'elle porte. Contrairement à l'ipéca annelé, celui-ci présente la partie ligneuse plus épaisse que la partie corticale ; aussi jouit-il d'une activité plus faible (*Voyez* la figure 5).

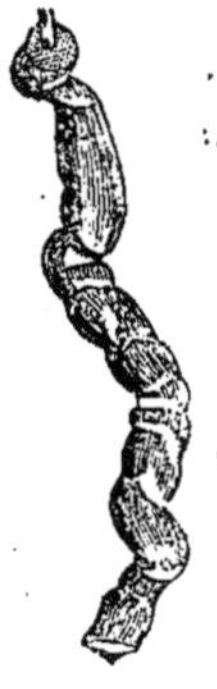

3° **Ipécacuanha ondulé** (*Ipéca blanc, amylacé*). — L'ipécacuanha ondulé, peu répandu dans le commerce et peu actif, est fourni par le *Richardsonia brasiliensis* (Gomès), qui croît au Brésil comme le *Cephœlis.* Cette racine, très-chargée de fécule, est d'un blanc grisâtre en dehors et d'un blanc farineux en dedans ; sa surface est marquée d'anneaux incomplets, disposés alternativement les uns dans un sens et les autres dans le sens opposé,

Fig. 6.

ce qui lui donne l'aspect ondulé qui lui a valu son nom. Elle est peu usitée (*Voyez* la figure 6).

Composition chimique. — D'après les recherches de plusieurs chimistes, et notamment de celles de Pelletier, l'ipécacuanha renfermerait les principes suivants : *émétine, matière extractive, sub-*

stance grasse huileuse, cire végétale, gomme, amidon, ligneux. On avait cru, jusque dans ces derniers temps, que l'émétine, principe actif de l'ipécacuanha, était combinée avec de l'acide gallique ; mais les recherches récentes d'un chimiste allemand, M. Willigk (1), ont démontré que cette base est unie à un acide spécial, l'acide *ipécacuanhique,* qui présente, par sa composition, la plus grande analogie avec les acides cofféotannique et quinique.

Émétine. — Cet alcaloïde est solide, en poudre blanche, inodore, d'une saveur amère, fusible à 50 degrés, soluble dans l'eau, et l'alcool, peu soluble dans l'éther et les essences, neutralisant imparfaitement les acides, avec lesquels il forme des sels incristallisables. Donnée aux chiens à la dose de 30 à 50 centigrammes, l'émétine a causé des vomissements violents, le coma et la mort (Magendie).

Pharmacotechnie. — L'ipécacuanha est soumis, en pharmacie, à un assez grand nombre de préparations ; on le réduit en poudre, on l'épuise au moyen de l'eau, de l'alcool, du vin, etc. Toutefois, comme en médecine vétérinaire on ne fait usage que de la *poudre* et du *sirop,* ce sont les seules préparations qui nous occuperont.

1° Poudre d'ipécacuanha.

Divisez la racine, contusionnez-la de manière à désunir la partie corticale de la partie ligneuse ; séparez et rejetez cette dernière, et continuez à pulvériser finement en ayant la précaution de couvrir le mortier ; passez au tamis et conservez pour l'usage. Cette poudre, qui est d'une couleur fauve, se trouve toute préparée dans le commerce, mais comme les nombreuses falsifications dont elle est l'objet ne sont pas faciles à reconnaître, nous engageons les vétérinaires à la préparer eux-mêmes.

2° Sirop d'ipécacuanha.

Prenez : Extrait alcoolique d'ipécacuanha.... 32 grammes.
        Eau distillée........................... 150 —
        Sirop simple......................... 4,500 —

Faites dissoudre l'extrait dans l'eau, filtrez, ajoutez au sirop bouillant, et concentrez jusqu'à 30 degrés Beaumé. Une once de ce sirop contient 20 centigrammes d'extrait d'ipécacuanha.

Médicamentation. — Chez les petits animaux, où son usage est assez fréquent, l'ipécacuanha se donne le plus souvent pulvérisé en

(1) *Journ. de pharm. et de chimie,* 1851, t. XX, p. 276.

suspension dans une petite quantité d'eau ou sous forme de pilule ; on peut également le donner sous forme liquide, après l'avoir fait infuser dans une petite quantité d'eau chaude; cependant ce procédé est le moins usité. Néanmoins, l'emploi du sirop est commode et avantageux pour les chiens et les chats. Chez les grands herbivores, l'emploi de l'ipéca est peu fréquent ; quand on en fait usage, on le donne ordinairement en électuaire ou en bol, mais très-rarement en breuvage ou en lavement.

Les doses n'ont pas été fixées d'une manière rigoureuse ; celles du tableau suivant ne sont qu'approximatives.

1° Grands herbivores......................	8 à 16	grammes.
2° Petits ruminants......................	2 à 4	—
3° Porcs......	50 centigr. à 2	—
4° Carnivores...................	10 — à 1	—

Ces doses peuvent être répétées, au besoin, dans la même journée.

Pharmacodynamie. — L'ipécacuanha paraît doué de vertus irritantes qui ne le cèdent guère à celles de l'émétique ; il résulte en effet des expériences de Bretonneau, de Tours, que la poudre de cette racine mise en rapport avec la peau dépouillée de son épiderme, suscite une inflammation locale des plus énergiques; en outre, qu'une petite pincée de cette poudre insufflée dans l'œil d'un chien donne lieu à une phlegmasie oculaire tellement intense, que la cornée est quelquefois perforée. Enfin, le médecin anglais Hannay a vu qu'un liniment composé de 8 grammes de poudre d'ipéca, de 8 grammes d'huile d'olive et de 15 grammes d'axonge, agissait sur la peau de l'homme aussi fortement que la pommade d'huile de croton-tiglium (1). Chez le cheval, l'ipécacuanha n'est pas, à beaucoup près, aussi irritant, car, appliqué sur la peau intacte de ce solipède, à l'état de pommade, il ne produit qu'une vésication fort légère.

Introduit dans le tube digestif, l'ipécacuanha conserve une grande partie de ses vertus irritantes, mais cependant à un degré moindre qu'à l'extérieur du corps. Chez les carnivores et les omnivores, il détermine le vomissement avec presque autant de certitude que le tartre stibié; il agit à la vérité plus lentement, mais en revanche son action dure plus longtemps. Assez souvent il purge en même

____

(1) Trousseau et Pidoux, *loc. cit.*, p. 602, 4ᵉ édit.

temps qu'il fait vomir ; cependant cela n'arrive que quand la dose donnée a été un peu forte. Enfin, à très-petites doses, l'ipéca agit sur le tube digestif de tous les animaux comme un tonique astringent. Chez les grands animaux, l'action générale de ce médicament a été peu étudiée encore. D'après Vitet (1), l'ipécacuanha donné en bol au cheval et au bœuf, à la dose de 32 à 45 grammes, déterminerait une légère tension des muscles abdominaux, quelques efforts de vomissement, et, comme effet consécutif, de la constipation plutôt que de la purgation. S'il faut en croire Bracy Clarck (2), il suffirait de 90 grammes de poudre d'ipéca pour empoisonner mortellement le cheval : les sujets manifestent beaucoup de malaise, s'agitent vivement comme dans les coliques d'indigestion, les flancs battent avec force, et la mort survient au milieu de convulsions; à l'autopsie, on ne trouve qu'une inflammation médiocre de l'estomac et des intestins. Les résultats obtenus par l'auteur anglais sont sans doute exceptionnels, car nous trouvons dans le registre des délibérations de l'École de Lyon, pour l'année 1808, quelques expériences de Grognier qui tendent à conduire à d'autres conclusions. En effet, ce professeur, ayant donné à un cheval de petite taille 100 grammes de poudre d'ipécacuanha, observa les phénomènes suivants : absence de nausées et d'efforts de vomissement, grande dépression du pouls, froid à la peau et aux parties placées en appendice, etc. ; au bout de quelques heures il y eut une forte réaction physiologique et tout rentra bientôt dans l'ordre. Administré en électuaire, à la même dose, à une vache, l'ipécacuanha suscita des effets plus caractéristiques : il y eut des nausées, des vomituritions de matières glaireuses mêlées d'aliments et paraissant provenir du rumen; l'œsophage était le siége de mouvements antipéristaltiqués continuels et bruyants, le pouls était plus élevé qu'à l'état naturel, etc. La même dose renouvelée trois heures plus tard détermina les mêmes phénomènes, et, de plus, des efforts de vomissement, une grande agitation des flancs, etc.; au bout d'une demi-heure, retour à l'état normal. Enfin, d'après M. le professeur Lafosse (3), l'ipécacuanha donné à doses graduelles, depuis 1 jusqu'à 48 grammes, au bœuf, ne déterminerait aucun changement dans l'acte de la rumination.

Les expériences que nous avons tentées sur le cheval avec l'ipé-

(1) *Méd. vétér.*, t. III, p. 238.
(2) *Pharmacopée vétérinaire*, p. 33.
(3) *Journ. des vétér. du Midi*, 1849, p. 439.

cacuanha, nous ont démontré que ses effets sont différents selon qu'il est donné à l'état solide. ou administré sous forme liquide. Ainsi, ingéré sous forme de bol à la dose de 25 grammes, il n'a produit aucun effet; à celle de 50 grammes, il n'a déterminé qu'un léger mouvement fébrile, qui s'est bientôt dissipé. Mais, traité par infusion à la dose de 50 grammes, il a provoqué de violents efforts de vomissement, un ptyalisme abondant, de la tristesse et de l'abattement, effets qui ne se sont dissipés qu'au bout de plusieurs jours.

Pharmacothérapie. — L'ipécacuanha s'offre sous le rapport thérapeutique avec un aspect plus complexe que sous le rapport pharmacologique, car il manifeste dans certains états morbides des vertus curatives que ses effets physiologiques auraient difficilement fait prévoir. Ce médicament est à la fois *vomitif, tonique-astringent* et *contro-stimulant*. Nous allons l'examiner sous ces trois rapports.

a. **Vomitif.** — Pour provoquer le vomissement, l'ipécacuanha peut remplir la plupart des indications générales des vomitifs, et surtout celles qui sont relatives au tube digestif, telles que les empoisonnements, les corps étrangers, les indigestions, l'embarras gastrique, l'inertie de l'estomac, la jaunisse, la fièvre bilieuse, etc.; il a même l'avantage de mieux convenir que l'émétique dans le cas où les voies gastriques sont irritées, etc. Ce vomitif a été fortement vanté autrefois par Barrier (1) contre la maladie des chiens, surtout après la saignée; la dose était de 5 à 10 centigrammes, sans doute à cause de l'extrême jeunesse des sujets à traiter.

b. **Tonique astringent.** — A ce titre, l'ipécacuanha est employé depuis longtemps contre certaines maladies du tube digestif, des voies respiratoires, contre quelques hémorrhagies atoniques, etc. De toutes les affections du tube digestif, celle qui cède le plus facilement à l'action en quelque sorte spécifique de l'ipécacuanha, c'est la *dyssenterie*. Préconisé, à l'imitation de ce qui a lieu chez l'homme, par Bourgelat (2) et de la Bère-Blaine (3), contre le flux de ventre chez le cheval et les autres animaux, il paraît généralement jouir d'une assez grande efficacité. L'hippiatre Lafosse (4) l'a con-

---

(1) *Instruct. vétér.*, t. V, p. 143.
(2) *Matière médicale*, t. II, p. 194.
(3) *Not. fondament.*, t. III; p. 238.
(4) *Dict. d'hipp.*, art. GRAS-FONDURE.

seillé aussi contre l'entérite couenneuse du cheval. Il faut ajouter,
dit-il, trente grains d'ipécacuanha dans les lavements des chevaux
atteints de gras-fondure, afin de fondre les glaires qui engorgent
les glandes, etc. La diarrhée du chien et des jeunes herbivores cède
facilement à l'usage de l'ipécacuanha. Delafond (1) a employé
avec succès le sirop à la dose d'une cuillerée à café dans un breuvage approprié, contre la diarrhée des veaux à la mamelle. Il serait
sans doute utile aussi contre la gastro-conjonctivite et la fièvre
typhoïde au début. Enfin, les vétérinaires du Midi ont fait une heureuse application de l'ipécacuanha à la médecine bovine : administré au bœuf à la dose de 4 à 8 grammes avec le double ou le triple de
son poids d'aloès, il rétablit la rumination assez rapidement lorsque
sa suspension n'est pas liée à une affection grave des estomacs, et
qu'elle tient surtout à la paresse du rumen. Donné seul, l'ipécacuanha ne réussit pas aussi bien, ce qui indique que l'aloès a aussi
sa part d'action (2).

L'action de l'ipécacuanha sur l'appareil respiratoire est des plus
remarquables : c'est un béchique et un tonique puissant des bronches ; il convient surtout contre l'affection catarrhale et muqueuse
des jeunes chiens, contre la bronchite chronique, la gourme, l'angine tonsillaire, le croup, etc. Bourgelat dit l'avoir essayé contre la
pousse sans succès, ce qui est étonnant, car il est vanté comme
anti-asthmatique chez l'homme, ainsi que comme antispasmodique contre les toux quinteuses et convulsives. Enfin, on a employé
l'ipécacuanha contre certaines hémorrhagies, comme l'hématurie,
l'entérorrhagie, et surtout l'hémoptysie.

c. **Contro-stimulant.** — La racine d'ipéca administrée à petites doses souvent répétées, ayant la propriété d'affaiblir le système
nerveux, de déprimer le pouls, etc., a été préconisée comme agent
contro-stimulant à la manière de l'émétique, principalement contre les affections aiguës et chroniques de la poitrine. La poudre
d'ipécacuanha administrée à forte dose paraît jouir d'une efficacité
remarquable contre la métro-péritonite de la femme, suite de l'accouchement ; ce remède mériterait d'être essayé dans la même
maladie chez les femelles domestiques, la fièvre vitulaire, par
exemple, etc. Enfin, on l'a vanté également chez l'homme contre

(1) *Recueil de médec. vétér.*, 1844, p. 250.
(2) Festal, *Mém. de la Soc. vétér. du Calvados et de la Manche*, 1843-44,
p. 165.

les fièvres intermittentes, la fièvre typhoïde, etc. Il serait bon d'en faire l'essai chez les animaux contre l'affection typhoïde, la fièvre charbonneuse, etc.

b. De la Staphisaigre.

SYNONYMIE : Herbe aux poux, à la pituite.

Pharmacographie. — La staphisaigre (*Delphinium staphisagria*, L.) est une plante indigène, de la famille des Renonculacées, qui croît spontanément dans le midi de la France; on la trouve communément dans les terrains sablonneux des bords de la mer ; elle n'est pas rare aux environs de Montpellier. Elle fournit à la médecine ses graines qui sont vomitives, antipédiculaires, etc.

Graines de staphisaigre. — Elles sont de la grosseur d'un pois, de forme triangulaire, ridées et rudes à la surface, noirâtres en dehors, grisâtres en dedans, d'une odeur légèrement vireuse et d'une saveur amère, âcre et brûlante. Elles renferment, d'après Feneulle et Lassaigne, les principes suivants : *delphine, acide volatil, stéarine, huile grasse, gomme, amidon, albumine, sels.* Le principe actif est la *delphine.*

Pharmacotechnie. — Les graines de staphisaigre se réduisent en poudre ou se traitent par décoction dans la proportion de 32 grammes par litre d'eau; on fait aussi avec la poudre et l'axonge une pommade dont voici la formule :

Pommade de staphisaigre.

Prenez : Poudre de staphisaigre................ 8 grammes.
       Axonge.............................. 32   —

Incorporez.

Effets et usages. — La staphisaigre agit sur les chiens, chez lesquels elle a été plus particulièrement essayée, à la manière des vomitifs et des purgatifs drastiques les plus énergiques; il paraît même que son principe actif, une fois absorbé, porte son action sur le système nerveux, dont il tend à affaiblir l'activité, ce qu'il est très-facile d'admettre à cause de la famille à laquelle cette plante appartient. Les effets de la staphisaigre sur les animaux herbivores sont entièrement inconnus. Les usages thérapeutiques de cette graine sont assez restreints ; comme vomitif, elle a été fort

vantée autrefois contre la maladie des jeunes chiens, mais elle ne
paraît pas présenter à cet égard des vertus supérieures à celles des
autres émétiques : la dose serait de 1 à 3 grammes selon la force
des sujets ; on l'a proposée aussi comme sternutatoire et sialago-
gue, mais elle est à peu près inusitée sous ce rapport. Elle est plus
souvent appliquée à la surface de la peau contre la vermine, et
notamment contre les poux ; on l'emploie en poudre, en décoction, ou mieux en pommade. La décoction de staphisaigre a été
employée aussi avec succès sur les régions atteintes de gale ; il faut
en user sobrement et sur une petite surface à la fois, dans la crainte
des accidents causés par l'absorption. M. le docteur Défens (1),
de Belgique, emploie chez l'homme un liniment composé de staphisaigre et de cévadille, parties égales, d'un peu de suie de cheminée, et de Q. S. d'huile d'olives, pour faire une pommade molle.
M. Guilmot (2) s'est servi de cette préparation avec beaucoup de
succès sur un chien galeux. Enfin on a dit aussi que cette graine,
donnée à l'intérieur à doses ménagées et rapprochées, pouvait remédier à certaines névroses, comme l'aconit, duquel elle se rapproche beaucoup. C'est à l'expérience à confirmer ou à infirmer cette
croyance.

Plantes indigènes vomitives.

1° **Tabac** (*Nicotiana tabacum*, L., Solanées). — Toute la plante.

2° **Hellébore noir** (*Helleborus niger*, L., Renonculacées). — La
racine.

3° **Hellébore blanc** (*Veratrum album*, L., Colchicacées). — La
racine.

4° **Cabaret** (*Asarum europœum*, L., Aristolochiées). — La racine.

5° **Violette odorante** (*Viola odorata*, L., Violacées). — La racine.

6° **Colchique d'automne** (*Colchicum autumnale*, L.). — Le bulbe.

7° **Scille maritime** (*Scilla maritima*, L., Liliacées). — Le bulbe.

8° **Genêt à balais** (*Genista scoparia*, L., Légumineuses). — Branches tendres, etc.

(1) *Annales vétér. belges*, 1863, p. 336.
(2) *Ibid.* p. 529.

CHAPITRE II.

DES PURGATIFS (1).

SYNONYMIE : Évacuants intestinaux, Cathartiques, Drastiques, Laxatifs, etc.

CONSIDÉRATIONS GÉNÉRALES.

Définition. — On donne le nom de *purgatifs* à une série de médicaments évacuants qui ont pour effets essentiels d'agir spécialement sur le canal intestinal, et de déterminer des évacuations extraordinaires par leur fréquence, leur quantité, leur aspect, leur nature, etc.

Quelques auteurs ont proposé de définir tout simplement les purgatifs : des médicaments qui déterminent une *diarrhée* passagère quand on les introduit dans le tube digestif. Mais, d'une part, la diarrhée est un phénomène qui n'a rien en soi de bien caractéristique, et qui peut naître sous l'influence de causes très-diverses : hygiéniques, physiologiques ou pathologiques. D'une autre part, les véritables purgatifs n'ont pas besoin d'être mis en contact direct avec la muqueuse digestive pour produire leurs effets, ces médicaments déterminant toujours la *purgation*, quelle que soit la surface absorbante où on les a déposés. Ce dernier caractère est surtout essentiel.

Les purgatifs, considérés relativement à leurs effets les plus évidents, et notamment à l'évacuation intestinale, forment un groupe bien distinct et en apparence très-homogène dans la grande classe des évacuants. Cependant, si de leurs effets on passe au mode d'action de ces médicaments, les analogies s'affaiblissent d'abord, puis disparaissent, et l'on reconnaît avec étonnement qu'il n'existe pas de médicaments plus disparates que les purgatifs, et qu'en réalité chacun d'eux agit par un mécanisme spécial et qui lui appartient en propre.

Quoi qu'il en soit, la médication purgative apparaît avec ses caractères distincts au thérapeutiste qui sait en tirer parti sous ses faces les plus variées. De plus, en médecine vétérinaire, elle pré-

____
(1) De *purgare*, purifier, nettoyer.

sente un caractère de généralité que n'offrent pas toutes les médications évacuantes. En effet, si tous les animaux ne peuvent pas vomir ou transpirer, tous peuvent être purgés. A la vérité, ils ne se prêtent pas tous avec une égale facilité à subir l'évacuation intestinale ; mais, avec les précautions nécessaires, on peut arriver à purger plus ou moins complétement les diverses espèces d'animaux domestiques. Les carnivores et les omnivores, en raison de leur petite taille, du peu de développement et de la simplicité de leur tube digestif, sont ceux qui sont le plus facilement et le plus promptement purgés. Viennent ensuite les solipèdes, placés dans cet ordre : cheval, mulet, âne, lesquels cèdent en général assez bien à l'action des purgatifs donnés à forte dose, mais n'évacuent jamais que le lendemain ou le surlendemain de l'administration du remède ; enfin, en troisième ligne se rangent les grands et les petits ruminants, qui se montrent souvent réfractaires à l'action des évacuants intestinaux à cause des difficultés extrêmes qu'on éprouve à faire parvenir les purgatifs dans le canal intestinal directement et sans perte ; quand les effets des purgatifs doivent se montrer chez ces animaux, ils sont plus hâtifs en général que chez les solipèdes.

Origine. — Les purgatifs sont tirés des trois règnes de la nature.

Le règne *minéral* fournit des corps simples : soufre, antimoine, mercure ; des oxydes : magnésie ; des sels haloïdes : protochlorure de mercure, sel marin ; des oxysels : sulfates de soude et de potasse, sulfate et carbonate de magnésie, etc.

C'est du règne *végétal* qu'on retire les purgatifs les plus nombreux, les plus variés et les plus énergiques ; les plantes qui les fournissent sont réparties dans un assez grand nombre de familles végétales, et toutes les parties des végétaux : racines, tiges, feuilles, fleurs, fruits, etc., peuvent recéler des principes purgatifs plus ou moins actifs.

Enfin, on ne compte qu'un très-petit nombre de purgatifs animaux rarement employés ; les principaux sont les graisses, le beurre, le lait, le miel, etc.

Caractères généraux. — Considérés en bloc, les purgatifs sont des médicaments très-disparates sous le rapport de leurs propriétés physiques et chimiques ; mais quand on les examine individuellement, on finit par apercevoir certaines analogies entre quelques-uns d'entre eux, et par reconnaître la possibilité d'en former des groupes assez naturels sous le rapport chimique. En général, l'odeur et la saveur de ces médicaments sont désagréables aux sens, et les animaux les prennent rarement d'eux-mêmes. Parvenus dans le tube digestif, ils sont réfractaires pour la plupart aux forces digestives et dérangent plus ou moins complétement la fonction complexe de la digestion ; les uns sont purgatifs par toute leur substance (*salins*), d'autres par réaction chimique (*corps simples*), et enfin ceux qui sont tirés des plantes, en vertu d'un principe spécial qui peut être acide, alcalin, résineux ou gommo-résineux, essentiel, extractif, etc.

Division. — On distingue depuis longtemps les purgatifs en deux catégories : les *purgatifs* proprement dits et les *laxatifs ;* les purgatifs sont subdivisés en *minoratifs, cathartiques* et *drastiques*. Cette division n'est sans doute pas très-rigoureuse, mais elle est généralement admise parce qu'elle est commode pour la pratique.

Pharmacotechnie. — Il est peu de médicaments dont les préparations pharmaceutiques aient plus besoin d'être confectionnées avec soin que celles des médicaments purgatifs, surtout pour les animaux dont la purgation est toujours difficile à obtenir. Les opérations à l'aide desquelles on prépare ces médicaments sont plus ou moins compliquées. Quelques-uns sont donnés en nature ; ex. : huiles grasses ; d'autres après une simple dissolution dans l'eau, comme les sels alcalins, la manne, etc. ; un certain nombre sont traités par infusion, tels que l'aloès, le séné, etc. ; enfin, d'autres sont administrés sous forme de sirop, de bols, etc.

Dans la majorité des cas, les purgatifs sont administrés individuellement et sans subir aucune espèce de mélange. Cependant il existe beaucoup de circonstances où il peut y avoir avantage à mélanger certains purgatifs entre eux ou à les associer à des médicaments appartenant à d'autres classes.

Les anciens médecins attribuant des vertus particulières à chaque purgatif, et surtout la faculté d'évacuer chacun une humeur distincte du corps, administraient rarement ces médicaments à l'état d'isolement ; le plus souvent, au contraire, ils les combinaient entre eux, et parfois en si grand nombre, qu'il en résultait des préparations véritablement monstrueuses. Les maréchaux, les hippiatres et les vétérinaires du siècle dernier, imbus à peu près des mêmes idées, suivirent naturellement les mêmes errements. Le système de Broussais ramena à peu près tout le monde à l'unité ; mais, comme toujours, il outrepassa le but et ne fit disparaître un abus que pour en créer un autre. En effet, s'il y a inconvénient à associer entre eux un grand nombre de purgatifs, il peut y avoir souvent grand avantage à en combiner rationnellement quelques-uns, comme par exemple l'aloès avec le séné, les sels alcalins avec les purgatifs végétaux, surtout ceux de nature résineuse, etc.

L'association des purgatifs avec d'autres médicaments est peu fréquente en médecine vétérinaire; cependant les émollients, les acidules, sont parfois unis aux drastiques pour modérer leur action trop énergique. Les Anglais, par contre, n'administrent jamais les purgatifs aux chevaux sans y mélanger divers ingrédients et surtout des *carminatifs,* comme les graines chaudes majeures des ombellifères, dans le but, disent-ils, de soutenir le tube digestif et de prévenir son atonie. Il peut se faire que le climat froid et humide de l'Angleterre justifie cette pratique, mais en France elle serait peu rationnelle, et, du reste, elle y est généralement négligée.

Médicamentation. — Les purgatifs s'administrent le plus ordinairement par la bouche, sous forme solide ou liquide, et tout à fait exceptionnellement par le rectum; les frictions cutanées et l'injection hypodermique ou veineuse. L'ingestion directe doit seule nous occuper ici; quant aux autres procédés de médicamentation, il en sera question seulement à propos des médicaments pour lesquels ils peuvent être utilement mis en usage.

L'administration des purgatifs par les voies digestives directes se fait sous forme *solide* ou sous forme *liquide*, et, comme chacune de ces deux formes a ses avantages et ses inconvénients dans les divers animaux, il est nécessaire de les examiner séparément.

a. **Solide.** — Quand on administre les purgatifs sous forme solide, on les dispose en *électuaires*, en *bols* ou en *pilules*. La forme pâteuse de l'électuaire peut convenir pour les solipèdes; mais, comme la plupart des purgatifs ont une saveur désagréable, les animaux les prendraient difficilement ainsi préparés : il faut donc peu compter sur ce mode d'administration. Les bols ont leurs avantages et leurs inconvénients : comme avantages, on peut compter la facilité d'administration, l'absence de tout danger d'altérer la bouche, les voies respiratoires, etc.; parmi les inconvénients se trouvent l'impossibilité de les faire parvenir dans la caillette des ruminants, la lenteur de leurs effets, les altérations matérielles qu'ils peuvent produire dans les points du tube digestif où ils se sont accidentellement arrêtés, l'incertitude de leur action, etc. Il résulte de ces considérations, que les bols purgatifs doivent être entièrement rejetés de la médecine des ruminants et qu'ils ne doivent être adoptés pour les solipèdes que dans des cas exceptionnels, malgré l'exemple des vétérinaires anglais, qui paraissent avoir adopté de préférence cette forme des médicaments purgatifs (*purging balls*). Ceux de ces remèdes qui se prêtent le mieux à ce mode d'administration sont principalement le calomélas, la magnésie, l'aloès, la rhubarbe, la bryone, l'huile de croton-tiglium, etc. Enfin, la forme de pilule, qui ne diffère de la précédente que par le moindre volume de la préparation, est adoptée assez volontiers dans la médecine des carnivores et des omnivores, où elle donne en général de bons résultats.

b. **Liquide.** — On peut dire que la forme liquide est celle qui est la plus généralement adoptée pour l'administration des purgatifs et qu'elle assure mieux que toute autre le développement des effets de ces médicaments. Lorsque les purgatifs sont insipides ou peu sapides, il y a grand avantage à les présenter aux animaux avec leurs boissons ordinaires; alors ils sont avalés sans perte, sans accident, et avec les plus grandes chances de produire une action prompte et énergique. Malheureusement on se trouve rarement dans des conditions aussi favorables, et, au lieu de donner les purgatifs en boissons, on est le plus souvent forcé de les administrer en breuvages. Alors il importe de redoubler de précautions pour ne pas perdre une partie du liquide, pour éviter son introduction dans les voies respiratoires, pour le faire arriver dans la caillette, si l'on agit sur un ruminant, etc. Une fois parvenu dans le tube digestif, le purgatif liquide passe rapidement de l'estomac dans le petit intestin, et de celui-ci dans le gros intestin, où il doit principalement agir, s'y répand uniformément et produit une purgation étendue et régulière, etc.

Posologie. — Rien n'est plus variable que la dose de purgatifs qu'il convient d'administrer aux divers animaux, parce qu'une foule de circonstances peuvent la faire varier ; cependant rien ne serait plus désirable que la possibilité de déterminer rigoureusement la quantité de médicament nécessaire pour produire une purgation régulière chez un animal quelconque et dans telles circonstances déterminées ; mais cette exactitude dans la posologie des purgatifs n'étant que très-rarement possible, il en résulte que la médication

purgative restera longtemps encore environnée d'une grande incertitude.

Les circonstances qui peuvent faire varier les doses des purgatifs
sont de trois espèces : les unes sont relatives aux médicaments, les
autres aux sujets, et les dernières au monde extérieur. Il importe
de jeter un coup d'œil rapide sur chacune d'elles.

Les médicaments minéraux étant à peu près purs et identiques
avec eux-mêmes, la dose à administrer est toujours la même dans
des circonstances analogues; il n'en est pas de même pour quelques purgatifs végétaux, dont l'intensité d'action peut varier du
simple au double selon leur degré de pureté : tels sont, par exemple, l'aloès, la rhubarbe, le séné, etc. Il faudra donc proportionner
la dose de ces médicaments à la qualité des variétés commerciales
qu'on aura à sa disposition.

Les circonstances relatives aux sujets sont les plus nombreuses et
les plus importantes; on doit placer en première ligne l'*espèce* des
sujets, car elle exerce une influence considérable à l'égard de la
dose de purgatif à administrer. Toutes choses égales d'ailleurs, la
quantité de médicament doit être à son maximum chez les animaux ruminants, et à son minimum chez les carnivores et les omnivores; les solipèdes occupent sous ce rapport un rang intermé -
diaire. Après l'influence de l'espèce vient celle de l'*âge* des animaux,
qui n'est pas moins grande : on peut dire d'une manière générale
que les doses des médicaments purgatifs doivent s'élever progressivement comme l'âge des animaux. Le *sexe* doit être pris aussi en
considération; la dose doit être généralement moindre pour les
femelles que pour les mâles, surtout lorsqu'elles sont pleines ou
qu'elles allaitent; il est vrai que le plus souvent ces deux états
contre-indiquent l'emploi des purgatifs. Enfin, le *tempérament* influe non-seulement sur la dose, mais encore sur la nature des remèdes purgatifs à employer; les doses élevées et les drastiques
conviennent souvent aux sujets lymphatiques, tandis que ceux qui
sont nerveux, sanguins, irritables, réclament des doses peu élevées,
et l'usage des cathartiques, notamment des purgatifs salins, huileux, sucrés ou acidules, etc.

Plusieurs circonstances extérieures exercent une grande influence
sur la posologie des purgatifs; de ce nombre sont le *climat*, la *saison*, la *température*, le *régime*, etc. L'expérience a depuis longtemps
démontré que, dans les climats froids et surtout humides, la dose
des purgatifs devait être beaucoup plus élevée que dans les climats
secs et chauds; aussi les vétérinaires anglais et allemands prescri-

vent-ils en général des quantités de remèdes purgatifs bien supérieures à celles qui sont en usage en France. Pendant l'hiver, il faut aussi donner des doses plus considérables qu'en été ou dans les saisons intermédiaires ; et, en toute saison, on doit augmenter la quantité du remède lorsque l'atmosphère devient froide et humide. Enfin, le régime des animaux herbivores exerce naturellement une certaine influence sur la dose et les effets des purgatifs ; ceux qui sont au régime d'aliments secs sont plus difficiles à purger et exigent des doses plus élevées que ceux qui mangent de l'herbe fraîche, des racines-fourrages, etc. ; seulement les animaux qui sont soumis au régime du *vert* n'ont pas besoin, en général, de purgatifs.

Lorsque la dose d'un purgatif est déterminée, il reste encore un point important à décider : c'est de savoir si cette dose sera donnée *entière, d'emblée,* ou si elle sera *fractionnée, brisée,* et administrée à des intervalles de temps rapprochés. Le premier mode est à peu près le seul employé chez les animaux, parce qu'il est le plus commode dans la pratique ; le second, assez souvent employé chez l'homme, mériterait d'être mis en usage plus souvent qu'on ne le fait dans la médecine vétérinaire, où il pourrait rendre quelques services, surtout quand on emploie les purgatifs drastiques.

Précautions hygiéniques relatives à la purgation. — Lorsque l'indication qui réclame l'emploi des purgatifs n'est pas trop impérieuse, il est convenable de prendre certaines précautions hygiéniques propres à assurer plus complétement le développement régulier de la purgation. Ces précautions se distinguent en trois catégories : celles qu'on prend avant l'administration des purgatifs, celles qui doivent accompagner le développement de leurs effets, et enfin celles qui doivent suivre la purgation.

Avant. — Avant de purger les animaux, surtout les solipèdes, il convient de les soumettre à une diète graduée pendant deux jours. Pendant le premier jour, on ne donne aux animaux qu'une demi-ration d'aliments de facile digestion et des boissons farineuses ; le deuxième jour, on supprime tout aliment solide et l'on soumet les sujets à l'usage du barbotage ; de plus, pour mieux préparer le tube digestif aux nouvelles fonctions qu'on exige de lui, on donne à plusieurs reprises des lavements simples, pour vider la partie postérieure des intestins et entretenir les mouvements péristaltiques du canal intestinal. Une fois les animaux préparés par la diète

et le repos, doit-on administrer les purgatifs le matin ou le soir ?
La plupart des praticiens choisissent de préférence le matin, parce
qu'on peut mieux suivre les progrès de l'action du remède pendant
la journée que durant la nuit ; néanmoins, quand on emploie des purgatifs qui agissent lentement, comme le soufre, le calomel, l'aloès,
les résines, etc., il y a avantage à les administrer le soir, parce
qu'ils produisent peu d'effets pendant les douze premières heures,
et que de cette manière on économise le tiers du temps.

Pendant. — Un mouvement fluxionnaire ayant lieu vers l'intestin pendant que les purgatifs développent leurs effets, il en résulte
que la peau, sous l'influence de ce mouvement de concentration des
forces à l'intérieur, perd de son énergie, de sa force de résistance, et
se montre beaucoup plus sensible à l'action des agents extérieurs ;
de là le précepte de préserver les animaux des changements brusques de température durant la purgation, de les tenir dans un lieu
plutôt chaud que froid, et de recouvrir la surface du corps avec des
tissus de laine en hiver et de fil en été. Il est presque inutile de dire
que les animaux ne doivent recevoir aucune nourriture solide.

Pendant les premières heures et tant que les animaux ne manifestent pas d'agitation, il faut les laisser dans un repos absolu afin
que le purgatif se répande uniformément dans le tube digestif et y
prépare ses effets ; mais, dès que les coliques apparaissent, il faut
promener doucement les animaux pour exciter l'action du plan
charnu de l'intestin et provoquer des évacuations. « Telle est l'influence de l'exercice, dit de la Bère-Blaine (1), que, si l'on double
la dose d'aloès qui purge un cheval exercé, on n'obtiendra pas une
seule selle de celui qui ne l'est pas. » D'où ce praticien conclut que
la dose thérapeutique des purgatifs doit être souvent supérieure à
la dose pharmacologique, parce qu'il arrive fréquemment qu'on
ne peut exercer les animaux malades soumis à la purgation.

Après. — Lorsque les évacuations purgatives sont terminées et
que les animaux sont à peu près revenus à l'état naturel, tout n'est
pas fini pour le praticien : il doit veiller encore à ce que les malades purgés soient préservés avec soin pendant quelques jours des
intempéries de l'air ; à ce qu'ils ne soient ramenés à leur régime
habituel que très-graduellement ; à ce qu'ils ne soient soumis à aucun travail pénible avant que plusieurs jours d'une alimentation

(1) *Not. fondament. de l'art. vétér.*, t. III, p. 468.

alibile aient rétabli les forces, etc. Enfin, quand la purgation a été
trop forte, il faut soumettre les sujets à une diète rigoureuse pendant quelques jours, leur administrer des breuvages et des lavements adoucissants, etc.

Pharmacodynamie. — Les effets physiologiques des purgatifs
doivent être distingués en *primitifs* et en *consécutifs ;* les premiers
peuvent être *locaux* ou *généraux ;* et enfin, les effets locaux se divisent en *externes* et en *internes.*

1° Effets locaux externes. — Les expériences de Bretonneau
ont démontré que la plupart des purgatifs n'exercent pas sur la
peau et les tissus dénudés une action irritante proportionnelle à
leur énergie purgative. C'est ainsi que les gommes-résines, l'aloès,
le jalap, le séné, etc., qui sont des évacuants énergiques, n'irritent
pas sensiblement la peau et les tissus ; les purgatifs salins ont une
action locale externe également peu prononcée et nullement en
rapport avec celle qu'ils exercent sur la muqueuse intestinale ; enfin les purgatifs tirés des Euphorbiacées, comme l'euphorbe, l'huile
de croton-tiglium, etc., agissent seuls avec une égale énergie sur
les deux membranes tégumentaires.

2° Effets locaux internes. — Introduits dans le tube digestif, les
purgatifs concentrent en quelque sorte leur action sur le canal intestinal, et n'agissent que faiblement ou pendant très-peu de temps
sur les autres parties de l'appareil de la digestion ; cependant leur
action dans la cavité buccale mériterait d'être étudiée, parce que
cette connaissance servirait parfois à éclairer l'action de ces médicaments sur le petit intestin, qui reçoit des canaux excréteurs semblables à ceux des glandes salivaires qui aboutissent dans la bouche.
Les purgatifs ne paraissent pas séjourner longtemps dans l'estomac
et n'exercent sur ce viscère qu'une influence minime ; néanmoins,
leur action n'est pas entièrement nulle, car plusieurs d'entre eux,
quand ils sont donnés à dose un peu élevée, provoquent des vomissements chez les carnivores et les omnivores avant de déterminer
la purgation.

Parvenus dans le canal intestinal, les purgatifs n'agissent pas avec
le même degré d'activité sur toutes les portions de ce long conduit :
les uns, comme les purgatifs salins, le calomel, la rhubarbe, etc.,
paraissent agir avec force sur le petit intestin d'abord ; puis épuiser
leur action décroissante sur le reste du canal alimentaire ; d'autres,

au contraire, et notamment les drastiques, semblent glisser, en quelque sorte, sur l'intestin grêle et concentrer toute leur action sur le cœcum et le côlon. Quoi qu'il en soit, le développement du phénomène complexe de la purgation paraît tenir aux quatre actions suivantes produites par les purgatifs sur le canal intestinal : une action *irritante*, une action *fluxionnaire*, une action *sécrétoire* et une action *évacuante*. Disons quelques mots de chacune d'elles.

a. **Action irritante.** — L'irritation de la muqueuse intestinale est généralement considérée, surtout depuis Broussais, comme le point de départ de toute purgation, et cela paraît assez fondé pour la plupart des purgatIfs, ainsi que le démontrent les coliques violentes qui accompagnent leur action, l'autopsie des animaux sacrifiés pendant que le travail purgatif se prépare, etc. Néanmoins, l'irritation intestinale ne doit pas être considérée comme essentielle ou indispensable à l'évacuation purgative, car les laxatifs et la plupart des minoratifs purgent souvent sans irriter notablement la muqueuse des intestins ; et ce qui le prouve, c'est, d'une part, le peu de dérangement physiologique qu'ils déterminent, et, d'autre part, la possibilité de les employer plusieurs jours de suite sans inconvénient. Enfin, les purgatifs drastiques eux-mêmes n'irritent pas l'intestin comme les agents irritants ordinaires ; ils agissent d'une manière spéciale et ne deviennent dangereux pour l'économie animale que quand leur action purgative n'est pas bien régulière, ce qui démontre que l'irritation qu'ils déterminent dans les circonstances ordinaires n'est pas très-grave.

b. **Action fluxionnaire.** — Quelle que soit l'action des purgatifs sur l'intestin, l'expérience n'en démontre pas moins que, sous l'influence de ces agents évacuants, tout le système circulatoire abdominal devient le siége d'une espèce de mouvement congestionnel ou fluxionnaire qui produit, à l'égard du reste de l'économie, une action révulsive et dérivative des plus énergiques et des plus puissantes. Aussi, quand on sacrifie des sujets placés sous l'influence d'un purgatif un peu énergique, trouve-t-on les parois intestinales vivement injectées, la muqueuse plus rouge à sa surface, les racines de la veine porte pleines de sang, etc.

c. **Action sécrétoire.** — Sous l'influence de l'irritation et de la congestion intestinales, la plupart des sécrétions qui ont lieu dans l'intestin lui-même, et celles des glandes qui versent leurs produits dans ce canal, sont presque toujours considérablement accrues. A leur passage dans le petit intestin, les purgatifs excitent, par voie de continuité ou mieux par action réflexe, le foie et le pancréas, dont les canaux excréteurs viennent y aboutir; il se passe dans cette circonstance le même phénomène que celui qui se développe dans la bouche par l'action des sialagogues : la stimulation de l'extrémité libre des canaux excréteurs accélère et augmente l'excrétion des glandes qui y sont attachées. Dans le canal intestinal, les purgatifs augmentent plusieurs sécrétions, comme celles du *mucus*, du liquide *entérique*, des *gaz*, etc.; et, de plus, il s'établit souvent à travers la muqueuse un mouvement d'exosmose qui entraîne dans l'intestin une grande quantité du plasma du sang, etc.

Les anciens avaient des idées singulières sur l'action des purgatifs relativement aux diverses sécrétions intestinales; ils admettaient que chaque médicament de cette classe exerce plus particulièrement son influence sur telle ou telle sécrétion déterminée. D'après cela, ils appelaient *cholagogues* les purgatifs qui paraissent agir sur le foie et provoquer des évacuations bilieuses et jaunâtres; *phlegmagogues*, ceux qui excitent la sécrétion du mucus intestinal et qui donnent lieu à des selles glaireuses; *hydragogues*, ceux qui paraissent surtout provoquer le mouvement d'exosmose du sérum du sang et occasionner des évacuations séreuses ou aqueuses; *panchymagogues*, les purgatifs qui augmentent toutes les sécrétions et provoquent l'expulsion de matières très-hétérogènes; enfin, ils appelaient *eccoprotiques*, les remèdes qui expulsent les matières fécales sans occasionner de sécrétions intestinales bien copieuses. Ces idées sur l'action des purgatifs, quoique surannées, ne sont pas aussi puériles qu'on s'est plu à le dire, et bon nombre d'entre elles peuvent être justifiées par l'expérience, ainsi que nous aurons le soin de le faire voir en étudiant chaque purgatif en particulier.

d. **Action évacuante.** — Par suite des divers phénomènes qui se passent dans les intestins, et que nous venons d'indiquer, des évacuations alvines plus ou moins abondantes et plus ou moins fluides ne tardent pas à survenir. Elles sont dues à plusieurs causes : d'abord à l'irritation de la muqueuse qui se transmet bientôt, par contiguïté de tissu ou par voie sympathique, à la membrane charnue, qui accélère ses mouvements péristaltiques et précipite le cours des matières contenues dans le canal intestinal; ensuite, à l'état de fluidité que les matières intestinales acquièrent peu à peu par suite de la grande quantité de boissons ingérées, des supersécrétions qui se sont établies à la surface de l'intestin, etc. Quoi qu'il en soit, l'expérience démontre que sous l'influence des purgatifs, et particulièrement de certains d'entre eux, comme le séné par exemple, la membrane musculeuse de l'intestin accélère et augmente l'énergie de ses contractions péristaltiques, resserre progressivement et d'avant en arrière le calibre de l'intestin de manière à chasser vers l'anus les matières alimentaires. Leur marche n'est pas également précipitée dans toute l'étendue du canal digestif. D'abord lente dans la portion duodénale, à cause du calibre et de la position ascendante de cet intestin, elle devient beaucoup plus rapide dans la partie flottante et dans la portion iléo-cœcale, où le purgatif ne fait que passer ; dans les gros intestins, la marche de la substance purgative et des matières alimentaires éprouve un temps d'arrêt plus ou moins grand : c'est là, en effet, dans la majorité des cas, que s'opère la purgation proprement dite, surtout chez les solipèdes. Enfin, quand celle-ci est parvenue au degré convenable, les gros intestins se contractent à leur tour, puis le côlon flottant et le rectum, et finalement les matières sont expulsées par l'anus avec une force plus ou moins grande, selon les cas.

Effets généraux. — Les modifications considérables que les purgatifs déterminent dans le tube digestif ne restent pas longtemps localisées dans cet appareil ; elles s'étendent peu à peu à tout l'organisme et changent d'une manière appréciable le rhythme des fonctions : ce sont ces changements que l'on désigne sous le nom de *signes* ou de *symptômes* de la purgation. Indépendamment du retentissement des effets locaux du tube digestif, les effets généraux sont dus parfois aussi à l'absorption des purgatifs et à leur transport dans le sang, d'où peuvent résulter des changements dans la circulation et la respiration, dans les appareils sécréteurs, etc.

Pendant les premières heures et durant l'action en quelque sorte préparatoire des purgatifs, les effets locaux déterminés dans le tube digestif restent entièrement localisés et ne donnent lieu à aucun retentissement fonctionnel un peu appréciable. Mais peu à peu, et à mesure qu'ils acquièrent plus d'intensité, ils sont accusés par des signes extérieurs plus ou moins évidents. Quelques heures après l'administration d'un purgatif, les animaux deviennent tristes, tiennent la tête basse, éprouvent des bâillements fréquents (notamment les solipèdes), perdent l'appétit, accusent une soif vive, etc. Si l'on examine attentivement la surface de la peau, on reconnaît au toucher des alternatives de chaud et de froid, des espèces de frissons,

et l'on peut apercevoir aussi le hérissement des poils, une sorte
d'horripilation passagère, etc. Ces phénomènes sont déterminés
pár le mouvement fluxionnaire sanguin qui tend à s'établir dans le
système abdominal; une fois que ce mouvement est bien déterminé, la peau perd décidément de son activité, et pendant toute la
purgation elle reste froide, très-sensible aux variations de température, et ne sécrète ou n'exhale qu'une petite quantité de produits.
Enfin, si l'on explore le pouls avec soin, on remarque qu'il est petit, concentré, souvent irrégulier, et parfois même manifestement
intermittent. Tels sont les principaux phénomènes précurseurs de
la purgation.

A mesure que la purgation se développe et que l'irritation intestinale s'établit et acquiert de l'intensité, des signes plus caractéristiques se manifestent et sont fournis plus particulièrement par le
tube digestif. Une fièvre plus ou moins intense se montre, le pouls
est plein et dur, les muqueuses s'injectent, la bouche devient
chaude et pâteuse, la soif vive, etc. Si l'on applique l'oreille sur
l'abdomen, on entend des borborygmes bruyants qui se dirigent
vers les parties postérieures des intestins; les animaux s'agitent, regardent leur ventre, qui parfois se ballonne, relèvent souvent la
queue, expulsent des vents, éprouvent des épreintes vives accusées
par le relâchement et le resserrement continuels de l'anus, et enfin
expulsent les matières fécales. Ce sont d'abord des excréments avec
leur consistance et leur aspect ordinaires, mais rendus en quantité
plus considérable; puis des matières plus molles, chargées de mucosités et formées par les aliments chymifiés, surpris en quelque
sorte dans le tube intestinal par le purgatif au moment où ils al-
laient céder aux absorptions les matériaux alibiles qu'ils renfermaient; enfin, des matières liquides, pultacées, formées par les
aliments, les boissons, les liquides sécrétés ou exhalés dans l'intestin, la préparation purgative, etc., sont expulsées à leur tour et
souvent lancées avec une certaine force derrière les animaux. Indépendamment de ces changements dans la consistance et l'aspect
des matières fécales, on remarque souvent des modifications dans
leur couleur, leur odeur, etc., ce qui varie, du reste, selon la nature des purgatifs. Tels sont les signes caractéristiques de la purgation chez les divers animaux.

Après un nombre très-variable d'évacuations molles et liquides,
les contractions intestinales diminuent d'énergie, les expulsions
deviennent plus rares, moins abondantes et finissent par cesser entièrement; dès lors le calme renaît dans l'économie, les coliques

cessent, la fièvre tombe, les muqueuses pâlissent et s'humectent, la peau reprend sa chaleur et sa souplesse, le pouls devient mou et lent, le ventre est souple et volumineux, les animaux sont faibles, mais l'appétit reparaît, etc. Tels sont les symptômes qu'on remarque après une purgation régulière.

Action toxique des purgatifs (*superpurgation, hypercatharsis*, etc.). — Lorsqu'un purgatif est très-actif, qu'il a été administré à trop forte dose, qu'il agit sur un sujet très-irritable ou dont les intestins sont déjà malades, etc., il peut déterminer une action exagérée et produire ce qu'on appelle une *superpurgation*. Ce phénomène est précédé et accompagné de symptômes semblables à ceux de la purgation, mais beaucoup plus prononcés ; en outre, il est suivi d'accidents qu'on ne remarque pas dans la purgation régulière, et peut même entraîner la mort.

Quand les animaux sont sous le coup d'une superpurgation, ils deviennent tristes et inquiets peu de temps après l'ingestion du remède ; les irrégularités de la température de la peau et celles de la circulation sont très-manifestes ; une fièvre vive se déclare bientôt. Les animaux accusent par les signes ordinaires les coliques qu'ils éprouvent ; les carnivores et les omnivores sont pris de vomissements ; les herbivores ont le ventre ballonné et douloureux à la pression ; les reins sont roides et insensibles ; la queue se relève et s'agite, l'anus accuse des épreintes violentes ; des gaz sont fréquemment expulsés, puis des excréments solides d'abord, ensuite mous, et enfin des matières liquides infectes, âcres, sanguinolentes, etc. Cette irritation intestinale artificielle peut, comme l'entérite spontanée, guérir, passer à l'état chronique ou entraîner la mort. Les moyens qu'il convient de lui opposer sont d'abord des émissions sanguines, si l'état général des animaux l'indique, une diète sévère, des boissons mucilagineuses, des émulsions, des tisanes amidonnées, des lavements adoucissants, etc. Lorsque l'irritation est calmée, on fait cesser peu à peu la diarrhée par les boissons féculentes, les breuvages légèrement opiacés, les lavements astringents, etc.

Effets consécutifs. — Parmi ces effets il en est qui se rapportent directement à la digestion et d'autres à la plupart des autres fonctions. Il importe de les étudier séparément.

Le lendemain d'une purgation régulière, on remarque chez tous les animaux le retour de l'appétit, qui se montre plus exigeant que dans les circonstances ordinaires ; les aliments, recherchés et pris avec avidité par les animaux, sont promptement digérés ; arrivés dans les intestins, ils sont entièrement dépouillés de leurs principes alibiles par une absorption devenue très-active pour réparer les pertes faites par le corps durant la purgation ; aussi, pendant plusieurs jours les excréments sont-ils rejetés à de rares intervalles, en petite quantité et avec une consistance plus grande qu'à l'état normal, la *constipation* étant presque toujours une suite inévitable de la purgation. Enfin, le ventre des animaux, devenu souple et moins volumineux par suite des évacuations déterminées par les purgatifs, reprend peu à peu son volume et sa forme ordinaires.

Un des effets consécutifs les plus constants et les plus remarquables des purgatifs, c'est un *affaiblissement* très-notable des forces générales du corps et surtout des forces musculaires ; aussi doit-on s'abstenir entièrement de soumettre les animaux qui viennent d'être purgés au plus léger travail et de les exposer aux intempéries, car l'expérience démontre qu'en pareil état ils suent au moindre exercice et sont très-sensibles aux variations de température. Cet affaiblissement de tout l'organisme tient à plusieurs causes, telles que la diète qui précède, accompagne et suit la purgation, les pertes humorales faites dans le tube digestif, la dépense d'influx nerveux qui accompagne nécessairement un phénomène aussi long et aussi complexe que la purgation, etc. Un autre effet général et consécutif des purgatifs, dû aux mêmes causes que le précédent, et non moins constant que lui, c'est l'*amaigrissement* du corps, la *résorption* des produits épanchés dans le tissu cellulaire et les séreuses splanchniques, etc. « La purgation amaigrit les chevaux, dit de la Bère-Blaine (1), parce qu'elle stimule les absorbants et les détermine à réparer la perte du sang en repompant les autres fluides du corps. C'est pourquoi la purgation affaiblit la plupart des sécrétions. » On remarque, en effet, comme un résultat ordinaire de l'action des purgatifs, la diminution des produits sécrétés qui n'appartiennent pas au tube digestif, comme la transpiration cutanée, la sécrétion de l'urine, du lait, etc. Enfin, après une purgation régulière, la circulation et la respiration sont un peu plus lentes, le pouls plus souple et plus mou, l'air expiré plus humide et plus frais ; les muqueuses sont un peu pâles et humectées, la peau souple et les poils lisses, l'épine dorsale sensible et flexible, etc.

Pharmacothérapie. — Nous avons à examiner successivement,

____

(1) *Not. fondament. de l'art. vétér.*, t. III, p. 471.

dans deux paragraphes distincts, les *effets* et les *indications* thérapeutiques des médicaments purgatifs.

1° Effets thérapeutiques. — L'action thérapeutique des purgatifs est très-complexe, et peut se rapporter à quatre chefs principaux : à une action *évacuante*, à une action *spoliatrice,* à une action
révulsive et à une action *dépurative*.

a. **Action évacuante.** — Indépendamment de l'expulsion des
matières fécales accumulées, durcies ou altérées dans le tube digestif, les médicaments purgatifs produisent une évacuation humorale
très-abondante dans toute l'étendue du canal alimentaire ; il en résulte, comme conséquence nécessaire, l'appauvrissement des fluides nutritifs, et, par balancement fonctionnel, la diminution des
diverses sécrétions internes ou externes, naturelles ou accidentelles,
ce qui reçoit, dans maintes circonstances, des applications utiles
dans le traitement des maladies.

b. **Action spoliatrice.** — L'action fondante ou spoliatrice des
purgatifs est tellement prononcée, à cause des supersécrétions extraordinaires et momentanées qu'ils provoquent, que les anciens l'a-
vaient caractérisée par cet adage : *purger, c'est saigner*. Beaucoup
d'auteurs modernes ont adopté l'opinion des anciens sans modification, et pensent que les purgatifs appauvrissent le sang exactement comme les saignées, et en lui enlevant les mêmes éléments.
M. Mialhe (1), qui a fait des recherches sur ce sujet, ne partage pas
cette manière de voir. « Le sang, dit-il, pendant la purgation, est
comme tamisé à travers le tissu des membranes intestinales, qui ne
laisse passer que l'eau, les sels, l'albuminose et les ferments, et retient, au contraire, les éléments constitutifs ou organisés, la fibrine, l'albumine et les globules. En un mot, le sang subit une véritable *concentration,* et il perd, en même temps, une partie de ses
éléments alibiles, l'*albuminose*, principe essentiellement réparateur...
On voit donc, en comparant l'effet de la saignée à celui de la purgation, que cette dernière agit préférablement à la première, puisqu'elle ne prend au sang que les matières que l'alimentation peut
lui rendre si facilement, et qu'elle lui laisse les principes organisés
que la saignée lui enlève. »

c. **Action révulsive.** — Les purgatifs, en irritant la muqueuse

(1) *Recherches sur les purgatifs*, 1848, p. 35 broch. in-8.

intestinale et en appelant dans le système circulatoire abdominal
une grande quantité de sang, exercent, à l'égard des autres parties
du corps, et notamment de la peau, de la poitrine, des centres nerveux, des membres, etc., une action révulsive très-énergique et
d'autant plus puissante qu'elle s'établit sur une surface énorme chez
les herbivores, et dépassant celle de la peau elle-même en étendue.

    d. **Action dépurative.** — Les liquides sécrétés et expulsés pen-
dant la purgation, dans le tube digestif, ne renferment pas seulement les principes normaux des fluides nutritifs, ils peuvent contenir encore, et même de préférence, d'après l'opinion des anciens,
des principes accidentels altérés, des virus, des miasmes, des poisons, etc. « La purgation, dit M. Mialhe (1), entraîne les principes
putrides, éléments fermentifères, sans aucun doute, qui, dans certains cas, infectent l'économie et déterminent l'altération du sang
lui-même. C'est ce qui explique l'heureuse influence des purgatifs
dans toutes les affections typhoïdes. »

    2° Indications thérapeutiques. — Les maréchaux, les hippiatres
et les vétérinaires du siècle dernier, imbus des idées humorales,
employaient fréquemment les purgatifs dans l'espoir d'expulser
hors du corps les humeurs altérées qu'ils supposaient être la cause
directe de la plupart des maladies. Guidés par de pareilles idées, nos
devanciers devaient souvent abuser de l'emploi de ces évacuants;
c'est aussi ce que la lecture de leurs écrits nous apprend. Non-
seulement ils employaient ces médicaments d'une manière intempestive dans maintes circonstances, mais encore ils en faisaient
un usage abusif, soit par la grande quantité de remèdes employés,
soit par l'activité excessive de ceux qu'ils choisissaient de préférence. Le système de Broussais, avec son inévitable irritation gastro-intestinale, devait naturellement faire abandonner l'usage de
ces médicaments ; c'est, en effet, ce qui eut lieu, et pendant vingt
à trente ans les purgatifs furent à peu près bannis de la médecine
de l'homme et de celle des animaux. Depuis quelques années, grâce
au retour d'idées plus saines et moins exclusives en médecine, ces
médicaments ont repris le rang qu'ils méritent parmi les agents
thérapeutiques. Les maladies contre lesquelles on en fait usage seront divisées en séries distinctes, d'après leur siége ou leur nature,
afin de rendre l'étude des indications de ces médicaments plus
claire et plus simple.

    (1) *Mém. cit.*, p. 27.

1° Maladies du tube digestif. — Les purgatifs sont employés à titre d'*évacuants* contre les affections suivantes du tube digestif : la constipation, les pelotes stercorales, les calculs intestinaux, les corps étrangers, l'engouement intestinal, les empoisonnements, les vers intestinaux, le méconium desséché des animaux à la mamelle, etc. On les emploie principalement comme *substitutifs* dans la diarrhée, la dyssenterie et l'entérite chronique, la fièvre typhoïde, la fièvre muqueuse ou catarrhale, la gastro-conjonctivite, la jaunisse, les affections chroniques du foie, etc.

2° Affections du système nerveux. — Bon nombre de maladies nerveuses sont amendées ou guéries par l'usage rationnel des purgatifs. Celles contre lesquelles on en fait plus particulièrement usage sont les diverses variétés de vertige, la méningite, la myélite, les paralysies, l'épilepsie, la chorée, l'immobilité, la pousse nerveuse, les crampes, etc.

3° Phlegmasies. — On fait usage des purgatifs dans le traitement des phlegmasies internes ou externes sous deux points de vue bien différents. Au début de ces affections, ils agissent principalement à titre de *révulsifs* en attirant le sang vers l'intestin ; c'est sous ce point de vue qu'on les emploie contre les inflammations des centres nerveux, des yeux, des poumons, de la peau, des mamelles, des pieds, des articulations, etc. Vers la fin des phlegmasies, les purgatifs paraissent agir surtout à titre de *spoliateurs* du sang et en facilitant la résorption des produits de l'inflammation, soit que ces produits s'épanchent à la surface des organes, comme dans les inflammations des séreuses et des muqueuses, soit qu'ils s'infiltrent dans la trame des organes en altérant leur structure, ainsi qu'on le remarque dans les parenchymes, les glandes, tels que le poumon, le foie, les mamelles, etc., ils exercent également une sorte d'action *résolutive* ou *fondante*.

4° Maladies cutanées. — On emploie les purgatifs contre les maladies aiguës et contre les affections chroniques de la peau. Dans le premier cas, ils agissent comme *révulsifs* en contre-balançant le mouvement fluxionnaire qui est dirigé vers la peau ; on ne s'en sert pourtant que quand les éruptions sont très-graves et menacent l'existence des sujets, comme on le remarque dans les maladies pustuleuses. Dans le second cas, les purgatifs modifient la vitalité et les fonctions de la peau par la voie du balancement fonctionnel, et, de plus, ils semblent expulser hors d'e l'économie les principes virulents qui entretenaient les maladies cutanées.

5° Supersécrétions. — Toutes les fois qu'une sécrétion ou exhalation naturelle ou accidentelle a acquis trop d'activité ou se prolonge outre mesure, il est avantageux d'employer les purgatifs pour les ramener au degré convenable. Parmi les sécrétions naturelles, il n'y a guère que celle du lait qu'on cherche à supprimer lorsque certaines femelles ont perdu leurs petits ou qu'un sevrage prématuré les laisse dans toute l'activité de la sécrétion laiteuse. La plupart des muqueuses, et notamment celles des bronches, du nez, des yeux, des oreilles, des voies génito-urinaires, etc., peuvent rester le siége d'une supersécrétion muqueuse très-abondante après l'inflammation dont elles ont été le siége; alors l'emploi opportun des purgatifs peut être d'un grand secours pour diminuer ou tarir tout à fait ces sécrétions mucoso-purulentes. Enfin, la sécrétion purulente d'une plaie, d'ulcérations étendues, de crevasses, de sétons, de vésicatoires, etc., peut être tellement abondante qu'il y ait nécessité d'en contre-balancer la production à l'aide d'un purgatif; c'est, du reste, un moyen rationnel et usuel de supprimer sans accident la sécrétion d'un exutoire établi depuis longtemps.

6° Hydropisies. — Les diverses espèces d'hydropisies des séreuses splanchniques, articulaires, tendineuses, etc.; les infiltrations partielles ou générales du tissu cellulaire, sont amendées ou guéries par l'usage répété des purgatifs, ainsi qu'il est facile de le comprendre, du reste, d'après le mode d'action de ces médicaments.

Contre-indications. — L'usage des purgatifs est contre-indiqué dans les phlegmasies aiguës du tube digestif, dans la plupart des affections putrides du sang, dans l'anémie, dans les éruptions modérées et régulières de la peau, etc. Il faut en user aussi avec beaucoup de ménagement pendant la gestation des femelles, et s'en abstenir entièrement durant l'allaitement.

DIVISION DES PURGATIFS.

En laissant de côté la division des purgatifs en *laxatifs* et en *purgatifs* proprement dits, qui n'a pas une bien grande importance, nous partageons les évacuants intestinaux en quatre groupes distincts, selon leur degré d'énergie, et en allant des plus légers aux plus forts, dans l'ordre suivant :

1° *Purgatifs laxatifs.* — 2° *Purgatifs minoratifs.* — 3° *Purgatifs cathartiques.* — 4° *Purgatifs drastiques.*

§ 1. — **Purgatifs laxatifs** (1).

Les laxatifs sont des évacuants intestinaux qui paraissent produire la purgation en relâchant le tube digestif par une action émolliente ou atonique. Tous les auteurs, cependant, n'admettent pas cette manière d'agir des laxatifs : les uns pensent qu'ils purgent en irritant la muqueuse intestinale comme les autres purgatifs; d'autres, au contraire, les considèrent comme des espèces d'aliments indigestes qui troublent le travail digestif des intestins et provoquent ainsi une diarrhée passagère.

Quoi qu'il en soit de ces opinions sur l'action des laxatifs, l'expérience n'en démontre pas moins que leur action est généralement douce, graduelle, puisqu'ils provoquent rarement des coliques et ne donnent lieu qu'exceptionnellement à des phénomènes généraux un peu notables. Aussi les laxatifs sont-ils employés de préférence pour évacuer le tube digestif lorsqu'il est irrité, pour purger les animaux irritables, jeunes, délicats, pour entretenir la liberté du ventre pendant les phlegmasies de longue durée, etc. Ils sont plus fréquemment employés pour les jeunes animaux de toute espèce, et pour les carnivores et les omnivores, que pour les grands herbivores, qui réclament des doses énormes de ces médicaments pour être convenablement purgés.

Les laxatifs employés chez les animaux sont peu nombreux ; il en est qui sont tirés du règne minéral, comme la magnésie calcinée et le carbonate de magnésie, le bitartrate de potasse et le tartroborate potassique; d'autres sont fournis par les plantes : tels sont la moutarde blanche, l'huile de ricin, la manne, la casse, le tamarin, etc. Nous allons les examiner successivement et dans l'ordre de leur énumération.

I. — LAXATIFS MINÉRAUX.

a. Magnésie calcinée.

SYNONYMIE : Magnésie blanche, Terre amère, etc.

Pharmacographie. — La magnésie calcinée est solide, amorphe,

______
(1) De *laxare*, relâcher.

présentant l'aspect d'une poudre blanche impalpable, douce au toucher, inodore, insipide, légèrement alcaline, et pesant 2,3. Récemment calcinée, la magnésie absorbe environ dix fois son poids d'eau et s'échauffe comme la chaux vive, mais avec infiniment moins d'énergie ; elle se dissout à peine dans l'eau et plus dans celle qui est froide que dans celle qui est chaude. Elle se dissout sans effervescence dans les acides, produit des sels amers, cristallisables, d'où elle est précipitée par les bases alcalines à l'état d'*hydrate*.

Usages. — La magnésie calcinée s'emploie sous deux points de vue distincts : comme *absorbant* ou *antiacide*, et comme *laxatif*. Sous le premier rapport, elle convient pour les grands animaux qui ont l'appétit dépravé, qui lèchent les murs, qui recherchent avec avidité les matières terreuses, pour ceux qui tiquent, etc. La dose varie alors de 32 à 96 grammes par jour. C'est surtout pour les petits animaux qui tètent encore et qui sont atteints de diarrhée, ou ceux qui maigrissent malgré l'abondance du lait de leur mère, que la magnésie calcinée rend de grands services en neutralisant l'excès d'acidité du suc gastrique, qui paraît être la cause de tous les désordres qu'on observe chez les animaux à la mamelle. La dose doit être de 4 à 8 grammes par jour en pilules ou en breuvages. Enfin, dans les empoisonnements par les acides, cette base est un des meilleurs contre-poisons qu'on puisse employer.

A titre de laxatif la magnésie est rarement employée chez les animaux, malgré son prix peu élevé ; cela tient, d'une part, à ce qu'elle est très-peu active, et, d'autre part, à ce qu'il en faudrait de très-grandes quantités pour purger les grands animaux. Les praticiens qui voudraient l'employer devraient la donner à la dose de 250 grammes aux grands animaux, et à celle de 32 à 64 grammes pour les petits, selon leur taille et leur force.

b. Carbonate de magnésie.

Synonymie : Magnésie carbonatée, Craie magnésienne.

Pharmacographie. — Ce composé magnésien, formé le plus souvent par un mélange de carbonate et d'hydrate de magnésie, est sous forme de petits pains carrés, légers, poreux, blancs, inodores, nisipides et inaltérables à l'air. Le carbonate de magnésie est insoluble dans l'eau pure, très-soluble dans celle qui est chargée

d'acide carbonique; il se dissout dans les acides avec effervescence, et perd son acide à la chaleur rouge.

Usages. — Le carbonate magnésien jouit à peu près des mêmes
propriétés que la magnésie, mais il lui est inférieur sous tous les
rapports ; cependant, comme son prix est moins élevé que celui de
cette dernière, il pourrait lui être substitué chez les animaux avec
avantage. M. Zundel donne la magnésie carbonatée dans une infusion sucrée de camomille dans le cas de météorisation intestinale
des veaux à la mamelle; il en résulte une légère purgation qui dissipe bientôt le mal. (*Note communiquée.*)

c. Citrate de magnésie.

Pharmacographie. — Ce purgatif léger, d'une saveur agréable
et très-employé chez l'homme, pourrait également l'être chez les
animaux des petites espèces ou chez les sujets jeunes des grands
herbivores. On l'obtient aisément en saturant une solution d'acide
citrique par du carbonate de magnésie; en ajoutant ensuite de l'alcool, le sel formé, et qui est neutre, se précipite et peut être séché.
Il est alors sous forme d'une poudre blanche, grenue, plus dense
que la magnésie et formée d'un amas de cristaux prismatiques.
En dissolvant ce sel dans l'acide citrique, on obtient le citrate
acide employé de préférence comme purgatif.

Pharmacotechnie. — On donne toujours le citrate de magnésie
en solution aqueuse. On peut le préparer extemporanément d'après
la formule suivante, de Dorvault :

<pre>
    Prenez : Acide citrique cristallisée............ 100 grammes.
             Magnésie blanche....................   60   —
             Eau................................. 100   —
</pre>
Dissolvez l'acide dans l'eau, ajoutez la magnésie et administrez immédiate-
ment.

La dose pour les petits animaux doit être de 32 à 64 grammes selon leur
taille.

Effets et usages. — Le citrate de magnésie purge doucement,
sans produire de coliques et en provoquant des évacuations aqueuses, promptes et abondantes, chez l'homme. Il est probable qu'il
agirait de même chez les petits animaux ; chez les grands, il serait
trop dispendieux. Il convient surtout dans les affections de l'esto-

mac et du petit intestin ; après les empoisonnements, les indigestions, la jaunisse, etc.

d. Bitartrate de potasse.

Pharmacographie. — Voyez *Tempérants*, t I, page 270.

Usages. — Le bitartrate de potasse donné aux grands animaux
à la dose de 100 à 150 grammes par jour, en dissolution dans leurs
boissons ordinaires, agit d'abord comme tempérant et léger diurétique ; mais à la longue il relâche le tube digestif et produit les
effets des laxatifs. Chez les petits ruminants et le porc, la dose quotidienne est de 16 à 32 grammes, et chez le chien de 8 à 16 grammes.

Le *tartrate neutre de potasse* (sel végétal) et le *tartrate de potasse
et de soude* (sel de Seignette), en raison de leur plus grande solubilité dans l'eau, conviendraient mieux que le sel précédent comme
laxatifs ; cependant ils sont à peu près inusités, l'usage ayant consacré de préférence l'emploi du *tartro-borate de potasse*, dont nous
allons nous occuper maintenant.

e. Tartro-borate de potasse.

Pharmacographie. — Voyez *Tempérants*, t. I, page 271,

Usages. — La crème de tartre soluble, donnée dans les boissons
des animaux aux doses indiquées pour la crème de tartre insoluble, agit d'abord comme tempérant, antiputride et diurétique, puis,
au bout de quelques jours, elle relâche les intestins, et provoque
des défécations fréquentes et molles comme les autres laxatifs. Ce
léger purgatif est très-recommandé contre l'entérite chronique du
bœuf, contre l'entérite couenneuse, contre la fièvre bilieuse, la jaunisse, la gastro-conjonctivite, la métro-péritonite accompagnée de
constipation, contre la pourriture du mouton, la fièvre typhoïde
du cheval, l'anasarque avec tendance putride, etc.

II. — LAXATIFS VÉGÉTAUX.

a. Moutarde blanche (*Sinapis alba*, L.).

Pharmacographie. — La graine de moutarde blanche est deux
fois aussi grosse que celle de la noire, ronde et globuleuse comme
cette dernière, lisse à la surface, qui est d'un blanc jaunâtre, ino-

dore, et d'une saveur amère et âcre. Elle ne renferme pas les mêmes principes que la moutarde noire; elle contient un principe soufré appelé *sulfo-sinapisine*, qui, sous l'influence de l'humidité, donne naissance à un principe âcre, huileux, fixe, auquel paraît due l'activité de la moutarde blanche.

Pharmacotechnie. — Si l'on réduisait la moutarde blanche en poudre, elle serait probablement plus active; cependant on la donne toujours entière, et le plus ordinairement en électuaire ou en suspension dans de l'eau miellée.

Pharmacodynamie. — Les effets purgatifs de la moutarde blanche chez les animaux ont été peu étudiés encore, et les résultats de l'expérimentation n'ont pas été les mêmes pour les divers expérimentateurs. Ainsi, d'après Delafond (1), la graine de moutarde blanche, administrée à la dose de 90 grammes à deux chevaux préalablement préparés à la purgation, a d'abord causé un peu d'excitation générale, une légère salivation, et, au bout de six heures, elle a amené l'expulsion de matières fécales ramollies. Le même essai ayant été répété le lendemain sur un des sujets, on obtint au bout de huit heures une véritable purgation. D'un autre côté, MM. H. Bouley et Reynal (2), ayant administré à plusieurs chevaux de la moutarde blanche, depuis 100 jusqu'à 500 grammes, observèrent bien l'excitation générale et le ptyalisme, mais n'obtinrent aucune purgation. Enfin, nous avons fait de notre côté quelques expériences dont voici les résultats : deux chevaux de forte taille en bon état, mais suspects de morve, reçurent dans le milieu de la journée, et sans préparation préalable, chacun 250 grammes de moutarde blanche sous forme d'électuaire. On remarqua une excitation générale sur les deux sujets; l'un expulsa au bout d'une heure une grande quantité d'excréments, et la défécation continua pendant la nuit suivante sans changement dans la consistance des crottins; l'autre sujet n'éprouva aucun dérangement intestinal. Le lendemain, on doubla la dose pour le sujet qui avait évacué : les effets furent à peu près les mêmes que la veille.

Il résulte de ces divers essais, que la moutarde blanche ne purge pas à proprement parler les chevaux, mais qu'elle détermine une excitation générale, de la salivation, et qu'elle provoque l'expul-

(1) *Thérap. génér.*, t. II, p. 59 et 60.
(2) *Recueil de méd. vétér.*, 1850, p. 691.

sion, dans un temps donné, d'une plus grande quantité d'excréments que dans les circonstances ordinaires. C'est donc un purgatif
eccoprotique (1) s'il en fût.

Pharmacothérapie. — La moutarde blanche n'a encore reçu
qu'un petit nombre d'applications en médecine vétérinaire. M. Cabaret (2) l'a employée avec profit contre une sorte d'embarras gastrique chez le cheval ; M. Huvellier (3) l'a essayée contre le vertige
abdominal des solipèdes avec quelque apparence de succès : la dose
était de 90 grammes, qu'on répétait selon le besoin ; M. Planard (4)
s'en est servi contre la même maladie à la dose de 250 grammes ;
en outre, il administrait du bi-carbonate de soude pour neutraliser
le suc gastrique qui, d'après ce praticien, serait surabondant ou
trop acide dans cette maladie. Il y a quelques années, M. Alassau-
nière (5) a préconisé la moutarde blanche comme une sorte de *spécifique* contre le vertige abdominal des solipèdes; il l'administre à
la dose de 500 grammes à la fois en électuaire, dose qu'il répète
trois fois par jour durant trois ou quatre jours, au bout desquels,
selon l'auteur, les animaux sont en convalescence ou se trouvent
entièrement rétablis. De plus, M. Parent (6), vétérinaire à Saint-
Marcel, près Châlon-sur-Saône, a mis en usage avec un plein succès la graine de moutarde blanche contre l'indigestion simple ou
vertigineuse des solipèdes; la dose a varié de 250 à 500 grammes,
en électuaire ou en suspension dans l'eau miellée et donnée en
breuvage. Dans le cas de vertige abdominal on ajoutait un peu
de camphre et on donnait des lavements avec l'essence de térébenthine.

Enfin, M. Zundel, dans la forme abdominale ou hépatique de l'affection typhoïde, emploie avec succès la moutarde blanche à la
dose de 250 à 500 grammes mélangée au miel et au sulfate de
soude. Il en est de même quand, pendant l'été, les chevaux ont l'estomac embarrassé, la tête lourde et sont menacés de vertige ; ce
léger laxatif, au bout de 2 ou 3 jours, ramène les animaux à leur
état ordinaire (*Note communiquée*). De plus, M. Saint-Cyr s'est servi
avec avantage de ce médicament contre la constipation, si fréquente

(1) De ἐξ, dehors ; et κόπρος, excrément.
(2) *Recueil de médec. vétér.*, 1836, p. 583.
(3) *Ibid.*, 1834, p. 13.
(4) *Ibid*, 1848, p. 94.
(5) *Ibid*, 1850, p. 687 et suiv.
(6) *Journ. vétér. de Lyon*, 1860, p. 642.

et si opiniâtre du chien. Seulement, pour. réussir, il faut persévérer dans l'emploi du remède (*Note communiquée*).

b. **Huile de ricin.**

Synonymie : Huile de castor, Huile de palma-christi, etc.

Pharmacographie. — Le ricin (*Ricinus communis*, L.) est une belle plante à feuilles palmées qui appartient à la famille des Euphorbiacées; elle est originaire de l'Inde et de l'Afrique, où elle acquiert les dimensions d'un arbre; dans nos climats, où elle est cultivée parfois dans les jardins comme plante d'ornement, elle n'est plus qu'une plante annuelle, bien qu'elle puisse acquérir des proportions assez considérables. Le ricin, encore appelé *palma-christi*, fournit à la médecine ses graines, desquelles on retire une huile laxative.

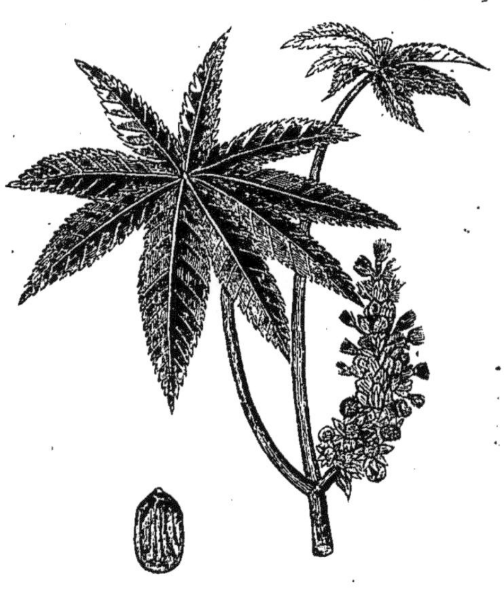

Fig. 7.

Graines de ricin. — Les semences de ricin sont de la grosseur d'un haricot, un peu allongées, aplaties de dessus en dessous, et terminées à une extrémité par une espèce de caroncule blanchâtre représentant assez bien la tête d'un insecte; leur surface est lisse, luisante, d'un gris jaunâtre marbré de brun; elles sont formées de deux parties : d'une enveloppe mince, dure, cassante, et d'une amande huileuse, d'une saveur douceâtre avec un arrière-goût âcre, et composée de deux lobes aplatis adossés l'un à l'autre.

Composition chimique. — D'après M. Bower (1), les graines de ricin contiennent, indépendamment de l'*huile grasse*, de l'*amidon*,

(1) *Journ. de chimie et de pharm.*, t. XXVII, p. 63.

de la *cellulose*, de l'*émulsine* semblable à celle des amandes amères, et qui développe dans l'émulsion des graines de ricin un principe *âcre* analogue à l'essence de moutarde. C'est ce qui explique les propriétés émétho-cathartiques de ces graines.

Huile de ricin. — L'huile de ricin récente et bien préparée est blanche, visqueuse, épaisse, inodore, d'une saveur douce et fade sans arrière-goût âcre, et pesant 0,969. Exposée à l'air elle rancit, devient épaisse et finit par se dessécher comme une huile siccative. Elle diffère des autres huiles grasses en ce qu'elle est soluble, *à froid*, dans l'alcool rectifié, ce qui permet de découvrir immédiatement toute fraude dont elle aurait été l'objet. En outre, elle se différencie des huiles fixes végétales par une composition chimique spéciale ; au lieu d'acides oléique et margarique, l'huile de ricin contient les acides *ricinique*, *margaritique* et *élaïodique* combinés avec la glycérine ; enfin, elle renferme souvent, surtout quand elle a été mal préparée, un principe oléo-résineux qui lui communique une grande âcreté.

Pharmacotechnie. — Afin d'obtenir une plus grande quantité d'huile, on avait proposé de torréfier les graines de ricin dépouillées de leur enveloppe, de les épuiser par l'alcool, etc. ; mais l'expérience ayant démontré que, si les produits ainsi obtenus étaient plus abondants, ils n'étaient pas de bonne qualité, on a peu à peu abandonné ces divers procédés pour adopter le plus simple et le plus rationnel, qui consiste à soumettre les amandes des semences de ricin à la meule et à les presser ensuite à froid, comme on le pratique pour obtenir des huiles douces de bonne qualité, dites *vierges*. C'est aujourd'hui le procédé universellement suivi.

Médicamentation. — On administre le plus ordinairement l'huile de ricin aux animaux à l'état de pureté ; cependant on y ajoute parfois une huile grasse ordinaire pour la rendre plus fluide et plus relâchante ; par contre, on y mélange quelquefois, pour augmenter son activité, une certaine quantité d'huile de croton-tiglium. Rien n'empêche d'y ajouter, comme chez l'homme, du suc d'oseille, du sirop de nerprun, de la manne, de la crème de tartre soluble, etc.

Les doses qui conviennent aux divers animaux sont les suivantes :

1° Grands herbivores...............	500 à 1000	grammes.
2° Petits ruminants................	64 à 150	—
3° Porcs..........................	32 à 96.	—
4° Chiens	32 à 64	—

Pharmacodynamie. — L'huile de ricin fraîche et convenablement préparée, est un laxatif très-doux et très-efficace chez les petits animaux surtout ; quand elle est rance ou obtenue par un procédé vicieux, cette huile cesse d'être relâchante et purge comme les cathartiques. Beaucoup de praticiens lui reprochent de manquer souvent son effet sur les grands herbivores ou de les purger incomplétement. Il résulte, en effet, des expériences de Perciwal, qu'à la dose de 700 grammes, environ, elle ne purge pas toujours le cheval, ce qui en fait un médicament infidèle et dispendieux tout à la fois ; aussi son usage est-il peu fréquent pour les solipèdes.

Pharmacothérapie. — Les cas où l'huile de ricin semble le mieux indiquée sont surtout l'engouement des estomacs des ruminants et des gros intestins du cheval, la constipation chez tous les animaux, surtout chez les vaches atteintes de métro-péritonite, les pelotes stercorales et les calculs intestinaux, les corps étrangers, les hernies après la réduction, les affections vermineuses, etc. « Elle est indiquée, dit Moiroud (1), toutes les fois qu'il s'agit de provoquer des évacuations intestinales sans irriter les premières voies. Nous l'avons vu employer avec succès, continue-t-il, pour remplir cette indication, dans le cas de vertige abdominal chez le cheval, et nous nous en sommes servi nous-même avec succès contre les coliques stercorales. On la donne au chien dans les constipations opiniâtres, auxquelles il est beaucoup plus sujet que les herbivores. » D'un autre côté, M. Chambert nous a assuré avoir retiré de bons résultats de l'emploi de ce laxatif dans le vertige abdominal du cheval ; il l'administre à la dose de 250 à 500 grammes dans une décoction de bette. Enfin, M. Schaack nous a dit s'en être servi avec un plein succès sur un jeune poulain atteint de constipation opiniâtre; la dose fut seule mentde 64 grammes. L'huile de ricin ne paraît donc pas être un aussi mauvais purgatif pour les herbivores que quelques auteurs se sont plu à le dire. Ce qui le prouve encore, c'est l'usage qu'en fait avec succès M. Félizet (2), à la dose de 100 grammes, contre les pelotes stercorales du cheval ; il se sert en même temps, à la vérité, du sulfate de soude à dose double; les breuvages purgatifs sont donnés alternativement toutes les quatre heures.

Indépendamment de l'huile grasse laxative qu'elles fournissent,

(1) *Pharmacologie*, p. 280, 1ʳᵉ édit.
(2) *Recueil de méd. vétér.*, 1869, p. 359.

les graines de ricin peuvent donner une émulsion très-active et qui purge à la manière des drastiques, en raison des principes résineux qu'elle contient. Il paraît que ces graines ont une activité au moins *dix* fois plus grande, à poids égal, que l'huile qu'on en retire, puisque, d'après le capitaine Pelletier (1), 175 grammes de ces graines ont déterminé la mort de plusieurs chevaux qui en avaient mangé avec leur avoine. D'un autre côté, les expériences d'Orfila (2) ont démontré que 6 à 12 grammes de ces semences écrasées et données à des chiens auxquels on avait lié l'œsophage pour empêcher le vomissement, suffirent pour tuer ces animaux. Enfin, les graines de ricin paraissent exercer sur les carnivores et les omnivores un effet éméto-cathartique, car on lit dans la *Matière médicale* de Bourgelat : « L'amande prise intérieurement, soit en nature, soit en décoction, est un vomitif et un purgatif pour les carnivores surtout ; on en donne aux cochons qu'on veut purger ; on la leur fait prendre écrasée dans leurs aliments ou bouillie dans du lait ; elle doit être nouvelle ; elle a l'odeur du chénevis quand elle est vieille. » C'est encore là un exemple d'une substance active peu chère et dont l'emploi est trop négligé.

c. De la Manne.

Pharmacographie. — On donne ce nom à un produit concret, mucilagineux et sucré, fourni par plusieurs espèces de frênes, arbres de la famille des Jasminées, et notamment par le *Fraxinus rotundifolia* et le *Fraxinus ornus*, L., qui croissent spontanément dans la Calabre, la Sicile, etc. ; les frênes qui viennent en France ne renferment pas de manne. On obtient ce produit, en Italie, en pratiquant des entailles dans le tronc des frênes, et en recevant la matière qui s'en écoule sur de la paille ou des feuilles. Une fois qu'elle s'est concrétée pendant la fraîcheur de la nuit on la recueille. L'opération se fait pendant les mois les plus chauds et les plus secs de l'année, juillet et août notamment.

Variétés commerciales. — On connaît trois espèces distinctes de mannes dans le commerce de la droguerie : ce sont la *manne en larmes*, la *manne en sorte* et la *manne grasse*. Disons un mot de chacune d'elles.

(2) *Annal. de la Soc. vétér. du Finistère*, 1841, p. 48.
(2) *Toxicologie*, t. II, p. 117, 5ᵉ édit.

1° Manne en larmes. — Elle est en fragments plus ou moins volumineux, allongés, irréguliers, friables, d'une couleur blanche si elle est récente, et jaunâtre si elle a vieilli, d'une odeur faible, spéciale, et d'une saveur douce, sucrée, mais fade. C'est la variété la plus estimée et la plus chère, et comme elle est peu active, elle doit être rejetée de la médecine des animaux.

2° Manne en sorte. — Celle-ci est en masses irrégulières formées de larmes peu volumineuses, brisées, ou de grains irréguliers, et d'une sorte de sirop brunâtre, épais, mucilagineux, qui agglutine les débris de larmes entre eux. La couleur de cette variété est jaunâtre si elle est récente, et brunâtre si elle a vieilli dans les officines et qu'elle ait fermenté. C'est l'espèce de manne la plus commune et la plus employée pour les animaux.

3° Manne grasse. — Véritable rebut des deux autres variétés, la manne grasse est en masses poisseuses, brunâtres, granuleuses, un peu plus consistantes que le miel, collant aux doigts comme ce dernier et renfermant beaucoup d'impuretés, telles que des débris végétaux, du sable, de la terre, de la paille, etc. La manne grasse étant rejetée de l'autre médecine, d'un prix peu élevé, et très-active, elle conviendrait parfaitement pour les animaux, mais elle est devenue rare dans le commerce, où l'on préfère la purifier pour la transformer en espèces plus chères ou pour faire la manne factice,

Composition chimique. — D'après les recherchés de M. Leuch - weiss, les diverses espèces de mannes renfermeraient les principes suivants : *mannite* ou sucre non fermentescible, *sucre véritable*, *matière mucilagineuse*, *résine*, *acide organique*, *matières azotées*, *eau*, *cendres*. La mannite et le mucilage paraissent être les principes purgatifs de la manne.

Falsifications. — Les diverses espèces de mannes sont fréquemment falsifiées aujourd'hui avec du glucose, de la cassonade, du miel, des matières féculentes, etc. ; on pousse même la fraude jusqu'à fabriquer de toutes pièces ce médicament laxatif. Ce remède ayant peu d'importance en médecine vétérinaire, nous ne nous arrêterons pas à faire connaître les moyens de dévoiler les adultérations dont il est l'objet.

Médicamentation. — La manne s'administre le plus souvent sous la forme de liquide aux divers animaux, et, comme elle n'a pas une saveur désagréable, les malades la prennent facilement en boisson ; on la donne parfois aussi sous forme d'électuaire, notamment quand on l'emploie à titre de béchique chez les grands herbivores. Les doses purgatives de cette substance sont les suivantes :

1° Grands herbivores	500 à 1000 grammes.	
2° Petits ruminants	64 à 125	—
3° Porcs	64 à 96	—
4° Chiens	32 a 64	—

Effets et usages. — La manne est incontestablement le laxatif le plus doux que l'on puisse mettre en usage ; malheureusement son peu d'activité et son prix relativement assez élevé ne permettent guère qu'on en fasse usage chez les grands animaux ; aussi est-elle réservée à peu près exclusivement pour ceux qui sont très-jeunes ou qui appartiennent aux petites espèces; cependant M. Girou (1) l'a administrée à la dose de 500 grammes à un bœuf atteint d'entérite couenneuse, et lui attribue l'expulsion des fausses membranes qui eut lieu deux jours après l'administration du remède laxatif. Il résulte, des expériences de Daubenton (2), qu'à la dose de 64 grammes la manne ne purge pas le mouton, mais qu'à celle de 90 à 125 grammes, elle amène des évacuations au bout de neuf heures, sans altérer la santé des sujets et sans même diminuer sensiblement leur appétit; à la dose de 150 grammes, elle agit trop fortement. La manne serait donc un bon purgatif pour les moutons, si son prix n'était pas trop élevé. Malgré cet inconvénient, Barthélemy aîné (3) l'a employée avec beaucoup de succès, à petites doses répétées, chez des agneaux à la mamelle atteints d'indigestion laiteuse. Enfin, Delafond (4), à l'exemple de son prédécesseur, s'est servi avec avantage de ce léger laxatif sur des veaux atteints de la même affection. En général, chez les petits carnivores, la manne est un bon purgatif; elle a été vantée par Barthélemy aîné (5) contre la maladie des chiens; il prescrit de l'administrer en solution dans du lait.

La manne n'est pas employée chez les grands herbivores pour évacuer l'intestin, mais en revanche on s'en sert pour diminuer la

(1) *Mém. de la Soc. vétér. de Lot-et-Garonne,* 1846, p. 33.
(2) *Inst. pour les bergers,* 3ᵉ édit., an X, p. 459 et 460.
(3) *Compte rendu de l'École d'Alfort,* 1821, p. 32 et 34.
(4) *Recueil de méd. vétér.,* 1844, 254.
(5) *Compte rendu de l'École d'Alfort,* 1821, p. 32 et 34.

toux dans la bronchite chronique et pour faciliter l'expectoration ; c'est à la fois un béchique adoucissant et incisif. On l'administre en breuvage ou en électuaire à la dose de 50 à 100 grammes, qu'on répète plusieurs fois dans la journée, selon le besoin ; donnée ainsi pendant quinze à vingt jours, dit Moiroud (1), elle agit avec succès ; associée au kermès, elle donnerait sans doute de bons résultats dans la bronchite catarrhale.

De la Casse.

Pharmacographie. — Le Canéficier (*Cassia fistula*, L.) est un grand et bel arbre de la famille des Légumineuses, qui est originaire de l'Arabie et de l'Inde, et qui est cultivé maintenant avec succès dans l'Amérique méridionale. Il fournit à la médecine son fruit appelé *casse*.

La casse est une gousse indéhiscente, cylindroïde, de la grosseur du pouce, longue en moyenne d'un demi-mètre, et formée par deux valves soudées longitudinalement et d'une teinte noire ; intérieurement, cette gousse est divisée transversalement par des cloisons complètes en un grand nombre de loges contenant une pulpe noirâtre, douce et sucrée, enveloppant une graine lisse, aplatie et rougeâtre. La casse entière porte le nom de *casse en bâtons;* la pulpe retirée des loges et mélangée aux graines s'appelle *casse brute* ou *à noyaux;* on l'appelle *casse mondée* quand on en a séparé les semences en la passant à travers un tamis fin; enfin, délayée dans l'eau, filtrée et rapprochée en consistance d'extrait, elle constitue la *casse cuite.*

Composition chimique. — D'après Vauquelin, la pulpe de casse contient les principes suivants : *gélatine végétale* (pectine?), *sucre, gomme, gluten, eau, parenchyme* ou *cellulose.*

Emploi. — La pulpe de casse se donne en dissolution dans l'eau, seule ou mélangée à d'autres laxatifs; c'est un évacuant très-doux en même temps que légèrement tempérant; malheureusement son prix élevé et son peu d'activité ne permettent pas d'en faire usage sur les grands animaux, à moins qu'ils ne soient très-jeunes ou de race très-précieuse. C'est par contre un purgatif utile pour les jeunes chiens, pour les chats, etc., par ce qu'en raison de sa saveur agréable, ces animaux le prennent facilement d'eux-mêmes.

(1) *Pharmacologie*, p. 277.

c. Du Tamarin.

Pharmacographie. — Le Tamarinier (*Tamarindus indica*, L.) est aussi un bel arbre de la famille des Légumineuses, qui a la même origine que le précédent et qui est cultivé dans les mêmes contrées, ainsi qu'en Égypte. Il fournit également à la médecine son fruit, qui est peu développé.

Le fruit du tamarinier est une gousse indéhiscente, d'une seule pièce, irrégulièrement cylindroïde, étranglée de distance en distance, de couleur terne et d'une longueur moyenne d'environ 10 centimètres. Intérieurement, on ne remarque aucune cloison et l'on trouve une pulpe noirâtre, acidule, d'odeur vineuse, entremêlée de quelques filaments et d'un petit nombre de graines, qui en remplit toute la cavité et s'étend dans toute la longueur du fruit. C'est cette pulpe qu'on expédie dans le commerce ; les fruits entiers s'y rencontrent rarement.

Composition chimique. — La pulpe du tamarin renferme les principes suivants : *acides citrique, tartrique, malique, bitartrate de patasse, sucre, gomme, pectine, parenchyme* ou *cellulose, eau,* etc.

Emploi. — Le tamarin est aussi laxatif que la casse et infiniment plus tempérant qu'elle ; il est inusité chez les grands herbivores par les mêmes raisons que pour cette dernière. Quant aux animaux très-jeunes ou de petite espèce, ils trouvent dans le tamarin un évacuant d'une certaine utilité, qu'ils prennent aisément d'euxmêmes. Il convient surtout dans les affections du foie, la fièvre bilieuse, la jaunisse, etc., et en général, dans toutes les phlegmasies, compliquées de prédominance biliaire, de tendance putride du sang, etc.

§ II. — Purgatifs minoratifs (1).

Synonymie : Purgatifs alcalins, Purgatifs salins, Purgatifs dialytiques, etc.

Nous réservons exclusivement la dénomination de purgatif minoratifs aux sels neutres de potasse, de soude et de magnésie, et nous en formons une catégorie spéciale, parce qu'ils ont un mode d'action entièrement distinct de celui des autres purgatifs. En effet, ces sels ne purgent pas en relâchant le tube intestinal, comme les

____

(1) De *minorare*, amoindrir, diminuer.

laxatifs, ni en l'irritant plus ou moins fortement, comme les cathartiques ou les drastiques ; ils ne paraissent pas augmenter sensiblement non plus la sécrétion de la bile, du suc pancréatique, du mucus, etc. ; mais ils déterminent sur la muqueuse intestinale un mouvement exosmotique du sérum du sang qui entraîne l'expulsion hors du corps d'une quantité plus ou moins considérable de matières séreuses et aqueuses. Aussi les purgatifs salins sont-ils des évacuants *hydragognes* (1) s'il en fut jamais.

L'action des sels neutres alcalins varie, du reste, selon la dose ingérée ; quand ils sont administrés à petites doses, ils sont absorbés, agissent sur le sang, et déterminent finalement une action diurétique marquée, ainsi que nous l'expliquerons plus tard; lorsqu'au contraire ils sont donnés en grande quantité, ils ne sont pas absorbés, ou ne le sont que très-faiblement, et agissent alors sur l'intestin, dont ils provoquent les évacuations. Cette action différente des sels neutres, selon la dose, a été parfaitement démontrée, chez l'homme, par MM. Laveran et Millon (2), au moyen du sulfate de soude et du tartrate de potasse et de soude, donnés successivement à petites et grandes doses.

M. Liebig (3) essaye de donner l'explication de cette particularité remarquable de la manière suivante : Lorsqu'une solution saline, dit-il, est plus chargée de sels que le sérum du sang, elle ne peut traverser par endosmose la muqueuse intestinale, et non-seulement elle n'est pas absorbée, mais encore elle détermine un mouvement en sens inverse, c'est-à-dire qu'elle appelle par exosmose le sérum du sang sur la surface intestinale, d'où résulte la purgation ; quand, au contraire, les solutions sont moins concentrées que le plasma sanguin, elles sont absorbées, se mélangent au sang, et produisent ensuite des effets généraux variables, selon leur nature. Les expériences nombreuses de Poiseuille (4) sur l'endosmose du sérum du sang, relativement aux solutions salines plus ou moins concentrées, semblent démontrer l'exactitude de la théorie du chimiste allemand. Du reste, on s'exposerait à tomber dans une grande erreur si l'on prenait cette théorie dans un sens absolu ; quelque concentrée que soit une solution saline et quelque copieuse que soit l'évacuation humorale qu'elle détermine, elle n'est jamais entièrement expulsée sans qu'une petite quantité soit absorbée, d'autant

(1) De ὕδωρ, eau ; et ἄγω, je chasse.
(2) *Compte rendu de l'Institut*, t. XIX, p. 347.
(3) *Chim. appliq. à la physiol. végét. et à l'agric.*, p. 461 et suiv.
(4) *Compte rendu de l'Institut*, t. XIX, p. 994.

plus que tout mouvement d'exosmose et d'endosmose se compose de deux courants contraires, l'un qui sort et l'autre qui entre ; par conséquent, les purgatifs salins doivent être nécessairement absorbés en partie, agir sur le sang comme fluidifiants en vertu de leurs bases, et sortir de l'économie par les voies urinaires en provoquant une action diurétique.

Quoi qu'il en soit de ces explications théoriques, l'expérience démontre que l'action purgative de ces composés salins est assez sûre, mais qu'elle n'est jamais ni copieuse ni prolongée ; cela tient évidemment à leur mode d'action et à l'absence à peu près complète d'irritation intestinale qui accompagne leur usage lorsqu'ils sont donnés à doses convenables : aussi peut-on les administrer pendant plusieurs jours de suite sans crainte d'accidents. Cependant, comme ils évacuent une grande quantité de sérosité, ils tendent à dessécher la surface intestinale, et ne tardent pas à amener une constipation plus ou moins forte ; on prévient en partie cet inconvénient en les donnant à doses fractionnées et en abreuvant largement les animaux en temps convenable ; cette précaution est d'autant plus utile que les purgatifs salins provoquent toujours une soif assez vive et qu'ils déterminent presque toujours la diurèse.

Les purgatifs salins peuvent remplir la plupart des indications des évacuants intestinaux, et de plus ils reçoivent des applications toutes spéciales. Un assez grand nombre d'affections du tube digestif en réclament l'usage ; de ce nombre sont la constipation avec crottins durs, secs, coiffés ; la gastro-conjonctivite, la fièvre bilieuse, catarrhale, muqueuse, typhoïde, etc. ; la jaunisse, les affections du foie, l'engouement intestinal, etc. Parmi les maladies générales, la pléthore sanguine, la plasticité outrée du sang, la plupart des phlegmasies, la fourbure, le vertige, etc., sont celles qui réclament le plus fréquemment l'usage des purgatifs minéraux. Enfin, dans la paralysie qui est déterminée par l'hydropisie des ventricules du cerveau à la suite du vertige, et dans la plupart des collections séreuses, les purgatifs alcalins sont doublement indiqués et comme purgatifs hydragogues et comme diurétiques.

a. Sulfate de soude.

Synonymie : Sel de Glauber, Sel admirable, etc.

Pharmacographie. — Ce sel est solide, en beaux cristaux contenant plus de la moitié de leur poids d'eau de cristallisation, s'effleurissant à l'air, inodore, de saveur fraîche et amère, et pesant 2,25. Chauffé, il fond d'abord dans son eau de cristallisation, puis se dessèche, et enfin éprouve la fusion ignée sans subir de décomposition. Le sulfate de soude est très-soluble dans l'eau froide ou chaude, et présente la particularité remarquable d'avoir son maximum de solubilité à 33°; alors l'eau contient environ trois fois son poids de sel. En se dissolvant dans l'eau froide et l'acide chlorhydrique ordinaire, le sulfate de soude abaisse la température de ces liquides, ce qu'on met à profit dans la formation de certains mélanges frigorifiques.

Médicamentation. — Le sulfate sodique s'administre aux animaux en dissolution dans l'eau, mais très-rarement en électuaire ; quand on n'en donne qu'une petite quantité, il peut être mélangé aux boissons des malades, qui le prennent facilement d'eux-mêmes ; mais quand on le fait prendre à dose purgative, on l'administre en breuvage ou en lavement, seul ou mélangé à d'autres purgatifs. Les doses destinées aux divers animaux varient selon qu'on désire obtenir une purgation immédiate ou qu'on se propose de la provoquer graduellement ; dans le premier cas, elles doivent être considérables, ainsi que l'indique le tableau suivant, tandis que, dans le second, elles ne doivent être que le cinquième des doses purgatives :

1° Solipèdes..................	500 à 1000 grammes.
2° Grands ruminants.........	250 à 500 —
3° Petits ruminants et porcs..	100 à 150 —
4° Chiens....................	32 à 64 —

Ces doses quotidiennes peuvent être fractionnées ou données d'emblée.

Pharmacodynamie. — Les effets du sulfate de soude varient selon la dose à laquelle il est administré. Donné en petite quantité il est facilement absorbé, passe dans le sang, diminue la plasticité de ce fluide nutritif, et, enfin, il est éliminé par les reins en déterminant une action diurétique des plus prononcées. Ingéré en quantité moyenne, il rend le ventre libre, rafraîchit la bouche et le canal intestinal, augmente l'appétit et l'assimilation, et se montre très-favorable à la fonction nutritive en général. Enfin, à doses élevées, il détermine une purgation rapide, mais de courte durée chez tous les animaux.

Pharmacothérapie. — L'usage du sulfate de soude est multiple : on l'emploie à titre de *condiment*, de *laxatif* et de *purgatif;* nous allons examiner ses applications chez les divers animaux domestiques.

1° Solipèdes. — D'après les observations journalières des bons praticiens, le sulfate de soude est un des meilleurs condiments qu'on puisse employer pour le cheval; donné à la dose de 32 à 64 grammes dans les boissons ordinaires de ce solipède, il augmente l'appétit, entretient le ventre libre, favorise les fonctions nutritives, rend la peau souple, le poil brillant, etc. Administré à la dose de 50 à 100 grammes par jour, en boisson, il agit comme un léger laxatif, hâte les défécations, rend les excréments plus humides, empêche la constipation, fait couler les urines, etc. ; et sous ce rapport il rend de grands services dans la pratique durant le traitement des maladies inflammatoires des chevaux, ainsi que chez les animaux opérés qu'on ne peut exercer, en entretenant la liberté du ventre. De plus, chez les chevaux étroits de boyaux et qui se nourrissent mal, le sulfate de soude donné avec les boissons ordinaires produit de bons effets généralement. Enfin, comme purgatif des solipèdes, le sulfate de soude, en raison de son efficacité et de son bas prix, est un des agents les plus précieux de la matière médicale, surtout pour les chevaux de race distinguée, et pour ceux qui habitent les contrées méridionales. Les vétérinaires anglais, et même un assez grand nombre de vétérinaires français, ont peu de confiance dans le sulfate de soude et le considèrent comme un purgatif infidèle; mais M. Rey (1) a parfaitement démontré que cela tenait à l'insuffisance des doses administrées habituellement; donné à la dose indiquée par le tableau posologique, il purge parfaitement la plupart des chevaux, comme le prouve la pratique suivie à cet égard à la clinique de l'École de Lyon.

2° Ruminants. — Comme condiment, le sulfate de soude est au moins aussi précieux pour les bêtes bovines que pour les solipèdes ; il rend de grands services dans le traitement des maladies graves des grands ruminants, qui s'accompagnent presque toujours de suspension de la digestion, d'engouement stomacal ou intestinal, de constipation plus ou moins opiniâtre, etc. ; dans de telles circons-

(1) *Journ. de méd. vétér. de Lyon*, 1849 p. 432 et suiv.

tances, le sulfate de soude dissous dans les boissons des malades, à la dose de 25 à 50 grammes par jour, entretient le cours des matières alimentaires, prévient la constipation, rétablit promptement l'appétit et la rumination, fait couler les urines, etc. Il purge bien les grands ruminants, même à dose moitié moindre que chez le cheval; seulement la dose doit être renouvelée plusieurs jours de suite, si l'on veut obtenir des effets un peu notables. Dans toutes les affections gastro-intestinales chroniques de ces animaux, il existe toujours une constipation opiniâtre qui vient compliquer le mal qu'on a à combattre; or, ce sel donné pendant cinq ou six jours à la dose quotidienne de 100 à 125 grammes, en dissolution dans l'eau des boissons, triomphe presque toujours au bout de ce temps de cette fâcheuse complication; quelquefois il convient de l'unir à la décoction d'orge pour le rendre plus rafraîchissant.

Le sulfate de soude est aussi un bon purgatif pour le mouton et la chèvre; on peut leur en administrer sans crainte de 64 à 125 grammes à la fois. Comme diurétique et léger dissolvant du sang, ce composé salin a été employé avec beaucoup de succès par Delafond (1), à titre de condiment, contre une affection pléthorique et polyémique qui attaque les moutons de la Beauce à l'époque où ils vont paître dans les plaines récemment dépouillées de la récolte des céréales et principalement du blé.

3° **Omnivores.** — D'après Viborg (2), le sulfate de soude à la dose de 125 grammes en dissolution dans l'eau purge bien le porc.

4° **Carnivores.** — Les chiens doivent recevoir, d'après M. Rey (3), de 32 à 64 grammes de ce sel, selon leur taille; et si au bout de vingt-quatre heures la purgation ne s'est pas montrée, la dose doit être renouvelée.

b. Phosphate de soude.

Pharmacographie. — Le phosphate neutre de soude est en cristaux prismatiques rhomboïdaux, assez volumineux, transparents contenant 62 pour 100 d'eau de cristallisation; incolore, inodore, de saveur fraîche et salée, ce sel se dissout dans 2 parties d'eau chaude et 4 parties d'eau froide. Soumis à l'action de la chaleur,

(1) *Traité sur la maladie de sang des bêtes à laine,* p. 101.
(2) *Traité du porc,* p. 68.
(3) *Journ. de médec. vétér. de Lyon,* 1849.

il fond dans son eau de cristallisation, puis se dessèche, éprouve la fusion ignée, et enfin se transforme en pyrophosphate de soude.

Usages. — On attribue à ce sel, dans la médecine de l'homme, une action purgative qui serait encore plus douce que celle du sulfate de soude, ce qui tient sans doute à la grande quantité d'eau de cristallisation qu'il renferme ; c'est assurément le meilleur succédané du sel de Glauber ; néanmoins, comme il est plus rare et plus cher que ce dernier, il est peu usité, même chez l'homme.

c. Sulfate neutre de potasse.

SYNONYMIE : Sel duobus, Sel polychreste de Glaser, *Arcanum duplicatum*, etc.

Pharmacographie. — Le sulfate neutre de potasse est en cristaux prismatiques, courts, durs, anhydres, incolores, inodores, amers et pesant 2,3 ; soumis à l'action de la chaleur, ce sel décrépite et fond au rouge sans se décomposer ; inaltérable à l'air, il se dissout dans 10 parties d'eau froide et 4 parties d'eau bouillante ; il est aussi légèrement soluble dans l'alcool et l'éther.

Usages. — On considère le sulfate de potasse comme le succédané du sulfate de soude, et on le prescrit généralement à la même dose et dans les mêmes cas que le sel sodique ; il y a là une double erreur : d'abord le sulfate de potasse est beaucoup plus irritant que celui de soude pour le tube digestif ; en outre, quand il est absorbé, il se montre altérant et diurétique à un degré bien supérieur. Quant à la dose, c'est un tort de l'élever au même point que celle du sulfate de soude, car ce dernier contient plus de la moitié de son poids d'eau de cristallisation, tandis que le sulfate de potasse n'en renferme pas ; de plus, ce dernier est formé par une base qui est toujours plus active que la soude. Pour toutes ces raisons, nous estimons que la dose du sulfate de potasse doit être seulement la moitié de celle du sulfate de soude. En médecine humaine, on a cru reconnaître que le sulfate de potasse était plus antifébrile que celui de soude, et de plus, qu'il convenait mieux pour diminuer la sécrétion laiteuse, pour dissiper les engorgements des mamelles, etc. Les vétérinaires anglais et allemands emploient assez fréquemment le sulfate de potasse, mais en France on lui préfère avec raison le sulfate de soude qui est moins cher et moins irritant.

d. Sulfate de magnésie.

Synonymie : Sel d'Epsom, de Sedlitz, Sel amer, etc.

Pharmacographie. — Le sulfate de magnése es t cristallisé en petites aiguilles prismatiques renfermant la moitié de leur poids d'eau de cristallisation, et ressemblant beaucoup à celles du sulfate de zinc ; incolore, inodore, de saveur très-amère, le sulfate magnésien s'effleurit à l'air et tombe en poussière ; chauffé, il fond dans son eau de cristallisation, puis se dessèche, et enfin, se décompose partiellement quand on le calcine.

Effets et usages. — Le sulfate de magnésie agit dans le même sens que les précédents ; on le prescrit en général aux mêmes doses que le sulfate de soude, quoiqu'il soit plus irritant ; sur les sujets dont le tube digestif est sain, il ne paraît pas, en effet, agir plus activement que le sel de soude ; mais sur ceux dont les intestins sont malades, l'action est beaucoup plus énergique et plus nuisible ; employé à la clinique de l'École de Lyon dans la gastro-conjonctivite, à la dose de 125 grammes, il a souvent déterminé des coliques violentes, tandis que le sulfate de soude, administré à doses bien supérieures, n'a jamais causé d'accidents sérieux dans les mêmes circonstances. D'après Perciwall (1), le sulfate de magnésie serait un très-mauvais purgatif pour les chevaux, et ne déterminerait le plus souvent aucun effet, même à la dose de 500 grammes ; par contre, ce savant vétérinaire anglais le considère comme le meilleur purgatif qu'on puisse employer chez le gros bétail ; la dose moyenne serait de 500 grammes à la fois. M. Cruzel (2) confirme en partie l'opinion de l'auteur anglais, car il a vu ce sel purger parfaitement le bœuf à la dose de 375 à 500 grammes, uni à 32 grammes d'aloès. Enfin, M. Morton (3) affirme également que le sulfate de magnésie est un des meilleurs purgatifs pour les ruminants.

§ III. — **Purgatifs cathartiques** (4).

On désigne sous le nom de *cathartiques* ou de *purgatifs moyens*, les purgatifs qui provoquent des évacuations alvines en irritant lé-

(1) *Effets des médicaments sur les chevaux*, broch.
(2) *Journ. des vétér. du Midi*, 1838, p. 176.
(3) *Pharmacopée*, p. 265.
(4) De καθαρσις, purgation.

gèrement la muqueuse intestinale et en congestionnant le système capillaire des intestins ; ils se placent naturellement entre les *minoratifs*, qui ne produisent qu'une exhalation séreuse intestinale, et les *drastiques*, qui purgent en enflammant plus ou moins profondément le système digestif. Les cathartiques sont tirés en grande partie du règne végétal ; le règne minéral ne fournit que le calomélas. Ils provoquent en général une excrétion humorale abondante et irritent suffisamment la muqueuse intestinale pour donner lieu à une révulsion interne assez intense ; du reste, leur action est très-disparate et ne comporte pas des généralités étendues ; c'est pourquoi nous passons immédiatement à l'étude spéciale de chacun de ces purgatifs, en allant du plus faible au plus fort, afin d'arriver insensiblement aux *Drastiques*.

a. Protochlorure de mercure.

Synonymie : Mercure doux, Calomel, Calomélas. Précipité blanc, panacée mercurielle, etc.

Pharmacographie. — Voy. *Altérants mercuriaux*, t. II, p. 131.

Médicamentation. — Le calomel s'administre le plus souvent sous forme de bols ou de pilules, seul ou combiné à d'autres purgatifs, tels que l'aloès, la rhubarbe, la scammonée, etc. On peut aussi le donner en suspension dans un breuvage, en se servant pour intermédiaire d'un jaune d'œuf, de la gomme, etc. ; mais la forme solide obtient généralement la préférence. Les doses de ce purgatif sont, pour les divers animaux, d'après M. Hertwig, les suivantes :

1° Solipèdes........................	12 à 24	grammes.
2° Grands ruminants...............	8 à 12	—
3° Porcs...........................	2 à 4	—
4° Petits ruminants................	1 à 2	—
5° Carnivores......................	0,25 à 2	—

En général, quand on en a la facilité, il vaut mieux fractionner ces doses et les administrer à plusieurs reprises dans la journée, que de les donner d'emblée. De plus, il est prudent de se servir du calomel à la vapeur, soigneusement lavé, à l'exclusion du calomélas précipité, qui retient toujours des nitrates basiques de mercure qui le rendent très-irritant. Cette précaution est essentielle.

Pharmacodynamie. — Ce purgatif étant peu employé en France, ses effets y sont peu connus ; mais il n'en est pas de même en Angleterre et en Allemagne, où son usage est très-fréquent; aussi allons-nous emprunter à l'excellent ouvrage de M. Hertwig (1) les considérations suivantes sur ses effets dans le tube digestif.

Donné à très-petites doses, le mercure doux produit les effets des altérants mercuriaux sans déterminer d'évacuations intestinales, à moins qu'on ne réitère la dose à de courts intervalles de temps; dans ce dernier cas, l'expérience démontre qu'il détermine bientôt des défécations plus fréquentes, puis plus humides, et enfin plus molles. Administré aux divers animaux, aux doses indiquées par le tableau posologique, le calomel ne purge guère les grands animaux qu'au bout de vingt-quatre à trente-six heures, le mouton que le troisième jour, et le chien beaucoup plus tôt que les autres animaux ; cela varie, du reste, selon l'âge des sujets, leur constitution, leur régime. Si l'on réitère la dose purgative deux ou trois fois dans la même journée, les animaux sont purgés beaucoup plus rapidement, mais alors ils sont exposés à deux accidents graves: la *superpurgation* et l'*infection mercurielle ;* ces deux inconvénients sont moins à craindre chez le porc et le chien, qui vomissent la plus grande partie du médicament ingéré, et qui sont du reste beaucoup moins sensibles que les herbivores à l'action des molécules mercurielles.

La purgation par le calomélas présente quelques particularités intéressantes qu'il importe de faire connaître. D'abord, elle s'accompagne fréquemment de salivation quand les doses ont été fortes ou trop rapprochées ; en outre, les excréments expulsés prennent peu à peu une couleur spéciale, qui est vert grisâtre chez les herbivores et noirâtre chez les omnivores et les carnivores ; de plus, ils exhalent une odeur infecte qui se prolonge pendant plusieurs jours après la cessation de l'usage du purgatif. La coloration spéciale des excréments est due, selon les uns, à la formation d'une certaine quantité de sulfure noir de mercure par l'action de l'acide sulfhydrique contenu dans les intestins sur le calomel, suivant les autres, à l'excrétion, sous l'influence spéciale de ce médicament, qu'on classe assez généralement parmi les *cholagogues* (2), d'une grande quantité de bile d'une nature particulière. Quoi qu'il en soit, la purgation déterminée par le mercure doux est une de celles qui se prolongent le plus ; c'est aussi une de celles qui affaiblissent le plus radicalement et pour le plus de temps les

(1) *Pharmacologie pratique,* p. 711 et suiv. § 626.
(2) De χολή, bile; et ἄγω, je chasse.

forces propres de l'organisme, ce que la nature du médicament explique du reste facilement; puisqu'un effet altérant s'ajoute presque toujours à l'action évacuante.

Pharmacothérapie. — Le calomel est particulièrement employé dans les maladies du foie et des voies biliaires, dans les affections couenneuses et vermineuses du tube digestif, dans les hydropisies avec production de fausses membranes, dans le vertige abdominal, le rhumatisme, les phlegmasies qui s'accompagnent de productions morbides, les maladies de la peau, des centres nerveux, etc. Ce purgatif a été employé avec succès par M. Zundel (1) à la dose de 2 à 4 grammes, répétée deux fois par jour, pendant trois jours consécutifs, contre l'hépatite aiguë du cheval.

b. Du Nerprun purgatif (*Rhamnus cartharticus*, L.).

Pharmacographie. — Le Nerprun est un arbrisseau indigène appartenant à la famille des Rhamnées, qu'on trouve dans les haies, les taillis, les bois, etc., surtout dans le midi de la France. Il fournit à la médecine ses fruits, connus sous le nom de *baies du nerprun.*

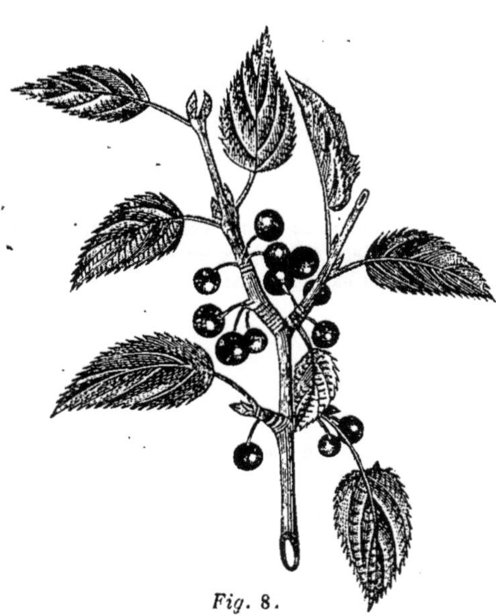

Fig. 8.

Caractères. — Les baies de nerprun sont à peu près de la grosseur de celles du genévrier, dont elles ont l'aspect; d'abord vertes, elles deviennent ensuite violettes, et enfin tout à fait noires; elles renferment une pulpe verdâtre, d'une odeur désagréable, d'une saveur âcre

et amère, au milieu de laquelle on trouve ordinairement quatre

(1) *Journ. de méd. vétér. de Lyon*, 1858, p. 413.

semences dures. Cette pulpe et son infusion aqueuse verdissent par les alcalis, rougissent par les acides, et prennent une teinte noire sous l'influence des sels de fer.

Composition chimique. — Elle est encore imparfaitement connue ; cependant les analyses de MM. Vogel et Hubert y ont démontré la présence des principes suivants : *cathartine, matière colorante verte* (rhamnine), *acides acétique* et *malique, mucilage* et *gomme, sucre, matière azotée*, etc. ; enfin Schwilgué admettait dans ces petits fruits la présence du tannin et de l'albumine.

Cathartine. — Elle est solide, jaunâtre, cristallisable, soluble dans l'eau et l'alcool faible, mais insoluble dans l'éther et l'alcool absolu. Essayée chez l'homme, elle a produit une purgation plus douce que le nerprun entier.

Pharmacotechnie. — On récolte les baies de nerprun vers le mois de septembre, lorsqu'elles ont acquis leur complète maturité ; on peut les employer sous cet état, après les avoir écrasées, et en faire des électuaires ou des bréuvages ; cependant on ne s'en sert pas souvent sous cette forme, l'expérience ayant, en quelque sorte, consacré les deux préparations suivantes :

1° *Extrait ou rob de nerprun.*

On écrase les baies de nerprun et on les laisse fermenter trois ou quatre jours ; alors on passe avec expression, on filtre et l'on évapore en consistance d'extrait mou. On doit conserver cette préparation dans des vases pleins et bien clos, car elle peut moisir.

2° *Sirop de nerprun.*

Prenez : Suc de nerprun et sucre blanc........ parties égales.

Faites fondre le sucre dans le suc de baies de nerprun et rapprochez en consistance de sirop. En remplaçant le sucre par la mélasse, la cassonade, le glucose, le miel, etc., on obtiendrait une préparation tout aussi efficace et beaucoup plus économique.

Effets et usages. — Administrées entières ou écrasées, les baies de nerprun agissent avec beaucoup d'activité et à la manière des purgatifs drastiques ; elles sont peu usitées, parce qu'elles s'altèrent facilement ; le rob et surtout le sirop sont beaucoup moins actifs, et paraissent dépourvus de toute faculté drastique, à moins qu'on ne les donne à doses exagérées. Le nerprun irrite légèrement la muqueuse intestinale et provoque une sécrétion abondante de mucus : aussi le place-t-on généralement parmi les purgatifs *hydra- gogues* et *phlegmagogues*. Il est rarement employé pour les grands herbivores, si ce n'est parfois comme adjuvant d'un autre purgatif plus énergique. Cependant, d'après des renseignements qui nous ont été fournis par un praticien de la Saintonge, le rob de nerprun, à la dose de 40 à 50 grammes, serait d'une grande efficacité contre les coliques des jeunes poulains qui viennent de naître et, qui ont pour cause habituelle l'accumulation et le durcissement du *méco- nium* dans les intestins de ces nouveau-nés. On se sert assez souvent, au contraire, de l'extrait et du sirop de nerprun chez les carni- vores; on donne ce dernier depuis la dose de 32 jusqu'à celle de 96 grammes; quand on emploie le rob de nerprun, la dose doit être moitié moindre. Ce purgatif est surtout préconisé contre les hydropisies.

Succédanés du Nerprun.

1° **Bourdaine** (*Rhamnus frangula*, L.). — Partie employée : écorce de la tige et de la racine.

2° **Sureau** (*Sambucus nigra*, L.). — Parties employées : deuxième écorce de la tige et de la racine, feuilles et baies à l'état frais.

3° **Hièble** (*Sambucus ebulus*, L.). — Parties employées : les mêmes que pour le sureau.

c. De la Rhubarbe.

Pharmacographie. — On donne le nom de *Rhubarbe*, dans les officines, à la racine préparée et sèche de plusieurs plantes du genre *Rheum*, de la famille des Polygonées, qui croissent en Asie et en Europe, et notamment du *Rheum palmatum*, L., représentée par la figure ci-après.

Variétés commerciales.. — On distingue dans le commerce de la droguerie, quatre variétés principales de rhubarbe, d'après leur provenance; nous allons faire connaître brièvement leurs princi- paux caractères.

1° **Rhubarbe de Chine ou de Canton**. — Cette variété sort de la Chine par Canton et arrive en Europe par la voie de l'Océan; elle est en morceaux compactes, arrondis, percés d'un ou plusieurs

petits trous, dans lesquels on trouve parfois dès débris de la corde
qui a servi à les suspendre pour les faire sécher ; à l'extérieur,
ces fragments sont d'un
jaune sale ; intérieure-
ment, ils ont une struc-
ture serrée et présentent
une marbrure fine de
teinte briquetée; l'odeur
de cette rhubarbe est très-
prononcée et particulière,
et sa saveur est franche-
ment amère; sa poudre est
d'une couleur fauve, et
teint la salive en jaune
orangé. Cette variété est
souvent piquée par les
vers et moisie; les dro-
guistes remédient à cette
altération en bouchant les
trous avec un mastic de
poudre de rhubarbe, de
gomme et d'eau, et en
roulant les morceaux dans

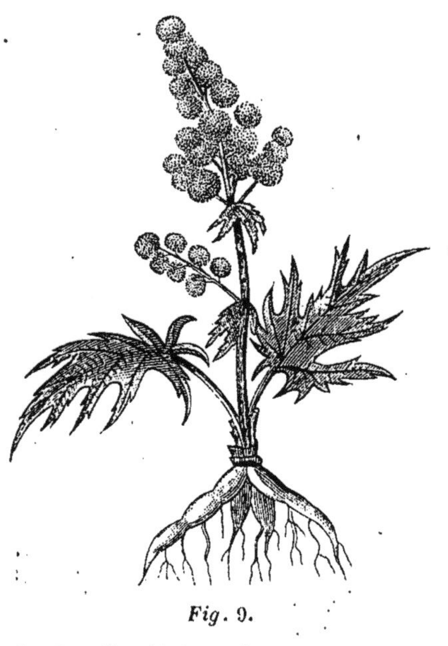

Fig. 9.

de la poudre d'excellente rhubarbe. En divisant les fragments suspects, on reconnaît facilement cette grossière supercherie.

2° **Rhubarbe de Moscovie ou de Bucharie.** — Elle est récoltée
dans la Tartarie et préparée avec soin en Sibérie. Elle est en
morceaux irréguliers, anguleux, concaves ou plats d'un côté, convexes de l'autre, percés d'un grand trou rond dans lequel on peut
passer le petit doigt; la surface en est lisse, grattée avec soin, et
d'une teinte jaune clair uniforme ; l'intérieur est d'un tissu peu
serré, marbré de blanc et de rouge d'une manière irrégulière ; l'o-
deur en est très-prononcée, la saveur amère et astringente ; elle
donne une poudre d'un jaune pur, et ses fragments, qui craquent
sous la dent, colorent la salive en jaune safrané. C'est la variété
la plus estimée et la plus chère.

3° **Rhubarbe de Perse ou de Turquie.** — Elle nous arrive par
la Turquie ou la Russie; elle est en fragments cylindriques si elle
provient de jeunes racines, et en morceaux mi-cylindriques si

elle est fournie par des racines plus âgées (*Rhubarbe plate*) ; elle est d'un jaune terne à l'extérieur et à l'intérieur, d'un tissu serré et compacte, et percée d'un ou plusieurs trous comme celle de Chine. C'est une excellente espèce, supérieure même à celle de Russie.

4° Rhubarbe de France ou indigène. — Cette variété, qui est fournie par le *Rheum undulatum*, le *Rheum compactum*, le *Rheum rhaponticum*, etc., est en fragments irréguliers plus ou moins volumineux, non perforés, mal préparés, d'une teinte ferrugineuse à l'extérieur, d'une marbrure rougeâtre à l'intérieur, rayonnant du centre à la circonférence, d'un tissu spongieux, d'une odeur faible, d'une saveur amère et mucilagineuse, etc. C'est la variété la moins active et la moins recherchée ; elle ne sert guère qu'à falsifier les bonnes espèces entières ou pulvérisées. Son bas prix la rend propre à être employée dans la médecine des animaux.

Composition chimique. — D'après les rechérches d'un grand nombre de chimistes, les bonnes variétés de rhubarbe renferment les principes suivants : *amer de rhubarbe* (rhubarbarine ?), *résine* ou *matière colorante* (rhéine ou *acide chrysophanique*), *huile grasse*, *essence*, *tannin*, *gomme*, *amidon*, *cellulose*, *oxalates de chaux*, *de potasse*, etc.

Pharmacotechnie. — La rhubarbe est soumise, dans la pharmacie de l'homme, à une foule de préparations officinales et magistrales ; on en fait une *poudre*, un *extrait*, une *teinture*, un *vin*, un *sirop*, etc. En pharmacie vétérinaire, on ne connaît que la poudre, qui sert à confectionner des bols, des électuaires, des breuvages, simples ou composés ; on la trouve toute préparée dans le commerce ; mais comme elle est souvent falsifiée, les vétérinaires se tiendront en garde contre cette préparation industrielle.

Pharmacodynamie. — Les effets de la rhubarbe varient beaucoup selon la dose à laquelle elle est administrée ; donnée en petite quantité, elle agit comme un tonique amer, un stomachique, fortifie l'estomac et les intestins, et détermine bientôt la constipation ; si on l'administre en plus grande quantité ou si l'on rapproche les doses, elle rend les défécations plus fréquentes et plus molles, surtout pour les petits animaux ; enfin, à fortes doses, elle détermine la purgation dans la plupart des espèces. D'après Viborg, cité par

M. Hertwig (1), le chien serait purgé par 8 à 16 grammes de rhubarbe; le porc, par 96 à 125 grammes; le cheval, par 250 grammes
environ, mais seulement au bout de trente-six heures; il n'est pas
question des ruminants, sur lesquels sans doute ce purgatif aurait
peu d'action. Quoi qu'il en soit, la purgation produite par la rhubarbe est douce, lente, peu durable et suivie de la constipation; les
excréments prennent bientôt une couleur jaune très-marquée, ce
qui est dû certainement à la matière colorante de la rhubarbe, et
ce qui est attribué aussi par quelques auteurs à l'action de ce purgatif sur la sécrétion biliaire; on remarque que les urines se colorent également en jaune sous l'influence de ce médicament, et
que le lait des femelles acquiert de l'amertume et des vertus purgatives, qui se font parfois sentir sur les jeunes animaux qui tettent.
Enfin, on a reconnu que la rhubarbe fait rapidement périr les vers
intestinaux.

Pharmacothérapie. — La rhubarbe s'administre en électuaire
ou en bol, mais rarement en breuvage, à cause de son amertume.
Les cas dans lesquels on en fait usage sont principalement l'inappétence qui succède à l'indigestion, les affections du foie, telles que
la jaunisse, les engorgements, les calculs biliaires, la fièvre bilieuse, la diarrhée et la dyssenterie, les maladies vermineuses de
l'intestin, etc. La diarrhée des veaux cède au bout de deux ou trois
jours de l'usage de la poudre de rhubarbe à la dose de 4 à 5 grammes et de poudre d'aunée, dans une décoction d'orge ou de
riz, selon quelques praticiens. Enfin, d'après M. le professeur
Bagge (1), de l'école de Copenhague, on peut injecter l'infusion de
rhubarbe (1 p. sur 12 p. d'eau) dans la jugulaire du cheval dans le
cas de coliques; l'animal ne tarde pas à rendre des excréments, d'a-
bord durs, puis de plus en plus ramollis; si la première administration est insuffisante on peut la répéter une seconde fois sans
danger, à dose double.

d. Du Séné.

Pharmacographie. — On donne le nom de Séné à un mélange
de feuilles et de fruits de plusieurs petits arbrisseaux de la famille
des Légumineuses, que Linné avait confondus sous le nom commun

(1) Phamacol. pratique, p. 215
(1) Journal de méd. vétér. de Lyon, 1856, p. 187.

de CASSIA SENNA ; mais les botanistes modernes ont distingué dans le genre *Cassia* plusieurs espèces susceptibles de fournir du séné. Celles qu'on exploite le plus pour cet objet sont les suivantes : *Cassia acutifolia*, de Delille ; *Cassia æthiopica*, de Guibourt ; *Cassia ovata*, de Mérat ; *Cassia lanceolata*, de Forsk. ; *Cassia obovata*, de Colladon. Tous ces arbrisseaux croissent dans des contrées très-chaudes du globe, telles que la haute Égypte, la Syrie, l'Arabie, l'Inde, l'Amérique du Sud, et la partie méridionale de l'Europe, l'Italie, par exemple.

Variétés commerciales. — Le commerce présente plusieurs variétés de séné distinguées d'après leur provenance. Nous allons faire connaître les principales en commençant par les plus répandues et les plus importantes.

1° Séné de la palthe, séné d'Égypte. — Il est formé pour la plus grande partie par des folioles et quelques follicules du *Cassia acutifolia*. Les folioles sont petites, ovales, pointues à leur sommet et à bords inégaux ; elles présentent une nervure médiane très-apparente à la face inférieure, et des nervures latérales assez marquées, alternes et dirigées vers le sommet. Ces petites folioles sont fermes, roides, d'un vert pâle en dessus, et d'un vert glauque en dessous ; elles sont souvent brisées. Les follicules sont plates, allongées, arrondies aux extrémités, très-peu arquées, et renferment de six à neuf semences. On trouve mélangées à ce séné des folioles entières ou divisées du *Cassia obovata*, des feuilles brisées

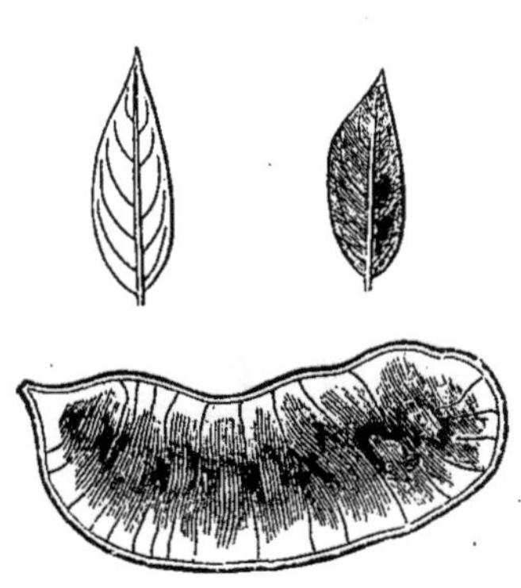

Fig. 10.

d'*Arguel*, des pétioles, des débris végétaux, etc. La récolte de cette variété de séné se fait principalement dans la haute Égypte, de là il est transporté au Caire par le Nil, emmagasiné et trié méthodiquement. Autrefois les marchands de séné payaient au pacha d'Égypte un impôt appelé *palthe*, d'où est venu le nom commercial de ce produit ; aujourd'hui cette denrée est le monopole exclusif du gouvernement de ce pays, qui l'exploite à son profit. C'est cette variété qui est la plus répandue en France et la plus recherchée.

2° Séné de Tripoli ou d'Afrique. — Il est formé à peu près exclusivement par les feuilles et les fruits du *Cassia œthiopica*. Les folioles qui le constituent sont un peu plus grandes et plus vertes que celles du séné de la palthe, auxquelles elles ressemblent, du reste, beaucoup ; elles en diffèrent principalement en ce qu'elles se rapprochent moins de la forme lancéolée, qu'elles sont moins pointues au sommet, plus larges que celles du *Cassia acutifolia* relativement à leur longueur, etc. ; elles sont rarement entières ; le plus souvent elles sont brisées

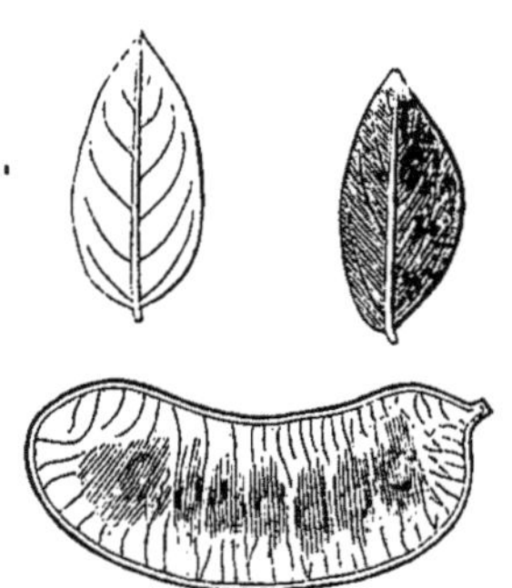

Fig. 11.

en petits fragments, ainsi que les follicules, qui sont remarquables par leur peu de développement, leur forme arrondie et leur couleur blonde. Ce séné est moins commun que le précédent.

3° Séné moka, de la pique, séné de l'Inde. — Cette variété de séné, qui est principalement fournie par le commerce anglais, vient de l'Arabie et de l'Inde ; elle est formée de folioles et follicules provenant du *Cassia lanceolata*. Les folioles sont longues, étroites, pointues comme un fer de lance, vertes

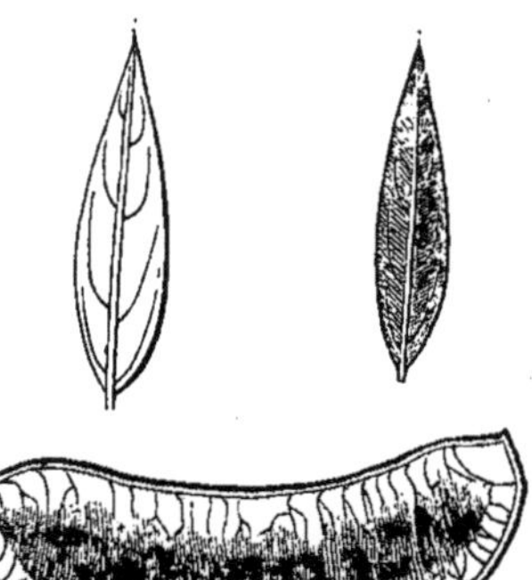

Fig. 12.

ou jaunies, et souvent noircies par l'action de l'humidité ; les follicules, qui manquent parfois totalement, sont longues, étroites, peu courbées, vertes sur les bords et noirâtres vers le centre. Ce séné est assez répandu dans le commerce.

4° Séné de Syrie, du Sénégal, d'Italie. — Le séné tiré de ces divers pays est fourni par le *Cassia obovata*, et se distingue aisément des variétés précédentes. Les folioles sont petites, minces, ovoïdes, rétrécies vers le pétiole et

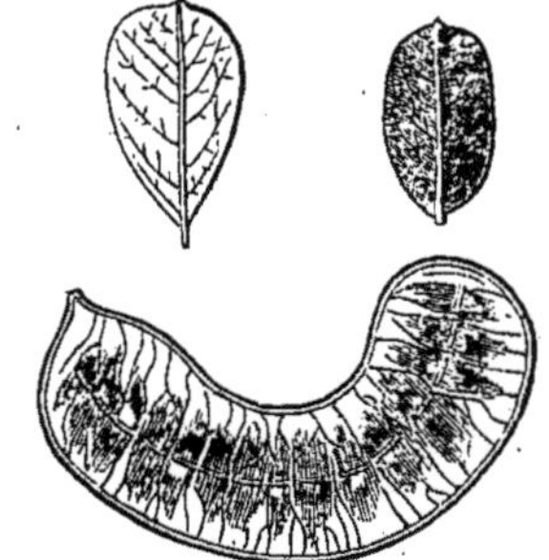

Fig. 13.

élargies au sommet, qui est muni d'une petite pointe mousse ;

les follicules sont plates, membraneuses, étroites et très-arquées, ce qui les différencie nettement des précédentes. Cette variété de séné est peu estimée, se vend rarement séparée, et ne sert guère qu'à être mélangée avec celles qui sont plus recherchées.

Caractères généraux du séné. — A quelque variété qu'il appartienne, le séné est toujours un mélange assez hétérogène de folioles et de follicules entières ou brisées, de débris de pétioles, de rameaux, de diverses parties végétales, etc. ; la couleur en est généralement d'un vert pâle ou jaunâtre ; l'odeur est aromatique, mais peu agréable ; la saveur est d'abord mucilagineuse, puis amère, et enfin nauséeuse.

Composition chimique. — D'après les recherches de Lassaigne et Feneulle, le séné renfermerait les principes suivants : *cathartine, matière volatile peu abondante, chlorophylle, matière colorante jaune, mucilage, albumine, acide malique* et *quelques sels.* La *cathartine,* matière encore imparfaitement déterminée, paraît être le principe purgatif du séné ; elle est moins abondante dans les follicules que dans les folioles ; voilà pourquoi ces dernières ont plus d'activité et une valeur commerciale supérieure à celle des follicules.

Falsifications. — Il y a peu de substances médicamenteuses qui soient plus rarement pures que le séné ; celui qui est débarrassé de toutes matières étrangères, même des follicules, s'appelle *séné mondé ;* il est à peu près pur, mais comme le prix en est très-élevé, on le rencontre rarement dans le commerce. Les follicules triées et mises à part sont aussi appelées *mondées ;* le séné qui, par contre, présente une grande quantité de fragments de pétioles, de débris végétaux divers, qu'on appelle *bûchettes,* et peu de folioles, est une espèce de basse qualité, une sorte de rebut de magasin qu'on appelle *grabeaux.* Indépendamment de ces divers degrés de mélange, le séné peut présenter des feuilles complétement étrangères aux arbrisseaux du genre *Cassia.* Celles qu'on y ajoute le plus souvent sont les feuilles d'*Arguel,* de *Baguenaudier,* d'*Airelle ponctuée* et de *Redoul.* L'Arguel (*Cynanchum arguel,* Delille, fig. 17), de la famille des Asclépiadées, est un petit arbrisseau qui croît en Égypte, et dont les feuilles servent à falsifier le séné de la palthe ; elles sont lancéolées, épaisses, un peu tomenteuses, à nervures latérales peu marquées, d'une couleur blanchâtre, d'une odeur forte et nauséeuse et d'une saveur très-amère ; leur action purgative est plus énergique que celle du séné, mais elle est d'une autre nature : elle est essentiellement drastique. Le *Baguenaudier* (*Colutea arborescens*, L., fig. 16), de la famille des Légumineuses, est un arbrisseau qui croît en Provence ; ses feuilles, qui sont cordiformes, non rétrécies

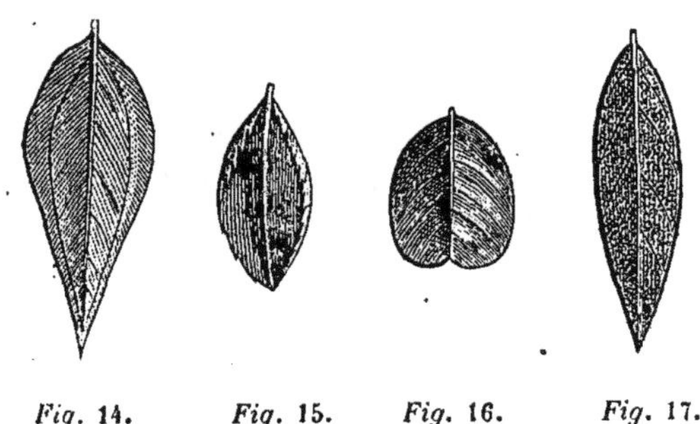

Fig. 14.   *Fig. 15.*   *Fig. 16.*   *Fig. 17.*

à la base, échancrées légèrement au sommet, minces, vertes, très-ressemblantes à celles du *Cassia obovata*, servent à falsifier les sénés de la palthe et d'Italie ; elles sont très-peu actives, malgré le nom de *Séné d'Europe* que leur avait donné Boerhaave. L'*Airelle ponctuée* (*Vaccinium vitis idæa*, L., fig. 15), de la famille des Vaccinées, est un petit arbrisseau indigène dont les feuilles, ressemblant un peu à celles du buis, servent aussi à falsifier le séné ; elles sont ovales, à peine dentées, épaisses, à bords renversés, d'un vert foncé en dessus, et d'un vert pâle en dessous avec des points noirs. Enfin, le *Redoul* (*Coriaria myrtifolia*, L., fig. 14), de la famille des Coriacées, commun dans le voisinage de la Méditerranée, fournit des feuilles qui exercent sur les animaux une action analogue à celle de la noix vomique, et qu'on mélange malgré cela aux diverses variétés du séné, après les avoir divisées. Les feuilles du redoul diffèrent de celles du *Cassia*, en ce qu'elles sont blanchâtres, ovales-lancéolées, absolument entières, à nervures palmées, au nombre de trois, une au centre, droite, et deux latérales, courbes, qui suivent les contours de la feuille en côtoyant ses bords, et vont se perdre insensiblement vers son sommet. Ce dernier caractère est essentiel, car les nervures de folioles des sénés sont toutes disposées en barbes de plume.

Pharmacotechnie. — Les préparations qu'on fait subir au séné sont simples et peu nombreuses. Parfois on le réduit en poudre pour en faire des bols ou des électuaires ; mais cette forme est peu usitée, parce qu'elle ne donne jamais de bons résultats. Le plus souvent on le traite par infusion pour former la base de breuvages ou de lavements purgatifs ; on doit éviter de traiter le séné par décoction, parce que l'ébullition altérerait ses principes actifs. On associe très-souvent au séné de l'aloès, de la manne, du sulfate de soude, etc., pour augmenter ses propriétés purgatives et les rendre plus complètes.

Médicamentation. — Le séné s'administre toujours en breuvages ou en lavements ; sous forme solide, il purge difficilement et enflamme les voies digestives. Les doses qui conviennent pour les divers animaux sont approximativement les suivantes :

1° Grands herbivores.......................	125 à 150	grammes.
2° Petits ruminants.....................	32 à 64	—
3° Porcs	8 à 16	—
4° Chiens..................	4 à 12	—

Pharmacodynamie. — Le séné est un purgatif d'une espèce toute particulière ; contrairement aux autres purgatifs, il agit moins sur la muqueuse intestinale que sur la membrane charnue, dont il accroît l'énergie contractile et précipite le mouvement péristaltique. Son action se porte d'abord sur l'intestin grêle, puis successivement sur les diverses portions du gros intestin ; il évacue les excréments durcis ou accumulés dans le tube intestinal en augmentant les contractions de son plan charnu, mais nullement en provoqnant des excrétions extraordinaires dans ce conduit. Ce mode d'action explique assez bien les coliques vives qui accompagnent presque toujours l'action de ce médicament ; car, d'une part, les contractions de l'intestin sont souvent inégales et spasmodiques ; et, d'autre part, lorsque les excréments sont durcis, la contraction du plan charnu intestinal occasionne nécessairement des pressions plus ou moins douloureuses pour la muqueuse du canal digestif. Le séné est donc un purgatif imparfait par lui-même ; mais on comprend qu'il devienne un auxiliaire important pour les purgatifs qui agissent principalement sur la muqueuse et qui déterminent des sécrétions abondantes, etc. Aussi M. Schaack (1) considère-t-il le séné comme une sorte de complément de l'aloès, dont la purgation est si lente à se produire ; il l'administre soit avant, soit en même temps, soit après l'aloès, dont la dose doit être alors au-dessous

____

(1) Communication orale.

de la moyenne. Bourgelat (1) avait déjà recommandé, du reste, cette utile association.

Les auteurs sont peu d'accord sur la valeur du séné comme remède purgatif. La plupart admettent qu'aux doses indiquées au tableau posologique, il purge parfaitement le chien et le porc ; pour les herbivores, il y a de grandes dissidences d'opinion. Vitet (2) lui reconnaît des propriétés purgatives, mais il lui reproche d'échauffer les premières voies, de causer des coliques, des borborygmes, le gonflement du ventre, etc. ; il prétend qu'il purge la brebis à la dose de 1 à 2 onces et demie, le bœuf et le cheval depuis 1 once et demie jusqu'à 3 et même 4 onces, et cependant il conclut que le séné est un purgatif rarement utile, ce qui est un peu contradictoire. D'un autre côté, Delafond (3) assure qu'à la dose de 90 à 280 grammes, le séné en infusion aqueuse fatigue le cheval, produit une diurèse abondante, mais ne purge que très-incomplétement. Enfin Gilbert (4), ayant administré à une vache 125 grammes de séné et 180 grammes d'aloès, n'observa aucun effet ; une brebis qui prit une infusion de 126 grammes de séné mourut au bout de quinze jours d'une inflammation gastro-intestinale, mais elle ne fut pas purgée. On n'est donc pas bien fixé encore sur la valeur du séné comme purgatif, surtout chez les animaux ruminants.

Pharmacothérapie. — Le séné étant rarement employé seul, il n'a pas d'indications spéciales, mais on comprend qu'il puisse remplir toutes celles de la médication purgative lorsqu'il est convenablement associé aux autres purgatifs.

Succédanés du Séné.

Frêne commun (*Fraxinus excelsior*, L.). — Ce bel arbre de nos forêts, qui appartient à la famille des Jasminées, produit des feuilles abondantes et touffues, qui, récoltées, desséchées et conservées avec soin, paraissent jouir des vertus purgatives du séné. On doit les traiter par décoction et les donner en breuvage. D'après le vétérinaire Mayeur (5), 125 grammes de jeunes feuilles de frêne bouil-

---

(1) *Matière médicale*, t. II, p. 335.
(2) *Médec. vétér.*, t. III, p. 120.
(3) *Thérap. génér.*, t. II, 253.
(4) *Annal. de l'agric. franç.*, t. III, p. 319 et 322.
(5) *Corresp. de Fromage de Feugré*, t. II, p. 137.

lies dans 2 litres d'eau formeraient un bon breuvage purgatif pour
les grands ruminants. Il serait très-important de vérifier cette propriété avec soin ; car, si elle était réelle, elle constituerait unè ressource bien précieuse pour la médecine vétérinaire rurale, parce
que le frêne se trouve partout, et que la récolte et la conservation
de ses feuilles ne présentent aucune difficulté. M. Adenot s'en est
servi une fois chez le cheval avec un plein succès.

e. De l'Aloès.

Partie pharmacostatique.

On désigne sous ce nom un *extractif amer* formé par le suc propre
de certaines plantes à feuilles épaisses et charnues de la famille des

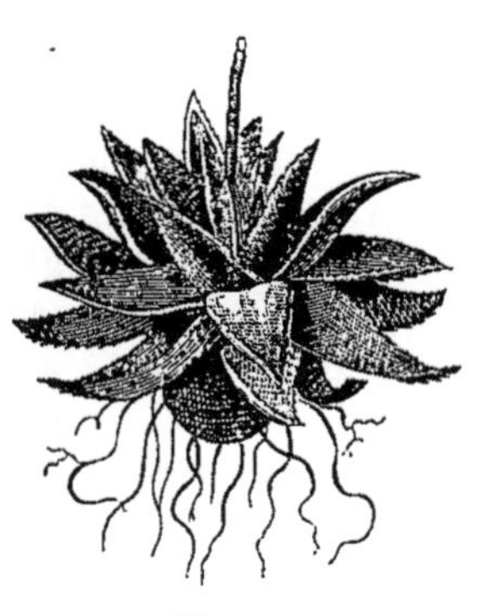

Liliacées. Ces plantes, qui forment un
genre spécial appelé *Aloe,* croissent dans
toutes les parties chaudes du globe, et
spécialement sur la côte méridionale de
l'Afrique, en Asie, dans l'Inde, en Amérique, et même dans les régions australes
be l'Europe, comme l'Espagne, le Portugal, l'Italie, la Turquie, etc.

Les feuilles des aloès, d'où l'on doit
retirer le suc qui, par son épaississement
à l'air, constitue le médicament de ce
nom, présentent les caractères suivants :
Elles sont épaisses, charnues, concaves
en dessus, convexes en dessous, dures

Fig. 18.

et épineuses sur les bords, cassantes, etc. Au centre, elles sont
formées par une pulpe verte, émolliente et sans vertus purgatives :
à la surface, et surtout vers les bords, elles présentent de nombreux
vaisseaux contenant le suc propre qui constitue l'aloès.

Récolte. — Les procédés mis en usage pour extraire l'aloès sont
encore peu connus ; les voyageurs qui en ont parlé ne sont pas
d'accord entre eux, ce qui porte à supposer que ces procédés
varient selon les pays. Quoi qu'il en soit, ils peuvent être rapportés à trois méthodes différentes : l'*incision,* la *pression* et la *décoction.*

1° Incision. — Dans cette méthode, on compte plusieurs procédés. L'un consiste à inciser les feuilles sur la plante même et à re-

cueillir le suc à mesure qu'il s'écoule des blessures ; ce procédé, peu productif, fournirait une espèce très-rare d'aloès, celui qu'on appelle *translucide, en larmes*. Dans un autre procédé, on coupe les feuilles d'aloès et on les entasse de telle sorte que les inférieures, placées plus en avant que celles qui leur sont superposées, servent de rigoles pour conduire le suc dans les courges desséchées et vidées qui font l'office de réservoirs. Enfin, dans un troisième procédé, on coupe encore les feuilles par leur base, et on les place verticalement dans un tonneau ou un baquet, la blessure tournée en bas ; le suc qui s'est amassé dans l'ustensile est recueilli et desséché au soleil. C'est par cette méthode qu'on obtient les variétés les plus pures d'aloès.

2° **Pression.** — Par cette méthode on épuise plus complétement les feuilles d'aloès de leur suc que dans la précédente ; elle peut porter sur des feuilles neuves ou sur celles qui ont servi dans un des procédés que nous venons d'exposer ; dans l'un et l'autre cas, on divise ces feuilles en fragments qu'on écrase ensuite de manière à les réduire en pulpe ; celle-ci, pressée avec force, fournit un suc abondant qu'on concentre au feu ou au soleil. Cette méthode fournit les aloès de médiocre qualité, parce qu'il s'y mêle beaucoup de mucilage.

3° **Décoction.** — Cette méthode, très-vicieuse, comprend aussi plusieurs procédés. L'un, le moins mauvais, consiste à placer les feuilles hachées ou réduites en pulpe dans des paniers d'osier, et à plonger ceux-ci dans l'eau chaude pendant quelques minutes afin de dissoudre le suc ; on réitère ces immersions avec de nouvelles feuilles jusqu'à ce que la solution soit suffisamment chargée pour être évaporée avec avantage. L'autre procédé, le plus mauvais de tous, consiste à soumettre les feuilles écrasées ou le résidu de celles qui ont été soumises à d'autres opérations, à l'action prolongée de l'eau bouillante. La méthode par décoction ne peut fournir que de l'aloès de basse qualité, attendu qu'elle altère l'aloès lui-même et qu'elle y mélange nécessairement du mucilage, de la fécule, etc.

Variétés commerciales d'aloès. — Les variétés d'aloès sont assez nombreuses, mais difficiles à bien distinguer les unes des autres. On ignore les circonstances essentielles qui leur donnent naissance ; on ne sait pas au juste si c'est la variété de la plante, la contrée où elle croît, le procédé employé à obtenir le suc, les manipulations commerciales, etc., qui impriment à ces diverses espèces d'aloès leurs caractères spéciaux. Quoi qu'il en soit, nous distinguerons toutes ces variétés en deux grandes catégories : *Variétés françaises* et *variétés anglaises.*

A. — *VARIÉTÉS FRANÇAISES D'ALOÈS.* — Ces espèces, les plus anciennement connues, et qu'on pourrait en quelque sorte appeler *Classiques*, sont au nombre de trois et portent les noms d'aloès *Succotrin*, *Hépatique* et *Caballin*. Ces trois variétés ont-elles une origine distincte, ou proviennent-elles d'un même produit plus ou moins impur? Il est impossible de le dire positivement, mais la dernière supposition est la plus généralement admise.

a. **Aloès Succotrin ou Soccotrin.** — Cette variété, la plus pure, est ainsi nommée parce qu'elle était autrefois fournie par l'île de *Soccotora* dans le golfe Persique, d'où elle se répandait en France par Smyrne et Marseille. Elle est rare dans le commerce. Guibourt lui assigne les caractères suivants : Elle est en masses amorphes d'un jaune rougeâtre, translucides sur les bords, et lorsqu'elle est en lamelles, avec un reflet pourpre, d'une cassure lisse et sinueuse ; l'odeur en est aromatique, agréable, et rappelle celle de la myrrhe ; sa saveur est d'une amertume intense et durable. Cet aloès est léger, peu consistant et se réduit en une poudre d'un jaune d'or, qui se ramollit entre les doigts et se dissout presque entièrement dans l'eau et l'alcool.

b. **Aloès Hépatique.** — L'aloès hépatique, ainsi nommé à cause de sa couleur d'un brun foncé lorsqu'il est en masse, est la variété la plus répandue et celle qu'emploient le plus souvent les vétérinaires ; il est opaque, dense, d'une odeur moins forte et moins prononcée que celle du précédent, d'une saveur tout, aussi amère malgré sa solubilité moindre ; sa poudre est d'un jaune verdâtre caractéristique.

c. **Aloès Caballin.** — Cet aloès, qu'on appelle ainsi parce qu'on se figure, bien à tort, qu'il sert à purger les chevaux, paraît être le résidu des deux autres variétés ; on croit aussi que l'*Aloe vulgaris*, qu'on cultive en Europe, fournit une partie de cette variété impure. L'aloès caballin est compacte, d'un brun foncé avec des taches ferrugineuses ; sa poudre est noirâtre, d'une mauvaise odeur et peu soluble dans l'eau. Cette variété est rejetée de la médecine vétérinaire.

En général, dans les variétés françaises, il faut préférer l'aloès le plus léger, le plus transparent et le moins coloré ; le meilleur est aussi celui qui se ramollit entre les doigts, qui fournit une poudre d'un jaune doré, qui se dissout en grande quantité dans l'eau et dans l'alcool froids, etc.

B. *VARIÉTÉS ANGLAISES D'ALOÈS.* — En Angleterre, on trouve plusieurs variétés d'aloès qui sont peu connues en France, et qui ne se rencontrent que rarement dans le commmerce, où elles n'arrivent souvent que par contrebande. Les plus utiles à connaître de ces variétés sont l'aloès des *Barbades,* celui du *Cap* et celui de *Bombay.* Nous allons faire connaître leurs caractères les plus essentiels.

a. **Aloès des Barbades.** — Cette variété d'aloès, très-commune en Angleterre, est ainsi nommée à cause de son origine ; elle est contenue dans des courges sèches appelées *calebasses,* et se présente en masses amorphes d'un brun rougeâtre qui deviennent d'un brun noirâtre à l'air. Sa cassure est terne, son odeur est forte et agréable, sa poudre d'un rouge brunâtre ; sa solubilité dans l'eau et l'alcool est très-prononcée, etc.

b. **Aloès du Cap.** — Cet aloès, comme l'indique son nom, provient du cap de Bonne-Espérance, où il est récolté par les Hottentots ; il est en petites masses irrégulières d'un brun foncé avec reflet verdâtre ; son odeur est forte, un peu iodée, sa saveur très-amère, sa poudre verte, sa solubilité médiocre, etc.

c. **Aloès de Bombay ou de Moka.** — L'aloès de Bombay ou de l'Inde est inconnu en France ; il est expédié en Angleterre dans des tonneaux, des caisses ou des peaux de bœuf ; souvent il est dur à la surface et encore mou au centre ; il est d'un brun foncé, opaque, aromatique, et souvent mêlé d'impuretés ; il est très-actif (Morton).

Falsifications des aloès. — Les matières qu'on mélange le plus souvent à l'aloès sont la *colophane* et la *poix résine,* l'*extrait de réglisse* et la *gomme arabique,* l'*ocre* et la *poudre d'os,* etc. On découvre les deux premières substances en faisant brûler de l'aloès sur un corps très-chaud : l'odeur résineuse qui s'en exhale est caractéristique ; on peut encore se servir de l'eau chaude alcaline, qui dissoudrait l'aloès et laisserait les résines. On reconnaît les deux suivantes en traitant la matière par l'alcool, qui n'attaque que l'aloès. Enfin, les deux dernières matières se dévoilent à l'aide de l'inciné-ration, qui ne les attaque pas, ou qui laisse subsister leurs principes les plus caractéristiques.

Nature chimique de l'aloès. — Depuis l'analyse de l'aloès par Bouillon-Lagrange, Vogel, Tromsdorff, etc., on considère ce médicament comme l'assemblage d'un *extractif savonneux* et d'une *résine;* cependant Braconnot a essayé d'établir l'unité de nature de l'aloès, en admettant que c'est un principe *sui generis* qu'il qualifie de *résino-amer.* Enfin, Berzelius s'est prononcé nettement pour l'unité de composition de ce suc végétal ou au moins de son principe actif; il croit que celui-ci est formé par un *extractif* proprement dit, entièrement soluble dans l'eau à l'origine, mais qui se modifie au contact de l'air sous l'influence de la chaleur, comme tous les corps de cette nature, et qu'il se forme peu à peu une partie insoluble, quasi résineuse, qu'il nomme *apothème.* Si nous avions assez d'autorité pour appuyer une opinion sur ce sujet difficile, nous adopterions sans hésiter celle de Berzelius.

Composition chimique de l'aloès. — D'après la majorité des chimistes, l'aloès renfermerait les principes suivants ; *extractif savonneux,* soluble à la fois dans l'eau et l'alcool; principe *résineux,* peu soluble dans l'eau, mais soluble dans l'alcool ; *essence, matière colorante, acide gallique, sels alcalins,* etc., dont la proportion varie selon la variété commerciale de l'aloès.

Le principe qu'on appelle extractif savonneux ou soluble paraît être la partie active de l'aloès; il contient un principe immédiat qu'on a isolé dans ces derniers temps et qu'on appelle *aloïne :* nous en parlerons plus loin. Quant au principe résineux, il n'est pas entièrement dépourvu de propriétés purgatives ; mais, essayé isolément par Moiroud (1), il a paru peu actif. Ce qui vient, du reste, à l'appui des expériences de ce pharmacologiste, c'est que la proportion de ce principe est d'autant moindre que les propriétés purgatives des variétés d'aloès sont plus développées, ainsi que le démontre le tableau suivant :

Aloès des Barbades.......	Extractif, 81	Résine, 19	=	100
Aloès de Bombay.........	—	80	—	20 = 100
Aloès succotrin..........	—	75	—	25 = 100
Aloès hépatique......... .	—	52	—	48 = 100

(1) *Pharmacologie,* p. 263, 1re édit.

Ces chiffres, provenant d'anciennes analyses de Tromsdorff, ne sont sans doute pas très-rigoureux ; cependant, tels qu'ils sont, ils sont utiles à connaître, en ce sens qu'ils donnent jusqu'à un certain point la valeur relative des principales variétés d'aloès.

Pharmacotechnie. — Il est peu de médicaments qui donnent lieu à des préparations plus nombreuses et plus variées que l'aloès, tant pour l'usage interne que pour l'emploi extérieur. Nous les distinguerons, selon notre habitude, en *pharmaceutiques* et en *chimiques*.

A. Préparations pharmaceutiques d'aloès.

1° *Poudre.*

La poudre d'aloès renferme tous les éléments du médicament ; elle est d'un emploi fréquent, et sert à former toutes les autres préparations. Elle doit être conservée à l'abri de l'air, parce qu'elle s'altère rapidement ; quand elle est un peu tassée dans la vase, elle prend souvent une grande consistance : pour éviter cet inconvénient, on a l'habitude, en Angleterre, d'y mêler le quart de son poids de farine fortement desséchée (Morton).

2° *Extrait aqueux.*

Quand on veut éliminer la résine de l'aloès et former un extrait doux et purgatif, on emploie le procédé suivant, préconisé par M. Winckler (1) :

Prenez : Aloès.. 1 partie.
Eau chaude............................... 6 à 8 —

Faites dissoudre ; précipitez la résine par une solution concentrée de sulfate de soude ; laissez déposer, décantez la partie claire et évaporez au bain-marie en consistance d'extrait. Si l'on veut obtenir la résine pure, on traite le dépôt par l'alcool et l'on évapore la teinture qui en résulte.

3° *Teinture d'aloès.*

Prenez : Aloès.............................. 1 partie.
Alcool.............................. 8 —

Dissolvez à froid.

4° *Vin d'aloès.*

Prenez : Aloès.............................. 1 partie.
Vin................................. 10 —

Dissolvez.

(1) *Jour. de pharm. et de chim.*, t. XIX, p. 195.

5° *Pommade d'aloës.*

    Prenez : Aloès...................................... 1 partie.
             Axonge...................................... 4   —
Incorporez.

6° *Bols purgatifs.*

    Prenez : Aloès................... .... 125 grammes.
             Savon blanc......................... 125   —
F. s. a. quatre bols.

Indépendamment de ces préparations, l'aloès entre dans beaucoup d'autres formules officinales ou magistrales, ainsi qu'il sera facile de le constater en consultant le *Formulaire.* On y associe fréquemment d'autres purgatifs, tels que le séné, le calomel, le sulfate de soude, etc. ; on y mélange aussi des toniques, des stimulants, etc., selon les circonstances. Quelles que soient les préparations dans lesquelles entre l'aloès, il faut éviter de le soumettre à une température élevée dans la crainte d'altérer son principe le plus actif; l'eau bouillante transforme une partie de l'extractif savonneux en apothème ou principe insoluble. En ajoutant à l'eau dans laquelle on veut faire dissoudre de l'aloès, du carbonate de soude, si on opère à chaud, ou de l'ammoniaque, si on agit à froid, on assure sa dissolution complète et on prévient sa précipitation quand on l'associe aux purgatifs salins.

B. *Préparation chimique d'aloès.*

Aloïne. — D'après MM. T. et H. Smith [1], chimistes anglais, quand on épuise de l'aloès de bonne qualité par l'eau distillée froide et qu'on concentre la solution dans le vide, elle se prend, au bout de quelques jours, en masse cristalline et granuleuse. Cette matière solide, comprimée et lavée à plusieurs reprises à l'eau froide et à l'eau chaude, constitue l'aloïne.

Caractères. — Matière cristalline jaune-paille, à cassure nette et brillante, d'une saveur extrêmement amère, inodore, très-combustible, peu soluble dans l'eau froide, très-soluble dans l'éther acétique, dans les solutions alcalines légères, dans l'alcool chaud, etc. Elle est neutre aux papiers colorés. Essayée chez l'homme, elle a

---

(1) *Journ. de pharm. et de chimie*, 1851, t. XIX, p. 275.

purgé à très-petite dose, en provoquant tous les effets caractéristiques de l'aloès entier. Cependant, d'après les recherches récentes
de M. E. Robiquet, l'aloïne pure et cristallisée serait presque inactive, tandis que l'aloïne modifiée par l'eau bouillante et oxydée par
l'air serait fort active.

Partie pharmacodynamique.

1° Posologie. — En Angleterre, où l'on possède d'excellentes
espèces d'aloès, la dose ordinaire de ce purgatif est de 16 à 32 grammes pour le cheval; mais en France, où nous n'avons guère à notre
disposition que de l'aloès hépatique de médiocre qualité, nous
sommes obligés de doubler et même de tripler cette quantité. En
prenant pour type cette espèce vulgaire d'aloès, les doses, pour les
diverses espèces, seront indiquées par le tableau suivant :

1° Grands ruminants..........	125 à 200	grammes.
2° Solipèdes	64 à 96	—
3° Petits ruminants...........	16 à 64	—
4° Porcs....................	8 à 16	—
5° Chiens	4 à 8	—
6° Chats...................	0,50 à 2	—

Pour les aloès *Succotrin*, du *Cap*, des *Barbades*, de *Bombay* et
l'*extrait aqueux*, il faut réduire les doses des deux tiers ou de la
moitié. Quelle que soit l'espèce, il est bien entendu qu'on doit
prendre les plus faibles pour les sujets les plus jeunes et les moins
volumineux, et les doses les plus élevées pour ceux qui sont forts,
vigoureux, lymphatiques, etc.

2° Médicamentation. — L'aloès s'administre presque toujours
par la bouche, plus rarement par le rectum, et plus rarement encore par d'autres voies. On le donne le plus souvent en breuvage, en
France, aux différents animaux; en Angleterre, au contraire, on
préfère généralement la forme de bol ou de pilule; pour les solipèdes, le porc et les carnivores, ces deux formes peuvent être adoptées indifféremment, mais pour les ruminants la forme liquide est
infiniment préférable à la forme solide. A l'extérieur, l'aloès est
employé principalement à l'état de teinture, en injections, pansements, frictions, etc.

Depuis quelques années on a beaucoup vanté pour l'usage interne de l'aloès, à titre de purgatif, son association avec la poudre

de gentiane à poids égaux. Ce mélange, préconisé d'abord avec chaleur par quelques vétérinaires anglais et allemands, a perdu de son
prestige et on paraît y avoir généralement renoncé (1).

3° Effets physiologiques. — Appliqué sur la peau et les muqueuses, l'aloès produit un léger effet excitant ; sur les plaies et les
tissus dénudés, altérés, cet effet est encore plus marqué et devient
manifestement restrinctif, cicatrisant. Introduit dans le tube digestif, l'aloès détermine des effets qui varient selon la dose ingérée.
Donné à une dose qui soit seulement le quart ou le cinquième de
celles indiquées dans le tableau précédent, l'aloès agit essentiellement comme tonique et stomachique à la manière des amers ; il
excite l'appétit, augmente le ton de l'estomac et des intestins, favorise la digestion et l'absorption, etc. A doses moyennes, il rend les
défécations plus fréquentes, dissipe les flatuosités, rend le ventre
libre, diminue la graisse et la sécrétion du mucus, etc. Enfin, à
dose élevée, l'aloès devient un excellent purgatif, et ses effets varient en intensité depuis la simple purgation jusqu'à la superpurgation et la mort.

L'aloès comme purgatif présente un caractère tranché qu'on ne
retrouve pas au même degré dans les médicaments de cette catégorie, c'est qu'il purge *très-lentement*. Ce caractère se retrouve chez
tous les animaux et même chez l'homme : il lui est donc bien essentiel. Nous allons essayer d'en trouver la raison.

D'abord l'aloès agit peu sur le petit intestin; c'est un fait généralement reconnu. Cependant les auteurs s'accordent tous à lui reconnaître une action particulière sur le foie et l'excrétion de la bile,
ce qui paraît contradictoire ; mais nous en dirons tout à l'heure le
motif. C'est donc dans les gros intestins que l'aloès s'accumule et
que se concentrent ses effets ; là il rencontre un liquide alcalin
abondant qui favorise sa dissolution et par suite le développement de son action ; voilà pourquoi sans doute celle-ci ne se manifeste que tardivement, c'est-à-dire 12, 24, 36 et même 48 heures
après l'administration du remède. Quel est le mécanisme de cette
purgation? Telle est la question importante qu'il s'agit d'examiner.

Un grand nombre d'auteurs, se fondant sur la nature un peu résineuse de l'aloès et sur ses effets locaux manifestement excitants,
admettent que ce médicament agit en irritant la muqueuse des
gros intestins et en congestionnant le système veineux abdominal,

(1) *Recueil de médec. vétér.*, 1853, p. 536; 1854, p. 118, etc.

d'où résulteraient, d'une part, l'afflux d'une plus grande quantité de fluide intestinal et de mucus, et, d'autre part, une plus grande activité dans la contraction du plan charnu de l'intestin. Ils s'appuient également sur ce fait résultant de l'expérience, que dans le cas de superpurgation et de mort par une dose exagérée d'aloès, on trouve à l'autopsie des sujets une violente inflammation de la muqueuse des gros intestins.

Un médecin allemand, Wedekind (1), explique autrement la purgation lente de l'aloès : il prétend que cette substance ne porte pas son action primitive sur les intestins, mais qu'elle agit d'abord sur le foie, dont elle augmente la sécrétion biliaire, qu'elle fait ensuite couler dans les intestins ; il voit la preuve de son opinion dans la lenteur de ses effets, dans la couleur des produits expulsés, qui sont jaunes et d'une odeur particulière, et sur ce que, pris en lavement, l'aloès n'irrite pas plus que l'eau tiède, et purge cependant huit ou dix heures après (chez l'homme), lorsque son effet a eu lieu. Cependant il résulte de quelques essais de M. Vogt (2), que les lavements additionnés de teinture d'aloès agissent fortement sur la vessie et provoquent la contraction de sa tunique charnue, ce qui est précieux dans le cas de rétention d'urine. Pour être efficaces, ces lavements doivent être un peu plus que tièdes.

Ainsi, d'après cette théorie, l'aloès n'agirait pas immédiatement sur la muqueuse du gros intestin, il serait absorbé par les racines des veines mésaraïques, mêlé au sang de la veine porte, conduit dans le foie, enfin rejeté dans le tube intestinal avec l'excès de bile qu'il aurait fait produire à ce viscère ; ce ne serait donc qu'après avoir fait ce circuit et s'être mélangé à la bile, que l'aloès agirait sur les gros intestins et déterminerait la purgation, ce qui paraîtra sans doute bien compliqué pour une action aussi simple. Indépendamment de son effet sur le foie et sur les gros intestins, l'aloès paraît avoir, chez les animaux comme dans l'espèce humaine, une action spéciale sur les organes génito-urinaires, d'où résulteraient des effets diurétiques et aphrodisiaques (Zündel), dont on a tiré un parti avantageux en pratique, comme nous le verrons bientôt.

Puisque l'aloès n'agit qu'après avoir été absorbé, il était naturel de supposer qu'en l'injectant dans les veines, il devrait déterminer des effets plus rapides et plus intenses ; cependant il n'en est rien, car Moiroud (3) l'a injecté dans la jugulaire d'un cheval, d'abord

(1) *Bull. des sciences médic.* de Férussac, t. XII, p. 79.
(2) *Journ. de médec. vétér. milit.*, t. IV, p. 83.
(3) *Pharmacologie*, p. 264.

à la dose de 16 grammes, puis à celle de 32 grammes, sans avoir obtenu autre chose qu'une évacuation urinaire abondante et des excréments recouverts d'une couche de mucus intestinal altéré. A la vérité, Turner (1) a été plus heureux en réitérant l'injection et en employant l'aloès des Barbades; à la troisième injection, la purgation se déclara. Du reste, ces expériences, quand même elles donneraient un résultat négatif, ne prouveraient rien contre la théorie de Wedekind, puisque dans celle-ci il s'agit de la circulation abdominale, tandis que dans les expériences précédentes on mélangeait le médicament au sang de la grande circulation, et par conséquent on l'étendait outre mesure et on le mettait dans le cas d'être évacué par d'autres voies que par celle de l'intestin.

Quoi qu'il en soit de ces explications sur le mécanisme des effets de l'aloès, il paraît résulter de son action sur le tube digestif : 1° une irritation plus ou moins vive de la muqueuse des gros intestins; 2° une congestion du système veineux abdominal; 3° une augmentation notable de la sécrétion et de l'excrétion de la bile, qu'elle résulte de l'action directe de l'aloès sur le foie ou de l'état de congestion de la veine porte; 4° enfin, une action diurétique et un effet aphrodisiaque.

Différences. — Doses toxiques.

1° Solipèdes. — L'aloès est regardé depuis longtemps comme le meilleur purgatif des chevaux ; Solleysel (2) avait dit avec raison qu'il ne connaissait pas de meilleur purgatif pour ce quadrupède et qui fût mieux en rapport avec son organisation ; l'expérience de tous les praticiens qui l'ont suivi dans la carrière est venue sanctionner l'opinion de ce grand hippiatre. Lorsque le cheval a été convenablement préparé d'avance et que l'aloès est de bonne qualité, la purgation est certaine et s'opère souvent sans coliques ; la dose nécessaire à la purgation varie depuis 16 jusqu'à 96 grammes, selon la corpulence, le tempérament du sujet et l'espèce de l'aloès employé. Un vétérinaire des environs de Lyon, M. Buer (3), n'emploie jamais moins de 90 à 125 grammes d'aloès hépatique pour purger les chevaux de taille ordinaire, et il va même jusqu'à 150 et à 200 grammes chez ceux qui sont gros et lymphatiques : avec ces doses, qu'il croit être sans danger, la purgation est plus prompte et plus complète. Du reste, Barthélemy aîné a pu donner, à titre d'expérience, 400 grammes d'aloès à la fois à un cheval sans inconvénient (4).

<hr>

(1) Hertwig, *Pharmacol. pratique*, p. 432.
(2) *Parfait maréchal*, 1re partie, p. 96.
(3) Communication orale.
(4) *Compte rendu de l'École d'Alfort*, 1818, p. 44.

Sous quelle forme doit-on donner l'aloès au cheval? En Angleterre, où l'on possède d'excellent aloès, qui purge à petite dose, on préfère généralement la forme de bol ; on y associe souvent du savon, de la thériaque, des carminatifs, des corps gras, etc. ; en France, où l'on ne trouve que de l'aloès de médiocre qualité, on préfère généralement la forme liquide. Bourgelat (1) a posé à cet égard quelques règles qui nous semblent encore bonnes à suivre aujourd'hui : Si le cheval, dit-il, est lymphatique et d'une tissure lâche et molle, on donnera l'aloès en poudre incorporé dans du miel ; si l'animal est au contraire bilieux, irritable, nerveux, on lui donnera l'aloès le matin, dans une infusion ou une décoction de substances calmantes, émollientes ; enfin, s'il est sanguin, on donnera le breuvage avec de l'oxymel, la décoction d'oseille, etc.

En injection dans les veines, l'aloès purge difficilement le cheval. Moiroud, ainsi que nous l'avons déjà dit, a échoué dans ses tentatives à cet égard ; Dupuy (2) l'a inutilement injecté dans les veines d'un âne, d'abord à la dose d'un once, puis à celle de deux onces, sans avoir rien obtenu, et si Turner a été plus heureux, c'est qu'il a réitéré jusqu'à trois fois l'injection avec 24 grammes d'excellent aloès des Barbades. Peut-être réussirait-on mieux avec l'aloïne.

Si les chevaux sont facilement purgés par l'aloès, il n'en est pas de même de l'âne et du mulet, qui, en raison de leur constitution sèche et irritable, cèdent difficilement à l'action de ce purgatif ; à dose ordinaire pour le cheval, l'aloès purge rarement ces deux solipèdes ; il n'y a pas longtemps que nous avons vu dans les hôpitaux de l'École, un âne résister à 64 grammes d'aloès en breuvage. Quand on force la dose, on s'expose à produire une irritation gastro-intestinale chez ces animaux, ou bien si l'on obtient une purgation à force de soins, elle est toujours incomplète et de courte durée. Il faut donc chercher un autre purgatif pour ces deux solipèdes.

2° **Ruminants.** —Il paraît bien démontré aujourd'hui que l'aloès est un mauvais purgatif pour les ruminants ; aussi peu de vétérinaires en font-ils usage chez ces animaux, excepté peut-être en Angleterre, où, d'après M. Morton, beaucoup de praticiens l'emploient avec avantage, sans doute à cause de ses bonnes qualités (3).

Cette nullité d'effets chez les ruminants ne provient pas de la nature de l'aloès, mais bien de la difficulté de le faire parvenir dans le tube intestinal ; tout tend à démontrer, au contraire, qu'il conviendrait parfaitement à la constitution lymphatique du bœuf, si l'on parvenait à trouver le moyen de le faire absorber facilement, mais ce moyen reste à chercher.

(1) *Mat. médic.*, t. II, p. 38.
(2) *Journ. théoriq. et pratiq.*, 1836, p. 177.
(3) *Pharmacie*, p. 97.

a. **Espèce bovine.** — Gilbert (1) a administré à une vache 180 grammes d'aloès en dissolution dans 2 litres d'infusion de 120 grammes de séné, sans avoir obtenu d'effet purgatif. A l'École vétérinaire de Lyon (2), on a administré 200 grammes d'aloès en breuvage et 250 grammes en électuaire à une vache, sans avoir obtenu autre chose qu'un peu de dérangement dans la digestion. M. Buer (3) nous a assuré avoir donné l'aloès jusqu'à la dose de 500 grammes aux grands ruminants, soit à l'état solide, soit à l'état liquide, sans avoir jamais obtenu de purgation. Cependant M. Hertwig (4) prétend qu'à la dose de 64 grammes en breuvage, l'aloès procure aux grands ruminants des défécations plus fréquentes et plus molles que dans l'état normal ; enfin M. Rytz (5) affirme qu'à la dose de 64 grammes, mis en bols avec du savon, l'aloès purge les bœufs au bout de vingt à quarante heures, et détermine une forte diarrhée.

b. **Moutons et chèvres.** — Gilbert (6) a donné à deux brebis, sans les purger, à l'une 50 grammes d'aloès dissous dans un demi-litre d'eau, et à l'autre la même quantité, mélangée à de la pâte. Cependant 48 grammes d'extrait aqueux d'aloès dissous dans un litre et demi d'eau, et administrés à un bélier de trois ans, par Viborg (7), déterminèrent, au bout de vingt-quatre heures, une purgation qui dura trente-six heures et amena l'expulsion de 4 kilogrammes et demi de fiente. Enfin, M. Buer a purgé une chèvre atteinte d'entérite avec rétention des matières fécales, avec un demi-litre d'élixir de longue vie, donné en deux fois, et contenant environ 16 grammes d'aloès.

3° **Porcs.** — D'après Viborg (8), l'aloès purge le porc à la dose de 16 grammes, mais, comme chez le cheval, au bout de vingt à vingt-quatre heures seulement.

4° **Chiens.** — Le chien est purgé avec 4 à 8 grammes d'aloès, au bout de six à dix heures.

Pharmacothérapie. — Sous le rapport thérapeutique, l'aloès se présente comme un médicament à vertus multiples et susceptible de remplir des indications diverses ; aussi en fait-on usage sous cinq points de vue principaux : comme *tonique-amer*, comme *purgatif*, comme *aphrodisiaque*, comme *vermifuge*, et enfin comme *cicatrisant ;* nous allons l'étudier sous ces différents aspects.

(1) *Ann. de l'agric. franç.*, t. III, p. 319.
(2) *Compte rendu de l'École de Lyon*, 1816, p 14.
(3) Communication orale.
(4) Hertwig, *loc. cit.*, p. 431.
(5) *Ibid.,*   id.
(6) *Annal. de l'agric. franç.*, t. III, p. 320.
(7) Hertwig, *loc. cit.*, p. 431.
(8) *Traité du porc*, p. 68.

1° Tonique-amer. — C'est, dit Bourgelat (1), un excellent stomachique dans le cas de débilité de l'estomac et des intestins; on le donne alors, dit-il, à petites doses, uni à l'extrait de genièvre. Il arrête avec succès et sans danger, observe le fondateur des écoles, ces espèces de dévoiements dont certains chevaux sont attaqués après les premiers moments d'un exercice violent. On en fait également usage avec profit, soit seul, soit mélangé à d'autres toniques amers, dans le cas d'inappétence, de paresse ou de lenteur de la digestion stomacale ou intestinale, chez les chevaux vidards, chez ceux qui se constipent facilement, qui rejettent des crottins coiffés, en forçant un peu la dose tonique, etc. D'après Ph. Festal (2), l'aloès, à la dose de 30 grammes en électuaire, mélangé à 4 ou 8 grammes d'ipécacuanha, et répété pendant deux ou trois jours, fait cesser promptement l'inrumination qui suit les indigestions gazeuses ou qui accompagne celles qui sont diffuses, chroniques, etc.

2° Purgatif. — Comme purgatif, l'aloès est susceptible de remplir la plupart des indications que nous avons mentionnées dans les généralités sur cette classe de médicaments. Néanmoins il reçoit dans la pratique des applications particulières qu'il importe de spécifier. Ainsi, par exemple, comme modificateur de la sécrétion biliaire, il est indiqué dans la plupart des affections chroniques du foie, dans la jaunisse, dans le vertige avec teinte ictérique des muqueuses, dans la diarrhée grise des poulains, lors de rétention de la bile dans la vésicule du fiel chez les ruminants. Comme évacuant du tube digestif, on en fait usage dans la constipation opiniâtre, les pelotes stercorales, les calculs et les vers intestinaux, les embarras des gros intestins par des excréments accumulés, par des corps étrangers, etc. Dans les cas pressés, M. Zundel mélange 50 à 100 grammes de teinture d'aloès dans un litre d'eau. D'après Feuvrier (3), vétérinaire militaire, l'aloès à la dose de 30 à 40 grammes, dissous dans de l'eau mucilagineuse, serait le meilleur purgatif à mettre en usage contre les pelotes stercorales; il excite la musculeuse, provoque des sécrétions extraordinaires et bientôt l'expulsion des matières accumulées, etc. A titre de révulsif sur le système veineux abdominal, l'aloès est d'un grand secours contre la plupart des affections des centres nerveux, des yeux, des voies res-

(1) *Mat. médic.*, t. II, p. 39.
(2) *Journ. des vétér. du Midi*, 1848, p. 64.
(3) *Mém. et observ. de méd. vétér. milit.*, t. VIII, p. 440.

piratoires, de la peau, des séreuses articulaires, etc. ; il est également utile dans les congestions du cerveau, du poumon, des sabots, des mamelles, etc. Enfin, comme modificateur du sang, comme évacuant humoral, il s'emploie dans les hydropisies internes, les épanchements séreux sous-cutanés, articulaires, tendineux, dans l'obésité, dans la préparation des chevaux de course appelée *entraînement*, etc.

Deux vétérinaires militaires, MM. Laisné et Lenck (1), ont fait une application fort importante de l'aloès dans le traitement de ce qu'on appelle en vétérinaire le *glandage* des chevaux, engorgement indolent des ganglions lymphatiques de l'auge, qui est souvent le prélude de la morve. Ces praticiens donnent l'aloès à la dose moyenne de 25 grammes, quand il est de bonne qualité, et adoptent la forme de bols, en l'associant à la gentiane. La dose est donnée, avec les précautions ordinaires, tous les 5 jours et doit être répétée 4 à 5 fois au plus. En général, l'effet résolutif se manifeste après la première évacuation intestinale et se continue ensuite plus ou moins rapidement selon les cas. Pris à temps, le glandage résiste rarement à l'action résolutive et dépurative de l'aloès, et alors la morve ne se développe pas ; mais si le traitement est trop tardivement employé, la maladie générale se déclare et dès lors les animaux sont perdus.

M. Wannowius (2), vétérinaire allemand, considère l'aloès comme une sorte de spécifique de la fièvre vitulaire de la vache ; il donne ce purgatif à la dose de 90 grammes à la fois, en suspension dans l'eau tiède. Il l'administre comme adjuvant du sel de cuisine donné à haute dose dans les boissons présentées aux vaches malades.

Dans l'engouement du feuillet, chez les grands ruminants, M. Brack (3), autre vétérinaire allemand, donne également l'aloès à la dose de 90 grammes dissous dans l'eau d'orge, avec 120 grammes de sulfate de soude. Il survient une bonne purgation et le dégorgement du feuillet s'effectue rapidement.

M. Plattner (4) recommande beaucoup la solution aqueuse d'aloès additionnée d'ammoniaque, contre les affections carbunculaires des porcs, surtout dans la variété qui porte son action sur

(1) *Journ. de méd. vétér. milit.*, t. I, p. 530, 654 et 705.
(2) *Journ. de méd. vétér. de Lyon*, 1858, p. 189.
(3) *Wochenschrift*, 1864, p. 216.
(4) *Thierarzt*, 1862, p. 264.

la gorge et l'intestin. M. Zundel a employé ce moyen avec succès ; mais c'est à la condition d'en faire usage avant l'apparition des taches gangréneuses à la peau.

Un vétérinaire des environs de Lyon, M. Page (1), nous a communiqué une application importante qu'il fait journellement de l'aloès : c'est dans le cas d'angine intense et même croupale des jeunes veaux à la mamelle qui, étendus sur la litière, la bouche béante et écumeuse, semblent près de rendre le dernier soupir. D'après ce praticien, l'aloès à la dose de 20 grammes, dissous dans du lait, et répétée jusqu'à ce que la purgation se soit déclarée, ressuscite les 19/20^{cs} de ces jeunes animaux voués à une mort certaine. Nous avons employé, sur un jeune veau qui avait peu d'appétit et tetait mollement, l'aloès d'après ces indications, et nous avons eu à nous en louer.

3° **Aphrodisiaque.** — Indépendamment de ces diverses applications de l'aloès, MM. Houdmont (2) et Zundel (3) préconisent ce purgatif à titre d'agent aphrodisiaque chez les vaches dont les chaleurs ne se développent pas facilement et même chez les taurelières jeunes ; la dose quotidienne est de 30 grammes répétée pendant quatre à cinq jours. Les résultats sont presque toujours favorables. Parfois M. Zundel donne alors l'aloès avec un peu d'anis et de carbonate d'ammoniaque en dissolution dans du vin étendu d'eau (*Note communiquée*).

4° **Vermifuge.** — L'aloès jouit de propriétés vermicides non équivoques ; Tardieu et Mayer (4) l'ont administré avec succès dans une affection vermineuse du canal intestinal chez le porc, due à l'échinorhynque géant. Chaignaud (5) l'a employé avec avantage contre une affection vermineuse des yeux chez les bêtes bovines : il se servait de la teinture d'aloès coupée de son poids d'eau fraîche et la faisait pénétrer entre les paupières ; il continuait ce pansement jusqu'à ce que les filaires contenues dans l'humeur aqueuse eussent péri ; la résorption ne tardait pas à les faire entièrement disparaître. Les maladies vermineuses des intestins, des bronches, celles des oiseaux, seraient sans doute amendées et même guéries par l'aloès employé seul ou uni à d'autres vermifuges.

(1) Communication orale.
(2) *Clinique vétérinaire*, 1863, p. 532.
(3) *Journ. de méd. vétér. de Lyon*, 1864, p. 28.
(4) *Correspondance de Fromage de Feugré*, t. III, p. 95.
(5) *Recueil de médec. vétér.*, 1827, p. 578.

5° Cicatrisant. — L'aloès est d'un emploi très-fréquent et très-avantageux dans le traitement des maladies chirurgicales. Toute solution de continuité récente ou ancienne qui présente un bourgeonnement exubérant, mollasse, qui sécrète un pus sanieux, de mauvaise nature, etc., est avantageusement modifiée par l'application de la teinture d'aloès; les fistules et plaies sinueuses accompagnées de carie des os, des cartilages, des tendons, des ligaments, etc., réclament aussi une application de cette nature; il en est de même des plaies recouvertes de vermine, de celles qui sont contuses, ecchymosées, etc. D'après M. Morton (1), l'aloès agirait surtout dans ces diverses circonstances en formant à la surface des solutions de continuité un vernis qui les préserverait du contact de l'air. Selon Favre (2), de Genève, un des meilleurs résolutifs des engorgements articulaires, des relâchements des capsules tendineuses, etc., est un mélange de 32 grammes de teinture d'aloès et de 4 à 8 grammes d'ammoniaque liquide; d'après le même praticien (3), cette teinture, mêlée à l'alcool camphré, convient en frictions sur les lombes des vaches paralysées du derrière, et, suivant Chabert (4), pour panser les plaies gangréneuses. Enfin la poudre d'aloès, sèche ou humectée d'esprit-de-vin, sert à clore les fistules articulaires, salivaires, etc., etc.

Contre-indications. — On doit être sobre de l'emploi de l'aloès comme *purgatif*, chez les animaux sanguins, pléthoriques, sur ceux qui sont secs, nerveux, irritables, sur les sujets disposés aux coliques, à l'entérorrhagie, sur les femelles pleines, etc.

§ IV. — Purgatifs drastiques (5).

On appelle *drastiques* ou *purgatifs forts* les évacuants intestinaux qui déterminent la purgation en irritant plus ou moins fortement le tube digestif. Ils ne diffèrent des cathartiques que par le degré d'énergie, en sorte qu'on passe des uns aux autres sans transition et par des nuances en quelque sorte insensibles; aussi les auteurs sont-ils peu d'accord sur la place que doivent occuper les divers purgatifs, et tel de ces médicaments qui est placé par les uns parmi

(1) *Pharmacie*, p. 98.
(2) *Recueil de méd. vétér.*, 1830, note de la page 573.
(3) *Vétér. campagnard*, p. 314.
(4) *Instruct. vétér.*, t. I, p. 169, 4ᵉ édit.
(5) De δραστικός, qui agit fortement, efficacement.

les cathartiques, est rangé dans la catégorie des drastiques par les autres auteurs. On pourrait dire, si l'on tenait absolument à caractériser par un mot chacune de ces deux séries voisines de purgatifs, que les cathartiques purgent en *congestionnant* l'intestin, et que les drastiques produisent leurs effets en *enflammant* le tube digestif.

Quoiqu'il en soit de ces distinctions un peu arbitraires, les drastiques doivent être considérés comme les purgatifs les plus complets, comme les vrais purgatifs; en effet, non-seulement ils évacuent les matières contenues dans les intestins et provoquent des sécrétions abondantes et de toute nature, mais encore ils stimulent vivement le plan charnu de l'intestin, et entretiennent pendant quelques jours un mouvement fluxionnaire sur le système sanguin abdominal; aussi nul doute que leur emploi ne fût très-fréquent dans la pratique, s'il n'était pas si difficile de régler leur action et de la maintenir dans des limites convenables. Malheureusement il n'en est pas ainsi, car, dans l'emploi des drastiques, on est presque toujours placé entre ces deux écueils : ne pas agir assez ou agir trop fortement; dans la majorité des cas, on est donc exposé, avec ces purgatifs, ou à irriter sans profit le tube intestinal, ou à provoquer une superpurgation grave.

Les drastiques ne doivent pas être employés indifféremment sur tous les sujets; ils ne conviennent bien que pour les animaux qui sont dans la force de l'âge, et qui ont une constitution molle et lymphatique des plus marquées. Comme *révulsifs* et *dérivatifs* de la muqueuse intestinale, les drastiques sont indiqués contre le vertige essentiel, les congestions des centres nerveux, les névroses graves, l'immobilité, le tétanos et les paralysies, par exemple, l'arthrite suraiguë, le rhumatisme, la fourbure, les maladies cutanées graves, etc. A titre d'*évacuants* du tube digestif et des principes séreux du sang, ces purgatifs sont employés dans les cas de pelotes stercorales, de calculs intestinaux, de constipation opiniâtre, de vers de différente nature, de vertige abdominal, d'empoisonnement par les composés de plomb, d'hydropisie des diverses séreuses, et surtout de celle des centres nerveux, des ventricules du cerveau, etc.

Les purgatifs drastiques sont assez nombreux, mais il n'y en a qu'un petit nombre qui soient employés en médecine vétérinaire; nous les divisons en trois séries :

1° Les RACINES DRASTIQUES, telles que le *Jalap* et ses analogues, les *Hellébores blanc et noir*, la *Bryone*, etc.

2° Les GOMMES-RÉSINES drastiques, comme la *Gomme-gutte*, la *Scammonée*, l'*Euphorbe*, etc.

3° Les HUILES GRASSES DRASTIQUES, telles que celles de *Croton ti-glium*, d'*Epurge*, de *Jatropha curcas*, etc.

RACINES DRASTIQUES.

a. Du Jalap.

Pharmacographie. — Cette racine purgative, exotique, est fournie par une espèce de liseron, le *Convolvulus jalapa*, L. (*Convolvulus officinalis*, Pelletan), qui croît au Mexique. Elle est entière ou découpée en rondelles ; entière, la racine de jalap est irréguliè-

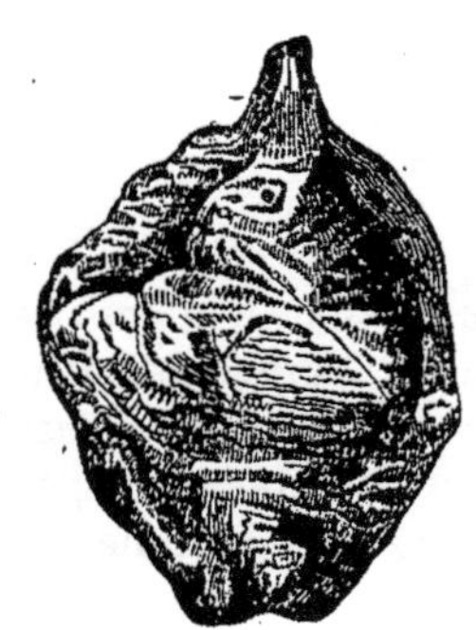

rement arrondie, piriforme, plus ou moins volumineuse, pesante, noirâtre et inégale à la surface, compacte et d'un gris sale à l'intérieur ; son odeur est nauséeuse et sa saveur âcre, déterminant la strangulation. Les rondelles de cette racine sont épaisses, presque circulaires, rugueuses et noirâtres à la circonférence, lisses et grisâtres au centre, d'aspect marbré, à cassure rési-neuse, etc.

Fig. 19.

Composition chimique. — D'après les recherches de Gerber, la racine de jalap contient les principes suivants : *résine dure, résine molle, extractif âcre, extrait gommeux, matière colorante, sucre, gomme, mucilage, albumine, amidon, ligneux, sels*, etc. La résine dure est le principe actif de cette racine, puisque, administrée à dose proportionnelle, chez l'homme, cette résine purge aussi bien que le jalap entier.

Pharmacotechnie. — Les préparations auxquelles on soumet le jalap, dans les pharmacies, sont assez nombreuses. D'abord on le réduit en *poudre*, et c'est même sous cette forme simple qu'il est le plus souvent employé, chez les animaux, pour faire des électuaires et des bols purgatifs ; on peut aussi l'administrer en breuvage en mettant en suspension la poudre dans un liquide mucilagineux. En traitant la poudre de jalap par l'alcool, on obtient une *teinture* qui jouit d'une grande activité purgative : c'est elle qui forme la base de l'*Eau-de-vie allemande*, et de la fameuse *Médecine de Leroy*, si employée comme purgatif chez l'homme, surtout par les charlatans. En évaporant cette teinture, on obtient la résine de jalap, qui est fréquemment employée chez l'homme, mais que les vétérinaires n'ont pu prescrire encore à cause de son prix élevé. Enfin, en raison de la nature résineuse du principe actif du jalap, l'eau ne lui enlève qu'une faible quantité de ses vertus purgatives.

Médicamentation. — Chez les solipèdes, les omnivores ou les carnivores, on peut administrer le jalap sous forme solide ou liquide ; pour les animaux ruminants, on ne peut employer utilement que cette dernière forme. Les doses purgatives de cette racine sont approximativement, pour les divers animaux, les suivantes :

1° Grands herbivores......................	64 à 96 grammes.
2° Petits ruminants......................	20 à 25 —
3° Porcs..............................	8 à 16 —
4° Chiens.............................	4 à 8 —

Pharmacodynamie. — Le jalap purge bien le chien à la dose de 4 grammes, d'après Barrier (1) en en continuant l'usage pendant quelques jours ; il paraît qu'il purge également le porc à une dose plus ou moins élevée, selon son âge et sa force. D'après les expériences de Daubenton (2), le jalap, à la dose de 12 à 16 grammes ne purge pas le mouton, mais à celle de 20 à 24 grammes, il manque rarement son effet ; les évacuations surviennent au bout de huit à neuf heures, sans que la santé des sujets paraisse altérée, et même sans que la plupart cessent de manger. Le jalap est donc un bon purgatif pour le mouton. On ignore encore s'il aurait autant d'efficacité pour les bêtes bovines ; mais la grande analogie d'organisation qui existe entre les petits et les grands ruminants autorise, jusqu'à un certain point, à le penser. Du reste l'expérience a prononcé ; Cruzel (3) assure qu'à la dose de 80 à 90 gr., le jalap mélangé à 2 ou 3 litres de décoction purge bien les grands ruminants. Enfin, quoique les hippiatres aient préconisé le jalap comme purgatif du cheval, il est à peu près inusité sous ce rapport ; car il a paru à tous les praticiens, en y comprenant Bourgelat lui-même (4), peu propre à déterminer des évacuations chez les solipèdes, sans doute à cause de leur constitution plus sèche que celle des autres animaux.

(1) *Instruct. vétér.*, t. V, p. 142.
(2) *Instruct. pour les bergers*, 8ᵉ édit., an X, p. 459.
(3) *Traité pratiq. des maladies de l'espèce bovine*, p. 289.
(4) *Mat. médic.*, t. II, art. JALAP.

Pharmacothérapie. — Le jalap ne remplit aucune indication spéciale ; cependant, dans les hydropisies du tissu cellulaire et des séreuses, il peut être plus utile qu'un autre, en ce sens qu'il est presque aussi énergiquement diurétique que purgatif, ce que la nature résineuse de son principe actif explique suffisamment. De plus, d'après Cruzel (5), le jalap serait le remède le plus efficace contre le farcin du cheval et du bœuf ; il le prescrit à doses croissantes de 25 à 50 gr. pendant 10 jours ; on recommence au besoin. Ce praticien recommandait de faire macérer la poudre de jalap dans le vin blanc ou l'eau-de-vie, avant de le mêler au son, ou de la suspendre dans les boissons ou les breuvages. Nous avons eu dernièrement l'occasion d'en faire l'essai sur un cheval farcineux, et nous n'avons rien obtenu de caractéristique.

Succédanés du Jalap.

1° **Racine de turbith** (*Convolvulus turpethum*, L.). — Elle est un peu moins active que celle de jalap, mais ses propriétés sont tout à fait analogues.

2° **Méchoacan** (*Convolvulus mechoacana*, Vitm.). — Elle est beaucoup moins active que les précédents ; du reste, elle est rare et peu usitée.

3° **Soldanelle** (*Convolvulus soldanella*, L.). — Elle est à peu près analogue au turbith.

4° **Liserons** (*Convolvulus sepium* et *Convolvulus arvensis*, L.). — Leurs racines sont également purgatives, mais elles ont beaucoup moins d'énergie que les précédentes.

5° **Hellébores noir et blanc.** — Voyez *Irritants épispastiques*, t. I, pages 433 et 439.

b. De la Bryone (*Bryonia alba*, L.).

Synonymie : Vigne blanche, Couleuvrée.

Pharmacographie. — Cette plante cucurbitacée est très-commune dans les haies de la plupart des contrées d'Europe. C'est sa racine qui est employée en médecine. Elle est très-volumineuse, charnue, fusiforme, rameuse, d'un blanc jaunâtre, marquée de stries circulaires brunâtres à la surface ; son odeur est nauséeuse, sa saveur âcre et amère lorsqu'elle est fraîche ; desséchée, cette racine a perdu une grande partie de ses vertus irritantes. Elle contient les principes suivants : *extractif amer et âcre* (bryonine), *résine, fécule, huile grasse, albumine, gomme, sels,* etc.

Pharmacodynamie. — La bryone fraîche est toujours plus active, toute proportion gardée, que celle qui est sèche ; elle jouit même de propriétés épispastiques marquées. Introduite dans le tube digestif, en pulpe ou en décoction, la bryone présente des vertus complexes ; elle est vomitive, drastique, diurétique, expectorante, etc. Ses vertus purgatives sont un sujet de controverse entre les auteurs. Vitet (1) assure que, donnée fraîche, à la dose de 60 à 90 grammes, elle purge bien le bœuf, excite l'appétit et facilite l'engraissement ; lorsqu'elle est sèche, il reconnaît qu'elle a perdu beaucoup de son activité. Par contre, Viborg et Hertwig (2) ont pu la donner à la dose de 1 kilogramme à l'état frais, et à celle de 250 grammes à l'état sec, au cheval, sans obtenir d'évacuations alvines. Un vétérinaire piémontais, le professeur J. Lessona (3), est venu de nouveau appeler l'attention de ses confrères sur ce purgatif, qu'il considère comme un hyposthénisant très-puissant, et qui manque rarement son effet sur les divers animaux. De plus, d'après le même auteur (4), la racine de bryone, donnée fraîche aux poulains, à la dose de 25 grammes, les débarrasserait promptement des larves d'œstres qui les tourmentent, les font maigrir et compromettent même parfois leur existence. Enfin, toujours d'après le même praticien, la pulpe de bryone serait expectorante, vermifuge, antipériodique, etc.

Pharmacothérapie. — Il est dit, dans la *Matière médicale* de Bourgelat (5), que la bryone est un puissant diurétique et expectorant ; qu'on l'emploie avec succès contre l'apoplexie séreuse, la pousse humide, les flux catarrheux, les engorgements œdémateux, la pourriture du mouton, etc. Si véritablement cette racine possédait autant de vertus, les vétérinaires modernes seraient bien coupables de négliger autant un remède aussi précieux ; mais cela est fort douteux.

(1) *Méd. vétér.*, t. III, p. 121.
(2) *Pharmac. pratiq.*, p. 422.
(3) *Giornale di veterinaria di Torino*, 1852, p. 161.
(4) *Ann. vétér. belges*, 1854, p. 248.
(5) *Matière médic.*, t. II, p. 84.

Succédanés de la Bryone.

1° **Pied-de-veau** (*Arum vulgare*, L.). — La racine.

2° **Concombre sauvage** (*Momordica etaterium*, L.). — Le fruit.

3° **Coloquinte** (*Cucumis colocynthis*, L.). — La pulpe du fruit.

GOMMES-RÉSINES DRASTIQUES.

a. Gomme-gutte.

Pharmacographie. — Cette gomme-résine inodore est fournie par plusieurs arbres de la famille des Guttifères, qui croissent en Chine, aux îles Moluques, dans les Indes orientales, et plus particulièrement par le *Stalagmitis cambogioides*, Murr., ou *Guttœfera vera*, de Kœnig, et par le *Garcinia cambogia*, DC. Elle s'écoule spontanément par les fissures de l'écorce ou par des entailles qu'on y pratique, et ne tarde pas à s'épaissir et à se concréter à l'air. Telle qu'on la trouve dans le commerce, la gomme-gutte affecte deux formes principales : celle de *cylindres* de la grosseur du bras, ou celle de *galettes* semblables aux pains de munition. Considérée en masse, elle est d'un brun jaunâtre à l'extérieur et d'un rouge orangé à l'intérieur; elle est friable, à cassure brillante, opaque dans ses fragments et facile à réduire en une poudre d'un jaune très-pur; inodore, insipide d'abord, elle devient ensuite amère et âcre. Insoluble dans l'eau, la gomme-gutte, grâce à son principe gommeux, peut se diviser sans intermède dans ce liquide et lui communiquer une couleur jaune magnifique; elle se dissout facilement dans l'alcool, l'éther, les essences, et donne des solutions d'un jaune doré; enfin, la potasse la dissout également, en exaltant sa couleur jusqu'au rouge intense.

Composition chimique. — D'après Braconnot, cette gomme-résine présente la composition suivante : *résine*, 80; *gomme*, 19,50; *matières étrangères insolubles*, 0,50. Suivant M. Christison, elle renfermerait en outre de la *fécule*, de la *cellulose* et de l'*humidité*.

Pharmacotechnie. — Les préparations qu'on fait subir à la gomme-gutte ne sont ni nombreuses ni compliquées ; on la réduit d'abord en *poudre*, puis avec cette préparation on fait des *émulsions*, une *teinture*, des *électuaires*, des *bols*, etc. En général, quand on doit donner la forme liquide à la gomme-gutte, il y a toujours avantage, comme pour tous les corps résineux, selon M. Mialhe, à y ajouter un principe alcalin quelconque.

Médicamentation. — On administre la gomme-gutte sous forme solide ou sous forme liquide, en émulsion ; cette dernière forme est celle qu'on doit préférer pour tous les animaux. Quant aux doses qu'il convient de leur administrer, elles sont encore imparfaitement fixées ; les suivantes, indiquées par M. Hertwig, paraissent convenables :

1° Grands ruminants...	32 à 48 grammes.
2° Solipèdes............ :	16 à 32 —
3° Petits ruminants et porcs	3 à 4 —
4° Carnivores	0,50 à 2 —

Pharmacodynamie. — La gomme-gutte est un purgatif drastique des plus énergiques, qu'on doit manier avec prudence ; il provoque le vomissement chez les carnivores et les omnivores, irrite les intestins chez tous les animaux et détermine presque toujours une diurèse abondante, en colorant les urines en jaune. Chez le chien, la purgation survient facilement par l'ingestion de $0^{gr},50$ à 1 gramme de gomme-gutte, d'après M. Hertwig (1) ; et chez le porc, par celle de 4 grammes, donnée en deux fois pour prévenir le vomissement, selon Viborg (2). D'après les expériences de Daubenton (3), ce purgatif manque souvent son effet sur le mouton quand on le donne à la dose de $2^{gr},50$ seulement ; mais à celle de 4 grammes, il purge constamment au bout de vingt-qnatre heures environ sans fatiguer les animaux, qu'il ait été donné solide ou liquide ; à dose doublé, 8 grammes, il tue presque toujours les moutons. Son action sur les grands ruminants est moins bien déterminée. D'après des essais dirigés par Rainard (4), 75 grammes de gomme-gutte seraient insuffisants pour purger une vache, mais une dose double produirait une superpurgation très-grave. Les expériences de M. Hertwig, qui ont été nombreuses sur ce sujet, dit-il, ne l'ont pas conduit au même résultat, puisqu'il en conclut qu'à la dose de 32 à 48 grammes, ce purgatif évacue et purge les grands ruminants.

(1) *Pharmacpl. pratique*, p. 441.
(2) *Traité du porc*, p. 68.
(3) *Instruct. pour les bergers*, 3e édit., p. 457 et 458.
(4) *Compte rendu de l'École de Lyon*, 1817.

Enfin, quant aux solipèdes, il règne relativement à ces animaux la même dissidence entre les auteurs qu'à l'égard des bêtes bovines. Les anciens hippiatres prescrivent la gomme-gutte à la dose de 20 à 24 grammes et recommandent de ne pas la donner seule. Vitet (1) la croit inerte pour le cheval ; Bracy-Clark (2) et Moiroud (3), l'ayant administrée depuis 24 jusqu'à 48 grammes, observèrent les phénomènes qui accompagnent l'action des purgatifs les plus actifs, mais n'obtinrent que peu ou point d'évacuations ramollies. Delafond (4) dit être arrivé aux mêmes résultats dans ses essais. Enfin, M. Hertwig prétend, contrairement aux opinions précédemment mentionnées, qu'à la dose de 16 à 32 grammes la gomme-gutte purge les solipèdes plus rapidement que l'aloès.

En présence de cette diversité d'opinions et de résultats sur l'action purgative de la gomme-gutte, nous nous sommes demandé si l'idée émise par un pharmacologiste distingué, M. Dieu (5), que cette substance cesse d'être purgative quand on l'administre à trop haute dose, n'avait pas quelque chose de fondé. En effet, Flormann, vétérinaire allemand, cité par M. Hertwig, a pu purger un jeune poulain de deux ans, une première fois avec 75 centigrammes de gomme-gutte, et la seconde avec $1^{gr},50$; il a aussi déterminé la purgation chez un cheval de cinq ans avec 8 grammes de ce médicament, tandis que Viborg n'a pas pu arriver au même résultat chez un cheval de huit ans avec 32 grammes de ce purgatif. Ces faits nous paraissent concluants en faveur des petites doses.

Pharmacothérapie. — Considérée par les anciens comme le purgatif hydragogue le plus énergique et le plus fidèle, la gomme-gutte était fréquemment employée autrefois contre les diverses espèces d'hydropisies. On s'en sert encore quelquefois de nos jours pour remplir cette indication, et l'on comprend que ses propriétés diurétiques ne doivent pas être étrangères au succès qu'elle obtient parfois. Daubenton a recommandé ce purgatif contre la pourriture du mouton ; on l'a conseillé aussi dans le cas des vers intestinaux ; enfin, on a prescrit la gomme-gutte d'après les données du système de Rasori, contre la diarrhée et la dyssenterie ; mais c'est un moyen dangereux que tout praticien prudent doit rejeter.

(1) *Médec. vétér.*, t. III, p. 118.
(2) *Pharmacopée vétér.*, p. 30.
(3) *Pharmacol.*, p. 267.
(4) *Thérapeut. génér.*, t. II, p. 231.
(5) *Traité de mat. méd. et de thérap.*, t. IV, p. 520 et suiv.

Appliquée en poudre sur les solutions de continuité du garrot, de l'encolure, du dos, et en général sur les plaies contuses, cette gomme-résine produit une action cicatrisante très-énergique, d'après M. Rey (1).

b. Scammonée.

Cette espèce de gomme-résine se retire de plusieurs plantes appartenant aux Convolvulacées ou aux Apocynées, qui croissent dans le Levant. Le commerce en distingue plusieurs variétés d'après leur provenance : 1° la *Scammonée d'Alep*, qui est de bonne qualité, mais d'un prix élevé ; 2° la *Scammonée de Smyrne*, plus commune, mais de qualité très-inférieure ; 3° la *Scammonée de Montpellier*, mélange résineux très-impur qu'on ne rencontre plus dans le commerce. L'action très-incertaine de cette gomme-résine sur les herbivores, le prix très-élevé de celle qui est de bonne qualité, etc., sont les causes qui expliquent l'abandon complet dans lequel les vétérinaires laissent généralement la scammonée, au moins pour les grands animaux.

c. Euphorbe officinale.

Cette gomme-résine est un purgatif drastique des plus énergiques, mais qui est négligé sous ce rapport en médecine vétérinaire ; on ne s'en sert que comme *vésicant* (Voy. t. I, p. 380).

HUILES GRASSES DRASTIQUES.

Huile de Croton tiglium.

Pharmacographie. Le *Croton tiglium*, L. est un petit arbuste de la famille des Euphorbiacées, qui croît spontanément aux îles Moluques, à Ceylan, aux Indes, etc. ; il fournit à la médecine son fruit, duquel on retire des graines et de celles-ci une huile grasse très-purgative.

1° Graines de croton tiglium. (*Graines de Tilly ou des Moluques, petits pignons d'Inde*). — Les semences de croton tiglium sont de la grosseur d'un haricot ; leur forme est ovale-allongée ; une face est plus large et plus convexe que l'autre et plus étendue, c'est la face externe ; une des extrémités est arrondie et présente une petite facette oblique ; l'autre, de même aspect, est surmontée

(1) *Journ. de méd. vétér. de Lyon*, 1858, p. 449.

d'une petite saillie représentant l'ombilic. De cette extrémité partent quatre nervures, deux latérales très-saillantes, une inférieure et une supérieure beaucoup moins marquées; ces petites saillies linéaires donnent à cette graine un aspect anguleux particulier. Ces graines sont formées de deux parties : une enveloppe dure, sèche, coriace, fragile, d'une couleur brunâtre à la surface, et une amande jaunâtre, huileuse, d'une odeur désagréable et d'une très-grande âcreté au goût.

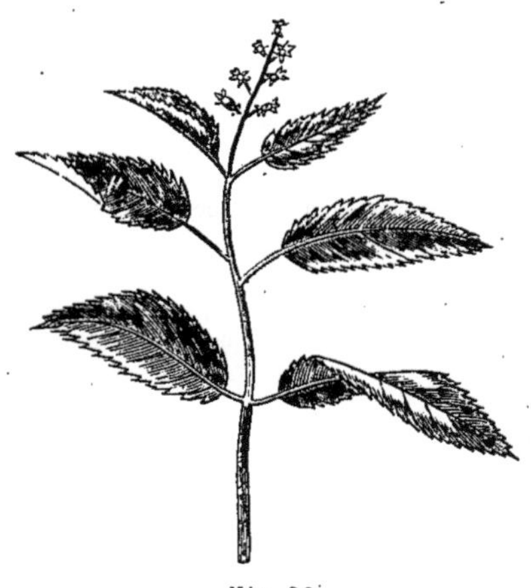

Fig. 20.

2° **Huile de croton tiglium** (*Huile de Tilly*). — L'huile de croton tiglium est fluide, onctueuse, jaunâtre, d'une odeur nauséabonde et d'une saveur excessivement âcre. Très-soluble dans l'alcool, l'éther, les essences, les corps gras, l'huile de croton tiglium ne peut se dissoudre dans l'eau, mais elle s'y émulsionne facilement par l'intermédiaire d'un jaune d'œuf, d'un mucilage, d'une gomme, etc. ; elle se saponifie aussi très-facilement par l'action des solutions alcalines.

Composition chimique. — D'après les recherches de M. Brandes, les graines de croton tiglium contiennent les principes suivants : *acide crotonique, crotonine, résine, huile grasse brunâtre, matière grasse blanche, substance brunâtre, principe gélatineux, gomme, albumine végétale.* L'huile de croton tiglium renferme la plupart de ces principes, moins ceux de nature gélatineuse, gommeuse ou albumineuse.

Pharmacotechnie. — L'extraction de l'huile de croton tiglium est très-simple : on réduit les semences en poudre, on les met dans un sac de coutil et on les presse fortement entre deux plaques de tôle chauffées dans l'eau bouillante ; le marc restant est repris par l'alcool, qui lui enlève l'huile qu'il a retenue, et celle-ci est ensuite mélangée à celle obtenue par pression, après qu'on a retiré le véhicule par la distillation. Les préparations qu'on fait subir à l'huile de croton tiglium sont peu nombreuses en médecine vétérinaire ; dans celle de l'homme, il n'en est pas ainsi, car on en fait une *émulsion*, une *teinture alcoolique*, un *liniment*, une *pommade*, un *savon*, etc. : nous pourrions imiter ces préparations.

Nous recommandons les deux suivantes aux vétérinaires :

1° *Elæolé de croton tiglium* (Boiteux).

> Prenez : Graines de croton pulvérisées.............. 1 partie.
> Huile d'olive............................. 8 —

Faites digérer pendant 6 à 7 heures à vase ouvert pour chasser l'humidité et un principe volatil très-âcre, et passez dans un linge. Cette préparation est un bon purgatif, qui peut remplacer avantageusement l'huile de croton tiglium sous tous les rapports ; on la donne en émulsion ou dans une huile grasse, à la dose de 8, 12 et 16 grammes aux grands herbivores, et en quantités proportionnelles aux petits (Boiteux et Saint-Cyr. — *Note communiquée*).

2° *Teinture vésicante* (Bagge).

> Prenez : Huile de croton tiglium.......... .... 1 partie.
> Alcool et éther, *ana*...................... 10 —

Dissolvez. On pourrait remplacer économiquement l'huile par le double de son poids de graines de croton tiglium. Avec cette teinture on enlève l'épiderme au bout de quelques heures. Utile autour des articulations enflammées; sur les parois de la poitrine, dans le cas de pleurésie; sur les gonflements articulaiaes, etc.

Médicamentation. — On peut employer, pour purger les animaux, soit les graines de croton tiglium, soit l'huile qu'on en extrait. Les premières doivent être écrasées avec beaucoup de soin et disposées en forme de bol au moyen d'une poudre végétale et du miel, ou avec du savon vert. Les expériences faites par MM. Boiteux et Saint-Cyr démontrent que les graines de croton tiglium constituent un purgatif infidèle, qui rend les animaux souvent très-malades, parce qu'il est très-irritant, et qui, néanmoins, ne donne qu'une purgation incomplète. L'alcool et l'essence de térébenthine ne conviennent pas pour extraire les principes actifs des graines de croton tiglium, car on n'obtient avec ces véhicules que des préparations irritantes, qui peuvent être utilisées à la surface du corps comme révulsives, mais qui ne donnent aucun bon résultat comme purgatives. L'huile d'olive est le meilleur véhicule pour cet usage, comme on le voit par l'élæolé dont nous avons donné la formule précédemment. L'huile s'administre aussi le plus souvent sous cette forme, parce qu'elle est déglutie immédiatement et qu'elle n'irrite pas la bouche et le pharynx ; cependant, chez les animaux ruminants, on est obligé de la donner sous forme de breuvage, afin de la faire parvenir directement dans la caillette : alors on l'émulsionne avec un jaune d'œuf ou de la gomme et une infusion purgative, celle de séné, par exemple ; on pourrait aussi employer l'alcool pour faciliter sa division dans un véhicule aqueux. Quand on emploie l'huile de croton tiglium sur la peau à titre de révulsif, on l'applique pure ou mélangée, soit à un corps gras ou essentiel, soit à l'alcool : dans tous les cas, il faut éviter de la toucher directement avec la main, à cause de ses propriétés irritantes ; on l'étendra donc avec un tampon d'étoupes très-serré ou avec la main recouverte d'un gant de peau ou d'une vessie sèche.

Posologie. — Les doses d'huile de Tilly, pour les divers animaux, n'ont pas été encore rigoureusement fixées ; cependant, en combinant les nombres proposés par MM. Hertwig et Sommer, on arrive à des chiffres qui paraissent convenables. Ce sont ceux du tableau suivant :

1° Grands ruminants	40 à 80 centigrammes.	
2° Solipèdes	30 à 60	— 24 gouttes
3° Petits ruminants et porcs	10 à 20	—
4° Carnivores	5 à 10	—

Dans la pratique il est plus facile de doser cette huile par gouttes qu'au moyen de la balance ; mais ce procédé est peu rigoureux, parce qu'un grand nombre de circonstances peuvent faire varier le volume et le poids de chaque goutte ; néanmoins nous dirons, pour servir de base à l'emploi de cette méthode expéditive, que *deux gouttes* d'huile de croton tiglium pèsent en moyenne environ *cinq centigrammes.*

On administre aussi cette huile drastique, soit par les veines, soit par la peau. Par la première méthode, la dose pour les grands herbivores devrait être, d'après les recherches de Moiroud, d'environ 10 gouttes ; cependant, comme M. Hertwig a vu mourir un cheval par l'injection de 8 gouttes de cette huile dans les veines, il nous paraît convenable de fixer la dose moyenne à 5 gouttes, dissoutes avec beaucoup de soin dans de l'alcool faible. Par la méthode iatraleptique, les doses sont approximativement, d'après M. Hertwig, de 80 gouttes pour le bœuf, de 60 pour le cheval, de 30 pour le mouton, et de 15 pour le chien : les frictions doivent se faire sur les parois abdominales.

En général, il faut autant que possible employer l'huile de préférence aux graines de croton tiglium ; cependant, si l'on n'a pas cette huile purgative à sa disposition, ou si on la trouve trop

chère, on pourra faire usage des semences en ayant la précaution
d'enlever l'enveloppe, qui est à peu près inerte, et de diviser très-
exactement l'amande en la mélangeant avec un corps sec et pulvérulent, tel que le sucre, la craie, la magnésie calcinée, etc. Mais
nous avons vu tout à l'heure que ces graines ne sont pas à recommander à titre de purgatif. Les doses des graines de Tilly sont
évaluées par M. Sommer au double environ de celles de l'huile ;
chacune de ces semences pèse en moyenne de 15 à 20 centigrammes avec l'enveloppe testacée ; celle-ci enlevée, le poids se trouve
réduit d'un tiers environ.

Pharmacodynamie. — Les effets de l'huile de croton tiglium seront distingués en *irritants* et en *purgatifs ;* ils seront étudiés dans
cet ordre.

1° **Effets irritants.** — Appliquée sur la peau, pure ou mélangée,
l'huile de croton tiglium produit tous les effets des médicaments
irritants, depuis la simple rubéfaction jusqu'à la vésication la plus
profonde. Employée en petite quantité ou mélangée à une huile
douce, à de l'axonge, cette huile purgative irrite superficiellement
la peau et fait naître, au bout de quelques heures, une éruption
vésiculeuse plus ou moins abondante, selon les cas ; mais, appliquée en nature et vigoureusement, elle attaque la peau profondément et provoque bientôt la formation d'un engorgement inflammatoire considérable accompagné de fièvre de réaction, de perte
d'appétit, de tristesse des animaux, etc. ; enfin, après la chute de
l'épiderme et des poils, qui ne tarde pas à survenir, il reste une
surface dénudée qui marche rapidement à la cicatrisation, mais qui
le plus souvent ne se recouvre pas de poils.

Indépendamment de ces effets locaux, l'huile de croton tiglium
appliquée sur le tégument externe provoque presque toujours des
désordres du côté du tube digestif, avec ou sans évacuations alvines, parce qu'une partie est absorbée et va agir par affinité élective
sur les intestins.

L'amande des graines de croton tiglium pulvérisée et incorporée avec soin dans de l'axonge, constitue une pommade vésicante
d'une extrême activité. Mélangée à la graisse, dans la proportion
d'un *seizième*, elle forme une pommade vésicante capable d'enlever rapidement l'épiderme et de compromettre les bulbes pileux,
ainsi qu'il résulte des expériences que nous avons faites sur des
chevaux ; mais incorporée dans la proportion d'un *vingtième*, d'un

vingt-cinquième ou d'un *trentième*, cette graine donne des préparations vésicantes très-actives et très-économiques, qui peuvent rendre de grands services à la pratique, et qui auraient sur les préparations cantharidées l'avantage de ne pas donner lieu à l'absorption, et par conséquent, de ne pas offenser les voies génito-urinaires.

    2° Effets purgatifs. — L'huile de croton tiglium peut être considérée comme la substance la plus essentiellement purgative de la pharmacie, car elle ne produit pas seulement son effet quand on l'administre à très-faible dose dans le tube digestif, mais encore quand on l'injecte dans les veines, ou qu'on l'applique sur la peau, etc. Elle est considérée aussi, à juste titre, comme le purgatif drastique le plus énergique ; malheureusement, comme elle paraît agir sur la muqueuse intestinale comme sur la peau, c'est-à-dire en l'irritant plus ou moins fortement, on doit l'employer avec beaucoup de circonspection. Son action purgative, même modérée, s'accompagne toujours, surtout chez les chevaux, de tristesse, de perte d'appétit, de coliques, de ténesme, d'une fièvre très-vive de réaction, etc. ; les évacuations ne se montrent guère qu'au bout de vingt-quatre à trente-six heures, mais elles sont presque toujours abondantes, très-fluides, fétides et se prolongent en moyenne un ou deux jours. Si la purgation a été modérée et régulière, les animaux reprennent promptement l'appétit et se relèvent rapidement de l'état de faiblesse où ils étaient tombés ; s'il y a eu superpurgation, les sujets sont atteints d'une véritable inflammation intestinale, qui s'annonce par des caractères univoques, et qui réclame un traitement rationnel très-vigoureux. Indépendamment de ses effets purgatifs, l'huile de croton tiglium détermine presque toujours une action diurétique marquée, due sans doute aux principes résineux qu'elle contient.

Différences. — Doses toxiques.

    1° Solipèdes. — L'action de ce purgatif est assez bien connue sur le cheval ; on sait, par exemple, que l'huile de croton tiglium, aux doses indiquées par le tableau posologique, manque rarement son effet lorsqu'elle est convenablement administrée ; mais que, si l'on s'écarte notablement de ces quantités, et qu'on en donne imprudemment de 1 à 2 grammes, on court risque d'empoisonner les chevaux. Par l'injection veineuse, les effets sont moins nettement déterminés : d'une part, Moi-

roud (1) a pu purger un cheval sans accident, en lui injectant 12 gouttes, soit 30 centigrammes de cette huile dans la jugulaire ; et de l'autre,
M. Hertwig (2) a fait périr un cheval par l'emploi de 8 gouttes, soit 20
centigrammes, par le même procédé. Que conclure de ceci ? Que ces expériences ont besoin d'être répétées et variées pour lever toute incertitude.
L'action des graines de Tilly est aussi assez bien connue ; M. Sommer a
fixé leur dose médicinale au double de celle de l'huile, et M. Hertwig prétend qu'à la dose de 4 grammes elles empoisonnent quelquefois les chevaux, et constamment à celle de 8 grammes ; Gohier (3) avait constaté
autrefois que 18 à 20 de ces semences, c'est-à-dire en poids environ
4 grammes, suffisaient pour faire périr les chevaux.

2° **Grands ruminants.** — Les effets de cette substance sur les grands
ruminants sont encore très-imparfaitement connus ; on admet généralement qu'ils sont plus faibles sur ces animaux, à .doses égales, que chez
les solipèdes ; nous avons pu donner à une vache, sans qu'il en soit résulté
de purgation, d'abord 50 centigrammes, puis 1 gramme en émulsion ;
à la dose de 2 grammes, la purgation s'est déclarée avec violence, et le
sujet a succombé d'épuisement et par l'irritation gastro-intestinale au
bout de trois jours. A l'autopsie, on a trouvé les estomacs et les intestins
assez vivement enflammés. D'après M. Hertwig, il faudrait environ
3 grammes de graines de Tilly pour purger les bœufs, et une dose double cause une superpurgation sans amener la .mort. Cependant, M. Dieu-
zaide (4) a pu purger un bœuf atteint d'indigestion avec 20 gouttes, soit
50 centigrammes d'huile de croton tiglium, ce qui prouve qu'on a peut-
être tort de forcer la dose de ce drastique pour obtenir plus sûrement des
effets purgatifs.

3° **Petits ruminants.** — L'action de cette huile drastique sur le mouton et la chèvre est à peu près inconnue.

4° **Omnivores.** — Les graines et l'huile de croton tiglium feraient sans
doute vomir et purgeraient le porc à petite dose, mais l'expérience n'en
a pas encore été faite, au moins à notre connaissance.

5° **Carnivores.** — Ce purgatif agit chez le chien comme un éméto-
cathartique des plus violents. Selon M. Hertwig, les graines de Tilly à la
dose de 25 centigrammes purgent le chien ; à celle de 50 centigrammes
à 1 gramme, ce carnivore éprouve la superpurgation et meurt si on lie
l'œsophage. Quelques auteurs admettent que 2 gouttes d'huile sont suffisantes pour purger le chien ; M. Hertwig n'est pas de cet avis et prétend
qu'il en faut au moins 5 gouttes, ce qui est un peu exagéré.

(1) *Pharmacol.*, p. 72 et 73.
(2) *Pharmac. pratiq.*, p. 425.
(3) *Compte rendu de l'École de Lyon*, 1815, p. 10.
(4) *Mém. de la Soc. vétér. de Lot-et-Garonne*, 1851, p. 96.

Pharmacothérapie. — Sous le rapport thérapeutique, l'huile de croton tiglium doit être considérée comme *révulsif* et comme *drastique*. Disons quelques mots de cette double application.

1° **Révulsif et résolutif**. — Si le prix un peu élevé de cette huile n'y mettait pas obstacle, elle serait sans doute plus souvent employée comme agent révulsif ; cependant son usage est recommandé par plusieurs praticiens, surtout contre les maladies de la poitrine, celles des centres nerveux, etc. Roche-Lubin (1) en a recommandé l'application sous la poitrine des bœufs atteints de péripneumonie contagieuse ; ce révulsif puissant enraye, dit-il, le travail morbide du poumon et hâte la guérison. Nous connaissons quelques vétérinaires qui ajoutent de cette huile à l'onguent vésicatoire destiné aux bêtes bovines. Plus récemment un vétérinaire militaire, M. Grousset (2), à l'instigation de M. Moissant, vétérinaire à Chateaudun, à fait l'essai des propriétés irritantes et résolutives de l'huile de croton tiglium sur des tumeurs diverses et surtout des molettes, avec beaucoup de succès. Pour cela M. Grousset fait dissoudre 3 p. d'huile de croton tiglium dans 100 p. d'alcool ordinaire et fait plusieurs frictions graduées selon les cas. Il faut être prudent dans l'usage de cette teinture pour ne pas tarer les animaux.

Plusieurs autres vétérinaires militaires ont employé avec succès l'huile de croton tiglium à la surface de la peau, à la fois comme révulsive et purgative. M. Chevalier (3) emploie les frictions de cette huile sous les parois abdominales, dans le cas de fourbure compliquée de constipation ; le mal se dissipe aussitôt que se manifeste la purgation. MM. Lhôte et Hervig (4), s'en sont servi de la même manière et avec un égal succès, le premier contre les pelotes stercorales, et le second contre le vertige abdominal. Enfin, M. Guiget (5) fait des frictions de cette huile au plat des cuisses, dans le cas de vertige essentiel, et s'en trouve bien.

Chez le bœuf, où la teinture vésicante de M. Bagge produit peu d'effet, on peut la remplacer, d'après M. Stockfleth (6), vétérinaire suédois, par un mélange d'une partie d'huile de croton tiglium avec dix parties d'essence de térébenthine.

(1) *Recueil de médec. vétér.*, 1852, p. 135.
(2) *Journ. de méd. vétér. milit.*, t. V, p. 277.
(3) *Mém. et observ. de méd. vétér. milit.*, t. VI, p. 234.
(4) *Ibid.*, p. 177.
(5) *Ibid.*, t. V, p. 171.
(6) *Journ. de méd. vétér. de Lyon*, 1862, p. 553.

2° Drastique. — Un vétérinaire prussien, M. Sommer (1), dans une excellente note sur l'huile de croton tiglium, a appelé l'attention des vétérinaires sur ce puissant purgatif, qui convient parfaitement, dit-il, aux gros chevaux lymphatiques, épais, peu sensibles ; il le recommande surtout comme révulsif intestinal dans le cas de fluxion périodique, de vertige, de maladies cutanées graves, d'eaux aux jambes, de farcin, etc. ; c'est également un des meilleurs agents perturbateurs qu'on puisse employer contre certaines affections nerveuses, telles que le tétanos, l'immobilité, l'épilepsie, les paralysies, etc. ; enfin, on s'en sert aussi avec profit contre quelques accidents du tube digestif, comme l'embarras intestinal par les aliments, les calculs, les pelotes stercorales, les vers intestinaux, l'inertie de l'estomac et des intestins, etc.

L'huile de croton tiglium est le seul purgatif qui ait réussi à M. Adenot contre le vertige des solipèdes ; il la donne à la dose de 60 centigrammes dans un litre d'huile grasse. Il s'en est servi également avec avantage contre l'engouement du feuillet chez le bœuf. (*Note communiquée.*)

Succédanés du Croton tiglium.

1° Huile d'épurge (*Euphorbia lathyris*, L.). — Elle est environ dix fois moins active que la précédente ; elle mériterait d'être essayée sur les animaux.

2° Huile de Jatropha curcas. — Elle est deux fois plus active que l'huile d'épurge, et se donne par conséquent à dose moitié moindre.

CHAPITRE III

DES SUDORIFIQUES.

Synonymie : Diaphorétiques, Transpiratoires, Expectorants.

Définition. — On appelle *sudorifiques* des médicaments évacuants qui ont la propriété d'agir spécialement sur la peau, d'augmenter

(1) *Recueil de médec. vétér.*, 1844, p. 24

ses sécrétions naturelles dans l'état de santé, et de les rétablir dans l'état morbide lorsqu'elles ont été supprimées ou diminuées par les maladies.

Ces médicaments ont aussi reçu la dénomination de *diaphorétiques*, parce qu'ils ont la propriété d'augmenter ou de rétablir l'exhalation séreuse de la peau, qu'on appelle *diaphorèse*. Quelques auteurs distinguent même, parmi les évacuants cutanés, des *diaphorétiques* et des *sudorifiques*, parce qu'ils supposent que la transpiration insensible et la sueur ont une origine distincte, et constituent deux fonctions différentes de la peau sur lesquelles ces deux ordres de médicaments agiraient d'une manière spéciale. Nous verrons tout à l'heure que cette division est peu fondée.

Enfin, un assez grand nombre de médicaments sudorifiques sont appelés *expectorants*, parce qu'ils paraissent agir sur la muqueuse des voies respiratoires comme sur la peau, c'est-à-dire en régularisant les sécrétions et les exhalations dont cette membrane est le siége.

Avant d'entreprendre l'étude détaillée de la médication sudorifique, il nous paraît convenable de présenter quelques considérations physiologiques sur les fonctions de la peau et de la membrane bronchique, afin de bien établir les principes de cette question importante, et d'éclairer un peu l'histoire si obscure encore des évacuants cutanés.

Considérations physiologiques. — L'aliment se sépare en deux parties dans le tube digestif : une *excrémentitielle*, inutile, qui est rejetée par l'anus; une *alibile*, utile au corps, qui est absorbée et mélangée aux fluides nutritifs. Cette dernière partie, cette espèce d'extrait alimentaire, ce *nutriment*, est séparé aussi en deux parties: une *non azotée*, qui est brûlée dans l'acte de la nutrition pour produire de la chaleur, et dont les produits définitifs, eau et acide carbonique, sont expulsés du corps par les bronches et par la peau, et une *azotée*, qui est assimilée aux organes, qui reste dans l'économie pendant un certain temps, et qui est expulsée ensuite par les voies urinaires sous forme d'urée, devenant de l'ammoniaque à l'air.

D'après ces considérations chimico-physiologiques, il est démontré que les aliments non azotés ou respiratoires sont expulsés par les bronches et par la peau sous forme de vapeur d'eau et d'acide carbonique ; or, comme les principes neutres non azotés constituent la plus grande masse des aliments ingérés chaque jour, il en

résulte, comme conséquence naturelle, que c'est par les voies respi-
toires et par la surface cutanée que s'effectuent les sécrétions et
les déperditions les plus abondantes du corps. Cette vérité physiologique, que la chimie explique si facilement aujourd'hui, a été
démontrée depuis longtemps par les célèbres expériences de Sanc-
torius, puisqu'elles ont prouvé que sur 8 parties d'aliments ingérées, 5 parties s'échappent par les bronches et par la peau, et que
les trois parties restantes sont expulsées par l'anus ou par les voies
urinaires. Enfin, les recherches des auteurs modernes tendent à démontrer que la part proportionnelle d'excrétion de la muqueuse
bronchique et de la peau est d'environ 3/5 pour la première et de
2/5 pour la seconde, dans les circonstances ordinaires.

Les expériences si remarquables de M. Fourcault, répétées par
M. H. Bouley (1), sur les enduits imperméables étendus sur toute
la surface de la peau, ont prouvé de la manière la plus évidente
l'importance énorme qu'ont les excrétions cutanées sur la régularité des fonctions de l'organisme. Elles ont démontré que les animaux chez lesquels on supprimait ainsi brusquement cet émonc-
toire naturel, si important et si étendu, ne tardaient pas à périr
asphyxiés, non pas par privation d'air, mais par manque de dépuration du sang qui, se chargeant peu à peu des produits brûlés de la
respiration, devient bientôt impropre à la nutrition, comme le sang
veineux, et porte rapidement le désordre et la mort dans tous les
rouages de la machine animale.

Pour suffire à ces déperditions incessantes, chacune de ces membranes est le siége de deux ordres de sécrétions : 1° une épaisse,
muqueuse pour les bronches, *sébacée* pour la peau, et destinée à
maintenir l'intégrité et la souplesse de la surface de ces deux membranes tégumentaires ; 2° une très-fluide, aqueuse, appelée *exhalation pulmonaire* pour les bronches, et *transpiration cutanée* pour la
surface de la peau : c'est principalement par cette sécrétion inces-
sante et aqueuse que les produits brûlés de la respiration sortent du
corps.

On est parfaitement fixé sur l'origine et sur la nature de l'*exhalation pulmonaire*; on sait que c'est une sorte d'évaporation constante
qui se fait à travers la membrane bronchique ; qu'aucun appareil
sécréteur ne concourt à cette excrétion ; et qu'enfin le produit qui
en résulte, et qui est entraîné au dehors par l'air expiré, est formé
principalement de vapeur d'eau et d'acide carbonique.

(1) *Recueil de méd. vétér.*, 1850, p. 5 et 305.

La question est beaucoup plus obscure en ce qui concerne la *transpiration cutanée*. D'abord on en distingue deux espèces : la *transpiration insensible* ou *diaphorèse*, et la *transpiration sensible* ou *sueur ;* beaucoup d'auteurs admettent encore que la première est une simple *exhalation cutanée* analogue à celle qui a lieu dans les bronches, tandis que la seconde serait une véritable *sécrétion* dévolue spécialement aux glandes sudorifères de la peau. Cependant les physiologistes les plus modernes tendent à abandonner cette distinction ; ils ne croient pas qu'une membrane recouverte d'un épiderme épais, comme celui de la peau, puisse être le siége de l'évaporation active que comporte une exhalation ; ils ne reconnaissent aucune différence chimique dans la nature du produit de la diaphorèse et de la sueur ; le double but physiologique de ces deux excrétions, c'est-à-dire la *dépuration* du sang et une action *réfrigérante* sur la peau, leur paraît tout à fait identique, etc. Par ces motifs, ils se refusent à distinguer la diaphorèse de la sueur ; ils admettent que l'une et l'autre sont produites par les glandes sudorifères, mais que la première représente l'état normal de la sécrétion cutanée, tandis que la seconde en est l'état exagéré ou accidentel ; enfin, que dans l'une et l'autre, le produit serait formé principalement d'eau, d'acides carbonique, acétique, lactique, *sudorique*, et de quelques sels alcalins et terreux.

Variations accidentelles de la transpiration cutanée. — Les sécrétions de la peau, et surtout la transpiration, sont susceptibles d'éprouver de grandes variations dans leur degré d'activité ; les causes qui peuvent amener ce résultat sont fort nombreuses : il en est d'hygiéniques, de pathologiques et de thérapeutiques. Parmi les premières, on doit compter surtout un exercice plus ou moins actif, les saisons, la température de l'air ou des habitations, des couvertures épaisses, des boissons chaudes, etc.; au nombre des secondes, on compte les éruptions cutanées, la diminution des autres sécrétions dépuratives, les vives souffrances, etc.; enfin les agents thérapeutiques susceptibles d'augmenter la transpiration sont fort nombreux: les principaux sont les frictions sèches, les bains d'air chaud ou de vapeur aqueuse, les fumigations sèches ou humides, un grand nombre de médicaments, etc.

Si l'on ne tenait compte que du résultat obtenu, c'est-à-dire de l'augmentation de la transpiration cutanée, on devrait classer, en effet, un assez grand nombre d'agents pharmaceutiques parmi les sudorifiques. Ainsi, la plupart des excitants généraux, administrés

en breuvages chauds, provoquent généralement la sueur ; les vomitifs, par la secousse générale qu'ils déterminent, amènent souvent ce résultat ; l'opium, surtout chez les solipèdes, produit aussi
cet effet quand il est employé à haute dose ; enfin les émollients et
les tempérants, en diminuant la fièvre et l'éréthisme nerveux, pro-
curent souvent une détente générale suivie d'une transpiration copieuse, etc. Nous serons donc forcé de faire un choix parmi les
médicaments susceptibles de provoquer la sueur, et de n'admettre
parmi les sudorifiques que ceux qu'on emploie habituellement dans
la pratique, soit pour modifier le tissu de la peau, soit pour exalter
ses sécrétions ; le nombre en est-très-limité en médecine vétérinaire.

Origine et division. — Les médicaments sudorifiques sont tirés
des minéraux et des végétaux ; on les a divisés très-rationnellement
en *fixes* et en *volatils*. Les premiers, qui méritent les noms de *diaphorétiques* et d'*expectorants*, parce qu'ils modifient la peau et la muqueuse des bronches lorsqu'elles ont été altérées par les maladies,
comprennent le *soufre* et quelques *sulfures*, l'*antimoine* et ses composés, les *préparations arsenicales* et les *bois* dits *sudorifiques*, comme
la *salsepareille*, le *gaïac*, la *squine*, le *sassafras* et leurs analogues.
Les sudorifiques volatils, peu nombreux, comprennent les *composés
ammoniacaux*, les *plantes labiées*, le *sureau*, le *tilleul*, etc.

Pharmacotechnie. — Les sudorifiques minéraux sont réduits en
poudre ou dissous dans l'eau ; ceux qui appartiennent aux végétaux
sont traités par décoction s'ils sont fixes, ou par infusion s'ils sont
volatils ; les véhicules employés sont l'eau ou les liqueurs alcooliques ; ces dernières sont bien préférables lorsque rien n'en contre-
indique l'usage.

Médicamentation. — Lorsqu'on fait usage des sudorifiques fixes,
leur administration ne donne lieu à aucune précaution spéciale ;
on les fait prendre avec les aliments des animaux, ou on les administre sous forme d'électuaire ; mais lorsqu'on emploie les sudorifiques volatils, il faut se conformer à certaines règles qui ont leur
importance. D'abord ces médicaments s'administrent exclusivement à l'état liquide, en boissons ou en breuvages ; la préparation
doit toujours être employée à une température aussi élevée que
possible ; elle doit être répétée à de courts intervalles de temps,
jusqu'à ce que la sueur arrive, etc. Afin de favoriser l'action de ces

médicaments et de leur venir en aide, on doit tenir les animaux dans des logements très-chauds, les envelopper de couvertures épaisses et amples, frictionner vigoureusement la peau avec des briques chauffées, augmenter sa température avec une bassinoire, des sachets d'avoine torréfiée, des fumigations sèches ou humides dirigées sous les couvertures, etc. Ces moyens auxiliaires sont surtout nécessaires lorsque la saison est froide, le temps humide, les animaux âgés, la maladie tenace, etc.

Enfin, quand la transpiration s'est fait jour, il faut la maintenir pendant un certain temps, puis essuyer et sécher avec soin la surface de la peau, la recouvrir de couvertures sèches et chaudes, préserver les animaux des courants d'air, de toute cause de refroidissement, donner des boissons un peu tièdes d'abord, puis peu à peu à la température ordinaire, etc.

Pharmacodynamie. — Les effets des sudorifiques doivent être distingués en *primitifs* et en *consécutifs*. Cette division ne s'applique bien nettement qu'aux sudorifiques volatils, dont les effets sont assez prononcés, mais elle ne convient guère pour les sudorifiques fixes, dont l'action est lente, graduelle et bien marquée seulement dans le cas de maladie. L'étude des effets primitifs s'appliquera donc exclusivement aux sudorifiques volatils.

1° **Effets primitifs.** — Les sudorifiques de cette catégorie présentent dans leurs effets immédiats la plus grande analogie avec les stimulants généraux ; comme ces derniers, ils développent, peu de temps après leur administration, un mouvement fébrile prononcé et caractérisé par l'ampleur et la vitesse du pouls, la rapidité des mouvements respiratoires, la rougeur des muqueuses apparentes, l'injection des capillaires de la peau, l'élévation de température de cette membrane, etc. Puis, au bout d'un temps variable selon les circonstances, la peau, qui était chaude, tendue et sèche, devient souple, moite au toucher ; elle s'humecte de sueur, d'abord à la face interne des membres, aux organes génitaux, aux flancs, aux ars, à l'encolure, à la base des oreilles, puis peu à peu sur toute la surface du corps. En général, aussitôt que la sueur se fait jour à la surface de la peau, le mouvement fébrile se modère et une sorte de détente de toute l'économie en est le résultat.

La transpiration poussée jusqu'à la sueur n'est pas facile à obtenir chez la plupart des animaux à l'aide des médicaments ; le plus souvent même les tentatives des praticiens à cet égard échouent com-

plétement. Cependant les difficultés qu'on rencontre pour obtenir
ce résultat ne sont pas les mêmes dans toutes les espèces domestiques : les herbivores, et les solipèdes mieux que les ruminants, sont
les animaux chez lesquels la sueur peut être produite avec le plus
de facilité ; les omnivores, au contraire, et surtout les carnivores,
ne se prêtent que très-difficilement à l'usage des sudorifiques, qui
se montrent toujours chez eux d'une inefficacité presque complète.

2° **Effets consécutifs**. — Les effets consécutifs varient de caractère et de nature selon qu'ils appartiennent aux sudorifiques volatils
ou aux sudorifiques fixes. Dans le premier cas, les médicaments
ayant produit une évacuation humorale plus ou moins abondante,
il en résulte, comme conséquences immédiates : une soif plus ou
moins vive, une constipation marquée, une diminution correspon-
dante et proportionnelle des autres sécrétions, surtout de celle des
urines, une résorption interstitielle plus active, la maigreur du
corps, la décroissance des engorgements œdémateux, etc. Dans le
cas où l'on fait usage des sudorifiques fixes, on n'observe que des
effets nuls ou peu marqués sur les animaux sains, tandis que, sur
ceux qui sont malades, ils deviennent plus manifestes, non-seulement sur la peau, mais encore dans les bronches, ainsi que nous
allons le démontrer.

a. Quand la peau est le siége d'affections anciennes, invétérées,
ou lorsque les animaux sont affaiblis par la privation de nourriture,
des maladies de longue durée, etc., on remarque généralement que
le tégument est dur, sec, adhérent aux parties sous-jacentes; que
les poils sont rares, ternes, secs, hérissés; la surface de la peau
rude, crevassée, écailleuse ; que la transpiration insensible, que la
sécrétion de la matière sébacée, celle du système pileux, ne s'effectuent plus comme à l'état normal. Dans de semblables circonstances, les sudorifiques fixes employés avec persévérance produisent
des résultats souvent remarquables : non-seulement ils font disparaître peu à peu les maladies cutanées, mais encore ils modifient
avantageusement le tissu de la peau, rétablissent les sécrétions qui
lui sont propres, etc. ; en sorte qu'au bout d'un certain temps,
cette membrane reprend de la souplesse, devient moite et onctueuse au toucher, prend une surface unie et propre, se recouvre
de poils lisses et brillants, etc.

b. Des deux sécrétions dont la muqueuse bronchique est le siége,
il en est une surtout qui est souvent altérée, c'est celle du *mucus ;*
cette altération s'accompagne fréquemment de celle du tissu même

de la muqueuse, et parfois aussi de modifications notables dans l'exhalation pulmonaire, et, par suite, dans l'acte de la respiration. Il arrive souvent, par exemple, chez la plupart des animaux, que la muqueuse des voies respiratoires est pâle, boursouflée; qu'elle est le siége d'une sécrétion muqueuse abondante, épaisse, puriforme, de jetages chroniques, etc. L'expérience démontre que, dans de semblables circonstances, les sudorifiques fixes, et surtout ceux qu'on tire du règne minéral, modifient très-avantageusement la muqueuse des voies respiratoires et les sécrétions anormales dont elle est le siége ; ce sont donc alors de véritables *expectorants*.

Pharmacothérapie. — Les sudorifiques sont des médicaments très-importants, en raison de la grande surface sur laquelle ils agissent, et des modifications souvent profondes qu'ils produisent sur la peau et sur la muqueuse bronchique. Les indications de leur usage peuvent se grouper sous les trois chefs suivants :

1° Sudorifiques volatils. — L'usage des sudorifiques stimulants est surtout indiqué dans le refroidissement brusque de la peau, accompagné de la suppression de la transpiration cutanée et suivi de cet état de roideur générale du système musculaire qu'on appelle *courbature;* mais, pour que l'emploi de ces médicaments soit avantageux, il est essentiel qu'il ait lieu le plus promptement possible et sans timidité. Les sudorifiques volatils sont également indiqués contre les éruptions cutanées languissantes ou rentrées, dans les affections putrides pour provoquer la formation de tumeurs critiques à la peau, pour arrêter ou modérer la bronchite catarrhale, pour faire avorter une phlegmasie des organes de la poitrine, pour détruire les douleurs rhumatismales, etc.

2° Sudorifiques fixes. — Les sudorifiques fixes s'emploient principalement contre les maladies cutanées anciennes avec altération du tissu de la peau, les maladies virulentes, les affections lymphatiques, comme la morve, le farcin, les scrofules, la ladrerie du porc, les eaux aux jambes, les crevasses, le crapaud, etc. Pour qu'ils réussissent contre ces maladies opiniâtres, ils doivent être employés pendant longtemps, et être alliés avec des moyens plus puissants, les fondants, par exemple.

3° Expectorants. — A titre d'expectorants, les sudorifiques s'emploient au déclin des maladies de poitrine, contre l'hydro-

thorax, les jetages chroniques, la gourme, la bronchite et la pneumonie chroniques, les affections vermineuses des bronches, etc.
Dans ces divers cas, ils doivent être employés avec persévérance,
combinés avec divers autres médicaments et soutenus par une alimentation très-alibile.

Contre-indications. — Il faut éviter de faire usage des sudorifiques lors d'une éruption cutanée régulière, pendant la période
d'état des phlegmasies, alors qu'une fièvre ardente existe, durant
l'action d'un purgatif, d'un diurétique et, en général, de tout médicament évacuant, parce que les effets de ces médicaments se nui-
raient les uns aux autres, etc.

§ I. — Sudorifiques fixes (Diaphorétiques, Expectorants).

Dans cette catégorie de sudorifiques sont compris les *composés
soufrés*, les *antimoniaux* et les *bois* dits *sudorifiques*.

A. SUDORIFIQUES SOUFRÉS.

Nous comprenons sous cette dénomination le *soufre,* les *sulfures
alcalins,* les *sulfures métalliques* et quelques produits peu oxydés du
soufre (sulfites et hyposulfites).

a. Du Soufre (*Sulphur*).

Pharmacographie. — Le soufre se trouve dans le commerce
sous deux états : solide et en cylindres (*soufre en bâtons*), solide et
pulvérulent (*soufre sublimé, fleur de soufre*). Dans l'un et l'autre cas,
sa couleur est d'un beau jaune citron, d'une faible odeur sulfureuse,
d'une saveur peu marquée et d'une densité de 2,00 environ. Très-
combustible à l'air, le soufre entre en fusion à 110 degrés et se
réduit en vapeur à 400 degrés centigrades. Chauffé pendant plusieurs heures entre 200 et 250 degrés centigrades, le soufre change
de caractères : il devient rouge brun, épais, gluant, et conserve
une certaine ductilité pendant quelque temps après son refroidissement ; c'est ce qu'on appelle du *soufre brun.* Insoluble dans l'eau,
ce corps simple se dissout en petite quantité dans l'alcool, l'éther,
les huiles grasses, les essences, les huiles pyrogénées, etc., et en
toute proportion dans le sulfure de carbone. De plus, il se dissout
sensiblement, même à froid, dans les solutions salines qui présen-

tent une réaction alcaline, telles que celles des carbonates, bicarbonates, borates et phosphates alcalins. Mis en contact avec des
composés métalliques, le soufre les décompose le plus souvent pour
donner naissance à des sulfures insolubles.

Impureté et falsifications. — Le soufre sublimé est souvent
imprégné d'acide sulfureux et d'acide sulfurique qui lui donnent
la faculté de rougir la teinture de tournesol ; on l'en débarrasse
facilement par des lavages réitérés avec l'eau tiède ; puis il faut
avoir la précaution de le dessécher rapidement et de le renfermer
ensuite dans un vase bouchant exactement. Le soufre contient
assez fréquemment de l'arsenic ; on reconnaît cette grave impureté
en brûlant ce corps avec quatre ou cinq fois son poids de nitre ; le
résidu, repris par l'eau, accuse la présence de l'arsenic au moyen
du nitrate d'argent ou de l'appareil de Marsh. Le plâtre, la craie et
les matières terreuses qu'on ajoute frauduleusement sont dévoilés
à l'aide de la calcination, qui volatilise ou brûle le soufre et qui
laisse pour résidu les substances étrangères.

Pharmacotechnie. — La plupart des préparations soufrées officinales sont destinées à l'usage externe ; celles qu'on emploie à
l'intérieur chez les animaux sont toutes magistrales ; nous indiquerons parmi les premières les formules suivantes :

Pommade soufrée.

```
Prenez : Fleur de soufre.....................  10 grammes.
         Axonge............................  30   —
```

Incorporez à froid.

Pommade d'Helmerich.

```
Prenez : Soufre sublimé....................  200 grammes.
         Carbonate de potasse...............  100   —
         Axonge............................  800   —
```

Incorporez à froid. En remplaçant le carbonate potassique par la potasse caustique, on obtient une préparation plus active. Quelques auteurs emploient le sel
marin, le sel ammoniac, les cantharides, etc. Contre la gale de tous les animaux.

Huile soufrée (F. T.).

```
Prenez : Fleur de soufre....................  8 grammes.
         Jaune d'œuf........................  N° 1.
         Huile grasse.......................  250 grammes.
```

. Incorporez le soufre dans le jaune d'œuf et ajoutez l'huile peu à peu en remuant sans cesse jusqu'à homogénéité parfaite du mélange. Contre les affections cutanées.

Baume de soufre.

    Prenez : Soufre sublimé...................... 32 grammes.
           Essence de térébenthine.............. 250   —

Mélangez les deux substances, faites digérer à une assez forte chaleur, laissez déposer et décantez; l'essence prend une teinte brune. Contre les affections psoriques.

Mélange antipsorique de M. Schaack.

    Prenez : Fleur de soufre.......................⎫
           Essence de térébenthine............⎬ *ana* 1 partie.
           Huile de cade.....................⎭

Mélangez les trois substances dans un flacon et agitez. Contre les affections galeuses et dartreuses.

Pommade antipsorique de M. Ch. Bernard.

    Prenez : Fleur de soufre .... 100 grammes.
           Huile de cade ....⎫
           Essence de térébenthine ....⎬ *ana* 200   —
           Axonge........................... 300   —

Faites fondre l'axonge, et, au moment où elle commence à se figer, incorporez avec beaucoup de soin le soufre; puis ajoutez successivement l'huile de cade et l'essence, et continuez à remuer jusqu'à refroidissement complet; sans cette précaution le soufre se déposerait et la pommade ne serait pas homogène.

Pour l'employer, on nettoie la peau avec soin et l'on applique la pommade sur les régions atteintes de gale ou d'autres affections herpétiques. Le succès est constant.

(Note communiquée.)

Pommade sulfuro-tannique.

    Prenez : Soufre .... 8 grammes.
           Acide tannique...................... 2   —
           Laudanum.......................... 1   —
           Axonge........................... 32   —

Incorporez à froid. Contre les affections cutanées. On remplace parfois le laudanum par 2 grammes de teinture de cantharides.

Médicamentation. — A l'intérieur, le soufre sublimé, le seul dont on fasse usage en médecine, s'administre en bols ou en électuaires, ou mieux mélangé à du son ou de la farine, de telle façon que les animaux le prennent d'eux-mêmes; on peut aussi le donner en suspension dans l'eau, mais le procédé est peu employé. Enfin, on traite aussi le soufre par décoction, et de tous les procédés c'est le plus vicieux, parce que l'eau, à moins d'être très-riche en sels alcalins, attaque peu ce corps ; cependant elle prend à la longue une légère odeur sulfureuse qui indique les nouvelles propriétés qu'elle a acquises. A l'extérieur, les préparations de soufre s'appliquent en frictions ou en onctions, seules ou combinées avec divers agents irritants, contre les maladies cutanées. On a tenté quelques essais pour appliquer les fumigations sulfureuses (acide sulfureux) chez les animaux comme chez l'homme, dans le cas de gale, mais ces tentatives n'ont pas eu de suite ; les appareils dispendieux que nécessite ce mode de traitement, la facilité qu'on a de le remplacer économiquement par les préparations antipsoriques, etc., expliquent suffisamment ce résultat négatif.

Posologie. — Les doses de fleur de soufre pour les divers animaux sont indiquées par le tableau suivant :

1° Grands herbivores......................	32 à 64 grammes.
2° Petits ruminants.......................	10 à 20 —
3° Porcs..................................	8 à 16 —
4° Chiens.................................	4 à 8 —

On peut répéter ces doses deux fois par jour.

Si l'on fait usage du *soufre brun*, qui est beaucoup plus actif, les doses doivent être moitié moindres.

Pharmacodynamie. — Les effets du soufre seront distingués en *locaux* et en *généraux*, et étudiés successivement dans cet ordre.

1° Effets locaux. — Les effets locaux extérieurs du soufre sont à peu près nuls sur les tissus sains ou altérés ; le soufre brun, cependant, est, dit-on, irritant pour les surfaces sur lesquelles on l'applique, comme les sulfures alcalins auxquels il ressemble un peu. Quant aux effets que développe ce médicament dans le tube digestif, ils varient beaucoup selon la dose ingérée et le temps pendant lequel l'emploi du remède s'est prolongé. C'est ce qu'il importe d'examiner avec soin.

Donné en petite quantité à la fois, le soufre agit sur le tube digestif comme un léger stimulant ; il augmente l'appétit, accélère la digestion, mais ne change pas sensiblement l'aspect des matières fécales ; cependant on remarque, au bout de quelques jours, qu'elles prennent une teinte plus foncée et qu'elles exhalent, ainsi que les gaz intestinaux, une odeur manifeste d'œufs pourris ou d'acide sulfhydrique. A doses moyennes, c'est-à-dire celles fixées au tableau posologique, répétées deux fois par jour, le soufre stimule plus fortement le tube digestif, hâte les défécations, rend le ventre libre et communique aux excréments la couleur noire et l'odeur hépatique à un degré très-prononcé. Lorsque les quantités ingérées surpassent notablement les doses médicinales, ou que celles-ci sont répétées à des intervalles de temps très-rapprochés, le soufre agit comme un laxatif énergique, sans déranger notablement l'appétit, au moins dans les premiers jours du traitement. Enfin, quand ce médicament est donné à doses exagérées, il irrite vivement le tube digestif, arrête la digestion, dégoûte les animaux et détermine une superpurgation qui peut devenir mortelle, ainsi que nous le constaterons en étudiant les *effets toxiques* du soufre.

2° Effets généraux. — Ces effets doivent être divisés, pour plus de clarté, en effets *primitifs* et en effets *consécutifs*, qui méritent une étude spéciale.

a. **Effets primitifs.** — Tant que le soufre est donné à petites doses, son action générale ou dynamique est à peu près nulle ; mais, dès que la quantité ingérée est assez forte pour agir notablement sur le tube digestif, on remarque une excitation générale caractérisée par un léger mouvement fébrile ; le pouls est plein et accéléré, la respiration plus pressée, les muqueuses sont injectées, la peau est chaude, etc. En outre, on ne tarde pas à remarquer que l'air expiré et la transpiration cutanée exhalent une odeur d'hydrogène sulfuré qui devient de plus en plus intense à mesure que l'usage du médicament se prolonge. Cette odeur caractéristique est évidemment due à la présence de l'acide sulfhydrique dans les excrétions de la muqueuse bronchique et de la peau, qui lui servent, en quelque sorte, de véhicules pour son expulsion hors de l'économie animale.

Une question importante à résoudre dans l'histoire du soufre, c'est celle de savoir s'il agit assez fortement sur la peau pour déterminer la sueur. Delafond (1) assure que, quand les animaux sont bien couverts, ils présentent, sous l'influence de la médication soufrée, une *moiteur remarquable de la peau :* ce sont ses expressions.

(1) *Thérap. génér.*, t. II, p. 357.

M. Hertwig (1), au contraire, nie formellement que le soufre détermine jamais la sueur, mais il reconnaît que, sous l'influence de l'excrétion de l'acide sulfhydrique par la peau, il active notablement la transpiration insensible. Il paraît aussi avoir une action puissante sur la sécrétion sébacée, car sous son influence la peau prend un aspect sale, et les pansages de la main, chez le cheval surtout, deviennent difficiles pendant l'usage interne du soufre. Enfin, M. Hertwig assure que le soufre n'augmente jamais la sécrétion urinaire, ce qu'il est facile de comprendre d'après son action sur les sécrétions des bronches et de la peau.

Tous les effets primitifs généraux du soufre que nous venons d'examiner paraissent provenir du passage dans le sang d'un principe sulfureux; ce principe quel est-il ? Ce ne peut être le soufre en nature, puisqu'il est insoluble dans l'eau et les liquides animaux, et qu'il est admis en principe, que tous les corps insolubles dans ces véhicules ne peuvent être absorbés et passer dans le sang. D'après Dupuy (2), le principe sulfureux qui agirait sur l'ensemble de l'organisme, après s'être mélangé aux fluides nutritifs, serait l'*acide sulfhydrique*, qui prendrait naissance dans le tube digestif sous l'influence de l'eau, des acides du suc gastrique, et des matières alcalines contenues dans les intestins. M. Mialhe (3), sans nier la formation de l'acide sulfhydrique, sur laquelle il ne s'explique pas, mais qui nous paraît indubitable d'après l'odeur des gaz intestinaux expulsés par l'anus, serait disposé à admettre la formation d'un *sulfure* ou d'un *hyposulfite* alcalin, par suite de l'action des carbonates potassique et sodique contenus en grande quantité dans les liquides entériques, notamment chez les animaux herbivores, sur le soufre ingéré; ces composés alcalins et sulfureux seraient portés par le sang à la peau et aux bronches, et là, ils seraient décomposés par les acides des sécrétions de ces surfaces, d'où résulterait le dégagement de l'acide sulfhydrique ou de l'acide sulfureux, selon que le composé serait un sulfure ou un hyposulfite. Toutefois il reconnaît qu'une partie de ces composés est suroxydée dans le sang, et passe dans les urines à l'état de *sulfate alcalin*, ainsi que M. Wœhler l'a constaté.

S'il nous était permis d'émettre une opinion dans une question aussi obscure, nous dirions que la formation simultanée de l'acide sulfhydrique et d'un sulfure alcalin dans le tube digestif nous paraît

(1) *Pharmac. pratique*, p. 511.
(2) *Compte rendu de l'École d'Alfort*, 1812.
(3) *Traité de l'art de formuler.*, p. 63 et suiv.

indubitable ; que très-probablement ces deux composés se combinent l'un avec l'autre, et que le composé sulfureux qui pénètre dans le sang est un *sulfhydrate de sulfure alcalin.* Quoi qu'il en soit de ces explications théoriques, il est certain que de l'acide sulfhydrique existe dans le sang des animaux qui prennent du soufre, et qu'une partie s'en exhale par la peau et les bronches, ainsi que le démontrent les réactifs et la teinte brune qu'acquiert, au bout d'un certain temps, la surface du tégument des animaux à pelage clair. On pourrait se demander, à cause des propriétés délétères bien connues de l'acide sulfhydrique, comment sa présence dans le sang n'entraîne pas la mort des animaux. M. Cl. Bernard (1), explique ce fait, en apparence surprenant, en disant que ce gaz ne devient toxique que quand il parvient dans le sang artériel ; or, par quelque surface qu'il soit absorbé, excepté celle des bronches, il arrive d'abord dans le sang veineux, qui s'en débarrasse peu à peu en traversant le poumon et en devenant artériel. Quant à l'acide sulfhydrique qu'exhale la peau, il paraît provenir de la décomposition du sulfure alcalin conduit par le sang dans cette membrane, au moyen des acides de la sueur.

b. **Effets consécutifs.** — Si le soufre est excitant par ses effets primitifs, il se montre, au contraire, altérant et débilitant dans ses effets consécutifs, surtout quand on le donne pendant trop longtemps ou à doses exagérées. L'expérience démontre, en effet, que sous son influence un peu prolongée, le sang devient noir et diffluent, la nutrition languit, les animaux maigrissent, perdent rapidement leurs forces, et ne tardent pas à mourir dans l'épuisement, si l'on ne s'arrête pas à temps. Dans l'état maladif, on reconnaît qu'il fait disparaître les engorgements glandulaires et lymphatiques ; qu'il modifie avantageusement le tissu et les sécrétions de la muqueuse des bronches et de la peau, etc. Les recherches de M. Poncet (2), vétérinaire militaire, démontrent, en outre, que le soufre donné trop longtemps et sans interruption, amène la formation de productions fibrineuses dans le système veineux abdominal (veine porte), ainsi que dans le foie et la rate. Ces concrétions, qui paraissent dues à un état particulier du sang encore indéterminé, sont annoncées par de fréquentes coliques, qui tourmentent les animaux jusqu'au moment de la mort.

(1) *Leçons sur les effets des substances toxiques et médicamenteuses*, p. 57.
(2) *Journ. de méd. vétér. milit.*, t. III, p. 33.

Effets toxiques. — D'après les recherches de Collaine (1) sur l'action du soufre chez les chevaux, ce médicament jusqu'à la dose de 125 grammes, ne cause aucun accident, si ce n'est parfois un peu de dégoût ; à celle de 180 grammes, il purge sans accident ; mais quand on l'élève de 320 à 360 grammes, la purgation est très-intense, et s'accompagne de violentes coliques ; 250 grammes suffisent parfois pour empoisonner les jeunes chevaux, et, d'après quelques essais faits à l'École de Lyon (2), la dose de 500 grammes est toxique pour les chevaux adultes. Toutefois, selon Collaine, quand on élève graduellement les doses, et qu'on interrompt l'administration du remède de temps en temps, le soufre peut être supporté à la dose énorme de 1 kilogramme sans accident. Les grands ruminants paraissent moins sensibles à l'action du soufre que les solipèdes, car Lafore (3) dit qu'on peut, sans inconvénient, le leur donner à la dose de 200 grammes d'emblée, et M. Cruzel (4) affirme qu'à la dose de 500 grammes dans un litre de vin, il purge le bœuf sans accident ; qu'à celle de 180 grammes, uni à 60 grammes de racine de jalap, il ne produit cet effet qu'autant qu'on répète la dose (5).

Quoi qu'il en soit, quand le soufre est donné à doses toxiques, les animaux deviennent tristes, perdent l'appétit, accusent de vives coliques, expulsent fréquemment des gaz par l'anus, surtout de l'hydrogène sulfuré, rejettent ensuite des excréments de plus en plus fluides et d'une odeur repoussante ; ils perdent rapidement leurs forces musculaires, se tiennent difficilement debout, présentent une respiration difficile et pressée, un pouls petit et misérable, les muqueuses violacées, le sang noir et très-fluide, etc. ; enfin, si la mort doit survenir, les animaux ont la tête lourde et appuyée sur la mangeoire, le pouls est petit et précipité, les sécrétions exhalent une vive odeur d'œufs pourris ; la station devient incertaine, puis impossible ; les animaux tombent ; la peau et les extrémités se refroidissent, les muqueuses deviennent bleuâtres, et la mort arrive sans convulsions.

Lésions. — La muqueuse gastro-intestinale est d'un rouge bleuâtre, boursouflée, friable et frappée de gangrène dans plusieurs

(1) *Compte rendu d'une expérience tentée contre la morve et le farcin*, 1811, broch.

(2) *Compte rendu de l'École de Lyon*, 1819, p. 12.

(3) *Malad. partic. aux grands ruminants.*

(4) *Journ. des vétér. du Midi*, 1838, p. 176.

(5) *Journ. pratiq.*, 1830, p. 11.

points ; les matières excrémentitielles sont mêlées de soufre, et exhalent une forte odeur d'œufs pourris ; le sang noir et diffluent engorge tous les viscères parenchymateux ; le poumon et le cœur sont couverts d'ecchymoses ; de plus, d'après M. Poncet, on trouve dans le système veineux de la veine porte des caillots fibrineux, et dans la rate et le foie des concrétions de même nature ; enfin, d'après Waldinger, cité par Hertwig, la chair des ruminants est tellement imprégnée de l'odeur de l'acide sulfhydrique, qu'elle est impropre à l'alimentation.

Pharmacothérapie. — Les indications thérapeutiques du soufre sont assez nombreuses, et se distinguent en *internes* et en *externes*.

1° **Indications internes.** — A l'intérieur, le soufre s'emploie à titre de *purgatif*, d'*antipsorique*, d'*expectorant* et de *fondant*. Disons quelques mots de chacune de ces applications.

a. **Purgatif.** — Comme évacuant du tube digestif, le soufre est rarement employé, mais peut-être à tort, car il paraît purger le bœuf plus facilement que beaucoup de médicaments placés parmi les purgatifs. Le vétérinaire anglais Skellet, cité par M. Hertwig, prescrit ce médicament contre la gastro-entérite chronique du bœuf, surtout quand elle s'accompagne, comme cela est assez fréquent, de constipation et de sécheresse des excréments ; quelques vétérinaires allemands, Rytz, par exemple, en conseillent l'usage contre le sang de rate, la congestion de la veine porte, celle des lombes, etc., chez les moutons ; enfin on emploie quelquefois en France le soufre comme vermifuge, et M. Schaack nous a certifié son efficacité sous ce rapport.

b. **Antipsorique.** — Le soufre est considéré, avec raison, comme une sorte de spécifique contre les maladies de la peau, telles que la gale, les dartres, les eaux aux jambes, les crevasses, le crapaud, les éruptions miliaires, etc. Très-souvent, en médecine vétérinaire, on se borne contre ces affections à de simples applications extérieures, qui suffisent souvent, en effet, pour les faire disparaître quand elles sont récentes ; mais lorsqu'elles sont anciennes et invétérées, il est presque toujours indispensable de donner en même temps le soufre à l'intérieur. Bourgeois (1), ancien directeur de la

(1) De Gasparin, *Maladies contagieuses des bêtes à laine*, p. 196.

bergerie de Rambouillet, a donné avec un plein succès, à un troupeau de mérinos atteints de la gale, de la fleur de soufre délayée dans de l'eau ordinaire : la dose était de 250 grammes pour six seaux d'eau ; on remuait le mélange avant de le faire boire. M. Pradal(1) reconnaît aussi l'utilité de l'emploi du soufre à l'intérieur dans le cas de gale invétérée, chez le porc : la dose est de 16 grammes, mêlée aux aliments. Enfin, dans le centre de la France, on fait prendre de la fleur de soufre, mélangée au petit-lait ou au lait de beurre, aux jeunes gorets chez lesquels l'éruption de la variole paraît languir.

c. **Expectorant.** — Le soufre a été très-anciennement employé dans le traitement des maladies de la poitrine, soit des bronches, soit des poumons ; les hippiatres en faisaient grand cas, et Solleysel le nommait l'*ami du poumon.* De nos jours, le soufre est principalement employé contre les affections catarrhales de la membrane des bronches, comme la bronchite chronique, la gourme, les jetages non spécifiques, les toux grasses, les angines, etc. ; on le croit utile aussi contre l'inflammation chronique et les altérations du parenchyme pulmonaire, des plèvres, etc. Morel de Vindé (2) l'a même employé avec succès, chez les moutons, contre la phthisie consécutive à la gale invétérée. Dans ces diverses affections pectorales, on associe souvent au soufre le sulfure d'antimoine.

d. **Fondant.** — Comme modificateur puissant de la nutrition et du système lymphatique, le soufre a surtout été préconisé contre le farcin et la morve des chevaux. Employé d'abord par Huzard père (3) contre le farcin, ce médicament a été présenté vers 1810 par Collaine, professeur à l'École vétérinaire de Milan, non-seulement comme capable de guérir le farcin, mais encore comme pouvant triompher de la morve. Dans un mémoire étendu présenté à la Société d'agriculture de Paris, ce vétérinaire fit connaître sa méthode de traitement et les résultats vraiment étonnants qu'elle lui avait donnés ; la presque totalité des chevaux morveux et farcineux qui avaient été soumis à l'usage du soufre, à haute dose, avaient été guéris. Le nouveau remède essayé, tant en Italie qu'en France, donna des résultats divers, mais en général assez satisfaisants ; de l'autre côté des Alpes, et dans le midi de notre pays, les tentatives

(1) *Traité des maladies du porc,* p. 38.
(2) De Gasparin, *loc. cit.*, p. 197.
(3) *Encyclopéd. méthod.*, art. FARCIN.

furent, en général, heureuses, tandis que dans le Nord les essais demeurèrent en grande partie infructueux. Néanmoins, il est probable qu'on s'est trop hâté, comme cela arrive si souvent en médecine, d'abandonner ce moyen puissant et peu dispendieux, et il est très-probable qu'étant repris de nouveau, étudié avec soin, combiné aux antimoniaux, aux arsenicaux, aux fondants chloroïdés, etc., le soufre donnerait parfois de bons résultats contre ces deux maladies si désespérantes. Cependant nous devons dire que les nouvelles tentatives de M. Poncet sont peu favorables à ce médicament sous ce rapport. Du reste, il est admis aujourd'hui qu'il est plus avantageux de sacrifier les chevaux morveux et farcineux que d'essayer de les guérir, à cause de la propriété contagieuse des maladies dont ils sont atteints.

2° **Indications externes.** — Les diverses préparations de soufre sont d'un emploi en quelque sorte vulgaire contre les diverses variétés d'affections cutanées chez tous les animaux domestiques; on les emploie seules ou combinées avec les vésicants, les mercuriaux, les arsenicaux, les alcalins, les astringents minéraux, les pyrogénés, etc. Dans une gale de date récente, qui sévissait sur un grand nombre de chevaux, au retour de la campagne de Crimée, MM. Gillet et Goux (1), vétérinaires principaux de l'armée, employèrent avec un succès prodigieux, la pommade d'Helméric. Trois cents chevaux galeux traités à Marseille par ce moyen héroïque, ont été guéris en trois jours et ont pu être mis en route le sixième jour. L'application du remède était précédée d'un lavage au savon vert et à la brosse afin de bien nettoyer le tégument ; on faisait ensuite trois applications de la pommade antipsorique, en laissant entre elles un intervalle de 6 à 12 heures ; enfin on terminait comme on avait commencé, par un lavage général de la peau. Un kilogramme de pommade a suffi, en moyenne, pour la guérison complète de chaque cheval. On peut employer le soufre comme antipsorique, sous d'autres formes encore; c'est ainsi que l'huile soufrée convient très-bien sur les régions où la peau galeuse repose sur les os, comme à la face, par exemple. La gale, si fréquente et si tenace de la base de la crinière et de la queue, chez les gros chevaux, cède facilement quand on imprègne les points galeux, préalablement nettoyés avec du savon vert dès qu'on y répand de la fleur de soufre, et qu'on frotte ensuite vigoureusement les points malades (M. Rey,

(1) *Mém. et observ. de médec. vétér. milit.*, t. VII, p. 633 et 634.

note communiquée.) Indépendamment de ces usages si divers, et qui rendent de si grands services dans la pratique, le soufre reçoit encore quelques applications à l'extérieur du corps. C'est ainsi que l'hippiatre Lafosse (1) recommandait de mêler la fleur de soufre à la poudre d'aloès.pour détruire les ectozoaires ; que Hurtrel d'Arboval (2) prescrivait de le mélanger à la poudre à canon, d'en déposer une certaine quantité sur la fourchette atteinte de crapaud, d'y mettre le feu, de répéter l'opération jusqu'à ce que l'eschare formée soit assez épaisse, et de couler sous le pied une préparation poisseuse ; enfin, lorsqu'on brûle le soufre dans des habitations infectées d'une manière quelconque, il répand une grande quantité d'acide sulfureux qui se mélange à l'air et peut en corriger les altérations.

.Deux vétérinaires militaires, MM. Mourgues et Raveret (3), ont fait à l'extérieur du corps une application assez intéressante du soufre : c'est d'en recouvrir les plaies suppurantes. La fleur de soufre a pour effet, disent-ils, d'arrêter le prurit, de modérer la suppuration, d'éloigner toute vermine et de pousser à la cicatrisation. Le soufre est précieux sous ce rapport, surtout en été et sur les régions où l'application de tout bandage est impossible ; on peut du reste répandre la fleur de soufre sur les plaies à l'aide d'un soufflet comme sur la vigne atteinte de l'oïdium. Enfin, M. Raveret dit s'être également servi avec profit de la pommade soufrée simple pour le pansement des plaies.

b. **Sulfure de potasse.**

Synonymie : Polysulfure de potassium, Foie de soufre.

Pharmacographie. — Le foie de soufre le plus employé en médecine est celui qu'on obtient en fondant, dans un ballon de verre, parties égales de fleur de soufre et de carbonate de potasse du commerce. Il est solide, amorphe, en plaques irrégulières, d'une couleur jaune rougeâtre ou jaune verdâtre, d'une odeur hépatique prononcée, d'une saveur sulfureuse et alcaline des plus intenses. Exposé à l'air, le sulfure de potassium attire vivement l'humidité, se ramollit, exhale une forte odeur d'œufs pourris, s'oxyde et se transforme en hyposulfite alcalin. Ce composé complexe, formé

(1) *Dict. d'hippiat.*, t. II, p. 254.
(2) *Dict. de médec. et d'hygiène vétér.*, t. I, art. CRAPAUD.
(3) *Mém. et observat. de méd. vétér. milit.*, t. XVI, p. 351.

principalement de polysulfure de potassium et de sulfate de potasse, est très-soluble dans l'eau, et la solution, toujours un peu laiteuse et jaunâtre, s'altère rapidement à l'air ; les acides minéraux en dégagent de l'hydrogène sulfuré et précipitent du soufre ; les solutions métalliques la décomposent en donnant naissance à un sulfure coloré et insoluble. Il faut donc éviter de mélanger la solution aqueuse de foie de soufre avec les acides et les sels métalliques.

Pharmacotechnie. — Les préparations qu'on fait subir au sulfure de potasse sont peu nombreuses, et sont toutes destinées à l'usage extérieur. Les plus usuelles sont les suivantes :

1° *Lotion sulfureuse.*

Prenez : Sulfure de potasse................. 100 grammes.
Eau ordinaire...................... 1 litre.

Dissolvez le sel dans l'eau au moment même de vous en servir. Employée froide ou chaude en lotions sur la peau atteinte de gale.

2° *Bain sulfureux.*

Prenez : Sulfure de potasse.................. 32 grammes.
Eau commune...................... 1 litre.

Ces proportions peuvent varier à volonté ; parfois on ajoute une décoction de colle de Flandre ou de bouillon de tripes, pour rendre ce bain moins irritant ; en y ajoutant un peu d'acide, on dégage de l'acide sulfhydrique, qui reste dissous, et l'on neutralise une partie du principe alcalin capable d'irriter la peau, etc.

3° *Pommade de sulfure de potasse.*

Prenez : Sulfure de potasse.................. 100 grammes.
Axonge.............................. 400 —

Réduisez le sulfure en poudre et incorporez immédiatement à froid.

Médicamentation. — On peut donner le sulfure de potasse à l'intérieur sous forme solide ou sous forme liquide ; cette dernière doit être la seule adoptée à cause des propriétés irritantes de ce composé ; cependant, quand la solution est faite, au lieu de l'administrer en breuvage, on peut la mélanger au miel et aux poudres végétales pour en faire des bols. Les doses de ce médicament à l'intérieur et pour les diverses espèces sont, d'après M. Hertwig, les suivantes :

1° Grands herbivores..................... 4 à 16 grammes.
2° Moutons et porcs.................... 1 à 2 —
3° Chiens............................ 10 à 50 centigr.

Ces doses peuvent être répétées selon le besoin.

Pharmacodynamie. — Les effets de ce médicament sont *locaux* et *généraux*.

1° Effets locaux. — Appliqué en nature ou en solution concentrée sur la peau et les muqueuses, le sulfure de potasse se montre irritant et même caustique lorsque le contact est prolongé ; sur les solutions de continuité, il agit comme un caustique. Ingéré dans le tube digestif, ce médicament se comporte comme un corps irritant ; il fait vomir les carnivores et les omnivores, et chez tous les animaux il cause une gastro-entérite qui peut devenir mortelle si la dose est exagérée ; mais, si elle est modérée, le sulfure de potasse provoque seulement de la salivation, du dégoût, des défécations hâtives, et, à la longue, de la constipation plutôt que de la diarrhée. D'après Moiroud (1), 60 grammes de ce sulfure alcalin ont déterminé chez le cheval des symptômes d'empoisonnement ; cependant, selon M. Hertwig (2), cette dose ne produirait pas la mort chez les grands herbivores ; c'est aussi l'opinion de M. Adenot, qui prétend qu'en allant graduellement, on peut aisément faire supporter ce sel à dose de 50 à 60 grammes par jour, aux chevaux, en le donnant après le repas ; c'est même, d'après ce praticien, la dose nécessaire pour que ce sulfure développe toute son activité chez les solipèdes (*note communiquée*) ; enfin, il résulte des recherches d'Orfila (3), que les chiens dont l'œsophage est resté libre peuvent supporter une dose de 10 grammes en solution, parce qu'ils rejettent la plus grande partie du remède par le vomissement ; mais quand ce canal est lié, l'empoisonnement survient par l'ingestion de 4 grammes de cet agent toxique.

2° Effets généraux. — Lorsqu'on donne ce sulfure à l'intérieur à petites doses, il ralentit la circulation et la respiration, fait pâlir les muqueuses, dissout le sang, augmente la sécrétion urinaire, etc. Mais si la dose est assez élevée pour irriter le tube digestif, les effets changent de nature, et dès lors on observe : salivation abondante, borborygmes, coliques, inquiétude, respiration accélérée et difficile, air expiré d'odeur sulfureuse, pouls vite et irrégulier, station chancelante, agitation musculaire et accès tétaniques chez les

(1) *Pharmacol.*, p. 422.
(2) *Pharmacol. pratique*, p. 596.
(3) *Toxicologie*, t. I, p. 337 et suiv.

chiens et tous les animaux, faiblesse de plus en plus grande du train postérieur, etc. (Hertwig).

En injection dans la jugulaire, le sulfure de potasse détermine des effets qui varient selon la dose employée ; une solution de 25 centigrammes cause seulement un peu d'inquiétude et d'accélération de la respiration chez le cheval ; 2 grammes dans 16 grammes d'eau déterminent une respiration pressée et anxieuse, de l'agitation des membres, des tremblements musculaires et la chute sur le sol ; néanmoins le sujet se remet promptement ; enfin, 8 grammes dans 64 grammes d'eau, provoquent des phénomènes d'asphyxie et de paralysie très-inquiétants, mais qui se dissipent peu à peu (Hertwig). Chez les chiens, 40 centigrammes dans 24 grammes d'eau ont pu être supportés ; mais une dose de 1 gramme 20 centigrammes dans 32 grammes d'eau a déterminé une mort rapide par son introduction dans la jugulaire (Orfila).

Pharmacothérapie. — Les indications thérapeutiques du sulfure de potasse sont distinguées en *externes* et en *internes*.

1° Indications internes. — Ce médicament, sans doute à cause de son étude encore incomplète, est très-rarement employé à l'intérieur par les vétérinaires. Cependant il est dit, dans la *Matière médicale* de Bourgelat, qu'il a été employé avec succès contre le farcin, les engorgements glanduleux et les maladies cutanées anciennes ; Vitet tient à peu près le même langage. D'après M. Hertwig, il paraît que les vétérinaires allemands le donnent quelquefois contre l'atonie du tube digestif, les indigestions simples ou venteuses, les surcharges alimentaires, les empoisonnements métalliques, et surtout contre les affections septiques, telles que l'angine et la pneumonie gangréneuses, la gangrène de la rate, le charbon, la péripneumonie contagieuse des bêtes bovines, etc. M. Schaack nous a dit l'avoir employé avec un plein succès, une seule fois il est vrai, contre une anasarque consécutive à une maladie de poitrine : une solution légère de sulfure de potasse était donnée à la dose de 15 à 20 gouttes, répétée plusieurs fois par jour, dans un simple bol de mie de pain ; au bout de douze à quinze jours, l'engorgement et l'infiltration avaient disparu. Il serait sans doute utile dans la bronchite chronique. Enfin M. Adenot a souvent essayé ce sulfure soluble contre la morve chronique du cheval ; on le donne en breuvage, après le repas, à la dose de 50 à 60 grammes, en allant progressivement ; on l'injecte dans les narines à la dose de 20 grammes dans un litre d'eau. Ce praticien assure, qu'au moyen de ce traitement peu dispendieux, mais un peu long, il a guéri d'une façon radicale 5 à 6 sujets présentant tous les signes pathognomoniques de la morve chronique. (*Note communiquée.*)

2° Indications externes. — Le sulfure de potasse est employé en lotions, en bains ou en frictions sur la peau dans le cas de gale, de dartres, etc. Il réussit généralement bien quand ces affections ne sont pas trop invétérées; il faut se rappeler, avant d'en faire usage, qu'il tache pour longtemps en jaune la peau et les poils des parties où on l'applique; chez le mouton, il faut être sobre de son usage. MM. Hamont et Pruner (1) ont employé avec succès la pommade de sulfure de potassium dans le traitement externe du farcin sur les chevaux d'Égypte. Enfin, d'après M. Schaack, des douches d'eau froide alternées avec des lotions chaudes de sulfure de potasse triomphent promptement des douleurs rhumatismales des grandes articulations ehez les chevaux.

Succédanés du Sulfure de potasse.

1° Sulfure de sodium. — Ce sulfure peut remplacer économiquement le précédent auquel on le substitue, du reste, généralement aujourd'hui, au moins pour l'usage externe.

2° Sulfure de calcium. — Synon. (Sulfure de chaux, etc.).

Pharmacotechnie. — On prépare ce composé par la voie humide et d'après la formule suivante :

Prenez : Fleur de soufre...................... 100 grammes.
Chaux vive......................... 200 —
Eau............................... 1000 —

On éteint la chaux dans l'eau et on la met en suspension dans le liquide de manière à faire un lait calcaire; puis on ajoute la fleur de soufre et on fait bouillir pendant une heure au moins en ayant soin d'ajouter l'eau à mesure qu'elle s'évapore. On laisse ensuite refroidir, on décante et on renferme immédiatement la liqueur, qui est très-altérable, dans des bouteilles qu'on bouche exactement. Elle doit marquer 20° B.

Pendant cette opération, deux équivalents de soufre s'unissent à un équivalent de calcium pour former du bisulfure de ce métal,

______
(1) *Journ. théoriq. et pratiq.*, 1831, p. 241.

peu soluble dans l'eau ; il se forme également un équivalent d'hyposulfite de chaux ; puis, par une ébullition prolongée, le bisulfure de calcium, primitivement formé, se transforme peu à peu
en pentasulfure calcique très-soluble dans l'eau. C'est donc ce
dernier produit qui constitue la partie active de la préparation.

Effets et usages. — Le sulfure de calcium, comme celui de potassium, qu'il est destiné à remplacer économiquement, est alcalin
et caustique ; il lui ressemble donc aussi par les effets locaux et généraux qu'il peut développer dans l'organisme.

Préconisé chez l'homme depuis longtemps comme antipsorique
et parasiticide, le sulfure de calcium avait été jusqu'ici complètement négligé par les vétérinaires ; mais dans ces derniers temps il
a reçu quelques applications pour le traitement des affections
cutanées des animaux. C'est d'abord M. Ansberque (1), vétérinaire
au train des équipages, qui a employé avec un succès constant le
sulfure calcique, non-seulement contre la gale, mais encore contre
la phthyriase et la plupart des affections cutanées, notamment la
dartre tonsurante et la dartre furfuracée. Il prescrit de nettoyer
avec soin, par des lavages savonneux, les surfaces malades et d'é-
tendre ensuite, avec une brosse ou un pinceau, la préparation sulfureuse ; on la laisse sécher sur les parties pendant environ un quart
d'heure ; puis on se hâte de l'enlever au moyen de lavages appropriés, afin d'éviter une forte irritation de la peau, due aux vertus
caustiques du remède. On réitère, selon le besoin, cette application
une deuxième ou une troisième fois, après quoi, généralement, la
guérison est complète. Essayé à la clinique de l'École vétérinaire
de Vienne par M. Roell (2), ce moyen a été abandonné, parce qu'il
s'est montré trop irritant pour la peau, et que son efficacité a paru
moindre que celle des agents antipsoriques généralement employés.
Enfin, M. Poncet (3), vétérinaire militaire, a employé avec succès
le sulfure de calcium en applications journalières sur le crapaud
du cheval.

3° Eaux sulfureuses naturelles. — Elles sont chaudes ou froides ;
elles ont pour base le *sulfure de sodium* uni le plus souvent à l'acide
sulfhydrique. Elles sont assez communes en France ; plusieurs
vétérinaires les ont mises à profit pour le traitement de la bron-

(1) *Journ. de médec. vétér. milit.*, t. I, p. 27.
(2) *Journ. de méd. vétér. de Lyon*, 1862, p. 552.
(3) *Journ. de méd. vétér. milit.*, t. II, p. 28.

chite chronique, des affections cutanées, et même de la morve et
du farcin (Voy. *Journ. des vétér. du Midi*, 1854, p. 105, un mémoire de M. Dulac, vétérinaire).

c. Sulfures métalliques.

Parmi les sulfures métalliques, nous trouvons principalement
ceux de *fer*, d'*antimoine*, de *plomb*, de *mercure*, etc., comme susceptibles d'être employés en médecine à titre de sudorifiques fixes et
d'expectorants; cependant l'usage n'a consacré comme tels que
les deux premiers; nous dirons quelques mots du sulfure de fer,
renvoyant aux antimoniaux l'histoire du sulfure d'antimoine.

d. Protosulfure de fer.

Pharmacographie. — Le sulfure de fer employé en médecine
est celui qu'on obtient artificiellement. Préparé par la voie sèche,
il est amorphe, en masses ou en poudre, d'une teinte grisâtre;
obtenu par l'action d'un sulfure alcalin sur une solution de protosulfate de fer, il est sous forme d'une gelée noirâtre qui devient
grise par la dessiccation; dans l'un et l'autre cas, il est inodore, insipide, insoluble dans l'eau et très-attaquable par les acides, qui en
dégagent beaucoup d'hydrogène sulfuré.

Effets et usages. — L'action du sulfure de fer sur l'économie est
mixte; elle ressemble à la fois à celle des ferrugineux et à celle du
soufre. Son emploi est assez rare en médecine vétérinaire; cependant Vitet (1) le regardait comme le plus utile pour diminuer la
pousse et pour favoriser la cure des maladies cutanées accompagnées de faiblesse et de diarrhée. Il est certain que dans les maladies de la peau, des bronches et du système lymphatique, compliquées d'anémie et de débilité générale, ce médicament est susceptible
de remplir à la fois les indications des toniques analeptiques et
celles des diaphorétiques expectorants. Enfin, dans ces derniers
temps, M. Mialhe a préconisé le protosulfure de fer précipité
comme contre-poison universel des sels métalliques des trois dernières sections, qu'il décompose en leur cédant une partie ou la
totalité du soufre qu'il contient. L'expérience a démontré l'efficacité de ce moyen.

(1) *Méd. vétér.*, t. III, p. 353.

Des composés demi-oxydés du soufre.

Ces composés, dans lesquels le soufre n'est pas saturé d'oxygène, comprennent l'acide *sulfureux*, les *sulfites* et les *hyposulfites*. Leur caractère commun, d'où dérivent leurs propriétés désinfectantes, décolorantes et antifermentescibles, c'est leur tendance à s'emparer de l'oxygène partout où ils rencontrent ce gaz, et de se transformer en acide sulfurique et en sulfates. Ces divers composés ayant reçu dans ces derniers temps quelques applications spéciales en thérapeutique humaine, nous croyons devoir en dire quelques mots.

1° *Acide sulfureux.* C'est un gaz non permanent, sans couleur, d'une odeur suffocante de soufre qui brûle, et d'une densité de 2, 24. L'eau dissout 50 volumes de ce gaz et la solution forme un liquide incolore, de saveur acide, d'odeur sulfureuse et très-altérable. Cette solution se prépare à l'aide de l'appareil de Wolf et avec de l'eau distillée récemment bouillie pour chasser l'air qu'elle contient, et dont l'oxygène transformerait une partie de l'acide sulfureux en acide sulfurique. Aussi pour conserver l'acide sulfureux liquide convient-il de le tenir dans des flacons toujours pleins et soigneusement bouchés.

2° *Sulfites.* Ces sels, un peu instables, se préparent en traitant directement les oxydes ou les carbonates par l'acide sulfureux gazeux. Les sulfites employés en médecine sont le sulfite de soude, le sulfite de chaux et celui de magnésie. Nous allons les décrire brièvement.

a. *Sulfite de soude.* Ce sel, que l'industrie prépare et emploie en grand, est sous forme de prismes obliques, hydratés, transparents, incolores, d'une saveur sulfureuse, d'une réaction légèrement alcaline et très-solubles dans l'eau. Calcinés, ces cristaux se changent en sulfate de soude et sulfure de sodium. Il existe un *bisulfite* qui a une réaction acide, mais qui est peu usité.

b. *Sulfite de chaux.* Le sulfite de chaux se prépare en grand dans l'industrie en faisant arriver de l'acide sulfureux dans un local où on a étalé de la chaux éteinte réduite en poudre, comme on le fait dans la fabrication de l'hypochlorite de chaux à l'aide du gaz chlore. Il est amorphe, en poudre blanche très-altérable à l'air, et ne se dissolvant que dans 800 parties d'eau. Il existe un *bisulfite* qui est beaucoup plus soluble que le précédent.

c. *Sulfite de magnésie.* Il se prépare comme celui de chaux; il est solide, pulvérulent, d'aspect cristallin, d'odeur sulfureuse et de saveur terreuse et amère. Il est soluble dans 20 parties d'eau à 15° ; il se dissout encore mieux dans l'acide sulfureux liquide, qui le transforme sans doute en bisulfite. Il est très-avide d'oxygène, très-altérable et décomposable par l'action de la chaleur.

3° *Hyposulfite de soude*. Ce sel, découvert par Vauquelin en 1802, et que l'industrie prépare très en grand pour les besoins de la photographie et de la galvanoplastie, est sous forme de gros cristaux rhomboïdaux terminés par des biseaux obliques, incolores, inodores, solubles dans l'eau et se décomposant par la calcination en sulfate de soude et protosulfure de sodium. Il dissout facilement les oxydes de la dernière section et forme des hyposulfites doubles utiles aux arts et à la médecine.

Pharmacotechnie. — L'acide sulfureux liquide, les sulfites et hyposulfites doivent être étendus ou dissous dans l'eau et donnés en breuvage à l'intérieur ; à l'extérieur on emploie cès solutions sur les plaies, èt en lotions sur la peau.

Posologie : Grands animaux.................. 50 à 100 grammes.
Moyens animaux................. 10 à 20   —
Petits animaux..................   5 à 10   —

Pharmacodynamie. — L'expérience démontre que les médicaments qui nous occupent, introduits dans un jus sucré quelconque, en empêchent la fermentation alcoolique ; que, mélangés à des matières en décomposition, ils en corrigent notablement la mauvaise odeur ; enfin, qu'injectés dans les vaisseaux d'un cadavre, ils en retardent la putréfaction. Ces divers effets paraissent tenir à la tendance qu'ont tous ces composés peu oxydés du soufre à s'emparer de l'oxygène des corps avec lesquels ils se trouvent mélangés.

Appliqués à l'économie animale vivante, ces corps conservent-ils la même tendance ? cela n'est pas douteux. Il est certain tout au moins que, déposés sur des solutions de continuité atteintes de gangrène ou étant le siége d'une sécrétion ichoreuse, l'acide sulfureux, les sulfites et les hyposulfites, en corrigent manifestement la mauvaise odeur et la tendance à la décomposition. Dans le tube digestif, leur action est peu notable à l'état physiologique ; mais dans le cas de diarrhée et de dyssenterie avec produits très-fétides, ces médicaments agissent favorablement et comme sur les solutions de continuité.

Passés dans le sang, ces médicaments se transforment en totalité ou en partie, en produits plus oxydés du soufre, c'est-à-dire en acide sulfurique et sulfates. Lorsqu'ils sont donnés en petite quantité ou à doses fractionnées et espacées, la transformation est complète, et on ne trouve plus dans les urines que des sulfates; si, au contraire, on donne les composés. mioxygénés du soufre à doses élevées ou très-rapprochées, la suroxydation n'est que partielle, et on trouve dans l'urine à la' fois des sulfites et des sulfates (1). Cette transformation est due, de toute évidence, à ce que ces produits très-oxydables, s'emparent d'une partie de l'oxygène libre qui est en circulation dans le sang, et arrivent ainsi au maximum d'oxydation du soufre. Quelles conséquences physiologiques et thérapeutiques peut avoir une semblable métamorphose de ces médicaments? On admet qu'elle ralentit l'activité organique et qu'elle entrave les mouvements de fermentation qui peuvent se manifester dans le sang dans certaines affections ; mais ces déductions sont plus hypothétiques que démontrées par une expérimentation ou une clinique bien rigoureuses.

Pharmacothérapie. — Les indications de ces médicaments doivent être distinguées en *externes* et *internes*.

1° **Externes**. — Ils sont indiqués sur les solutions de continuité gangréneuses, ichoreuses ou phagédéniques; sur les muqueuses apparentes qui sont le siége d'un écoulement purulent et de mauvaise odeur ; sur la peau qui est le siége d'affections éruptives ou psoriques à tendance putride ou ichoreuse. Enfin, le chirurgien anglais, James Dewar, prétend obtenir la réunion par première intention des solutions de continuité récentes, même celles provenant des grandes opérations, par des applications et des pansements à l'aide de la solution d'acide sulfureux. C'est à l'expérience à confirmer ou à infirmer d'aussi beaux résultats.

2° **Internes**. — Le médecin italien Polli, auquel on doit l'introduction en thérapeutique des sulfites et des hyposulfites, prescrit ces médicaments contre les maladies qui auraient pour base un ferment destructeur du sang ou maladies *zymotiques*, telles que la fièvre typhoïde, les affections charbonneuses, la résorption purulente, la septicémie, etc. ; mais l'expérience est encore loin d'avoir confirmé ces données plus théoriques que pratiques. Un autre médecin italien, Pietra Santa, assure que ces médicaments peuvent

(1) Rabuteau, *Thérap. et mat. médic.*, p. 1050.

entraver ou même arrêter l'évolution de la tuberculose ; mais là encore il manque une sanction suffisante de la pratique. Contentons-nous donc d'avoir posé ces principes rationnels et attendons l'œuvre du temps.

B. SUDORIFIQUES ANTIMONIAUX.

Dans cette catégorie, nous comprenons seulement les antimoniaux insolubles, et plus particulièrement le *sulfure noir*, le *kermès* et quelques *oxysulfures* provenant d'un grillage plus ou moins avancé du protosulfure d'antimoine. Nous allons les examiner successivement.

a. Protosulfure d'antimoine.

Synonymie : Antimoine cru.

Pharmacographie. — L'aspect de ce composé varie selon son origine. Lorsqu'il est naturel et en masse, il est cristallisé en aiguilles prismatiques, brillantes, d'aspect métallique et d'un gris d'acier ; pulvérisé, il forme une poudre d'un noir bleuâtre noircissant les doigts. Préparé artificiellement par la fusion de l'antimoine et du soufre, il est grisâtre et lamelleux ; obtenu par la voie humide, en faisant passer un courant d'acide sulfhydrique dans un sel soluble d'antimoine, il est hydraté et présente une belle couleur jaune rougeâtre, que la dessiccation lui fait perdre (*soufre doré d'antimoine*). Quelle que soit son origine, le sulfure d'antimoine est toujours inodore, insipide, très-pesant (4,50), très-fusible, insoluble dans l'eau, attaquable à la fois par les solutions alcalines et par les acides, surtout à chaud ; les acides en dégagent de l'acide sulfhydrique, même à la température ordinaire.

Impureté et falsifications. — Le sulfure d'antimoine n'est jamais pur ; il renferme le plus souvent des sulfures d'arsenic, de fer, de plomb, etc. ; en outre, on y mêle parfois du peroxyde de manganèse, de l'ardoise ou des schistes ardoisés réduits en poudre, etc. De toutes ces substances étrangères, la plus nuisible est évidemment le sulfure arsenical, qu'il est très-difficile d'enlever ; pour dévoiler sa présence, il suffit de faire bouillir pendant quelques heures le sulfure d'antimoine avec de l'eau acidulée par l'acide chlorhydrique, de filtrer, de passer à l'appareil de Marsh ou de traiter la solution claire par les réactifs caractéristiques des composés arsénicaux.

Phamacotechnie. — Les préparations qu'on fait subir au sulfure d'antimoine sont peu nombreuses; le plus souvent on le réduit en poudre pour en faire des électuaïres ou des bols destinés à l'usage interne; cependant on le traite parfois par décoction en le faisant bouillir pendant quelques heures dans l'eau après l'avoir renfermé dans un petit nouet de linge. A l'extérieur, on l'emploie sous forme de pommade, mais bien rarement.

Médicamentation. — On peut faire prendre la poudre de sulfure d'antimoine aux divers animaux en la mélangeant en petite proportion avec des aliments farineux; pour le cheval, on préfère généralement la forme d'électuaire. Les doses pour les diverses espèces sont les suivantes :

1° Grands ruminants.....................	32 à 64	grammes.
2° Solipèdes............................	32 à 48	—
3° Moutons et porcs....................	8 à 16	—
4° Chiens..............................	4 à 8	—

Ces doses pourraient être augmentées et même doublées sans inconvénient, surtout chez les herbivores; mais il n'y aurait aucun avantage à le faire.

Pharmacodynamie. — Les effets de ce médicament seront distingués en *locaux* et en *généraux*.

1° **Effets locaux.** — Appliqué sur la peau ou introduit dans le tissu cellulaire des divers animaux, le sulfure d'antimoine se comporte comme une poudre inerte (Moiroud). Administré à l'intérieur, ce médicament se montre plus actif parce qu'il est dissous en très-petite quantité par les acides ou les alcalis du tube digestif. En général, à doses un peu fortes, il fait vomir les carnivores et les omnivores, surtout lorsque ces animaux reçoivent des aliments acides, tels que le petit-lait, le lait de beurre, ainsi que le fait observer judicieusement Viborg; chez les herbivores, il produit un peu de laxation quand les doses ont été très-élevées ou l'usage interne prolongé. Cet effet s'observe plus facilement sur les animaux qui reçoivent de l'herbe fraîche et acidule que sur ceux qui sont soumis à l'usage des aliments secs, comme le remarque M. Hertwig : cette différence est bien facile à comprendre. Du reste, le sulfure d'antimoine dérange rarement d'une manière notable la fonction digestive; on observe même chez la plupart des animaux une plus grande activité de cette fonction.

2° Effets généraux. — On n'est pas bien fixé encore sur les effets primitifs du sulfure d'antimoine ; en France on croit généralement qu'ils sont excitants comme ceux de tous les composés soufrés, et les expériences de Moiroud (1) confirment en partie cette croyance, puisqu'il a vu ce médicament donné aux chevaux, à la dose de 60 à 125 grammes, déterminer un peu de purgation et un léger mouvement fébrile. En Italie, au contraire, on admet qu'ils sont contro-stimulants et analogues à ceux de tous les composés antimoniaux. On est mieux fixé sur les effets consécutifs de ce remède ; on sait, par exemple, que chez les herbivores et le porc il favorise dans les premiers temps la nutrition : les animaux prennent de l'embonpoint et de la vigueur, la peau devient souple et moite, les poils sont lisses et brillants, les muqueuses sont plus rosées et leur sécrétion muqueuse moins abondante, etc. Ces effets sont surtout marqués lorsque l'indication de faire usage de ce remède existe évidemment ; on observe aussi qu'ils sont toujours très-prononcés chez le porc, pour lequel ce composé antimonial paraît être un véritable condiment. Lorsque ces effets sont suffisamment développés, il est prudent de cesser peu à peu l'usage de ce remède et de le donner désormais à doses décroissantes, car l'expérience a démontré que, quand on en abuse, soit par des doses exagérées, soit par un usage très-prolongé, ses effets consécutifs cessent d'être toniques et deviennent *altérants*, ainsi que le démontrent la maigreur croissante des animaux, la perte de leurs forces, la disparition de certains engorgements, la fluidité du sang, etc., qu'on ne tarde pas à observer. Il peut être utile dans certains cas de porter la médication jusqu'à ce degré, mais assurément il serait peu prudent de la continuer longtemps.

On ignore encore sous quelle forme le sulfure d'antimoine pénètre dans le sang pour produire des effets dynamiques ; on sait qu'une certaine quantité d'acide sulfhydrique est produite dans le tube digestif par l'action des acides du suc gastrique sur ce composé ; mais on ignore quel genre d'alliance ce dernier peut contracter pour devenir soluble et passer dans la circulation. Cependant l'absorption de ce corps ne saurait être niée, puisqu'il développe des effets généraux et que les recherches de Huzard père (2) paraissent démontrer qu'il se trouve au bout d'un certain temps dans les produits de sécrétion de la peau ; il paraît

(1) *Pharmacologie*, p. 428.
(2) *Encyclop. méthodiq.*, t. II, art. ANTIMOINE, et *Mat. médic.* de Bourgelat.

passer aussi dans les urines, dont il augmente la proportion et dans lesquelles il est possible de le dévoiler. A la vérité, un assez grand nombre d'auteurs lui refusent toute vertu active et attribuent ses effets physiologiques et thérapeutiques à la petite quantité de sulfure d'arsenic qu'il renferme toujours, ce qui s'accorde assez bien avec la nature de ces effets; cependant nous croyons cette opinion exagérée, et nous admettons sans hésiter que le sulfure antimonial a la plus grande part dans le développement des effets qu'on observe pendant son administration.

Pharmacothérapie. — Le sulfure d'antimoine s'emploie très-rarement à l'extérieur; à l'intérieur, on le met en usage contre quelques affections du tube digestif, telles que l'inappétence, les digestions languissantes, les vers intestinaux, notamment chez le porc; mais c'est surtout à titre de diaphorétique et d'expectorant qu'on l'utilise fréquemment contre les affections cutanées anciennes, le crapaud, la mue incomplète, le catarrhe bronchique, la gourme chronique, les écoulements atoniques des muqueuses, etc. A titre de modificateur de la nutrition et du système lymphatique, le sulfure d'antimoine a surtout été préconisé contre la *morve*, le *farcin* et la *ladrerie*.

Vers le milieu du siècle dernier, un médecin nommé Maloin prétendit avoir guéri des chevaux morveux en les soumettant à l'usage de ce médicament uni à la poudre de pervenche, après avoir préalablement nettoyé le tube digestif à l'aide des purgatifs drastiques; mais ce traitement, essayé par Bourgelat, échoua complétement. Cependant, en 1812, un vétérinaire italien, Cros père (1), reprit l'usage de ce médicament et en obtint du succès; plusieurs chevaux morveux furent guéris par ce moyen à l'école de Lyon (2), ce qui n'a pas empêché cet agent thérapeutique d'être abandonné comme tant d'autres, à l'égard de cette maladie désespérante.

A la fin du siècle passé, Huzard père (3) annonça avoir employé avec beaucoup de succès le sulfure d'antimoine, seul ou combiné au soufre, contre le farcin du cheval; Cros père, quelques années plus tard, vint confirmer ces heureux résultats par de nombreux essais; malgré cela, les vétérinaires français ont rarement employé ce médicament contre cette maladie devenue rare et reconnue à peu près incurable.

(1) *Mém. de la Soc. d'agriç.*, 1812, p. 45.
(2) *Comptes rendus de l'École de Lyon*, 1822 et 1826.
(3) *Encyclop. méthod.*, t. III, p. 83.

La ladrerie du porc est avantageusement modifiée par l'usage du sulfure d'antimoine ; Viborg (1) le prescrit à la dose de 8 grammes par jour pendant plusieurs semaines, et recommande d'en alterner l'usage avec le sel marin et la moutarde.

Un vétérinaire belge, M. Dohet (2), a employé ce médicament uni au camphre et au quinquina contre une pleuro-pneumonie épizootique du cheval compliquée d'état catarrhal et de flux muqueux par les bronches ; la dose a été poussée parfois jusqu'à 150 grammes dans les vingt-quatre heures. Enfin, M. Hertwig (3) dit que ce médicament s'est montré utile dans le traitement du rhumatisme chronique.

D'un autre côté, Cruzel (4) prescrit le sulfure d'antimoine dans les maladies des bronches et des poumons de préférence au kermès par le double motif qu'il est moins cher et qu'il fatigue moins le tube. En l'associant au soufre et au bicarbonate de soude, comme le conseille M. Zundel, on obtient de bons résultats.

b. **Kermès minéral.**

Synonymie : Oxysulfure hydraté d'antimoine.

Pharmacographie. — Le kermès est sous forme d'une poudre impalpable, légère, d'aspect velouté, d'une couleur brun-chocolat, inodore et d'une saveur astringente, métallique, mais faible. Exposé à l'air, le kermès s'altère, devient jaunâtre et farineux ; chauffé, il perd son eau d'hydratation et devient grisâtre comme du sulfure d'antimoine artificiel. L'eau ne dissout ce composé à aucune température, mais elle l'altère quand elle est chaude en lui enlevant le principe alcalin qu'il retient toujours ; l'alcool, l'éther et les essences ne le dissolvent pas non plus, mais les solutions alcalines et celles des sulfures alcalins dissolvent le kermès ; les acides le décomposent en dégageant de l'acide sulfhydrique.

Pharmacotechnie. — Le kermès se prépare par deux séries de procédés : les procédés par la *voie sèche* et les procédés par la *voie humide ;* les derniers seuls donnent un bon produit, et parmi eux on doit préférer le procédé de Cluzel, dont voici la description :

(1) *Traité du porc,* p. 86.
(2) *Journ. vétér. et agric. de Belgique,* 1847, 56.
(3) *Pharmacol. pratique.*
(4) *Traité pratiq. des malad. de l'espèce bovine,* p. 219.

Prenez : Sulfure d'antimoine pulvérisé ....·.... 1 partie.

Carbonate de soude cristallisé.......... 22 —

Eau de rivière...................... 250 —

Faites bouillir pendant une heure dans une marmite de fonte, filtrez la liqueur bouillante et recevez-la dans des terrines chaudes. Après le refroidissement, recueillez le kermès qui s'est déposé, lavez-le à l'eau froide et séchez-le avec soin.

Falsifications. — Le kermès du commerce, et surtout celui qui est destiné à la médecine vétérinaire, est non-seulement très-mal préparé, mais encore falsifié par un grand nombre de substances minérales ou organiques ; celles qu'on y rencontre le plus souvent sont : le peroxyde rouge de fer, les terres argileuses et ferrugineuses ou ocres, la brique pilée, les poudres végétales rouges, celle de Santal particulièrement, etc. Le procédé le plus simple et le plus expéditif pour reconnaître toutes ces adultérations, consiste à traiter le kermès suspect par sept à huit fois son poids d'une solution concentrée de potasse, qui dissoudra le composé antimonial et laissera pour résidu les matières étrangères ; en reprenant celles-ci par les acides et tous les réactifs indiqués par leur aspect, on pourra facilement en déterminer ensuite la nature. Les vétérinaires qui voudront compter sur ce médicament feront bien de le préparer eux-mêmes par la voie humide, en employant le procédé de Cluzel, que nous venons de décrire, car le kermès du commerce ne doit leur inspirer aucune espèce de confiance.

Médicamentation. — Le kermès s'emploie exclusivement à l'intérieur, et le plus souvent sous forme d'électuaires ou de bols pour les grands animaux, et de pilules pour les petits ; on peut aussi le faire prendre avec des aliments farineux, mais ce procédé est peu avantageux. Pour tous les animaux, et surtout pour les ruminants, il peut y avoir avantage parfois à mettre cette poudre en suspension dans un liquide mucilagineux ; cependant ce mode d'administration est peu usité. Comme le kermès du commerce est souvent de mauvaise qualité, parce qu'il a été préparé par la voie sèche, et ne cède presque rien à l'absorption, M. Zundel (1) propose de le mélanger avec environ la moitié de son poids de fleur de soufre et le double de bicarbonate de soude. Ce mélange assure l'absorption des éléments du kermès, parce qu'il se forme une certaine quan-

______

(1) *Jour. de méd. vétér. de Lyon*, 1858, p. 212.

tité de sulfure alcalin. Les doses du kermès pour les divers animaux
sont les suivantes :

1° Grands ruminants	32 à 64	grammes
2° Solipèdes.............................	16 à 32	—
3° Petits ruminants et porcs..............	4 à 8	—
4° Chiens................................	2 à 4	—

Ces doses seront répétées selon le besoin.

Pharmacodynamie. — Appliqué sur les tissus sains ou dénudés,
le kermès ne produit aucune irritation et se comporte comme une
poudre inerte; dans le tube digestif ses effets varient selon les
animaux et selon les doses administrées. Chez les carnivores et les
omnivores, il provoque presque toujours le vomissement, à moins
qu'il ne soit de très-mauvaise qualité ou qu'on ne le donne à haute
dose, comme cela a lieu dans les maladies de poitrine, par exemple; en outre, il détermine habituellement une purgation prononcée. Chez les herbivores, le kermès se comporte comme le sulfure
d'antimoine, c'est-à-dire qu'il augmente l'appétit et l'activité de la
digestion, quand on le donne à faible dose, et qu'il tend à déterminer la purgation lorsqu'on élève trop fortement la quantité
qu'on en administre à la fois : cependant l'effet dont il s'agit se remarque rarement chez les chevaux; mais il paraît, d'après les expériences de Viborg, citées par M. Hertwig, qu'il s'obtient assez facilement chez les animaux ruminants.

On ignore encore sous quelle forme le kermès pénètre dans le
torrent circulatoire, mais il est probable qu'il y conserve toujours
son double caractère de composé *soufré* et *antimonial*. Toujours est-
il que quand ce médicament est absorbé, il agit sur la peau et les
muqueuses à la manière d'un composé sulfureux, et que, de plus, il
ralentit la circulation et la respiration comme une combinaison an-
timoniale, l'émétique, par exemple, et que, comme ce dernier, il
détermine une diurèse copieuse. Quoi qu'il en soit de ces doubles
effets du kermès, l'expérience démontre que, comme pour le sulfure d'antimoine, il ne faut pas en abuser par des doses exagérées
ou un usage trop prolongé, car alors il cesse d'être tonique de la
peau, des muqueuses et des poumons, et devient un altérant énergique. Enfin, on devra se rappeler aussi que, pour obtenir des effets
quelconques de ce médicament, il faut qu'il soit de bonne qualité;
mal préparé ou impur, ce n'est plus qu'une poudre inerte.

Pharmacothérapie. — Considéré comme composé *soufré*, le kermès partage les vertus diaphorétiques et expectorantes du sulfure d'antimoine et reçoit les mêmes applications. Ainsi il a été conseillé contre la morve par Chabert (1), et plus tard contre la morve et le farcin par Barthélemy aîné (2); mais aujourd'hui il n'est plus employé, ou ne l'est que très-rarement, contre ces deux maladies rebelles. Nous n'insisterons donc pas à cet égard.

A titre de composé *antimonial*, le kermès est considéré comme le succédané de l'émétique dans le traitement des maladies inflammatoires du poumon et des bronches; cependant il n'y a pas unanimité sous ce rapport entre les auteurs : les uns le regardent comme bien inférieur au tartre stibié à titre de contro-stimulant, tandis que les autres le considèrent comme égal ou même supérieur. Tel est surtout M. Trousseau, qui s'exprime ainsi sur cette grave question (3) : « De toute évidence, le kermès, dans le traitement de la pneumonie, ne le cède en rien à l'émétique, il a même sur lui cet avantage, qu'il est beaucoup moins irritant et qu'il cause bien plus rarement ces phlegmasies de la bouche et de la gorge, et ces inflammations gastro-intestinales qui ne permettent pas toujours de continuer l'emploi de l'émétique aussi longtemps qu'il serait convenable de le faire pour amener à bien une pneumonie et surtout pour s'opposer à toute récidive. » M. le docteur Herpin (4) est d'un avis différent; il considère le kermès comme bien inférieur à l'émétique dans le traitement de la pneumonie ; mais par contre il le croit supérieur à ce dernier contre les affections des conduits aériens, c'est-à-dire de la gorge, du larynx, de la trachée et des bronches, sur lesquels il agirait comme une sorte de spécifique.

Quoi qu'il en soit de ces opinions divergentes, l'expérience a, en quelque sorte, consacré l'usage du kermès dans les maladies de poitrine aiguës ou chroniques; seulement il est des praticiens qui l'emploient à la période aiguë de ces affections, comme Trousseau chez l'homme, Girard père (5) et Delafond (6) chez les animaux; tandis que d'autres, et ce sont les plus nombreux et les plus sages, tant en médecine humaine qu'en médecine vétérinaire, n'en font usage qu'à la période de déclin pour faciliter l'expectoration, ou

(1) *Mém. de la Société de médec.*, 1770, p. 381.
(2) *Compte rendu de l'École d'Alfort*, 1820.
(3) Trousseau et Pidoux, *loc. cit.*, t. II, p. 707, 4ᵉ édit.
(4) *Gaz. médec. de Paris*, 1845, p. 725.
(5) *Compte rendu de l'École d'Alfort*, 1815, p. 11.
(6) *Loc. cit.*, t. II, p. 350.

pendant l'état chronique, pour accélérer la résolution des produits épanchés dans le poumon et les plèvres. D'après M. Négrié (1), vétérinaire militaire, le kermès minéral, employé à la période de déclin de la pneumonie ou de la peripneumonie, agirait comme un *véritable spécifique* et accélérerait singulièrement la guérison. Ce praticien est revenu depuis sur ce sujet, et ses nouvelles observations confirment les premières de tous points. M. Saunier (2) a publié une série de faits qui tendraient également à prouver l'efficacité du kermès préparé par la méthode de M. Liance, dans le traitement des affections de poitrine chez le cheval. Enfin les vétérinaires allemands prescrivent le kermès comme galactopoïétique.

c. Autres composés antimoniaux.

1° Soufre doré d'antimoine. — Ce composé, qu'on obtient en précipitant les eaux-mères du kermès par un acide, est un *persulfure hydraté d'antimoine*. Il jouit des mêmes vertus que le kermès et peut s'employer dans les mêmes cas, mais il est peu usité, du moins en France ; mais en Allemagne il en est autrement, car nos confrères d'outre-Rhin emploient presque exclusivement le soufre doré d'antimoine et délaissent le kermès, trop souvent impur ou falsifié. Peut-être ferait-on bien de suivre leur exemple.

2° Crocus metallorum. — Oxysulfure d'antimoine qu'on obtient en grillant le sulfure naturel à l'air et en le fondant ensuite. Il est réputé vomitif et diaphorétique. Employé par M. Félix (3) sur des porcs atteints de variole confluente, à la dose de 15 à 45 grammes, il provoqua une transpiration abondante qui jugea favorablement la maladie.

3° Verre d'antimoine. — Composé analogue au précédent, mais vitrifié par une fusion prolongée dans un creuset de terre, d'où résulte la formation d'un silicate d'antimoine. Il jouit des mêmes propriétés que le précédent et s'emploie plus rarement encore.

4° Foie d'antimoine. — Produit complexe résultant de la fusion à parties égales de sulfure d'antimoine et de nitre. Il est inusité.

(1) *Journ. de méd. et d'hyg. vétér. milit.*, t. III, p. 228 ; *ibid.*, t. VI, p. 419.
(2) *Journ. de méd. vétér. de Lyon*, 1853.
(3) *Recueil de méd. vétér.*, 1828, p. 153.

5° Antimoine diaphorétique. — On l'obtient en fondant 1 partie de sulfure naturel avec 2 parties environ de nitre et en prolongeant la calcination. Tel qu'il sort du creuset, ce composé complexe constitue ce qu'on appelle l'*antimoine diaphorétique non lavé ;* soumis à l'action de l'eau bouillante et dépouillé de toutes ses parties solubles, ce produit devient l'*antimoine diaphorétique lavé.* Très-employées autrefois, ces deux préparations d'antimoine ne le sont plus aujourd'hui.

C. BOIS SUDORIFIQUES.

On donne le nom de *bois sudorifiques* à divers produits végétaux exotiques, employés parfois en médecine pour modifier les fonctions de la peau et des muqueuses ; les principaux sont : la *Salsepareille*, la *Squine*, le *Gaïac*, le *Sassafras*, etc. Assez souvent employés autrefois par les hippiatres et les anciens vétérinaires, les bois sudorifiques sont tombés dans un oubli à peu près complet dans la médecine des animaux, ce qui nous dispense d'en entretenir nos lecteurs. Du reste, ils peuvent être aisément remplacés par différents végétaux indigènes, parmi lesquels nous indiquerons surtout les suivants : 1° le *Buis* (bois) ; 2° le *Genévrier* (bois) ; 3° l'*Aunée* (racine) ; 4° le *Houblon* (racine) ; 5° le *Roseau à balais* (tige) ; 6° la *Douce-amère* (tige) ; 7° les *Pins* et les *Sapins* (bourgeons), etc., etc.

§ II. — Sudorifiques volatils (Sudorifiques, transpiratoires).

Nous comprenons dans cette catégorie les sudorifiques proprement dits, c'est-à-dire ceux qui peuvent produire la sueur en provoquant un effet excitant général semblable à celui des médicaments stimulants. Ces médicaments sont fort nombreux, mais nous ne parlerons d'une manière spéciale que du *Sureau* et du *Tilleul,* qui sont les sudorifiques les plus usuels dans la pratique vétérinaire ; quant aux autres remèdes analogues, nous nous bornerons à une simple énumération.

a. Du Sureau (Sambucus nigra, L.).

Pharmacographie. — Le sureau est un petit arbrisseau de la famille des Caprifoliacées, qui est très-commun et très-connu. Il fournit à la médecine ses *fleurs*, qui sont d'un emploi fréquent.

Caractères. — Ces fleurs sont disposées en grand nombre au sommet des rameaux et présentent la forme de larges ombelles ;

fraîches, elles sont très-blanches, d'une odeur forte et vireuse et d'une saveur amère, désagréable ; sèches, elles sont jaunâtres, d'une odeur aromatique et d'une saveur balsamique. Elles paraissent contenir une *essence sulfureuse* et *concrète*, une *résine*, de l'*albumine végétale*, du *tannin*, des *sels*, etc.

Pharmacotechnie. — Les préparations qu'on fait subir aux fleurs de sureau sont simples et peu nombreuses ; parfois on les réduit en poudre et on les fait entrer dans la confection des cataplasmes émollients qu'on veut rendre résolutifs ; mais le plus souvent on les traite par infusion aqueuse dans la proportion moyenne de 15 grammes par litre de véhicule, si la préparation est destinée à l'usage interne, et de 32 grammes si l'on doit en faire usage à l'extérieur. Quand on emploie cette infusion en breuvage, on peut y ajouter de l'ammoniaque ou l'acétate de cette base, des liqueurs alcooliques, pour augmenter son activité ; lorsqu'on doit en faire usage en lotions, en bains, etc., on y mélange souvent du vin, de l'alcool, de l'eau-de-vie camphrée, de l'extrait de Saturne, de la décoction d'écorce de chêne, du vinaigre, etc.

Pharmacodynamie. — Appliquée sur les tissus œdématiés ou enflammés, l'infusion de sureau exerce une action excitante et résolutive des plus évidentes. Introduite dans le tube digestif à une température un peu élevée, cette préparation agit comme un excitant diffusible et sudorifique des plus marqués ; cependant quelques expériences de Gohier tendraient à démontrer que le sureau n'est pas un médicament sudorifique pour les solipèdes : une infusion de plusieurs kilogrammes donnée à un cheval qui suait facilement pendant l'exercice, n'a pas augmenté la transpiration cutanée du sujet, bien qu'il fût recouvert d'une couverture de laine et tenu dans une écurie chaude ; répétée plusieurs fois, cette expérience a toujours donné le même résultat négatif. Malgré la confiance que nous inspire cet expérimentateur consciencieux et habile, ces essais ne nous paraissent pas suffisants pour démontrer que le sureau n'agit pas comme sudorifique, parce qu'ils sont trop en contradiction avec une croyance qui est appuyée en quelque sorte par l'expérience journalière de la plupart des praticiens.

Pharmacothérapie. — L'infusion de sureau s'emploie à l'intérieur comme sudorifique dans le cas de refroidissement brusque de la peau avec suppression de la transpiration cutanée, au début, des maladies de poitrine pour les faire avorter, et au déclin pour en favoriser la résolution, lors de l'existence d'éruptions cutanées qui ne sortent pas franchement ou qui sont rentrées, pour favoriser la production de tumeurs critiques à la peau pendant le cours des maladies putrides, pour modifier les affections rhumatismales, les maladies cutanées et lymphatiques, etc. A l'extérieur, on s'en sert pour faire disparaître l'érysipèle, pour résoudre les infiltrations séreuses, les œdèmes, les engorgements mous et indolents, pour confectionner des collyres résolutifs, pour faire cicatriser les ulcères aphtheux, les gerçures du mamelon, etc.

b. Du tilleul (Tilia europœa, L.).

Pharmacographie. — Le tilleul, qui constitue le type de la famille des Tiliacées, est un des plus beaux arbres de nos climats. Il fournit à la médecine ses *fleurs,* qui sont nombreuses, petites, disposées en corymbe et dont les pédoncules sont munis de bractées ; elles sont jaunâtres, d'une odeur suave, balsamique, d'une saveur mucilagineuse et un peu amère. Elles contiennent de l'*essence*, du *tannin*, du *sucre*, de la *gomme* et de la *chlorophylle*.

Emploi. — Le tilleul s'emploie en infusion ou en décoction légère, à titre d'antispasmodique et de sudorifique; c'est l'auxiliaire des breuvages calmants et diaphorétiques et le succédané du sureau. A l'extérieur, il peut être employé comme excitant résolutif, mais il est peu usité.

c. Autres plantes indigènes sudorifiques.

1° **Bourrache** (*Borrago officinalis*, L.). — Les fleurs.

2° **Hièble** (*Sambucus ebulus*, L.). — Les fleurs.

3° **Houblon** (*Humulus lupulus*, L.). — Les cônes.

4° **Génévrier** (*Juniperus communis*, L.). — Les baies, etc.

CHAPITRE IV

DES DIURÉTIQUES (1).

Synonymie : Urinaires, Uropoïétiques, etc.

Les diurétiques sont des médicaments évacuants qui agissent spécialement sur l'appareil urinaire, dont ils activent les fonctions sécrétoires, et dont ils modifient à la fois les produits sécrétés et les voies d'excrétion.

La *diurèse*, ou excrétion extraordinaire de l'urine, est un phénomène qui accompagne fréquemment l'action des médicaments ; elle n'appartient donc pas exclusivement aux remèdes appelés diurétiques. Cependant elle constitue le caractère essentiel, dominant, de ces derniers médicaments, tandis que pour tous les autres la supersécrétion de l'urine n'est souvent qu'un effet accessoire provenant de l'expulsion de leurs molécules par ce liquide excrémentitiel.

Un grand nombre de causes physiologiques ou pathologiques peuvent faire varier le degré d'activité de la sécrétion urinaire ; ainsi, l'ingestion de boissons abondantes, l'usage d'aliments aqueux, le refroidissement de la peau, la suppression brusque d'une autre sécrétion excrémentitielle, l'action d'un air froid et humide, une maladie des voies génito-urinaires, etc., provoquent souvent des émissions d'urines plus abondantes que dans l'état ordinaire. Mais il ne suffit pas, pour qu'il y ait *diurèse*, que l'excrétion urinaire soit plus fréquente que dans les circonstances habituelles ; il est nécessaire que la quantité de liquide expulsé dans un temps donné surpasse notablement celle qui a été introduite dans le même laps de temps sous forme de boissons ou autrement dans le torrent circulatoire.

Afin de faire comprendre nettement l'importance et le mécanisme de la médication diurétique, nous allons exposer brièvement le rôle physiologique de la sécrétion urinaire dans la nutrition.

Rôle de la sécrétion urinaire. — On peut poser en principe que l'appareil urinaire est le véritable *régulateur* de la crase sanguine, et partant de la grande fonction de nutrition ; c'est lui, en

(1) De διουρέω, j'urine.

effet, qui est chargé de maintenir dans un juste équilibre les éléments organiques, et surtout *inorganiques* du sang. Il en résulte que c'est par la sécrétion de l'urine que sont expulsés les principes suivants : 1° l'*eau* introduite dans le sang par une voie quelconque et qui excède les besoins de l'économie animale ; 2° les principes *hétérogènes* et les *médicaments* introduits dans le torrent circulatoire par les diverses absorptions ; 3° les *matériaux naturels* des autres sécrétions normales ou pathologiques, lorsque celles-ci ont été brusquement supprimées ; 4° les *virus, venins* et *miasmes* qui peuvent jouer le rôle de ferments morbides et engendrer les maladies ; 5° les *matières inorganiques* ou *salines* provenant du mouvement de décomposition de la nutrition ; 6° les principes *azotés* qui proviennent de la destruction des matières organiques ayant servi antérieurement à la nutrition et qui ont été usées par le jeu de la vie (*urée, urates, acide urique, acide hippurique,* etc.).

Origine des diurétiques. — Les trois règnes de la nature fournissent des médicaments de cette espèce : le règne minéral donne les sels de potasse et de soude ; les végétaux, les plantes mucilagineuses, la digitale, le colchique, les térébenthines et leurs produits ; et le règne animal, le plus pauvre de tous en remèdes diurétiques, ne fournit que l'urée et les cantharides.

Pharmacotechnie. — Les préparations pharmaceutiques qu'on fait subir aux diurétiques ne présentent rien de bien spécial ; ceux qui sont tirés du règne minéral sont dissous dans l'eau purement et simplement. Quant à ceux qu'on emprunte aux plantes, ils sont traités par macération, infusion ou décoction, selon leur nature, et les véhicules les plus employés sont l'eau, l'alcool et le vinaigre ; enfin, on extrait parfois, mais très-rarement, les principes actifs de certains diurétiques végétaux, tels que la digitale, la scille, le colchique, par des opérations purement chimiques.

Médicamentation. — Les diurétiques s'administrent habituellement par la bouche, très-rarement par le rectum, et tout à fait exceptionnellement par les veines ou par les frictions cutanées. L'ingestion de ces médicaments par l'estomac se fait dans la majorité des cas sous forme liquide, parce que c'est sous cet état qu'ils développent le mieux leurs effets. En Angleterre, où l'on affectionne beaucoup la forme de *bol,* parce qu'elle est commode dans la pratique, on donne assez fréquemment ces médicaments à l'état solide; en France, par contre, on n'emploie cette dernière forme que pour les diurétiques les plus actifs et dans certaines affections où les boissons abondantes sont contre-indiquées, comme dans les diverses variétés d'hydropisies, par exemple. Du reste, sous quelle forme qu'on administre ces médicaments, il est toujours plus avantageux de renouveler les doses que de les administrer trop fortes d'emblée ; d'employer des véhicules froids que des véhicules chauds ; d'en faire usage sur des animaux âgés que sur ceux qui sont jeunes ; par un temps froid que par un temps chaud et sec, etc.

Pharmacodynamie. — Les effets que produisent les diurétiques, à part le phénomène essentiel qui les caractérise, la *diurèse*, sont très-obscurs, peu connus, et donnent lieu parmi les auteurs à des opinions controversées ; néanmoins nous les diviserons, pour faciliter leur étude, en *précurseurs*, *essentiels* et *consécutifs*.

1° **Effets précurseurs.** — Nous ne dirons rien des effets locaux des diurétiques sur la surface du corps ou dans le tube digestif, parce qu'ils sont très-variables et qu'ils ne présentent rien de spécial ; quant à leurs effets généraux sur l'économie, une fois qu'ils sont parvenus dans le torrent circulatoire, ils ne sont pas les mêmes pour tous et paraissent varier selon leur nature, la quantité du remède ingéré, l'état actuel de l'économie animale, etc. En France, depuis Broussais surtout, on considère les diurétiques comme des excitants capables d'agir spécialement sur l'appareil urinaire, et, en outre, avec plus ou moins d'intensité sur le reste de l'organisme, en provoquant un léger mouvement fébrile. En Italie, au contraire, on compte ces médicaments parmi les contro-stimulants les plus actifs ; et, bien loin d'admettre qu'ils puissent accélérer le rhythme fonctionnel, les Italiens croient qu'ils le ralentissent constamment et que cet effet hyposthénisant est indispensable à l'établissement de la diurèse. Ces opinions contraires sont trop absolues et s'éloignent de la vérité, car, s'il est vrai que les diurétiques *mucilagineux, alcalins* et *sédatifs* ralentissent le pouls et agissent comme le supposent les Italiens, d'un autre côté il est certain que les diurétiques *balsamiques*, les térébenthines, par exemple, produisent une excitation générale avant de déterminer la diurèse, ainsi qu'on l'admet généralement en France.

2° **Effets essentiels.** — L'effet principal et le seul véritablement univoque de cette médication est évidemment la supersécrétion urinaire ou la diurèse ; mais cet effet ne se montre pas avec une égale rapidité pour tous les diurétiques ; il n'est pas accompagné non plus en toute circonstance des mêmes signes ; et enfin il ne paraît pas s'établir par le même mécanisme sous l'influence de tous ces médicaments.

En général, la diurèse s'établit rapidement chez la plupart des animaux quand on emploie des diurétiques mucilagineux ou alcalins ; mais elle est beaucoup plus tardive, et souvent même fait entièrement défaut, lorsqu'on administre des diurétiques sédatifs ou les térébenthines. On remarque aussi que, quand l'excrétion urinaire est prompte, copieuse et formée d'un liquide très-aqueux, elle ne s'accompagne d'aucun signe de souffrance ; tandis que, quand elle s'établit lentement et incomplétement, que l'urine expulsée est épaisse, roussâtre, odorante, on observe de la roideur dans la région lombaire, des campements continuels, une émission d'urine fréquente, incomplète et pénible, de la douleur au contour ischiatique, de la rougeur au méat urinaire, etc. ; en un mot, tous les signes caractéristiques de l'*ardeur urinaire*, que nous avons décrits à propos des cantharides. Enfin, le mécanisme de l'établissement de la diurèse varie selon les diurétiques employés, ainsi que nous l'expliquerons avec soin en parlant de chaque série de ces médicaments.

3° **Effets consécutifs.** — Les phénomènes qui succèdent à l'action plus ou moins prolongée des diurétiques sont encore peu connus, parce qu'ils ne sont pas apparents ; à part une soif plus ou moins vive qui tourmente les animaux lorsque la diurèse a été prolongée, copieuse, et qui est due à l'appauvrissement des parties séreuses du sang en principes aqueux, tous les effets consécutifs des diurétiques se passent profondément dans l'organisme, ne deviennent visibles qu'à la longue et par un examen attentif des animaux. Parmi ces effets, nous devons surtout noter la diminution des propriétés coagulantes et nutritives du sang, le ralentissement du mouvement d'assimilation, la suractivité des absorptions interstitielles, etc., d'où résultent l'amaigrissement progressif du corps, la disparition ou la diminution des hydropisies, des infiltrations séreuses du tissu cellulaire, etc. Enfin, il peut rester comme phénomène consécutif de cette médication, une irritation plus ou moins vive des voies urinaires, si l'on fait usage des diurétiques irritants ou si l'on a trop insisté sur l'emploi de ces médicaments, etc.

Pharmacothérapie. — Au point de vue thérapeutique, les diurétiques se présentent avec un double caractère : comme agents *dépurateurs* puissants de l'économie animale altérée par les maladies, et comme *spoliateurs* du sang devenu trop plastique par une cause quelconque. Les maladies qui en réclament l'usage, sous l'un ou l'autre point de vue, sont fort nombreuses ; nous allons les indiquer sommairement, nous réservant d'examiner chaque indication avec le soin qu'elle mérite, en faisant l'histoire particulière de chaque diurétique.

On emploie assez fréquemment les diurétiques dans les phlegmasies graves, externes ou internes, afin de rendre le sang moins coagulable et surtout pour rétablir le cours des urines, qui est souvent suspendu par l'existence de la fièvre. Au déclin de l'inflammation des grandes séreuses, ils conviennent également dans le but d'entraver l'organisation des fausses membranes et de contrebalancer la tendance à la formation d'un dépôt séreux, qui existe toujours alors ; dans la plupart des hydropisies générales ou locales, l'indication des diurétiques est évidente pour évacuer le liquide épanché, etc. Lorsque l'économie est sous l'influence d'une maladie putride, virulente ou miasmatique, d'une résorption purulente, d'un empoisonnement quelconque, etc., l'usage des diurétiques est très-rationnel, parce que ces agents agissent comme de véritables dépurateurs en entraînant hors de l'économie les principes hétérogènes qui s'y sont accidentellement introduits, etc. Ils sont également consacrés par l'usage dans les maladies de la peau, les flux muqueux, les engorgements de toutes les glandes et surtout des mamelles ; dans la suppression d'un exutoire qui a duré longtemps, etc. Enfin, dans un assez grand nombre d'affections génito-urinaires, aiguës ou chroniques, sthéniques ou asthéniques, on fait usage des diverses espèces de diurétiques, quand toutefois aucun obstacle ne peut s'opposer au libre cours des urines ; dans le cas contraire, il faudrait s'en abstenir avec le plus grand soin.

DIVISION DES DIURÉTIQUES.

On distinguait autrefois les diurétiques en *froids* et en *chauds* : les premiers n'irritaient point les voies urinaires et calmaient la fièvre ; les seconds agissaient comme irritants sur les reins, et, au lieu de modérer le mouvement fébrile, ils l'augmentaient plutôt. Cette division, quoique surannée, est encore admise par beaucoup d'auteurs. Sans la rejeter entièrement, nous ne l'adopterons pas, parce qu'elle nous est inutile ; nous préférons diviser les diurétiques en quatre catégories distinctes, qui sont : les *mucilagineux*, les *alcalins*, les *sédatifs* et les *balsamiques*.

§ I. — Diurétiques mucilagineux.

Cette catégorie de diurétiques, qu'on appelle encore *aqueux*, à cause de la grande proportion d'eau qu'ils contiennent, a pour base le *mucilage*, et comprend un assez grand nombre de plantes indigènes très-communes, appelées mucilagineuses ou nitreuses, telles que le lin, la guimauve, la mauve, la bourrache, la pariétaire, la spirée, la bugrane, l'asperge, la busserole ou raisin d'ours, etc.

De tous les diurétiques, ce sont les plus doux, les plus simples et ceux qui rendent le plus de services dans le traitement de toutes les phlegmasies, et notamment de celles des voies génito-urinaires. Ils déterminent la diurèse assez rapidement, sans déranger le rhythme des autres fonctions et sans affaiblir notablement l'organisme, qu'ils ne font en quelque sorte que traverser. Le mécanisme de leur action est encore obscur, mais on peut raisonnablement attribuer leurs effets à trois principes qu'ils renferment toujours en grande quantité : l'*eau*, le *mucilage* et les *sels alcalins*.

1° La part d'action de l'*eau*, dans les effets des diurétiques mucilagineux, ne saurait être mise en doute ; un certain nombre d'auteurs ne reconnaissent en quelque sorte d'autres diurétiques que l'eau, et tous sont unanimes pour admettre que ce liquide favorise singulièrement le développement des effets de cet ordre de médicaments. L'eau augmente la quantité des urines de plusieurs manières : d'abord c'est par cette voie d'excrétion qu'elle s'échappe en grande partie ; d'un autre côté, comme elle sert en quelque sorte de véhicule aux produits solides de l'urine, organiques ou inorganiques, il en résulte que plus il s'en introduit dans les voies circulatoires, plus le sang se trouve dépouillé par les reins d'une forte proportion de principes oxydés et salins. Enfin, quand l'eau est employée longtemps, elle rend le sang très-fluide, très-aqueux, et augmente ainsi notablement l'activité de l'appareil urinaire, puisqu'il est chargé de maintenir l'équilibre des éléments divers du sang.

2° Le *mucilage*, qui ne paraît être qu'un principe gommeux, combiné à l'eau et à quelques matières salines, est un diurétique très-fidèle lorsqu'il est donné en quantité convenable et pendant un temps suffisant. Ingéré dans le tube digestif en solution très-concentrée, le mucilage n'est ni digéré ni absorbé, il est rejeté par l'anus à peu près en nature, à la suite d'un effet laxatif assez marqué. Donné en boissons moins chargées, ce principe passe facilement dans le sang, où il subit des modifications variables, selon la proportion qui a été absorbée : en petite quantité, il est brûlé dans les couloirs organiques pour servir à l'entretien de la chaleur animale, comme les autres principes non azotés des plantes; mais, quand il arrive dans le sang en forte proportion, une grande partie échappe à la combustion organique, et sort de l'économie à peu près sans altération en se faisant jour par l'appareil urinaire. L'expérience démontre, en effet, que sous l'influence des boissons mucilagineuses les urines deviennent épaisses, filantes, douces au toucher, mousseuses, et coulent abondamment en lubrifiant la muqueuse des voies génito-urinaires ; voilà sans doute pourquoi ces médicaments sont d'un emploi si fréquent et si avantageux dans le traitement des maladies aiguës ou suraiguës de ce double appareil organique.

3° Enfin les *sels alcalins* contenus dans le mucilage doivent aussi avoir leur part d'action dans les effets de ce principe, puisqu'ils forment environ le *dixième* de son poids, et qu'ils sont dans un état de division extrême qui favorise encore leur action sur le sang et sur les voies urinaires.

Quant au mode de préparation de ces médicaments et à leur administration, voyez les *Émollients mucilagineux*, t. 1, p. 210.

Plantes mucilagineuses et diurétiques.

1° **Pariétaire** (*Parietaria officinalis*, L.). — La pariétaire est une plante bisannuelle ou vivace, de la famille des Urticées, qui croît sur les vieux murs, sur les rochers, dans les décombres, etc. Elle renferme du mucilage et du nitre, ce qui la rend doublement diurétique. On emploie la plante entière qu'on traite par décoction, et on l'administre en breuvage, seule ou additionnée de nitrate de potasse. M. Saint-Cyr (1) a beaucoup préconisé cette plante, à titre de diurétique, dans le traitement de la pleurésie, pour contrebalancer d'abord et arrêter ensuite l'épanchement qui se fait dans les plèvres. « Nous faisons bouillir, dit-il, pendant quelques minutes 150 à 200 grammes de pariétaire dans 15 à 20 litres d'eau ordinaire (soit 10 grammes environ par litre); nous ajoutons à cette décoction 15 à 45 grammes de nitrate de potasse et quantité suffisante de miel pour édulcorer, et, d'heure en heure, parfois même de demi-

____

(1) *Recherches sur la pleurésie du cheval*, p. 232.

heure en demi-heure, nous présentons à peu près deux litres de cette espèce de tisane au malade, qui la prend ordinairement de lui-même. Nous administrons ainsi la dose de *sel de nitre* et les 20 litres de décoction, dans la journée, et par petites portions à la fois. Dès le premier jour la diurèse se manifeste, et cela tout à la fois, d'une manière beaucoup plus prompte et beaucoup plus sûre que si nous faisions prendre le remède à la même dose, mais en une ou deux fois seulement, comme on a l'habitude de le faire. Nous pouvons également assurer que l'activité du nitrate de potasse, administré seul, est beaucoup moins prononcée que lorsqu'on l'associe à la décoction de pariétaire. » Depuis que M. Saint-Cyr a écrit les lignes qui précèdent, il a souvent employé la pariétaire à titre de diurétique et n'a eu qu'à se louer de son usage.

2° **Spirée ulmaire** (*Spiræa ulmaria*, L.). — Cette plante rosacée, appelée vulgairement *Reine des prés*, parce qu'elle croît dans les prairies humides, sur le bord des fossés et le long des ruisseaux, fournit à la médecine ses sommités fleuries, qui paraissent jouir de vertus diurétiques et sudorifiques non équivoques. Elles renferment une forte proportion d'essence, qui se dédouble aisément par la distillation en une partie neutre et en une partie acide ; cette dernière présente quelque analogie de composition et de propriétés avec l'acide benzoïque : c'est la partie diurétique de cette essence.

« Autrefois très-usitée à titre de diurétique, en médecine humaine, cette plante a été longtemps abandonnée, pour reprendre de nos jours une partie de son ancienne réputation contre les hydropisies ou épanchements divers. On ne saurait trop la recommander aux vétérinaires, qui semblent l'avoir complétement méconnue sous ce rapport (1). »

M. Adenot se sert de la reine des prés à titre de diurétique et de sudorifique, à la dose d'une forte poignée dans 10 litres d'eau, et traitée en infusion ; elle lui a rendu de grands services dans le traitement de la pleurésie et de la pneumonie. Employée une fois, unie à égale quantité de feuilles de noyer, et donnée matin et soir à la dose de 5 à 6 litres d'infusion, elle a triomphé de la morve chronique du cheval. On ajoutait à ce traitement interne les fumigations d'*encens* dans les voies respiratoires. (*Note communiquée.*)

(1) H. J. A. Rodet, *Botanique agricole et médicale*, 2ᵉ édition, p. 258

§ II. — Diurétiques alcalins ou salins.

Tous les sels à la base de potasse et de soude, quel qu'en soit, du reste, le genre, jouissent d'une double propriété, selon la dose à laquelle ils sont administrés ; donnés en solutions concentrées, ils sont *purgatifs ;* ingérés en petite quantité à la fois, ils sont absorbés et deviennent *diurétiques*, ainsi que nous l'avons expliqué à propos des *purgatifs minoratifs*, t. II, page 301 (1). Malgré cette double propriété, les sels alcalins ne sont pas employés indifféremment pour remplir l'une ou l'autre indication ; l'expérience a consacré, à cet égard, un choix que la pratique sanctionne : ainsi les *sulfates*, les *phosphates* et les *tartrates* alcalins, sont plus particulièrement employés comme purgatifs ; tandis que les *carbonates*, les *bicarbonates*, les *nitrates*, les *acétates* et les *savons* à base de potasse et de soude, sont destinés à remplir les indications de la médication diurétique.

Le mécanisme d'après lequel ces sels déterminent la diurèse est encore peu connu, et paraît, du reste, assez complexe. Il est certain que leur passage et leur élimination par les reins est la première cause de leur action diurétique ; mais il est également prouvé que ces composés accélèrent la combustion organique, augmentent la proportion d'urée qui est sécrétée dans un temps donné, rendent le sang plus fluide en dissolvant ses éléments organisables, etc. ; enfin, quelques-uns d'entre eux, et surtout les azotates, déterminent un ralentissement de la circulation et de la respiration, et agissent à la manière des diurétiques *sédatifs*. Quoi qu'il en soit de cette action complexe, elle deviendra plus nette et plus évidente par l'histoire particulière de chacun des diurétiques, que nous allons entreprendre maintenant.

A. CARBONATES ALCALINS.

a. Carbonate de potasse.

SYNONYMIE : Alcali fixe, Sel de tartre, Potasse du commerce, Cendres gravelées, etc.

Pharmacographie. — Le carbonate de potasse pur obtenu par la déflagration d'un mélange de nitrate et de tartrate de potasse, est un sel blanc, amorphe, en poudre grumeleuse, se pelotonnant sous

____

(1) Voyez aussi nos *Considérations chimico-physiologiques sur les diurétiques* (*Journ. de méd. vétér. de Lyon*, 1849, p. 597 et 564).

les doigts, inodore et d'une saveur âcre, alcaline et urineuse. Exposé
à l'air, ce sel en attire rapidement l'humidité et tombe en déliques-
cence, d'où la nécessité de le tenir dans des vases bien clos. Soumis
à l'action de la chaleur, il fond sans se décomposer ; l'eau le dissout
en toute proportion, tandis que l'alcool n'agit pas sur lui s'il est
très-concentré. Les acides le décomposent en prenant la place de
l'acide carbonique, qui se dégage.

Pharmacotechnie. — Les préparations qu'on fait subir à ce sel sont
très-simples ; le plus souvent on le dissout dans l'eau ou on l'incorpore avec les corps gras. Voici les formules les plus usuelles :

1° *Solution détersive.*

> Prenez : Carbonate de potasse............. 16 à 32 grammes.
> Eau ordinaire.................... 1 litre.

Dissolvez à froid. Employée en lotions sur la peau sèche et crevassée, sur les
mamelles engorgées, etc.

2° *Lessive de cendres.*

> Prenez : Cendres de bois..................... une poignée.
> Eau................................ 1 litre.

Faites bouillir les cendres dans l'eau pendant quelques heures et passez dans
un linge. Mêmes usages que la solution détersive.

3° *Pommade alcaline.*

> Prenez : Carbonate de potasse................. 4 grammes.
> Axonge............................. 32 —

Incorporez à froid. Contre la gale, les dartres, les crevasses sèches et croû-
teuses.

Médicamentation. — Le carbonate de potasse s'emploie à l'extérieur en lotions, en bains locaux pour les grands animaux, et en
bains généraux pour les petits ; on en fait aussi des injections dans
les trajets fistuleux indurés, dans les trayons des mamelles atteintes
d'engorgements laiteux, des onctions sur la peau contre les maladies
cutanées, etc. A l'intérieur, on l'administre parfois en électuaire,
mais le plus souvent c'est en boissons ou en breuvages. Les doses
indiquées par M. Hertwig sont les suivantes :

> 1° Grands ruminants.................. 16 à 32 grammes.
> 2° Solipèdes........................ 8 à 16 —
> 3° Petits ruminants et porcs............ 2 à 6 —
> 4° Chiens........................... 0,25 à 2 —

Ces doses peuvent être répétées selon le besoin.

Pharmacodynamie. — Le carbonate de potasse solide ou en solution concentrée agit sur les tissus à la manière de la potasse caustique, mais avec une énergie infiniment moindre ; il dissout l'épiderme et la plupart des produits sécrétés, même ceux qui sont albumineux ou fibrineux, nettoie la peau, les muqueuses, les solutions de continuité, exerce à la longue sur les engorgements chroniques une action résolutive des plus marquées, etc. Introduit dans le tube digestif, ce sel y produit des effets variables, selon les doses employées ; en petite quantité, il excite l'estomac et neutralise les principes acides qui se trouvent dans ce vicère ; à doses moyennes, il irrite la muqueuse digestive, augmente la sécrétion du mucus, provoque des vomissements chez les petits animaux, et détermine chez tous une purgation très-marquée ; enfin, à doses exagérées, il irrite gravement le tube intestinal. Il résulte des expériences d'Orfila (1) qu'à la dose de 8 grammes, il empoisonne mortellement les chiens. M. Hertwig (2) l'a trouvé moins irritant : d'après ses expériences, les grands herbivores supportent sans signes de souffrance de 32 à 48 grammes de ce sel en dissolution dans 200 grammes d'eau environ ; mais, quand on élève la dose de 64 à 96 grammes, il cause de l'inquiétude, des coliques, de la dyspnée, etc. ; toutefois ces effets ne sont que passagers.

Parvenu dans la circulation, le carbonate de potasse exerce sur le sang une action dissolvante des plus marquées ; en outre, il provoque une sécrétion urinaire abondante, diminue la proportion d'acide urique, rend l'urine aqueuse, très-alcaline, et modifie aussi la sécrétion muqueuse des voies génito-urinaires, etc. Employé d'une manière continue, le carbonate potassique exerce sur le sang et sur les solides du corps la même influence que les *altérants alcalins* (voyez t. II, page 110) ; il favorise la résorption des liquides épanchés, la résolution des engorgements chroniques, appauvrit le sang, le dispose à la cachexie et à la typhoémie, et il peut même causer l'avortement chez les femelles pleines, d'après le vétérinaire allemand Rosembaum, cité par M. Hertwig : ce dernier prétend que des injections vaginales peuvent produire le même résultat.

Pharmacothérapie. — Les indications thérapeutiques de ce sel sont assez nombreuses, et doivent être distinguées en *internes* et en *externes.*

1° Indications internes. — Ces indications sont relatives à quel-

---

(1) *Toxicologie*, t. I, p. 270, 5ᵉ édit.
(2) *Pharmacol. pratique*, p. 606.

ques affections du tube digestif et à un assez grand nombre de maladies générales. Le carbonate de potasse est indiqué dans l'empoisonnement par les acides, dans l'excès d'acidité du suc gastrique, les appétits dépravés, les tics, etc. ; Flandrin (1) le conseillait à titre d'anti-acide chez les vaches rongeantes, à la dose de 32 grammes dans un litre d'eau. Il peut rendre service contre les indigestions gazeuses en neutralisant l'acide carbonique. Chabert (2) recommandait la lessive de cendres contre la tympanite du rumen ; elles serait peut-être utile aussi contre la pneumatose du cœcum du cheval. Dans le cas d'obstruction du feuillet, des gros intestins par des pelotes ou des calculs, dans la constipation opiniâtre, etc., le carbonate de potasse en breuvage et en lavement peut rendre quelques services. Enfin il est dit, dans la *Matière médicale* de Bourgelat (3), que ce composé alcalin et ses analogues « diminuent la qualité irritante de l'aloès et de tous les autres purgatifs résineux auxquels on les unit, et avec lesquels ils forment un composé savonneux. »

Parmi les affections générales qui réclament l'usage du carbonate de potasse à titre de diurétique et de fondant, nous trouvons les diverses espèces d'hydropisies, les affections chroniques des membranes tégumentaires et du système lymphatique, les engorgements des glandes, et particulièrement ceux des mamelles, etc. ; mais, dans ces diverses maladies, il faut éviter avec soin de trop insister sur l'usage de ce médicament puissant dans la crainte d'augmenter encore la pauvreté du sang et de débiliter profondément l'organisme ; il est même convenable d'unir à ce remède, dès le début de la médication, des infusions aromatiques, des décoctions de plantes amères, des alcooliques, etc., qui n'entravent pas ses vertus diurétiques, et corrigent ses propriétés altérantes. Enfin, les vétérinaires allemands cités par M. Hertwig, MM. Rychner et Lund, recommandent l'usage intérieur du carbonate de potasse, le premier contre la pousse, et le second contre la non-sortie du délivre.

2° **Indications externes.** — La solution aqueuse de ce sel alcalin est d'un emploi avantageux, à titre de détersif, dans le cas de gale, de dartres, de crevasses, d'eaux aux jambes, d'ulcères atoniques, etc., pour nettoyer et aviver en quelque sorte ces surfaces.

(1) *Inst. vétér.*, t. III, p. 253.
(2) *Ibid.*, p. 211.
(3) T. II, p. 32.

Dans deux cas de *prurigo formicans*, chez le bœuf, M. Daprey (1) s'est servi avec avantage d'une solution de carbonate de potasse, employée en lavages détersifs ; la dose était de 500 grammes pour 8 litres d'eau ; on faisait deux lavages tièdes par jour ; au bout de peu de temps le prurit cessait, les croûtes tombaient et la peau reprenait ses qualités naturelles. Une solution concentrée de carbonate de potasse est, dit-on, un moyen certain de calmer la douleur des brûlures récentes et d'empêcher la formation des phlyctènes ; il faut cesser l'emploi du topique aussitôt que la douleur est calmée, parce qu'il pourrait, à la longue, altérer la peau (2) ; enfin, il est dit, dans un vieil ouvrage de vénerie, que cette même préparation, appliquée sous les pattes des chiens atteints d'agravée, les guérit du jour au lendemain (3).

b. Carbonate de soude.

SYNONYMIE : Alcali végétal, Soude artificielle, Cristaux de soude, etc.

Pharmacographie. — Le carbonate de soude est cristallisé en gros prismes rhomboïdaux, transparents, contenant 63 pour 100 d'eau de cristallisation ; il est inodore, de saveur alcaline, pesant 1,36, et s'effleurissant à l'air. Soumis à l'action de la chaleur, il entre en fusion, perd son eau de cristallisation, puis éprouve la fusion ignée sans subir de décomposition. L'eau froide en dissout la moitié de son poids et l'eau chaude un poids égal au sien.

Usages. — Ce sel jouit des mêmes propriétés que le précédent, mais à un moindre degré, et, comme en outre il renferme plus de la moitié de son poids d'eau de cristallisation, on doit l'employer à doses *doubles* pour obtenir les mêmes résultats. Il est peu usité ; cependant il mériterait de l'être et de remplacer le carbonate de potasse, car il coûte beaucoup moins cher, et comme de plus il est cristallisé, il est toujours plus facile de l'avoir à l'état de pureté. Les vétérinaires feront donc bien de le substituer au carbonate de potasse, au moins pour l'usage externe. M. Adenot se sert de la solution très-concentrée de ce sel comme remède efficace contre les affections dartreuses de la peau, les plaies de mauvaise nature, etc. *(Note communiquée.)*

(1) *Recueil de méd. vétér.*, 1853, p. 555.
(2) Tripier-Devaux, *Traité de l'art de faire les vernis*, p. 216.
(3) Le Verrier de la Conterie, *École de la chasse au chien courant*, 1763, p. 335.

B. BICARBONATES ALCALINS.

a. Bicarbonate de soude.

SYNONYMIE : Sel digestif de Vichy.

Pharmacographie. — Le bicarbonate de soude est solide, en
prismes à quatre pans, inodore et d'une saveur salée et alcaline
faible. Exposé à l'air, il ne subit aucune altération ; chauffé, il fond,
perd la moitié de son acide carbonique et devient du carbonate
neutre. Soluble dans l'eau, quoiqu'à un moindre degré que le carbonate neutre, sa solution s'altère par l'action de la chaleur et
forme du sesquicarbonate de soude ou natron.

Emploi. — Le bicarbonate sodique s'emploie en boisson pour
tous les animaux, et peut se donner à doses doubles de celles
du carbonate de potasse ; il faut toujours l'administrer dans l'eau
fraîche et tout au plus tiède ; il s'emploie exclusivement à l'intérieur. Il nous paraît convenir parfaitement dans le cas d'excès d'a-
cidité du suc gastrique, comme dans les jeunes animaux qui têtent
et qui sont atteints de diarrhée ; chez les grands animaux qui ont
le goût dépravé, qui recherchent avec avidité les substances terreuses, qui lèchent les murs, rongent tous les corps qui leur tombent sous la dent, qui tiquent, etc. Un vétérinaire militaire,
M. Alasaunière (1), a employé ce composé alcalin dans le traitement du vertige abdominal, pour neutraliser l'excès d'acidité du suc
gastrique, qui, d'après lui, existerait dans cette maladie ; la dose
est de 90 grammes trois fois par jour, dans les barbotages. Chez
l'homme on emploie très-fréquemment ce sel contre la gravelle à
base d'acide urique ; chez les herbivores, cette affection calculeuse
n'existant jamais ou fort rarement, ce remède n'est donc que d'une
utilité fort secondaire sous ce rapport en médecine vétérinaire. Il
peut être plus utile dans le traitement de la mastoïte de la vache et
de la jument ; il nous a paru indiqué également contre cette affection inconnue dans sa nature, qui est caractérisée par une altération acide du lait des vaches, qui se coagule à sa sortie de la mamelle, sans que du reste ces femelles aient éprouvé la moindre
altération dans leur santé. Nous avons recommandé ce moyen à
plusieurs vétérinaires des environs de Lyon, et deux d'entre eux,

(1) *Recueil de médec. vétér.*, p. 1850, p. 687.

MM. Schaack et Buer, nous ont assuré l'avoir employé déjà plusieurs fois avec des avantages marqués. Le temps et l'expérience nous apprendront plus tard la valeur réelle de ce remède sous ce rapport. M. Zundel s'en sert journellement dans des cas analogues et le considère comme une sorte de *spécifique*. (*Note communiquée.*)

b. Bicarbonate de potasse.

Pharmacographie. — Il est solide, blanc, en prismes rhomboïdaux, inodore et d'une saveur alcaline prononcée. Exposé à l'air, à l'action de la chaleur et à celle de l'eau, il se comporte exactement comme celui de soude.

Emploi. — Il est semblable à celui du bicarbonate sodique, mais on lui préfère généralement ce dernier comme étant d'un prix moins élevé et d'un emploi plus efficace.

C. DES SAVONS ALCALINS.

Synonymie : Oléates, Stéarates et Margarates de soude ou de potasse.

Pharmacographie. — Les savons à base de soude sont *solides* (*savon blanc, savon marbré*), et ceux à base de potasse sont *mous* (*savon vert, savon noir*). Les uns et les autres ont une odeur et une saveur fortement alcalines ; ils se dissolvent dans l'eau, l'alcool, l'éther, les essences et les solutions alcalines ; ils sont décomposés, au contraire, par l'eau de baryte et de chaux, par les bases terreuses, les sels métalliques et la plupart des acides : il faut donc éviter de les mélanger à ces divers composés.

Pharmacotechnie. — Les savons durs ou mous, soit comme *base*, soit comme *excipient*, entrent dans un assez grand nombre de formules officinales ou magistrales plus ou moins complexes, destinées à l'usage interne ou externe. Quant à celles dans lesquelles les savons entrent comme base, et qui sont plus simples, nous n'indiquerons que les suivantes :

1° *Solution savonneuse.*

Prenez : Savon blanc.................. 50 à 100 grammes.
Eau ordinaire.................. 1 litre.

Divisez le savon, faites-le dissoudre et passez dans un linge. Employée en breuvages et en lavements qu'on édulcore au besoin avec du miel. Pour l'usage externe, on se sert de préférence du savon vert, qui est plus actif, en réduisant la dose proportionnellement.

2° *Teinture de savon.*

<pre>
   Prenez : Savon blanc............................. 1 partie.
           Alcool ordinaire.......................... 5   —
</pre>

Dissolvez à froid. Employée en applications et en frictions résolutives, à l'extérieur; on peut y mélanger d'autres teintures, des essences, etc.

Médicamentation. — Le savon s'administre à l'intérieur, soit par la bouche, en breuvage ou en électuaire, soit par le rectum, en lavements ou en suppositoires. A l'extérieur, on l'emploie en solutions détersives ou en applications résolutives. Les doses n'ont pas été encore rigoureusement fixées, et peuvent, du reste, varier beaucoup, selon les indications à remplir ; nous les évaluons approximativement, en moyenne, au *triple* de celles du carbonate potassique.

Effets et usages. — Les effets locaux et généraux des savons sur l'économie animale étant semblables à ceux du carbonate de potasse, à l'intensité près, il est inutile de les faire connaître de nouveau. Quant aux indications internes et externes, elles présentent aussi beaucoup d'analogie avec celles du sel potassique. Ainsi, à l'intérieur, l'usage des boissons et des lavements savonneux est consacré par l'expérience dans le cas d'indigestion venteuse chez les bœufs, les moutons et les chevaux, et chez ces derniers contre les pelotes stercorales, les calculs intestinaux, la constipation opiniâtre, les empoisonnements métalliques, etc. On a conseillé aussi les préparations savonneuses contre les engorgements chroniques du foie et des autres glandes, contre les hydropisies, les affections lymphatiques, etc. Le savon vert étendu sur une tranche de pain, comme une tartine, purge très-bien les porcs (1). A l'extérieur, on s'en sert à titre de *détersifs* dans le traitement des maladies de la peau et des solutions de continuité de cette membrane, pour entretenir sa souplesse et sa propreté ; et comme agents *résolutifs*, on les emploie sur les indurations, les boursouflements articulaires, les distensions tendineuses, les entorses, les ulcères atoniques, etc. Pour ces divers usages, on donne généralement la préférence à la teinture de savon simple ou composée, etc.

D. ACÉTATES ALCALINS.

1° **Acétate de potasse** (*Terre foliée végétale* ou *de tartre*). — Ce sel est solide, blanc, le plus souvent amorphe, très-déliquescent,

(1) *Annales vétér. belges*, 1862, p. 41.

très-soluble dans l'eau et l'alcool, de saveur salée et alcaline, décomposable par les acides, etc. Il faut le conserver dans des flacons bouchant à l'émeri.

2° **Acétate de soude** (*Terre foliée minérale*). — Il est solide, blanc, cristallisé en prismes rhomboïdaux, d'une saveur fraîche et salée, inaltérable à l'air et très-peu à l'action de la chaleur, soluble dans 3 parties d'eau et dans 5 d'alcool, décomposable par les acides, etc.

Propriétés et usages. — Ces deux sels n'exercent pas d'action irritante bien marquée sur les tissus qu'ils touchent ; cependant, dans le tube digestif, ils provoquent la purgation lorsqu'on les administre à dose un peu élevée, de 100 à 125 grammes, par exemple, chez les grands herbivores. Absorbés et mélangés au sang, ces deux sels agissent à la fois comme *tempérants, diurétiques* et *fondants*. Aussi sont-ils particulièrement recommandés dans toutes les phlegmasies compliquées de phénomènes ictériques, telles que la gastro-conjonctivite, la fièvre bilieuse, la jaunisse, l'engorgement chronique du foie, et même contre le ramollissement de cet organe glanduleux, etc. D'après les observations d'Hamont (1), l'acétate de potasse, à la dose de 64 grammes, donné de deux jours en deux jours, a amené une amélioration prompte dans l'hépatite accompagnée de ramollissement du foie qui s'est montrée chez les chevaux, en Égypte. Les doses de ces deux sels sont à peu près le double de celles du carbonate de potasse ; l'administration se fait le plus souvent en boissons. A l'extérieur du corps, ces deux composés alcalins sont inusités.

E. AZOTATES ALCALINS.

a. Azotate ou Nitrate de potasse.

Synonymie : Sel de nitre, Nitre, Salpêtre. etc.

Pharmacographie. — Le nitrate de potasse est cristallisé en prismes à six pans, cannelés, incolore, inodore, d'une saveur fraîche, piquante, avec arrière-goût amer, et d'une densité de 1,96. Soumis à l'action de la chaleur, il fond à 350°, forme un liquide limpide qui, en se solidifiant, donne une matière blanche, opaque, dure, à cassure rayonnée, facile à réduire en poudre et qu'on nommait autrefois *cristal minéral, sel de prunelle ;* calciné, il se décom-

____

(1) *Recueil de médec. vétér.*, 1839.

pose complétement. Inaltérable à l'air, le sel de nitre est très-soluble dans l'eau, mais fort peu dans l'alcool ; l'eau froide en dissout
13 parties ; l'eau à 50°, 85 parties ; et enfin l'eau bouillante, 250
parties. Projeté sur les charbons ardents, ce sel les brûle activement
en déflagrant ; mélangé aux corps simples non métalliques, il dé-
tone brusquement lorsqu'on le chauffe ; il suroxyde les métaux
lorsqu'on le mêle à ces corps et qu'on calcine le mélange. Enfin,
l'acide sulfurique le décompose à chaud en dégageant de l'acide
azotique.

Impuretés et falsifications. — Le sel de nitre, par suite d'une
purification incomplète ou de falsifications, peut contenir du *chlorure de sodium*, des *sulfates alcalins*, des *sels solubles* de *chaux*, etc.
Ces matières étrangères sont très-faciles à dévoiler ; le nitrate d'argent accuse la présence des chlorures, le nitrate de baryte celle des
sulfates, et l'oxalate d'ammoniaque celle des sels calcaires.

Médicamentation. — Le nitrate de potasse s'emploie exclusivement à l'intérieur et se donne presque toujours en dissolution dans
l'eau et les boissons des sujets malades ; sa saveur fraîche et salée
le fait prendre sans difficulté par la plupart des animaux. La forme
solide doit être proscrite d'une manière absolue. On administre
souvent le nitre à l'état de pureté, mais il est des cas où il est
avantageux de l'unir aux mucilagineux, aux balsamiques, à l'émétique, au camphre, au quinquina, à l'opium, etc., selon les indications plus ou moins complexes qu'on a à remplir. Les doses les
plus ordinaires de ce diurétique sont indiquées par le tableau suivant :

1° Grands herbivores....................	16 à 48 grammes.
2° Petits ruminants et porcs............	4 à 8 —
3° Chiens................................	0,50 à 2 —

Ces doses peuvent être répétées selon le besoin.

Pharmacodynamie. — Les effets du nitrate de potasse doivent
être distingués en *locaux*, *généraux* et *toxiques*.

1° **Effets locaux.** — Appliqué sur la peau et les muqueuses, le
nitre est peu irritant ; cependant, lorsqu'on l'introduit dans le tissu
cellulaire, il détermine une inflammation intense, qui peut aller
jusqu'à la gangrène (Orfila). Introduit en solution dans les voies

digestives, le salpêtre y détermine des effets qui varient selon la dose employée et l'espèce du sujet soumis à l'expérience. Quand on le donne en petite quantité et très-étendu d'eau, il favorise la digestion, facilite les sécrétions et les défécations, rafraîchit le tube digestif, etc. ; à doses moyennes, il irrite l'estomac et les intestins, et cause du dégoût lorsqu'on en continue trop longtemps l'usage ; enfin, à doses exagérées, il enflamme violemment le tube digestif, détermine des coliques intenses, une superpurgation épuisante et souvent la mort ; chez les omnivores et les carnivores, il produit un effet éméto-carthartique très-marqué.

2° **Effets généraux.** — Lorsque le sel de nitre est administré à petites doses souvent répétées, il est absorbé en grande partie, passe dans le sang, et agit peu sur le tube digestif. Parvenu dans le torrent de la circulation, ce sel détermine plusieurs effets généraux remarquables qu'il importe de faire connaître. Le premier de ces effets, le plus important, et celui sur lequel tout le monde est d'accord, c'est l'effet diurétique : il se manifeste, en général, très-rapidement, dure peu, et ne paraît pas agir notablement sur l'appareil urinaire ; pour lui donner de la durée et une certaine intensité, il faut en renouveler l'administration à de courts intervalles, et, comme dit Moiroud (1), *saturer* en quelque sorte le sang de nitrate de potasse ; alors les urines coulent abondamment et sans effort, en entraînant une forte proportion de nitre. Il faut se garder, toutefois, d'abuser de cet effet, sans quoi on s'exposerait à deux inconvénients graves : l'*irritation* des voies urinaires et la *diffluence* du sang. Un des résultats certains de l'administration continue ou abusive du nitre consiste, en effet, dans la dissolution du sang et même dans sa décomposition putride, typhoïde, comme M. Pilger (2) s'en est assuré sur plusieurs animaux de diverses espèces atteints de phlegmasies internes et de fièvre inflammatoire. Quant à l'action du nitrate de potasse sur les grandes fonctions de l'organisme, il est généralement reconnu aujourd'hui qu'elle est hyposthénisante ou contro-stimulante, c'est-à-dire que ce sel ralentit la circulation et la respiration, rend le pouls petit, mou et intermittent, les battements du cœur peu énergiques, abaisse notablement la chaleur animale à la périphérie du corps, fait pâlir les muqueuses apparentes, diminue la force et la vivacité des animaux, etc. ; enfin, à

(1) *Pharmacologie*, p. 300.
(2) Mérat et Delens, *loc. cit.*, t. V, p. 481.

doses exagérées, il cause des phénomènes nerveux, comme les narcotico-âcres, ainsi que nous allons l'indiquer.

3° **Effets toxiques.** — Quand le nitre est administré d'emblée à doses exagérées, il produit un empoisonnement qui peut devenir mortel, et qui est caractérisé par trois ordres de symptômes : ceux d'une *irritation gastro-intestinale intense*, ceux d'une action *contro-stimulante* exagérée, et ceux d'un effet *narcotico-âcre* léger. Les signes de l'irritation du tube digestif sont les suivants : agitation, coliques, borborygmes, soif vive, vomissements chez les petits animaux, purgation chez les herbivores, fièvre de réaction violente, etc. A mesure que le nitre pénètre dans le sang, ses effets contro-stimulants se manifestent à leur tour ; mais comme ceux qu'il exerce sur le tube digestif se continuent, il en résulte un mélange d'excitation et de sédation caractérisé par les signes suivants : la respiration et la circulation sont très-vites ; le cœur bat tumultueusement, mais le pouls reste petit, mou et précipité ; les muqueuses sont injectées d'abord, puis deviennent livides : la peau est froide, les poils hérissés ; les urines coulent abondamment, etc. Enfin, après un certain temps, les animaux tombent dans la prostration ; des tremblements, puis des convulsions surviennent dans plusieurs régions musculaires ; les chiens ont des attaques tétaniques, les membres postérieurs se paralysent, la peau se couvre de sueur froide, la pupille se dilate, et la mort ne tarde pas à survenir, etc. Il est aisé de voir, par l'exposé sommaire que nous venons de faire des signes de l'empoisonnement par le nitre, que ce sel présente une grande analogie dans ses effets avec la *Digitale pourprée*. (Voyez t. I, page 723.)

Lésions. — On trouve toujours dans le tube digestif, et souvent aussi dans l'appareil génito-urinaire, des traces d'une inflammation plus ou moins violente ; les parenchymes sont mous, le cœur flasque, le sang rouge, mais dissous, etc. Les meilleurs moyens à mettre en usage contre cette intoxication sont d'abord des boissons mucilagineuses pour combattre la phlogose gastro-intestinale et génito-urinaire ; puis des breuvages toniques et excitants pour relever l'énergie de l'organisme détruit par les effets hyposthénisants du nitre, etc.

Doses toxiques. — Les auteurs sont peu d'accord sur la quantité de nitre nécessaire pour empoisonner mortellement les divers animaux domestiques. D'après Huzard père (1), 500 grammes de nitre

(1) *Ancien journ. de méd.*, t. LXXIV, p. 248.

dissous dans 1500 grammes d'eau seraient insuffisants pour tuer les *solipèdes*, et il aurait fallu renouveler jusqu'à trois fois, de huit jours en huit jours, cette dose pour faire périr un cheval. Selon Grognier (1), au contraire, cette dose donnée d'emblée aurait suffi pour déterminer la mort d'un sujet de cette espèce ; enfin, 250 grammes de ce sel donnés en breuvage dans un litre d'eau, à un cheval, auraient suffi pour le faire mourir au bout de vingt-quatre heures en enflammant les intestins (2). Pour les grands ruminants, on possède peu de documents. Suivant Lafore (3), on peut leur administrer le nitre sans inconvénient à la dose de 125 grammes d'emblée ; d'un autre côté, M. Mersiwa (4) a vu plusieurs vaches périr pour avoir reçu, par suite d'une erreur, 180 à 200 grammes de nitrate de potasse au lieu de sulfate de soude ; à la vérité, quelques-unes survécurent à l'accident. On ignore la dose toxique de nitre pour les moutons, mais on sait qu'il est vénéneux pour ces animaux, puisque M. Saussol (5) a vu mourir des agneaux qui avaient léché un mur fortement salpêtré. De plus, M. Meltzbach (6) a observé l'empoisonnement de 200 moutons par le nitre donné par erreur à la place du sulfate de soude, à titre de condiment ; quelques-uns moururent, la plupart se rétablirent. Les symptômes observés furent principalement du ptyalisme, des coliques, des cris plaintifs, des contractions spasmodiques, la paralysie du train postérieur, etc. A l'autopsie des sujets morts, on trouva les voies digestives et les voies urinaires enflammées et le sang diffluent, mais d'un rouge clair.

L'action de ce poison sur les porcs est encore inconnue ; cependant M. Arensberg a vu des porcs empoisonnés par le nitre présenter à peu près les mêmes signes que les moutons dont nous venons de parler ; quant aux chiens, ils peuvent en supporter de grandes quantités si l'œsophage reste libre, parce qu'ils s'en débarrassent par le vomissement ; mais si ce canal a été lié, 4 à 8 grammes suffisent pour empoisonner mortellement ces carnivores, d'après Orfila (7).

En injection dans les veines, ce sel est supporté, chez les soli-

(1) *Registre de l'École de Lyon,* 1808.
(2) *Compte rendu de l'École de Lyon,* 1819, p. 31.
(3) *Malad. particul. aux grands ruminants,* p. 352.
(4) *Journ. vétér. et agric. de Belgique,* 1844, p. 265.
(5) *Recueil de méd. vétér.,* 1836, p. 281.
(6) *Magazin,* 1861, p. 495.
(7) *Toxicologie,* t. I, p. 352, 5ᵉ édit.

pèdes, à la dose de 4 à 12 grammes, dans 2 à 3 onces d'eau (Viborg); chez les chiens, il produit la mort au-dessus de 2 grammes (Fr. Petit).

Pharmacothérapie. — Sous le rapport thérapeutique, le sel de nitre présente un double caractère : il est *diurétique* et *antiphlogistique*. Il mérite d'être étudié à ce double point de vue.

1° **Diurétique.** — Comme remède diurétique, le nitrate de potasse est d'un emploi fréquent en médecine vétérinaire ; on lui donne la préférence sur les médicaments de la même classe, parce qu'il est très-actif, peu dispendieux, et d'un usage facile, puisque les animaux le prennent aisément d'eux-mêmes. Les affections qui en réclament le plus souvent l'emploi sont les diverses variétés d'hydropisies, de cachexies, d'infiltrations séreuses, etc.; c'est, en effet, un *évacuant* puissant des fluides séreux épanchés. Toutefois il faut se garder d'en abuser par un usage trop prolongé, car il appauvrit rapidement le sang en dissolvant ses éléments organisables, et bientôt, au lieu d'être favorable au traitement des affections hydroémiques, il ne fait que les aggraver. A titre d'agent *dépuratif*, le sel de nitre est recommandé dans les affections cutanées, dans le cas de suppression brusque d'une sécrétion naturelle ou accidentelle, dans la plupart des maladies putrides, etc., pour expulser par les urines une partie des principes hétérogènes qui se sont introduits dans l'intimité de l'organisme. Mais comme dans les affections gangréneuses le nitre donné à fortes doses pourrait être nuisible par ses effets sédatifs et par son action dissolvante sur le sang, il faut avoir le soin de l'associer au quinquina, à la gentiane, au camphre, à l'extrait de genièvre, etc., afin de soutenir l'économie sans entraver l'effet diurétique.

2° **Antiphlogistique.** — Les Italiens, considérant avec raison, du reste, le sel de nitre comme le remède contro-stimulant le plus puissant après l'émétique, le recommandent dans le traitement de toutes les phlegmasies graves, et notamment de la fièvre inflammatoire. C'est effectivement un antiphlogistique puissant, mais dont l'usage a besoin d'être raisonné. Ainsi, dans les inflammations gastro-intestinales, il faut le rejeter entièrement et lui préférer le sulfate de soude ; dans celles des voies génito-urinaires, il ne convient qu'à très-petites doses, et il est même prudent, quand la phlogose est un peu vive, de l'unir au mucilage, au camphre, etc.; dans la pneumonie, il est inférieur aux antimoniaux, car l'expérience a démontré qu'il aggrave souvent la toux dans cette affection, etc. Par contre, le nitrate de potasse est parfaitement indiqué dans les phlegmasies séreuses, telles que la pleurite, la péricardite, la péritonite, l'arachnoïdite, les arthrites, le rhumatisme, etc., parce qu'il modère primitivement la fièvre intense qui les accompagne, et consécutivement, parce qu'il entrave ou prévient les épanchements séreux qui suivent ces inflammations. Il serait utile aussi, vraisemblablement, dans l'endocardite et la cardite, l'encéphalite, la myélite et la fourbure, etc.; les vétérinaires allemands le conseillent dans le traitement du tétanos. M. Pierre Caussé (1) l'a employé à haute dose avec succès contre le rhumatisme articulaire aigu du bœuf. Il l'administrait à la dose de 3 à 400 grammes dans les vingt-quatre heures et en continuait l'usage jusqu'à ce que la fièvre violente, qui accompagne cette affection, eût cédé; puis il ramenait la dose du nitre à son chiffre normal de remède diurétique.

b. Azotate ou Nitrate de soude.

SYNONYMIE : Nitre cubique.

Pharmacographie. — Il est solide, en cristaux rhomboédriques, incolore, inodore, de saveur fraîche et amère, fusible et décomposable au feu, très-soluble dans l'eau, etc. Mis en rapport avec les agents chimiques, il se comporte comme le nitrate de potasse.

Effets et usages. — L'action de ce sel sur l'économie animale est la même que celle du sel de nitre, mais plus faible; elle n'a, du reste, pas été étudiée sur les animaux. Bien que son prix soit moins élevé que celui du nitrate de potasse, son usage est à peu près nul dans l'une et dans l'autre médecine.

F. DES DIURÉTIQUES SÉDATIFS.

Les diurétiques de cette catégorie comprennent principalement les *Cantharides*, les *Hellébores*, la *Digitale*, la *Scille*, le *Colchique*, etc.; nous y aurions placé également le *Nitrate de potasse*, qui présente avec ces médicaments de si grandes analogies, s'il n'agissait pas sur le sang comme les diurétiques alcalins, et si nous n'avions pas craint de nous éloigner trop des classifications admises dans les ouvrages vétérinaires. Les cantharides et les hellébores ayant été examinés à propos des *vésicants* (t. I, page 433 et suiv.), et la digi-

---

(1) *Journ. de vétér. du Midi*, 1854, p. 171.

tale avec les narcotico-âcres, il ne nous reste plus à étudier que la Scille et le Colchique.

On est peu d'accord, en général, sur le mode d'action des diurétiques sédatifs : les uns, prenant surtout en considération leurs effets locaux, qui sont irritants, admettent qu'ils exercent sur les voies urinaires une action de cette nature, et que c'est là la cause de la diurèse qu'ils déterminent ; les autres et ce sont aujourd'hui les plus nombreux, attribuent l'action diurétique de ces médicaments à l'action sédative qu'ils produisent sur le système nerveux, et surtout sur le cœur. Il est probable aussi que leur action sur l'appareil urinaire est due au refroidissement de la peau consécutif à leur effet sédatif, refroidissement qui retentit sympathiquement sur les reins, et qui, en diminuant les sécrétions de la peau, oblige par un balancement fonctionnel l'appareil urinaire à fonctionner plus activement, etc. (1).

a. De la Scille maritime.

SYNONYMIE : Scille, Oignon de mer, etc.

Pharmacographie. — La Scille maritime (*Scilla maritima*, L.), est une belle plante bulbeuse de la famille des Liliacées, qui croît spontanément sur les plages sablonneuses de l'Océan et de la Méditerranée ; elle est fort commune en Bretagne, en Provence, en Italie, en Espagne et surtout en Algérie. Le bulbe est la seule partie employée en médecine.

Caractères. — Le bulbe de la scille est d'un volume qui varie depuis celui du poing jusqu'à celui de la tête d'un enfant ; il est pyriforme (Voy. la figure 21) et se compose d'écailles ou de squammes qui sont d'autant plus colorées et plus actives qu'elles sont moins profondes. Celles de la surface, qui sont sèches, minces et rouges, et celles du centre, qui sont épaisses, mucilagineuses et blanches, sont rejetées comme trop peu actives ; mais celles du milieu, qui présentent une teinte rosée, sont séparées les unes des autres, coupées en petites lanières et dessé-

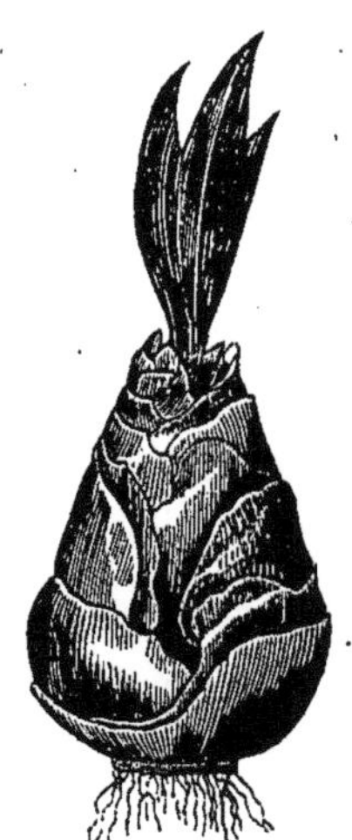

Fig. 21.

(1) Voy. nos *Considérations chimico-physiologiques sur les diurétiques* (*Journ. de médec. vétér. de Lyon*, 1849, p. 497 et 564).

chées à l'étuve avec soin. A l'état frais, ce bulbe exhale une odeur forte et piquante qui rappelle celle de l'oignon cultivé; sa saveur est âcre et irritante; à l'état de dessiccation, la scille est devenue rouge, coriace, a perdu son odeur et son âcreté, mais elle conserve une saveur amère et un peu irritante.

Composition chimique. — Le bulbe frais de scille renferme, d'après les recherches de plusieurs chimistes, les principes suivants : *essence* âcre et soufrée comme celle de la moutarde, *scillitine, skulléine, résine, tannin, gomme, sucre, citrate de chaux*, etc. L'essence, et surtout la scillitine et la skulléine, sont les principes actifs de cette plante.

1° Scillitine. — C'est un principe encore indéterminé chimiquement et qui paraît de nature complexe. Elle est incristallisable, mollasse, rougeâtre, déliquescente, devenant cassante et prenant l'aspect résineux par la dessiccation; son odeur est peu prononcée, sa saveur est amère et âcre, elle se dissout facilement dans l'eau, l'alcool et le vinaigre. Son activité toxique est considérable, puisque, d'après M. Tilloy, 5 centigrammes suffisent pour donner la mort à un chien. Injectée dans les veines, elle peut être supportée par les chevaux vigoureux jusqu'à la dose maximum de 1 gramme; mais, donnée en plus grande quantité, elle détermine la mort en jetant une grande perturbation dans la respiration et la circulation, ainsi que dans les fonctions du système nerveux. Dans le tissu cellulaire sous-cutané, elle peut être administrée à dose double sans accident; mais, pour obtenir un effet diurétique prononcé, il suffit d'en introduire 50 centigrammes étendus dans 30 grammes d'eau.

2° Skulléine. — Ce principe actif de la scille a été découvert par M. Mandet, pharmacien à Tarare. C'est une poudre amorphe, très-âcre, insoluble dans l'eau et l'alcool faible, mais très-soluble dans l'éther. Chauffée sur une lame de platine, cette matière fond, s'enflamme et disparaît sans laisser de résidu. Elle est environ dix fois plus active que la scillitine, puisque 10 centigrammes injectés dans les veines ont déterminé la mort d'un cheval (1).

---

(1) Voy. *Recherches sur l'action physiologique et toxique des principes actifs de la scille maritime*, par MM. Rodet et Tabourin (*Journ. de méd. vétér. de Lyon*, 1861, p. 7, 161 et 412).

Pharmacotechnie. — Les squammes sèches de scille, qu'on trouve assez bien conservées dans le commerce, sont soumises à un grand nombre de préparations pharmaceutiques destinées à l'usage interne ou externe ; nous nous bornerons à faire connaître les plus utiles. Ce sont les suivantes :

1° *Poudre de scille.*

On dessèche complétement la scille, on pulvérise sans laisser de résidu et l'on passe au tamis. Il faut la conserver en vase clos.

2° *Miel de scille.*

    Prenez : Scille sèche......................... 1 partie.
             Eau bouillante........................ 16   —
             Miel.................................. 12   —

Faites infuser, passez, ajoutez au miel et faites cuire en consistance de sirop.

3° *Teinture de scille.*

    Prenez : Scille sèche......................... 1 partie.
             Alcool ordinaire...................... 5   —

Faites macérer pendant quinze jours, passez avec expression et filtrez.

4° *Vin scillitique.*

    . Prenez : Scille sèche .... 32 grammes.
               Vin blanc........................... 500   —

Même mode opératoire. Altérable.

5° *Vinaigre scillitique.*

    Prenez : Scille sèche......................... 32 grammes.
             Vinaigre d'Orléans................... 400   —

Même mode de préparation. Altérable.

6° *Oxymel scillitique.*

    Prenez : Vinaigre scillitique................. 1 partie.
             Miel................................. 2   —

Dissolvez le miel dans le vinaigre et faites cuire en consistance sirupeuse. Excellente préparation, qui se conserve assez bien.

Médicamentation. — Les préparations de scille s'emploient à l'intérieur et à l'extérieur, seules ou mélangées à d'autres agents diurétiques. A l'intérieur, on fait usage de breuvages, d'électuaires, de bols et plus rarement de lavements ; à l'extérieur, on emploie la solution aqueuse, le vinaigre, et surtout la teinture en frictions sur les parties œdématiées, infiltrées, et sur les parois des cavités qui sont le siége d'épanchements séreux ; parfois même il y aurait avantage à y fixer un tissu de laine et à le tenir constamment imbibé d'une légère préparation liquide de scille. Quant aux doses destinées aux divers animaux, elles sont indiquées par le tableau suivant, en prenant pour type la poudre de scille :

        1° Grands herbivores..................... 8 à 16 grammes.
        2° Petits ruminants et porcs.............. 2 à   4   —
        3° Chiens et chats....................... 0,20 à 0,50   —

Ces doses peuvent être répétées au besoin dans la même journée.

Le vinaigre et la teinture peuvent se donner à doses doubles ou triples ; le vin, le miel et l'oxymel, à doses quadruples ou quintuples.

Pharmacodynamie. — La scille fraîche exerce sur la peau une action rubéfiante et vésicante des plus énergiques ; mais celle qui est sèche a perdu la plus grande partie de ses qualités irritantes et n'agit que faiblement, même sur les tissus dénudés. Cependant, quand elle est introduite dans le tube digestif à doses un peu élevées, elle détermine une inflammation grave de cet appareil, ainsi que nous le dirons en parlant de ses effets *toxiques*. Lorsque les principes actifs de ce médicament ont été absorbés, soit par la peau, soit par l'intestin, ou par toute autre voie, ils agissent constamment par action élective sur deux parties du corps : l'appareil urinaire et la membrane des bronches ; ils accélèrent singulièrement les fonctions du premier et modifient avantageusement la sécrétion muqueuse de la seconde. Ce double effet de la scille, diurétique et expectorant, qui est admis par tous les auteurs, n'est un peu prononcé et saillant que quand l'économie est en quelque sorte traversée sans cesse par son principe actif, qui paraît sortir par les deux surfaces qu'il modifie ; dans de telles conditions, les effets de ce médicament sont très-énergiques, et la diurèse surtout est des plus abondantes. Toutefois, les praticiens doivent être très-prudents dans l'emploi de ce remède, car, par cela même qu'il est très-puissant, il devient promptement funeste quand on en abuse par des doses trop élevées ou par un usage trop prolongé ; ils ne doivent pas perdre de vue que c'est un sédatif énergique du cœur et un narcotico-âcre, et qu'à ce double titre, il porte promptement une atteinte grave à l'organisme quand il s'accumule dans les fluides nutritifs.

Effets toxiques. — Ingérée à trop forte dose, la scille agit comme un éméto-cathartique chez les carnivores et les omnivores, et comme un purgatif drastique et irritant chez les herbivores, ainsi que l'indiquent l'agitation, les coliques, les vomissements, la diarrhée, etc., qu'éprouvent ces divers animaux. Une fois absorbés, ces principes actifs agissent comme irritants des voies génito-urinaires et comme narcotiques ; l'expulsion de l'urine est pénible, souvent répétée, accompagnée de ténesme vésical ; les animaux éprouvent des vertiges, de l'agitation musculaire, des convulsions ; la respiration est pressée et difficile, le pouls vite et concentré, etc. ; puis surviennent des phénomènes de prostration et la mort. A l'autopsie, on trouve les intestins et les voies urinaires plus ou moins fortement irrités.

Pharmacothérapie. — La scille se présente au thérapeutiste sous deux points de vue : comme diurétique et comme expectorant.

1° Sous le premier point de vue, ce médicament reçoit des applications utiles dans toutes les hydropisies et dans tous les épanchements séreux ; on s'en sert principalement contre l'ascite, l'hydrothorax, l'hydropéricardite, l'arachnoïdite, l'hydrocèle, l'anasarque, les œdèmes, et plus rarement, quoique peut-être à tort, contre les hydropisies des séreuses articulaires et tendineuses et des chambres de l'œil. Dans la plupart de ces cas, le traitement doit être à la fois local et général. Moiroud (1), Renault (2), et un grand nombre de praticiens, ont employé les préparations de scille avec plus ou moins d'avantages contre l'ascite du chien ; en outre, ce dernier s'en est servi contre l'hydrocèle du cheval, et Delafond (3) contre l'hygrophthalmie et la fluxion périodique, en frictions locales, avec des résultats avantageux. On se sert rarement de ce diurétique contre les maladies des voies urinaires, à cause de ses vertus irritantes.

2? A titre d'expectorant ou de béchique incisif, on fait usage des préparations de scille, seules ou unies aux sulfureux ou aux antimoniaux, contre la pneumonie à son déclin, le catarrhe bronchique et nasal, la trachéite chronique, la gourme ancienne, etc. Mais,

(1) *Pharmacol.*, p. 306.
(2) *Recueil de méd. vétér.*, 1835, p. 57 et suiv.
(3) *Thérapeut. générale*, t. II, p. 317.

pour que les résultats soient favorables, il faut en user avec quelque persévérance. Enfin on pourrait s'en servir contre la pousse et les difficultés spasmodiques de la respiration.

b. Du Colchique d'automne.

SYNONYMIE : Tue-chien, Safran bâtard ou des prés, Veilleuse.

Pharmacographie. — Le Colchique d'automne (*Colchicum autumnale*, L.) est une plante bulbeuse de la famille des Colchicacées, qui croît en grande quantité dans les prairies humides de la plupart des contrées de la France ; ses feuilles et ses fruits se montrent au printemps, tandis que ses fleurs, qui sont d'une belle teinte rose, émaillent en grand nombre les prairies vers le commencement de l'automne. Toutes les parties de cette plante sont actives, vénéneuses, et pourraient être employées en médecine ; cependant on ne fait usage que des *bulbes*, des *fleurs* et des *graines*.

1° **Bulbes de colchique.** — Tels qu'on les trouve dans le commerce, c'est-à-dire dépourvus d'une tunique dure et noirâtre qui les enveloppe dans la terre, et desséchés, ces bulbes présentent les caractères suivants : Ils sont de la grosseur d'un marron, ovoïdes, convexes d'un côté, concaves de l'autre (Voy. la figure 22) ; leur substance, qui est d'une teinte grise au dehors, est blanche en dedans et très-compacte. A l'état frais, cette matière a une odeur nauséeuse et une saveur irritante ; mais, quand elle est sèche, elle est inodore et ne présente plus qu'une saveur amère et âcre. Ces bulbes doivent être récoltés au mois d'août ; plus tôt ils sont trop mucilagineux, plus tard ils sont épuisés de leurs principes actifs.

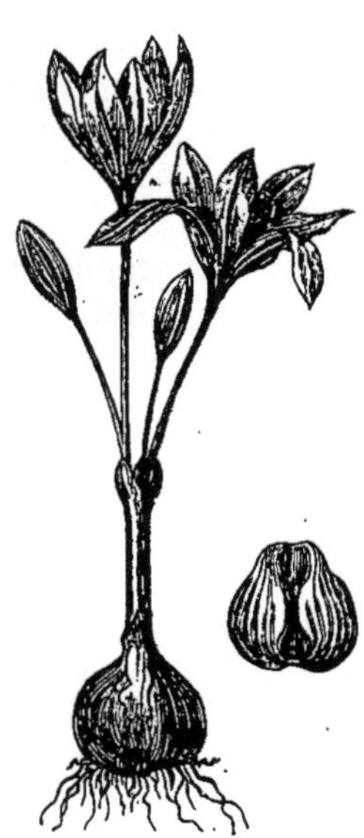

Fig. 22.

2° **Fleurs de colchique.** — Ces fleurs, qui apparaissent au commencement de septembre et sont d'une belle teinte rose, fournissent des préparations qui sont plus douces et plus uniformes que celles du bulbe et des graines. On peut en extraire le suc et y ajouter de l'alcool pour en faire une teinture, ou, plus simplement, les faire sécher et les traiter par infusion aqueuse ou alcoolique.

3° Graines de colchique. — Elles sont contenues dans une espèce de bourse, qui est une capsule allongée à trois loges, apparaissant à la base des feuilles au commencement de la belle saison. Ces semences sont sphériques, munies d'une sorte de crête, d'une couleur brun noirâtre, d'une saveur amère et âcre, et de la grosseur des graines de colza dont elles rappellent un peu l'aspect ; mais elles en diffèrent par une substance dure, cornée, qui résiste à l'action du pilon, tandis que celle des semences de colza est molle et huileuse.

Composition chimique. — D'après les recherches de plusieurs chimistes, les diverses parties du colchique contiennent les principes suivants : *Acide volatil, gallate* de *vératrine* et de *colchicine, matière grasse, gomme, amidon, inuline, cellulose,* etc. La colchicine paraît être le principe actif.

Colchicine. — Elle est solide, en aiguilles déliées, incolore, inodore, d'une saveur amère et âcre, faiblement alcaline, quoique capable de neutraliser les acides ; elle est soluble à la fois dans l'eau, l'alcool et l'éther, ce qui la différencie de la *vératrine,* qui ne se dissout pas dans le premier de ces véhicules. Elle est moins active et moins irritante que l'alcaloïde du vératre.

Pharmacotechnie. — Les bulbes de colchique sont soumis aux mêmes préparations que la scille maritime ; il est donc inutile d'y revenir ; quant aux fleurs et aux graines, on les traite à peu près exclusivement par l'eau, l'alcool ou le vin.

Médicamentation. — A l'intérieur, on donne les préparations de colchique en électuaires, en bols, en breuvages, et rarement en lavement ; à l'extérieur, on fait des frictions avec la teinture comme avec celle de la scille. Les doses, pour l'usage interne, ne doivent être que la *moitié* de celles des préparations correspondantes de scille maritime, savoir :

1° Grands herbivores...........................	4 à 8 grammes.
2° Petits ruminants............................	1 à 2 —
3° Porcs......................................	0,50 à 1 —
4° Carnivores.................................	5 à 25 centigr.

Pharmacodynamie. — Les effets du colchique d'automne sont très-complexes et doivent être distingués en *locaux externes*, *locaux internes*, effets *généraux* et effets *toxiques*. Nous allons les étudier dans cet ordre.

1° Effets locaux externes. — Appliquées sur la peau, sur les solutions de continuité ou introduites dans le tissu cellulaire souscutané, les préparations du colchique agissent, à l'intensité près, comme celles des hellébores et spécialement du *vératre*, qui appartient à la même famille que le colchique. Sur la peau intacte ces préparations produisent la rubéfaction, mais ne déterminent jamais qu'une vésication légère et incomplète. Introduit sous la peau, un fragment du bulbe du colchique provoque à peu près les mêmes désordres que la racine d'hellébore blanc.

2° Effets locaux internes. — Les effets du colchique sur le tube digestif sont assez remarquables. Dans la bouche et le pharynx il produit d'abord une action astringente qui sèche la muqueuse et entrave la déglutition, et ensuite, par réaction, un ptyalisme marqué. Dans l'estomac cette plante se montre vomitive chez les carnivores et les omnivores ; chez les grands herbivores, elle peut causer des nausées et chez les ruminants elle arrête complétement la rumination. Enfin, dans l'intestin le colchique produit toujours un effet évacuant qui peut aller depuis la diarrhée légère et momentanée jusqu'à la dyssenterie la plus violente et même mortelle, selon la dose ingérée, comme nous le verrons à propos des effets toxiques.

3° Effets généraux. — Lorsque les préparations du colchique sont données à doses modérées, les effets généraux qu'elles développent dans l'organisme présentent une certaine analogie avec ceux produits par la digitale pourprée, c'est-à-dire qu'ils sont dépressifs de la circulation et de la respiration, fortement diurétiques, et en un mot, contro-stimulants d'une façon très-nette ; de là leur emploi contre les phlegmasies les plus intenses, le rhumatisme, par exemple. Sous l'influence des doses médicinales du colchique on constate, en effet, le ralentissement de la circulation et de la respiration, l'abaissement de la température générale, d'où le refroidissement des oreilles, des cornes, des membres, etc., une diurèse très-copieuse avec des urines claires et peu chargées. Ce n'est que quand les doses deviennent toxiques que des phénomènes nerveux se manifestent.

4° **Effets toxiques.** — Ces effets ont été étudiés surtout chez les grands ruminants, où l'empoisonnement par le colchique est assez fréquent par suite de l'abondance de cette plante dans les prairies, de sa présence dans les fourrages secs, et du goût peu délicat de ces animaux. On observe plus rarement ces accidents chez les chevaux, parce qu'ils laissent le colchique de côté; ce n'est que quand cette plante est très-divisée et intimement mélangée à leurs aliments que cet empoisonnement devient possible; du reste, les signes les plus importants sont les mêmes que chez les ruminants (1). Voici le résumé des symptômes de l'empoisonnement par le colchique d'automne:

Les bêtes bovines empoisonnées par le colchique perdent d'abord l'appétit, et la rumination cesse; la bouche est irritée et on observe du ptyalisme et des grincements de dents; le ventre est d'abord météorisé et les animaux accusent des coliques plus ou moins vives; bientôt la diarrhée se déclare et une dyssenterie violente avec matières infectes et sanguinolentes, lui succède; dès lors le ventre s'affaisse et les flancs se creusent. Du côté des voies génito-urinaires des désordres se manifestent également: une diurèse abondante se montre d'abord et puis l'émission urinaire devient plus rare, difficile et parfois s'accompagne d'hématurie; la sécrétion lactée chez les vaches se tarit promptement, les mamelles se flétrissent, et chez celles qui sont pleines l'avortement survient très-fréquemment comme l'avait observé Favre, de Genève (2). La respiration et la circulation s'embarrassent; la chaleur générale baisse rapidement et les parties appendiculaires sont bientôt froides et glacées; la peau est sèche et les poils ternes; les animaux maigrissent rapidement et perdent bientôt leurs forces; les yeux sont caves, larmoyants et les pupilles dilatées. Pendant la période aiguë, caractérisée surtout par des coliques, il y a agitation continuelle, et les animaux piétinent sans cesse avec les membres postérieurs; enfin, il survient des tremblements musculaires, la sensibilité générale baisse, les animaux tombent dans le coma, le train postérieur se paralyse et la mort ne tarde pas à survenir.

M. Garcin (3), vétérinaire à Saint-Quentin, a constaté que le colchique d'automne empoisonne presque toujours mortellement les vaches pleines, tandis que celles qui sont à l'état de vacuité échappent

(1) *Journ. de Lyon*, 1867, p. 474.
(2) *Le vétérinaire Campagnard.*
(3) *Recueil de médec. vétér.*, 1872, p. 535.

souvent à l'action de cette plante. Ce résultat assez étrange paraît tenir surtout à ce que les vaches pleines sont fort gloutonnes et ont
souvent le goût dépravé ; elles avalent donc toujours une quantité
bien plus considérable de colchique que les autres vaches, ce qui explique déjà la différence dans l'intensité de l'action ; en outre, le
colchique agissant électiquement sur les voies génito-urinaires et
provoquant facilement l'avortement, c'est une circonstance aggra-
vante qui explique la différence d'action sur les vaches pleines et
les vaches vides.

Lésions.— Les principales lésions qu'on remarque à l'autopsie des
animaux morts par l'action toxique du colchique se rencontrent surtout dans le tube digestif, les voies urinaires et le cœur. Dans le premier appareil on trouve surtout les intestins fortement irrités avec
des ecchymoses sous-muqueuses; dans le second, on constate les
signes d'une vive inflammation, notamment dans les reins et la vessie; enfin, dans le cœur, on remarque l'état noir et diffluent du
sang qui remplit ses cavités, comme dans les affections putrides, et
sur la membrane endocardine de nombreuses taches ecchymoti-
ques.

Pharmacothérapie. — Le médicament qui nous occupe se présente au thérapeutiste sous plusieurs aspects : il est *irritant* par ses
effets locaux externes, *purgatif* par ses effets locaux internes, *diurétique* et *expectorant* par ses effets localisés, et enfin, *antiphlogistique* et *narcotique* par son action générale. Les effets purgatifs et
narcotiques du colchique n'ont pas reçu encore d'applications importantes en médecine vétérinaire; mais ses vertus diurétiques,
expectorantes et contro-stimulantes, sont au contraire mises à profit quelquefois ; nous dirons quelques mots tout à l'heure de l'uti-
lisation de ces effets *irritants locaux*.

Comme diurétique, le colchique est employé à peu près dans les
mêmes circonstances que la scille, c'est-à-dire contre toutes les
espèces d'hydropisies; il conviendrait mieux, selon toute apparence, pour celles qui intéressent les capsules séreuses des articulations et des gaînes tendineuses. Comme expectorant, il est assez
rarement employé, malgré sa grande activité.

A titre d'antiphlogistique, le colchique est prôné par les Italiens
contre la plupart des phlegmasies internes ou externes; en France,
on ne s'en sert guère chez l'homme, sous ce rapport, que contre la
goutte et le rhumatisme; en médecine vétérinaire, il a été négligé

à ce point de vue. Cependant il paraît qu'en Angleterre, au dire de
M. Morton (1), on l'utiliserait quelquefois comme contro-stimulant
et anti-rhumatismal. Ainsi, le vétérinaire Lemann l'a employé avec
succès contre l'ophthalmie constitutionnelle, qu'il assimile à un
rhumatisme de l'œil; il s'en est servi aussi avec un avantage marqué
contre la pneumonie du cheval. Le vétérinaire militaire anglais
Hallen en conseille l'emploi contre toutes les affections rhumatismales du cheval; M. Murray (2) fait usage du colchique uni au nitrate de potasse contre la fluxion périodique chez le cheval. Enfin,
MM. H. Bouley et Reynal (3) l'ont employé avec un succès complet
contre une ophthalmie avec trouble des humeurs de l'œil, qui avait
résisté à la cautérisation de la conjonctive et à l'emploi des révulsifs; ils en conseillent également l'usage contre la conjonctivite
granuleuse accompagnée du trouble de la transparence de l'œil; la
dose qu'ils indiquent est de 10 grammes de poudre de colchique
avec 30 grammes de nitre et quantité suffisante de miel pour faire
un électuaire.

Quelques vétérinaires allemands, notamment Wirth (4), ont
conseillé l'emploi du bulbe de colchique pour remplacer la racine
des hellébores pour faire un trochisque au fanon du bœuf; de
plus ils prescrivent la décoction contre les ectozoaires; enfin, il est
des praticiens qui emploient cette décoction contre la gale au
même titre que celle de l'hellébore blanc. Dans toutes ces applications locales, il convient de se préoccuper de l'absorption possible des principes actifs du colchique et de ses conséquences sur
la santé des animaux.

DES DIURÉTIQUES BALSAMIQUES OU RÉSINEUX.

Nous comprenons dans cette catégorie de diurétiques les *térébenthines* et leurs produits variés, les *bourgeons de sapin*, le *baume
de copahu*, etc. Nous insisterons surtout sur l'histoire des térébenthines, qui ont une grande importance en médecine vétérinaire,
tandis que, pour les autres médicaments balsamiques, nous nous
bornerons à quelques mots.

(1) *Pharmacie*, p. 168.
(2) *Recueil de méd. vétér.*, 1850, p. 760.
(3) *Ibid.* p. 952 et 953.
(4) *Journal des vétér. du Midi*, 1854, p. 561.

DES TÉRÉBENTHINES (1).

Pharmacographie. — Les térébenthines sont des produits résineux, des espèces de sucs propres qui s'écoulent spontanément ou
par des incisions artificielles de plusieurs arbres de la famille des
Conifères, et notamment du *Mélèze*, du *Sapin* et du *Pin*. Elles consistent dans une ou plusieurs résines qui sont en dissolution dans
une essence hydrocarbonée, qu'on peut en séparer par la distillation. Les térébenthines diffèrent des *baumes*, dont elles ont l'aspect, par l'absence complète des acides *benzoïque* et *cinnamique*,
qu'on trouve constamment dans ces derniers produits.

Caractères généraux. — Quelle que soit leur origine, les térébenthines ont la consistance du miel ou d'un sirop épais ; elles sont
glutineuses et collantes, incolores ou légèrement jaunâtres ou verdâtres ; elles ont une odeur aromatique, excitante, qui varie selon
la variété ; quant à la saveur, elle est toujours excitante, âcre et
amère. Exposées à l'air, les térébenthines se colorent, prennent de
la consistance et deviennent plus riches en résines, soit en perdant
une partie de leur essence, soit en s'oxydant aux dépens de l'air.
Soumises à la distillation, elles se séparent en deux parties, une
essentielle et l'autre *résineuse ;* chauffées à l'air, elles prennent feu et
brûlent en donnant une grande quantité de noir de fumée. Enfin,
les térébenthines se dissolvent dans l'alcool, l'éther, les essences,
les corps gras, les solutions alcalines, etc., mais elles sont insolubles dans l'eau.

Variétés commerciales. — On distingue dans le commerce de la
droguerie trois espèces principales de térébenthines d'après leur
provenance ou l'arbre qui les a fournies : ce sont celles de *Venise,*
de *Strasbourg* et de *Bordeaux ;* quant à celle de *Chio*, provenant de
l'Archipel grec et fournie par le *Pistacia terebinthus*, L., elle est
devenue fort rare et n'offre aucun intérêt pour le vétérinaire. Nous
ne parlerons donc que des trois premières variétés, que nous distinguerons, d'après l'arbre qui les fournit, en térébenthines du
mélèze, du *sapin* et du *pin.*

1° **Térébenthine du mélèze** (T. de *Venise*, T. de *Briançon*, etc.).
— Elle est produite par le *Larix europœa,* DC., qui croit principa-

(1) De τερέω, je blesse, à cause des incisions employées pour obtenir ces produits.

lement sur les diverses chaînes des Alpes. Elle est claire, transparente, un peu verdâtre, d'une odeur faible, désagréable, et d'une saveur amère et âcre; exposée à l'air, elle ne durcit que fort lentement; traitée par l'alcool, elle s'y dissout peu à peu, mais intégralement; les solutions alcalines la saponifient parfaitement, ce qui lui est spécial; elle durcit au bout de huit jours seulement quand elle est mélangée au dixième de son poids de magnésie; enfin, elle contient de 18 à 25 pour 100 d'essence.

2° **Térébenthine du sapin** (T. de *Strasbourg*, de *Suisse*, T. au *citron*, etc.). — On extrait cette variété de l'*Abies pectinata*, DC., qui croît dans les montagnes des Vosges, de l'Alsace, de la Suisse, de l'Allemagne, etc. Elle est épaisse, transparente, d'un jaune verdâtre, d'une odeur forte rappelant celle du citron, et d'une saveur très-amère. Exposée à l'air, elle s'y solidifie assez promptement; elle est très-soluble dans l'alcool rectifié, imparfaitement saponifiable par les alcalis, non solidifiable par la magnésie et très-riche en essence. Elle est très-employée en médecine humaine.

3° **Térébenthine du pin** (T. de *Bordeaux*, T. *commune*, etc.). — On la retire du *Pinus maritima*, L., qu'on cultive très en grand dans les landes qui s'étendent de Bordeaux à Bayonne. Elle est épaisse, impure, louche, d'une odeur forte, très-désagréable, d'une saveur amère et très-âcre, se résinifiant promptement à l'air, se saponifiant incomplétement par les alcalis, se dissolvant bien dans l'alcool et se solidifiant promptement par le seizième de son poids de magnésie calcinée. C'est la variété qui est employée en médecine vétérinaire.

Composition chimique. — Toutes les térébenthines contiennent une essence hydrocarbonée plus ou moins volatile; elles renferment en outre plusieurs résines : une basique appelée *abiétine* ; une acide qu'on appelle, selon la variété, acide *abiétique*, acide *pinique*, etc. ; une sous-résine insoluble dans l'alcool, de l'acide succinique, etc.

Pharmacotechnie. — Les préparations qu'on fait subir à la térébenthine sont très-simples. Quand on veut la donner à l'intérieur, on la solidifie avec la magnésie ou on l'incorpore avec le miel pour en faire des bols; ou bien, si l'on désire l'administrer en breuvage, ce qui est la forme la plus convenable, on l'incorpore d'abord avec du jaune d'œuf et on la délaye ensuite avec de l'eau chaude simple ou mucilagineuse, en ayant soin d'en verser peu à la fois et d'agiter sans cesse le mélange dans un mortier. A l'extérieur, on emploie la térébenthine pure comme moyen agglutinatif, ou on la combine au jaune d'œuf, comme dans l'onguent digestif, dont voici la formule :

Onguent digestif simple.

<pre>
Prenez : Térébenthine............................ 64 grammes.
        . Jaunes d'œufs........................ n° 2.
          Huile d'olive.......................... 16 grammes.
</pre>

Incorporez la térébenthine avec le jaune d'œuf, puis ajoutez peu à peu l'huile. On peut remplacer le jaune d'œuf par le miel.

Posologie. — Les doses qu'il convient d'administrer à l'intérieur, pour les divers animaux, sont indiquées par les chiffres suivants :

<pre>
1° Grands herbivores...................... 32 à 64 grammes.
2° Petits ruminants et porcs.............. 4 à 12   —
3° Chiens................................. 2 à 4   —
</pre>

Ces doses peuvent être répétées au besoin deux fois par jour.

Pharmacodynamie. — Les effets de la térébenthine doivent être distingués en *locaux* et en *généraux.* Ils méritent une étude spéciale.

1° **Effets locaux.** — Appliquée pure sur la peau, la térébenthine y adhère avec force, excite la surface de cette membrane, produit une rubéfaction marquée, une irritation superficielle rarement intense, et parfois une éruption locale de petites pustules, etc. Sur les muqueuses, elle est moins irritante et restreint d'une manière marquée la sécrétion muqueuse, surtout lorsqu'elle est exagérée accidentellement; sur les solutions de continuité, la térébenthine modère la sécrétion du pus, diminue le volume des bourgeons charnus, raffermit la surface des plaies et des ulcères, hâte leur cicatrisation, etc. Introduite dans le tube digestif à petites doses, cette matière résineuse excite et échauffe l'estomac et les intestins, accélère la digestion, resserre les entrailles, etc. ; mais, quand elle est donnée à doses élevées, surtout sous forme solide, elle irrite les voies digestives, entrave la digestion, provoque des vomissements

chez les petits animaux, détermine la purgation chez les herbivores, etc. Enfin, à doses exagérées, elle enflamme gravement les intestins, produit des coliques vives, le ballonnement du ventre et
peut entraîner la mort (1).

2 Effets généraux. — A mesure que les principes de la térébenthine sont absorbés et mélangés au sang, ils déterminent dans tout
l'organisme une excitation générale des plus marquées : le sang
devient rouge et coagulable, le cœur bat avec force, le pouls est
fréquent, fort et un peu dur, les muqueuses sont rouges et sèches,
la peau chaude et moite, la respiration plus grande et plus profonde, etc. Puis, le principe le plus actif de cette substance, l'huile
essentielle, tendant à s'échapper par diverses surfaces, il en résulte des effets spéciaux qu'il importe de signaler. C'est d'abord la
surface bronchique qui laisse passer une certaine quantité d'essence de térébenthine, comme l'indique l'odeur spéciale qu'acquiert l'air expiré ; il résulte de cette exhalation une modification
notable de la sécrétion muqueuse et de l'état de la membrane des
bronches dans le cas d'inflammation ancienne de cette surface ; de
là la vertu *anticatarrhale* qu'on attribue généralement à la térébenthine. La surface de la peau livre passage également à une certaine
proportion d'essence de térébenthine, comme le démontrent la
haute température qu'elle présente sous l'influence de ce médicament, l'état de moiteur qu'elle acquiert et surtout l'odeur caractéristique de la sueur ; d'où l'on déduit l'utilité de ce médicament
pour stimuler la peau et modifier quelques-uns de ses états morbides. Enfin, la plus grande partie des éléments absorbés de la térébenthine sont évacués par les voies urinaires et déterminent une forte
diurèse, dont la durée varie selon les circonstances. Mais, tandis
que l'essence de térébenthine est rejetée par les membranes tégumentaires sans modifications profondes et avec son odeur naturelle,
elle paraît subir à travers les voies urinaires une véritable métamorphose, ainsi que l'indique l'odeur de violette que les urines
acquièrent au bout de quelques heures et qu'elles conservent tant
que dure la diurèse. A quoi est due cette modification remarquable ? On l'ignore entièrement ; mais on suppose que ce sont les
principes alcalins de l'urine qui, sous l'influence de l'état extrême
de division de l'essence de térébenthine dans l'économie animale,
changent sa nature et la transforment partiellement en essence de

(1) *Compte rendu de l'École de Lyon*, 1810, p. 12.

violette. Quoi qu'il en soit, tant que les doses de térébenthine administrées à l'intérieur sont maintenues dans de justes limites, la diurèse continue et l'émission des urines est facile et fréquente ; mais quand les quantités ingérées deviennent trop fortes et qu'elles atteignent par exemple 250 à 500 grammes pour les grands herbivores, les voies urinaires s'enflamment promptement, l'urine est chaude, colorée et parfois sanguinolente, l'émission en est difficile, douloureuse et s'accompagne de ténesme vésical, etc. Enfin, quand ces doses sont répétées, non-seulement les voies digestives et l'appareil génito-urinaire s'enflamment gravement, mais encore il se manifeste souvent des phénomènes nerveux prononcés chez la plupart des animaux, ainsi que nous le démontrerons en faisant l'histoire de l'*Essence de térébenthine.*

Pharmacothérapie. — Les indications thérapeutiques de la térébenthine sont assez nombreuses et se divisent naturellement en *internes* et en *externes.*

1° Indications internes. — On administre la térébenthine avec avantage dans la plupart des affections atoniques du tube digestif, telles que la diarrhée et la dyssenterie chroniques, la constipation par inertie de l'intestin, les vers intestinaux, etc. Comme diurétique, la térébenthine seule ou mélangée à d'autres médicaments est recommandée contre les diverses espèces d'hydropisies, d'infiltrations séreuses, etc. A titre de remède anticatarrhal, on la prescrit contre toutes les supersécrétions muqueuses, et notamment contre celles des voies respiratoires et de l'appareil génito-urinaire. M. Delwart (1) a publié plusieurs cas remarquables de guérison d'écoulements mucoso-purulents de la vessie, de l'urèthre et du vagin, chez les divers animaux domestiques; la dose a varié de 30 à 60 grammes par jour, avec la colophane ou le baume de copahu. L'hippiatre Lafosse (2) recommandait l'emploi de la térébenthine contre l'incontinence d'urine des divers animaux. Enfin, d'après une note qui nous a été remise par M. Saint-Cyr, ce remède jouirait d'une grande efficacité contre l'hématurie des grands ruminants qui survient au printemps par l'usage du vert ; cette maladie cède en général du troisième au quatrième jour, quelquefois dès le deuxième, et il est rare que les urines soient encore colorées le sixième jour. La forme adoptée par M. Saint-Cyr est celle de breu-

(1) *Journ. vétér. et agric. de Belgique,* 1847, p. 130 et suiv.
(2) *Dictionnaire d'hippiatrique.*

vage au moyen d'un jaune d'œuf et d'une décoction mucilagineuse ; la dose variait de 8 à 15 grammes, selon la force des sujets ; la médication durait généralement de trois à cinq jours.

2° Indications externes. — La térébenthine pure ou combinée à des matières résineuses est souvent employée comme moyen agglutinatif et contentif ; elle sert fréquemment d'excipient pour les divers topiques fondants et résolutifs ; étendue sur un plumasseau et appliquée sur les solutions de continuité languissantes, elle en modère le bourgeonnement et la suppuration, hâte leur cicatrisation en donnant du ton à leur surface. Lafosse (1) en faisait un fréquent usage sur les caries, les plaies du pied, etc. ; elle est aussi très-efficace contre toutes les brûlures et particulièrement contre celles de la sole ; c'est le topique obligé de toutes les lésions du pied, entre les mains des maréchaux et de bon nombre d'anciens praticiens, etc. C'est un topique d'une efficacité reconnue.

Produits tirés des Térébenthines.

Les divers produits qu'on retire des térébenthines par des procédés en général très-simples se divisent, d'après leur nature, en trois catégories distinctes : les produits *essentiels*, *résineux* et *pyrogénés*.

A. PRODUITS ESSENTIELS.

De l'Essence de térébenthine.

Pharmacographie. — Cette essence est un liquide transparent, incolore, d'une odeur forte, pénétrante, peu agréable, d'une saveur âcre et chaude et d'une densité de 0,87 environ. Soumise à l'action de la chaleur, elle entre en ébullition à 157° ; chauffée à l'air, elle prend feu aisément et brûle avec une flamme très-fuligineuse ; lorsqu'elle séjourne longtemps dans un vase débouché, cette essence se colore et s'épaissit, surtout lorsqu'elle renferme beaucoup de matières résineuses. Insoluble dans l'eau, l'essence de térébenthine se dissout assez bien dans l'alcool, l'éther, les huiles essentielles et les huiles grasses. Traitée par un courant de gaz acide chlorhydrique, cette essence laisse déposer, au bout de vingt-quatre heures, une substance blanche et cristalline appelée *camphre*

(1) *Dictionnaire d'hippiatrique.*

artificiel; l'acide sulfurique mélangé à l'essence de térébenthine la dénature, et l'acide azotique concentré l'enflamme souvent à froid.

Falsifications. — Le prix de l'essence de térébenthine ayant beaucoup augmenté dans ces dernières années, on y introduit frauduleusement de la benzine, du schiste, du pétrole, des essences vieilles et résinifiées, etc., etc. Le seul moyen de reconnaître ces fraudes et qui soit à la portée des praticiens, consiste à verser une goutte de l'essence suspecte sur la main et de l'étendre ; l'odorat décèle facilement la falsification.

Médicamentation. — L'essence de térébenthine s'administre dans le tube digestif par la bouche ou par l'anus ; les breuvages et les lavements se font, en général, en mélangeant l'essence à du miel, du jaune d'œuf, du savon, à une huile douce, etc., et en la délayant ensuite avec une infusion ou une décoction appropriée ; on peut aussi l'administrer en fumigations dans les voies respiratoires ; à l'extérieur, on l'emploie en frictions irritantes, seule ou mélangée à celle de lavande, à la teinture de savon, à l'ammoniaque, à l'alcool camphré, à la teinture de cantharides, etc.

Les doses intérieures pour les divers animaux sont les suivantes :

1° Grands herbivores..................	32 à 48 grammes.
2° Petits ruminants et porcs............	4 à 12 —
3° Carnivores	2 à 4 —

Ces doses peuvent être répétées au besoin deux ou trois fois dans les vingt-quatre heures.

Pharmacodynamie. — Les effets de l'essence de térébenthine doivent être distingués en *locaux* et en *généraux*, et les premiers subdivisés en *externes* et en *internes.*

1° Effets locaux externes. — Lorsqu'on applique cette essence sur la peau en frictions vigoureuses, elle détermine chez tous les animaux, et particulièrement chez les solipèdes, une excitation et une irritation assez vives ; sur les chevaux, et surtout sur ceux qui appartiennent à des races distinguées, les effets de l'essence de térébenthine acquièrent une grande intensité et présentent des caractères spéciaux qu'il importe de faire connaître. Peu de minutes après l'application du topique en frictions, les animaux accusent de la douleur ; ils se secouent vivement, cherchent à se frotter, puis frappent du pied, grattent le sol, agitent la queue, se livrent à des mouvements désordonnés et presque convulsifs, mordent la partie médicamentée, etc.; en outre, la respiration et la circulation sont accélérées, les muqueuses rouges, la peau chaude et couverte de sueur, etc. En général, cette douleur cuisante et cette vive agitation sont de courte durée et excèdent rarement quinze à trente minutes ; on a remarqué que l'exercice abrége encore ce court moment de souffrance. Si les frictions n'ont été pratiquées qu'une seule fois, elles ne laissent aucune trace sensible sur la peau et tout disparaît en quelque sorte avec la douleur; mais, si elles ont été très-prolongées ou réitérées, il se forme de petites vésicules, la surface cutanée s'irrite, les poils se hérissent, deviennent durs au toucher et tombent au bout d'un certain temps ; toutefois la dénudation n'est que momentanée et la partie ne tarde pas à se recouvrir de poils de la nuance de la robe, à moins que la peau n'ait été fortement entamée.

Chez le bœuf, dont la peau est épaisse et peu sensible, les frictions d'essence de térébenthine ne produisent pas, à beaucoup près, autant de douleur que chez le cheval; mais, en revanche, les désordres matériels que ces frictions produisent dans le tissu de la peau, sont peut-être plus prononcées dans l'espèce bovine que chez les solipèdes ; elles provoquent la chute des poils, des exfoliations épidermiques abondantes, parfois des eschares et presque toujours des crevasses saignantes, très-douloureuses et lentes à se cicatriser. En tout cas, quelques applications émollientes et surtout des onctions de corps gras, les font bientôt disparaître.

L'essence de térébenthine constitue parmi les agents irritants une exception remarquable, car autant elle est active sur la surface de la peau, autant elle est innocente sur les muqueuses et sur les solutions de continuité ; sur ces diverses surfaces elle n'irrite jamais d'une manière notable, excepté cependant les séreuses synoviales et articulaires qu'elle irrite vivement. Cet effet paraît tenir en partie à ce qu'une portion de l'essence appliquée est modifiée, adoucie par les principes alcalins qui baignent toujours les muqueuses et les plaies. D'après ce qui vient d'être dit, il est bien évident que les praticiens qui imprègnent les mèches des sétons avec de l'essence de térébenthine, pour les rendre plus irritantes, vont en quelque sorte contre le but qu'ils se proposent d'atteindre. Cependant, d'après M. Négrié (1), ces sétons provoqueraient une suppuration plus

____

(1) *Mém. et observ. de méd. vétér. milit.*, t. VI, p. 415.

prompte, de meilleure nature, et seraient exempts de ces engorgements de mauvaise nature que provoquent parfois ceux qui sont
recouverts d'onguent vésicatoire.

2° Effets locaux internes. — Administrée à petites doses, non-
seulement cette essence n'irrite pas le tube digestif, mais encore
elle ne dérange pas la digestion et se comporte même à l'égard de
cette fonction comme un stimulant énergique. A doses moyennes
et rapprochées, l'essence de térébenthine excite vivement le tube
digestif, entrave la digestion, cause de légères coliques et des vents,
et se comporte comme un évacuant intestinal. Enfin, à doses exagérées, elle irrite évidemment le tube digestif, comme l'indiquent
le vomissement des carnivores et des omnivores, la diarrhée chez
les herbivores, laquelle se prolonge parfois un ou deux jours chez
les solipèdes (Hertwig). Lorsque l'intestin est déjà irrité, comme
dans certaines coliques, l'essence de térébenthine devient dangereuse et doit être employée avec prudence. Injectée dans le rectum,
pure ou mélangée à un liquide aqueux, cette essence procure des
évacuations promptes sans irriter l'intestin; d'après M. Chambert (1), il suffit souvent de frictions vigoureuses sur les lombes et
les fesses avec cet agent irritant pour amener des défécations dans
le cas de vertige abdominal, ce qui est d'un grand avantage dans le
traitement de cette maladie. On ignore encore la dose toxique d'essence de térébenthine par les voies digestives. Lafore (2) assure que
les chevaux, et à plus forte raison les bœufs, peuvent supporter aisément 125 grammes de cette essence à la fois par les voies directes,
et beaucoup plus encore par les voies rétrogrades; de son côté, Delafond (3) dit avoir administré à titre d'expérience, chez les solipèdes, 250 et 500 grammes d'essence pure à la fois sans que les
animaux aient manifesté des signes évidents d'irritation intestinale.
Nos propres essais nous ont conduit aux mêmes résultats. Du reste,
les sujets sacrifiés peu de temps après l'emploi du remède n'ont présenté qu'une rougeur légère de la muqueuse gastro-intestinale.
Cependant les faits d'empoisonnement de trois chevaux, rapportés
par M. Mégnin (4), démontrent qu'à la dose d'un litre (soit 870
grammes) l'essence de térébenthine fait mourir les solipèdes, soit

(1) Communication orale.
(2) *Journal. des vétér. du Midi*, 1841, p. 10.
(3) *Thérap. génér.*, t. II, p. 326 et 472.
(4) *Journ. de méd. vétér. milit.*, t. I, p. 742.

en irritant l'intestin d'une manière grave, soit en congestionnant les centres nerveux.

3° **Effets généraux.** — Lorsque l'essence de térébenthine a été absorbée et mélangée au sang, elle se comporte à l'égard de la plupart des fonctions comme les autres essences, et aussi comme la térébenthine. Elle détermine d'abord une irritation vive et passagère, caractérisée par un pouls vif et dur, une respiration pressée, la rougeur des muqueuses, la haute température de la peau, etc. ; puis, à mesure que cette essence se fait jour par les diverses excrétions, il survient quelques phénomènes plus caractéristiques : l'air expiré prend l'odeur de la térébenthine, la peau devient moite et exhale la même odeur caractéristique, le lait des femelles prend aussi l'odeur et le goût de l'essence ; enfin l'urine, qui coule plus abondamment qu'à l'ordinaire, acquiert promptement une forte odeur de violette. L'effet diurétique de l'essence de térébenthine est assez constant et se produit toujours, quelle que soit la voie d'introduction ; mais c'est à la condition que les doses ne seront pas trop élevées, sans quoi les voies urinaires s'irritent, l'urine devient colorée, son expulsion est difficile et parfois même il se déclare une véritable hématurie par suite du ramollissement des reins.

On attribue généralement à l'essence de térébenthine une action prononcée sur les centres nerveux ; mais elle se produit rarement sur les animaux, d'après M. Hertwig (3), quelle que soit la dose administrée, à moins qu'on ne l'injecte dans les veines. Néanmoins quand elle est administrée à haute dose, elle imprègne tous les solides et les liquides du corps de son odeur et détermine les phénomènes de l'ivresse. Alors on observe, au milieu d'une vive excitation, d'une grande difficulté de la respiration, quelques tremblements musculaires, des convulsions, des vertiges, surtout chez les solipèdes et les carnivores. A la dose de 12 grammes chez les chevaux, et de 30 gouttes chez les chiens, l'essence de térébenthine détermine la mort par asphyxie lorsqu'on l'introduit pure dans la veine jugulaire (Hertwig).

Pharmacothérapie. — L'essence de térébenthine est un des agents thérapeutiques les plus précieux, tant à cause de son prix peu élevé qu'en raison de sa grande activité. Elle remplit en médecine vétérinaire des indications nombreuses et variées ; nous les divi-

(1) *Pharmacologie pratique*, p. 326.

serons d'abord, pour faciliter leur étude, en *internes* et en *externes*, et nous les subdiviserons ensuite selon le besoin.

1° INDICATIONS INTERNES. — Administrée à l'intérieur, cette essence manifeste des vertus complexes; c'est un *stimulant* spécial du tube digestif, c'est un *vermifuge*, c'est un *diurétique* puissant, un *antiputride* énergique, un *excitant nerveux*, et enfin, d'après quelques auteurs, un *antiphlogistique* utile. Nous allons étudier cette essence sous ces divers points de vue.

a. **Stimulant gastro-intestinal.** — C'est sous ce rapport que l'essence de térébenthine reçoit en médecine vétérinaire les applications les plus fréquentes et les plus utiles ; elle convient dans toutes les affections ou accidents du tube digestif caractérisés par l'atonie de ce conduit ou par l'excès de consistance des matières qui le parcourent. Lafore (1) s'en est servi avec beaucoup d'avantage contre la constipation opiniâtre et les pelotes stercorales chez le cheval; il l'employa d'abord en lavement, puis, s'enhardissant, il l'administra par la bouche sans accident et avec profit : c'est un moyen simple qui est passé dans la pratique de beaucoup de vétérinaires. Ainsi MM. Suisse (2) et Gillibert (3) ont publié des faits de guérison, au moyen de cette essence, de coliques stercorales du cheval qui avaient résisté à tous les autres traitements. Pour MM. Zundel et Chevalier, l'essence de térébenthine dans les coliques par inertie de l'intestin, et par suite, par l'encombrement de ce conduit par des pelotes ou des excréments durcis, est un véritable spécifique. (*Notes communiquées.*)

A côté de cette application importante, nous devons placer celle non moins utile que M. Robellet (4) a faite de ce médicament dans le cas d'obstruction du feuillet avec desséchement des aliments dans cet estomac, chez les grands ruminants; cet accident grave et opiniâtre, qui résiste à la plupart des médicaments, cède en général facilement à l'essence de térébenthine donnée en breuvage, et au besoin en lavement, à la dose moyenne de 45 grammes pour 1 litre d'infusion aromatique ou d'eau salée. M. Romant (1) a démontré que, même dans l'indigestion simple du cheval, toujours si

(1) *Journ. des vétér. du Midi,* 1840 et 1841, p. 10.
(2) *Journ. de médec. vétér. de Lyon,* 1851, p. 26.
(3) *Ibid.,* 1856, p. 97.
(4) *Ibid.,* 1847, p. 307.
(5) *Ibid.* 1863, p. 542.

redoutable, l'essence de térébenthine, administrée en breuvage et en lavement, à la dose de 15 grammes émulsionnée dans un jaune d'œuf, donne de bons résultats. Enfin, un assez grand nombre d'auteurs recommandent l'emploi de cette essence dans les affections chroniques du foie, comme l'engorgement de ce viscère, la jaunisse, etc.; en médecine vétérinaire, les applications dans ce sens ont été rares, et nous ne trouvons guère dans les annales de la science que les observations de Hamont (1) relativement au ramollissement du foie, chez les chevaux égyptiens : cette huile essentielle, donnée en breuvage à la dose de 60 grammes par jour, a paru à ce vétérinaire produire de bons effets.

b. **Vermifuge.** — L'essence de térébenthine, seule ou combinée à d'autres agents, doit être considérée comme un des agents vermifuges les plus fidèles. D'après Favre (2), de Genève, il convient de l'unir à son poids d'huile grasse ; combinée à l'éther, elle produit de bons effets contre les larves d'œstre du cheval et les douves du foie du mouton. M. Ch. Bernard (3), professeur de maréchalerie à l'école de cavalerie de Saumur, vante beaucoup ce médicament contre les coliques vermineuses, qui sont fréquentes chez les jeunes chevaux, et qui se compliquent souvent des signes de vertige ou d'épilepsie.

c. **Diurétique.** — Comme agent diurétique, l'essence de térébenthine s'emploie contre les hydropisies et les infiltrations séreuses, et notamment contre la pourriture du mouton, l'anasarque du cheval avec tendances putrides, etc. Elle peut remplacer la térébenthine dans le cas d'hématurie atonique, d'affection catarrhale des voies génito-urinaires, et même des voies respiratoires, etc. Elle a été conseillée contre l'albuminurie.

d. **Antiputride.** — Delafond (4) considère l'huile essentielle de térébenthine comme un des meilleurs antiputrides de la pharmacie; il la recommande contre toutes les espèces d'affections typhoémiques, et notamment contre le charbon des divers animaux. Ce professeur associe cette essence aux alcooliques, et en fait prendre environ 250 grammes dans les vingt-quatre heures; en remplaçant

(1) *Recueil de médec. vétér.*, 1839, p. 100.
(2) *Vétérinaire campagnard*, p. 103 et 106.
(3) *Journ. de méd. vétér. milit.*, t. II, p. 322.
(4) *Thérapeut. génér.*, t. II, p. 172.

l'eau-de-vie simple par l'alcool camphré, la teinture de quinquina, le vin de gentiane, etc., on arriverait encore, sans doute, plus sûrement au but.

Girard (1), vétérinaire principal de l'armée, a employé avec beaucoup de succès l'essence de térébenthine contre l'affection typhoïde du cheval, si fréquente sur les jeunes chevaux de troupe. Il l'administrait à la dose de 30 à 60 grammes sous forme d'électuaire, en l'associant au miel et à la poudre de réglisse. M. Ch. Bernard (2) s'en est servi avec profit dans la même maladie ; seulement il l'associe à la gentiane, au quinquina ou au carbonate de fer, selon les cas. Plus récemment, M. Barry (3), vétérinaire à Paris, a employé avec succès l'essence de térébenthine contre l'affection typhoïde. Il l'administre en électuaire mélangée au miel et en donne 80 grammes par jour en trois ou quatre doses.

e. **Excitant nerveux.** — Lafore (4) a conseillé comme un moyen d'une grande puissance contre la paralysie des vaches fraîches vêlées les lavements animés par l'essence de térébenthine.

Les vétérinaires allemands et alsaciens emploient souvent l'essence de térébenthine contre la fièvre vitulaire, et avec succès ; seulement il ne faut pas oublier que la viande s'en imprègne fortement et qu'elle n'a plus de valeur comme aliment, ce qui est un inconvénient grave quand on prend le parti de sacrifier les animaux pour profiter de leurs dépouilles. (Zundel, *note communiquée.*)

M. Pinaud (5) a employé avec succès le même moyen dans le cas de vertige abdominal chez le cheval ; M. Dubuisson (6) a donné avec profit l'essence de térébenthine à petites doses contre les douleurs névralgiques de l'articulation coxo-fémorale du cheval : il employait en même temps, il est vrai, les frictions opiacées et le séton à l'anglaise, etc. Enfin cette essence serait, sans doute, utile également contre d'autres névroses, comme la chorée, l'épilepsie, les spasmes intérieurs, la rétention spasmodique de l'urine, etc. M. Thévenart (7) a employé l'essence de térébenthine en breuvage et en lavement à la dose de 32 grammes, contre le tétanos, avec succès.

f. **Antiphlogistique.** — Les Italiens, attribuant à cette essence des vertus contro-stimulantes, la prescrivent non-seulement contre les phlegmasies du tube digestif et des organes génito-urinaires, sur lesquels elle agit directement, mais encore contre d'autres maladies plus ou moins inflammatoires. M. Hertwig en conseille l'usage dans le traitement de la fièvre muqueuse des chevaux ; son emploi contre les diverses variétés de rhumatismes, soit à l'intérieur, soit à l'extérieur, est fréquent chez l'homme comme sur les animaux. Enfin, des médecins anglais ont prescrit l'essence de térébenthine contre la péritonite puerpérale, et en ont retiré des avantages marqués : il serait intéressant d'en faire l'essai contre la métro-péritonite des femelles domestiques, qui survient après le part. M. Héring paraît avoir fait cet essai puisqu'il considère l'essence de térébenthine comme une sorte de spécifique de la fièvre vitulaire de la vache. On l'administre à l'intérieur en breuvage et en lavement, et en même temps on fait des frictions sur les parois abdominales.

Indépendamment de ces diverses applications de l'essence de térébenthine dans le traitement des phlegmasies, il paraît qu'elle est employée parfois par quelques vétérinaires militaires pendant la période de résolution de la pneumonie chez les chevaux avec succès. L'un d'entre eux, M. Félix Bernard, m'a assuré qu'il emploie ce moyen depuis plusieurs années et qu'il lui a constamment réussi. L'essence est donnée en électuaire, mélangée au miel, à la dose quotidienne de 30 grammes, moitié le matin et l'autre moitié le soir. Ce moyen a pour effet d'exciter l'appétit, de relever les forces et de hâter la résolution des points hépatisés du poumon. La dose peut être augmentée chez les chevaux de forte taille. (*Note communiquée.*)

2° INDICATIONS EXTERNES. — Employée à l'extérieur, l'essence reçoit des applications aussi nombreuses et aussi importantes qu'à l'intérieur. On s'en sert sous divers points de vue ; elle peut être considérée, en effet, comme un agent *antiputride, cicatrisant-dessiccatif, stimulant-résolutif,* et comme un moyen *révulsif* puissant. Nous allons dire quelques mots de ces diverses applications.

a. **Antiputride.** — L'emploi de l'essence de térébenthine pour arrêter les progrès de la gangrène locale est ancien en chirurgie vétérinaire, puisque les hippiatres en font mention. Chabert (1),

(1) *Correspondance de Fromage de Feugré,* t. III, p. 177 et suiv.

dans son mémoire remarquable sur le *charbon* des animaux domestiques, recommande beaucoup l'huile essentielle de térébenthine sur les scarifications et les plaies qu'on pratique sur les tumeurs, les engorgements et les infiltrations de nature charbonneuse. Sajous (1), dans une épizootie de péripneumonie gangréneuse qui sévissait sur des chevaux, tira un parti très-avantageux de l'emploi de cette essence sur les plaies provenant de l'extirpation des tumeurs gangréneuses pendant qu'on administrait l'ammóniaque liquide à l'intérieur ; elle lui paraissait supérieure pour cet usage, dit-il, même au cautère actuel, et lui a procuré des guérisons dans des cas qui paraissaient tout à fait désespérés. Plus récemment, M. le professeur Lafosse (2) a constaté la grande efficacité de cette huile essentielle, mélangée à la poudre de quinquina, sur les tumeurs gangréneuses du bœuf. M. Ch. Bernard (3) préconise beaucoup l'essence de térébenthine contre les tumeurs sanguines et séreuses sous-cutanées, qui donnent si souvent lieu à la gangrène ; contre les kystes séreux ou purulents, contre les plaies gangréneuses, vermineuses, de mauvaise nature, les engorgements septiques provoqués par les sétons dans certains cas, etc. Dans ce dernier accident, qui se montre quand il fait très-chaud, ou quand le sang est altéré, il faut enlever la mèche du séton et injecter dans le trajet de l'essence de térébenthine ; elle a pour effet de faire disparaître la mauvaise odeur et de provoquer une suppuration de bonne nature. Elle est bien supérieure à l'hypochlorite de soude préconisé dans le même cas. (M. Boiteux, *note communiquée.*)

b. **Cicatrisant-dessiccatif.** — L'essence de térébenthine appliquée sur les plaies et les ulcères atoniques, avec bourgeonnement mollasse et sécrétion séreuse, les améliore rapidement, et les conduit peu à peu à cicatrisation s'ils ne sont pas entretenus par un vice local ou général ; les maréchaux, et même les vétérinaires, en font un usage journalier dans le cas d'enclouure, de brûlure de la sole, des diverses solutions de continuité anciennes ou récentes, qui intéressent plus ou moins directement le sabot, et, il faut le dire, presque toujours avec succès. Levrat (4) l'a employée avec profit pour dessécher les ulcères interdigités chez les grands ruminants atteints de fièvre aphtheuse.

(1) *Instr. vétér.*, t. I, 4ᵉ édit.
(2) *Journ. des vétér. du Midi*, 1849, p. 153.
(3) *Journ. de méd. vétér. milit.*, t. II, p. 199, 268 et 321.
(4) *Recueil de médec. vétér.*, 1839, p. 423.

c. **Stimulant-résolutif.** — Les vétérinaires font un usage journalier de ce médicament comme résolutif sur les engorgements indolents, les infiltrations séreuses, les boursouflements des capsules articulaires ou tendineuses, les articulations distendues ou forcées, etc. Ils l'emploient aussi avec avantage, à titre de stimulant très-puissant, contre les boiteries anciennes, surtout celles de nature rhumatismale ; contre l'atrophie et la faiblesse musculaires, les paralysies du sentiment ou du mouvement, etc. Cruzel (1) emploie l'essence de térébenthine en frictions réitérées sur le trajet des gros nerfs frappés d'inflammation, après avoir, toutefois, calmé la douleur par des applications émollientes et anodines.

d. **Antipsorique et Antipédiculaire.** — L'essence de térébenthine est très-fréquemment employée contre les affections de la peau des divers animaux, soit seule, soit, et le plus ordinairement, associée à divers autres agents antipsoriques. D'après Cruzel (2), l'éléphantiasis, l'une des affections les plus graves de la peau, et qui se montre fréquemment sur le bœuf, cède souvent à des applications réitérées et persistantes d'essence de térébenthine. Quand l'affection est ancienne, il faut que la partie en soit baignée sans cesse. Une autre affection grave, qu'on rattache aujourd'hui aux maladies de la peau, le *crapaud*, est traité avec succès par l'essence de térébenthine, d'après M. Rivière (3), vétérinaire à l'Arbresle (Rhône). On enlève toute la corne décollée, on resèque les bourgeons et excroissances charnues, on panse avec des étoupes bien imprégnées d'essence et on termine le pansement par une forte compression à l'aide des éclisses comme à l'ordinaire. Les pansements sont renouvelés d'abord tous les deux jours, puis espacés davantage selon le besoin. La durée moyenne du traitement est de 30 à 40 jours. Ce moyen est du reste anciennement connu. Elle est également reconnue très-efficace contre les ectozoaires qui vivent à la surface de la peau, comme elle l'est pour la plupart des parasites qui se développent dans le corps des animaux. Pour détruire la vermine, il n'est pas toujours indispensable d'appliquer l'essence sur le tégument, il suffit souvent de l'administrer à l'intérieur ; comme elle s'échappe en partie par la peau avec la sueur, elle fait rapidement périr les parasites cutanés. C'est un fait

(1) *Traité pratique des maladies de l'espèce bovine*, p. 389.
(2) *Nouv. Dict. de méd. vétér.*, t. V, p. 320, art. ÉLÉPHANTIASIS.
(3) *Journ. de méd. vétér. de Lyon*, 1867, p. 340.

qui a été reconnu par M. Ch. Bernard (1) et qui nous est également attesté par une note de M. Boiteux. Il avait, du reste, été observé anciennement.

e. **Révulsif.** — L'essence de térébenthine compte parmi les agents révulsifs les plus puissants, et, si elle n'avait pas l'inconvénient de tourmenter prodigieusement les animaux, et surtout les chevaux, il n'y a nul doute que son emploi serait beaucoup plus fréquent encore qu'il ne l'est en médecine vétérinaire. Néanmoins l'expérience a consacré son usage contre la fourbure aiguë et chronique, en frictions irritantes sur le bas des membres, et notamment sur les genoux et les jarrets; contre l'entérorrhagie, l'affection typhoïde, l'asphyxie, la syncope, le vertige comateux, etc., sur les membres, les reins, les fesses, etc. ; dans les phlegmasies de la poitrine, son emploi est beaucoup moins avantageux, à cause de l'agitation extrême qu'elle cause aux animaux malades ; il est même prudent de s'en abstenir sur les chevaux de race distinguée, etc. Lorsqu'un cheval tombe dans sa stalle par suite de maladie ou sur la route par excès de fatigue, un bon moyen de le faire relever seul, c'est de lui frictionner les membres avec cette essence.

Un vétérinaire habile, Prétot (2), non content de l'action déjà si énergique de l'essence de térébenthine sur la peau, a eu l'idée de profiter de sa grande combustibilité et de l'enflammer sur le lieu même où elle a été appliquée ; il pratique ainsi ce qu'il appelle assez pittoresquement la *cautérisation incendiaire*, moyen révulsif puissant, qu'il recommande contre les maladies graves des centres nerveux, du ventre, de la poitrine, etc.; mais, comme le fait observer judicieusement Delafond (3), ce moyen énergique convient mieux dans les paralysies locales, le lumbago, les rhumatismes articulaires, les engorgements chroniques divers, etc. ; seulement on doit en user avec une extrême prudence.

B. PRODUITS RÉSINEUX.

Ces divers produits, assez variés, diffèrent de la térébenthine par l'absence plus ou moins complète de l'huile essentielle. Ils comprennent principalement le *Galipot* et la *Poix de Bourgogne*, la *Poix-ré-*

(1) *Journ. de méd. vétér. milit.*, t. II, p. 328 et 329.
(2) *Journ. des haras*, t. XXVIII, p. 115.
(3) *Thérap. générale*, t. I, p. 487.

sine et la *Colophane*. Nous dirons quelques mots des caractères particuliers de chacune de ces résines, puis nous les considérerons d'une manière générale sous le rapport de leurs applications diverses à la médecine vétérinaire.

A. **Galipot, Barras, Poix blanche ou de Bourgogne.** — Le *galipot* ou *barras* est la térébenthine épaisse et pauvre en essence qui exsude des pins ou des sapins pendant l'hiver. Il est jaunâtre, en morceaux irréguliers, mamelonnés à la surface, sec, solide, d'odeur de térébenthine, et d'une saveur amère. Fondu et filtré à travers la paille, le galipot constitue la *poix blanche* ou *poix de Bourgogne*. Cette résine est en masses sèches, d'un blanc jaunâtre, malléable, très-fusible, adhérant aux doigts, d'une odeur faible et d'une saveur légèrement amère.

B. **Poix-résine, Résine jaune.** — Elle s'obtient en agitant dans l'eau le résidu de la distillation de la térébenthine; c'est une résine hydratée retenant 6 pour 100 environ d'eau. Elle est en masses jaunâtres, opaques, peu fragiles, à cassure vitreuse, peu odorante, et d'une saveur résineuse.

C. **Colophane, Brai sec, Arcanson.** — La colophane est la résine de la térébenthine complétement dépouillée de son huile essentielle. Elle est amorphe, vitreuse, très-fragile, facile à pulvériser, d'un jaune rougeâtre, d'une odeur faible et d'une saveur amère et résineuse. Elle contient deux résines acides, qu'on appelle acides *sylvique* et *pinique*.

Pharmacotechnie. — Les résines, étant insolubles dans l'eau, ne peuvent être administrées sous forme liquide, à moins qu'on ne les dissolve dans l'alcool, l'éther, les essences ou les corps gras, dans lesquels elles sont très-solubles.

Elles entrent dans une multitude de préparations onguentacées et emplastiques destinées à l'usage externe; nous ne ferons connaître ici que les formules de l'*onguent basilicum*, les autres préparations résineuses devant trouver leur place dans le *Formulaire*.

1° *Onguent basilicum.*

Prenez : Poix noire, poix-résine, cire jaune, de ch. 125 grammes.
       Huile grasse...................... 500 —

Faites fondre les matières résineuses et la cire à une douce chaleur, ajoutez l'huile et passez dans un mauvais linge.

2° *Onguent basilicum belge* (Gille).

Prenez : Colophane...................... 450 grammes.
        Suif............................. 400   —
        Goudron de bois................. 100   —
        Huile de poisson................ 50   —

On fond d'abord les deux premières substances, on ajoute l'huile et l'on retire du feu ; quand le mélange commence à se figer, on y incorpore exactement le goudron.

Effets et usages. — Appliquées à l'extérieur, sur la peau, après qu'elles ont été fondues, les résines y adhèrent fortement et déterminent d'abord un effet irritant, et, par la suite, une action résolutive très-marquée. Réduites en poudre, les résines arrêtent rapidement les hémorrhagies capillaires en formant un bouchon mécanique ; sur les plaies suppurantes, elles modèrent à la fois le bourgeonnement et la suppuration. Dans le tube digestif, les corps résineux restreignent la plupart des sécrétions quand on les donne à petites doses, et, à doses élevées, déterminent la diarrhée en irritant la muqueuse intestinale. Absorbées par suite de la saponification partielle que leur font subir les principes alcalins contenus dans le tube digestif, les résines portent plus particulièrement leur action sur les reins et déterminent une diurèse qui peut durer depuis un jusqu'à deux ou trois jours, d'après les expériences de Viborg, au dire de M. Hertwig. A doses élevées, elles finissent par irriter les voies urinaires, restreindre la plupart des sécrétions, causer de la fièvre, etc., à peu près comme la térébenthine elle-même. A l'intérieur comme à l'extérieur, les applications des résines sont les mêmes que celles de la térébenthine et de son huile essentielle.

C. PRODUITS PYROGÉNÉS.

Les produits de cette nature comprennent la *Poix noire*, le *Goudron*, l'*Huile de cade*, la *Créosote*, etc. ; nous avons déjà étudié les trois dernières substances à propos des *astringents* (voyez t. I, page 352) ; il ne nous reste donc plus à examiner que la première, ou la *poix noire*.

Poix noire, Poix navale. — Produit pyrogéné résultant de la distillation à vase clos des filtres de paille sur lesquels on a clarifié la térébenthine ou le galipot, et des copeaux enlevés sur les entailles des arbres par où s'est échappé le produit résineux qu'ils ont fourni. La poix noire est solide, amorphe, d'un noir luisant, cassante quoique collante aux doigts, d'une odeur spéciale, d'une saveur amère, très-fusible et très-combustible, soluble dans l'alcool, l'éther, les essences et les corps gras, etc.

Effets et usages. — La poix noire s'emploie exclusivement à l'extérieur; elle entre dans la composition d'un grand nombre d'onguents, de charges et d'appareils contentifs; elle adhère fortement à la peau, irrite assez notablement sa surface, exerce à la longue sur les tissus sous-jacents une action résolutive des plus énergiques. On l'applique souvent, comme agent résolutif et léger irritant, sur les engorgements indolents, sur les parties atteintes de rhumatisme, de faiblesse et d'atrophie musculaire, etc.; à titre de moyen contentif, on l'emploie assez fréquemment sur les lombes, autour des articulations distendues, sur les tendons forcés, etc., sous forme de charge ou au moyen d'une bande qu'on fixe solidement sur les parties, etc.

Encens ou Oliban.

Pharmacographie. — On désigne sous ces noms une gomme-résine sèche, dont l'origine est encore obscure; on suppose que la plante qui la fournit appartient à la famille des Térébinthacées; c'est au moins exact pour la variété de l'Inde, qui est extraite du *Boswellia serrata* (DC.). Le commerce en présente deux variétés : l'une d'Arabie, l'autre de l'Inde. L'encens est une matière dure, résineuse, opaque, sèche, fragile, en larmes plus ou moins arrondies, et plus ou moins colorées en jaune ou en rouge, d'une odeur balsamique faible et agréable, d'une saveur amère et un peu âcre, brûlant aisément à l'air en répandant une odeur très-suave et très-pénétrante. A peine soluble dans l'eau, l'oliban se dissout, au contraire, en notable quantité dans l'alcool.

Composition chimique. — D'après une analyse de Braconnot, l'encens serait formé : de résine, 56; gomme, 31; essence, 6; et de sels de chaux et de potasse, ainsi que de quelques impuretés, 8.

Pharmacotechnie. — L'oliban fait partie d'un assez grand nombre de préparations pharmaceutiques destinées à la médecine de l'homme, telles que la thériaque, le baume de Fioraventi, de certains onguents ou emplâtres, etc. En médecine vétérinaire, on ne l'emploie guère qu'en fumigations dans les voies respiratoires,

Effets et usages. — D'après Vitet (1), l'encens jeté sur les charbons ardents donne une vapeur qui facilite l'expectoration nasale, calme la toux récente, augmente les forces vitales, rend la respiration du cheval poussif plus libre, fait jeter l'humeur de la gourme en plus grande abondance par le nez ; elle favorise la détersion des ulcères des naseaux et de la poitrine, etc. M. Adenot (2) vante beaucoup les fumigations d'encens faites matin et soir contre le coryza ancien et la morve chronique à son début. Le premier cède facilement à ce moyen au bout de quelques jours, tandis que la seconde ne guérit généralement qu'après l'emploi persévérant de ce moyen pendant un mois et quelquefois plus. Le même remède employé chez le bœuf réussirait peut-être contre le catarrhe des cornes après trépanation préalable.

a. Des Bourgeons de Sapin.

Pharmacographie. — Ces bourgeons, qui viennent du Nord, et particulièrement de la Russie, sont fournis par l'*Abies pectinata*, DC. (*Pinus picea*, L.). Ils forment une espèce de cône composé présentant au centre un bourgeon terminal, et, tout autour, de cinq à six bourgeons plus petits disposés en verticille ; ils sont composés 'écailles roussâtres, droites, présentent une odeur balsamique et une saveur amère. Ils doivent leur activité aux principes résineux qu'ils renferment.

Emploi. — On peut administrer ces bourgeons en électuaire ou en bol après les avoir réduits en poudre ; cependant il est plus profitable de les traiter par décoction dans l'eau, ou mieux dans le vin, dans la proportion moyenne de 32 grammes par litre de véhicule. Ils conviennent dans les mêmes cas que la térébenthine, et notamment dans les hydropisies, la cachexie, l'hématurie atonique, les affections catarrhales des voies génito-urinaires ou de 'appareil respiratoire, etc. M. Hertwig dit s'en être bien trouvé dans le traitement de la péripneumonie du gros bétail à sa deuxième période. Les baies de genièvre peuvent y être très-heureusement associées.

b. Du Baume de Copahu.

Pharmacographie. — On donne improprement ce nom à une térébenthine très-fluide fournie par les *Copaifera officinalis* et *bi-*

(1) *Médecine vétérinarie*, t. III, p. 282.
(2) *Journ. de méd. vétér. de Lyon*, 1862, p. 360.

juga, arbres de la famille des Légumineuses, qui croissent principalement au Brésil. Le baume de copahu est un liquide sirupeux, transparent, d'une couleur jaune ambrée, d'une odeur forte et désagréable, d'une saveur âcre et repoussante, et d'une densité de 0,95 environ. Insoluble dans l'eau, il se dissout bien dans l'alcool concentré, l'éther, les essences et les huiles grasses. Mis en contact avec les alcalis, et surtout la magnésie et la chaux, le copahu se solidifie, ce qui permet de l'administrer aisément sous forme de bol. Il est formé d'une huile essentielle analogue à celle de la térébenthine, et de deux résines, une visqueuse et une solide appelée *acide copahurique*.

Emploi. — Le baume de copahu s'administre sous les mêmes formes et aux mêmes doses que les térébenthines ; il agit localement et dynamiquement de la même manière que ces dernières ; mais il est, en général, notablement plus irritant pour les surfaces qu'il touche. Son action sur les reins ressemble à celle de la térébenthine, en ce sens qu'il est comme elle sensiblement diurétique, seulement il paraît agir plus fortement que cette dernière sur la muqueuse génito-urinaire, ainsi que sur celle des bronches. Toutefois, comme la vertu antiblennorrhagique qu'il possède, et qui le rend si précieux pour la médecine humaine, trouve rarement son application chez les animaux, on doit lui préférer, à peu près en toute circonstance, la térébenthine, d'autant plus qus son prix, dans le commerce est très-élevé aujourd'hui, et qu'on ne l'y rencontre presque jamais à l'état de pureté. Cependant M. Guilmot (1), vétérinaire belge, s'en est servi avec succès contre la blennorrhagie du chien.

c. Baumes Aromatiques. — (Matières balsamiques).

Les baumes sont des espèces de térébenthines qui contiennent, indépendamment de *résines* et d'*essences*, des acides *benzoïque* et *cinnamique*. Ces produits végétaux complexes comprennent le *benjoin*, les baumes de *Tolu* et du *Pérou*, le *liquidambar*, le *styrax*, le *storax*, etc. ; ils sont très-fréquemment employés dans la médecine de l'homme à titre d'expectorants et de modificateurs des bronches ; dans celle des animaux ils sont inusités à cause de leur prix généralement très-élevé ; peut-être pourraient-ils l'être parfois chez les petits animaux. A la clinique de l'école vétérinaire de Berlin, M. Gerlach paraît se servir souvent et avec profit du baume

(1) *Annales vétér. belges,* 1863, p. 1.

noir du Pérou contre la gale rebelle des chiens de salon surtout, à cause de l'odeur agréable du remède et de son efficacité. M. Zündel s'en est servi, dit-il, plusieurs fois avec un succès inespéré. (*Note communiquée.*)

CHAPITRE V

DES UTÉRINS.

SYNONYMIE : Emménagogues, Obstétricaux, Abortifs.

On appelle *utérins* des médicaments spéciaux qui portent leur action sur la matrice par une sorte d'affinité élective, excitent la contraction de sa membrane charnue, augmentent les sécrétions de sa muqueuse, et favorisent ainsi l'expulsion des produits naturels ou accidentels qu'elle peut contenir.

Ces médicaments ne sont pas les seuls qui puissent agir sur la matrice, car les *excitants généraux*, quelques *purgatifs*, certains *diurétiques*, etc., peuvent aussi porter leur action sur cet organe et le modifier plus ou moins fortement lorsqu'il est en état de plénitude; cependant les effets de ces médicaments sont accidentels, peu réguliers, tandis que ceux des utérins sont assez constants et se manifestent toujours avec une énergie plus ou moins grande, selon les circonstances.

Origine et caractères. — Les obstétricaux sont tous tirés du règne végétal; leurs caractères physiques et leur composition chimique sont très-disparates; néanmoins leur odeur est toujours forte et désagréable, leur saveur amère et plus ou moins âcre, leur nature résineuse, extractive ou toute spéciale.

Médicamentation. — Les médicaments de cette nature s'administrent presque toujours par le tube digestif, et le plus souvent en breuvage; cependant il peut être utile, dans quelques circonstances, de les employer en lavements ou de les injecter dans le vagin; la forme de bol ou d'électuaire est très-rarement employée, et donne toujours de faibles résultats; celle de breuvage convient mieux, et on doit toujours préférer les véhicules alcooliques aux véhicules aqueux pour l'administration des utérins, toutes les fois qu'il n'y a

. pas contre-indication formelle de leur usage. Lorsqu'on les emploie à l'extérieur, c'est à un autre titre qu'à celui d'utérins.

Pharmacodynamie. — La plupart des utérins exercent sur les tissus qu'ils touchent et dans le tube digestif une action irritante plus ou moins prononcée. Quand ils sont absorbés, ils se comportent en général comme des excitants généraux plus ou moins actifs sur l'ensemble de l'organisme ; leurs effets spéciaux sur la matrice sont aussi de nature stimulante ou irritante, et paraissent varier selon chaque médicament. Les uns agissent plus spécialement sur le plan charnu de l'utérus, dont ils augmentent les contractions, comme le *seigle ergoté* et le *safran*. On les appelle EXCITATEURS utérins. Les autres portent leur action sur la muqueuse, accroissent ses sécrétions et peuvent même l'irriter à la longue : telles sont la *rue* et la *sabine*. Ils reçoivent le nom d'IRRITANTS de l'utérus. Quelle que soit, du reste, leur action sur la matrice, ces méicaments développent rarement des phénomènes patents et observables à l'extérieur ; tout se passe silencieusement dans la cavité pelvienne, et l'on ne s'aperçoit le plus souvent de leur action que par l'expulsion plus ou moins rapide du contenu de l'utérus.

Pharmacothérapie. — L'emploi de ces médicaments spéciaux, en médecine vétérinaire, est extrêmement circonscrit. D'abord il est presque superflu de dire qu'on n'en fait usage que chez les femelles ; ensuite, celles-ci ne présentant pas la sécrétion sanguine périodique qu'on remarque dans l'espèce humaine, on n'a pas à les mettre en usage pour remédier aux irrégularités de cette évacuation ; restent donc certains accidents qui accompagnent la parturition chez les diverses femelles domestiques, tels que l'inertie primitive ou consécutive de la matrice, la non-délivrance, la métrite chronique, l'hydropisie ou l'hémorrhagie utérines, etc. Encore devons-nous faire observer que, chez les grandes femelles herbivores, en raison des dimensions des organes génitaux, on préfère généralement employer les moyens manuels, qui sont sûrs et prompts, plutôt que de recourir à l'usage des médicaments obstétricaux, dont l'action est toujours incertaine. Du reste, dans le cas de non-délivrance, les moyens chirurgicaux sont presque toujours indispensables chez les femelles des ruminants, à cause des attaches spéciales et multiples des enveloppes fœtales avec la face interne de l'utérus. Enfin, dans l'histoire spéciale de chaque remède utérin, nous aurons le soin de faire connaître les indications qui en réclament plus particulièrement l'usage.

A. UTÉRINS EXCITATEURS.

a. Du Seigle ergoté (*Secale cornutum*).

SYNONYMIE : Blé cornu ou farouche, Ergot de seigle, etc.

Pharmacographie. — On appelle *Seigle ergoté*, *Ergot de seigle*, une altération pathologique du grain de cette céréale avant sa maturité, accompagnée du développement extraordinaire de cette semence, qui devient longue et recourbée comme l'ergot des gallinacés, d'où vient le nom qu'il porte généralement. Cette production anormale se montre principalement pendant les années pluvieuses et sur le seigle qui croît dans des contrées humides, sur des terrains argileux, etc. On ignore encore sa véritable nature; on le considère comme le résultat de la piqûre d'un insecte, de l'altération de la séve de la plante, comme le développement insolite de l'ovaire fécondé, comme une espèce de champignon, etc. (*Sclerotium clavus*, DC., *Sphacelia segetum*, Lév.). Cette dernière opinion est la plus généralement admise et peut se justifier en partie par la nature chimique du seigle ergoté.

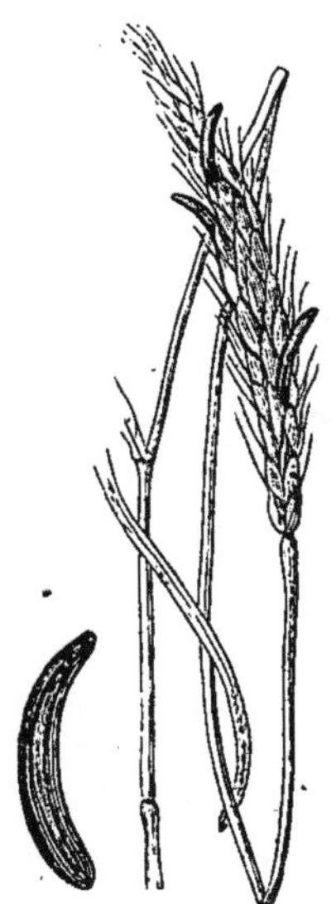

Fig. 23.

Caractères. — L'ergot de seigle est allongé, un peu courbé selon sa longueur, rond ou anguleux, de couleur noirâtre et d'aspect corné. Une de ses extrémités, la plus grosse, est jaunâtre, entière: c'est celle qui adhérait à l'épi ; l'autre, qui était libre, est mince et crevassée. La surface, d'un noir violacé, présente plusieurs sillons longitudinaux et quelques crevasses transversales. L'intérieur, dur et fragile comme la substance d'une amande, est jaune ou gris au centre et d'une teinte vineuse à la circonférence. L'odeur du seigle ergoté est forte, repoussante, et rappelle celle du tabac à priser, sa saveur est amère et âcre; sa poudre, d'un gris bleuâtre, est très-hygrométrique, très-altérable, et ne doit pas être préparée à l'avance.

Récolte et conservation. — Il faut, autant que possible, cueillir le seigle ergoté à la main, sur les épis altérés et au moment où il vient d'acquérir tout son développement, c'est-à-dire quelque temps avant la moisson. Celui qu'on recueille sur l'aire de la grange, après le battage des grains, paraît être moins actif; on doit renfermer les grains entiers de l'ergot de seigle dans de petits flacons bien bouchés, toujours pleins et conservés dans des lieux secs. Bien que quelques auteurs prétendent que le seigle ergoté vieux et tombé en poussière est aussi actif que celui qui est récent, il nous paraît convenable de le préserver au moins de l'humidité et de renouveler la provision chaque année.

Composition chimique. — Malgré les recherches de Vauquelin, de Wiggers, de Chevallier, de Legrip, etc., la composition du seigle ergoté est encore imparfaitement connue. Voici les principes qu'on y signale : l'*ergotine*, principe mal défini encore et auquel on attribue les propriétés hémostatiques de l'ergot de seigle ; une *huile grasse jaune*, qui serait pourvue des vertus narcotiques de ce médicament d'après les uns, et tout à fait inerte d'après les autres. Les matières qu'on y rencontre de plus sont : un peu d'*amidon*, du *sucre*, de la *gomme*, de la *fongine*, de la *cérine*, de la *résine*, des *matières colorantes*, *violette* et *jaune*, de la *cellulose*, des *sels*, etc.

Pharmacotechnie. — Les préparations qu'on fait subir à l'ergot de seigle sont peu nombreuses en pharmacie vétérinaire; le plus souvent on le réduit en poudre au moment même de s'en servir, et on le traite ensuite par infusion dans l'eau, les liqueurs alcooliques, etc. En le traitant par l'eau et en évaporant la solution, on obtient un extrait mou très-soluble, rouge-brun, qu'on appelle *ergotine Bonjean*, mais qui n'est qu'un extrait aqueux auquel on a enlevé la résine avec l'alcool. Enfin, au moyen de l'éther, on peut séparer l'huile jaune réputée narcotique.

Médicamentation. — Quand on donne le seigle ergoté comme agent utérin, c'est à peu près constamment sous forme de breuvage; mais, si on l'employait à d'autres titres, on pourrait l'administrer en bol ou en électuaire. Les doses moyennes sont les suivantes :

1° Vache et jument...................... 16 à 32 grammes.
2° Chèvre, brebis et truie................ 4 à 8 —
3° Chienne et chatte...................... 2 à 4 —

Ces doses peuvent être répétées au besoin.

Pharmacodynamie. — Les effets du seigle ergoté doivent être distingués en *médicinaux* et en *toxiques*.

1° **Effets médicinaux**. — L'action que le seigle ergoté exerce sur les surfaces naturelles et sur les tissus dénudés, a été peu étudiée sur les animaux, mais elle paraît être peu irritante ; on a constaté chez l'homme que l'extrait aqueux arrêtait assez rapidement les hémorrhagies capillaires, et qu'il exerçait sur les tissus dénudés une action manifestement astringente. Dans le tube digestif, les effets sont peu marqués lorsque le médicament est donné à petites doses; ce n'est que quand les quantités ingérées sont considérables qu'il survient des vomissements chez les carnivores et une irritation grave des intestins chez tous les animaux. Quant aux effets généraux ou dynamiques produits par le seigle ergoté à dose médicinale, lorsque ses principes actifs ont été absorbés, ils sont presque nuls sur les animaux sains et n'ont été que très-imparfaitement étudiés encore ; mais il résulte des essais entrepris par divers auteurs sur la plupart des animaux domestiques, que ce médicament exerce sur eux comme sur l'homme deux effets en quelque sorte opposés : une *sédation* très-prononcée du centre circulatoire, et une *excitation* énergique des centres nerveux, et surtout de la portion postérieure de la moelle épinière. Nous retrouverons ces deux effets culminants de l'ergot de seigle à propos de l'action toxique qu'il exerce sur l'organisme, et que nous allons étudier maintenant.

2° **Effets toxiques**. — L'empoisonnement des animaux par le seigle ergoté s'appelle *ergotisme*. Il peut survenir au bout d'un temps plus ou moins long, selon une foule de circonstances, et surtout suivant qu'on donne l'ergot de seigle seul ou mélangé aux aliments. Dans le premier cas, il survient au bout de quelques jours chez les oiseaux, et après des semaines et même des mois chez les mammifères, selon qu'on a plus ou moins forcé ou rapproché les doses. Dans le second cas, il est beaucoup plus lent encore, et, quand il manifeste son existence au dehors par des phénomènes apparents, la destruction de l'organisme est désormais consommée, et aucun moyen ne pourrait plus y apporter de remède. C'est un exemple remarquable d'empoisonnement *chronique* ou *lent*.

Les signes caractéristiques de l'ergotisme sont de deux espèces : les uns tiennent à l'action *excitatrice, narcotico-âcre*, que l'ergot exerce sur les centres nerveux; les autres sont dus à l'action *séda-*

tive qu'il produit sur le cœur. Quand les premiers prédominent, comme on l'a observé dans certaines épidémies sur l'espèce humaine, on dit que l'ergotisme est *convulsif;* lorsqu'au contraire ce sont les seconds qui sont les plus prononcés, l'ergotisme est appelé *gangréneux.* Il est difficile d'établir cette distinction chez les animaux, où les signes des deux espèces sont mélangés à peu près en égale proportion, ainsi que nous allons le démontrer.

1° **Solipèdes.** — De tous les animaux domestiques, ce sont les solipèdes qui sont les moins exposés à l'empoisonnement par le seigle ergoté, parce que l'avoine, le grain qu'ils reçoivent le plus souvent, est rarement atteinte de cette altération. Deux auteurs seulement, MM. Hertwig (1) et Parola (2), ont fait quelques expériences sur les solipèdes avec le seigle ergoté. Le premier administra 3 kilogrammes et demi de cette substance à un cheval dans l'espace de vingt-quatre jours; il observa quelques phénomènes nerveux et une grande dépression de la circulation, mais point d'effets de gangrène sèche. Le second fit prendre à une mule atteinte de coryza chronique, pendant six jours, le seigle ergoté à la dose d'une à deux onces chaque jour. Il y eut du ralentissement de la circulation, de l'abaissement dans la chaleur du corps, de l'embarras dans la respiration, la perte de l'appétit et des forces, de l'abattement général, quelques tremblements musculaires, un peu de gonflement aux genoux vers la fin, etc. Le sujet fut sacrifié. Le jetage par les naseaux avait disparu.

2° **Grands ruminants.** — L'empoisonnement des grands ruminants par l'ergot de seigle est plus commun que celui des solipèdes, parce que ces animaux reçoivent assez souvent, comme supplément de nourriture, les menus grains, provenant de la grange et du vannage, lesquels renferment toujours plus ou moins d'ergot du seigle ou des autres graminées. Chez les grands ruminants les phénomènes convulsifs sont nuls ou peu accusés; mais les effets dépressifs sur le système sanguin sont, au contraire, très-marqués. Du reste, la santé se maintient sans atteinte grave pendant des semaines et même des mois, si l'ergot est donné avec les aliments. Seulement les parties placées en appendice perdent peu à peu leur chaleur naturelle, comme on le remarque aux oreilles, à la queue, au bas des extrémités, etc. La région digitée, et quelquefois même la région métacarpienne et métatarsienne, comme l'a observé M. Decoste (3), sont frappées de gangrène sèche. Alors ces parties perdent leur chaleur, leur sensibilité, leur souplesse, se durcissent, se momifient, et bientôt se séparent sans douleur des parties restées encore vivantes.

(1) *Pharmacie pratique*, p. 510.
(2) *Nouvelles Recherches sur le seigle ergoté*, 1845. Brochure.
(3) *Recueil de méd. vétér.*, 1848, p. 794.

3° Petits ruminants. — On sait que le mouton peut, comme les autres animaux, subir la funeste influence de l'ergot de seigle ; mais la science manque de documents précis à l'égard de ce petit ruminant et de la chèvre.

4° Porcs. — Il résulte de quelques expériences faites sur ces animaux par Tessier (1), que le seigle ergoté les empoisonne au bout d'un temps plus ou moins long selon leur force de résistance. On remarque d'abord des vertiges, une station chancelante, une marche incertaine, des gémissements, le gonflement des yeux, etc.; puis les oreilles, la queue, le bas des membres, perdent leur chaleur et leur vitalité ; bientôt apparaissent des taches livides, qui deviennent ensuite noires et gangréneuses, et sont le point de départ de la séparation des parties mortifiées d'avec les parties vives.

5° Chiens. — M. Dieu (2) a donné à des chiens du seigle ergoté, à la dose de 15 grammes par jour; les animaux furent bientôt pris de dégoût, d'une diarrhée sanguinolente, d'un écoulement nasal également teint de sang, de tristesse, d'abattement, de faiblesse et tombèrent bientôt dans un marasme effrayant. Les expériences n'ayant pas été poussées jusqu'au bout, on n'a pas pu observer de phénomènes de gangrène sèche.

6° Oiseaux de basse-cour. — Ces petits animaux sont les plus exposés à l'empoisonnement qui nous occupe, parce qu'ils reçoivent souvent comme nourriture les résidus du nettoyage des grains, qui sont toujours plus ou moins riches en seigle ergoté. Les premiers signes de cet empoisonnement sont d'abord la perte de la vivacité, l'apathie et l'engourdissement ; puis il y a des vertiges, les ailes sont parfois traînantes, etc.; enfin il survient des signes plus caractéristiques : un écoulement sanguinolent s'établit par les narines; la crête devient noire, se flétrit d'abord, puis se momifie; le bec se dessèche et se détache; il en est bientôt de même de la langue; les plumes perdent leur brillant et tombent, etc.; dès lors les animaux ne tardent pas à mourir.

En résumé, les signes les plus ordinaires de l'ergotisme chez les divers animaux, sont les suivants : Hébétement, regard fixe, vertiges, pupilles dilatées, ivresse, coma; tremblements musculaires d'abord, puis secousses convulsives, attaques tétaniques, surtout dans les membres postérieurs, qui deviennent ensuite faibles et se paralysent ; station vacillante, marche lente et difficile, etc.; faiblesse générale, amaigrissement progressif; pouls lent et misérable, peau froide ; poils ternes, membres, oreilles, cornes, queue, ayant perdu leur chaleur naturelle ; écoulement

(1) *Mém. de la Société de méd.*, 1777, p. 587.
(2) *Traité de mat. médic. et de thérap.*, t. II, p. 698.

séro-muqueux et parfois sanguinolent par les narines, engorgement
froid des membres; points noirs, taches livides, plaies gangréneuses;
gangrène sèche de la crête, du bec et de la langue des oiseaux; des
oreilles, de la queue, des phalanges, chez les mammifères, qui se déta-
chent peu à peu et pièce par pièce, du tronc, sans inflammation ni douleur, etc.

Lésions. — Le tube digestif est plus ou moins fortement irrité,
les viscères sont flasques et ramollis, les muscles semi-gélatineux,
le sang fluide, violacé, l'intérieur des vaisseaux rouge comme dans
les maladies putrides, etc.

Antidotes. — On n'en connaît aucun qui soit certain, car le plus
souvent l'ergotisme est au-dessus des ressources de l'art; cependant, s'il n'est pas trop prononcé, on doit employer les alcooliques, l'ammoniaque liquide, le camphre, le quinquina, l'angélique,
l'éther, la valériane, l'opium, la thériaque, etc.

Pharmacothérapie. — Nous avons à étudier sous ce titre les effets et les indications thérapeutiques de l'ergot de seigle.

1° Effets thérapeutiques. — Les effets thérapeutiques les plus
avérés du seigle ergoté sont d'abord son action excitante sur la
matrice, dont il provoque vivement les contractions pendant l'accouchement ou même à d'autres périodes de la gestation, et ensuite son effet contro-stimulant, d'où dérivent ses propriétés hémostatiques généralement reconnues. Nous laisserons de côté l'étude
de ce dernier effet, qui n'a pas encore été rigoureusement constaté
chez les animaux, pour concentrer notre attention sur l'action stimulante utérine.

La propriété que possède le seigle ergoté d'agir par affinité élective sur l'utérus et de solliciter les contractions de sa tunique charnue, est assez généralement admise par la plupart des médecins et
des vétérinaires. Chez les grandes femelles domestiques, cette action n'a peut-être pas été constatée d'une manière assez rigoureuse scientifiquement parlant; mais elle est reconnue en quelque
sorte tacitement par le plus grand nombre des praticiens, qui la
mettent journellement à profit dans les accouchements difficiles.
D'après Lafore (1), qui s'exprime ainsi sur ce sujet : « Ce médicament est doué de propriétés spécifiques incontestables dans l'*atonie*

(1) *Malad. particulières aux grands ruminants*, p. 563.

de la matrice ; on l'administre dans un liquide excitant, le vin, l'infusion de plantes aromatiques, etc., à la dose de 15 à 60 grammes, suivant la taille de la vache et la nécessité d'exciter plus ou moins l'utérus... » Le seigle ergoté a-t-il des propriétés abortives ? en un mot, peut-il provoquer les contractions de l'utérus avant le terme de la parturition et provoquer un accouchement prématuré ? La question est assez généralement résolue par la négative. Ainsi MM. Dieu, Bonjean, Millét (1), etc., ont fait des tentatives sur des chèvres, des chiennes, des chattes et des lapines, qui sont restées vaines. A l'École vétérinaire de Dresde (2), on a donné le seigle ergoté à la dose de plus de 200 grammes par jour à des vaches pleines, sans déterminer l'avortement.

L'action du seigle ergoté sur la matrice se développe assez rapidement, et en général au bout de quinze à vingt minutes ; sa durée moyenne est d'environ une heure, et rien n'est plus facile que de la prolonger en renouvelant les doses. Les contractions utérines provoquées par ce médicament, au lieu d'être courtes et intermittentes comme celles qui sont naturelles, sont prolongées, presque continues, et souvent d'une énergie extrême. Aussi doit-on s'assurer avec soin, avant d'employer ce médicament actif, qu'aucun obstacle mécanique provenant de la mère ou du petit n'entravera l'accouchement ; sans cette précaution on est exposé à voir la matrice se déchirer, le fœtus mourir asphyxié, etc.

2° **Indications thérapeutiques.** — Le seigle ergoté s'emploie sous deux points de vue : comme *excitateur* de la moelle épinière et comme agent *hémostatique*.

a. **Excitateur.** — A ce titre, l'ergot de seigle s'emploie dans ce qu'on appelle l'*atonie* ou l'*inertie* de la matrice, que cet état soit primitif, qu'il soit consécutif ; on l'emploie également contre la non-délivrance, seul ou mélangé aux utérins irritants. Favre, de Genève (3), assure qu'il est d'une efficacité remarquable pour arrêter les chaleurs chez les femelles domestiques et surtout chez les vaches *taurelières*. Indépendamment de ces applications usuelles, les médecins ont employé le seigle ergoté contre la métrite chronique, les engorgements et les écoulements utérins, etc. M. Cau-

---

(1) *Mém. de l'Acad. de méd.*, 1854.
(2) Weis, *Notions de Pharmacologie vétér.*, p. 99.
(3) *Vétér. Campagnard*, p. 271.

vet (1) a imité cette pratique avec succès dans un cas de métro-vaginite purulente survenue chez une jument de race à la suite d'un accouchement laborieux, et compliquée d'un engorgement œdématié et douloureux d'un membre postérieur (*Phlegmatia alba dolens*). La dose était de 12 grammes par jour en trois paquets.

On a reconnu depuis quelques années, dans l'espèce humaine, que l'ergot de seigle était un moyen puissant dans le cas de paralysie de la vessie, du rectum, des membres postérieurs, etc., et qu'il constituait un succédané ou tout au moins un auxiliaire très-utile de la noix vomique. C'est un moyen qui nous paraît rationnellement indiqué dans la paraplégie des vaches fraîches vêlées, et dans les cas analogues qu'on pourrait remarquer chez les autres femelles. Le vétérinaire allemand Spinola (2) dit s'en être servi avec succès contre la fièvre vitulaire.

b. **Hémostatique.** — Il est reconnu aujourd'hui que l'extrait aqueux du seigle ergoté est un des meilleurs moyens qu'on puisse employer contre l'hémorrhagie utérine, qui présente souvent tant de gravité dans l'espèce humaine. Chez les animaux, cet accident est rare et généralement sans gravité ; toutefois, à l'occasion, c'est un remède qui pourrait rendre service, ainsi que contre l'hématurie, l'épistaxis, l'entérorrhagie, l'hémoptysie, les hémorrhagies capillaires, etc. Enfin, les divers écoulements mucoso-purulents des muqueuses sont, dit-on, également modifiés avantageusement par l'usage un peu prolongé de l'ergot de seigle, etc.

b. Du Safran (Crocus sativus, L.).

Pharmacographie. — Le Safran est une plante bulbeuse de la famille des Iridées, originaire d'Orient, et cultivée dans toute l'Europe pour les besoins de l'industrie. On n'emploie que le stigmate trifide du pistil ; c'est ce qu'on appelle *safran* dans le commerce. Il est sous forme de filaments allongés, souples, élastiques, entortillés, d'un jaune orangé foncé, d'une odeur vive et pénétrante, d'une saveur amère et aromatique, teignant la salive en jaune et donnant une poudre d'un beau rouge écarlate. Le safran contient les principes suivants : *essence, huile grasse, matière colorante jaune* (polychroïne), *gomme, albumine, sels,* etc. Il est souvent falsifié avec des pétales de *carthame* ou de *souci*, des fibres dessé-

---

(1) *Journ. des vétér. du Midi*, 1851, p. 97.
(2) *Manuel de pathol. et de thérap. vétér.*, p. 156.

chées et colorées de chair musculaire ; ces fraudes se reconnaissent en mettant le safran suspect dans de l'eau tiède : les pétales et les fibres musculaires reprennent leur forme et leur aspect naturels.

Effets et usages. — Le safran se donne en infusion aqueuse ou vineuse, à la dose de 16 à 32 grammes pour les grands animaux, et en quantités proportionnelles aux petits. Il agit sur l'appareil digestif comme un puissant *stomachique ;* sur le système nerveux comme un *antispasmodique* assez énergique, et sur l'utérus comme un *excitateur* des plus actifs. Malgré ces propriétés multiples, le safran est peu employé par les vétérinaires, à cause de son prix extrêmement élevé. Il entre dans les formules de plusieurs préparations pharmaceutiques, du laudanum de Sydenham notamment.

B. UTÉRINS IRRITANTS.

a. Rue des jardins (*Ruta graveolens*, L.).

Pharmacographie. — Cette plante, qui forme la base de la famille des Rutacées, croît spontanément dans les lieux arides, montueux, et se cultive dans les jardins. Les tiges en sont droites et rameuses. Les feuilles, d'un vert glauque à l'état frais, et jaunâtres une fois qu'elles sont desséchées, sont alternes, composées de folioles ovales, cunéiformes. Les fleurs, d'un jaune verdâtre, forment un corymbe terminal au sommet des rameaux (Voy. la figure 24). Toutes les parties de cette plante exhalent une odeur vive et repoussante et présentent une saveur amère et âcre; la dessiccation affaiblit beaucoup ces propriétés.

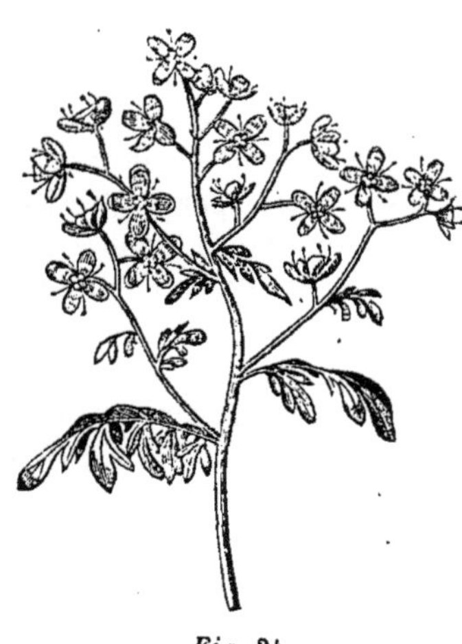

Fig. 24.

Pharmacotechnie. — Les feuilles et les rameaux de la rue, qui sont les parties employées en médecine, contiennent les principes suivants : *huile essentielle* très-active, *principe résineux, chlorophylle, albumine, extractif, gomme, fécule*, etc. Les préparations qu'on fait subir à cette plante sont peu nom-

breuses et simples ; quand on en trouve en quantité suffisante, on
l'écrase dans un mortier et l'on en extrait le suc; mais le plus
souvent on la traite par infusion dans l'eau ou les liqueurs alcooliques, pour confectionner des breuvages ou des lavements.

Médicamentation. — On administre la rue en breuvage dans la
majorité des cas; cependant on peut l'employer aussi en lavements;
à l'extérieur, on l'emploie en cataplasmes après l'avoir écrasée, ou
l'on en extrait le suc, qui est mélangé à l'eau-de-vie et qu'on applique sur des solutions de continuité anciennes. Les doses de rue
fraîche sont de 64 à 125 grammes pour les grandes femelles ; de 16
à 32 grammes pour les moyennes; et de 4 à 8 grammes pour les
petites.

Effets et usages. — L'action locale de la rue fraîche est irritante, surtout pour les tissus dénudés; elle exerce sur les plaies et
les ulcères une action excitante et antiputride des plus marquées ;
et sur les tumeurs indolentes elle produit un effet fondant comparable à celui de la ciguë. Dans le tube digestif, elle paraît conserver
ses qualités irritantes, car tous les auteurs sont unanimes pour reconnaître qu'un usage prolongé ou des doses trop élevées de cette
plante ne tardent pas à irriter notablement le tube gastro-intestinal. Quant à l'action générale de la rue, elle est excitante pour tout
l'organisme et devient même narcotico-âcre quand les doses sont
très-élevées. Enfin, son effet spécial sur la matrice paraît être irritant et porter plus particulièrement sur la muqueuse, dont il aug-
menterait les sécrétions ; aussi doit-on être sobre de l'emploi de ce
médicament et l'associer autant que possible aux autres utérins, et
particulièrement au seigle ergoté. On croit assez généralement,
aux environs de Lyon, que la rue rend stériles les femelles auxquelles on en administre dans le cas de parturition difficile; nous
ne savons jusqu'à quel point cette croyance est fondée, mais elle
nous paraît peu vraisemblable.

Indépendamment de son emploi comme moyen obstétrical dans
les parts laborieux et la rétention du délivre, on administre l'infusion de rue en breuvage contre les vers intestinaux; en lavements
irritants comme succédanés de ceux de tabac; en injections dans
le nez contre l'ozène, etc. A l'extérieur, c'est un détersif puissant
des plaies et des ulcères de mauvaise nature ; un fondant énergique sur les engorgements indolents, etc.

b. De la Sabine (*Juniperus sabina*, L.).

Pharmacographie. — La Sabine est un petit arbrisseau de la famille des Conifères, qui croît sur les lieux secs et pierreux du midi de la France, et qu'on cultive quelquefois dans les jardins. Les feuilles, qui sont la seule partie employée en médecine, sont très-petites, squamiformes, rapprochées, opposées, ovales, aiguës et comme imbriquées sur la tige et les rameaux (Voy. la figure 25). Leur odeur est térébenthinée et leur saveur amère et âcre.

Composition chimique. — D'après les recherches de M. Gardes, la sabine contient les principes suivants : *huile essentielle, résine, extractif résineux, acide gallique, chlorophylle, ligneux, sels,* etc. L'essence, qui est le principe actif, est de couleur citrine, très-fluide, très-aromatique et de même nature chimique que celle de térébenthine.

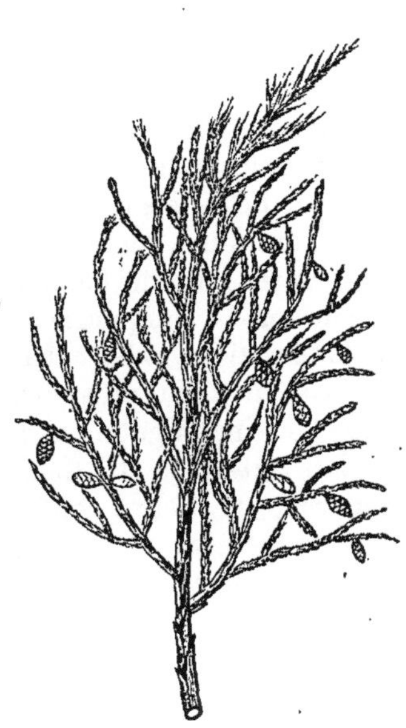

Fig. 25.

Pharmacotechnie. — La sabine subit des préparations assez variées; le plus souvent on la réduit en poudre; d'autres fois on la traite par infusion dans l'eau ou les liqueurs alcooliques; on en retire parfois de l'huile essentielle par distillation ou par l'intermédiaire de l'alcool. On fait, pour l'usage externe, une pommade fondante énergique, dont voici la formule :

Pommade de sabine.

Prenez : Poudre sèche de sabine.................. 1 partie.
   Axonge.. 2 —

Incorporez à froid, ou mieux faites fondre la graisse, versez-la bouillante sur la poudre et remuez jusqu'à refroidissement complet. On pourrait remplacer l'axonge par la térébenthine.

Médicamentation. — On administre la sabine en breuvages ou en bols; la forme d'électuaire ne convient pas à cause des pro-

priétés irritantes de la poudre de cette plante. Les doses de sabine
sèche sont, d'après M. Hertwig, les suivantes :

<pre>
1º Grands herbivores....................   15.   à 64 grammes.
2º Petits ruminants et porcs...........   2   à 8   —
3º Carnivores..........................   0,25 à 2   —
</pre>

Pharmacodynamie. — Appliquée sur la peau, la sabine agit à la
manière des rubéfiants, et sur les tissus dénudés comme un vésicant; dans le tube digestif, elle est également irritante et peut
même déterminer une inflammation gastro-intestinale mortelle
quand on en prolonge l'usage trop longtemps. Les effets généraux
sont encore peu connus ; cependant ils sont excitants, toniques et
diurétiques à petites doses ; mais à doses élevées, ils deviennent
irritants et se portent d'une manière spéciale sur la muqueuse de
la matrice, dont ils tendent à augmenter les sécrétions et les exhalations. On a remarqué, dit-on, que cet arbrisseau rend plus vifs,
plus ardents, les chevaux qui en ont mangé ; les maquignons allemands leur en donnent souvent dans cette intention (1). Cette
assertion, qui nous avait d'abord paru hasardée, se trouve confirmée en partie par les expériences du professeur Sick, de l'Ecole
vétérinaire de Berlin, rapportée par Hertwig (2), desquelles il résulte que la sabine même à assez forte dose, mêlée aux aliments,
donne de l'embonpoint aux chevaux qui en reçoivent.

Pharmacothérapie. — La sabine, comme agent obstétrical, est
employée seule ou unie aux autres utérins, contre l'accouchement
retardé par suite de l'inertie de la matrice, et surtout contre
la non-délivrance. Un praticien habile, M. Garreau (3), assure que
l'infusion de sabine combinée à la teinture utérine de M. Caramija
(Voy. le *Formulaire*), lui a toujours réussi contre la non-délivrance
totale ou partielle chez les vaches, même deux mois après la mise
bas. Indépendamment de ces applications spéciales, M. Hertwig recommande cette plante contre la gourme chronique, la bronchite
ancienne, la morve, le farcin, la péripneumonie épizootique, la
pourriture du mouton, les vers intestinaux, l'inappétence opiniâtre, etc.

A l'extérieur du corps, la poudre de sabine convient pour aviver

(1) Dieu, *Matière médic. et thérap.*, t. III, p, 261.
(2) *Pharmacol. pratique*, p. 254.
(3) *Recueil de médec. vétér.*, 1846, p. 46.

les plaies et les ulcères atoniques, pour détruire les ectozoaires, pour traiter la gale, etc. Un vétérinaire allemand, M. Beek (1), préconise beaucoup la pommade de sabine comme fondant des tumeurs indolentes, telles que *l'éponge*, les *molettes*, les *vessigons*, les *tumeurs* de la mâchoire intérieure des bœufs, etc. Il paraît que ce moyen réussit souvent.

CHAPITRE VI

DES VERMIFUGES.

Synonymie : Anthelminthiques, Vermicides.

On donne le nom de *vermifuges* aux médicaments qui ont la propriété de détruire les parasites qui vivent dans le corps des animaux et même de les expulser lorsqu'ils existent dans le tube digestif.

Quelques auteurs ne donnent pas la même signification aux mots *vermifuge* (2) et *anthelminthique* (3) : le premier servirait à désigner les médicaments qui ont la double propriété de tuer et d'expulser les entozoaires qui vivent dans l'appareil digestif ; tandis que le second, auquel on donne comme synonyme le mot *vermicide*, désignerait les remèdes qui ont la vertu de détruire non-seulement les parasites, mais encore la *diathèse* vermineuse qui les accompagne. Il est beaucoup plus simple de considérer ces diverses dénominations comme synonymes et de les employer indifféremment pour désigner les médicaments qui nous occupent.

Si l'on ne considérait que la propriété de faire périr et d'expulser hors du tube digestif les vers qui s'y développent et qui y vivent, les médicaments vermifuges devraient être les plus nombreux de la matière médicale, car un grand nombre de substances âcres, irritantes, purgatives, et même des matières inertes, produisent ce résultat lorsqu'elles sont ingérées en quantité notable ou pendant quelque temps dans les voies digestives. Mais si l'on ne veut admettre comme jouissant de vertus anthelminthiques que les médicaments qui détruisent, par une sorte de vertu spécifique, les parasites

(1) *Journ. de méd. vétér. de Lyon*, 1850, p. 236.
(2) De *vermis*, ver ; et *fugare*, chasser.
(3) De ἀντὶ, contre ; et ἕλμινθος, vers.

qui se développent dans les diverses parties du corps, cette classe de remèdes est au contraire extrêmement circonscrite.

Origine et énumération. — Les vermifuges sont tirés des trois règnes de la nature, comme l'indique l'énumération suivante :

1° **Règne minéral.** — Étain, fer, zinc, mercure, soufre, calomel, émétique, acide arsénieux, etc.

2° **Règne végétal.** — Mousse de Corse, fougère mâle, écorce de racine de grenadier, kousso, kamala, tanaisie, semen-contra, aloès, assa-fœtida, ail, camphre, cévadille, essence de térébenthine, benzine, huile de pétrole, éther sulfurique, etc.

3° **Règne animal.** — Huile empyreumatique, huile animale de Dippel, fiel de bœuf, etc.

Pharmacotechnie. — Les anthelminthiques sont des médicaments très-disparates sous le rapport de leurs caractères extérieurs et de leur nature chimique ; aussi sont-ils soumis à des préparations très-variées, qui seront plus utilement indiquées à propos de l'histoire particulière de chacun d'eux. Du reste, ces médicaments sont rarement employés isolément ; le plus ordinairement ils sont associés entre eux ou combinés à d'autres agents de la matière médicale.

Médicamentation. — Les vermifuges s'administrent le plus ordinairement dans le tube digestif sous forme de bols, d'électuaires, et mieux sous celle de breuvages ; on les emploie assez fréquemment aussi en lavements ; quelquefois on les administre en fumigations dans les voies respiratoires ; enfin on les applique, mais rarement, sur certains points extérieurs du corps, soit dans le but de les faire pénétrer par absorption, soit pour opérer une médication locale.

Quand on doit administrer ces médicaments dans le tube digestif, ce qui est le plus fréquent, il est utile de soumettre les animaux à la plupart des précautions préliminaires que nous avons indiquées à propos des *purgatifs ;* il est indispensable aussi de maintenir les animaux à la diète pendant la durée de la médication ; enfin, si les entozoaires habitent le canal digestif, il est nécessaire, pour assurer leur expulsion, d'administrer un purgatif lorsqu'on suppose que les remèdes vermifuges ont accompli leur œuvre.

Lorsque les parasites sont concentrés dans les voies digestives, un petit nombre d'administrations de remèdes vermifuges peut suffire pour amener leur entière destruction ; mais quand ils sont répandus dans d'autres points de l'économie, comme les voies respiratoires, l'appareil génito-urinaire, l'œil, le tissu cellulaire, les séreuses, le système sanguin, les centres nerveux, etc., et surtout lorsqu'il existe une *diathèse* ou une *infection* vermineuse, une médication vermifuge est indispensable pour détruire entièrement ces hôtes si opiniâtres ; il faut, en quelque sorte, que les solides et les liquides de l'économie soient profondément imprégnés des molécules vermicides pour que l'helminthiase disparaisse complétement. Enfin, comme les affections vermineuses sont liées presque toujours à un état profond de débilité de tout l'organisme, il est souvent nécessaire d'employer, concurremment avec les vermifuges, des médicaments excitants, toniques, artringents, etc.

Pharmacodynamie. — Les effets locaux externes et internes des vermifuges ne présentent rien de notable ; quant à leurs effets généraux ou plutôt *spécifiques*, comme ils ne se manifestent jamais au dehors par des changements fonctionnels appréciables, leur étude ressort de la pharmacothérapie, puisqu'ils constituent essentiellement des effets thérapeutiques.

Pharmacothérapie. — L'action thérapeutique des vermifuges doit être comptée parmi les actions les plus franchement *spécifiques*, car elle agit directement sur la cause du mal, et très-faiblement sur l'économie, comme on le voit par la destruction des vers intestinaux ; lorsqu'il existe une infection vermineuse, ces médicaments semblent bien, il est vrai, modifier profondément et très-favorablement l'économie animale, mais le plus souvent leur action est purement indirecte, et provient de la destruction de la cause de la débilité ou de la diathèse vermineuse ; ce qui prouve qu'il en est ainsi, c'est que le plus souvent on est forcé d'employer un traitement supplémentaire après la mort des parasites, pour relever l'organisme des atteintes graves qu'il avait subies.

Par quel mécanisme les anthelminthiques parviennent-ils à faire périr les parasites qui vivent dans l'intimité de l'organisme? On l'ignore entièrement. D'abord ce mécanisme varie probablement selon chaque remède, et peut-être aussi à l'égard de chaque parasite. Faut-il admettre, avec quelques auteurs, que tantôt ces médicaments empoisonnent réellement les helminthes, que d'autres fois ils les asphyxient en bouchant leurs stomates, que dans d'autres circonstances ils les font périr en déterminant chez eux une véritable indigestion, etc. ? En supposant même que ces diverses hypothèses fussent vraies, il n'y aurait que de très-faibles avantages à les adopter; il vaut donc mieux s'abstenir, jusqu'à nouvel ordre, de toute explication sur ce sujet obscur.

On admet généralement que les vrais anthelminthiques peuvent agir sur tous les vers qui se développent dans l'économie animale ; cependant, tout en admettant cette opinion comme vraie en thèse générale, nous devons faire observer que certains d'entre eux agissent plus aisément sur quelques parasites que sur d'autres : telle est, par exemple, l'écorce de racine de grenadier pour le ténia, l'huile empyreumatique de Chabert pour les larves d'œstre, etc.

Parmi les vermifuges, nous ne décrirons, comme les plus importants, que la *Mousse de Corse*, le *semen-contra*, la *Fougère mâle*, l'*Écorce de grenadier*, le *Kousso*, le *Kamala* et l'*Huile animale empyreumatique*.

a. De la Mousse de Corse (*Fucus helminthocorton*, Latourette).

Pharmacographie. — On désigne sous ce nom, dans les pharmacies, un mélange d'algues, de polypiers, de coquillages, de graviers, etc., qu'on récolte sur les rochers de bords de la Méditerranée, et particulièrement en Corse. Telle qu'on la trouve dans le commerce, cette matière est sous forme de touffes brunâtres, serrées, composées de filaments rougeâtres, entremêlés sans ordre, de lames membraneuses, de tiges blanchâtres et arti-

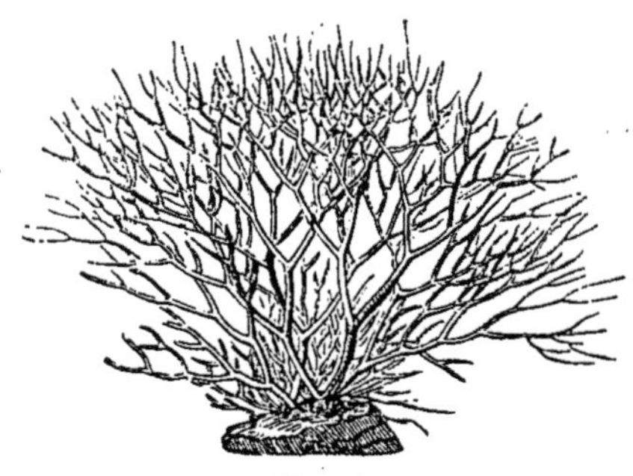

Fig. 26.

culées, etc. Ce mélange exhale une odeur de mer prononcée, et présente une saveur salée, amère et nauséeuse. D'après une ancienne analyse du docteur Bouvier, la mousse de Corse est composée de gélatine, de cellulose, de sels à base de potasse, de soude, de chaux et de magnésie, c'est-à-dire de ceux qu'on trouve dans les eaux de la mer ; en outre, il est certain qu'elle contient de l'iode, et probablement du brome.

Emploi. — La mousse de Corse s'administre en breuvage après qu'on l'a traitée par décoction; la dose est de 32 à 64 grammes pour les petits animaux, chez lesquels elle est à peu près exclusivement employée; pour les grands herbivores, il en faudrait de fortes quantités pour que le remède fût efficace, et alors il deviendrait trop coûteux : aussi n'emploie-t-on sa décoction que pour servir de véhicule aux autres préparations vermifuges. La mousse de mer agit surtout sur les vers cavitaires, comme le strongle, l'ascaride lombricoïde, etc., qui sont les vers intestinaux les plus communs, mais non les plus tenaces. L'usage du remède, pour qu'il soit avantageux, doit être prolongé pendant quelques jours.

b. Du Semen-contra (Semen contra vermes).

Pharmacographie. — On appelle ainsi un mélange de fleurs et de graines de plusieurs variétés d'Armoises qui croissent dans le Levant. On en connaît deux variétés commerciales : le semen-contra d'Alep ou d'Alexandrie, fourni par l'*artemisia judaïca* et l'*A. contra ;* et celui de Barbarie, provenant de l'*artemisia ramosa*. Ce dernier est inférieur à celui d'Alep. L'un et l'autre ont une odeur aromatique, forte, rappelant celle de l'absinthe et une saveur chaude et amère.

Composition chimique. — D'après l'analyse de plusieurs chimistes, le semen-contra contiendrait les principes suivants : une essence, une résine, un extractif amer, de la cérine, de l'albumine, des sels et de la *santonine*, qui est le principe actif.

Santonine. — C'est une matière solide, blanche, cristallisée en prismes quadrilatères, aplatis, brillante, inodore, insipide, fusible sans altération à 136° C., à peine soluble dans l'eau, plus soluble dans l'éther et surtout dans l'alcool. La santonine a des tendances acides et neutralise les bases. Elle possède à un haut degré toutes les propriétés du semen-contra.

Médicamentation. — On donne le semen-contra, chez l'homme, où il est fréquemment employé, sous forme d'infusion; on peut aussi le donner en bol et en électuaire.

Effets et usages. — Le semen-contra est surtout employé contre les vers cavitaires du tube digestif, particulièrement chez les enfants ; aujourd'hui on n'emploie guère que la santonine, plus facile à administrer et plus active. Les vétérinaires pourraient se servir, à l'occasion, de ces deux médicaments chez les très-jeunes animaux, surtout dans les espèces carnivores.

Succédanés du semen-contra.

Grande absinthe et armoise. — (Voyez t. Ier, p. 617 et 619).

c. De la Fougère mâle (*Polypodium filix mas*, L.).

Pharmacographie. — La Fougère mâle est une plante très-commune, qui croît spontanément dans les lieux frais, dans les bois, au bord des fontaines, etc. Elle fournit à la médecine sa racine, et au besoin ses bourgeons. La racine, ou mieux le rhizome de la fougère, est allongé, cylindroïde, tortueux, formé de fragments articulés, de radicelles noirâtres, et recouvert d'une pellicule brunâtre composée d'écailles imbriquées, etc. Sec et tel qu'on le trouve dans le commerce, ce rhizome est en morceaux noueux, irréguliers, écailleux, noirâtres en dehors, jaune verdâtre en dedans, d'une saveur mucilagineuse, douceâtre d'abord, puis styptique, et d'une odeur nauséeuse. Cette souche doit être récoltée en été et lors du développement complet de la plante; les bourgeons sont recueillis au printemps et avant leur épanouissement.

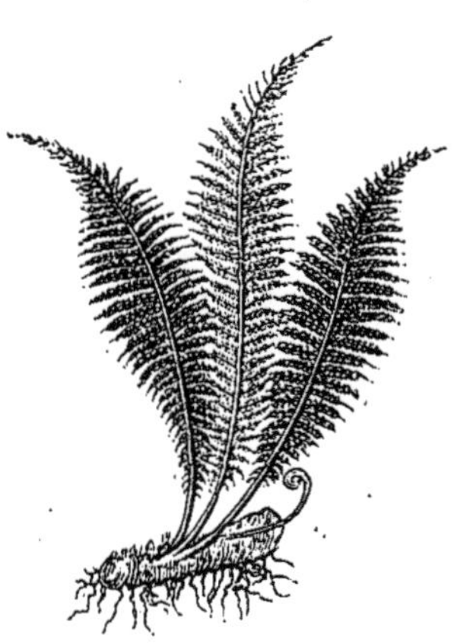

Fig. 27.

Composition chimique. — D'après les analyses de M. Morin, de Rouen, la racine de fougère mâle contient les principes suivants : *essence, huile grasse, acides acétique, gallique* et *tannique, matière gélatiniforme, amidon, sucre, cellulose, sels.* Les bourgeons de fougère renferment principalement de l'*huile essentielle*, une *huile grasse concrète*, une *résine*, de l'*extractif*, etc. C'est l'essence qui est le principe le plus actif dans les deux substances.

Pharmacotechnie. — La fougère mâle est soumise à un assez grand nombre de préparations ; la plus simple et la plus utile est la *poudre ;* on en fait également des teintures alcooliques et éthérées, des extraits de même nature, etc., mais ces préparations sont inusitées en médecine vétérinaire. On retire des bourgeons, par l'intermédiaire de l'éther, une *oléo-résine* très-active, mais d'un prix trop élevé pour les animaux.

Médicamentation. — On administre la fougère mâle sous diverses formes dans le tube digestif : la plus simple est celle d'électuaire ou de bol ; celle de pilule est souvent nécessaire pour les carnivores et les oiseaux de basse-cour ; la plus avantageuse est celle de breuvage, que l'on prépare soit avec une infusion simple de la racine ou des bourgeons de cette plante, soit en suspendant, dans une infusion de mousse de Corse ou une décoction d'écorce de grenadier, de la poudre de fougère ; on peut aussi l'employer en lavements ; enfin, en ajoutant quelques grammes d'éther à ces diverses préparations, on assure beaucoup mieux leurs effets dans l'économie animale.

Les doses de fougère mâle sont les suivantes :

1° Grands herbivores....................	150 à 250	grammes.
2° Petits ruminants et porcs.............	32 à 64	—
3° Carnivores.........................	16 à 32	—
4° Volailles.............................	2 à 4	—

Pharmacothérapie. — La fougère mâle est un des meilleurs vermifuges que nous possédions ; elle paraît être d'une grande efficacité contre le ténia, et, sous ce rapport, elle peut rendre quelques services dans la médecine des carnivores, chez lesquels ce parasite n'est pas rare ; mais elle paraît jouir d'une action non moins puissante sur les autres helminthes, ainsi que le démontrent les observations d'un grand nombre de praticiens. Ainsi Volpy (1) assure avoir guéri un cheval atteint d'accès épileptiformes dus à la présence de vers dans les intestins ; le docteur Baronio (2) a prescrit avec un plein succès la poudre de fougère humectée et mêlée aux aliments, dans une épizootie vermineuse qui décimait les poules dans la Lombardie ; plus récemment Blavette (3) l'a employée avec les mêmes avantages dans un cas analogue : il l'associait à la tanaisie et à la

(1) *Abrégé de l'art vétérinaire*, p. 80.
(2) *Instr. vétér.*, t. IV, p. 215.
(3) *Recueil de méd. vétér.*, 1840, p, 355.

sarriette, traitait le mélange par infusion (environ 100 grammes de
chaque pour 2 litres d'eau), et le liquide qui en résultait servait à
délayer de la farine, dont on faisait des bols, qui étaient administrés de vive force aux oiseaux malades. Chez les quadrupèdes, ce
médicament a donné aussi de bons résultats : Delafond (1) l'a employé avec succès sur des veaux atteints d'affection vermineuse des
bronches ; il l'employait en décoction à la dose de 30 grammes, et
ajoutait à chaque breuvage 2 à 4 grammes de calomélas. Enfin
M. Chambert (2) a donné la poudre de fougère à la dose de 64 à
128 grammes dans une infusion légère de mousse de Corse, à un
cheval qui était tourmenté par des vers intestinaux et qui en ren-
dait fréquemment par l'anus ; après huit jours de l'usage de ce médicament, on obtint une évacuation prodigieuse d'ascarides lombricoïdes.

d. De l'Écorce de racine de Grenadier.

Pharmacographie. — Le Grenadier est un arbrisseau originaire
de l'Afrique. et cultivé dans plusieurs contrées d'Europe, telles que
la Sicile, l'Italie, le Portugal, l'Espagne, la Provence, etc. ; en
outre, il est cultivé comme plante de serre dans des pays plus sep-
tentrionaux. Il fournit à la médecine ses *fleurs* et ses *fruits*, dont il
a été question à propos des *astringents*, et sa *racine,* dont l'écorce
est un ténifuge énergique.

Caractères. — La racine de grenadier est ligneuse, noueuse,
dure, pesante, d'une couleur jaune et d'une saveur astringente.
L'écorce qu'on en retire est d'un gris jaunâtre ou d'un gris cendré
au dehors, jaune en dedans, cassante, non fibreuse, et d'une saveur astringente non amère, etc. D'après les recherches de Mitouart
et de Latour de Trie, cette écorce contiendrait les principes suivants : *acides gallique* et *tannique, matière résineuse, cire, substance
grasse, matière sucrée, chlorophylle,* etc.

Pharmacotechnie. — L'écorce sèche peut être réduite en poudre et
administrée en bol ou en électuaire ; cependant c'est une préparation infidèle ; celle qu'on doit préférer est la *décoction,* dans la proportion de 64 grammes pour un litre d'eau réduit à un demi-litre
par l'évaporation. Lorsque l'écorce est fraîche, la préparation est

---

(1) *Recueil de médec. vétér.*, 1814, p. 255.
(2) Communication orale.

toujours plus efficace ; on a proposé d'en faire un extrait aqueux ou alcoolique, mais cette forme est peu employée, même chez l'homme.

Médicamentation. — La poudre se donne en bols ou en électuaires ; la décoction s'emploie en breuvages et en lavements ; les doses sont de 126 à 200 grammes pour les grands herbivores ; de 64 à 96 grammes pour les petits ruminants et le porc ; et de 32 à 64 grammes pour les carnivores.

Pharmacothérapie. — L'écorce de racine de grenadier est un bon anthelminthique pour tous les parasites, notamment pour le ténia, qu'on observe sur tous les animaux et surtout chez les carnivores. C'est au pharmacien Lebas (1) que la médecine vétérinaire est redevable de ce moyen ; seulement, au lieu d'employer l'écorce de la racine de grenadier, il se servait de l'écorce de la grenade, plus abondante et moins chère que celle de la racine ; l'extrait aqueux employé à la dose de 2 grammes chez un chien a procuré l'évacuation de ténias et d'ascarides. En 1827, Vatel (2) constatait de son côté, l'efficacité de la poudre de l'écorce de la racine de grenadier, donnée en pilules à la dose de 8 à 12 grammes, chez les chiens.

e. Du Kousso ou Cousso.

Pharmacographie. — On donne ce nom aux fleurs plus ou moins brisées d'un arbre de la famille des Rosacées, le *Brayera anthelminthica*, Kunth, qui croît en Abyssinie. Le kousso, tel qu'on le trouve aujourd'hui dans le commerce, a l'aspect des fleurs de tilleul brisées, une couleur blonde, une saveur d'abord fade, puis un peu âcre et une odeur faible de fleur de sureau, qui se développe surtout sous l'influence de l'eau chaude.

Composition chimique. — D'après l'analyse de plusieurs chimistes, le kousso contiendrait les principes suivants : du tannin, de l'extractif, de la résine, de l'essence, une matière grasse, du sucre, de la gomme, de la *Kousséine*, etc. Ce dernier principe, trouvé par Stromeyer, est sans doute le plus actif.

Médicamentation. — On administre, chez l'homme, le kousso en infusion sans filtrer le liquide ; on peut adopter cette forme chez

(1) *Recueil de médec. vétér.*, 1824, p. 405.
(2) *Compte rendu de l'École d'Alfort*, 1827, p. 31.

les animaux, mais on peut aussi le donner en bol et en électuaire.
Il est parfois utile de faire suivre son usage de l'administration d'un
purgatif.

Effets et usages. — Le kousso est le ténifuge habituel des Abys-
sins, chez lesquels il ne manque jamais son effet. En Europe il est
moins fidèle ; néanmoins il est considéré comme un des meilleurs
moyens d'expulser le ver solitaire de l'homme. — Ce médicament
paraît souvent employé chez le chien et le mouton par les vétérinaires allemands et russes. M. Muller (1) l'a donné aux moutons à
la dose de 4 grammes, de deux heures en deux heures, jusqu'à l'expulsion du parasite. Des moutons faibles et épuisés ne résistèrent
pas à la dose de 15 grammes. M. R. Hartmann (2) s'en est servi
aussi avec succès chez le mouton ; toutefois il le trouva inférieur au
kamala, comme nous le verrons tout à l'heure. Il n'a pas été essayé encore, du moins à notre connaissance, chez les grands herbivores.

f. Du Kamala.

Pharmacographie. — Le Kamala est une matière résineuse fournie par les capsules ou fruits d'un arbre de la famille des Euphorbiacées, le *Rottlera tinctoria*, Rox., qui croît dans l'Inde, en Chine,
aux îles Philippines, etc. Il forme une poudre d'un rouge brique,
dichroïque, c'est-à-dire présentant une couleur rouge et une couleur jaune non confondues; d'une odeur faible, aromatique, rappelant un peu celle du cachou, et d'une saveur presque nulle.
Cette matière est insoluble dans l'eau, peu soluble dans l'alcool
froid, mais soluble dans l'éther et l'esprit-de-vin bouillant.

Composition. — D'après l'analyse du docteur Anderson, de Glas-
cow, le Kamala contiendrait de la résine. de l'essence, des matières colorantes, de la cellulose, des sels, et surtout une matière
cristalline, qui se déposerait dans la teinture éthérée chaude de
kamala : c'est la *Rottlérine*, principe actif de ce vermifuge.

Pharmacotechnie. — On fait avec le kamala une teinture alcoolique dont voici la formule.

> Prenez : Kamala... 1 partie.
> Alcool.. 2 —

Laissez macérer pendant deux jours et passez.

(1) *Magazin*, 1860.
(2) *Ibib.*, 1862 ; et *Clinique vétér.*, 1862, p. 643.

On administre le kamala en suspension dans l'eau, en bol ou en électuaire.

Effets et usages. — Le kamala, introduit dans la thérapeutique humaine depuis une douzaine d'années, à titre de ténifuge et de remède antipsorique, jouit, sous le premier rapport, d'une assez grande réputation. Il n'a été encore que peu employé en médecine vétérinaire ; cependant il résulte de quelques expériences comparatives faites sur le mouton par M. R. Hartmann (1), avec le kamala, le kousso, le penna et la créosote, que le premier s'est montré bien supérieur aux trois autres, et surtout aux deux derniers, qui sont restés impuissants ; le kamala a été donné aux moutons à la dose de 38ᵍʳ,50 en une ou deux doses ; les animaux sont restés gais, et au bout de trois heures ils ont expulsé, sans souffrance, une grande quantité de ténias. — M. Clément, anciennement vétérinaire à Genève, où ce remède est souvent employé chez l'homme avec succès, s'en est servi avec avantage chez le chien. Toutefois, il le trouve moins fidèle qu'autrefois, ce qu'il attribue à sa falsification. Aujourd'hui le vulgaire l'emploie avec profit contre la maladie des chiens ; il se montre parfois éméto-cathartique (*note communiquée*). Enfin, il a été employé par M. Huber (2) chez les chiens à la dose de 2 à 4 grammes, et chez les poulains à celle de 8 grammes et toujours avec un rapide succès. Par contre, M. Pillewax (3) préfère encore les anciens vermifuges.

Un vétérinaire allemand, M. Burmeister (4), paraît avoir étudié l'action du kamala chez les divers animaux domestiques et constaté son efficacité contre les ascarides et les ténias. Il le donne associé à l'aloès chez tous les animaux, sous forme de pilules aux chiens, de bols aux chevaux et de breuvage aux ruminants ; l'effet se manifeste au bout de vingt-quatre à trente-six heures. La dose est de 2 grammes chez les carnivores, et de 16 à 32 grammes, chez les herbivores avec autant d'aloès.

g. Huile empyreumatique.

Synonymie : Huile animale pyrogénée, Huile pyrozoonique.

Pharmacographie. — Ce produit complexe, résultant de la dis-

<hr>

(1) *Magazin*, 1862 ; et *Clinique vétér.*, 1862, p. 643.
(2) *Compte rendu de Munich*, 1863.
(3) *Journ. de médec. vétér. de Lyon*, 1863, p. 370.
(4) *Mitheil, de Berlin*, 1865.

tillation à vase clos des matières organiques, est un liquide d'aspect oléagineux, épais, noirâtre, plus dense que l'eau, d'une saveur âcre et amère, et d'une extrême fétidité. Très-imparfaitement soluble dans l'eau, l'huile empyreumatique se dissout facilement dans l'alcool, l'éther, les essences, les huiles et tous les corps gras. Soumise à la distillation, elle laisse passer dans le récipient un produit limpide, jaunâtre, d'une saveur amère, d'une odeur fétide supportable, se colorant et s'épaississant à l'air, en reprenant l'aspect primitif de l'huile empyreumatique ; c'est ce produit, distillé et rectifié à plusieurs reprises, qu'on appelle *huile animale de Dippel*, du nom du médecin qui le premier l'a préconisée chez l'homme ; elle est inusitée en médecine vétérinaire.

Composition chimique. — Elle est extrêmement compliquée et encore imparfaitement fixée ; on y a signalé les principes suivants : *huile pyrogénée limpide, bitume, eau, acide acétique, ammoniaque et sels ammoniacaux, produits cyaniques, odorine, animine, olanine, ammoline*, etc. Ces quatre derniers principes, qui sont basiques, ont été découverts par M. Unverdorben.

Pharmacotechnie. — L'huile empyreumatique brune est soumise à un assez grand nombre de préparations ; indépendamment de la distillation qu'on lui fait subir, on la transforme en savonule, en sirop, etc. ; mais ces préparations ont peu d'importance en pharmacie vétérinaire ; il n'en est pas de même de la suivante, qui, quoique ancienne, mérite d'être conservée.

Huile empyreumatique de Chabert.

Prenez : Huile empyreumatique brute............. 1 partie.
    Essence de térébenthine................ 3 —

Mélangez exactement les deux substances et laissez en contact pendant quatre jours ; distillez au bain de sable dans une cornue munie d'une allonge et d'un récipient, et retirez seulement les trois quarts du mélange ; recueillez le produit distillé et conservez dans des bouteilles bien bouchées (Chabert) (1).

Médicamentation. — L'huile empyreumatique s'administre par plusieurs voies : par le tube digestif, elle se donne en breuvages, en bols ou en lavements ; la forme liquide est préférée pour les ruminants, tandis que la forme solide est adoptée assez généralement pour les autres animaux. Le véhicule le plus convenable pour

(1) *Instr. vétér.*, t. I, p. 413 et 414.

les breuvages et les lavements, est une infusion de plantes amères
ou vermifuges. Chabert recommandait celle de sarriette ; une décoction de suie de cheminée épaissie au moyen de la dextrine ou
dès jaunes d'œuf, constitue également un excellent moyen pour ce
mode de médicamentation. Les bols d'huile empyreumatique se
confectionnent à l'aide de poudre de fougère, d'écorce de racine
de grenadier, de gentiane, de tanaisie, de rhubarbe, d'aloès, etc.,
et quantité suffisante de miel; on peut y ajouter au besoin du
soufre, des sulfures d'antimoine, de mercure, etc. Dans les voies
respiratoires, on peut faire des fumigations pyrogénées de deux
manières : en brûlant du vieux cuir sur un réchaud (Chabert), ou
en déposant de l'huile noire sur un corps solide, du cuir, par exemple, et en chauffant celui-ci sur un foyer quelconque (Vigney).
Enfin, Chabert a conseillé d'injecter cette huile délayée avec de
l'eau, dans le nez du mouton atteint de tournis, d'en frictionner le
point du crâne sur lequel agit l'hydatide qui occasionne cette maladie; Moiroud (1) prescrit d'en oindre le ventre des chiens atteints
d'épilepsie, etc. Les doses d'huile de Chabert sont les suivantes,
pour l'intérieur, chez tous les animaux domestiques :

1° Grands ruminants............. ..	32 à 64	grammes.
2° Solipèdes......................	24 à 48	—
3° Petits ruminants et porcs........	4 à 8	—
4° Carnivores.....................	1 à 2	—

L'huile brute se donne à doses moitié moindres.

Pharmacodynamie. — Appliquée pure sur la peau, l'huile empyreumatique brute irrite sa surface, mais ne dépasse pas les effets
des rubéfiants; sur les solutions de continuité et sur les muqueuses, elle est un peu plus irritante. Ingéré dans l'estomac, ce produit
pyrogéné se montre également irritant; il détermine de la rougeur
dans la bouche, cause de la salivation, fait vomir les carnivores
et les omnivores, provoque des coliques chez les herbivores, etc.
Les effets généraux de l'huile empyreumatique sont de nature
excitante; la circulation est accélérée, les muqueuses rougissent,
la peau s'échauffe, etc. ; en outre, quand la dose est un peu élevée,
on observe quelques phénomènes nerveux : c'est ainsi que Moiroud a remarqué des mouvements spasmodiques de la lèvre inférieure chez une jument à laquelle il avait administré 150 grammes

____

(1) *Pharmacologie*, p. 502.

d'huile empyreumatique noire ; que M. Hertwig (1) a vu des chevaux auxquels il avait injecté depuis 4 jusqu'à 16 grammes de cette
substance dans la jugulaire, présenter des mouvements convulsifs,
une marche chancelante, etc. Enfin M. Mulle (2), vétérinaire à Ver-
feil, ayant prescrit un électuaire renfermant 90 grammes d'huile
empyreumatique, à donner en trois fois, contre les larves d'œstre,
et la préparation ayant été administrée d'emblée, observa des phénomènes d'empoisonnement, tels que tête basse, frissons, tremblements généraux, station chancelante, efforts violents pour vomir, etc.
Un électuaire opiacé calma peu à peu ces symptômes inquiétants.
Ces divers phénomènes sont de courte durée si la dose n'est pas
toxique, car l'huile pyrogénée est peu à peu expulsée du corps par
les voies d'exhalation et de sécrétion, dont les produits s'imprègnent
bientôt de sa mauvaise odeur.

On n'est pas bien fixé sur les doses toxiques de ce médicament
pour les animaux. Hénon (3) dit que cette huile fait périr les chiens
à la dose de 8 grammes, et les chevaux à celle de 64 grammes ;
M. Hertwig prétend qu'elle est nuisible aux solipèdes au-dessus
de 100 grammes environ, et aux chiens au delà de 12 grammes ;
Moiroud a vu mourir une jument par l'ingestion de 150 grammes
d'huile empyreumatique non rectifiée ; enfin, pour les ruminants,
on ne possède aucun document certain.

Pharmacothérapie. — L'huile empyreumatique a surtout été
préconisée par Chabert comme un excellent vermifuge. Ce célèbre praticien en a fait usage par toutes les surfaces, chez tous les
animaux et contre la plupart des parasites qui vivent dans l'économie animale, et presque toujours avec succès. Depuis Chabert, ce
moyen a été fréquemment employé, surtout contre les larves d'œstres qu'on trouve dans l'estomac et le rectum des chevaux ; il ne
réussit pas toujours à expulser ces hôtes opiniâtres. M. Vigney (4)
a employé avec succès les fumigations d'huile empyreumatique
contre les filaires des bronches dont était atteint un troupeau de
bêtes bovines ; ces fumigations étaient libres et se pratiquaient
dans l'étable des animaux afin d'imprégner l'air qu'ils respiraient
des principes actifs de cette huile pyrogénée. — Plus récemment,

(1) *Pharmacologie pratique,* p. 316.
(2) *Journ. des vétér. du Midi,* 1864, p. 174.
(3) *Registre de l'École de Lyon,* 1809.
(4) *Mém. de la Soc. vétér. du Calvados et de la Manche,* 1850, p. 99.

M. Cambon (1), vétérinaire belge, s'est servi avec succès de l'huile empyreumatique combinée à l'essence de térébenthine ou à l'éther sulfurique. La dose était de 32 grammes de chaque substance. Ce praticien préfère une forte dose une fois donnée, que des doses moindres répétées, parce que ces dernières irritent plus facilement l'intestin.

Indépendamment de son emploi comme vermifuge, l'huile empyreumatique a été mise en usage par Flandrin (2), chez les vaches rongeantes à la dose de 30 grammes ; par Drouard (3) et Charlot (4), contre un tétanos et une épilepsie de nature vermineuse ; par Moiroud, contre l'épilepsie du chien, etc. Ce moyen conviendrait sans doute aussi contre les autres névroses, car c'est un puissant antispasmodique trop négligé par les vétérinaires.

A l'extérieur, l'huile empyreumatique a été appliquée avec succès sur les plaies et les ulcères atoniques, surtout quand ils sont couverts de vermine, sur les aphthes, les crevasses, les dartres et la gale ; mais ce remède, outre l'inconvénient de tacher la toison du mouton, possède une si détestable odeur, qu'on n'en use, pour remplir ces indications, que le moins souvent possible.

Succédanés de l'huile empyreumatique.

La *créosote*, le *goudron* de bois, la *suie* de cheminée, la *benzine*, *l'huile* de *pétrole*, etc., peuvent remplacer au besoin l'huile empyreumatique ; il en est de même des graines céréales et légumineuses, des glands du chêne, etc., fortement torréfiés, salés et donnés avec les aliments ordinaires. — Ce moyen si simple et si peu dispendieux est, dit-on, infaillible pour expulser les vers intestinaux cavitaires chez les animaux herbivores surtout.

(1) *Annales vétér. belges*, 1860, p. 393.
(2) *Inst. vétér.*, t. III, p. 252.
(3) *Compte rendu de l'École de Lyon*, 1812.
(4) *Recueil de méd. vétér.*, 1825, p. 527.

LIVRE TROISIÈME

PHARMACIE OU PHARMACOTECHNIE

INTRODUCTION

Définition. — La *pharmacie*, encore appelée *pharmacotechnie*, est une science technologique ou un art raisonné, qui s'occupe principalement des manipulations auxquelles on soumet les drogues ou médicaments simples pour les transformer en médicaments composés magistraux ou officinaux, par leur association méthodique.

Objet. — L'objet de la pharmacie est assez complexe ; il comprend la *récolte*, la *conservation*, la *préparation* et l'*association* des drogues simples.

But. — Le but de la pharmacotechnie est d'approprier, par une préparation convenable, les médicaments bruts tels que les fournit la nature ou le commerce, à l'usage de la médecine, c'est-à-dire à leur emploi à l'intérieur ou à l'extérieur du corps des animaux, lors de l'existence de maladies plus ou moins graves. Les médicaments préparés par le pharmacien au moyen de procédés raisonnés sont, en général, plus faciles à administrer, plus rapides et plus sûrs dans leurs effets sur l'économie animale.

Étendue. — L'étendue de la pharmacie n'est pas encore nettement déterminée : pour les uns, elle doit comprendre la description des médicaments, leur choix et leurs falsifications ; tandis que, pour les autres, et ce sont les plus nombreux, la pharmacie doit s'occuper seulement de la récolte, de la conservation, de la préparation et de l'association des drogues simples, comme nous l'avons déjà dit. Pour nous, la pharmacie est placée entre la pharmacolo-

gie et la thérapeutique : elle commence où finit la première, et se
termine au point où naît la seconde.

Nature. — La pharmacotechnie, ainsi que nous l'avons déjà
établi, est une science d'application ou de technologie ; en un mot,
c'est un *art raisonné*. Aussi lui distingue-t-on une partie *théorique*
et une partie *pratique*. La première se compose des préceptes fournis par l'*histoire naturelle*, la *physique* et la *chimie*, et qui sont
applicables à l'étude pharmaceutique des médicaments : c'est la
partie essentielle, fondamentale de la pharmacie. La seconde comprend l'exécution manuelle des opérations diverses à l'aide desquelles on transforme les drogues simples en médicaments composés : c'est la partie technologique de la pharmacie, qui ne s'apprend que dans les officines et par l'habitude des manipulations du
laboratoire.

Division. — On divisait autrefois la pharmacie en *galénique* et
chimique, selon qu'elle s'occupait des médicaments préparés par
mélange ou par réaction chimique, et cette division, quoique
surannée, est encore adoptée de nos jours par quelques auteurs.
Nous renverrons aux traités de chimie pour tout ce qui concerne
la pharmacie chimique, et nous diviserons la pharmacie galénique en quatre parties, suivant qu'elle s'occupe de la *récolte*, de
la *conservation*, de la *préparation* et de l'*association* des médicaments. Ces quatre parties seront traitées dans autant de chapitres
distincts.

CHAPITRE PREMIER.

DE LA RÉCOLTE DES MÉDICAMENTS.

SYNONYMIE : Collection (1).

Les médicaments étant tirés des trois règnes de la nature, nous
aurions à nous occuper, à la rigueur, de la récolte des médicaments
minéraux, végétaux et *animaux ;* mais, d'une part, les premiers étant
presque toujours des produits chimiques préparés en grand dans

(1) De *colligere*, recueillir, rassembler.

l'industrie, et qu'on se procure facilement dans le commerce, le
vétérinaire n'a pas à s'occuper de leur collection ; d'autre part, les
médicaments animaux employés en médecine vétérinaire étant en
petit nombre, nous renverrons, pour leur récolte, aux articles qui
concernent chacun d'eux en particulier, dans la *Phharmacologie spéciale*. Il ne nous reste donc plus, comme sujet de ce chapitre, que
la récolte des médicaments végétaux indigènes. Nous poserons
d'abord quelques principes généraux relativement à la collection
des plantes ; puis, dans quelques paragraphes spéciaux, nous examinerons les préceptes relatifs à la récolte des diverses parties
végétales, telles que les racines, les tiges, les écorces, les feuilles,
les bourgeons, les fleurs, les fruits, etc.

1° Principes généraux. — Les médicaments tirés des végétaux
sont susceptibles de varier beaucoup dans leur degré d'activité et
dans la nature de leurs propriétés, selon une foule de circonstances
qu'il importe d'examiner. Parmi ces circonstances, il en est qui
tiennent aux plantes elles-mêmes, et d'autres aux influences am-
biantes.

En général, on ne doit recueillir que les plantes bien développées
et exemptes d'altérations morbides ; celles qui sont rabougries ou
malades doivent être rejetées comme inutiles ou nuisibles ; on
doit préférer aussi, autant que possible, les plantes spontanées à
celles qui sont cultivées ; enfin, à de rares exceptions près, on
ne doit récolter les végétaux que quand ils ont acquis leur entier
développement, c'est-à-dire à l'époque où les fleurs apparaissent
et s'épanouissent : les plantes trop jeunes sont mucilagineuses et
peu actives, et celles qui sont vieilles sont fibreuses et à peu près
inertes.

Les circonstances extérieures qui influent le plus sur les propriétés des plantes, sont principalement le *climat*, l'*exposition*, le *terrain*,
la *culture*, etc. Généralement, les plantes des pays chauds sont plus
actives que celles qui croissent dans les contrées froides ; voilà pourquoi les produits végétaux qui viennent des régions tropicales ne
peuvent être remplacés par les plantes de nos pays, et comment
beaucoup de végétaux qui sont vénéneux ou très-actifs dans le Midi,
sont innocents ou très-peu énergiques dans le Nord : quelques Ombellifères vireuses font seules exception à cette règle générale. L'exposition exerce dans chaque région du globe la même influence que
les climats à l'égard de toute la surface de la terre : les plantes qui
croissent sur un terrain exposé au midi seront donc toujours plus

actives que celles qui viennent sur une surface tournée vers le
nord. La nature du terrain exerce également sur les végétaux une
action puissante relativement à leurs propriétés : le terrains légers,
secs, produisent des plantes peu développées, mais très-actives; les
terrains très-humides rendent les Ombellifères vireuses, la ciguë,
par exemple, plus actives que celles qui viennent sur les terrains
secs ; les terres très-riches en principes azotés qui avoisinent les
habitations communiquent une grande activité aux Solanées, aux
Crucifères, etc. ; le voisinage des murs est nécessaire à la bourrache,
à la pariétaire, etc. ; enfin les plantes marines perdent toutes leurs
propriétés quand on les cultive loin des bords de la mer. A l'exception de quelques Composées, de certaines Ombellifères, de la plupart des Crucifères, et d'un petit nombre de Labiées, etc., qui
acquièrent des propriétés plus développées sous l'influence de la
culture, le plus grand nombre des plantes sont plus actives quand
elles viennent spontanément que quand elles se développent par
les soins de l'homme, etc.

2° **Principes spéciaux.** — Indépendamment des deux ordres de
circonstances que nous venons d'examiner, il en existe une troisième qui influe aussi sur les qualités des plantes, c'est la partie
végétale qu'on utilise ; les propriétés médicinales ne sont pas les
mêmes, et varient, en effet, selon qu'on emploie les racines, les
tiges, les feuilles, les fleurs, etc. Il nous reste donc à étudier les
préceptes qui doivent présider à la récolte de ces diverses parties
végétales.

I. — RÉCOLTE DES RACINES ET DES BULBES.

a. **Racines.** — L'époque la plus convenable pour la récolte des
racines varie selon la durée des plantes qui les fournissent; les
racines ligneuses peuvent être récoltées en toute saison ; celles des
plantes annuelles, lorsque le végétal a acquis son entier développement; les racines bisannuelles doivent être récoltées durant l'automne de la première année de l'existence de la plante ; enfin les
racines des plantes vivaces se récoltent surtout au printemps. Dans
tous les cas, les racines et les rhizomes, à leur sortie de la terre,
doivent être débarrassés de leurs radicelles, des parties altérées,
du collet qui provoquerait une végétation intempestive, nettoyées
de la terre qui y adhère, au moyen de la dessiccation, du lavage, etc. ;
enfin, si les racines sont volumineuses, charnues, il est nécessaire
de les diviser pour qu'elles se dessèchent complétement et avec

rapidité. Voici la liste des racines dont la récolte intéresse le vétérinaire :

Racine d'angélique.	Racine de gentiane.
— d'aunée.	— de grenadier.
— de betterave.	— d'hellébores.
— de bryone.	— d'impératoire.
— de carotte.	—. de raifort sauvage.
— de consoude.	— de rhubarbe.

b. **Bulbes.** — Les bulbes doivent être récoltés avant le développement des fleurs qui les épuisent complétement de leurs principes actifs. Quand ils sont écailleux, comme celui de la scille maritime, on les divise pour les faire sécher; mais quand ils sont pleins, comme celui du colchique, on les dessèche entiers.

II. — RÉCOLTE DES TIGES ET DES ÉCORCES.

a. **Tiges.** — Les tiges herbacées doivent être récoltées au moment où les feuilles sont complétement développées, et où les fleurs vont commencer à paraître; les tiges ligneuses se récoltent après la chute des feuilles, à la fin de l'automne, et sur des arbres jeunes et vigoureux (exemple : genévrier, buis, etc.). Les unes et les autres doivent être divisées convenablement pour que la dessiccation en soit prompte et complète. Voici l'énumération des principales tiges :

Tiges de buis.	Tiges d'euphorbe ordinaire.
— de douce-amère.	— de genévrier.
— de fougère mâle.	— de pariétaire.

b. **Écorce.** — Les écorces des arbres résineux sont récoltées au printemps, à l'époque de l'ascension de la séve, parce que c'est à ce moment qu'elles ont le plus d'activité; celles des arbres non résineux doivent être recueillies en automne, avant la chute des feuilles. On doit choisir des arbres sains et vigoureux, et enlever l'écorce des branches de trois ou quatre ans; les branches plus vieilles donneraient une écorce épaisse, ligneuse, crevassée et dépourvue de principes actifs. Il faut, dans tous les cas, diviser les écorces convenablement, et les dessécher rapidement au soleil, dans une étuve ou dans un four convenablement chauffé. Voici les principales écorces indigènes :

Écorce de chêne.	Écorce de racine de grenadier.
— de garou.	— de saule, etc.

III. — RÉCOLTE DES BOURGEONS ET DES FEUILLES.

Les bourgeons, comme ceux de peuplier, de sapin, de fougère mâle, etc., doivent être récoltés au printemps, lorsqu'ils ont acquis tout leur développement, et un peu avant leur épanouissement. Quant aux feuilles, elles seront cueillies sur des plantes vigoureuses, en pleine végétation, et au moment où les fleurs commencent à paraître. Le moment de la journée le plus favorable à la récolte des feuilles est le matin, quand le soleil a dissipé la rosée qui les recouvrait. Pour les dessécher, on les étend sur un drap de toile grossière, sur une claie d'osier, et on les expose au soleil, à l'étuve, ou on les laisse dans un grenier ouvert du côté du midi et bien aéré, en ayant soin de les remuer de temps en temps pour empêcher qu'elles ne s'échauffent et ne moisissent. Avant de renfermer les feuilles sèches dans des bocaux ou dans des boîtes, il est nécessaire de les exposer à l'air pendant quelques heures, afin qu'elles absorbent un peu d'humidité, et qu'elles reprennent assez de souplesse pour ne pas se briser quand on les tasse. Voici le tableau des principales feuilles indigènes médicinales :

Feuilles d'aconit.	Feuilles de mauve.
— de belladone.	— de mélisse.
— de ciguë.	— de menthe.
— de cochléaria.	— de morelle noire.
— de datura.	— de noyer.
— de digitale.	— d'oseille.
— de guimauve.	— de rue.
— de frêne.	— de sabine.
— de jusquiame.	— de sauge.
— de mandragore.	— de tabac.

IV. — RÉCOLTE DES FLEURS ET DES SOMMITÉS FLEURIES.

En général, on récolte les fleurs et les sommités fleuries un peu avant leur épanouissement ou au moment où il vient de s'effectuer. Leur dessiccation exige de grands soins, car il convient de les préserver de l'action directe du soleil, qui volatilise leurs principes actifs et qui altère leur couleur, et de la poussière, qui leur communique une mauvaise odeur. Le moyen le plus simple est d'étendre les fleurs sur des claies garnies de papier, de disposer les sommités fleuries en petites bottes, et de laisser le tout séjourner dans un grenier chaud et bien aéré, en ayant le soin de remuer de temps en temps les fleurs, afin que la dessiccation soit bien uniforme. Une fois sèches, les fleurs doivent être conservées dans des bocaux bien secs et fermés, ou encore dans des boîtes de carton ou de bois garnies de papier ; un léger tassément aide à la conservation. Quant aux sommités fleuries, un moyen simple et économique de les conserver, c'est de les renfermer dans des sacs de papier et de les suspendre dans un grenier à l'aide d'une corde. Nous allons indiquer les principales fleurs ou sommités fleuries indigènes, employées en médecine vétérinaire :

Fleurs ou sommités d'absinthe.	Fleurs ou sommités de guimauve.
— — d'armoise.	— — de houblon.
— — d'arnica.	— — de lavande.
— de bourrache.	— — de mauve.
— — de camomille.	— — de molène.
— de centaurée.	— — de romarin.
— — de colchique.	— — de roses.
—. de coquelicot.	— — de sureau.
— — de grenadier.	— — de tanaisie.
— — de genêt.	— — de tilleul.

V. — RÉCOLTE DES FRUITS ET DES SEMENCES.

Les fruits, tels que les baies de genièvre et de nerprun, la noix, la grenade, etc., doivent être cueillis avant leur maturité pour qu'ils aient plus d'activité et soient d'une conservation plus facile ; quant aux semences ou graines des diverses plantes, elles ne seront récoltées qu'à leur entière maturité ; cependant il ne faut pas les laisser dessécher sur la plante, parce qu'elles perdraient une partie de leur activité. On doit choisir celles qui sont bien nourries, pleines, entières, pourvues de leur odeur et de leur saveur naturelles, et rejeter celles qui sont avortées, altérées, d'une couleur non ordinaire, etc. La conservation des semences est généralement facile, et ne demande aucune précaution spéciale. Voici la liste des plus usitées :

Graines ou semences d'anis.	Graines ou semences de fenouil.
— — de carvi.	— — de lin.
— — de coriandre.	— — de moutarde blanche.
— — de cumin.	
— — de ciguë.	— — de moutarde noire.
— — de colchique.	— — de ricin.

CHAPITRE II

DE LA CONSERVATION DES MÉDICAMENTS.

SYNONYMIE : Reposition.

La conservation des drogues simples consiste à les préserver de toute altération pendant un temps plus ou moins prolongé, c'est-à-dire à maintenir dans une intégrité parfaite les caractères physiques et chimiques qui leur sont naturels. Cette opération est plus ou moins difficile selon la composition chimique de ces substances, et le degré d'instabilité de leurs éléments. La conservation des matières minérales et des produits organiques définis est toujours très-simple et ne présente aucune difficulté sérieuse ; par contre, celle des substances organiques et organisées est toujours environnée d'assez grandes difficultés : cependant on y parvient en les dépouillant des matières étrangères ou altérées qu'elles peuvent renfermer, en les desséchant complétement, en les préservant du contact de l'air, etc. Jetons un coup d'œil rapide sur chacun de ces moyens de conservation.

1° **Émondation.** — Les matières organiques étant d'autant plus faciles à conserver qu'elles sont plus simples, il est tout à fait rationnel, quand on doit préserver de toute altération une substance de cette nature, de la dépouiller entièrement des matières qui lui sont étrangères, surtout quand celles-ci sont déjà altérées ou susceptibles de hâter l'altération de la substance principale. C'est ainsi qu'on enlève aux racines leurs radicelles, la terre qui les recouvre ; qu'on retranche les feuilles radicales, le collet lui-même, etc., parce que ces parties peuvent altérer la racine que l'on veut conserver ; qu'on enlève les pétioles aux feuilles, les pédoncules et les bractées aux fleurs, etc., pour le même motif, etc.

2° **Dessiccation.** — La dessiccation consiste à enlever plus ou moins complétement, et à l'aide de divers moyens, l'eau que renferme naturellement une matière quelconque. C'est un des moyens les plus puissants de conservation de tous les médicaments, et surtout de ceux d'origine organique. Il est rarement employé à l'égard des produits chimiques, bien qu'un grand nombre renferment de l'eau d'interposition, de cristallisation et même de constitution, parce que la plupart de ces composés ont pris naissance sous l'empire d'affinités chimiques assez puissantes pour préserver de toute dissociation leurs éléments constitutifs. Il n'en est plus de même pour les matières organiques qui, outre leur composition chimique très-complexe, renferment encore une forte proportion d'eau qui devient toujours le point de départ des métamorphoses que ces substances éprouvent lorsqu'elles s'altèrent. Pour celles-ci, la dessiccation est un moyen indispensable de conservation. On y procède de diverses manières suivant la nature des matières à dessécher; mais le procédé, quel qu'il soit, consiste toujours dans une élévation de température à laquelle on soumet la matière à conserver, afin d'évaporer son humidité naturelle, et dans l'emploi d'un courant d'air plus ou moins actif, pour entraîner la vapeur aqueuse à mesure qu'elle se forme. La chaleur du soleil, celle d'un four, d'un poêle, d'une étuve, etc., peuvent être employées pour la dessiccation des matières organiques, à la condition qu'on en fera un emploi raisonné. Le meilleur séchoir que puissent employer les vétérinaires est un grenier bien aéré et exposé au midi, ainsi que nous l'avons déjà dit à propos de la récolte des différentes parties végétales.

3° **Préservation du contact de l'air.** — En renfermant les médicaments dans des boîtes de carton ou de bois, dans des vases de faïence, de porcelaine, de verre, de grès, etc., hermétiquement fermés, on les met à l'abri d'une foule d'altérations, en les préservant de l'action de l'oxygène, de l'humidité, des germes et des poussières atmosphériques, en prévenant la volatilisation de leurs principes actifs, etc. Plusieurs médicaments s'altèrent, en effet, par simple évaporation, comme les acides volatils, l'ammoniaque, les liqueurs alcooliques, les éthers, le chloroforme, etc. ; d'autres en attirant l'humidité de l'air, comme les sels déliquescents et toutes les matières organiques desséchées; enfin, quelques médicaments en absorbant de l'oxygène atmosphérique, tels que les protosels de fer et de manganèse qui s'oxydent, les liqueurs alcooliques qui aigrissent, les corps gras qui rancissent, etc. En général, les matières organiques desséchées ont une grande tendance à reprendre dans l'air l'eau qu'elles ont perdue par la dessiccation ; aussi doit-on se mettre en garde contre leur propriété hygroscopique en les renfermant dans des vases bien clos; sans cette précaution elles deviennent humides, fermentent, noircissent et ne tardent pas à moisir. Ce sont surtout les différentes parties végétales qui sont susceptibles de présenter ces diverses altérations successives.

CHAPITRE III

DE LA PRÉPARATION DES MÉDICAMENTS.

SYNONYMIE : Aptation.

On entend par la *préparation des médicaments*, l'ensemble des modifications mécaniques, physiques ou chimiques qu'on leur fait subir pour rendre leur administration plus facile et le développement de leurs effets plus certain.

Il est rare, en effet, que les drogues telles qu'elles se trouvent dans le commerce soient dans un état convenable pour leur emploi médicinal ; le plus ordinairement on est forcé de les soumettre à une série de mainpulations pour les transformer en médicaments proprement dits. Quelquefois les modifications qu'on leur fait subir sont très-simples et se réduisent à la *pulvérisation* ou à la *dissolution ;* mais d'autres fois on est obligé de les soumettre à des opérations assez compliquées, comme l'*extraction*, la *réaction chimique*, etc.

Autrefois les opérations pharmaceutiques étaient fort nombreuses et très-complexes ; mais depuis un certain nombre d'années, grâce aux progrès de la chimie et de la mécanique, les manipulations auxquelles on soumet les drogues pour les rendre aptes à l'usage médical sont devenues plus simples et moins nombreuses, par cela même qu'elles sont plus rationnelles et qu'elles s'exécutent à l'aide d'instruments plus parfaits. D'un autre côté, l'industrie s'emparant peu à peu des opérations pharmaceutiques, il arrivera bientôt un moment où celles qu'on pratique encore aujourd'hui dans les officines disparaîtront en grande partie à leur tour, et où le rôle du pharmacien, dans la préparation des médicaments, deviendra de plus en plus borné et simple. L'industrie présente maintenant au commerce un très-grand nombre de préparations pharmaceutiques qu'on ne trouvait autrefois que chez les pharmaciens ; il résulte de cet état de choses une grande économie dans l'achat des médicaments ; mais à côté de cet avantage il y a plusieurs inconvénients graves, comme une préparation vicieuse, des altérations diverses, des falsifications nombreuses, etc.

Quoi qu'il en soit, les opérations élémentaires employées en pharmacie vétérinaire sont les mêmes que celles qu'on emploie dans celle de l'homme, sauf qu'elles sont plus simples et beaucoup moins nombreuses, puisque la préparation des médicaments destinés aux animaux doit toujours être facile et économique. Nous diviserons ces opérations, d'après leur nature, en quatre catégories, selon qu'elles seront *mécaniques, physiques, physico-chimiques* et *chimiques*. Nous allons les passer successivement en revue dans cet ordre.

§ 1. — Opérations mécaniques.

A. DE LA DIVISION.

On appelle *division des corps*, la destruction, au moyen de procédés mécaniques, de la cohésion qui réunit leurs molécules et, par suite, leur réduction en particules plus ou moins ténues.

Parmi les procédés employés à la division mécanique des corps, nous étudierons plus spécialement la *pulvérisation* comme étant l'opération la plus commune et la plus importante dans cette catégorie ; nous y rattacherons, comme procédés préparatoires, la *section*, la *concassation* et la *mouture ;* et comme opérations complémentaires, la *tamisation* et la *porphyrisation*.

B. DE LA PULVÉRISATION.

La *pulvérisation* est une opération mécanique par laquelle on réduit en poudre plus ou moins fine la plupart des médicaments solides, inorganiques ou organiques. C'est une des opérations les plus simples, les plus fréquentes et les plus utiles qu'emploie le pharmacien pour approprier les médicaments à l'usage thérapeutique. Elle s'applique au plus grand nombre des matières médicamenteuses employées, comme les métaux cassants, les composés salins, les parties dures des végétaux, telles que les racines, les bois, les écorces, les amandes, les graines, etc., et, en général, toutes les substances qui ont beaucoup de cohésion ; on écrase également dans un mortier les matières molles desquelles on veut extraire un suc, faire une pulpe, etc.

La pulvérisation comprend plusieurs procédés qu'on emploie isolément ou simultanément, pour réduire les matières en particules plus ou moins ténues : les uns sont *préparatoires*, les autres *essentiels*, et quelques-uns sont *complémentaires*. Nous allons les passer en revue.

a. Procédés préparatoires.

a. **Section.** — Lorsque les matières sont molles, élastiques ou fibreuses, on ne pourrait les écraser ou les pulvériser en masse qu'avec de grandes difficultés ; alors on les divise préalablement en petits fragments à l'aide de divers outils, tels que couteaux, ciseaux, limes, râpes, etc. C'est ce qu'on fait à l'égard des racines charnues ou fibreuses, des écorces élastiques, des fruits très-tenaces, etc.

b. **Concassation.** — Il est certaines matières minérales ou végétales qui ont une grande dureté, et qu'on ne pourrait diviser par la pulvérisation avant de les avoir réduites préalablement en fragments d'un petit volume ; alors on les concasse à l'aide d'un marteau à main ou en les frappant verticalement avec la tête d'un pilon sur le fond d'un mortier. C'est ainsi qu'on procède pour diviser les métaux cassants, les sels très-cohérents, les racines, les bois, les écorces, les amandes, la noix de galle, etc., qui présentent beaucoup de dureté, etc.

c. **Mouture.** — Dans ce procédé de division, on se sert d'un petit moulin à main, tel que celui qui est employé dans les ménages pour moudre le café ou le poivre, et qui est trop connu pour qu'il soit nécessaire de le décrire. Ce petit appareil est surtout employé pour réduire en farine grossière certaines graines, comme celles du ricin, du croton-tiglium, etc. ; cette farine est ensuite tamisée ou réduite en poudre plus ténue à l'aide du mortier ou du porphyre.

b. Procédé essentiel ou Pulvérisation

La pulvérisation, qui se pratique aujourd'hui très en grand dans l'industrie, au moyen de *pilons*, de *moulins*, de *cylindres*, de *meules*, etc., s'effectue presque toujours dans les officines à l'aide d'instruments spéciaux qu'on appelle *mortiers*. Ils méritent une étude spéciale.

Des mortiers. — Ce sont des vases à parois épaisses, creusés d'une cavité hémisphérique, dans lesquels on pulvérise les médicaments à l'aide d'un cylindre renflé par une extrémité, et qu'on appelle un *pilon*. Les mortiers, qui sont cylindriques ou plus ou moins évasés par le haut (voyez les figures 28, 29 et 30), sont de fonte, de fer, de bronze, de grès, de marbre, de verre, de porcelaine, etc. Le pilon est habituellement de la même substance que le mortier, sauf pour celui de fonte, dont le pilon est de fer, et celui de marbre, pour lequel on se sert d'un pilon de bois appelé *bistortier*. Enfin, quand on doit pulvériser des matières irritantes ou des substances d'un prix élevé, on recouvre le mortier avec une sorte de calotte qui est attachée à son pourtour par sa circonférence, et qui

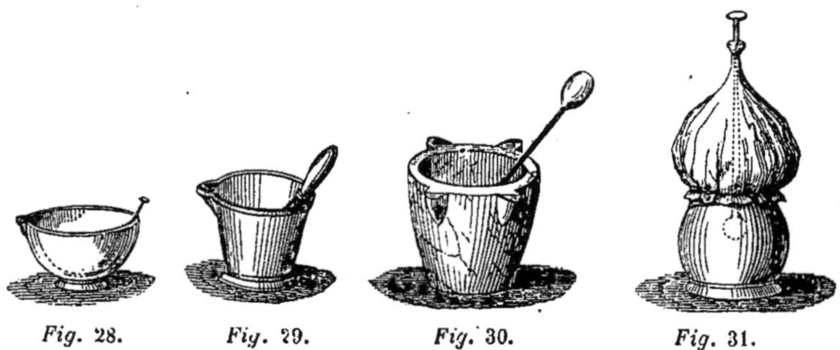

Fig. 28.   Fig. 29.   Fig. 30.   Fig. 31.

est traversée à son centre par le pilon, sur lequel elle est solidement fixée (voyez la figure 31).

Mécanisme. — Le mécanisme de la pulvérisation est très-simple. Dans le principe, on divise le corps à pulvériser par concassation, c'est-à-dire en frappant verticalement sur le fond du mortier avec la tête du pilon ; lorsque le corps est réduit en petits fragments, on exécute des mouvements de rotation avec le pilon, de manière à exercer contre les parois et le fond du mortier une pression et un frottement assez intenses pour écraser les particules matérielles qui se trouvent engagées entre ces deux corps durs et arrondis. Pour que l'opération marche bien et rapidement, il faut fractionner le plus possible les matières à pulvériser, de telle façon qu'il n'y en ait jamais qu'une petite quantité à la fois dans le mortier ; quand l'instrument est surchargé, l'opération est plus pénible et plus lente, parce que, la couche de matière comprise entre le pilon et les parois du mortier étant trop épaisse, elle devient élastique, amortit la pression, et empêche la division de la substance à pulvériser.

En général, les matières solides se pulvérisent d'autant plus facilement qu'elles sont plus sèches ; cependant il existe quelques exceptions ; parfois on est obligé de ramollir la matière dans l'eau avant de l'écraser ; c'est ce qui a lieu pour la noix vomique, par exemple ; de même, le camphre ne se divise pas si on ne l'arrose préalablement avec quelques gouttes d'alcool, etc.

c. Procédés complémentaires.

a. **Tamisation.** — Comme son nom l'indique, cette opération consiste à faire passer à travers un tamis une matière pulvérulente, dans le but de lui donner un grain uniforme, en séparant les particules les plus grossières des plus fines ; la partie ténue qui passe à travers le tissu du tamis est recueillie, tandis que celle qui reste dessus, et qui est formée de particules plus volumineuses, est repassée au mortier si elle renferme encore des parties utiles, ou complétement rejetée si elle n'est formée que de parties inertes, de fibres, de parenchyme, etc.

Les tamis se composent généralement d'un cercle de bois ou de métal, sur lequel est tendue, à la manière de la peau d'un tambour, une toile de soie, de crin ou de fils métalliques. Lorsqu'on dépose sur cette toile une matière pulvérulente, la partie la plus ténue passe à travers ses mailles, et la partie la plus grossière est retenue à sa surface ; on accélère et l'on aide cette séparation en imprimant à l'instrument de légers mouvements de rotation. Quand la matière pulvérisée est d'un prix minime et qu'elle jouit de peu d'activité, on peut se servir d'un tamis simple, et recevoir la poudre qui passe sur une simple feuille de papier ; mais quand la substance est précieuse ou très-active, il faut recouvrir le tamis par un *couvercle* solide, et recevoir la poudre qui passe dans un compartiment fixé en dessous de l'appareil, et qu'on appelle un *tambour*. En procédant ainsi, on évite un déchet dans la matière pulvérisée, et l'on prévient l'irritation des voies respiratoires de celui qui opère, si la matière pulvérisée est irritante.

b. **Porphyrisation.** — La *porphyrisation* consiste dans l'écrasement entre deux corps très-durs, l'un fixe et l'autre mobile, des matières pulvérulentes, de manière à les transformer en une poudre impalpable. Cette opération est complémentaire de la pulvérisation, et sert à rendre plus ténu le produit plus ou moins grossier que celle-ci fournit. C'est un procédé d'une grande perfection, et qui assure singulièrement les effets des médicaments insolubles ; malheureusement il est long et pénible.

On appelle *porhpyre*, dans les pharmacies, un instrument qui se compose de deux pièces : d'une petite table horizontale et bien dressée, et d'une espèce de pilon large et plat à une de ses extrémités, qu'on nomme une *molette*. Le plan et la molette sont le plus souvent formés d'une espèce de roche basaltique appelée *porphyre* par les minéralogistes, et qui a donné son nom à l'instrument ; ou bien de marbre, de verre dépoli, de granit, de grès, etc. Il faut toujours que la résistance du porphyre soit proportionnelle à la dureté du corps à écraser ; il faut aussi que ce dernier n'attaque pas chimiquement la surface du plan résistant et de la molette.

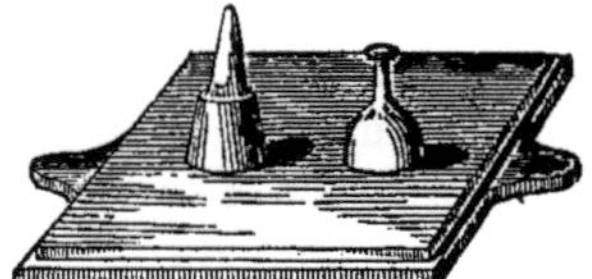

Fig. 32.

Le plus souvent le porphyre sert à donner plus de finesse aux poudres ; mais on s'en sert également pour faire des pâtes très-homogènes, pour incorporer entre eux divers corps, etc. Un moyen certain de communiquer aux pommades, aux cérats, aux onguents, etc., une très-belle apparence, c'est de les passer au porphyre.

§ II. — Opérations physiques.

Les opérations physiques les plus employées en pharmacie vétérinaire sont principalement l'*extraction* et la *clarification*. Nous allons les passer en revue successivement.

A. DE L'EXTRACTION.

On donne ce nom à une opération par laquelle on sépare un principe déterminé des corps avec lesquels il est mélangé. Cette opération pharmaceutique se fait par trois procédés principaux : l'*expression*, l'*évaporation* et la *distillation*.

a. De l'Expression.

L'*expression* est une opération mécanique au moyen de laquelle on sépare d'un corps organique les parties liquides qu'il renferme, en le soumettant à une pression plus ou moins énergique. Elle se fait à la *main* et à la *presse*.

Lorsque la pression doit être modérée, il suffit de mettre la substance sur un carré de toile. On rapprohce parallèlement deux des bords du carré ; on roule ces bords l'un sur l'autre, afin qu'ils offrent une résistance suffisante à l'effort de la pression ; on ferme les deux extrémités restées ouvertes, et, en les tordant en sens contraire, on diminue graduellement l'espace occupé par la substance, ce qui ne peut se faire sans que le liquide qu'elle contient s'échappe à travers les mailles de la toile. (Henri et Guibourt.)

Mais lorsque la pression doit être considérable, l'expression à la main est insuffisante ; alors on a recours à un instrument spécial qu'on appelle une *presse*. Elle peut être de bois ou de fer, et présenter, du reste, une foule de dispositions ; la forme la plus employée dans les pharmacies est celle qui est représentée par la figure ci-contre, qui nous dispense de toute description. Cette opération est surtout employée pour extraire les huiles grasses, les sucs végétaux, etc.

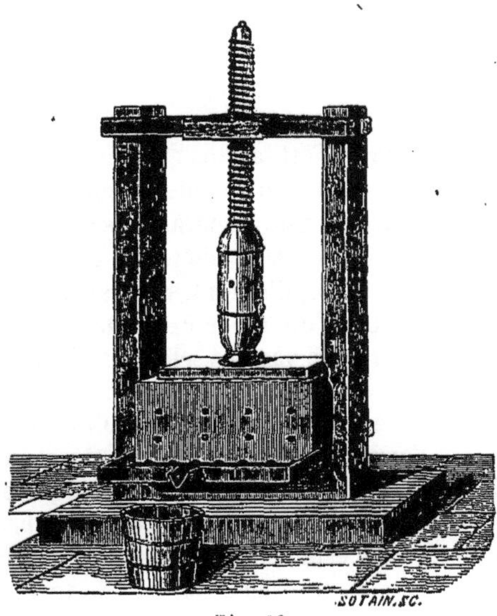

Fig. 33.

b. De l'Évaporation.

L'*évaporation* est une opération qui consiste à réduire en vapeur, par des moyens divers, le liquide d'une solution quelconque, d'un suc végétal, etc., afin de le concentrer ou de rapprocher en consistance d'extrait les principes solides que ce liquide tient en dissolution ou en suspension.

On distingue trois genres principaux d'évaporation : l'évaporation dans le vide, l'évaporation spontanée, et l'évaporation par le feu ; nous allons dire quelques mots de chacun de ces procédés.

1° L'*évaporation dans le vide* se fait sous la cloche de la machine pneumatique ou dans des appareils appropriés. Le premier procédé est inusité en pharmacie vétérinaire ; quant au second, il est quelquefois employé dans celle de l'homme, et très-fréquemment dans l'industrie pour la préparation en grand des extraits, des sirops, etc. Il consiste généralement à faire le vide au-dessus de la surface du liquide à évaporer, soit au moyen de pompes aspirantes, soit par la condensation de la vapeur d'eau, etc. Ce procédé donne, en général, des produits bien supérieurs à ceux qu'on obtient par les autres moyens d'évaporation, mais il n'est pas jusqu'à présent applicable en petit. Il le sera certainement un jour.

2° L'*évaporation spontanée* se pratique à l'air libre, au soleil ou à l'étuve ; il suffit pour cela de mettre les produits à évaporer sur des assiettes, de les recouvrir avec un papier gris ou un linge, pour les préserver de l'atteinte de la poussière, et de laisser marcher l'opération d'elle-même. On emploie ce procédé très-simple et très-économique pour obtenir du tartrate de potasse et de sesquioxyde de fer, pour préparer les extraits végétaux très-volatils ou très-altérables à l'action du feu, etc.

3° L'*évaporation par le feu* est celle qui est la plus employée et la plus convenable lorsque les produits qu'on veut obtenir sont très-peu altérables par l'action de la chaleur. Cette opération s'exécute en mettant les liquides à évaporer dans des vases de terre, de grès, de porcelaine, de fonte, d'étain, de cuivre, d'argent, etc., selon les cas, et en exposant ces vases à l'action d'un foyer de chaleur. Les moyens employés à produire l'évaporation varient selon les circonstances.

Le plus souvent, on chauffe le vase qui contient le produit à évaporer, à *feu nu*, c'est-à-dire en l'exposant à l'action directe d'un foyer quelconque de chaleur, dans lequel on brûle, selon les contrées, de la houille, du bois, du charbon de bois, etc. Dans les pharmacies, c'est habituellement ce dernier combustible qui est employé ; pour cela, on le place dans un fourneau portatif de terre, appelé *fourneau à bassine*, à cause de sa destination, et quand il est bien embrasé, on expose directement à sa chaleur le vase renfermant le liquide à évaporer.

Qaund on désire obtenir une température graduelle et uniforme, on chauffe le vase à évaporation sur un *bain de sable* ou de *cendres*. Pour cela, on remplit une marmite de fonte de l'un ou de l'autre de ces corps pulvérulents, on la place sur le foyer, puis on met dans ce premier vase celui qui contient le produit à évaporer, en ayant le soin de l'enfoncer plus ou moins dans le sable ou la cendre. A mesure que la chaleur se communique à ces poudres, elle s'étend au vase à évaporation et concentre peu à peu son produit en dissipant le véhicule aqueux ou alcoolique qu'il renferme.

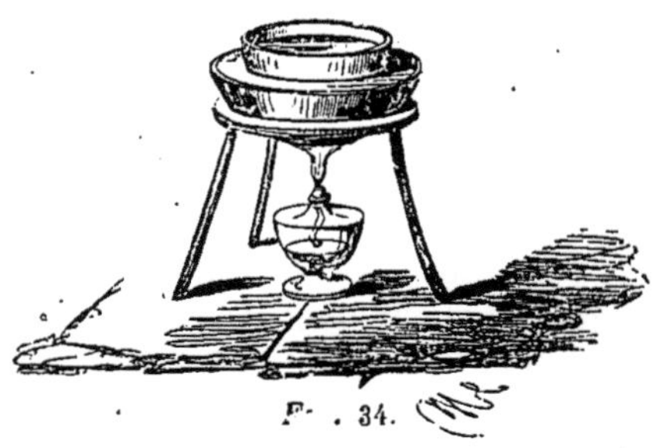

F. 34.

Enfin, lorsque le liquide à évaporer est très-volatil ou le produit

qu'il tient en dissolution très-altérable, il ne faut employer qu'une
température peu élevée pour opérer l'évaporation ; alors on emploie le *bain-marie*, c'est-à-dire qu'on soumet un premier vase plein
d'eau à l'action directe du feu, et que celui qui contient le produit
à concentrer est seulement chauffé par l'eau bouillante ou la vapeur
qui s'en élève, de telle façon que la température ne dépasse jamais
100 dégrés centigrades. On peut employer pour la confection d'un
bain-marie une foule de dispositions, mais celle qui est figurée
ci-contre nous paraît atteindre parfaitement le but. (Voy. la fig. 34).

c. De la Distillation.

On appelle *distillation* une opération par laquelle on vaporise un
liquide dans un appareil clos de toutes parts, excepté en un point,
pour le condenser ensuite en refroidissant la vapeur formée. Considérée relativement aux produits qu'elle fournit, la distillation est
une opération opposée à l'évaporation : dans celle-ci on laisse
perdre les principes volatils et l'on retient ceux qui sont fixes, tandis
que dans celle-là on recueille les produits volatils et l'on considère
les principes fixes du mélange comme un résidu le plus souvent
inutile.

La distillation est employée dans plusieurs buts. C'est parfois
pour *purifier* certains corps des principes étrangers qu'ils contiennent et qui les rendent impropres à remplir divers usages ; exemples : distillation de l'eau pour la séparer des sels, distillation des
acides pour les purifier des principes étrangers qui accompagnent
leur extraction, etc. D'autres fois c'est pour *concentrer* quelques
liquides qui n'ont pas le degré d'énergie nécessaire à certains usages ; exemple : rectification de l'alcool, des éthers, du chloroforme, etc. Enfin, dans un assez grand nombre de cas, c'est pour
extraire de quelques corps les principes volatils qu'ils contiennent ;
exemple : distillation des plantes aromatiques pour retirer des huiles essentielles, etc.

Dans toute distillation, il y a toujours deux opérations inverses
aux extrémités de l'appareil : une *vaporisation* et une *condensation*.
Par la première, on réduit en vapeurs, au moyen d'un foyer quelconque de chaleur, une partie du produit soumis à la distillation ;
et par l'autre on condense et l'on ramène à l'état liquide, au moyen
du refroidissement, les vapeurs qui ont pris naissance à l'autre extrémité de l'appareil. Tout se réduit donc, dans cette opération, à
vaporiser le liquide à distiller le plus économiquement et avec le

moins d'altération possible, d'une part; et, de l'autre, à le condenser ensuite et à le recueillir aussi complétement que l'appareil employé le comporte.

On opère la distillation dans deux appareils distincts : dans une *cornue* ou dans un *alambic*. Il est utile d'examiner ces deux modes particuliers d'opérer la distillation.

A. **Distillation à la cornue.** — L'appareil qui sert à ce genre de distillation se compose d'une *cornue*, d'une *allonge* et d'un *récipient;*

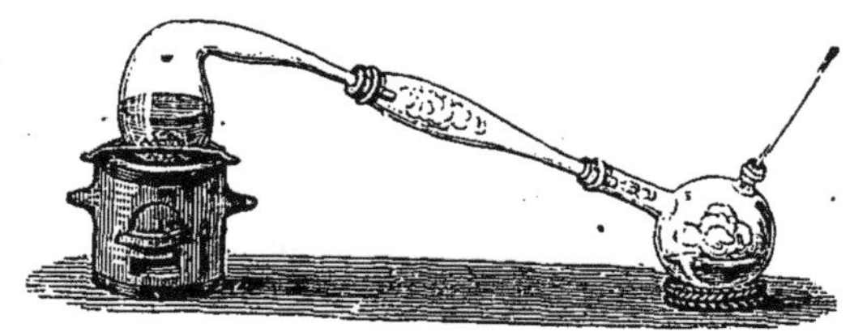

Fig. 35.

à ces parties essentielles s'en ajoutent d'accessoires, telles qu'un *tube de sûreté* pour la cornue, s'il y a lieu, un *tube de dégagement* pour le récipient, etc. (Voy. la figure 35).

La cornue, qui est le plus souvent de verre, ainsi que les autres pièces de l'appareil, est chauffée à feu nu sur un fourneau portatif,

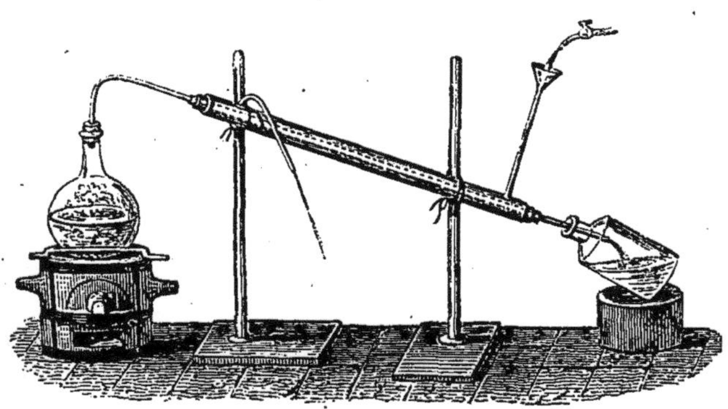

Fig. 36.

ou bien encore, selon les circonstances, dans un bain de sable, un bain-marie, etc. Quel que soit le moyen de chauffage adopté, on doit veiller à ce que la température s'élève graduellement et s'étende uniformément sur les parois de la cornue, à ce que l'ébulition soit paisible et non tumultueuse, à ce que les jointures des pièces de l'appareil ne laissent échapper aucune vapeur, à ce que le tube de sûreté indique bien la pression intérieure, etc. Voilà ce qui concerne la *vaporisation;* quant à la *condensation* des vapeurs, elle s'opère par divers moyens. Le plus souvent on place le récipient dans une terrine dont on renouvelle l'eau à mesure qu'elle s'échauffe, et l'on entoure l'allonge d'étoupes ou de linge qu'on humecte sans cesse avec de l'eau fraîche. Quelquefois on remplace l'allonge par un long tube de verre qui passe dans un manchon de verre ou de métal, dans lequel on fait circuler un courant d'eau fraîche de la partie inférieure à la partie supérieure, à l'aide d'un artifice très-simple (Voy. la figure 36). Enfin on remplace parfois le manchon par une caisse rectangulaire de bois, doublée de plomb, que le tube servant d'allonge traverse en diagonale selon la longueur, etc.

B. **Distillation à l'alambic.** — L'*alambic* est un appareil distillatoire de cuivre, de grandes dimensions, qui sert principalement à la distillation de l'eau, à l'extraction de l'acool, à celle des huiles

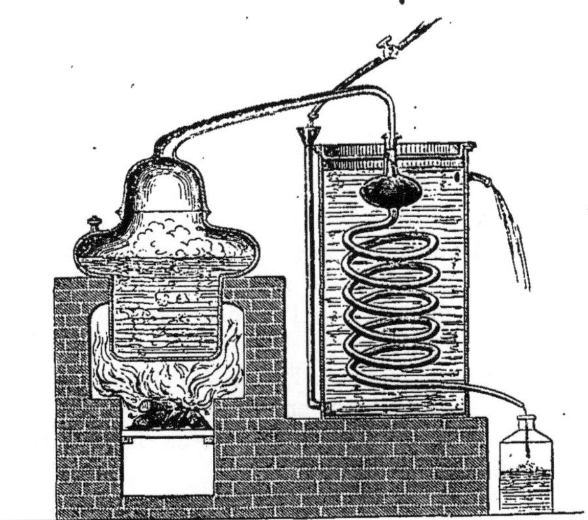

Fig. 37.

essentielles, etc. Il se compose de la *cucurbite*, du *chapiteau*, du *serpentin*, du *réfrigérant*, et de quelques autres pièces accessoires que l'inspection de la figure ci-dessus permet aisément de saisir.

La distillation à l'alambic se fait à *feu nu* ou au *bain-marie*. Dans le premier cas, on chauffe la chaudière de cuivre qui constitue la cucurbite, en faisant du feu avec du bois ou de la houille dans le fourneau de briques dans lequel elle est adaptée, et l'on réduit ainsi en vapeurs le liquide qu'elle contient ; puis, à mesure que la distillation marche, on entretient dans le réfrigérant un courant constant d'eau froide : celle-ci entre par l'entonnoir à longue tige, et pénètre jusqu'à la partie inférieure du vase, et l'eau chaude sort à la partie supérieure du tuyau. Quant au produit de la condensation, il se fait jour par l'extrémité inférieure du serpentin, et coule dans un vase destiné à le recevoir.

Dans le second cas, au lieu de chauffer directement le liquide à distiller dans la cucurbite, on le place dans un vase cylindrique qui entre à frottement dans cette chaudière remplie d'eau, et qui peut s'adapter au chapiteau comme la cucurbite elle-même. Par cet artifice très-simple, la distillation se fait à une température modérée, et n'altère pas plus les produits que celle qu'on opère avec la cornue dans les mêmes conditions ; en outre, elle est beaucoup plus économique.

Enfin, quand la distillation a pour objet l'extraction des essences, on met les parties végétales aromatiques dans un compartiment spécial placé entre la cucurbite et le chapiteau, et qui est percé de trous à sa partie innférieure comme une *écumoire* : c'est le *diaphragme*. La vapeur d'eau, en s'élevant de la cucurbite, traverse les parties végétales aromatiques, et entraîne leur huile essentielle ; l'eau condensée et chargée d'essence est reçue à la sortie du serpentin dans un vase de forme spéciale appelé *récipient florentin* (Voy. la figure 38). Là, l'huile essentielle, plus légère, surnage l'eau, et celle-ci, à mesure que l'essence s'accumule dans le vase, s'échappe par le tube latéral et recourbé qui part de son fond. Enfin, si l'alcool est employé comme véhicule pour entraîner et dissoudre les essences, la distillation doit se faire au bain-marie, tout en conservant le diaphragme.

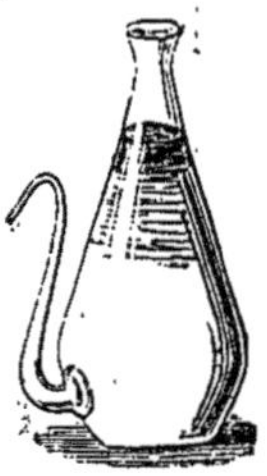

Fig. 38.

B. DE LA CLARIFICATION.

On appelle ainsi une opération pharmaceutique à l'aide de laquelle on sépare d'un liquide trouble les particules solides qu'il tient en suspension et qui lui ôtent sa transparence. Les moyens employés pour arriver à ce résultat sont principalement la *décantation*, la *coagulation* et la *filtration*. Nous allons dire quelques mots de chacun de ces procédés.

a. De la Décantation.

Elle consiste à laisser en repos un liquide trouble afin que ses particules solides se déposent, et à le séparer ensuite du dépôt formé. Cette opération, qui est extrêmement simple, mais un peu longue, se compose toujours de deux temps distincts. Dans le premier on abandonne le liquide hétérogène au repos, pour que les particules solides qu'il contient soient entraînées par leur propre poids et forment dans le fond du vase un dépôt plus ou moins abondant ; dans le second on sépare la partie claire de la partie trouble du liquide. On arrive à ce dernier résultat par divers moyens. Le plus simple consiste à incliner doucement le vase qui contient le mélange, et à recevoir le liquide limpide dans un autre ustensile en le faisant glisser le long d'une baguette de verre qui sert de conducteur; ce procédé ne peut être employé que quand le dépôt est bien formé et présente une certaine densité. Un autre moyen, également très-simple, consiste à percer sur une des parois du vase des ouvertures placées à diverses hauteurs et bouchées momentanément avec des chevilles; quand le dépôt est formé, on débouche ces trous de haut en bas et successivement, jusqu'à ce que le liquide ne sorte plus clair. Enfin, le procédé le plus employé dans les laboratoires consiste à se servir d'un *siphon* de verre simple ou composé. (Voy. la figure 39.)

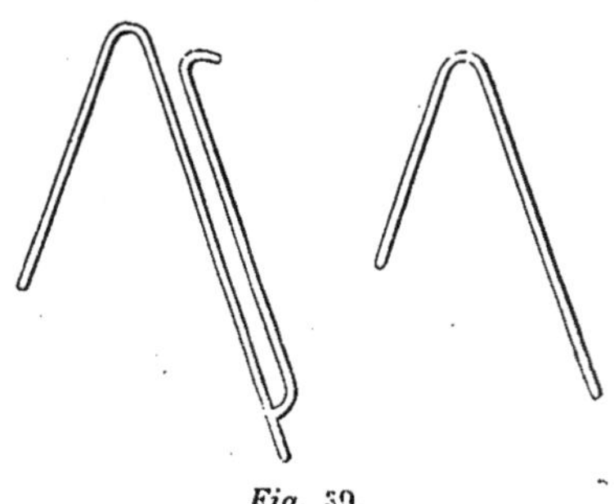

Fig. 39.

b. De la Coagulation.

Cette opération consiste à clarifier un liquide épais en formant dans son intérieur, à l'aide du feu ou des agents chimiques, un coagulum qui enveloppe et qui entraîne les impuretés qu'il renferme. Lorsque les liquides à clarifier sont albumineux, comme les sucs végétaux, par exemple, il suffit de les soumettre à l'action de la chaleur pour que l'albumine se coagule et qu'ils deviennent clairs ; dans le cas contraire, on y ajoute de l'albumine, du sang, de la colle, du lait, etc., afin que ces principes, en se coagulant, entraînent, sous forme d'écume ou de dépôt, les corps étrangers contenus dans le liquide à clarifier. Enfin, quand les liquides à purifier sont altérables au feu, on les clarifie à froid au moyen de l'alcool absolu, des acides plus ou moins étendus, etc.

c. De la Filtration.

La *filtration* est une opération très-simple, qui consiste à faire passer un liquide trouble à travers un corps poreux afin de lui enlever les particules solides qu'il tient en suspension. Le liquide passe clair et les substances non dissoutes sont arrêtées par le corps poreux appelé *filtre*. Les corps employés pour cet usage sont principalement les tissus de *toile* et de *laine*, le *papier* et le *verre pilé*.

1° Filtration à la toile. — Ce moyen de filtration, le plus grossier de tous, consiste à faire passer le liquide à filtrer à travers un morceau de toile de chanvre, de lin ou de coton. Pour cela, on rassemble les coins du linge dans la main, on verse le liquide dans l'espèce de poche qui en résulte et l'on suspend le tout à un support quelconque au moyen d'une corde ; ou mieux, on étend le carré de toile sur un cadre de bois supporté par quatre pieds, et on le fixe par sa circonférence au

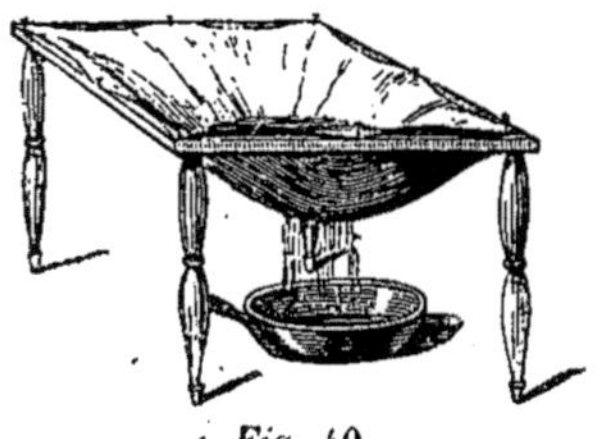

Fig. 40.

moyen de pointes, de petits crochets, etc. (Voy. la figure 40). Enfin, quand on veut rendre cette filtration plus parfaite, on étend sur le linge une feuille de papier à filtrer.

2° Filtration au tissu de laine — On emploie pour cet usage les tissus de laine qu'on appelle, dans le commerce, de l'*étamine* ou du *molleton*. On les dispose de deux manières : tantôt le tissu est étendu sur un cadre de bois, comme nous venons de l'expliquer pour les linges, et alors l'appareil prend le nom de *blanchet ;* tantôt, au contraire, on fait une sorte de sac conique dont l'ouverture est tenue béante au moyen d'un cercle de fer, et

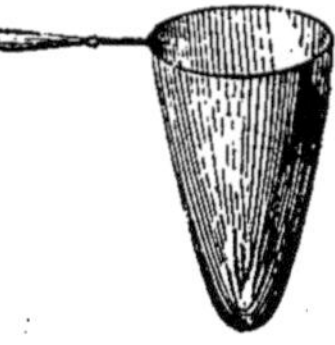

Fig. 41.

alors l'appareil s'appelle une *chausse* (Voy. la figure 41). Dans l'un

et l'autre cas, on peut ajouter au filtre une certaine quantité de
charbon animal pour décolorer le liquide qui passe, mais cette addition est rarement employée en pharmacie vétérinaire.

3° **Filtration au papier**. — Ce genre de filtration est à la fois le
plus parfait et le plus employé. On se sert, pour le mettre en pratique, d'un entonnoir de papier non collé, plissé en éventail, qu'on
nomme *filtre*, et d'un entonnoir de verre qui sert à la fois à soutenir le filtre et à contenir le liquide à filtrer.

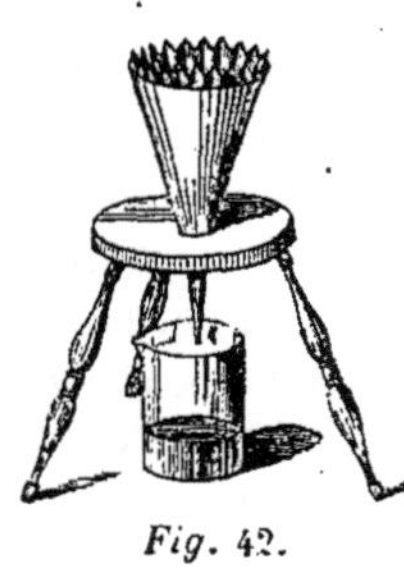

Fig. 42.

Le papier dont on se sert est gris ou blanc,
sans colle et d'une certaine épaisseur ; il est
en feuilles carrées ou rondes : ces dernières
sont plus commodes. On le plisse en éventail
par divers procédés ; mais, dans tous les cas,
la pointe du filtre doit correspondre au centre
de la feuille de papier et les bords à sa circonférence. Le filtre de papier doit être enfoncé
dans l'entonnoir, après qu'on a étalé ses plis,
assez pour que sa pointe soit soutenue et ne
se perce pas, mais pas trop, afin qu'il n'en résulte pas dans la
douille de l'entonnoir une pression qui empêcherait la filtration de
s'opérer. Enfin, l'entonnoir, à moins qu'il ne soit fixé dans le goulot d'une bouteille, doit être soutenu par divers appareils : le plus
simple et le plus économique est un tabouret de bois, à trois pieds,
et percé d'un trou infundibuliforme à son centre, pour le passage
de la douille de l'entonnoir (Voy. la figure 42).

4°. **Filtration au verre pilé**. — Quand on doit filtrer des matières corrosives susceptibles d'altérer ou de détruire les tissus, le
papier, etc., on garnit l'entrée de la tige de l'entonnoir avec du
verre grossièrement pulvérisé, à travers lequel doivent filtrer ces
liquides actifs. La poudre de grès, de charbon de bois, l'amiante, etc.,
pourraient atteindre le même but, mais le verre est encore le plus
convenable, parce qu'on l'a toujours sous la main. C'est ainsi qu'on
filtre les acides concentrés, les solutions alcalines très-chargées,
certains sels très-caustiques en dissolution, etc.

§ III. — Opérations physico-chimiques.

Nous désignons ainsi les opérations pharmaceutiques qui semblent
tenir le milieu entre celles qui sont mécaniques ou physiques et

celles qui sont de nature chimique. Il en est qui ont lieu au moyen de la chaleur, comme la *fusion* et la *sublimation*, par exemple, d'autres par l'intermédiaire des véhicules ou des dissolvants, comme la *dissolution*. Nous allons dire quelques mots des deux premières opérations, dont le rôle pharmaceutique est assez restreint, et nous étudierons ensuite la dernière, qui est très-importante, avec tout le soin qu'elle mérite.

A. DE LA FUSION.

C'est une opération fort simple, qui consiste à liquéfier un corps solide à l'aide de la chaleur. Elle s'effectue à des températures très-variables, selon la nature des corps. En général, en pharmacie, on ne fond guère que des corps gras, des corps résineux ou gommo-résineux, des sels plus ou moins indécomposables, etc. ; par conséquent, l'opération se fait à des températures peu élevées, et dans des appareils très-simples, tels que des casseroles de terre, des capsules de porcelaine, des creusets de grès, etc. Cette opération est d'un emploi assez fréquent dans la préparation des cérats, des pommades, des onguents, etc.

B. DE LA SUBLIMATION.

Dans cette opération, également fort simple, on réduit en vapeur, dans un vase clos, un corps solide afin de le faire cristalliser, de le séparer d'autres corps, etc. On se sert de la sublimation pour purifier l'iode, pour obtenir le sublimé corrosif, le sel ammoniac, le camphre, etc., mais très-rarement pour préparer des médicaments composés magistraux ou officinaux.

C. DE LA DISSOLUTION.

La *dissolution*, que l'on appelle encore *solution*, est une opération physico-chimique dans laquelle un corps liquide, appelé *dissolvant*, *véhicule*, *menstrue*, mis en contact avec un corps d'un état quelconque, le liquéfie et change ses caractères physiques ; ce dernier prend le nom de corps *dissous*.

Les mots *dissolution* et *solution* sont considérés généralement comme synonymes ; cependant quelques auteurs leur donnent des significations différentes. Ainsi ils emploient le premier mot pour indiquer la *dissolution chimique* ; exemple : dissolution des métaux dans les acides ; et ils se servent du second pour désigner une *dis-*

solution physique, comme celle des sels et du sucre dans l'eau, etc.
Mais il est évident qu'on confond deux opérations distinctes par leur
nature, puisque la première change les caractères des corps dissous d'une manière permanente, tandis que la seconde ne modifie
momentanément que leur état physique. Nous ne considérons ici
que la dernière.

Les termes usités pour désigner l'opération sont aussi employés
pour dénommer le produit qui en résulte ; on a bien proposé, pour
faire cesser cette confusion, d'indiquer le produit de la solution par
les mots *soluté, solutum,* etc., mais l'usage a généralement prévalu.
Il nous paraîtrait convenable de prendre un moyen terme, et de dire
dissolution pour désigner l'opération elle-même, et *solution* pour le
produit qui en résulte.

On n'est pas bien d'accord sur la nature de la dissolution : les
uns l'assimilent à la combinaison chimique, les autres la considèrent comme une opération physique propre seulement à changer
momentanément l'état des corps. La vérité nous semble entre ces
deux extrêmes, ainsi que nous allons essayer de le démontrer par
les considérations qui vont suivre.

Si l'on compare la dissolution à la combinaison chimique, on
trouve entre elles les différences suivantes : 1° la dissolution s'opère
entre des corps de même nature, et la combinaison entre des corps
de nature dissemblable ; 2° la dissolution se fait souvent sans proportions fixes entre le dissolvant et le corps dissous, tandis que la
combinaison s'effectue toujours en proportions définies entre les
corps qui s'unissent ; 3° la dissolution s'accompagne de l'abaissement de la température du mélange, tandis que la combinaison
développe de la chaleur et parfois de la lumière, etc. Ces différences principales nous paraissent suffisantes pour établir une distinction nette entre la combinaison chimique et la dissolution. En
outre, cette dernière diffère notablement des opérations mécaniques ou physiques étudiées précédemment, puisqu'elle change l'état
des corps à la manière du calorique, ce qu'on n'observe pas dans
les autres opérations. C'est donc bien une opération physico-chimique.

La dissolution peut avoir lieu entre deux corps liquides, entre un
liquide et un gaz, et entre un liquide et un solide. Nous allons dire
quelques mots de chacun de ces cas.

1° Dissolution des liquides. — Dans la dissolution de deux liquides l'action étant réciproque, chaque corps est à la fois dissol-

vant et dissous ; en outre, comme il n'y a de part et d'autre aucun changement d'état, l'union de deux liquides est plutôt un mélange qu'une dissolution véritable ; néanmoins, presque toujours l'un des liquides a plus d'activité que l'autre et tend à lui communiquer ses caractères. Quoi qu'il en soit, lorsqu'on doit dissoudre ensemble deux liquides susceptibles de réagir chimiquement, il est prudent d'opérer le mélange par fractions en versant le plus actif sur l'autre, goutte à goutte, et d'agiter sans cesse ; dans le cas, au contraire, où aucune réaction ne doit s'ensuivre, on peut mélanger sans crainte les deux liquides l'un à l'autre, froids ou chauds, selon les cas. Enfin, quand on doit dissoudre un liquide dans un fluide auquel il n'est pas *miscible,* comme on dit en pharmacie, on emploie un intermède, c'est-à-dire un corps dans lequel le liquide à dissoudre peut se mélanger, et qui peut, en outre, se dissoudre dans le véhicule qu'on doit mettre en usage : c'est l'artifice qu'on emploie, par exemple, pour mélanger les huiles grasses, les essences, les éthers, etc., avec l'eau.

2° Dissolution des gaz. — Les gaz se dissolvent facilement dans certains liquides avec ou sans réaction chimique ; il suffit, pour déterminer cette dissolution, de faire passer le gaz bulle à bulle

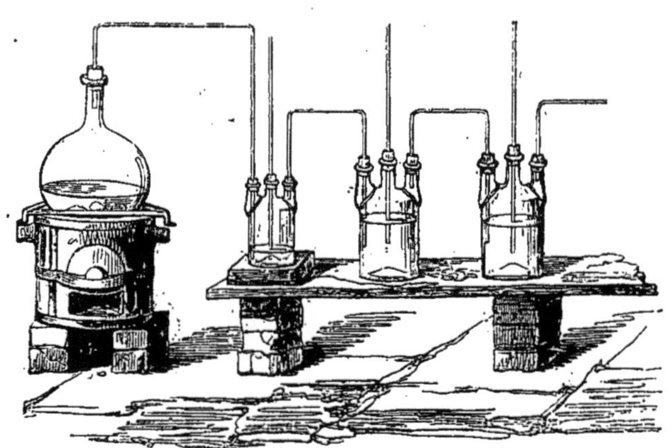

Fig. 43.

dans le liquide qui doit lui servir de dissolvant. Dans ce but, on se sert dans les laboratoires d'un appareil spécial appelé, d'après le nom de son inventeur, appareil de *Wolf*. Il se compose d'un ballon ou d'une cornue pour le dégagement du gaz, de plusieurs flacons

reliés entre eux par des tubes recourbés et munis de tubes droits
de sûreté, et se termine par un vase contenant une matière susceptible d'absorber l'excès du gaz. Le premier flacon, renfermant peu
de liquide, est destiné au lavage du gaz ; ceux qui suivent servent
à sa dissolution. Du reste, la figure ci-contre nous dispense d'une
plus longue description. Enfin les flacons doivent être enveloppés
dans des linges mouillés ou plonger dans des terrines contenant de
l'eau, car la dissolution des gaz s'opère avec dégagement de chaleur, et s'effectue d'autant mieux que la température est plus basse.

3° **Dissolution des solides.** — La dissolution des solides par les
liquides est la plus importante et la plus usitée dans les laboratoires de pharmacie. Elle s'effectue en mettant en contact certains
liquides, tels que l'eau, l'alcool, le vin, l'éther, les essences, le vinaigre, les acides étendus, le lait, etc., qui sont les dissolvants les
plus usités en pharmacie, avec les corps solides à dissoudre et réduits en poudre plus ou moins ténue. On ne peut pas employer indifféremment tous les véhicules pour dissoudre un corps déterminé,
car il existe, à cet égard, des affinités particulières et des antipa-
thies que la chimie apprend à connaître; mais, une fois que le choix
du véhicule est fait, l'expérience démontre qu'à de rares exceptions près, la dissolution est d'autant plus rapide et plus complète
que le corps à dissoudre est plus finement pulvérisé et le dissolvant
plus chaud.

Les procédés employés à la dissolution des corps solides sont au
nombre de cinq principaux, qui sont : la *lixiviation*, la *macération*,
la *digestion*, l'*infusion* et la *décoction*. Nous allons dire quelques
mots de chacun de ces procédés.

a. De la Lixiviation.

La *lixiviation*, encore appelée *méthode de déplacement*, est une
opération pharmaceutique dans laquelle on fait filtrer lentement,
à travers une substance pulvérulente, un liquide susceptible de
dissoudre et d'entraîner ses principes actifs. L'appareil dont on se
sert pour cela peut varier de forme, mais il consiste toujours,
comme le démontre la figure 44, en une espèce de manchon de
verre de forme conique, A, effilé par un bout, et bouché à l'émeri
à l'autre extrémité, dans lequel s'opère la lixiviation ; et en un récipient propre à contenir le liquide qui a filtré, B, et dont la forme
est celle d'une carafe ordinaire. Cet appareil peut être de métal,
mais il est le plus ordinairement de verre.

Pour opérer la dissolution ou plutôt l'épuisement d'un corps par
lixiviation, on commence par le réduire en poudre grossière, et on
l'introduit ensuite dans l'allonge de verre, après avoir
eu le soin d'én garnir la douille avec un petit tampon
d'étoupe ou de coton afin d'empêcher la poudre de
tomber dans le récipient ; quand cette partie de l'appareil est munie d'un robinet, la quantité de coton
doit être peu considérable. On introduit ensuite la
pointe de l'allonge dans le goulot de la carafe, et, pour
que l'air contenu dans cette dernière puisse s'échapper à mesure que le liquide épuisant y tombe goutte à
goutte, on a le soin d'interposer entre l'entrée du récipient et de la douille du manchon de verre un petit
morceau de papier plié en plusieurs doubles. Enfin, la
poudre étant légèrement tassée, pour prévenir une
filtration trop rapide, on verse le dissolvant à sa sur-

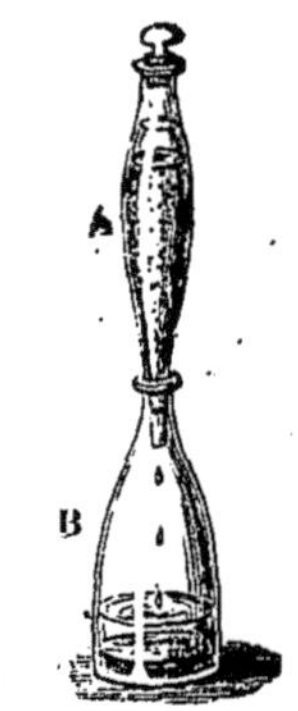

Fig. 44.

face, on bouche l'ouverture, et l'on abandonne l'appareil à lui-
même.

Cette opération, qui est maintenant universellement adoptée
dans l'industrie et dans les laboratoires, a le triple avantage d'être
simple, économique, et de fournir d'excellents produits ; en effet,
elle épuise les substances plus complétement que les autres procédés de dissolution, et ne présente pas comme eux l'inconvénient
grave de les altérer. Elle est fondée sur la superposition des liquides de densités différentes, et sur la propriété qu'ont les fluides de
se déplacer aisément les uns les autres. La première quantité de
liquide versée sur la poudre s'y imbibe et y reste fixée momentanément ; mais, à mesure qu'on en ajoute de nouvelles, celles-ci poussent devant elles la première qui s'est chargée des principes actifs
de la matière à lessiver et prennent sa place, parce qu'elle est la
plus dense et se trouve toujours en dessous. Les quantités successives de liquide ajoutées se chassent donc les unes les autres, et,
tout en traversant le corps pulvérulent, elles l'épuisent complétement de ses principes solubles.

L'appareil de lixiviation étant parfaitement clos, il ne se perd
aucune partie notable de liquide ; aussi cette opération convient-
elle parfaitement quand on se sert de véhicules volatils, tels que
l'alcool, l'éther, les essences, etc. Elle donne surtout d'excellents
résultats dans la préparation des teintures alcooliques ou éthérées,
pour lesquelles elle est plus spécialement employée.

b. De la Macération.

On donne ce nom à une opération très-simple, qui consiste à faire tremper dans un liquide, à la température ambiante, pendant un temps plus ou moins long, un médicament organique, afin de lui enlever ses principes les plus solubles. Dans ce but, on concasse, on pulvérise ou l'on écrase le corps à épuiser, selon sa nature ; on l'introduit dans un ballon, on le recouvre du véhicule qui doit agir sur lui, et, après avoir bien bouché le vase, on abandonne le tout, pendant quelques jours, à la température du laboratoire. Cette opération est surtout avantageuse lorsque le médicament et le véhicule sont très-altérables à l'action de la chaleur, comme on le voit pour beaucoup de parties végétales à texture délicate, pour les liqueurs alcooliques employées comme menstrues, etc. Elle est usitée parfois pour séparer l'un de l'autre deux principes inégalement solubles ; mais le plus souvent, c'est un simple moyen préparatoire qu'on emploie à l'égard de parties végétales dures et desséchées, comme des bois, des écorces, des racines, pour les humecter et les ramollir.

c. De la Digestion.

La *digestion* est une opération dans laquelle on laisse en contact avec un liquide tiède, pendant un temps variable, une substance médicamenteuse afin d'en extraire les principes actifs. L'appareil qu'on emploie pour effectuer cette opération est des plus simples : c'est un ballon ou un matras qu'on dépose sur des cendres chaudes, dans de l'eau tiède, ou qu'on expose aux rayons du soleil, lorsqu'il contient la matière à dissoudre préalablement divisée, ainsi que le véhicule qui doit l'attaquer ; si ce dernier est très-volatil, comme l'alcool, l'éther, les essences, le vinaigre, etc., on doit boucher soigneusement l'appareil. La température ne doit jamais dépasser 40 degrés centigrades pour l'eau, le vin, le vinaigre, les huiles grasses, 25 degrés pour l'alcool, et 15 degrés pour l'éther. Cette opération convient principalement pour préparer les huiles médicinales, les vins et les vinaigres pharmaceutiques ; mais, pour la préparation des teintures alcooliques ou éthérées, la lixiviation doit lui être préférée, à quelques exceptions près.

d. De l'Infusion.

L'*infusion* est une opération pharmaceutique qui consiste à mettre en contact avec un liquide bouillant, pendant un temps

variable, et dans un vase clos, une substance végétale aromatique.
On se sert du même mot pour désigner le produit de l'opération,
qu'on appelle aussi parfois *infusé*, *infusum*. Le véhicule le plus ordinaire des infusions est l'eau ; mais on se sert aussi parfois de l'alcool, du vin, du cidre, de la bière, du vinaigre, etc. Pour procéder
à l'opération, on commence par chauffer le liquide jusqu'à l'ébullition ; puis on le retire du feu et on le met en contact avec la matière aromatique, soit en arrosant cette dernière avec le véhicule
bouillant, soit en la projetant dans le liquide chaud : dans l'un et
dans l'autre cas, on doit recouvrir le vase avec un couvercle qui
joigne bien, afin de prévenir la perte d'une partie des principes
volatils du médicament. Parmi les diverses parties végétales qu'on
soumet à l'infusion, on compte surtout les plus délicates et les plus
odorantes, telles que les fleurs, les sommités fleuries, les semences, certaines racines, quelques écorces, etc. Les principes extraits
par l'infusion varient nécessairement selon la nature du liquide et
du médicament, mais ceux qu'on y trouve le plus ordinairement
sont des essences, des matières colorantes, du mucilage, de la
gomme, du sucre, etc. Quoi qu'il en soit, quand l'opération est terminée, on passe le liquide encore chaud à travers un linge pour en
séparer la partie végétale épuisée de ses parties actives, et on l'emploie immédiatement en breuvage, en lavement, en lotion, etc.,
selon sa destination.

e. De la Décoction.

La *décoction* est une opération pharmaceutique dans laquelle on
soumet un médicament de nature organique à l'action d'un liquide
bouillant pour en extraire les principes actifs. On emploie le même
nom pour désigner le produit obtenu, bien qu'on ait proposé de lui
substituer les mots *décocté*, *décoctum*, mais l'usage a prévalu. Les
matières végétales ou animales sont seules traitées par décoction ;
le véhicule le plus ordinairement employé est l'eau, car les autres
dissolvants sont trop volatils ou trop altérables pour supporter sans
inconvénient une ébullition prolongée. La décoction est surtout
avantageuse pour extraire les principes actifs des matières végétales à texture très-compacte, comme les racines, les bois, les écorces, les feuilles, les semences, etc., desquelles elle extrait des principes fixes, tels que le tannin, l'extractif, l'amidon, le sucre, la
gomme, le mucilage, etc. Mais cette opération a l'inconvénient
grave d'altérer la composition de beaucoup de médicaments en
déterminant des combinaisons inertes entre leurs principes actifs,

comme de l'albumine végétale avec le tannin, de la fécule avec l'extractif, etc. Quoi qu'il en soit, lorsque l'opération est terminée, on laisse refroidir un peu le mélange, et l'on passe à travers un linge avec expression, afin de séparer les parties liquides actives des parties solides devenues inertes. En général, il faut employer les décoctions encore chaudes, car l'expérience apprend que, quand on les laisse exposées à l'air, elles s'altèrent, abandonnent une partie des principes dissous, qui se déposent, etc. Celles qui sont destinées à former la base des breuvages, des lavements, doivent être moins chargées que celles qu'on emploie à l'extérieur, en bains, en lotions, etc.

§ IV. — Opérations chimiques.

Les opérations chimiques sont celles qui changent la nature et les propriétés des médicaments soumis à la manipulation. Elles n'en comprennent qu'une seule, à la rigueur, qui est la *réaction chimique;* mais celle-ci est déterminée par divers procédés, tels que la *torréfaction* ou le *grillage* à l'air, la *calcination*, la *réduction* par le feu et des fondants spéciaux, la *double décomposition* par voie sèche ou par voie humide, la *combinaison directe*, etc. Toutes ces opérations ne sont pas différentes en chimie et en pharmacie, par conséquent, comme nous n'avons en vue ici que la pharmacie galénique, nous renverrons, pour tout ce qui concerne les opérations chimiques, aux traités de chimie, d'autant plus que, lorsque la préparation d'un médicament a présenté quelque particularité intéressante, nous avons eu le soin de la faire connaître.

CHAPITRE IV

DE L'ASSOCIATION DES MÉDICAMENTS.

SYNONYMIE : Art de formuler.

On donne le nom d'*art de formuler* à l'ensemble des préceptes d'après lesquels on doit associer entre eux les médicaments simples pour en faire des médicaments composés.

Cette partie de la pharmacie doit être traitée ici avec d'autant plus de soin qu'elle est, en général, peu connue des vétérinaires, et que ceux-ci étant à la fois *médecins* et *pharmaciens*, ils ont le plus grand intérêt à posséder des données précises sur ce point.

Les *médicaments simples*, tels qu'ils sont fournis par la nature et qu'ils existent dans le commerce, sont appelés *drogues*. Lorsqu'ils ont été soumis aux manipulations pharmaceutiques et qu'ils ont revêtu certaines formes déterminées, ils deviennent des *médicaments* proprement dits, et prennent le titre d'*agents thérapeutiques*, de *remèdes*, quand ils sont employés par le médecin ou le vétérinaire dans le but de combattre un état morbide quelconque. Assez souvent ils sont employés à l'état de pureté et isolément; mais plus fréquemment encore on ne les met en usage qu'après les avoir associés en plus ou moins grand nombre les uns avec les autres, pour en faire des *médicaments composés* ou des *préparations pharmaceutiques*.

Les médicaments composés préparés par le pharmacien forment deux catégories distinctes : les *médicaments officinaux* et les *médicaments magistraux*. Les premiers sont ceux qu'on prépare sur des formules invariables, longtemps avant de les mettre en usage, et qu'on trouve toujours préparés dans les officines des pharmaciens, comme l'indique leur nom. Les seconds, au contraire, se préparent d'après les formules arbitraires des médecins ou des vétérinaires, et au moment même de les employer, parce que, le plus souvent, ils ne sont pas susceptibles d'être conservés.

On distingue dans un médicament composé, officinal ou magistral, plusieurs parties auxquelles on donne des noms spéciaux : ce sont la *base*, l'*auxiliaire*, le *correctif*, l'*excipient*, l'*intermède*. Nous allons dire quelques mots de chacune de ces parties.

1° Base. — La *base*, dans un médicament composé, officinal ou magistral, interne ou externe, est la substance la plus active de la préparation, celle qui lui donne ses propriétés, celle, en un mot, qui, si elle était retranchée, enlèverait à la préparation sa valeur thérapeutique. Tels sont par exemple, la *cantharide* dans l'onguent vésicatoire, l'*opium* dans le laudanum de Sydenham ou de Rousseau, etc.

2° Auxiliaire. — L'*auxiliaire*, qu'on appelle encore *adjuvant*, est une substance qu'on ajoute au médicament composé pour augmenter l'activité de la *base*, pour lui venir en aide, en quelque sorte. C'est le rôle que remplit la poudre d'euphorbe dans l'onguent vésicatoire, le séné dans les breuvages purgatifs à base d'aloès, etc.

3° Correctif. — Chargé d'un rôle opposé à celui que remplit l'adjuvant, le *correctif* est destiné à diminuer l'énergie de la base, à corriger ses propriétés irritantes : c'est ainsi que le sulfate de fer, dans le bain arsenical de Tessier, devient le correctif de l'acide arsénieux en empêchant son absorption ; que le sulfate de soude associé à l'opium administré à l'intérieur devient son correctif, en prévenant l'effet astringent de ce dernier dans le tube digestif ; que le camphre corrige les vertus irritantes des cantharides sur les voies urinaires dans les préparations destinées à l'usage interne, etc.

4° Excipient. — On appelle ainsi une substance, le plus souvent inerte ou peu active, qu'on introduit dans un médicament composé pour lui communiquer la forme voulue : c'est le rôle que jouent les poudres végétales, le miel, etc., pour ceux qui sont solides, dans la confection des bols et des électuaires, par exemple, de l'axonge pour les pommades, etc. ; dans les préparations liquides l'*excipient* prend le nom de *véhicule :* ainsi l'eau est le véhicule habituel des breuvages, des lavements, etc. ; l'alcool, celui des teintures ; le vin, celui des vins médicinaux, etc.

5° Intermède. — Enfin, on donne le nom d'*intermède* ou d'*intermédiaire* à une matière qu'on emploie pour faciliter la suspension de la base ou de l'adjuvant dans un véhicule où ils ne sont pas solubles. Ainsi, un jaune d'œuf, une gomme, du mucilage, etc., qu'on emploie pour faciliter la division dans l'eau des huiles grasses, des essences, du camphre, des résines, etc., sont des intermèdes.

Il est des médicaments composés dans lesquels on peut trouver les cinq parties spéciales que nous venons de faire connaître, mais c'est le plus petit nombre ; le plus souvent il y en a un nombre moindre. La base, comme il est facile de le comprendre, ne manque jamais, non plus que l'excipient solide ou liquide ; mais l'adjuvant, l'intermède et surtout le correctif, font souvent défaut. Enfin, on trouve dans les formulaires des préparations dans lesquelles il entre un nombre de drogues plus considérable encore que celles que nous venons d'étudier ; alors plusieurs comptent comme base, adjuvant ou excipient ; mais ces préparations sont rares, de date ancienne, et sortent des saines règles de l'art de formuler.

A. DES AVANTAGES ET DES INCONVÉNIENTS DE L'ASSOCIATION DES MÉDICAMENTS.

Pour examiner convenablement cette question difficile et intéressante, il est nécessaire de la prendre d'un peu haut et de considérer à un point de vue spécial les médicaments et les maladies auxquelles on les oppose.

Si les médicaments considérés isolément n'étaient doués chacun que d'une propriété bien nette et bien déterminée, leur histoire serait très-simple, et leur emploi thérapeutique deviendrait par cela même plus sûr et plus rationnel. Malheureusement, il n'en est pas ainsi, les vertus de chaque médicament, à de rares exceptions près, sont toujours plus ou moins complexes, et cette multiplicité de propriétés rend leur histoire pharmacologique compliquée et obscure, et leur usage thérapeutique souvent très-incertain. Ainsi, par exemple, quand on emploie l'*opium* à titre de calmant ou de stupéfiant, ses propriétés excitantes sont un obstacle aux desseins du praticien ; lorsqu'on administre l'*émétique* à titre de contre-stimulant, la *digitale* comme sédatif du cœur, les *cantharides* comme diurétique, etc., on n'a que faire de leurs propriétés vomitives ou irritantes, qui entravent souvent le développement régulier des effets qu'on désire obtenir. D'après ces considérations, il semblerait naturel de préférer en toute circonstance les médicaments simples aux médicaments composés, puisqu'on trouve que les premiers ont déjà des vertus beaucoup trop compliquées. Cependant cette conclusion, toute logique qu'elle paraît de prime abord, ne serait pas rigoureuse ; car si, dans un médicament naturel, certaines propriétés sont un embarras pour le praticien, il n'en saurait être de même dans un médicament artificiel, puisqu'il est toujours composé de telle sorte que toutes ses vertus soient utilisées dans le traitement de la maladie à laquelle on l'oppose. Les médicaments composés sont donc supérieurs, à beaucoup d'égards, aux médicaments simples à vertus complexes.

Lorsque les maladies sont simples et formées par un seul élément pathologique, leur traitement n'est jamais compliqué, et les médicaments les plus simples sont ceux qui sont rationnellement indiqués ; mais lorsqu'elles sont d'une nature complexe et que par l'analyse clinique on est parvenu à leur reconnaître plusieurs éléments nosologiques distincts, le traitement à leur opposer doit être forcément plus ou moins composé pour que les agents thérapeutiques puissent attaquer simultanément les diverses parties du tout morbide qu'on a à combattre. C'est alors surtout que les remèdes à propriétés multiples sont indiqués ; et comme celles que peuvent posséder les médicaments naturels correspondent rarement aux éléments morbides qui constituent la maladie qu'on doit traiter, le praticien judicieux fera de toutes pièces, par l'association des médicaments simples, le remède composé destiné à servir de base au traitement de la maladie complexe qu'il a diagnostiquée.

Les anciens, qui possédaient moins de ressources que nous pour établir nettement le diagnostic des maladies, ne reconnaissaient qu'un petit nombre d'affections simples ; ils admettaient dans le plus grand nombre des maladies des éléments morbides divers, et d'après cela ils instituaient des traitements compliqués dans lesquels les médicaments composés jouaient un grand rôle. Ils étaient en outre portés à associer les drogues simples en grande quantité, parce qu'ils supposaient que dans un médicament composé chacun des éléments conserve ses qualités distinctes, et que, de plus, par suite de l'action réciproque des médicaments simples les uns sur les autres, leurs vertus se trouvaient exaltées et parvenaient à un degré d'énergie qu'elles n'auraient pas dans l'emploi isolé de chaque médicament. D'après ces croyances erronées sur la nature des maladies et sur les propriétés des remèdes, les anciens médecins devaient être portés à combiner entre elles, et souvent en grand nombre, les substances médicamenteuses simples ; c'est en effet ce qui a lieu, comme le démontrent la *thériaque*, le *diascordium*, etc., et quelques autres préparations *polypharmaques* qui, à travers les siècles, sont parvenues jusqu'à nous. Les hippiatres et les vétérinaires du siècle dernier, imbus des idées de la vieille médecine, étaient partisans aussi de la *polypharmacie* (1), comme il est facile de s'en convaincre en lisant leurs écrits.

La doctrine de Broussais, en réduisant toutes les maladies à un seul élément pathologique, l'*inflammation*, devait avoir pour résultat inévitable de ramener les préparations pharmaceutiques à l'unité ou tout au moins de les réduire au plus petit nombre possible d'éléments. Cette réforme était sans aucun doute utile et fort désirable, parce que les formules compliquées employées autrefois présentaient un grand nombre d'inconvénients ; mais, comme toutes les réformes trop radicales, elle a dépassé le but, et, sous prétexte de simplifier la thérapeutique, elle l'a complétement annulée. Par conséquent, si la polypharmacie a ses inconvénients et ses dangers, l'*oligopharmacie* (2) a également les siens.

Une secte médicale toute moderne, celle des *Homœopathes*, a proclamé d'une manière absolue l'unité pharmaceutique. Ces médecins n'administrent jamais qu'un seul médicament à la fois, et quand

(1) De πολύς, beaucoup, et φάρμακον, médicament.
(2) De ὀλίγος, petit, et φάρμακον, médicament (Cadet de Gassicourt).

une maladie présente plusieurs éléments distincts, accusés par des symptômes évidents, car ils ne se préoccupent jamais de la nature intime des affections qu'ils combattent, ils les attaquent successivement et par autant de remèdes distincts qu'il y a de symptômes spéciaux, jusqu'à ce qu'ils aient détruit ainsi, et pièce par pièce en quelque sorte, les divers éléments constitutifs de la maladie ; tandis que dans la médecine usuelle, on combat simultanément les principes les plus graves d'une affection en combinant entre eux les divers médicaments simples qui paraissent rationnellement indiqués d'après les caractères de la maladie. Les homœopathes ne connaissent donc pas les médicaments composés, puisqu'ils emploient successivement ce que nous employons simultanément dans le traitement d'une maladie.

D'après les considérations qui précèdent, nous pouvons conclure que, sauf le cas de maladies très-simples, il y a toujours avantage à combiner entre eux les médicaments naturels, puisqu'on obtient par ce mélange méthodique un ensemble de propriétés qui s'adaptent parfaitement aux symptômes et à la nature des maladies qu'on peut avoir à combattre. C'est aussi un moyen de multiplier les ressources de l'art de guérir en imitant la nature qui, avec un très-petit nombre d'éléments, donne naissance à des corps aussi nombreux qu'ils sont variés par leur aspect et leurs propriétés ; mais c'est un moyen qui peut avoir des dangers si l'on n'imite pas également la nature dans ses procédés, c'est-à-dire si, comme elle, on ne se borne pas à associer entre eux des médicaments bien connus, et dont le nombre soit assez restreint pour qu'on ne perde jamais de vue les propriétés principales de chaque élément de la composition artificielle.

Les inconvénients de l'association des médicaments n'existent véritablement que quand le praticien ne possède pas les connaissances réelles qu'exige l'art de formuler ; hors de ce cas exceptionnel, il ne peut présenter que des avantages, comme nous venons de le démontrer. Mais si le vétérinaire n'avait pas les notions chimiques nécessaires, il pourrait, en alliant entre eux des médicaments susceptibles de réagir chimiquement les uns sur les autres, donner naissance à des composés inertes ou trop actifs, et alors il serait exposé à deux inconvénients également graves : ou à produire une préparation inactive, ou à en faire naître une qui serait toxique. D'un autre côté, si le praticien ne possédait pas une connaissance suffisamment exacte des propriétés des médicaments simples, il devrait s'abstenir d'en combiner plusieurs ensemble dans

la crainte d'augmenter encore la confusion et l'obscurité qui rè-
gnent dans son esprit à l'égard des moyens qu'il met en usage. Enfin, il devra connaître assez exactement les doses de chaque substance médicinale pour ne pas dépasser le but en en associant
plusieurs entre elles, dans la même préparation.

B. DU BUT QU'ON SE PROPOSE EN ASSOCIANT LES MÉDICAMENTS.

Le but qu'on se propose d'atteindre en combinant les drogues
simples pour en faire des médicaments composés est plus ou moins
complexe. C'est tantôt pour *augmenter* ou *diminuer* l'activité des
médicaments ; tantôt pour obtenir des effets *mixtes* ou des effets
multiples ; tantôt enfin pour *faciliter* leur *administration* ou le *développement* de leurs *effets.* Nous allons examiner brièvement ces divers points.

A. **Augmenter l'activité des médicaments.** — On atteint ce but
de plusieurs manières : 1° en combinant entre elles les préparations d'un même médicament obtenues par divers véhicules ou
par différents procédés, comme les teintures, les extraits, les infusions, les décotions, d'une même substance végétale, telle que le
quinquina, l'opium, la belladone, etc. ; 2° en ajoutant à un médicament un corps capable de réagir chimiquement sur lui et de faciliter sa dissolution, son absorption, comme les chlorures alcalins
pour les mercuriaux insolubles, les alcalis pour le soufre, les acides
pour les alcaloïdes végétaux, la quinine, la morphine, la strychnine,
par exemple ; 3° en associant à la base d'une préparation un médicament appartenant à la même classe ou à une classe très-voisine :
c'est ainsi que l'aloès est plus actif quand on l'administre dans
une infusion de séné que quand on le dissout dans l'eau ; que
l'huile de ricin mélangée à quelques gouttes d'huile de croton tiglium purge plus vite et plus rapidement que quand elle est pure ;
que les toniques sont aidés par les astringents, les épispastiques
par les caustiques, etc. Il existe même certains médicaments,
comme les stimulants, les purgatifs, les utérins, les vermifuges,
etc., qu'on emploie rarement seuls, et qu'on combine avec avantage soit entre eux, soit avec divers autres médicaments.

B. **Diminuer l'activité des médicaments.** — Le moyen le plus
simple et le plus naturel d'arriver à ce résultat, ce serait assurément de réduire la dose proportionnellement à l'effet qu'on se pro-

pose d'obtenir ; mais, outre qu'on n'arriverait pas toujours au but qu'on se propose par ce moyen simple, on n'a pas l'intention, le plus souvent, de diminuer la propriété principale d'un médicament, mais seulement de corriger celles plus accessoires qui n'ont pas d'emploi dans le cas présent. Quoi qu'il en soit, on atteint le but dont il est question de plusieurs manières : 1° en enveloppant en quelque sorte les molécules actives d'un médicament à l'aide d'un liquide huileux ou mucilagineux : c'est le moyen qu'on emploie pour administrer les cantharides, l'euphorbe, les hellébores, le nitrate d'argent, le sublimé corrosif, etc., à l'intérieur ; 2° en ajoutant, dans la préparation, des matières qui, par leur action chimique, diminuent l'activité de la base : c'est ainsi que les savons et les sels alcalins rendent les purgatifs résineux moins irritants ; que les composés de fer préviennent les funestes effets des préparations arsenicales appliquées à la surface du corps ou administrées à l'intérieur, etc. ; 3° en employant des substances qui déterminent dans l'économie des effets diamétralement opposés à ceux que produit la base de la préparation : c'est ainsi que l'opium dissous dans une solution de sulfate de soude n'arrête plus le cours des matières alimentaires dans les intestins ; que le mucilage, le camphre, préviennent l'irritation des voies urinaires déterminée par les cantharides, les résines, etc. ; que les chlorures alcalins rendent plus douce l'action du sublimé corrosif sur les intestins ; que les composés de morphine corrigent l'excès d'activité de ceux de strychnine, etc.

C. **Obtenir des effets mixtes ou multiples.** — On arrive facilement à ce résultat en combinant entre eux des médicaments appartenant à des classes différentes. C'est ainsi, par exemple, qu'on associe souvent les émollients avec les tempérants ou ces deux classes avec les astringents, ces derniers avec les toniques, etc., pour obtenir une action mixte qui s'adapte à l'état maladif qu'on a à combattre. Dans les hydropisies avec débilité et anémie, on combine les diurétiques avec les toniques, les astringents, les excitants, etc.; dans les maladies putrides, on associe les stimulants avec les toniques antiputrides, les acidules, les antispasmodiques, etc., parce qu'aucun médicament simple ne présente les vertus complexes réclamées par l'état morbide compliqué qui se présente, etc.

D. **Faciliter l'administration et le développement des effets**

des médicaments. — Dans la préparation des onguents, des pommades, des cérats, des liniments, etc., destinés à l'application extérieure, on se propose surtout de faciliter l'emploi du remède ; quand la base est volatile, comme l'ammoniaque, l'éther, le chloroforme, etc., les corps gras dans lesquels on l'emprisonne ont surtout pour objet d'assurer le développement de ses effets locaux, en prévenant son évaporation prompte au contact de la peau. Dans un grand nombre de préparations magistrales destinées à l'usage intérieur, l'association d'un certain nombre de matières plus ou moins actives, et souvent inertes, au médicament principal, a surtout pour but de faciliter son administration ou le développement de ses effets. Quand on donne un remède sous forme de bol, d'électuaire, de boisson, de breuvage, etc., c'est parce que l'expérience a démontré que, sous l'une ou sous l'autre, son administration est plus commode et plus fructueuse; lorsqu'on dissout un médicament dans un véhicule plutôt que dans un autre, c'est parce qu'on sait qu'avec ce dissolvant ses effets sont plus certains qu'avec tout autre, etc.

C. DES INCOMPATIBILITÉS MÉDICAMENTEUSES.

Les incomptabilités qui s'opposent au mélange régulier et homogène des médicaments simples sont de trois espèces : elles sont *physiques*, *chimiques* ou *pharmacodynamiques*. Nous allons dire quelques mots de chacune d'elles.

A. **Incompatibilités physiques**. — Elles sont relatives surtout à la *densité*, à la *volatilité* et à la *solubilité* des médicaments. Ainsi il faut éviter de mélanger des liquides entre eux ou des solides dans un même véhicule, lorsqu'il existe entre ces divers corps une grande différence de densité, parce que, par le repos, ils ne tardent pas à se séparer et à se superposer par ordre de densité ; lorsque cet inconvénient ne peut être entièrement évité, on est dans l'obligation de remuer vivement le mélange avant de s'en servir. On doit éviter de mélanger des corps très-volatils, tels que l'ammoniaque, l'éther, les essences, le camphre, etc., dans des préparations qui doivent être faites à chaud ou administrées à une température plus ou moins élevée, parce que ces corps se volatiliseraient en grande partie ou se décomposeraient partiellement. Enfin, il faut, autant que possible, ne mettre en contact avec les médicaments que des liquides susceptibles de les dissoudre ; cependant, comme cela n'est pas toujours possible, on évite les difficultés en se servant d'un *intermède :* ce moyen convient parfaitement pour les préparations magistrales qui doivent être employées immédiatement, mais pour celles qui sont officinales et qui doivent être conservées pendant quelque temps, il ne remplit qu'incomplétement le but.

B. **Incompatibilités chimiques.** — Ces incompatibilités sont les plus nombreuses, les plus importantes, et celles qui exigent de la part du praticien la plus sérieuse attention. Il ne nous est pas possible de faire connaître ici toutes ces incompatibilités, d'autant plus que les principales ont été indiquées à propos de l'histoire spéciale de chaque médicament ; mais nous devons poser les principales règles qui doivent diriger le vétérinaire relativement à ce sujet difficile. Ces règles seront formulées dans les propositions suivantes : 1° On ne doit pas mélanger les acides aux bases, ou réciproquement, parce que ces corps se neutralisent les uns par les autres. 2° On ne doit pas associer des acides énergiques avec des sels dont les acides sont gazeux ou volatils, comme les carbonates et les bicarbonates, les nitrates, les chlorures et hypochlorites, les acétates, etc., parce qu'ils les décomposent. 3° On évitera de mélanger un acide à une solution d'un sel dont la base formerait avec l'acide ajouté un sel insoluble, attendu que la décomposition serait inévitable. 4° Les bases de la première section, comme la potasse, la soude, la chaux, la baryte, etc., ne seront pas mélangées aux sels ammoniacaux, qu'elles décomposeraient à cause de la volatilité de leur base. 5° Les oxydes ne doivent pas être associés à des sels avec l'acide desquels ils forment des composés insolubles, parce que la décomposition est forcée. 5° Il faut éviter de mélanger deux solutions salines qui, par l'échange réciproque de leurs acides et de leurs bases, peuvent produire un ou plusieurs composés insolubles, puisque la décomposition s'ensuit nécessairement. 7° On n'associera pas les sels métalliques aux matières organiques azotées, extractives, résineuses, tannantes, etc., car il en résulte toujours des combinaisons insolubles qui ôtent au mélange la plus grande partie de son activité, etc. Tels sont les principes des incompatibilités chimiques tirés des lois de Berthollet, que les praticiens devront se rappeler à la mémoire chaque fois qu'ils auront à formuler ; nous renvoyons aux traités de chimie pour de plus amples développements sur ce point.

C. **Incompatibilités pharmacodynamiques.** — Il ne suffit pas, dans l'art de formuler, de prévoir et d'éviter avec soin les incompatibilités physiques ou chimiques, il faut tenir compte aussi de

celles qui dérivent des propriétés des médicaments. Ainsi le praticien évitera cette faute grossière d'associer entre eux des médicaments appartenant à des classes opposées et possédant des vertus
antagonistes, à moins qu'il n'y ait nécessité de le faire pour que
ces agents se servent réciproquement de correctifs. Par exemple,
il ne serait pas convenable d'associer des émollients avec des irritants, des tempérants avec des stimulants, des astringents avec des
purgatifs, des narcotiques avec des excitateurs, des altérants avec
des toniques, des diurétiques avec des sudorifiques, etc., parce que
ces divers agents produisant dans l'économie animale des effets
diamétralement opposés, ils ne pourraient que se nuire réciproquement. Ce n'est donc que quand un état morbide complexe réclame
des associations de ce genre, qu'on doit déroger à cette règle générale, ou quand on emploie un médicament d'une classe pour servir
de correctif à celui d'une classe opposée.

D. DE LA MANIÈRE DE FORMULER.

On donne le nom de *formule* au tableau méthodique des substances qui doivent entrer dans la composition d'un médicament officinal ou magistral. La formule relative aux remèdes composés
magistraux s'appelle aussi une *ordonnance*, surtout dans la médecine de l'homme. On lui reconnaît généralement trois parties :
l'*inscription*, la *souscription* et l'*instruction*.

1° L'inscription est la liste raisonnée des drogues simples qui
doivent entrer dans la formation d'un médicament composé. Elle
doit être concise, claire, exacte et comprendre le nom et la quantité de chaque substance employée.

Les noms des drogues doivent être écrits en français ou en latin
et le plus lisiblement possible ; on doit en général préférer les noms
scientifiques aux noms vulgaires, parce qu'ils sont plus précis et
n'exposent pas, autant que ces derniers, à faire confondre des substances d'une nature différente ; cependant il est certaines dénominations usuelles qui sont très-précises et qui peuvent remplacer
avantageusement les noms scientifiques quand ceux-ci sont un peu
longs : c'est ainsi que les mots *calomel, sublimé corrosif, alcali volatil*, etc., peuvent être mis à la place de ceux de *protochlorure, bichlorure de mercure, ammoniaque*, etc. Chaque substance doit être ins-
crite sur une ligne distincte et les noms écrits les uns au-dessous
des autres ; cependant, quand plusieurs matières doivent être employées en quantité égale, on peut les faire figurer sur une même

ligne, mais il est d'usage de les écrire sur des lignes distinctes et de réunir celles-ci par une accolade derrière laquelle on met le mot *ana* ou les lettres *ââ*, qui signifient de *chaque*. Enfin, on doit placer au commencement de la première ligne de la formule, la lettre P, qui est l'initiale du mot français *prenez*, ou la lettre R, initiale du mot latin *recipe*, qui a la même signification, ou encore on se sert du signe ℞, qui a la même valeur que ces deux lettres.

La quantité des drogues employées doit être indiquée d'après le système métrique, c'est-à-dite en *litres* ou *fractions de litre* pour certains liquides, et en *grammes* ou en *multiples* ou *fractions* du gramme pour tous les autres corps. On emploie habituellement les chiffres ordinaires pour indiquer ces quantités ; mais quand on prescrit des substances très-actives, il est prudent d'écrire la quantité en toutes lettres, et même, pour plus de sûreté, d'employer à la fois les chiffres et les mots. Pour certains liquides très-volatils ou très-actifs, on dose parfois par *gouttes ;* dans ce cas, tout se réduit à indiquer le nombre de gouttes à employer. Enfin, pour les substances inertes ou peu actives employées à titre d'excipient ou de véhicule pour donner à la préparation la forme qui lui est propre, on n'indique pas toujours la quantité précise, qui peut varier sans inconvénient ; alors on se contente de mettre à la suite du nom de ces matières les lettres Q. S., abréviation des mots *quantité suffisante*.

Quant aux anciens poids et mesures et aux signes abréviatifs employés autrefois pour les indiquer, dans les officines, non-seulement ils ne sont plus usités, mais encore ils sont défendus comme contraires à la loi ; les vétérinaires ne devront jamais s'en servir. Cependant, comme ces poids et ces signes se trouvent dans les anciens ouvrages, nous en ferons connaître plus loin la signification et la valeur.

L'ordre d'inscription des substances qui entrent dans une formule n'est soumis à aucune règle bien rigoureuse ; néanmoins il est d'usage d'écrire les noms des substances les plus actives les premiers et de terminer par les excipients, en ayant la précaution de mettre les unes à côté des autres les matières qui ont le plus d'analogie chimique entre elles.

2º La *souscription* comprend les détails relatifs au manuel opératoire (*modus faciendi*) qu'on doit suivre pour effectuer convenablement la préparation. Lorsque l'opération est très-simple et ne s'éloigne pas de celles qui sont usitées pour des préparations analogues, on se contente de mettre en dessous de la formule les lettres

F. S. A., qui sont les initiales des mots latins *fiat secundum artem*, ou des mots français *faites selon l'art*, qui ont la même signification. Mais quand la préparation doit présenter des particularités importantes, il est utile de les indiquer avec soin, afin que le pharmacien s'y conforme. On indiquera, par exemple, si l'on doit opérer à chaud ou à froid; si certaines parties végétales doivent être traitées par infusion, décoction, digestion ou lixiviation, etc. ; dans quel ordre doivent s'opérer la dissolution et le mélange de certains sels, etc.

3° L'*instruction* est relative au mode d'emploi du remède ; elle doit être très-détaillée, très-claire, dépouillée de termes techniques, afin que les personnes chargées de ce soin ne puissent pas commettre d'erreur. On ne craindra pas d'entrer dans des détails minutieux. On dira, par exemple, si le médicament est destiné à l'usage interne ou externe, comment on doit l'administrer ou l'appliquer, à quels intervalles de temps on doit renouveler la médicamentation, etc. ; en un mot, on n'oubliera pas que cette partie de la formule s'adresse le plus souvent à des personnes complétement étrangères à l'art de guérir.

MODÈLE D'UNE FORMULE MAGISTRALE.

Breuvage diurétique.

INSCRIPTION...

P. ou ℞ Huile cantharidée....... 125 gram. (*Base.*)
Térébenthine commune.. 64 — (*Adjuvant.*)
Camphre............... 8 — (*Correctif.*)
Jaunes d'œufs.......... n° 4. (*Intermède.*)
Eau commune.......... 2 litr. (*Véhicule* ou *excipient.*)

SOUSCRIPTION.

Pulvérisez le camphre après l'avoir arrosé de quelques gouttes d'alcool et incorporez-le très-vivement aux jaunes d'œufs ; ajoutez-y successivement la térébenthine et l'huile cantharidée, et quand vous aurez obtenu un tout bien homogène, étendez-le dans le véhicule en ajoutant l'eau peu à peu et en remuant sans cesse jusqu'à mélange parfait.

INSTRUCTION. ..

Divisez la préparation en deux parties égales, et administrez chaque moitié à six heures d'intervalle ; les animaux doivent être soumis à la diète et tenus dans un lieu plutôt frais que chaud.

(Date.)   (Signature du vétérinaire.)

Lorsque le vétérinaire est à la fois médecin et pharmacien, comme cela est le plus ordinaire, il n'a pas à écrire la formule, puisqu'il doit l'exécuter lui-même ; il doit se borner à donner verbalement ou par écrit, et ce dernier mode est infiniment préférable, aux personnes chargées de l'emploi des remèdes chez les animaux malades, les instructions les plus détaillées sur le mode d'administration intérieure ou d'application extérieure de la préparation magistrale qu'il vient de formuler et de confectionner. Mais, lorsque l'ordonnance doit être exécutée par un pharmacien, il doit scrupuleusement se conformer aux règles que nous venons de tracer.

Il arrive parfois qu'on veut faire préparer ou qu'on désire préparer soi-même une quantité déterminée d'un médicament officinal, sans rien changer aux proportions relatives des drogues simples qui entrent dans sa composition. Nous devons faire connaître le moyen le plus simple et le plus expéditif d'arriver à ce résultat, et pour qu'on le comprenne plus facilement nous allons l'appuyer par un exemple. Nous supposerons donc qu'on ait à préparer 500 grammes *d'onguent vésicatoire vétérinaire*, un des médicaments officinaux les plus compliqués de notre formulaire ; on devra commencer par diviser en *parties proportionnelles* les quantités assignées aux matières composantes ainsi qu'il suit :

♃ Poudre de cantharides.....	600 gram.	6	parties	× 16,13 =	96,78
Euphorbe pulvérisée......	200 —	2	—	× 16,13 =	32,26
Poix noire	400 —	4	—	× 16,13 =	64,62
Poix résine....	400 —	4	—	× 16,13 =	64,62
Cire jaune..............	300 —	3	—	× 16,13 =	48,39
Huile grasse.............	1,200 —	12	—	× 16,13 =	193,56
	3,100 gram.	31 p.			500,23

Une fois que le nombre de parties est déterminé, on cherche combien de fois ce nombre est contenu dans 500, quantité demandée, et l'on multiplie ensuite le nombre de parties relatives à chaque substance par le chiffre trouvé. Dans l'exemple employé, 31, qui est le nombre de parties, est contenu 16,13 fois dans 500 ; en multipliant par 16,13, les parties de chaque drogue, on obtient des chiffres qui donnent 500,23 grammes, très-voisin de 500. Si le nombre obtenu dépasse légèrement le nombre demandé, c'est que la deuxième décimale du diviseur a été un peu forcée.

Tableau des médicaments officinaux ou magistraux employés en médecine vétérinaire.

Les formes qu'affectent les médicaments vétérinaires, magistraux et officinaux, sans être aussi variées que dans la pharmacie de l'homme, n'en sont pas moins fort nombreuses. Nous rangerons ces préparations par catégories distinctes, en prenant surtout en considération la nature de l'excipient ou du véhicule qui leur donne leur forme propre. Cette classification, bien entendu, est tout arbitraire et pourrait être modifiée de mille manières au gré de l'auteur.

1° Sans excipient............................	Poudres. Espèces. Sachets. Extraits.
2° Eau servant d'excipient.................	Gargarismes. Boissons. Breuvages. Lavements. Lotions. Bains. Solutions. Injections. Collyres. Fumigations.
3° Liqueurs alcooliques servant d'excipient...	Teintures. Vins.
4° Vinaigre servant d'excipient.	Vinaigres. Oxymels. Oxymellites.
5° Matières sucrées servant d'excipient.	Sirops. Mellites.
6° Miel servant d'excipient.................	Électuaires. Bols. Nouets.
7° Matières farineuses servant d'excipient....	Pain. Cataplasmes.
8° Substances glutineuses servant d'excipient.	Pâtes. Trochisques.
9° Huiles grasses servant d'excipient........	Huiles médicinales. Liniments.
10° Huiles grasses servant d'excipient.	Pommades.
11° Cire servant d'excipient.................	Cérats.
12° Résines servant d'excipient................	Onguents. Charges.

Nous allons faire connaître rapidement la préparation et la mise en usage de chacun de ces médicaments.

a. Des poudres.

Les *poudres* sont des préparations pharmaceutiques résultant de la division mécanique des médicaments solides. Toutes les substan-

ces médicamenteuses d'une certaine consistance, minérales, végétales ou animales, peuvent être réduites en poudre à l'aide de la
pulvérisation, de la porphyrisation, de la tamisation, opérations
qui se font aujourd'hui dans l'industrie avec une grande perfection
et à l'aide d'appareils mécaniques appropriés, etc. ; néanmoins
celles qui sont très-altérables ou fortement déliquescentes, ne doivent pas être pulvérisées ou doivent l'être qu'au moment même de
les employer; comme aussi il convient de dessécher avec soin les
sels très-chargés d'eau de cristallisation, ceux qui sont très-efflo-
rescents, etc., avant de les réduire en poudre.

Les poudres sont *simples* ou *composées*, selon qu'elles sont formées
par une ou par plusieurs substances. Les poudres simples ,telles que
celles de réglisse, de guimauve, de gentiane, d'aloès, de cantharides, de peroxyde de fer, etc., se préparent très-simplement et à
l'aide des moyens mécaniques que nous avons fait connaître en
traitant de la *division*. Quant aux poudres composées, leur préparation ne présente aucune difficulté : on pulvérise d'abord isolément
les matières qui doivent en faire partie, puis on les mélange par trituration dans un mortier ; enfin on passe la masse pulvérulente
dans un tamis afin de donner à la poudre composée plus d'homogénéité et un grain plus uniforme ; toutefois, lorsque dans une
poudre de cette nature, il entre des substances d'une densité très-
inégale, il faut s'abstenir de tamiser le mélange, parce que les poudres simples se sépareraient les unes des autres par ordre de
densité.

Les poudres simples ou composées doivent être conservées dans
des vases clos, secs et bien bouchés; l'humidité, la poussière de
l'atmosphère, une trop grande lumière, etc., facilitent leur altération ; en les tassant légèrement dans le poudrier, on expulse une
partie de l'air qu'elles emprisonnent, et l'on prévient ainsi leur
altération ; mais on est exposé alors à les voir se solidifier fortement,
surtout quand elles ne sont pas bien sèches. Il faut éviter de conserver les poudres végétales plus d'un an.

Cette forme des médicaments est une des plus usitées en médecine vétérinaire, tant à l'intérieur qu'à l'extérieur. Dans le premier
cas, on en fait des électuaires, des nouets, des bols, des pilules, des
breuvages, etc. ; dans le second, on les emploie en nature sur les
solutions de continuité, sur les muqueuses, ou bien on en confectionne des pâtes, des collyres secs ou liquides, des sachets, etc.

D'après leur nature, les poudres simples ou composées peuvent
être *émollientes, tempérantes, astringentes, irritantes, caustiques, exci-*

tantes, narcotiques, purgatives, vermifuges, etc. (Voyez le *Formu-laire*).

b. Des Espèces.

On donne le nom d'*espèces*, en pharmacie, à des mélanges mé-thodiques de parties végétales grossièrement divisées et ayant des propriétés à peu près semblables. Celles qu'on mélange le plus fré-quemment sont des racines, des feuilles, des fleurs, des semen-ces, etc. ; le plus souvent on associe entre elles les mêmes parties végétales ; on peut aussi mélanger des parties différentes, mais comme elles ne présentent pas les mêmes propriétés et la même organisa-tion, elles ne donnent lieu alors qu'à des préparations peu régulières.

La préparation des espèces est aussi simple que possible ; elle se réduit à émonder, dessécher et diviser convenablement les parties végétales qu'on doit associer, et à les mélanger ensuite à la main très-exactement. Leur conservation ne présente aucune difficulté ; le plus souvent on les renferme dans un sac de fort papier qu'on dépose dans un lieu sec et aéré, ou mieux dans un tiroir en bois, une boîte de carton, un grand bocal, etc.

Les espèces servent à faire des infusions ou des décoctions, selon leur nature, avec de l'eau, du vin, du vinaigre, des corps gras, etc., avec lesquels on confectionne des breuvages, des lavements, des lotions, des bains, des injections, des fomentations, etc. Du reste, ces préparations peuvent appartenir à presque toutes les classes de la matière médicale (Voyez le *Formulaire*).

c. Des Sachets.

Les *sachets* sont des mélanges médicamenteux qu'on renferme, ainsi que l'indique leur nom, dans de petits sacs de toile avant de les appliquer sur la partie malade. Ils peuvent être *secs* ou *humides* : dans le premier cas, ils sont formés par des matières pulvérulentes qu'on a chauffées à une température plus ou moins élevée ; dans le second cas, ces matières ont été humectées ou cuites avec des li-quides plus ou moins actifs ; alors ces préparations se rapprochent beaucoup des cataplasmes.

Les sachets s'appliquent principalement sur les lombes, les arti-culations, le pied, la tête, etc., où on les fixe de diverses manières. Ce sont des préparations essentiellement magistrales et extempora-nées ; elles peuvent appartenir à divers groupes de médicaments (Voyez le *Formulaire*.)

d. Des Extraits.

Les *extraits* sont des médicaments officinaux, le plus souvent simples, résultant de l'évaporation des sucs naturels ou des disso-lutions artificielles des plantes ou des animaux. Lorsque les extraits dérivent des sucs naturels, ils sont dits *sans excipient*; quand, au contraire, ils proviennent de l'évaporation de solutions artificielles, ils sont dits *avec excipient* et prennent la qualification d'*aqueux*, d'*alcooliques*, d'*éthérés*, de *vineux*, etc., selon le véhicule qui a servi à leur préparation. D'après leur nature, on les appelle *sucrés*, *gommeux*, *résineux*, *gommo-résineux*, *savonneux*, etc. ; enfin, se-lon leur degré de consistance, ils sont dits, *mous, solides, secs*, etc.

La préparation des extraits se fait toujours en deux temps : dans le premier, on épuise la substance médicamenteuse de ses principes actifs, soit en extrayant son suc propre, si elle en possède, soit en la traitant par divers véhicules, à froid ou à chaud, si elle est plus ou moins sèche ; dans le second, on évapore le liquide obtenu par les divers moyens que nous avons fait connaître à propos de l'étude de l'*extraction.*

Les extraits végétaux sont préparés avec soin et avec une grande perfection, depuis un certain nombre d'années, grâce à l'emploi des appareils à opérer dans le vide. Ces appareils, qui sont aujour-d'hui très-nombreux et de formes très-variées, ne sont, en défini-tive, qu'une imitation de ceux qu'on emploie depuis longtemps dans les sucreries pour cuire les sirops dans le vide ou à basse pression. Aussi la plupart des extraits sont préparés en grand dans l'industrie ou les grandes officines ; les vétérinaires doivent donc, le plus sou-vent, se contenter de demander ces produits à la droguerie, car, en petit, il est impossible d'arriver à d'aussi bons résultats.

Les extraits bien préparés doivent être consistants, fermes, lui-sants, d'odeur et de couleur tranchées, rappelant leur origine ; ils ne doivent présenter aucune odeur empyreumatique et se dissoudre intégralement dans les menstrues qui ont servi à leur extraction.

La conservation des extraits n'est pas toujours chose facile, sur-tout pour ceux qui ont été préparés par l'intermédiaire de l'eau ; s'ils n'ont pas été suffisamment concentrés, ils moisissent facilement et ne tardent pas à perdre toute vertu curative. Ces préparations doivent être séparées en petites fractions qu'on renferme dans de petits pots de faïence et qu'on recouvre de plusieurs doubles de pa-pier.

Les extraits sont d'excellentes préparations qu'on emploie fréquemment à l'intérieur et à l'extérieur, sous des formes très-variées ; ils contiennent sous un petit volume les principes actifs des médicaments végétaux ; ils sont faciles à administrer ; leurs effets sont prompts et sûrs ; ils fournissent aux praticiens les principes rapprochés de certaines plantes qu'on n'a à sa disposition que pendant un court espace de temps dans l'année, etc. Les extraits les plus employés dans la médecine des animaux ayant été indiqués dans le corps de l'ouvrage à propos des médicaments qui les fournissent, nous n'aurons pas à nous en occuper dans le *Formulaire*.

e. Des Gargarismes.

On donne ce nom à des préparations magistrales liquides qu'on injecte daus la bouche et le pharynx des animaux pour remédier aux altérations de la muqueuse de ces cavités. Quand les gargarismes sont destinés exclusivement à l'intérieur de la bouche, ils reçoivent chez l'homme, le nom de *collutoires ;* en médecine vétérinaires le premier nom est à peu près le seul employé.

Les gargarismes ont pour base l'eau dans laquelle on a fait dissoudre divers principes médicamenteux, ou encore du vinaigre, du vin, des infusions ou décoctions végétales, etc. On injecte ces préparations dans la bouche et l'arrière-bouche, au moyen d'une seringue ; parfois on se contente d'en imprégner un tampon d'étoupe, de linge, une éponge, fixés au bout d'un bâtonnet, et de les promener sur les points malades de ces cavités, surtout chez le porc et le chien. Les gargarismes sont *émollients, astringents, tempérants, détersifs*, etc. (Voy. le *Formulaire*).

f. Des Boissons.

On donne le nom de *boissons*, en pharmacie vétérinaire, à des préparations magistrales liquides, que les animaux prennent d'euxmêmes. Elles correspondent assez exactement aux *tisanes* de la pharmacie humaine.

Le véhicule le plus ordinaire des boissons, est l'eau ; on se sert parfois du petit-lait, surtout chez les petits animaux. Les principes qu'on dissout dans ces menstrues sont des sels peu sapides, des matières végétales ou animales dépourvues d'odeur et de saveur bien marquées, et toujours en quantités assez faibles pour ne pas dégoûter les animaux et ne pas mettre obstacle à la déglutition du liquide médicamenteux.

Les boissons médicinales remplacent les boissons ordinaires avant, pendant et après les maladies; c'est dire assez qu'elles sont ingérées en quantité considérable, surtout chez les grands herbivores. Quant à leur nature, elle est fort variable, et correspond à quelques classes des médicaments que nous avons étudiés précédemment, ainsi qu'on en pourra juger par les exemples de ces préparations que nous donnerons dans le *Formulaire*.

g. Des Breuvages.

Les *breuvages* sont des préparations magistrales liquides, trop concentrées pour que les animaux les prennent d'eux-mêmes, et qu'on leur administre par divers moyens que nous indiquerons plus bas. Ils correspondent aux *potions* de l'autre médecine.

Le véhicule le plus ordinaire des breuvages est l'eau commune ou distillée, selon les cas; on se sert aussi de l'alcool étendu, du vin, du cidre, de la bière et du petit-lait. Lorsque la base du breuvage est une substance minérale, tout se réduit le plus souvent à la faire dissoudre, à froid ou à chaud, dans le véhicule; mais, quand le médicament est d'origine organique, on le traite par infusion, décoction, macération, etc., selon sa nature et la texture de son tissu. Les principes qui constituent les breuvages varient donc non-seulement d'après la composition chimique du médicament employé, mais encore selon le procédé mis en usage pour confectionner la préparation magistrale.

La quantité de breuvage qu'on administre aux animaux varie selon leur espèce, leur taille, leur force, etc.; toutefois, comme ils n'avalent ces préparations que par contrainte, il est essentiel de réduire le plus possible la quantité du liquide à ingérer. Aussi est-il rare qu'on donne en une seule fois plus d'un litre de breuvage aux grands animaux, de 2 à 5 décilitres aux petits ruminants et aux porcs, et de un à 2 décilitres aux animaux carnivores.

L'administration des breuvages ne présente aucune difficulté chez les petits animaux; il suffit de les asseoir sur leur derrière, de les maintenir avec les genoux, d'élever la tête et de verser le liquide doucement entre les dents et la joue, après avoir écarté légèrement la commissure des lèvres. Pour ces animaux, il faut laisser la mâchoire inférieure libre de ses mouvements, et ne contraindre les sujets que le moins possible.

Chez les solipèdes, l'administration des breuvages est souvent difficile, à cause de la taille, de la force et de l'indocilité des animaux. Le procédé le plus ordinaire consiste à se servir d'une bouteille à verre épais, dont on enveloppe le goulot de linges ou d'étoupes, et qu'on introduit ensuite entre les mâchoires dans la région des barres, la tête étant fortement relevée pour que le liquide versé peu à peu descende vers le voile du palais. Le moyen le plus simple et le plus efficace d'élever la tête est de passer une anse de corde autour de la mâchoire supérieure, et d'y engager les branches d'une fourche de bois qu'on pousse en haut autant qu'il est nécessaire, l'animal étant libre de ses mouvements. Dans cette position élevée de la tête, le breuvage est dégluti avec facilité, parce qu'il glisse doucement vers le gosier, et que les sujets n'éprouvent aucune contrainte trop fatigante.

On a proposé plusieurs appareils pour remplacer la bouteille usuelle dans l'administration des breuvages aux chevaux; mais jusqu'à présent aucune tentative n'a pu détrôner ce moyen si simple et si vulgaire; le *bridon à breuvage* de Bourgelat, celui de Rigot père, muni d'un robinet à la douille de l'entonnoir, etc., n'ont eu

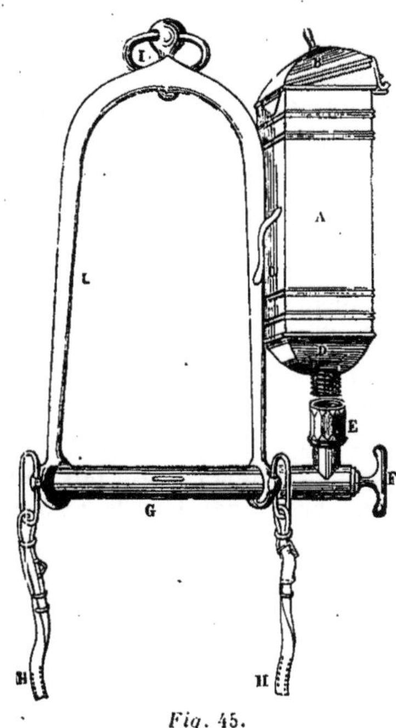

Fig. 45.

que de rares partisans, et n'ont guère été employés hors des écoles vétérinaires. Malgré ces insuccès, un ouvrier ingénieux et adroit de Lyon, M. Pradat, qui fabrique les instruments et les appareils de chirurgie vétérinaire avec une grande habileté, est revenu sur ce sujet intéressant, et est parvenu à rendre le bridon à breuvage un instrument utile et commode, ainsi que nous nous en sommes assuré par l'expérience. Nous avons donc cru être utile à nos confrères et aux élèves, en faisant représenter ci-contre le nouvel ustensile.

Il se compose d'un réservoir mi-cylindrique A, de la capacité d'un litre, muni d'un couvercle B, qui le ferme hermétiquement, et fixé par deux tenons C à une petite traverse, sur l'un des côtés du bridon; à son extrémité inférieure se trouve une ouverture

munie d'un rebord taraudé D, sur lequel peut s'élever un écrou
mobile E, pour le fixer sur le prolongement du canon du mors, qui
est muni d'un robinet F pour régler l'entrée du liquide, lequel
s'échappe par le trou G; enfin deux montants de cuir H,H, formant une têtière, servent à fixer le bridon; l'anneau I sert à élever
la tête, qui passe entre les branches du mors en J. Une fois l'appareil fixé et la tête suffisamment élevée, on ouvre légèrement le
robinet, et le liquide arrivant peu à peu dans la bouche, est avalé
sans difficulté et sans perte. Quand l'opération est terminée, on
enlève le réservoir en abaissant l'écrou E, et l'on nettoie toutes les
parties de l'ustensile avec soin.

Chez les ruminants, l'administration des breuvages est plus facile
que dans les autres animaux; mais à cause de la complication de
l'appareil gastrique, on éprouve de la difficulté à faire parvenir le
liquide à sa destination : le procédé qu'on met en usage doit varier
selon que le liquide médicamenteux est destiné au premier ou au
dernier des estomacs. Quand on désire diriger le breuvage principalement dans le rumen, il faut laisser la tête dans sa position naturelle autant que possible, et verser le liquide à grosses gorgées;
lorsqu'au contraire le liquide doit arriver dans la caillette, il est
nécessaire de tenir la tête et le cou fortement tendus, à peu près
comme chez le petit qui tette sa mère, et de verser le liquide en
très-petites quantités à la fois, pour qu'il ne puisse pas ouvrir par
son poids les lèvres de la gouttière œsophagienne.

Dans l'administration des breuvages, on ne doit pas seulement
s'appliquer à faire parvenir le liquide dans l'estomac, on doit surtout éviter avec soin qu'il ne fasse fausse route et qu'il ne s'intro-
duise dans les voies respiratoires, où il causerait les plus graves
désordres. C'est surtout quand ces préparations sont de nature
astringente, ainsi que l'a parfaitement démontré et expliqué
M. H. Bouley (1), que cet accident est à craindre, et qu'on doit redoubler de précautions pour l'éviter. M. Rouchon (2) a fait voir,
d'un autre côté, que l'introduction des breuvages dans la trachée
est presque inévitable chez les ruminants dans le cas de forte météorisation, parce que l'énorme tension des gaz accumulés dans le
rumen met obstacle à l'arrivée du liquide dans cet estomac et le
fait refluer souvent dans les voies respiratoires; aussi ce vétérinaire recommande-t-il avec raison d'évacuer une partie du gaz de

(1) *Recueil de médec. vétér.*, 1846, p. 391 et suiv.
(2) *Journ. des vétér. du Midi*, 1841, p. 15.

la panse au moyen du trocart avant d'y introduire des liquides
médicamenteux. Enfin, M. Mazoux (1) a démontré que, si les accidents de ce genre sont si communs chez les ruminants, cela provient de ce que les gens étrangers à l'art, qui administrent les breuvages, versent ces liquides en trop grande quantité à la fois, tirent
la langue des animaux fortement hors de la bouche, empêchent
trop complétement les mouvements de la mâchoire inférieure, etc.,
ce qui a pour effets principaux d'entraver la déglutition, de gêner
les mouvements de l'épiglotte, etc.

Dans une excellente note publiée par M. Schaack (2), sur l'administration des breuvages, ce savant praticien recommande d'employer chez les grands herbivores le procédé usité chez les petits
animaux et qui consiste à verser le liquide entre la joue et les
dents molaires. Quand les animaux sont couchés, le procédé est
d'une application facile et réussit aisément ; lorsqu'ils sont debout,
il faut élever la tête en prenant un point d'appui sous le menton,
M. Schaack ne considérant pas comme nécessaire à la déglutition
des liquides les mouvements de la mâchoire inférieure chez les
grands herbivores.

De son côté M. le professeur Goubaux (3) a fait un grand nombre d'expériences sur ce sujet si important pour la pratique. Il résulte de ses longues recherches : 1° Que dans le procédé le plus
usuel d'administrer les breuvages, c'est-à-dire en se servant d'une
bouteille et en élevant la tête à l'aide d'une fourche et d'une anse
de corde passée à la mâchoire supérieure, le breuvage fait fausse
route dans le tiers des cas et détermine divers accidents, tels que
la *toux*, la *suffocation*, l'*asphyxie* et surtout la *pneumonie;* 2° que
dans le procédé d'administration des breuvages par le nez, qui est
très-ancien et qui est resté entre les mains de beaucoup d'empiriques, le liquide s'introduit dans les voies respiratoires au moins
huit fois sur *dix;* 3° enfin, qu'à son avis, le meilleur procédé pour
l'administration des breuvages chez le cheval est celui préconisé
par Bouley jeune, et qui consiste à injecter le liquide dans la bouche avec une seringue ordinaire, en ayant le soin de maintenir les
deux lèvres rapprochées l'une de l'autre. Dans de telles conditions,
dit M. Goubaux, le cheval, ayant la tête dans sa position naturelle,
avale aisément le liquide qu'on injecte dans sa bouche, tandis que

(1) *Journ. de médec. vétér. de Lyon,* 1852, p. 156.
(2) *Ibid* 1860, p. 516.
(3) *Recueil de médec. vétér.,* 1861, p. 97, 190, 276, 377 et 539.

dans les autres procédés il a toujours de la tendance à résister et occasionne ainsi divers accidents.

Plus récemment un vétérinaire militaire, M. Bugniet (1), a fait connaître un complément au procédé de Bouley jeune, préconisé par un de ses confrères, M. Flamens. Ce procédé consiste, en même temps qu'on se sert de la seringūe pour administrer le breuvage, à immobiliser les mâchoires et à clore l'ouverture de la bouche en fermant les lèvres. Le premier résultat s'obtient en liant avec un ruban de fil les deux mâchoires à la région des barres, et le second, en tenant les lèvres fortement rapprochées l'une de l'autre avec les mains. Il va sans dire que l'intervention d'un ou de deux aides est indispensable pour bien conduire l'opération. Quant au praticien, il dirige tout doucement le breuvage vers la base de la langue en poussant graduellement le piston de la seringue. Cette opération, bien conduite, donne, dit-on, d'excellents résultats à tous les points de vue.

Les breuvages étant les préparations magistrales les plus usitées en médecine vétérinaire, leur nature est extrêmement variable, et correspond à presque toutes les classes de médicaments, ainsi qu'on pourra le voir en consultant le *Formulaire*.

h. Des Lavements.

Les *lavements*, encore appelés *clystères*, sont des préparations magistrales liquides qu'on injecte par l'anus dans la portion postérieure des gros intestins, pour remplir plusieurs indications. On les distingue en *évacuatifs*, *alimentaires* et *médicamenteux*. Les premiers, qu'on peut appeler *hygiéniques*, sont destinés simplement à faciliter l'évacuation des excréments lorsqu'elle ne s'effectue pas convenablement, comme on le remarque parfois chez les animaux retenus à l'écurie par des affections du pied ou autres, chez les convalescents, etc. Les lavements alimentaires ou *analeptiques* sont employés lorsqu'un obstacle matériel quelconque s'oppose à l'introduction des aliments dans l'estomac, et servent alors à sustenter les animaux pendant quelques jours seulement, et jusqu'à ce que les voies directes soient redevenues libres. Enfin les lavements médicamenteux sont de trois espèces : *supplétifs*, *révulsifs* et *topiques*. Les premiers doivent être absorbés, et suppléent, comme l'indique leur nom, aux préparations qu'on administre habituellement par les

---

1) *Journal de méd. vétér. milit.*, t. IV, p. 293.

voies directes, mais qu'un obstacle quelconque empêche d'arriver dans l'estomac ; les seconds sont plus ou moins irritants, et sont destinés à déterminer une action révulsive sur le rectum ; et les derniers doivent séjourner dans l'intestin, et agir par voie de contiguïté sur les organes contenus dans le bassin.

Les lavements médicamenteux, les seuls qui doivent principalement nous occuper ici, ont pour véhicule ordinaire l'eau commune ; ils consistent le plus souvent en des infusions ou des décoctions de substances végétales, et parfois en de simples dissolutions de matières pures, minérales ou organiques. L'administration de ces médicaments ne présente aucune difficulté : le plus ordinairement on les injecte avec une seringue d'étain dont les dimensions sont proportionnées au volume des animaux ; quelquefois on fait précéder leur emploi de l'usage de lavements simples destinés à vider les gros intestins des excréments qui les encombrent; mais cette précaution n'est pas toujours utile, l'expérience ayant démontré que ces liquides arrivent plus avant dans le tube digestif lorsqu'il est plein que quand il est vide, parce qu'il se fait de proche en proche, par l'intermédiaire des excréments, une imbibition qui pousse le lavement très-avant dans les courbures du côlon. Quant à la quantité de liquide qui doit constituer chaque lavement médicamenteux, elle ne saurait être fixée rigoureusement, à cause du grand nombre de circonstances qui peuvent la faire varier; mais nous croyons être dans le vrai en la fixant approximativement au double de celle des breuvages chez tous les animaux. Enfin, relativement à la nature de ces préparations magistrales, elle est très-variée et correspond à un grand nombre de classes de médicaments, ainsi qu'on pourra s'en convaincre en consultant le *Formulaire*.

i. Des Lotions.

Les *lotions* sont des préparations magistrales liquides, qui servent à laver méthodiquement une partie quelconque de la peau, dans un but thérapeutique. Les véhicules de ces préparations extemporanées sont l'eau, le vin, l'alcool, le vinaigre, etc. Leur confection n'offre jamais la moindre difficulté; le plus souvent elles consistent dans une infusion ou une décoction végétale plus ou moins concentrée, d'autres fois dans une simple dissolution d'une substance minérale quelconque. Leur emploi est aussi des plus simples : on imprègne un corps tomenteux, tel qu'une éponge, de l'étoupe, des linges, avec le liquide médicamenteux, et l'on applique ce corps humide sur le point malade, en frappant constamment la surface, de manière à exprimer le liquide qui a été imbibé et à entretenir une humidité constante sur le lieu indiqué. La nature des lotions est fort variée et correspond aux diverses classes des médicaments étudiés (Voy. le *Formulaire*).

j. Des Bains.

Les *bains* médicamenteux sont des préparations liquides magistrales, dans lesquelles on plonge pendant un temps plus ou moins long la totalité ou seulement une partie du corps des animaux malades. Les bains généraux, ou ceux avec lesquels on baigne tout le corps, sont inusités pour les grands animaux, mais assez souvent employés pour les petits ruminants, le porc et les carnivores. Les bains locaux, d'une application souvent difficile chez la plupart des animaux, sont remplacés fréquemment par des lotions, des douches, des fomentations, etc.; toutefois on les emploie pour les pieds, les oreilles, les mamelles, les testicules, le pénis, etc., à l'aide de vases ou d'ustensiles appropriés. La préparation des bains médicamenteux liquides, les seuls que nous avons en vue ici, ne présente aucune difficulté ; quant à leur nature, elle est fort variable, comme on pourra le voir dans le *Formulaire*.

k. Des Solutions.

Les *solutions* médicinales, encore appelées *mixtures*, *liqueurs*, sont des préparations magistrales ou officinales, liquides, en général très-concentrées, qu'on emploie exclusivement à la surface du corps. Elles consistent en la dissolution d'un plus ou moins grand nombre de composés métalliques dans l'eau, le vinaigre, les acides étendus, les liqueurs alcooliques, etc. Ces préparations s'effectuent le plus souvent à froid et après qu'on a réduit en poudres impalpables les sels qui doivent être dissous. On les applique sur les solutions de continuité, sur la peau altérée ; on les injecte dans les fistules, les abcès, les muqueuses apparentes, etc. Il en sera question dans le *Formulaire*.

l. Des Injections.

Les *injections* sont des dissolutions médicinales, plus ou moins chargées, qu'on emploie à l'extérieur du corps, dans le but, soit de les faire absorber, soit de remplir une indication purement locale ;

de là la distinction des injections en *générales* et en *locales*. Nous allons en dire quelques mots.

Les injections générales se font dans les veines ou dans le tissu cellulaire sous-cutané. L'injection veineuse dont il a été question dans les généralités, tome I, page 33, peut s'effectuer à l'aide d'une seringue, ou mieux au moyen d'un petit tube conique en forme d'entonnoir, tel qu'il est employé à l'École de Lyon (*fig.* 46). Quant à celles qu'on pratique dans le tissu cellulaire, elles se font par les moyens qui ont été indiqués, tome I, page 31.

Les injections locales ont lieu sur les muqueuses ou dans les trajets fistuleux. Dans le premier cas, elles s'effectuent généralement à l'aide d'une seringue, comme cela a lieu pour le nez, l'oreille, l'urèthre, le vagin, etc. ; cependant M. Rey (1) a proposé, pour pratiquer les injections nasales, un tube de cuir, en forme de siphon, représenté ci-contre (*fig.* 47), et qui a été généralement adopté par les vétérinaires. On introduit le petit bout garni d'étoupe dans l'une des narines, tandis que l'autre reste libre ; l'opercule de l'instrument est fortement maintenu sur les ailes du nez afin de clore complétement la narine médicamentée ; le pavillon du tube est destiné à recevoir la matière de l'injection. L'injection dans les trajets fistuleux se pratique presque toujours à l'aide d'une petite seringue appropriée par son volume à la quantité de liquide qu'on doit introduire dans la solution de continuité.

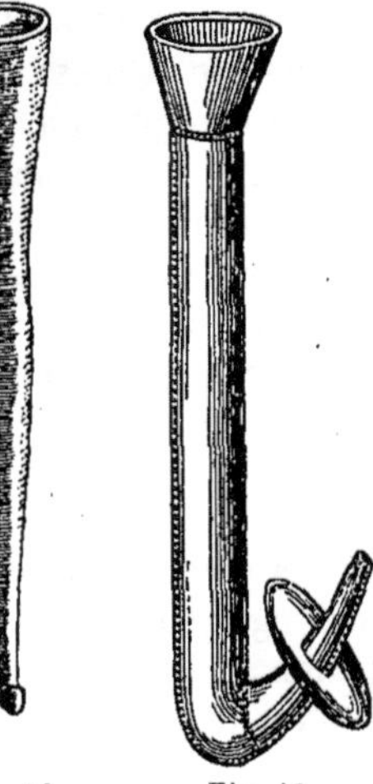

Fig. 46.   Fig. 47.

m. Des Collyres.

Les *collyres* sont des préparations magistrales, de forme variable, qu'on applique à la surface de l'œil pour remédier aux maladies de cet organe. D'après leur état, on les distingue en *secs*, *mous* et *li*

(1) *Journ. de méd. vétér. de Lyon*, 1850, p. 477, et 1851, p. 231.

Nota. — *Dimensions du tube.* — Longueur, 28 centimètres ; circonférence, 10 centimètres ; pavillon, 4 centimètres 1/2 de diamètre ; canule, 14 centimètres en dehors, 9 en dedans, de longueur.

quides. Les premiers sont des poudres composées formées par le mélange en diverses proportions d'oxydes et de sels métalliques; les seconds consistent le plus souvent en des pommades ou cérats dits *ophthalmiques ;* et les troisièmes, dans la dissolution des collyres secs dans l'eau pure, l'eau de rose, de plantain, l'infusion de sureau, l'eau-de-vie, la glycérine, etc. La préparation de ces médicaments composés ne présente aucune difficulté. Quant à leur application sur l'œil, elle est également très-simple et s'effectue par des procédés qui varient selon l'état du collyre : s'il est solide, pulvérulent, on l'insuffle sur la conjonctive, après qu'on a écarté les paupières, à l'aide d'un tube de verre, de bois, de papier, etc. ; si la préparation est molle ou liquide, on l'introduit sous les paupières au moyen d'un pinceau doux, de la barbe d'une plume, etc. Enfin, la nature des collyres est très-variable et correspond à la plupart des classes de médicaments exposées précédemment (Voy. le *Formulaire*).

n. Des Fumigations.

On donne ce nom à des vapeurs de nature diverse, qu'on emploie dans un but thérapeutique, soit pour agir sur les animaux malades, soit sur l'air altéré de leurs logements. Dans le premier cas, elles sont *cutanées* ou *bronchiques*, et dans le second, *médicinales* ou *hygiéniques*. Les fumigations cutanées s'effectuent le plus ordinairement en dirigeant sous une ample couverture la vapeur qui doit agir sur la peau; celles qui sont destinées aux voies respiratoires peuvent se faire à l'air libre, en répandant la vapeur ou le gaz dans l'air respirable de l'habitation, ou au moyen d'un appareil fumigatoire que chacun peut organiser soi-même. Celui qu'on emploie le plus ordinairement consiste en une capote de toile dont on enveloppe le haut de la tête, à partir des yeux, et en un conduit également de toile, espèce de sac sans fond dont une extrémité s'attache au bout de la tête, sur le chanfrein, et dont l'autre, munie d'un cercle solide qui la tient béante, reçoit les vapeurs qui doivent pénétrer dans les bronches avec l'air inspiré. Quant aux fumigations hygiéniques, elles sont *prophylactiques* lorsqu'on les emploie pour prévenir le développement d'une maladie épizootique ou enzootique, et *désinfectantes*, quand on les met en usage pour détruire les matières putrides ou virulentes qui peuvent exister dans l'air après le règne d'une maladie contagieuse. Enfin, la nature des fumigations varie infiniment, comme on peut en juger en consultant le *Formulaire*.

o. Des **Teintures** alcooliques.

Les *teintures alcooliques*, encore appelées *alcoolés*, sont des préparations officinales liquides, qui ont pour véhicule l'esprit-de-vin à
différents degrés de concentration, et diverses substances organiques pour base. L'alcool qu'on emploie peut être à divers degrés
de concentration ; le codex en prescrit trois : 1° l'alcool à 60° cen-
técimaux ou 22° 5 cartier; (*eau-de-vie*) 2° l'alcool à 80° cent. ou
31° cart. ; 3° l'alcool à 90° cent. ou 36° cart. (*esprit-de-vin, trois-six,
alcool*). En pharmacie vétérinaire, on se sert le plus habituellement
du dernier, parce qu'il dissout mieux les principes vraiment actifs
des médicaments et assure la conservation de la teinture. Les
substances médicinales qu'on soumet à l'action de ce dissolvant, et
qui sont de nature végétale ou animale, doivent être sèches, pour
ne pas affaiblir l'alcool, et parfaitement divisées, pour qu'elles cèdent facilement à son action dissolvante. Le procédé qu'on emploie pour les préparer varie selon la nature du médicament à
dissoudre. Quand celui-ci se dissout intégralement, comme le
camphre, l'iode, l'aloès, etc., la dissolution se fait directement ;
mais lorsque la substance médicinale n'est soluble que partiellement, on emploie la *macération*, la *digestion* ou la *lixiviation*, selon
la texture de la matière attaquée. Les principes contenus dans les
teintures sont principalement des essences, des résines, des alcaloïdes, des extractifs, des matières colorantes, etc. On distingue ces
préparations en *simples* et en *composées*, selon qu'elles sont formées
par un seul médicament ou par l'association de plusieurs. On les
distingue parfois, selon le véhicule employé, en teintures *alcooliques*
et teintures *éthérées;* les premières sont à peu près les seules usitées
en médecine vétérinaire. Quant à leur nature, elle est très-variable,
comme cela ressortira de l'étude du *Formulaire*.

Les teintures sont d'excellentes préparations; elles renferment la
plupart des principes actifs des médicaments dans leur état naturel et pourvus de toute leur activité; de plus, le véhicule employé
assure leur conservation pendant longtemps; enfin, dans les médications locales ou de pansement, l'alcool a toujours une large part
dans l'action bienfaisante de la teinture sur les parties lésées.

p. Des **Vins** médicinaux.

On donne ce nom, ou celui d'*œnolés*, à des préparations officinales liquides, qui résultent de l'action dissolvante du vin sur les

diverses substances médicinales. Les vins employés à ces préparations doivent être vieux, généreux, blancs ou rouges, selon les cas ;
quand on est forcé de se servir de vins ordinaires, il est souvent
utile d'y ajouter une petite quantité d'alcool pour augmenter leur
force dissolvante, de les *alcooliser*. Cependant il vaut mieux arroser
la matièr emédicamenteuse avec un peu d'alcool et ajouter ensuite
méthodiquement le vin. Ces véhicules agissent principalement par
l'eau et l'alcool qu'ils renferment, les acides et les sels qu'ils contiennent n'ayant jamais qu'une part d'action fort minime. Les matières soumises à l'action dissolvante du vin sont le plus souvent
d'origine organique, car les matières minérales sont fréquemment
altérées par ce liquide ou l'altèrent elles-mêmes ; néanmoins on y
dissout quelques sels métalliques, notamment ceux de fer, d'antimoine, etc. On prépare les vins médicinaux par quatre procédés distincts : 1° par le mélange en proportions déterminées d'une teinture
alcoolique avec le vin ; 2° par la macération ou la digestion de la
substance médicinale avec le vin ; 3° par lixiviation comme pour les
teintures ; 4° par la fermentation de la substance active avec une
matière sucrée. Ces préparations ne doivent pas être confectionnées
longtemps à l'avance, parce qu'elles s'altèrent promptement, lors
même qu'elles seraient tenues dans des vases bien bouchés. On
divise les vins en *simples* et en *composés*, selon qu'ils ont pour base
un ou plusieurs médicaments ; quant à leur nature, elle est fort
variable, ainsi qu'il sera démontré dans le *Formulaire*. Ce sont
d'excellentes préparations destinées le plus souvent à l'usage interne.

q. Vinaigres médicinaux.

Les *vinaigres médicinaux*, ou *oxéolés*, sont des préparations officinales qui résultent de l'action dissolvante du vinaigre sur les diverses substances médicinales organiques ou inorganiques. Le vinaigre
employé doit être de bonne qualité, quelle que soit sa couleur ; il
agit à la fois par l'eau, l'alcool et l'acide acétique qu'il contient.
Les matières sur lesquelles il doit agir seront autant que possible
sèches, pour qu'il ne soit pas affaibli, et divisées, pour qu'il les
attaque facilement. L'opération se fait par simple *dissolution* lorsque
les médicaments sont très-solubles dans le vinaigre ; dans le cas
contraire, elle s'effectue par *macération* et *digestion* plus ou moins
prolongées ; enfin, on peut préparer ces liquides aussi par mélange
en unissant une teinture médicinale avec une certaine proportion
de vinaigre. Ces préparations sont *simples* ou *composées*, selon qu'elles

résultent de l'action du vinaigre sur un ou plusieurs médicaments;
quant à leur nature, elle est très-variable, comme on pourra le voir
au *Formulaire*.

r. Oxymels et Oxymellites.

On appelle *oxymels* des espèces de sirops résultant de la cuisson
d'un mélange de miel et de vinaigre. Ils sont distigués en *simples*
et en *composés*. Ils sont simples, lorsqu'ils sont formés de miel et
de vinaigre ordinaire; et composés, lorsqu'ils résultent d'un mélange de miel et d'un vinaigre médicinal. Les *oxymellites* sont ces
oxymels auxquels on a ajouté diverses substances minérales, comme
on le voit dans l'onguent égyptiac, ou oxymellite de cuivre. Nous
ferons connaître les plus importants dans le *Formulaire*.

s. Sirops et Mellites.

Les *sirops*, ou *saccharolés*, sont des préparations officinales visqueuses, résultant de la dissolution d'un ou de plusieurs principes
médicamenteux dans une solution concentrée d'une matière sucrée.
La base ordinaire de ces préparations est le sucre cristallisé ou
blanc; mais on peut faire usage, par économie, de la cassonade, du
sirop de fécule ou glucose, du miel, etc.; quand on emploie cette
dernière substance, les sirops prennent le nom de *mellites*. Les véhicules les plus ordinaires des sirops sont l'eau, le vin, les sucs végétaux, les infusions ou décoctions des plantes, etc. La préparation
s'effectue à froid ou à chaud. Dans le premier cas, l'opération se
fait par *dissolution* directe du sucre dans la solution concentrée
du principe médicamenteux; dans le second cas, elle porte le nom
de *coction*, et elle s'effectue en faisant cuire jusqu'à consistance
voulue, le mélange du sucre ou de la matière sucrée, avec le princi-
cipe médicamenteux tenu en dissolution dans l'eau, le vin, etc.
Dans l'un et l'autre cas, à la fin de l'opération, on bat vivement des
blancs d'œufs, on les mélange avec le sirop, on porte à l'ébullition,
tion, et on le passe ensuite dans un linge fin ou dans un carré de
molleton. Si par hasard la préparation est trop colorée, et qu'on
désire lui donner une plus belle apparence, il faut mettre une petite quantité de noir animal dans le sirop avant de le filtrer à la
chausse; en général il passe incolore. Un sirop n'est suffisamment
concentré que quand il marque 30° Baumé à chaud, 35° à froid, et
que sa densité est d'un tiers plus considérable que celle de l'eau,
c'est-à-dire qu'il pèse de 1,300 à 1,400 grammes par litre. Les sirops

médicamenteux sont appelés *simples* quand ils ne contiennent que les principes d'un seul médicament, et *composés*, lorsqu'ils résultent du mélange de plusieurs substances médicinales; quant à leur nature, elle est peu variée en pharmacie vétérinaire, parce qu'on n'en fait guère usage que dans la médecine des jeunes herbivores et dans celle des animaux qui appartiennent aux petites espèces. Nous indiquerons les plus usités dans le *Formulaire*.

t. Des Électuaires.

Les *électuaires*, encore appelés *opiats*, *confections*, etc., sont des préparations magistrales de consistance pâteuse, destinées exclusivement à l'usage interne. Ces médicaments composés ont pour excipients ordinaires le *miel* ou la *mélasse*, plus rarement le *glucose*, l'*extrait de genièvre* ou les *sirops;* les matières actives qu'on y incorpore sont organiques ou inorganiques, solides, sèches et réduites en poudre plus ou moins ténue; quelquefois cependant on emploie comme base un extrait, un suc, une décoction de nature végétale, et comme excipients des poudres organiques ou inorganiques, de la farine, etc. La préparation des électuaires est simple et s'effectue dans un mortier à l'aide d'une spatule ou d'un pilon; elle doit être effectuée au moment même de l'emploi de ces mélanges médicamenteux, parce qu'ils ne se conservent pas. On les distingue en *simples* et en *composés*, selon qu'ils contiennent un seul ou plusieurs médicaments; quant à leur nature, elle est extrêmement variable, ainsi qu'on pourra le voir en consultant le *Formulaire*.

u. Des Bols et des Pilules.

Les *bols* et les *pilules* sont des préparations magistrales pâteuses, de forme ronde ou ovoïde, destinées à l'usage interne; elles ne diffèrent l'une de l'autre que par le volume et la consistance, les bols étant plus volumineux et un peu moins consistants que les pilules. Ces préparations sont de la nature des électuaires et n'en diffèrent que par leur forme propre et par une consistance un peu plus grande. Les excipients ordinaires des bols et des pilules sont le miel, la mélasse, le glucose, l'extrait de genièvre, etc., et une poudre végétale quelconque, lorsque cela est nécessaire; on se sert parfois aussi de la farine des céréales et de l'eau, et l'on fait ainsi une pâte dans laquelle on incorpore les principes médicamenteux. Les médicaments qui entrent dans la confection des bols sont très-variables et peuvent appartenir à presque toutes les classes pharmacologiques, ainsi que nous le démontrerons dans le *Formulaire*.

La préparation des bols n'offre jamais de grandes difficultés, mais elle varie selon l'état des médicaments qui en forment la base. Lorsque ceux-ci sont solides et sous forme pulvérulente, on les incorpore à un corps sucré et l'on en fait une pâte épaisse qu'on roule ensuite en bols ou en pilules, selon le besoin ; on peut aussi mélanger la poudre médicamenteuse à de la farine, et délayer le tout dans une quantité suffisante d'eau pour obtenir une pâte très-ferme. Quand les médicaments sont sous forme molle, les extraits, par exemple, la préparation des bols et des pilules est très-simple et se réduit à incorporer la base avec des poudres inertes propres à lui donner la consistance pâteuse. Enfin, lorsque les principes actifs de ces préparations sont liquides, comme les solutions, les teintures, les sucs, les décoctions, etc., on commence par les faire absorber au moyen d'une poudre sèche quelconque, et on les incorpore ensuite à du miel ou à tout autre corps analogue. Le poids moyen des bols est d'environ 50 gr. ; celui des pilules n'est guère que le *dixième* environ de cette quantité; en sorte que quand on veut diviser une masse pilulaire en bols ou en pilules, il faut diviser son poids total par 5 dans le premier cas, et par 50 dans le second.

L'administration des pilules n'offre aucune difficulté, car il suffit d'ouvrir largement la gueule des petits animaux et de laisser tomber ces petits corps ronds vers l'isthme du gosier pour que la déglutition s'effectue facilement aussitôt que les mâchoires deviennent libres ; quant à celle des bols, elle est un peu plus difficile chez les grands animaux, à cause de la profondeur de la bouche. Le plus ordinairement on introduit le bol avec la main droite jusqu'à l'entrée du pharynx, pendant qu'on tire fortement la langue au dehors de la bouche avec la main gauche; aussitôt que le bol est déposé et la main droite retirée, on abandonne la langue pour que la déglutition s'effectue immédiatement; lorsque le bras n'est pas assez long ou que les sujets sont indociles, on peut, pour éviter des accidents, fixer chaque bol à l'extrémité d'une petite baguette de bois, et le porter ainsi au fond de la bouche. Enfin, on peut employer aussi des instruments spéciaux, comme la *pilulaire* de Lebas, par exemple : elle consiste en un cylindre creux, de bois léger, de 56 centimètres de longueur, de 5 centimètres de diamètre, et muni d'un piston comme une seringue pour pousser le bol une fois que l'instrument chargé est introduit dans la bouche. Cet ustensile est peu

employé (1). Sempastous (2) a aussi proposé un pilulier en forme
de pince à ressort, c'est-à-dire dont le mors, en forme de double
cuiller, s'ouvre quand on presse sur les branches. Nous ignorons le
sort qui attend le nouvel instrument.

v. Des Nouets ou Mastigadours.

Ces préparations magistrales, pâteuses, de la nature des bols et
des électuaires, sont destinées à être mâchées après qu'on les a enve-
loppées dans un morceau de toile neuve, ainsi que l'indiquent leurs
noms. — Très-employés autrefois par les maréchaux, les hippiatres
et les anciens vétérinaires, ces médicaments le sont rarement aujourd'hui ; cependant, comme ils peuvent être utiles dans certaines
circonstances, nous devons les faire brièvement connaître.

On prépare les mastigadours comme les électuaires et les bols ;
lorsque la pâte est prête, on l'enveloppe dans plusieurs doubles d'une
toile forte, et on la fixe ensuite dans la bouche des animaux. Chez
les solipèdes, on attache solidement le nouet au mors d'un bridon
ou d'un filet, et l'on se sert ensuite de ce harnais pour fixer le cheval ; chez les grands ruminants, on ficelle le nouet sur un billot de
bois, et au moyen d'une corde fixée à chaque extrémité, on l'attache aux cornes ou au sommet de la tête comme avec une têtière. —
Quand la préparation est ainsi disposée dans la bouche, les animaux
la mâchent lentement, avalent les principes solubles qui ont été
extraits par la salive, ou rejettent au dehors une grande quantité de
cette humeur sécrétée. La nature des mastigadours varie beaucoup,
comme on pourra le voir dans le *Formulaire*.

x. Des Pains médicamenteux.

Les pains médicamenteux sont des préparations magistrales qu'on
obtient, comme le pain ordinaire, en faisant cuire une pâte fermentée dans laquelle on a incorporé des substances médicamenteuses.
Les excipients de ces médicaments sont les farines des céréales,
des légumineuses, du sarrasin, etc., auxquelles on ajoute de l'eau
ou une préparation médicinale liquide. Les médicaments qui peuvent entrer dans les pains médicamenteux sont fort nombreux, et
peuvent appartenir à la plupart des catégories de ces agents, comme
il sera démontré dans le *Formulaire ;* cependant tous ne peuvent
faire partie de ces médicaments composés, à cause de la haute

(1) *Recueil de méd. vétér.*, 1825, p. 459.
(2) *Ibid.* 1838, p. 200.

température à laquelle on les soumet ; il est évident, par exemple, que les médicaments très-volatils, que ceux qui sont facilement décomposables par la chaleur, ne sauraient entrer dans la confection des pains médicamenteux; il faut donc forcément que les principes actifs de ces préparations soient doués d'une certaine fixité physique ou chimique, sans quoi ils seraient altérés et même dénaturés par la cuisson. — Cette forme de médicament se prête très-bien à l'administration de la plupart des agents de la matière médicale, en ce sens que les animaux les prennent très-facilement d'eux-mêmes ; ils conviennent surtout pour les animaux qui vivent en troupeaux, comme les moutons, les chèvres, les porcs, les jeunes bêtes bovines, etc. ; ils sont également très-précieux dans le cas où une maladie épizootique ou enzootique sévit sur un grand nombre d'animaux à la fois, surtout sur ceux qui appartiennent aux petites espèces, pendant la convalescence, etc.

y. Des Cataplasmes.

Les *cataplasmes* sont des préparations magistrales de consistance pâteuse, qu'on emploie exclusivement à la surface du corps en forme de topique. On distingue, dans leur composition, trois parties distinctes : la *matière*, le *véhicule* et le *principe médicamenteux*. La matière des cataplasmes est le plus souvent une poudre ou farine végétale d'un prix peu élevé, comme la farine de lin, celle des céréales, du sarrasin, la poudre de mauve ou de guimauve, la fécule, etc. ; parfois ce sont des parties végétales cuites et réduites en pulpe, comme la pomme de terre, la racine de carotte, de betterave, les feuilles des malvacées, des borraginées, des solanées ; enfin, on emploie quelquefois de la suie de cheminée, de la craie, de l'argile, etc. Le véhicule habituel des cataplasmes est l'eau simple ou chargée de principes végétaux par infusion ou décoction ; on fait aussi usage du lait, du petit-lait, du vin, de la bière, du vinaigre, des solutions salines, des huiles, etc. Quant au principe médicamenteux, il est fort variable de nature et d'aspect ; parfois il manque entièrement, ou plutôt la matière du cataplasme ou son véhicule portent avec eux-mêmes les vertus médicinales qui sont réclamées par l'indication ; le plus souvent, cependant, on y ajoute un principe actif destiné à donner à la préparation des propriétés plus tranchées.

La préparation des cataplasmes est des plus simples et se fait à chaud ou à froid. Quand elle doit se faire à chaud, on délaye la matière du cataplasme purement et simplement dans un véhicule bouillant, et lorsque la pâte est préparée, on applique le topique immédiatement ; le plus souvent, pourtant, on fait cuire la pâte du cataplasme délayée un peu claire, sur un foyer de chaleur ; ce dernier procédé est surtout nécessaire pour les cataplasmes émollients de nature mucilagineuse. Lorsque la confection du cataplasme doit s'effectuer à froid, tout se réduit à délayer la matière dans une quantité suffisante de véhicule pour lui donner la consistance voulue. L'incorporation du principe médicamenteux à la pâte du cataplasme se fait par un procédé variable selon l'état de la substance active : si elle est solide et réduite en poudre, on la mélange à la matière du cataplasme et on délaye le tout dans l'eau ou tout autre liquide approprié ; si elle est molle, comme les extraits, les sucs, les pulpes, les pommades, les cérats, etc., on la mélange avec la pâte du cataplasme, ou on l'étend simplement sur la surface du topique qui doit être appliqué sur le point malade ; enfin, si la matière active est liquide, on s'en sert pour délayer le cataplasme à la place du véhicule ordinaire, ou si elle est très-énergique ou d'un prix élevé, on se borne à en arroser la surface de la préparation pâteuse qui doit être mise en contact avec les points offensés. — L'application des cataplasmes sur les parties malades se fait au moyen de bandages appropriés, de pièces de linge servant à la fois à envelopper et à fixer le médicament, etc. Quant à la nature de ces topiques, elle est fort variable et correspond à presque toutes les classes de médicaments, ainsi que nous le démontrerons dans le *Formulaire*.

z. Des Pâtes.

Les *pâtes* médicinales sont des préparations officinales ou magistrales destinées à être appliquées topiquement à la surface du corps ; elles ont pour base des poudres plus ou moins actives, et pour véhicule un liquide mucilagineux, gommeux ou albumineux. Leur préparation se fait toujours à froid et au moment même de les employer ; leur application, qui est toujours très-circonscrite, se fait au moyen de bandages ou d'appareils contentifs en général très-simples. Quant à leur nature, elle est très-variable, mais en général ces préparations sont très-énergiques, astringentes, caustiques, etc. (Voy. le *Formulaire*).

aa. Des Trochisques.

Les *trochisques* sont des préparations magistrales ou officinales, de forme conique, formées par une pâte très-consistante, et employées exclusivement à l'extérieur comme topiques irritants dans

les fistules, sur les caries, etc. Ils ont pour base des composés métalliques très-actifs, qu'on délaye avec une petite quantité de liquide gommeux ou albumineux pour en former une pâte très-ferme
qu'on moule ensuite en cônes plus ou moins volumineux, suivant
l'indication à remplir. Les trochisques sont distingués en *simples* et
en *composés :* ils sont simples lorsqu'ils ne sont formés que par une
seule substance, comme ceux de sublimé corrosif solide, de sulfate
de cuivre, de pierre infernale, etc. ; ils sont composés, au contraire,
lorsqu'ils résultent de l'association de plusieurs substances. Ces
préparations sont toutes escharotiques (Voy. le *Formulaire*).

bb. Des huiles médicinales.

Les *huiles médicinales*, ou *élæolés*, sont des préparations officinales
liquides qui résultent de l'action dissolvante des huiles grasses sur
divers médicaments d'origine organique. L'huile grasse la plus
employée pour ces préparations est l'*huile d'olive*. Les médicaments
soumis à l'action des véhicules gras doivent renfermer des principes
essentiels, des résines, des substances hydrocarbonées, des alcaloïdes, des matières colorantes, etc. Le procédé de préparation
varie selon que la matière médicamenteuse est sèche ou fraîche.
Dans le premier cas, un contact un peu prolongé entre le véhicule
et le médicament, à la température ordinaire ou à une douce chaleur, suffit pour épuiser ce dernier de ses principes actifs ; dans le
second cas, il est nécessaire de soumettre le mélange à une ébullition un peu prolongée pour dissiper l'eau de végétation de la substance médicinale, qui s'opposerait à la dissolution des principes
médicamenteux, ou compromettrait par la suite la conservation de
la préparation. — Les huiles médicinales se divisent en *simples* et en
composées : elles sont simples quand elles ont pour base un seul
médicament, comme par exemple l'huile camphrée, l'huile cantharidée, etc. ; elles sont composées lorsqu'elles sont formées par des
principes actifs fournis par plusieurs substances médicinales;
exemple : huile narcotique ou baume tranquille. — Ces préparations s'emploient à peu près exclusivement à l'extérieur, sous forme
d'embrocations pénétrantes ; quant à leur nature, elle varie beaucoup, comme on peut le voir en consultant le *Formulaire*.

cc. Des Liniments.

On donne le nom de *liniments* à des préparations onctueuses, magistrales ou officinales, destinées à être employées exclusivement à.

l'intérieur du corps sous forme de frictions. Le véhicule ordinaire de ces préparations est une huile grasse quelconque, onctueuse ou dessiccative, selon le cas ; les principes actifs sont des essences, du camphre, des savons, des extraits, des alcalis, etc. La confection des liniments s'effectue presque toujours à froid et constamment par simple mixtion, soit, en remuant le mélange dans un flacon bouché, soit en le triturant pendant un certain temps dans un mortier. — Leur application se fait sur la peau intacte ou dépourvue de ses poils, par des frictions plus ou moins prolongées, selon les cas ; quant à leur nature, elle est extrêmement variable, comme on pourra s'en convaincre en consultant le *Formulaire*.

dd. Des Pommades.

Les *pommades*, ou *liparolés*, sont des préparations onctueuses, le plus souvent officinales, résultant du mélange d'une graisse ou d'une huile concrète, avec divers principes médicamenteux. Le corps gras qui forme l'excipient ordinaire des pommades est la graisse de porc ou axonge ; on peut employer aussi le beurre, l'huile de laurier, celle de palme, etc. ; souvent aussi on ajoute à ces corps gras du suif, de la cire, pour leur donner plus de consistance, surtout pendant la saison chaude ou dans les pays méridionaux. Les principes actifs des pommades sont fort divers et peuvent être de nature minérale ou organique ; on y compte des corps simples, des acides, des oxydes, des sels, des alcaloïdes, des extraits, des sucs, etc. La préparation des pommades se fait par *mixtion*, *digestion* et *réaction chimique*. Dans le premier cas, on incorpore le principe actif dans son excipient par simple trituration dans un mortier ou sur un porphyre, s'il est insoluble ; mais s'il est soluble, on le dissout dans une petite quantité de son meilleur dissolvant, comme l'eau ou l'alcool, et on l'incorpore ensuite avec beaucoup de soin dans le corps gras ; de cette façon la préparation est plus homogène et plus active. Dans le second cas, on fait fondre la graisse, on la verse bouillante sur le corps médicamenteux, qui est alors d'origine organique, et après un contact plus ou moins prolongé, on passe avec expression. Enfin, dans le troisième cas, le principe actif réagissant par action chimique, à chaud ou à froid, sur le corps gras, le dénature et donne naissance à des principes qui n'existaient pas dans les corps mélangés ; exemple : pommade citrine, etc. Les pommades, quoique préparées avec soin, ne se conservent pas longtemps sans altération ; d'où la nécessité de n'en préparer jamais qu'une petite quantité à la fois. Dans ces dernières années, on a proposé un moyen simple d'assurer la conservation prolongée de ces préparations ; il consiste à mélanger à la graisse une petite quantité de *benjoin* ou de *bourgeons de peuplier*, à faire digérer le tout à une douce chaleur et à passer avec expression ; l'axonge ainsi *benzinée* ou *populinée*, peut se conserver fort longtemps sans altération ; les bourgeons de pin ou de sapin auraient sans doute la même influence. L'application des pommades se fait exclusivement à la surface de la peau en onctions, embrocations, etc. ; quant à leur nature, elle est excessivement variable, la forme de pommade étant une des plus employées dans la médicamentation locale. (Voy. le *Formulaire*).

ee. Des Cérats.

Les *cérats*, ou *oléocérolés*, sont des préparations magistrales ou officinales, de consistance graisseuse, destinées exclusivement à l'usage externe. Ils ont pour *excipient* et pour *base*, la cire, ainsi que l'indique leur nom, pour *véhicule*, une huile grasse non siccative, et pour *base* ou *principe actif* divers médicaments minéraux ou organiques. Ils diffèrent des pommades par la présence de la cire qu'ils contiennent, et des onguents, par l'absence de tout corps résineux dans leur composition. On les divise en *simples* et *composés* ; les premiers ne contiennent que de la cire et de l'huile, tandis que les seconds renferment en outre divers principes médicamenteux. La préparation des cérats composés se fait en deux temps : dans le premier, on prépare le cérat simple, et dans le second on y incorpore le principe actif qui doit en faire partie. Pour préparer le cérat simple, on fait fondre la cire et l'huile au bain-marie, et quand la fusion est bien complète, on broie le mélange dans un mortier jusqu'à homogénéité parfaite ; puis, ce premier temps accompli, on incorpore immédiatement le corps médicamenteux qui doit donner au cérat ses propriétés distinctes. Les cérats ne doivent pas être préparés en grande quantité à la fois, parce qu'ils sont très altérables ; on les applique sur les solutions de continuité en les étendant sur les objets de pansement ; quant à leur nature, elle est assez variée (Voy. le *Formulaire*).

ff. Des Onguents.

Les *onguents*, ou *rétinolés*, sont des préparations officinales assez consistantes, réservées exclusivement pour l'usage externe. Ils ont pour excipient des résines et des corps gras, et pour principes aclifs des médicaments très-variés, minéraux ou organiques. Ils diffèrent des *pommades* et des *cérats* par les résines qu'ils contiennent, et des emplâtres par l'absence de tout savon métallique. Les résines qu'on emploie pour confectionner les onguents en pharmacie vétérinaire sont à peu près exclusivement celles qu'on tire des térébenthines; on peut aussi employer ces dernières substances, ainsi que quelques autres résines ou gommes-résines, mais cela arrive rarement, à moins qu'on n'en fasse usage comme principes actifs. Les corps gras qu'on emploie sont les graisses molles et les huiles grasses d'un prix peu élevé; on n'y ajoute du suif ou de la cire que quand il est nécessaire de donner à la préparation beaucoup de consistance; quant aux principes actifs des onguents, ils sont extrêmement variés, comme on pourra le voir dans le *Formulaire*. La préparation des onguents s'effectue toujours en deux temps : dans le premier, on fond les corps résineux et les corps gras, simultanément s'ils ont à peu près le même point de fusion, et successivement, en commençant par les plus réfractaires, s'ils fondent à des températures très-différentes ; dans le second, on incorpore les principes actifs au mélange, à chaud, s'ils sont fixes, et à froid s'ils sont volatils. L'application des onguents à l'extérieur du corps se fait par des procédés simples et connus.

gg. Des Charges.

Les *charges*, qui correspondent assez exactement aux *emplâtres* de l'autre médecine, sont des préparations magistrales de la même nature que les onguents, mais plus consistantes et plus résineuses que ces derniers. Elles ont pour excipients les résines, la poix, le goudron, les térébenthines, etc. ; on y ajoute parfois de la cire, du suif, mais rarement des huiles ou des graisses molles, qui en diminueraient trop la consistance ; les principes actifs sont des essences, des teintures, des extraits, des sels, etc. Leur préparation est, en général, très-simple et se rapproche de celle des onguents ; quant à leur application, elle est toute spéciale : on coule la préparation encore chaude sur la partie malade dépouillée de ses poils, et bientôt elle y adhère avec force ; parfois on augmente sa solidité en recouvrant sa surface libre avec des étoupes hachées. Enfin, la nature de ces préparations varie selon le but qu'on se propose d'atteindre, comme on le verra dans le *Formulaire*.

ÉLÉMENTS

DE

TOXICOLOGIE VÉTÉRINAIRE.

INTRODUCTION.

On désigne sous le nom de *Toxicologie* (1), comme l'indique le sens étymologique du mot, la science qui traite des poisons et de l'action funeste qu'ils exercent sur les êtres vivants, action qu'on appelle *intoxication* ou *empoisonnement*.

La toxicologie vétérinaine, qui n'est qu'une partie de la toxicologie générale, s'occupe spécialement des poisons au point de vue de leur action sur les divers animaux domestiques.

Considérée dans ses rapports avec l'élaboration et l'application des lois, la toxicologie n'est qu'une partie spéciale, mais une partie importante de la médecine légale.

Envisagée au point de vue de ses connexions avec les autres sciences, la toxicologie est surtout tributaire de l'histoire naturelle et de la chimie, pour la connaissance des poisons considérés en eux-mêmes, ainsi que pour leur recherche dans le corps des animaux après la mort ; elle l'est de la physiologie et de l'anatomie, pour l'interprétation de leurs effets et des lésions qu'ils produisent *dans* l'organisme ; enfin, de la pathologie et de la thérapeutique, pour l'étude des symptômes de l'intoxication et pour l'institution du traitement raisonné de l'empoisonnement.

L'étude de la toxicologie intéresse le vétérinaire sous deux points de vue : sous le rapport thérapeutique et sous le rapport médico-légal. Sous le premier rapport, en lui donnant les éléments nécessaires pour traiter avec succès les cas d'empoisonnement pour lesquels on réclamera son concours éclairé ; et sous le second, en lui fournissant les données scientifiques propres à le guider dans

---

(1) De τοξικόν, poison, et λόγος, discours.

la recherche du corps du délit, lorsqu'il sera nommé expert, et que l'empoisonnement résultera d'un acte coupable susceptible d'être puni par les lois civiles ou correctionnelles.

À ces deux points de vue, le vétérinaire est donc intéressé à étudier avec soin tout ce qui se rapporte à la toxicologie, car cette science le met à même de servir à la fois et les intérêts privés et les intérêts publics. En effet, lorsque l'empoisonnement est le résultat d'un simple accident, ses connaissances en toxicologie le mettront à même de porter aux animaux, dont la vie est menacée, des secours prompts, intelligents et efficaces ; il servira donc ainsi les intérêts de ses clients et travaillera, de plus, utilement à sa réputation, car si, dans le traitement des maladies ordinaires, il partage les honneurs de la cure avec la force médicatrice de la nature, dans le cas d'empoisonnement, il peut, le plus souvent, revendiquer à son profit le succès obtenu. Lorsque, au contraire, l'intoxication provient d'un acte coupable, le vétérinaire nommé expert est utile à la chose publique en éclairant les juges de ses connaissances spéciales et en aidant ainsi à l'application équitable des lois civiles ou correctionnelles.

I

DES POISONS EN GÉNÉRAL.

On donne le nom de poisons à toutes les substances non assimilables qui sont douées d'une activité chimique ou dynamique telle, qu'en pénétrant dans l'organisme par une voie quelconque, même en petite quantité, elles y déterminent une maladie grave ou la mort.

Les poisons, d'après la définition précédente, présentent donc trois caractères essentiels : ils sont non assimilables, ils agissent à faible dose et leur action est prompte et très-énergique.

Sans doute, cette définition, comme toutes celles qui embrassent un grand nombre d'objets de nature très-variée, n'est pas très-rigoureuse, mais nous l'adoptons à cause de son caractère de généralité.

Il est impossible, comme nous l'avons dit au début de cet ouvrage, d'établir une distinction tranchée entre les poisons et les médicaments ; il n'y a, en effet, entre ces deux classes d'agents qu'une différence du plus au moins ; de telle sorte qu'on transforme un poison en médicament en atténuant suffisamment la dose, et réciproquement, on fait un poison d'un médicament en exagérant la

quantité administrée. Ces agents sont donc identiques chimiquement et dynamiquement, et, s'ils diffèrent, c'est par la destination
seulement. Cependant, il convient d'ajouter que, s'il n'existe aucun
poison en dehors de. la classse des médicaments, il est un grand
nombre de remèdes utiles qui deviendraient difficilement nuisibles
à l'organisme, quelle que soit du reste la dose ingérée.

Il est plus facile de distinguer les poisons des *effluves*, des *miasmes*, des *venins* et des *virus*, bien que ces divers agents puissent
déterminer dans l'organisme des perturbations graves, des maladies mortelles, qui présentent de telles analogies avec l'empoisonnement, qu'on est parfois exposé à les confondre avec lui.

Les EFFLUVES et les MIASMES sont des matières organiques volatiles, végétales ou animales, putréfiées ou très-putrescibles, qui,
en pénétrant dans les voies respiratoires avec l'air inspiré, sont absorbés, vicient le sang des animaux et déterminent des affections
gangréneuses ou adynamiques. C'est là une véritable intoxication
septique par les voies aériennes, qu'on appelle souvent empoisonnement effluvien ou miasmatique.

Les VENINS sont des produits de sécrétion normale fournis par
certains reptiles ou par quelques insectes, et qui, introduits dans l'é-
paisseur des tissus et absorbés, déterminent des désordres graves
et parfois la mort comme les poisons.

Enfin, les VIRUS sont des produits de sécrétion morbide, qui prennent naissance pendant le cours de certaines maladies, et qui, en
pénétrant dans l'organisme par une voie quelconque, y suscitent
une maladie semblable à celle qui leur a donné naissance, et de
plus, se reproduisent à la manière de quelques ferments.

Les désordres déterminés dans l'économie animale par les effluves, les miasmes, les venins et les virus, ont plusieurs caractères
communs ; ils se développent plus particulièrement dans le sang ;
ils provoquent un mouvement de décomposition de ce fluide nutritif
présentant de l'analogie avec les fermentations ; de plus, l'expérience démontre que ces divers agents n'infectent pas généralement
l'économie quand ils y pénètrent par les voies digestives, car les
liquides versés dans cet appareil paraissent de nature à détruire
le plus souvent leur action malfaisante, tandis qu'ils favorisent
celle des poisons en aidant à leur dissolution, et partant, à leur
absorption.

Un autre caractère remarquable de ces espèces de poisons organiques, c'est d'agir en très-petite quantité et en quelque sorte indépendamment de leur poids ; tandis que l'action des poisons ordi-

naires est sous la dépendance absolue de la dose qui a été absorbée et mélangée au fluide nutritif. Les premiers agissent donc d'une façon essentiellement dynamique, à la manière des ferments ; les seconds, au contraire, produisent leurs effets par un mode plus matériel et souvent entièrement chimique.

La dose toxique des poisons dépend d'abord d'eux-mêmes, c'est-à-dire de leur nature chimique, des éléments qui les constituent, ou bien encore de l'action dynamique qu'ils déterminent sur les centres nerveux ; mais elle dépend aussi des animaux sur lesquels ils doivent agir.

Le volume et le poids des animaux doivent d'abord être pris en considération, car il ne faudra pas évidemment la même quantité d'un poison donné pour tuer les petits animaux (carnivores), les animaux moyens (porcs et petits ruminants), ou les grands herbivores (solipèdes et grands ruminants). Mais ce n'est pas la seule condition organique dont on doit tenir compte : le régime des animaux, la nature des aliments dont ils se nourrissent, l'état de vacuité ou de plénitude du tube digestif, etc., sont aussi à considérer. Il en est de même de la proportion relative du poids du corps au poids du sang, comme l'a si bien établi M. Cl. Bernard. Ainsi, il est démontré par l'expérience que les petits animaux, plus riches relativement en fluide sanguin que les grands, supportent les poisons à dose comparativement beaucoup plus élevée que ces derniers. Les animaux qui viennent de prendre leur repas sont moins sensibles à l'action des matières toxiques que ceux qui sont à jeun, parce que leur sang, enrichi des produits de la digestion, est en proportion plus grande par rapport au poids du corps que chez les animaux à l'état de vacuité. Le développement du système nerveux doit exercer aussi une grande influence sur le degré d'activité de certains poisons ; mais cette influence est encore peu connue. Cependant il est indubitable que les poisons dits narcotiques produisent chez les carnivores, dont le système nerveux est très-développé, des effets incomparablement plus énergiques que sur les herbivores, qui ont ce système beaucoup plus rudimentaire.

Du reste, l'action toxique des poisons est subordonnée, comme les effets des médicaments, à l'influence de diverses circonstances, qui tiennent les unes au poison lui-même, comme la forme et la dose ; les autres au sujet, tels que l'espèce, l'âge, le sexe, le tempérament, l'état maladif, etc. ; et quelques-unes au monde extérieur, comme le climat, la saison, le régime et l'habitude. Ce que nous avons dit au commencement de cet ouvrage (t. Ier, p. 86), relativement aux médicaments, s'appliquant en tous points aux poisons, nous n'avons pas à y revenir.

II

DES VOIES D'INTRODUCTION DES POISONS DANS L'ORGANISME.

Les molécules des poisons, pour arriver dans l'intimité de l'organisme, c'est-à-dire dans le sang artériel, passent par trois voies principales : par les bronches, par la peau et les solutions de continuité, et par le tube digestif. Nous allons examiner successivement ces trois voies d'absorption.

1· **Voie bronchique.** — Les matières toxiques qui pénètrent dans la circulation par les voies respiratoires sont gazeuses ou volatiles. Ainsi les gaz délétères, tels que le chlore, l'acide sulfhydrique, l'acide sulfureux, l'oxyde de carbone, l'acide carbonique, etc., lorsqu'ils arrivent dans les bronches avec l'air inspiré, sont rapidement absorbés et mélangés au sang; si la quantité introduite dans les voies aériennes est un peu notable, il peut en résulter un empoisonnement très-rapide et presque toujours mortel. De même, les effluves et les miasmes, matières organiques en décomposition suspendues dans l'air et si pernicieuses à la santé des animaux par suite du rôle de ferments sceptiques qu'elles peuvent jouer dans le sang, pénètrent également dans l'organisme par la voie pulmonaire. Enfin, certaines poussières métalliques, comme celles du mercure, du plomb, du cuivre, etc., qui sont en suspension dans l'air des ateliers où l'on travaille ces métaux, où l'on prépare quelques-uns de leurs composés, peuvent aussi être absorbés par les bronches, et donner lieu à un empoisonnement général plus ou moins grave, mais en général à marche lente ou chronique.

2· **Peau et solutions de continuité.** — C'est la voie par laquelle l'empoisonnement se produit le plus rarement chez les animaux ; il ne se manifeste guère, en effet, que dans l'emploi de bains ou de lotions étendues contenant des composés solubles d'arsenic ou de mercure, ou bien encore quand on fait usage de caustiques absorbables, comme ceux qui renferment de l'arsenic, du mercure ou du cuivre. Dans ces divers cas, les molécules de l'agent toxique, en pénétrant peu à peu à une certaine profondeur dans les tissus, sont saisies par l'absorption et portées dans le sang en quantité parfois suffisante pour déterminer une intoxication plus ou moins grave. On peut même ajouter que l'eschare formée pendant la cautérisation potentielle, et qui renferme toujours une forte proportion de l'agent caustique, est susceptible de fournir aussi à l'absorption des molécules toxiques capables de produire des désordres graves ; aussi recommande-t-on d'avoir le soin, dès que les premiers signes d'un empoisonnement de ce genre se manifestent, d'enlever la partie mortifiée qui est, dans ces conditions, un foyer permanent de molécules actives.

3° **Voies digestives.** — Le plus grand nombre des empoisonnements qu'on observe chez les animaux ont lieu par l'introduction des agents toxiques dans le tube digestif. C'est par cette voie, en effet, que les animaux s'empoisonnent parfois eux-mêmes en prenant leur nourriture ; qu'ils sont empoisonnés accidentellement par l'administration de certains médicaments donnés à trop forte dose, ou intentionnellement, par une action coupable de l'homme, comme nous le verrons plus tard. Dans les voies digestives, la surface absorbante étant très-étendue et très-perméable, les molécules toxiques y sont facilement absorbées et arrivent rapidement dans le sang veineux ; cependant, pour que l'empoisonnement ait lieu par cette muqueuse, il faut une plus grande quantité de poison que par les autres surfaces, car le sang de la veine porte, chargé des matières actives, rencontre sur son passage deux voies d'élimination : le foie et les bronches. La première retient une partie des poisons fixes et la seconde chasse au dehors les poisons volatils. Or, comme l'intoxication générale n'a lieu que par les molécules toxiques qui sont arrivées dans le sang artériel, on comprend qu'en raison de ces deux espèces de cribles que le sang veineux doit traverser, il en faille de grandes quantités pour produire ce résultat.

Telles sont les voies principales par lesquelles les poisons pénètrent dans l'intimité de l'organisme ; il s'agit maintenant de suivre leurs molécules dans le trajet si compliqué qu'elles font à travers les organes, une fois mélangées au sang, et tâcher de pénétrer le mécanisme d'après lequel elles déterminent la maladie ou la mort.

III

MODE DE DÉVELOPPEMENT DES EFFETS TOXIQUES DES POISONS ET DIVISION DES EMPOISONNEMENTS.

Mais avant de nous occuper de la partie absorbée du poison et de la suivre dans sa course à travers l'organisme, en un mot, avant d'étudier l'empoisonnement général ou dynamique, il importe de

voir si les matières toxiques ne peuvent pas offenser parfois assez
gravement les surfaces absorbantes pour causer la mort et, par conséquent, s'il n'existe pas ce qu'on peut appeler un empoisonnement
local; enfin, il convient de voir si les voies d'élimination des poisons
ne peuvent pas être attaquées par leurs molécules à leur sortie du
corps et s'il ne peut pas en résulter un *empoisonnement localisé*.

A. **Empoisonnement local**. —Parmi les surfaces absorbantes des
poisons, qui pourraient être assez gravement offensées pour occasionner une maladie sérieuse ou la mort, il faut écarter tout d'abord
la peau et les solutions de continuité, car là, les désordres causés
par les agents irritants ou caustiques sont rarement assez intenses ou suffisamment étendus pour compromettre l'existence
des animaux ; mais les autres surfaces d'absorption peuvent parfois
être altérées assez profondément pour amener le développement
d'une maladie grave ou même entraîner plus ou moins rapidement
la mort. C'est ce qu'il importe d'examiner.

Si les gaz délétères qui pénètrent dans les voies respiratoires sont
en même temps irritants, comme le gaz chlore, l'acide sulfureux,
par exemple, ils peuvent déterminer, sur la muqueuse des bronches, des désordres graves, comme une violente inflammation ou
une hémorrhagie, et amener ainsi une mort plus ou moins prochaine. Cet accident, rare du reste chez les animaux, peut se produire cependant dans l'emploi des fumigations de chlore destinées
à combattre une maladie chronique des voies respiratoires ou à
neutraliser le virus d'un logement infecté par une maladie contra-
gieuse ; on pourrait également observer cet empoisonnement dans
certains établissements industriels où l'on emploie en grand le
chlore et les chlorures décolorants. Il en est de même pour l'acide
sulfureux.

Toutes les matières caustiques ou irritantes capables ou non de
produire un empoisonnement général ou dynamique, peuvent aussi,
en pénétrant dans les voies digestives, y déterminer des désordres
matéries tels, qu'une maladie très-grave ou même la mort en soit
la conséquence. Dans ce cas, l'empoisonnement est purement local ou chimique, et se confond par ses symptômes et ses conséquences
avec les maladies aiguës et suraiguës du tube digestif, ainsi que nous
le verrons plus tard.

B. **Empoisonnement localisé**. — Nous supposerons, pour le
moment, que les effets généraux des poisons sur les liquides et les
solides sont connus du lecteur, et nous examinerons l'action des

molécules toxiques pendant la période de leur élimination. Or, il arrive parfois, quoique assez rarement, que ces molécules offensent assez gravement les surfaces d'excrétion qui les rejettent au dehors pour produire une sorte d'empoisonnement local d'un genre spécial, que nous appelons empoisonnement localisé. Nous citerons, comme exemples d'un effet de ce genre, l'action des cantharides, de l'essence de térébenthine et des résines, celle du colchique, qui irritent vivement les voies génito-urinaires et provoquent quelquefois une hématurie mortelle ; les composés de plomb, qui déterminent l'albuminurie ; ceux de mercure, qui détériorent si profondément les glandes salivaires et les organes de la mastication ; l'huile de croton-tiglium qui, même appliquée sur la peau, est parfois absorbée et ensuite éliminée par les voies digestives en quantité assez grande pour occasionner une superpurgation inquiétante et même mortelle.

C. **Empoisonnement général.** — Maintenant que nous connaissons le mécanisme d'après lequel certains poisons, soit à leur entrée, soit à leur sortie du corps, déterminent des lésions locales capables d'entraîner la mort, il nous reste à examiner comment quelques-uns d'entre eux arrivent à produire dans l'intimité de l'organisme des désordres assez graves ou assez multipliés pour déterminer l'empoisonnement général ou la mort des animaux. Ici, les difficultés augmentent ; car, pour pénétrer nettement le mécanisme de l'intoxication générale, il faut suivre en quelque sorte pas à pas les molécules toxiques dans les fluides nutritifs et dans la trame des organes, et, ce qui est plus difficile encore, essayer de découvrir le mode d'action de ces molécules actives sur les derniers éléments de l'économie animale.

Nous devons faire remarquer tout d'abord que les molécules des poisons qui ont été absorbées et mélangées au sang, peuvent être de telle nature qu'elles attaquent chimiquement, dans ses éléments constitutifs, ce fluide essentiel, et l'amènent plus ou moins rapidement à un état de diffluence incompatible avec la vie. C'est ce que font les poisons que nous appelons *hématiques*, et qui ont la propriété de détruire la constitution du sang en dissolvant plus ou moins rapidement ses éléments organisables : l'albumine, la fibrine et les globules. Alors on observe des symptômes qui ont, comme nous le verrons plus tard, beaucoup d'analogie avec ceux des affections dites anémiques et typhoïques.

C'est aussi en agissant spécifiquement sur le sang que d'autres agents toxiques déterminent un empoisonnement général en altérant ce fluide nutritif, mais leur action est plutôt dynamique que chimique. C'est ainsi que les miasmes, les effluves, certains virus qui tous sont des agents malfaisants, et quelques poisons, provoquent dans le sang un mouvement moléculaire, une véritable fermentation putride qui entraîne bientôt la destruction complète de l'organisation de ce fluide si essentiel à la vie. Alors l'empoisonnement est accusé au dehors par des symptômes qui se confondent avec ceux des affections dites gangréneuses ou septiques, comme nous le verrons bientôt.

Enfin, un assez grand nombre de poisons végétaux, d'une nature toute spéciale, déterminent l'empoisonnement général et la mort par un mécanisme tout différent. Ces agents toxiques, qui sont sans action sur le sang et laissent ce fluide nutritif, au moins dans le principe, dans un état d'intégrité parfait, paraissent concentrer toute leur activité sur les centres nerveux ; ils détruisent ou pervertissent l'action de ces organes si essentiels à un tel degré, qu'il en résulte dans les principales fonctions une perturbation assez grave pour que la mort en soit le résultat plus ou moins immédiat. Du reste, ces poisons n'agissent pas tous de la même manière : les uns ont surtout pour effet d'annuler la puissance nerveuse : c'est ce qu'on appelle les poisons *narcotiques;* les autres de l'exalter à un tel degré, qu'ils l'épuisent en peu de temps : ce sont les poisons *excitateurs* ou *tétaniques*. Dans ce genre d'empoisonnement, les symptômes sont tellement nets et caractéristiques, que l'on n'éprouve aucune difficulté pour en reconnaître la nature, ainsi que nous le verrons tout à l'heure.

IV

CLASSIFICATION DES POISONS.

Les poisons, de même que les médicaments, étant fort nombreux et très-divers soit par leur nature, soit par leurs effets, on a senti de tout temps la nécessité de les classer afin de rendre leur étude plus facile, plus méthodique et plus fructueuse.

Mais pour les poisons, comme pour les agents thérapeutiques, et plus même que pour ces derniers, les difficultés d'une classification rationnelle sont grandes et presque insurmontables. Sur quoi, en effet, faire reposer les bases d'une bonne classification des poisons ? Est-ce sur leur origine, leur nature chimique, ou leur mode d'action sur l'organisme, que sera basé cet arrangement méthodique ? On s'est tour à tour appuyé sur l'une ou sur l'autre de ces considérations sans être arrivé à un résultat acceptable.

La division des poisons en *minéraux, végétaux et animaux,* fondée sur l'origine de ces agents, est certainement l'une des plus simples et celle qui vient le plus naturellement à l'esprit ; aussi a-t-elle été adoptée dès l'origine de l'enseignement de la toxicologie dans les facultés de médecine.

Malheureusement elle est par trop simple et ne peut compter, tout au plus, que comme point de départ d'une classification plus complète des poisons. Cependant un des auteurs les plus récents et des plus connus de toxicologie, M. le docteur Flandin, a cru devoir l'adopter sans aucune modification ni complément dans son *Traité des poisons* (1).

Une classification basée sur la nature chimique des poisons, classification qui n'a pas encore été tentée à notre connaissance, comprendrait des corps *simples,* métalloïdes et métaux, des *acides,* des *alcalis,* des *alcaloïdes,* des *sels,* des *essences,* des *huiles,* des *résines,* etc. Mais cette classification, en rapprochant les agents toxiques d'après leurs analogies chimiques, pourrait fort bien les éloigner au point de vue de leur action sur l'économie animale, ce qui aurait, au point de vue pratique, les plus graves inconvénients. Aussi un arrangement de cette nature a-t-il peu de chance d'être adopté dans l'enseignement de la toxicologie.

Une autre classification, fondée à la fois sur la nature des poisons et sur leur mode d'action dans l'organisme, est celle proposée par M. le docteur Hoëfer ; ce savant distingue les poisons en *mécaniques, chimiques* et *dynamiques.*

Cette distinction, vraiment scientifique, est très-rationnelle en théorie, mais elle ne présente que de faibles avantages au point de vue pratique ; aussi ce n'est pas celle que nous adopterons.

La classification des poisons la plus généralement adoptée encore aujourd'hui dans l'enseignement, malgré ses nombreuses imperfections, est celle proposée depuis longtemps par Orfila dans son traité de *Toxicologie.*

Elle est fondée entièrement sur le mode d'action des poisons dans l'économie animale ; elle range tous ses agents dans quatre grandes catégories, savoir :

1° *Les irritants ;* 2° *les narcotiques ;* 3° *les narcotico-âcres* et 4° *les septiques.*

____

(1) *Traité des poisons ou toxicologie.* Paris, 1846, 3 vol. in-8.

Malgré la grande autorité des auteurs qui ont préconisé ces diverses classifications des poisons, nous ne saurions les admettre comme base de ce travail. Il nous semble que l'action aujourd'hui mieux connue des agents toxiques sur les diverses parties de l'organisme permet de les classer d'une façon plus complète et plus rationnelle. Nous allons d'abord, avant de faire connaître la classification que nous proposons, exposer les principes sur lesquels elle repose.

Dans l'accomplissement de tout acte vital, sensitif ou nutritif, il y a toujours l'action simultanée, concordante et solidaire de trois parties essentielles de l'organisme : les *tissus*, le *sang* et le *système nerveux*.

Pour que les fonctions en général, et tout acte organique quel qu'il soit, même le plus obscur, puissent s'exécuter régulièrement, il faut que les tissus soient dans un état d'intégrité parfaite et jouissent notamment d'un certain degré de fermeté et d'élasticité que l'on appelle *tonicité;* que le sang présente une viscosité, une coagulabilité bien marquées et contienne en outre une quantité suffisante de globules ; enfin, que le système nerveux soit doué d'une énergie assez grande pour suffire à ses importantes fonctions et notamment à son action sensitive et motrice. Or, il se trouve précisément que certains poisons, par suite de leur nature chimique, attaquent plus spécialement les tissus dans leurs éléments anatomiques, détruisent leur structure et les mettent bientôt hors d'état ce continuer les fonctions. Les poisons de cette nature, qui correspondent assez exactement à ce que Orfila appelle *irritants*, seront désignés sous le nom de *poisons des tissus* ou *poisons inflammatoires;* ils seront subdivisés, selon leur degré d'activité, en *corrosifs* et en *irritants*. Ils constituent aussi ce que certains auteurs appellent les *poisons locaux*. Quand ils sont solides ou liquides et qu'ils sont ingérés, ils déterminent la mort en enflammant profondément le tube digestif; et, lorsqu'ils sont gazeux, ils déterminent le même résultat en irritant les voies respiratoires.

D'autres poisons, tout en irritant plus ou moins fortement les surfaces où on les applique, semblent porter leur action sur le sang; lorsqu'ils ont été absorbés, ils dissolvent plus ou moins rapidement ses éléments organisables et communiquent à ce liquide essentiel une grande fluidité et un état de diffluence tel, qu'il devient impropre à l'entretien des fonctions et des actes les plus importants de la vie. D'autres agents toxiques, qui agissent également sur le sang, déterminent la destruction rapide de ce fluide nutritif en provoquant dans son sein une sorte de fermentation putride.

Tous ces poisons, que nous appellerons *hématiques*, pour indiquer

la partie de l'organisme sur laquelle ils agissent plus particulièrement, forment deux catégories distinctes, les *altérants* et les *septiques*.

Enfin, un grand nombre d'agents toxiques, principalement ceux
qui sont tirés des plantes, portent leur action d'une manière spéciale sur les centres nerveux, et en détruisent ou en exaltent les
fonctions principales et notamment la faculté sensitive et motrice.
Ces poisons, que nous appellerons *nerveux* ou *nervins*, se subdivisent assez naturellement en *narcotiques*, ou ceux qui dépriment les
facultés du système nerveux, et en *excitateurs* ou *tétaniques*, ceux
qui exaltent la sensibilité et la mobilité dévolues à la moelle épinière.

Telle est la classification des poisons que nous avons cru devoir
adopter ; sans doute elle est très-imparfaite et on pourrait faire va-
loir contre elle bien des arguments sérieux ; on pourrait notamment
lui adresser ce reproche, que beaucoup de poisons pourraient être
rangés à la fois dans deux et quelquefois même dans les trois catégories établies. L'objection est en effet fondée ; mais, malgré tous nos
efforts, il nous a été impossible d'éviter cet inconvénient, qui tient
sans doute à la nature des choses.

1° POISONS INFLAMMATOIRES.

Poisons corrosifs....
- Acides minéraux concentrés.
- Acide oxalique cristallisé.
- Acide acétique cristallisable.
- Alcalis caustiques.
- Sulfures de potasse et de soude.
- Bichromate de potasse.
- Phosphore, brome et iode.
- Chlorures de zinc et d'antimoine.
- Bichlorure de mercure.
- Biiodure de mercure.
- Cyanure de mercure,
- Oxyde rouge de mercure.
- Carbonates alcalins.
- Ammoniaque liquide.
- Chlorure de baryum.
- Hypochlorites alcalins et calcaire.
- Émétique ou tartre stibié.
- Acétates et sulfate de cuivre.
- Nitrates d'argent et de mercure.

Poisons irritants....
- Sulfures d'arsenic.
- Sulfate de zinc.
- Acétates de plomb.
- Alcool concentré.
- Essences de lavande et de térébenthine.
- Colchique d'automne et scille maritime.
- Euphorbe, garou et hellébores.
- Sabine et staphisaigre.
- Huile de croton-tiglium.
- Cantharides.

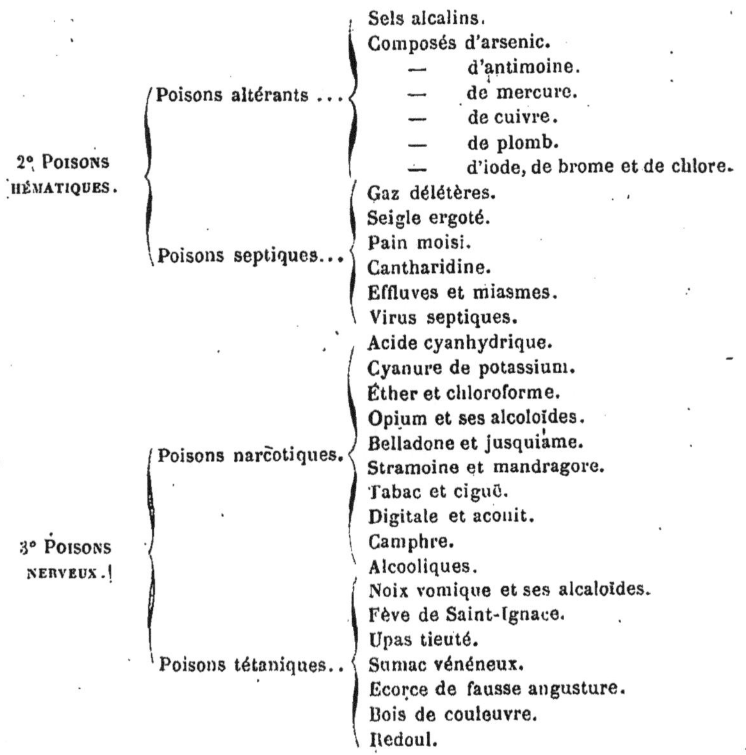

Quoi qu'il en soit de cette classification des poisons, nous devons faire remarquer que, lorsqu'un empoisonnement survient, il doit être envisagé à deux points de vue différents : s'il est *spontané* ou même *accidentel*, il constitue un accident morbide d'un genre spécial réclamant des soins particuliers et vigilants comme toute autre maladie ; c'est l'empoisonnement au point de vue *thérapeutique ;* dans le cas, au contraire, où l'intoxication est le résultat d'un acte intentionnel et coupable de l'homme, la question change de nature et le praticien prend alors un double caractère : il agit comme médecin pour combattre l'accident, et comme expert, pour constater les effets du poison et sa nature. Dans ce cas, c'est l'empoisonnement au point de vue *médico-légal.* Nous allons, dans deux chapitres distincts, traiter de l'empoisonnement à ces deux points de vue différents.

CHAPITRE PREMIER

DE L'EMPOISONNEMENT AU POINT DE VUE THÉRAPEUTIQUE.

La manière la plus rationnelle d'envisager l'empoisonnement sous le rapport de la thérapeutique, c'est de le considérer comme une maladie spéciale dont les poisons sont les causes. Cette maladie porte le nom d'*intoxication* ; on pourrait aussi lui donner le nom de *toxicopathie* ou maladie du poison, comme on appelle *pharmacopathie* la maladie médicamenteuse ou médication. Le vétérinaire est plus fréquemment appelé à donner des soins aux animaux qui sont victimes d'un empoisonnement spontané ou accidentel qu'il n'est chargé de traiter des animaux empoisonnés intentionnellement et d'en faire l'objet d'un rapport judiciaire, car c'est un événement assez rare. Par cela même que nous considérons l'empoisonnement comme une maladie, nous aurons à examiner successivement, comme dans toute affection morbide, ses causes, ses symptômes, ses lésions, son diagnostic, son pronostic, sa marche, ses terminaisons et son traitement.

1° Causes ou origine de l'empoisonnement. — Les causes de l'intoxication sont mieux connues que celles de beaucoup d'autres maladies ; aussi aurons-nous moins à considérer ces causes en elles-mêmes, que les circonstances dans lesquelles elles agissent et le mécanisme d'après lequel se produit l'empoisonnement.

On doit distinguer trois espèces d'empoisonnement eu égard aux circonstances dans lesquelles il se produit : L'*empoisonnement spontané*, l'*empoisonnement accidentel* et l'*empoisonnement intentionnel*.

A. Empoisonnement spontané. — Nous appelons ainsi l'intoxication qui se produit d'elle-même et sans l'intervention de l'homme.

Cette espèce d'empoisonnement a sa source dans l'alimentation ou dans l'air respiré, ainsi que nous allons le voir.

a. **Alimentation.** — Les animaux domestiques, dont l'instinct de conservation est moins développé que celui des animaux sauvages, sont exposés à s'empoisonner eux-mêmes lorsqu'ils sont pressés par la faim, soit dans les champs, soit dans l'habitation de l'homme.

Cela arrive surtout aux herbivores et principalement aux ruminants, dont le sens du goût est peu développé. Il se rencontre souvent, soit dans l'herbe des pacages, soit dans celle qu'on leur distribue à l'étable, des plantes vénéneuses que les animaux, affamés ou trompés par leurs sens, mangent en quantité suffisante pour s'empoisonner. Les plantes qui donnent le plus souvent lieu à un empoisonnement de ce genre sont surtout le colchique d'automne, si commun dans les prairies naturelles; la ciguë, qui se trouve parfois dans les prairies artificielles et plus souvent encore dans les sarclures des jardins et des récoltes; le tabac, qui est cultivé en grand dans un certain nombre de départements pour les besoins de l'industrie; un certain nombre de renonculacées; le seigle ergoté, la nielle, si communs dans les résidus du vannage des céréales, etc.

Les petits animaux, tels que le porc, le chien, le chat et les animaux de basse-cour, qui vivent auprès ou dans l'habitation de l'homme, sont exposés comme ce dernier à être empoisonnés par des aliments qui ont été préparés ou qui ont séjourné dans des vases en cuivre ou en zinc mal entretenus. Ils peuvent être aussi victimes de l'action de certains condiments employés à dose exagérée, tels que le sel marin par exemple, et surtout la saumure ; ou bien encore par certaines préparations toxiques employées dans les habitations à la destruction des souris et des rats, etc.

b. **Air respiré.** — Il peut se trouver dans l'air atmosphérique des principes volatils ou très-divisés, ou encore des émanations organiques, qui deviennent le point de départ d'un empoisonnement plus ou moins grave chez les animaux. Ainsi le mercure en vapeur, comme on le remarque chez certains ouvriers, tels que les doreurs, les miroitiers, etc., donne lieu à l'empoisonnement des animaux qui vivent dans la maison ou dans l'atelier, comme les chiens, les chats, certains oiseaux, etc. Les poussières métalliques répandues dans l'air, comme on le remarque dans les usines où l'on prépare les composés de plomb, de zinc, de cuivre, etc., peuvent aussi occasionner une intoxication par la voie pulmonaire chez les animaux qui habitent ou qui travaillent dans ces fabriques. Un certain nombre de gaz, tels que le chlore, l'acide sulfhydrique, l'acide sulfureux, l'acide carbonique, l'oxyde de carbone, etc., peuvent se trouver répandus accidentellement en assez grande quantité dans les habitations des animaux pour déterminer un empoisonnement mortel par asphyxie. Enfin, les effluves et les miasmes, matières végétales et animales altérées et très-volatiles, lorsqu'elles sont répandues dans l'air en quantité suffisante, peuvent également donner lieu à un véritable empoisonnement septique.

B. Empoisonnement accidentel. — Ce genre d'empoisonnement a sa source dans l'emploi des médicaments à dose exagérée par un praticien ignorant ou inexpérimenté ; la médicamentation est donc la source habituelle de l'empoisonnement accidentel. C'est ce qu'il importe d'examiner.

Médicamentation. — Lorsque les médicaments actifs sont employés à dose exagérée, ils deviennent de véritables poisons et déterminent une intoxication plus ou moins grave. Cet accident est presque toujours le fait des personnes ignorantes qui se permettent d'administrer aux animaux malades, soit par la bouche, soit par l'anus, des médicaments dont ils ignorent les vertus et le degré d'activité ; cela arrive d'autant plus aisément que tous les empiriques ont une préférence très-décidée pour les médicaments les plus énergiques et qu'ils les administrent presque toujours à des doses excessives. Ce genre d'empoisonnement peut être aussi le fait, quoique très-rarement, du vétérinaire lui-même ; c'est ce qui arrive, par exemple, lorsque le praticien, par suite d'une erreur dans la dose ou d'une susceptibilité exagérée du sujet, prescrit un médicament en trop forte quantité ; l'erreur peut aussi provenir du pharmacien qui a préparé le remède et qui, par inattention ou une lecture erronée de la prescription, a forcé la dose prescrite ; mais le plus souvent les accidents de ce genre sont occasionnés par les personnes chargées de l'administration des remèdes. C'est ainsi qu'une préparation pharmaceutique destinée à être ingérée à dose fractionnée et dans un temps donné, est souvent administrée en une seule fois et peut donner lieu à un intoxication ; enfin, un médicament formulé pour être administré par la bouche l'est quelquefois par l'anus et réciproquement, ce qui peut entraîner des accidents plus ou moins graves. Des fumigations médicamenteuses limitées ou libres avec des gaz ou des vapeurs, et données sans ménagement, peuvent aussi occasionner une intoxication par la voie pulmonaire ; c'est ce qui peut arriver avec le gaz chlore, les vapeurs d'iode, celles d'arsenic, de sulfure de mercure, d'opium, de belladone, etc. Enfin, des caustiques très-énergiques et vénéneux, comme ceux qui sont à base d'arsenic ou de mercure, appliqués sur une solution de continuité, sur une tumeur, ou introduits sous la peau, peuvent également donner lieu à un empoisonnement par absorption interstitielle. On peut en dire autant, quoique l'accident soit rare, de certaines applications, lotions ou bains employés sur la peau, surtout quand elles sont à base d'arsenic ou de mercure.

C. **Empoisonnement intentionnel.** — L'empoisonnement des animaux par un acte volontaire et prémédité de l'homme est heureusement chose assez rare ; il est surtout beaucoup moins fréquent que celui qui a lieu d'homme à homme. Cependant on observe de loin en loin quelques-uns de ces actes répréhensibles. Ils peuvent avoir divers motifs. Ainsi, l'empoisonnement peut être le résultat d'un ressentiment contre l'animal ou les animaux qui en sont victimes. C'est ce qui arrive surtout pour les chiens de garde, hargneux et méchants, qui attaquent et mordent les passants : une boulette empoisonnée est souvent le moyen employé pour tirer vengeance d'une attaque brutale, surtout quand le propriétaire du chien ne tient pas compte des réclamations qui lui sont adressées. Les animaux qui causent des déprédations journalières dans des récoltes, comme cela arrive aux oiseaux de basse-cour, aux porcs, aux moutons et même aux grands herbivores, sont souvent victimes de blessures ou d'empoisonnements de la part des propriétaires lésés ou de leurs serviteurs. Enfin, nous placerons parmi les empoisonnements intentionnels, mais non coupables, puisqu'il se fait dans un intérêt public, la mesure que prend parfois l'autorité d'une ville, et qui consiste à répandre sur la voie publique des préparations empoisonnées destinées à détruire les chiens errants ou mal surveillés.

Il arrive aussi que l'empoisonnement de certains animaux domestiques a pour mobile le ressentiment ou la jalousie de l'empoisonneur contre le possesseur des animaux empoisonnés ; dans ce cas, l'agent toxique est mis à la portée des animaux, mélangé à des aliments ou à des boissons. C'est surtout dans ce cas que l'empoisonnement peut donner lieu à une action correctionnelle et que le vétérinaire est appelé à éclairer la justice de ses lumières spéciales.

2° Symptômes de l'empoisonnement. — L'intoxication étant une maladie particulière, due à une cause déterminée mais souvent inconnue au moment de l'accident, soit des propriétaires des animaux, soit de l'homme de l'art, présente deux séries de symptômes : des symptômes communs à tous les empoisonnements, et des symptômes particuliers dépendant de la nature de l'agent toxique qui exerce son action sur l'organisme. Il importe d'étudier avec soin les uns et les autres.

A. Symptômes communs à tous les empoisonnements. — On donne souvent dans les traités de toxicologie, comme un caractère essentiel des symptômes de l'empoisonnement, leur soudaineté et leur gravité rapidement croissante. Cela peut être vrai pour l'homme et l'être également à l'égard des carnivores et des omnivores, animaux qui ont aussi la faculté de vomir ; mais cela n'est pas complétement exact pour les herbivores, animaux qui ne vomissent pas, et qui, de plus, ont un degré de sensibilité assez modéré pour ne pas sentir les premières atteintes de l'agent toxique. Aussi n'est-il pas rare de voir de grands herbivores n'accuser la présence d'un agent irritant et même corrosif, dans le tube digestif, qu'un certain nombre d'heures après son ingestion ; cela est surtout vrai des poisons inflammatoires donnés à l'état solide, et notamment de l'acide arsénieux, dont les effets ne se manifestent souvent que six ou douze heures après l'accident.

Quoi qu'il en soit, quand un agent toxique a pénétré dans l'organisme par une voie quelconque, les symptômes de l'empoisonnement ont trois sources principales : le tube digestif, la circulation et la respiration, et le système nerveux. Les signes les plus apparents peuvent être relatifs à l'un ou à l'autre de ces appareils, selon la nature du poison ; mais, en général, ces trois ordres de symptômes ne font jamais défaut. C'est ce que nous allons faire voir dans l'esquisse rapide qui va suivre.

Les troubles de la digestion dans le cas d'empoisonnement sont en général accusés par la perte de l'appétit, l'augmentation de la soif, par une bouche chaude, pâteuse et quelquefois écumeuse ; par des nausées, des vomissements ou des efforts pour vomir ; par un ventre plus ou moins volumineux, gonflé et douloureux ; par des borborygmes, des vents, des coliques plus ou moins vives, continues ou intermittentes ; par des défécations répétées, une diarrhée plus ou moins intense, accompagnée du rejet de matières fétides, sanguinolentes, etc.

Les perturbations qui surviennent dans les fonctions chargées de la sanguification (respiration et circulation), par suite de l'action d'un poison, varient beaucoup selon la nature de l'agent toxique.

Cependant on peut dire qu'en général, dans le principe, la circulation et la respiration sont plus ou moins accélérées et souvent

même irrégulières et laborieuses ; il est rare que les deux fonctions ne participent pas en même temps et au même degré à cette
émotion toxique ; pourtant on remarque parfois une modification
assez profonde de la circulation, sans dérangement notable de la
respiration ; c'est ce qui se voit par exemple au début de l'empoisonnement arsenical. Le contraire se remarque plus rarement,
cependant on peut l'observer dans l'intoxication par la noix vomique. Puis, plus tard, quand le sang a subi une altération profonde,
la circulation est fortement modifiée, et ce que l'on remarque alors
de plus caractéristique, c'est une discordance complète entre les
mouvements du cœur, qui sont tumultueux et forts, et les battements du pouls, qui est souvent petit, mou et filant. Mais, à dater
de ce moment, la respiration s'accélère à son tour, comme pour
corriger par une oxygénation plus fréquente les altérations matérielles et vitales que le sang a déjà subies. Toutefois ces efforts respiratoires et circulatoires sont bientôt frappés d'impuissance ; ce
qui le prouve c'est le refroidissement graduel de la peau et des parties placées en appendices, les sueurs froides et visqueuses qui
apparaissent sur divers points du corps, l'épuisement rapide des
forces, la teinte rouge safranée de la conjonctive, les engorgements
œdémateux des régions déclives, l'équilibre instable des animaux,
leur amaigrissement rapide, etc., etc.

Les atteintes portées au système nerveux par les poisons, sont
primitives ou *consécutives ;* elles sont primives ou essentielles quand
l'agent toxique appartient à la classe des poisons nerveux (narcotiques ou excitateurs) ; elles sont au contraire consécutives ou
accessoires lorsque le poison est inflammatoire ou hématique.
Dans tous les cas, les désordres nerveux débutent presque toujours
par de l'agitation, de l'inquiétude, des tremblements musculaires,
des mouvements convulsifs, etc. Puis, si le poison appartient à la
catégorie des *narcotiques*, on remarque la diminution de la sensibilité générale, de l'engourdissement musculaire, parfois de la paralysie, de la pesanteur de tête, des vertiges, de la stupeur, etc. Si,
au contraire, le poison est un *excitateur*, comme la noix vomique
et ses analogues, la sensibilité et la motilité sont considérablement
augmentées, tantôt d'une manière intermittente, tantôt d'une manière continue, selon la gravité de l'intoxication.

Tels sont les symptômes communs à tous les empoisonnements,
et on pourrait dire à toutes les maladies, car l'intoxication est une
véritable affection morbide, ainsi que nous l'avons déjà établi et
que la suite le prouvera ; seulement les trois séries de symptômes

varient en intensité relative selon que l'agent toxique appartient à l'une ou à l'autre des trois catégories principales que nous avons établies parmi les poisons. C'est ce qui nous reste à examiner maintenant.

B. **Symptômes spéciaux.** — Par symptômes spéciaux nous n'entendons pas indiquer ici les signes individuels de l'action de chaque poison, puisqu'ils ont été décrits dans le corps de l'ouvrage ; mais seulement ceux qui appartiennent en commun aux groupes principaux que nous avons établis parmi les agents toxiques. Nous allons donc examiner successivement les signes de l'intoxication par les poisons inflammatoires, les poisons hématiques et les poisons nerveux.

a. **Symptômes de l'empoisonnement par les poisons inflammatoires.** — Dans l'intoxication par les poisons de cet ordre, tirés des trois règnes de la nature, mais principalement des minéraux, les signes prédominants appartiennent naturellement au tube digestif, surtout si, comme c'est le cas plus ordinaire, ils ont été introduits dans cet appareil. Ils sont fournis par la bouche et le pharynx, par l'estomac et les intestins, ainsi que par les grandes fonctions. Étudions donc ces trois séries de symptômes.

Bouche et pharynx. — Dans un empoisonnement de ce genre, les premiers signes sont fournis par les organes de l'entrée des voies de la digestion, qui sont tout d'abord atteints par l'agent irritant qui pénètre dans cet appareil. La bouche étant irritée plus ou moins fortement, les animaux agitent la langue sans cesse, mâchonnent continuellement, rejettent de la salive souvent sanguinolente ; si on ouvre cette cavité, les animaux se défendent à cause de la douleur qu'ils éprouvent ; la buccale est d'un rouge plus ou moins foncé, excoriée en plusieurs points, l'épithélium est enlevé sur la langue, les gencives sont saignantes, les dents diversement tachées, etc. La pression exercée sur la gorge développe souvent de la douleur ; aussi la déglutition des solides est parfois impossible, et celle des liquides toujours douloureuse ; quelquefois les mucosités pharyngiennes, les aliments et les boissons, surtout chez les herbivores, reviennent par les cavités nasales et salissent le pourtour des naseaux, etc.

Estomac. — Les signes fournis par l'estomac dans l'empoisonnement inflammatoire, consistent d'abord dans la perte de l'appétit et beaucoup plus rarement dans celle de la soif ; au contraire, dans le principe, les animaux recherchent avec avidité l'eau qu'on leur présente comme pour éteindre en quelque sorte le feu intérieur qui les dévore ; ce n'est que quand l'événement est déjà ancien et que les animaux touchent à leur fin qu'ils refusent les boissons, sans doute à cause de la difficulté de la déglutition. Chez les animaux qui peuvent vomir, comme les carnivores et le porc, des nausées, suivies bientôt de vomissements, ne tardent pas à survenir ; les animaux rejettent à plusieurs reprises des matières muqueuses, glaireuses ou sanguinolentes ; ceux qui ne peuvent évacuer leur estomac par l'œsophage, comme les herbivores, ont des bâillements fréquents, des nausées, du hoquet, font des efforts infructueux pour vomir, s'agitent sans cesse, ont des coliques, etc.

Intestins. — A mesure que la matière toxique pénètre dans les intestins et qu'elle en offense la muqueuse, il se développe dans l'abdomen des symptômes très-nombreux et plus ou moins caractéristiques. On entend d'abord des borborygmes plus ou moins bruyants, les animaux expulsent d'abord des vents ; puis à diverses reprises, des excréments avec leur consistance normale ; souvent le ventre se gonfle et devient douloureux à la pression ; les animaux s'agitent, se tourmentent, trépignent, accusent des coliques plus ou moins vives ; les herbivores regardent leurs flancs, les chiens se couchent à plat ventre sur le sol frais ; bientôt une diarrhée plus ou moins abondante se déclare, d'abord inodore, puis infecte et souvent sanguinolente ; l'expulsion des matières se fait avec douleur, ténesme, la muqueuse du rectum est d'un rouge foncé, parfois ecchymosée, etc., etc.

Grandes fonctions. — Indépendamment des signes fournis par le tube digestif, l'empoisonnement inflammatoire est encore caractérisé par des symptômes généraux révélés par les grandes fonctions. Ainsi, dans un premier temps, la respiration est accélérée, précipitée et saccadée, accompagnée parfois d'une toux fréquente et douloureuse ; la circulation est également accélérée, souvent irrégulière, avec un pouls grand ou serré, selon les cas ; les muqueuses apparentes sont rouges, injectées ; les yeux sont saillants, baignés de larmes et indiquent la souffrance ; la peau est chaude et souvent couverte de sueur ; les urines sont rares et leur expulsion est difficile ; on remarque de l'agitation, de l'anxiété, et parfois des mouvements convulsifs dans les muscles des membres et de la face, etc. Puis, dans un deuxième temps, à mesure que les souffrances se pro-

longent et que les forces s'épuisent, on remarque d'autres symptômes : la respiration devient plus calme ; l'air expiré est moins
chaud ; la circulation dans le cœur est bruyante et tumultueuse,
tandis que celle des artères est concentrée, irrégulière et laborieuse ; le pouls est pauvre et filant ; les muqueuses prennent une
teinte safranée ; la chaleur générale baisse, surtout dans les parties
placées en appendice ; la peau se couvre de sueurs froides et visqueuses ; les membres fléchissent sous le poids du corps, parfois ils
se paralysent, et alors les animaux tombent, s'étendent sur le sol
et ne tardent pas à mourir.

On peut se demander si les signes fournis par le tube digestif
varient dans la rapidité de leur développement et dans leur intensité, selon qu'ils sont produits par des poisons corrosifs ou par des
poisons irritants. L'expérience ne s'est pas encore prononcée nettement sur ce point ; cependant on sait que les effets des poisons de
cette classe sont d'autant plus prompts et d'autant plus intenses
que ces agents sont plus actifs et surtout qn'ils sont dans un état de
dissolution plus complète.

Lésions. — Les lésions qu'on trouve dans le tube digestif lorsque
les animaux succombent à l'action des poisons inflammatoires, sont
en général très-prononcées et caractéristiques. Elles se rencontrent
dans la bouche et le pharynx, dans l'estomac et les intestins, comme
nous allons le démontrer.

Les altérations de la bouche et du pharynx varient nécessairement selon la nature du poison et surtout selon son état physique ;
lorsqu'il est solide, il irrite peu, en général, l'entrée des voies digestives ; s'il est liquide et simplement irritant, il détermine une
rougeur très-prononcée de la muqueuse de la bouche et de la
gorge ; enfin, s'il est corrosif et dissous, comme les acides, les alcalis caustiques, le sublimé corrosif, etc., par exemple, il peut en
résulter les lésions les plus variées et les plus graves, telles que
l'enlèvement et la dissolution de l'épithélium, la destruction partielle ou totale de la muqueuse, la formation d'eschares plus ou
moins épaisses, etc.

Dans l'estomac, les lésions varient aussi beaucoup en intensité
et en nature, selon les mêmes circonstances ; ainsi, si le poison est
à l'état solide, le sac droit et les parties les plus déclives du viscère
sont seules atteintes ; la lésion peut consister en une ecchymose,
une eschare, une ulcération ou même une perforation ; si, au contraire, l'agent toxique est liquide et corrosif, il attaque toute la

face interne de l'estomac, dissout l'épithélium d'abord, puis la muqueuse, et peut produire en peu de temps des lésions très-graves et irrémédiables, telles que des ulcérations, des perforations, etc.; enfin, si le poison, quoique à l'état liquide, est simplement irritant, il produit une inflammation plus ou moins intense, mais en général uniforme de toute la surface interne de l'estomac.

Les lésions de l'intestin, toutes choses égales d'ailleurs, sont généralement moins graves que celles de l'estomac, ce qui tient à ce que le poison se neutralise en partie à mesure qu'il chemine dans les voies digestives, et à ce qu'il se mêle aux liquides de l'intestin et perd ainsi une grande partie de son activité. Toutefois, les poisons solides, surtout quand ils sont peu solubles, comme l'acide arsénieux, par exemple, peuvent parvenir indissous à une certaine profondeur dans l'intestin et y produire les mêmes lésions que dans l'estomac. Du reste, l'inflammation que les poisons corrosifs et irritants déterminent sur la muqueuse intestinale, et dont le degré l'intensité peut varier à l'infini, est généralement distribuée très-inégalement dans l'intestin : faible au commencement et à la fin de l'intestin grêle, elle est plus intense au milieu; mais c'est surtout dans le cœcum et les grosses courbures du côlon qu'elle présente le plus d'intensité.

b. **Symptômes de l'empoisonnement par les poisons hématiques ou poisons du sang.** — Les poisons compris dans cette catégorie se subdivisent en *altérants* et *septiques*, dont les effets, les symptômes et les lésions sont un peu différents. Toutefois, comme l'intoxication déterminée par ces deux séries d'agents toxiques présente un assez grand nombre de symptômes communs, nous allons d'abord les faire connaître, puis, à la fin, nous exposerons les signes qui caractérisent plus particulièrement l'empoisonnement septique.

Les poisons hématiques sont doués, pour la plupart, de propriétés irritantes; mais quand ils pénètrent dans la circulation à dose modérée, souvent répétée, leurs effets locaux sont nuls ou peu prononcés, et, en tout cas, deviennent très-accessoires. Leur action principale, comme l'indique leur nom, se porte surtout sur le sang.

L'action des poisons altérants et des poisons septiques sur le fluide sanguin est indiquée au dehors par des symptômes qui forment deux catégories distinctes : les symptômes *primitifs* et les symptômes *consécutifs.* Dans une première période, en effe., ces poisons développent une sorte de mouvement fébrile, caractérisé principalement par une circulation précipitée et concentrée, une respiration accélérée et parfois laborieuse, une soif vive, la rougeur des muqueuses apparentes, l'élévation de la chaleur générale, etc. Mais, au bout d'un certain temps, en général assez court, ce mouvement de fièvre cesse ou plutôt change de caractère et prend rapidement une sorte de teinte adynamique. On remarque bientôt cette discordance entre les mouvements du cœur et ceux des artères, qui caractérise toute altération du sang un peu marquée ; ainsi, pendant que les battements du cœur sont forts, précipités et tumultueux, ceux du pouls sont concentrés, petits et faibles ; la respiration est accélérée, anxieuse, et l'air expiré présente une température peu élevée. Les muqueuses apparentes sont jaunâtres, infiltrées et parfois couvertes de pétéchies ; la température du corps baisse graduellement, surtout aux oreilles, aux cornes, aux membres, et la peau se couvre bientôt de sueurs froides et visqueuses ; la sensibilité générale diminue, ainsi que les forces ; il y a abattement, marche vacillante, station incertaine d'abord, puis impossible ; on remarque alors un amaigrissement rapide du corps des œdèmes dans les parties déclives, parfois des tremblement musculaires, des convulsions partielles et finalement une paraplégie qui précède de peu de temps la mort (*Voy.* Arsenic, Mercuriaux, Émétique, Iode, etc.).

Lorsque l'altération du sang est l'œuvre des poisons septiques, on observe, indépendamment des symptômes précédents, quelques signes spéciaux et caractéristiques, tels que, notamment, une sédation rapide et complète des forces, un air expiré froid et fétide, un jetage sanguinolent, l'engorgement des ganglions lymphatiques et surtout ceux de l'auge ; des muqueuses livides et couvertes de pétéchies ; des urines rares et teintes de sang ; les œdèmes froids aux parties déclives et souvent au bout du nez, chez le cheval ; parfois il y a anasarque générale ; enfin, symptôme plus caractéristique encore, l'apparition sur divers points du corps de tumeurs emphysémateuses et gangréneuses, comme dans les maladies septiques (*Voy.* Cantharides, Seigle ergoté, etc).

Lésions. — Les altérations principales qu'on remarque à l'autopsie des animaux morts par suite de l'action des poisons altérants ou septiques, se trouvent dans la poitrine et surtout dans le cœur. Cet organe est presque toujours décoloré, friable, et taché d'ecchymoses, en dehors et en dedans ; le sang contenu dans ses cavités est toujours noir et dissous; si parfois il est coagulé en partie, les caillots sont brunâtres et mollasses; ce liquide altéré tache fortement les mains en rouge; il en est de même de la membrane interne du cœur et des artères, comme on le remarque dans toutes les altérations septiques du sang. Les poumons sont aussi engorés d'un sang noirâtre et fluide, et la surface des plèvres est tachée de larges ecchymoses; leur sac séreux, celui du cœur et celui des enveloppes des centres nerveux est rempli d'une sérosité sanguinolente. Enfin, les organes parenchymateux, tels que le foie, la rate, les reins, les ganglions lymphatiques, etc., sont aussi gorgés d'un sang noir et altéré.

C. Symptômes de l'empoisonnement par les poisons qui agissent sur le système nerveux. — De tous les poisons, ceux de cette catégorie sont ceux dont l'action est indiquée par les symptômes les plus nets et les plus caractéristiques. Seulement ces signes sont entièrement différents selon que ces poisons agissent par dépression sur les centres nerveux (narcotiques), ou qu'ils agissent par excitation (tétaniques). Il est donc essentiel d'étudier séparément les effets de ces deux ordres de poisons nerveux.

a. Symptômes de l'empoisonnement par les poisons narcotiques. — Dans l'empoisonnement narcotique on remarque toujours deux périodes distinctes : une d'*excitation* et une de *stupeur* ou de *coma;* il importe de les étudier successivement.

Période d'excitation. — Les premiers signes de cette période sont du malaise et de l'agitation ; la circulation et la respiration s'accélèrent, la première surtout; le sang est violemment porté à la circonférence et surtout vers la tête ; aussi la peau est-elle chaude et les conjonctives fortement injectées ; elles reflètent une teinte rouge foncée ; le regard est vif, animé et les pupilles sont plutôt resserrées que dilatées ; les animaux, vivement excités, sont dans une agitation continuelle ; les chiens font entendre des cris plaintifs, les chevaux hennissent et les bœufs poussent parfois des beuglements retentissants. Le système musculaire, fortement excité, présente diverses modifications, telles que des tremblements, des convulsions, des attaques tétaniques plus ou moins prononcées, etc. Enfin, il y a souvent de la salivation et presque toujours suppression de l'urine.

Lorsque les poisons narcotiques appartiennent à la catégorie qu'on appelle narcotico-âcres, tels que les plantes solanées, les ciguës, les alcooliques, le camphre, etc., l'excitation et l'agitation musculaires sont portées à leur comble, et c'est alors qu'on remarque ces secousses musculaires, ces attaques tétaniques, qui précèdent toujours là période de coma.

2° **Période de stupeur ou de coma.** — Cette période, qui succède plus ou moins rapidement à la précédente selon la dose du poison, son degré d'activité, la sensibilité des animaux, etc., est accompagnée des symptômes très-caractéristiques de l'empoisonnement narcotique. Ainsi, peu à peu l'excitation et l'agitation se modèrent ; les animaux deviennent plus calmes ; la circulation et la respiration se ralentissent, les conjonctives deviennent violacées ; les paupières s'abaissent, le regard se voile et les pupilles se dilatent ; chez les petits animaux il y a des vomissements, et chez les grands la tête est lourde, portée bas et souvent poussée avec force en avant; la station est chancelante et accompagnée de vertiges ; là marche est incertaine et titubante ; la sensibilité générale et la sensibilité sensoriale ont baissé notablement ; la stupeur faisant des progrès, les animaux n'ont plus conscience d'eux-mêmes et restent étrangers au monde environnant ; l'appétit et la soif ont disparu ; la chaleur baisse, la peau se couvre de sueurs froides, les forces diminuent, les animaux chancèlent et se laissent tomber sur le sol ; là circulation et la respiration s'embarrassent; les membres postérieurs se paralysent, les sphincters se relâchent, et les animaux ne tardent pas dès lors à mourir. (*Voy.* Opium, Belladone, Tabac, Ciguë, Camphre, etc.).

Lésions. — Les lésions qu'on remarque dans les empoisonnements par les narcotiques sont peu nombreuses et peu caractéristiques. Les plus constantes sont des signes de congestion vers les centres nerveux, consistant dans une injection plus ou moins vive des enveloppes du cerveau et de la moelle épinière. Lorsque la mort est un peu rapide, on trouve dans la poitrine les signes habituels de l'asphyxie; dans le cas, au contraire, où elle n'est survenue que lentement, on trouve plutôt ceux de l'altération du sang que nous avons indiqués précédemment.

b. **Symptômes de l'empoisonnement par les poisons excitateurs ou tétaniques.** — Les signes de cet empoisonnement sont d'une telle netteté, qu'il nous suffira d'indiquer les plus essentiels pour caractériser ce genre d'empoisonnement, d'autant plus qu'en traitant de la *noix vomique*, nous en avons donné le tableau fidèle et complet. Ainsi, après une agitation et une inquiétude de quelques instants, les animaux manifestent une grande excitation ; la sensibilité générale et spéciale est dans un état d'exaltation qui va toujours croissant ; puis des secousses musculaires courtes et brusques apparaissent ; si l'empoisonnement n'est pas mortel, ces accès tétaniques, après avoir duré plus ou moins longtemps, finissent par disparaître ; dans le cas contraire, ils deviennent permanents, roidissent les membres et la colonne vertébrale, le cou, la queue, les oreilles, etc., comme le tétanos, dont cet empoisonnement présente tous les caractères. Les animaux meurent par asphyxie.

Lésions. — Les lésions des centres nerveux, sauf un peu de congestion, sont nulles ; celles de la poitrine rappellent les altérations du sang dans le cas d'asphyxie.

3° Diagnostic de l'empoisonnement. — Le diagnostic, dans le cas d'empoisonnement ou de soupçon d'empoisonnement, est un des problèmes les plus délicats et les plus compliqués que le praticien, médecin ou vétérinaire, puisse rencontrer dans sa carrière. Aussi doit-il y apporter une attention soutenue et procéder à un examen scrupuleux de toutes les circonstances qui ont précédé, accompagné et suivi l'événement.

Le problème que le praticien a à résoudre dans cette circonstance est double : il doit décider d'abord la question de savoir s'il y a eu réellement empoisonnement, et, dans l'affirmative, quel est le poison qui est la cause des désordres observés. Il importe d'examiner successivement ces deux points essentiellement différents.

a. **Y a-t-il eu ou non empoisonnement ?** — Les données nécessaires à la solution de ce difficile problème se trouvent dans les *commémoratifs*, les *symptômes* observés pendant la vie, et les *lésions* constatées sur le cadavre, en cas de mort. Examinons successivement ces trois sources de renseignements.

Commémoratifs. — Nous avons établi précédemment, en parlant des causes des empoisonnements, que ces accidents avaient leurs sources principales dans l'*alimentation*, la *médicamentation* et les *actes coupables* de l'homme ; il importe donc de savoir quelle somme de lumière on peut puiser à chacune de ces sources.

Lorsque des phénomènes graves se manifestent chez un animal immédiatement ou peu de temps après le repas ou l'ingestion de boissons, il est naturel d'attribuer aux matières ingérées les accidents qu'on observe. Il faut, avant tout, s'informer auprès des personnes chargées de donner des soins aux animaux de l'habitation, si quelque changement a été apporté dans la proportion ou la qualité des aliments ou des boissons distribués. Si le résultat de l'enquête est négatif à cet égard, le praticien doit, nonobstant, procéder à un examen minutieux des restes solides ou liquides du repas ; voir surtout si les vases qui ont servi à la préparation ou à la distribution des substances alimentaires sont propres, principalement s'ils sont de nature métallique ; demander également si des condiments n'ont pas été ajoutés à la ration ordinaire ; si les boissons données n'étaient pas à une trop basse température, etc. Il est bien rare, si l'indisposition est due à l'alimentation, qu'un examen scrupuleux n'en fasse pas reconnaître la véritable cause.

Si un animal a été soumis à une médicamentation quelconque, externe ou interne, et que peu de temps après l'emploi des remèdes des changements graves se manifestent dans son état, il est naturel de chercher dans l'emploi des agents thérapeutiques la cause de ces changements fâcheux. Le praticien devra donc d'abord s'enquérir de la quantité ingérée et du temps pendant lequel elle l'a été ; de la voie par laquelle le médicament a été administré ; examiner avec soin les qualités physiques et chimiques du remède prescrit ; constater les associations qu'on lui a fait subir, si le médicament était de nature complexe, etc. Le vétérinaire devra procéder à cet examen avec un soin minutieux en toute circonstance, mais surtout lorsque les médicaments ont été prescrits par des personnes étrangères à l'art, comme cela arrive, malheureusement, trop fréquemment pour les animaux.

Quand le praticien s'est convaincu que les accidents observés n'ont pas leur source dans l'alimentation ni dans l'emploi des médicaments, il doit songer à un empoisonnement intentionnel. Ses premières investigations doivent porter sur les personnes chargées de conduire les animaux de l'habitation ou de leur donner des soins ; il doit s'informer si parmi ces serviteurs il ne s'en trouve pas de vindicatifs et de méchants ; si, dans l'affirmative, on n'a pas observé qu'ils font subir aux animaux des sévices graves ; il est bon aussi de savoir si l'animal malade n'est pas habituellement indocile, rétif ou méchant; car il peut arriver alors que son conducteur, par rancune et idée de vengeance, cherche à le faire périr ; enfin, il est essentiel de demander s'il n'y a pas eu des démêlés fâcheux entre le maître et ses serviteurs, et qui seraient de nature à porter l'un d'entre eux à faire périr les animaux de l'habitation par vengeance contre leur possesseur.

Dans le cas où il n'y aurait pas lieu de faire porter des soupçons sur l'un des domestiques de la maison, il faudrait s'enquérir des rapports du maître avec son voisinage ; demander surtout si aucun différend ou procès n'est survenu entre lui et ses voisins ; en un mot, s'assurer si aucune cause de haine ou d'inimitié n'existe entre le propriétaire de l'animal malade et les habitants du voisinage ; et dans le cas de l'affirmative, s'informer avec circonspection, auprès des pharmaciens ou droguistes de la contrée, si aucune substance vénéneuse n'a été délivrée aux ennemis du possesseur de l'animal qu'on croit empoisonné. Enfin, si dans ce sens on a découvert quelque chose de grave et que le propriétaire lésé ait l'intention d'intenter une action correctionnelle à la personne sur laquelle plane les soupçons, le vétérinaire doit s'effacer pour céder la place à l'autorité compétente chargée de procéder à une enquête préalable.

Symptômes. — La source la plus abondante et la plus sûre des renseignements nécessaires à l'établissement du diagnostic des empoisonnements, est assurément l'examen attentif et minutieux des symptômes que présente l'animal malade. Lorsque ces symptômes ont été recueillis avec soin et soumis à une analyse clinique rigoureuse, il est rare que le praticien n'y trouve pas les éléments réclamés pour la détermination du diagnostic et pour la solution de la première question posée. Cependant, comme l'intoxication est une maladie qui présente nécessairement avec les autres affections des symptômes communs, il est bon que le vétérinaire se tienne soigneusement en garde contre cette cause d'erreur. Dans le cours de l'ouvrage et dans ces éléments de toxicologie, nous lui avons fourni à peu près tous les éléments nécessaires pour reconnaître l'intoxication ; il faut qu'il cherche dans les traités de pathologie, et qu'il puise dans son expérience personnelle, tout ce qui concerne les maladies qui peuvent être confondues avec l'empoisonnement.

En général, toute affection qui débute soudainement d'une manière alarmante, et dont la gravité va en croissant plus ou moins rapidement, peut être confondue avec un empoisonnement. Celles qui sont relatives au tube digestif peuvent aisément être prises pour une intoxication par les poisons *inflammatoires,* irritants ou corrosifs ; celles qui se développent dans les appareils respiratoire et circulatoire, ainsi que celles qui intéressent particulièrement le sang, peuvent être confondues avec l'action des poisons *hématiques,* altérants ou septiques ; enfin, les maladies qui frappent les centres nerveux peuvent également donner lieu à une confusion avec l'empoisonnement par les poisons *nerveux,* narcotiques ou excitateurs. Nous allons, pour mettre les praticiens en garde contre cette chance d'erreur, donner le tableau sommaire des diverses maladies qu'on peut confondre avec l'empoisonnement.

TABLEAU DES MALADIES QUI PEUVENT SIMULER L'EMPOISONNEMENT.

1° Maladies qu'on peut confondre avec l'empoisonnement par les poisons INFLAMMATOIRES.

- *Coliques* (toutes les variétés).
- *Indigestion* du cheval.
- *Indigestion* des petits animaux.
- *Ingestion* d'eau glacée.
- *Gastrite* et *gastro-entérite* suraiguës.
- *Entérite suraiguë* et *dyssenterie.*
- *Tranchées* rouges ou *entérorrhagie.*
- *Volvulus* et *hernies.*
- *Ruptures* de l'estomac et du foie.
- *Hépatite* aiguë et *calculs biliaires.*
- *Perforations* et *péritonite.*
- *Helminthiase* intestinale.
- *Stomatite* et *ptyalisme.*
- *Coliques* néphrétique et *vésicale.*
- *Ruptures* de la vessie.

2° Maladies qu'on peut confondre avec l'intoxication par les poisons HÉMATIQUES.

- *Anhématosie* (coups de chaleur).
- *Syncope nerveuse.*
- *Asphyxie par les gaz délétères.*
- *Maladies du cœur.*
- *Maladies anémiques.*
- *Maladies typhoïdes.*
- *Maladies septiques.*

3° Maladies qu'on peut confondre avec l'action des poisons NERVEUX.

- *Apoplexie cérébrale.* (Ivresse. *Vertige essentiel* et abdominal. *Méningite et congestion* de la moelle.)
- *Épilepsie* et *rage.*
- *Immobilité* du cheval.
- *Tétanos* essentiel.
- *Paralysies* générales.
- *Convulsions* diverses.

Lésions. — Malgré les soins les mieux entendus, il peut se faire

que l'animal succombe aux atteintes du mal inconnu ; dans ce cas
les lésions qu'on découvre dans le cadavre viennent ajouter leurs
données précieuses aux renseignements fournis par les commémoratifs et les symptômes, et aider ainsi le praticien à porter son
jugement sur la maladie à laquelle a succombé le sujet. — C'est le
cas le plus favorable. Mais il arrive, parfois, que le vétérinaire est
appelé seulement lorsque l'animal est mort, et il n'en est pas moins
tenu souvent de se prononcer sur la nature de l'événement. Ici les
difficultés augmentent, car si le praticien peut puiser dans les commémoratifs à peu près les mêmes lumières que durant la vie de l'a-
nimal, il n'en est pas de même pour les symptômes, qu'il n'a pas
pu observer lui-même et qu'il ne peut analyser que sur l'esquisse
toujours très-imparfaite, et souvent inexacte, que lui fournissent
les personnes qui ont entouré le malade avant sa mort. C'est donc
une raison de plus pour le vétérinaire de procéder avec un soin
minutieux à l'autopsie de l'animal mort et d'en recueillir scrupuleusement les moindres altérations.

Comme nous avons indiqué avec soin les lésions qu'on remarque
après l'empoisonnement par les trois catégories d'agents toxiques,
nous n'avons pas à les décrire de nouveau ; nous ferons seulement
remarquer que le praticien doit s'attacher à reconnaître et à décrire les différences que ces lésions peuvent présenter avec les altérations que les maladies capables de simuler les divers genres d'empoisonnement laissent après elles dans le cadavre des animaux qui
succombent sous leur influence.

b. **Quel est le poison qui a causé les désordres observés.** — Ce
second problème concernant le diagnostic précis des empoisonnements, est encore plus difficile à résoudre que celui que nous venons d'examiner. Du reste, de prime abord, le praticien ne doit pas
chercher à déterminer nominativement le poison qui peut être la
cause des accidents qu'on observe sur le sujet malade ; il doit préalablement essayer d'établir à laquelle des trois classes principales
des poisons il appartient ; puis, chercher à découvrir dans quelle
catégorie secondaire il peut être rangé ; enfin, ces deux points préliminaires une fois bien constatés, il fera tous ses efforts pour arriver à la détermination individuelle du poison. Nous devons dire
que, dans la majorité des cas, il est très-difficile de parvenir à un
pareil résultat.

Pour arriver à déterminer exactement la nature d'un poison, le
praticien puisera ses données principales, comme pour l'établisse-

ment du diagnostic, dans les commémoratifs, les symptômes et les lésions soigneusement analysés. De plus, certains caractères physiques ou chimiques de l'agent toxique pourront l'aider également à la détermination du poison. C'est ainsi que l'odeur exhalée par la bouche, par le sang, par le nez, par l'anus, par les voies génito-urinaires, etc., peut être assez tranchée et assez caractéristique pour mettre le praticien sur la voie de la découverte du poison ingéré. Les matières toxiques à odeur prononcée et toute spéciale, sont surtout l'acide cyanhydrique et le cyanure de potassium, l'ammoniaque, l'alcool, le camphre, l'acide acétique, les hypochlorites alcalins et calcaires, les essences de térébenthine et de lavande, les cantharides, l'iode et l'iodure de potassium, l'éther et le chloroforme, l'opium et les laudanums, etc. Une couleur tranchée, comme le vert, le jaune, le rouge, le bleu, etc., peut également servir à la découverte de la nature des poisons. Les caractères chimiques les plus importants et les plus faciles à constater, sont surtout l'*acidité* et l'*alcalinité*. Ainsi, chez les animaux qui peuvent vomir, si les matières rejetées par la bouche et répandues sur le sol, provoquent une effervescence sur le pavé et rougissent fortement le papier bleu de tournesol, le poison est un acide minéral plus ou moins étendu ou un acide végétal plus ou moins concentré; dans le cas, au contraire, où les matières vomies ont un toucher savonneux, une odeur de lessive et bleuissent le papier rouge de tournesol, l'empoisonnement est dû à un alcali caustique ou carbonaté en solution plus ou moins concentrée; si ces deux caractères manquent, le poison est constitué par un sel ou une matière organique, et alors on ne peut arriver à sa détermination exacte que par l'analyse chimique. La matière du corps sur laquelle il convient de faire porter de préférence les recherches chimiques, est l'urine, liquide excrémentitiel par lequel sortent de l'économie la plupart des poisons et des médicaments ingérés dans le tube digestif ou introduits par d'autres voies.

Du reste, il est facile de comprendre que la solution du second problème du diagnostic de l'empoisonnement est subordonnée à celle de la première question. Si celle-ci est résolue par la négative, il coule de source que celle-là n'a plus de raison d'être; comme aussi, dans le cas où le praticien décide qu'il y a eu empoisonnement et que le poison doit appartenir à une catégorie plutôt qu'à une autre, le champ des recherches se trouve plus circonscrit, et partant, le problème de la détermination individuelle de l'agent toxique plus facile à résoudre.

4° **Pronostic de l'empoisonnement.** — La solution de ce problème spécial, qui est en quelque sorte complémentaire du précédent, est sous la dépendance presque absolue de celui-ci. Lorsque le diagnostic de l'intoxication est complet et également net dans toutes ses parties, le pronostic est en général facile ; mais, malheureusement, c'est le cas le plus rare ; le plus habituellement on est dans l'ignorance sur la nature du poison ingéré, sur la quantité introduite, sur le temps qui s'est écoulé depuis son introduction dans l'organisme, etc. ; et cependant, c'est sur ces éléments essentiels que s'appuie le praticien pour établir le pronostic. L'intensité et la persistance des symptômes, l'efficacité plus ou moins grande du traitement mis en usage, etc., peuvent, à l'égard de l'empoisonnement comme pour les maladies ordinaires, servir aussi à l'établissement du pronostic ; cependant le praticien, en s'appuyant sur cette base un peu incertaine, fera bien de se montrer très-circonspect dans la prédiction des événements futurs, car des complications imprévues, des effets consécutifs plus graves que les effets primitifs, etc., peuvent aisément déjouer les prévisions de la science même lorsqu'elle est fondée sur l'observation la plus consciencieuse. Nous engageons donc beaucoup les vétérinaires à se montrer très-réservés dans leur pronostic sur les empoisonnements qu'ils seront appelés à observer et à traiter.

5° **Marche de l'empoisonnement.** — L'intoxication, comme toutes les autres maladies, se présente sous trois types principaux : le type *suraigu*, le type *aigu* et le type *subaigu*, lent ou chronique. Examinons ces divers modes de la marche des empoisonnements.

Le type *suraigu* est celui qu'on observe le plus souvent, parce qu'il est, en quelque sorte, de l'essence de l'empoisonnement. On remarque surtout cette marche rapide et foudroyante dans l'intoxication par les poisons inflammatoires, donnés à forte dose, et par ceux qui agissent sur les centres nerveux ; elle est très-fréquente également quand l'empoisonnement a lieu par les voies respiratoires ; par contre, elle est fort rare pour les empoisonnements altérants et septiques du sang.

Le type *aigu* se remarque principalement lorsque les poisons inflammatoires et nerveux sont peu actifs ou que ces agents sont donnés à dose modérée. On le remarque également pour les poisons hématiques, altérants ou septiques, qui ont été absorbés en quantité notable.

La marche *lente* ou *chronique* (type *subaigu*) peut être primitive ou consécutive ; elle est primitive pour les empoisonnements métalliques qui ont lieu par la respiration, ainsi que dans l'intoxication par les agents septiques, tels que le seigle ergoté, le pain moisi, les effluves et les miasmes, etc. ; cette marche lente peut être consécutive à tous les genres d'empoisonnement qui n'ont pas entraîné la mort trop rapidement.

6° Terminaisons de l'empoisonnement. — Les terminaisons de l'empoisonnement peuvent être aussi nombreuses que celles des maladies ordinaires ; cependant les plus habituelles sont la *guérison*, le passage à l'*état chronique* et la *mort*.

Ces terminaisons, comme il est facile de le comprendre, dépendent à la fois de la promptitude et de l'efficacité des moyens opposés à l'intoxication, ainsi que de l'activité et de la dose du poison ingéré ; il est clair que plus les secours seront prompts et énergiques, plus on aura de chances d'amener la guérison ; et, au contraire, que plus le poison sera actif et la quantité ingérée considérable, plus on aura à craindre une terminaison fatale.

7° Traitement de l'empoisonnement. — Le traitement de l'empoisonnement varie selon que cet accident se présente avec la forme *suraiguë* ou *aiguë*, ou sous la forme *lente* ou *chronique*. Examinons les deux cas.

Empoisonnement suraigu ou aigu. — Dans l'étude de ce genre d'empoisonnement nous ne considérerons que celui qui a lieu par les voies digestives, parce que c'est celui qu'on observe dans l'immense majorité des cas. Quant à ceux qui s'effectuent par les voies aériennes ou par la surface du corps, outre qu'ils sont rares, ils réclament généralement des moyens si simples que le praticien est toujours à même de les improviser en les tirant de son propre fonds.

Lorsque le poison a été ingéré dans les voies digestives, ce qui est le cas le plus ordinaire, le praticien doit se préoccuper de deux choses : empêcher l'absorption de la portion de l'agent toxique qui est encore dans le tube digestif, et neutraliser les effets de celle qui a été absorbée. Ces deux parties essentielles du traitement de l'intoxication méritent une étude séparée.

a. **Empêcher l'absorption du poison.** — On arrive à ce résultat d'autant plus complétement que les secours du praticien ont été

réclamés plus promptement et que celui-ci les a mieux dirigés.
Les moyens qu'on met en usage dans cette circonstance forment
trois catégories distinctes : 1° Ce sont les moyens *expulsifs* ou *évacuants*, tels que les vomitifs et les purgatifs; 2° les moyens *physiques* ou matières *enveloppantes*, telles que les corps gras, les principes gommeux ou mucilagineux, les principes albumineux et géla
tineux, le lait, les savons, etc. ; 3° enfin, les moyens *chimiques* ou
les *contre-poisons*, dont la nature varie selon l'agent toxique ingéré.
Examinons successivement ces divers moyens.

1° **Moyens expulsifs ou évacuants.** — Parmi les moyens d'expulser les poisons du tube digestif, les plus prompts et les plus certains sont incontestablement les *vomitifs*. Malheureusement ces
évacuants ne peuvent être mis en usage chez les animaux herbivores, solipèdes et ruminants, qui sont dépourvus de la faculté de
vomir; on ne peut en faire usage que chez les carnivores et les
omnivores, animaux qui vomissent, au contraire, avec une extrême
facilité, et souvent spontanément, surtout les premiers. Quoi qu'il
en soit, quand il y a indication de vider l'estomac par voie rétrograde, on y procède soit en excitant par des moyens mécaniques
l'entrée du gosier, soit en faisant boire de l'eau tiède albumineuse,
soit enfin en administrant les divers médicaments vomitifs. — Dans
la grande majorité des cas, on obtient aisément, par ces divers
moyens, l'évacuation du contenu de l'estomac ; il n'y a guère que
dans l'empoisonnement par les excitateurs, la noix vomique, par
exemple, où ces moyens peuvent échouer, soit par suite du trismus
qui existe souvent alors, soit par suite de la contraction violente du
pharynx et de l'œsophage, états spasmodiques qui empêchent de
faire parvenir les vomitifs dans l'estomac. Dans cette circonstance,
il convient d'employer en lavements et en application sur la peau,
les vomitifs végétaux, tels que l'ipécacuanha, la staphisaigre, les
hellébores, etc., traités par infusion avec l'eau. Enfin, dans le cas
où ce mode d'emploi des vomitifs ne donnerait aucun résultat, il
resterait encore la ressource extrême de les injecter sous la peau
ou dans les veines.

Si les *purgatifs* peuvent être employés chez tous les animaux, en
revanche ils ne donnent jamais que d'assez minces résultats dans
le traitement des empoisonnements, parce qu'ils agissent trop lentement. Ils auraient plus d'efficacité chez les carnivores et les
omnivores, qui ont le tube intestinal peu développé, que chez les
herbivores, qui l'ont, au contraire, très-ample et très-compliqué ;

mais chez les premiers, les vomitifs sont bien préférables et les purgatifs ne doivent être comptés que comme des moyens complémentaires. Néanmoins, chez tous les animaux, des lavements expulsifs sont toujours utiles pour accélérer la marche des matières contenues dans les intestins ; comme aussi, lorsqu'on a entravé l'absorption des poisons par des moyens enveloppants et par des antidotes, l'emploi des purgatifs est utile pour pousser vers le rectum, aussi promptement que possible, le contenu des gros intestins et empêcher ainsi, par ce moyen accessoire, l'absorption du poison qui est encore mêlé aux matières excrémentitielles.

2° **Moyens physiques ou enveloppants.** — Ces moyens, fort nombreux, sont ceux qu'on emploie de préférence au début de tout empoisonnement, soit parce qu'on les trouve partout à sa disposition, soit parce qu'on n'est pas fixé, tout d'abord, sur la nature de l'agent toxique. Les matières dont on fait plus souvent usage à ce titre sont d'abord le blanc d'œuf ou l'œuf tout entier, qu'on trouve dans toutes les habitations ; le lait, qu'on rencontre dans toutes les fermes ; les huiles grasses, que possèdent tous les ménages, même les plus modestes ; viennent ensuite les solutions gommeuses, mucilagineuses et gélatineuses concentrées ; la solution aqueuse ou alcoolique de savon, l'eau farineuse, etc., etc. Toutes ces matières, indépendamment de l'action chimique qu'elles peuvent exercer sur certains poisons, ont surtout pour effet d'envelopper la matière toxique, de telle sorte que son absorption est rendue très-difficile ou est tout au moins considérablement retardée. Mais il est évident que ce n'est là qu'un demi-remède ou un moyen temporaire qu'il faut s'empresser, aussitôt qu'on le peut, de compléter par l'emploi des moyens évacuants ou par l'usage d'un véritable contre-poison.

3° **Moyens chimiques ou contre-poisons.** — Il ne saurait être question dans ce paragraphe des contre-poisons spéciaux de chaque agent toxique, puisqu'ils ont été indiqués dans le corps de l'ouvrage ; mais seulement des moyens chimiques généraux qu'il convient de mettre en usage lorsqu'on sait seulement à quelle série appartient le poison ingéré, sans qu'il soit possible d'en spécifier la nature.

Les cas les plus simples qui puissent se présenter dans la pratique, c'est quand on peut décider si le poison est un *acide* ou un *alcali ;* alors on peut mettre en usage ce qu'on peut appeler un contre-poison *absolu*, c'est-à-dire une substance capable de détruire entièrement les propriétés malfaisantes du poison. C'est ainsi que dans l'empoisonnement par les acides, l'usage d'une base quelconque suffit toujours pour détruire l'action énergique de ces agents corrosifs ; on emploie dans ce cas la première substance alcaline qui tombe sous la main, telle que les cendres de bois, le savon, la chaux, la craie, les carbonates alcalins, etc., etc. Seulement, si l'on en a le choix, la magnésie ou son carbonate doivent être choisis de préférence, parce que ces substances sont dépourvues de propriétés toxiques et qu'en se combinant avec les acides ingérés elles donnent naissance à des sels magnésiens, qui sont purgatifs et qui peuvent, dans l'espèce, jouer un rôle utile. Dans le cas où l'empoisonnement est produit par l'emploi d'un alcali caustique ou carbonaté, on trouvera naturellement son contre-poison dans l'usage d'un acide minéral ou végétal étendu ; celui qu'on emploie le plus fréquemment, c'est l'acide acétique, le vinaigre se rencontrant dans toutes les habitations de la ville ou de la campagne. Dans ces deux cas, le contre-poison est donc d'une efficacité certaine ; malheureusement il est très-rare que le praticien soit appelé à temps pour que le poison puisse être neutralisé ; le plus souvent, quand il arrive, les désordres produits dans le tube digestif sont irrémédiables, ou bien ils sont assez légers pour ne pas compromettre la vie du malade, et alors l'emploi des contre-poisons, quoique utile encore, n'est plus que secondaire.

Hors des deux cas d'empoisonnement que nous venons de spécifier, le problème de la neutralisation des poisons est toujours très-difficile à résoudre, et surtout on ne doit jamais compter que sur une neutralisation imparfaite ; en effet, dans les diverses circonstances qui se présentent, le but qu'on se propose d'atteindre, c'est de former, avec le poison ingéré et son contre-poison, un composé insoluble ; or, l'insolubilité sur laquelle on compte pour l'annulation des propriétés de l'agent toxique n'est jamais absolue ; en supposant même que le précipité produit soit insoluble dans l'eau, rien ne prouve qu'il n'est pas soluble dans les liquides si complexes du tube digestif. Néanmoins, toutes les fois qu'on pourra, par l'emploi d'un contre-poison, rendre insoluble la totalité ou une notable partie du poison ingéré, il faudra le faire avec un grand soin.

Ainsi, toutes les fois que le vétérinaire sera appelé auprès d'un animal qu'on croit empoisonné, il devra donc chercher à décider tout d'abord si le poison ingéré appartient au règne minéral ou au règne végétal, parce que les moyens à mettre en usage sont essentiellement différents dans les deux cas. Si le poison est un composé minéral, et surtout métallique, le praticien devra d'abord employer l'eau albumineuse, qui est précipitée par les métaux des trois dernières sections ; le sucre lui-même, en réduisant quelques oxydes métalliques, peut être utile parfois ; mais il vaut mieux, si la chose est possible, faire usage de matières sulfureuses, le soufre formant, comme chacun sait, des composés insolubles avec la plupart des métaux vulgaires. On donnera la préférence aux matières sulfureuses qui n'ont pas de propriétés délétères, comme les eaux sulfureuses naturelles ou artificielles, et surtout le sulfure de fer récemment précipité, préconisé, avec raison, par M. Mialhe, contre la plupart des empoisonnements métalliques. Si ces ressources font défaut, on se servira du foie de soufre ou sulfure de potasse, qu'on trouve dans toutes les pharmacies, en ayant toutefois la précaution de neutraliser, au moins en partie, ses propriétés alcalines qui le rendent toxique lui même ; en ajoutant peu à peu à sa solution aqueuse du vinaigre ordinaire, il se dégage de l'acide sulfhydrique, il s'en dissout un peu et surtout il se précipite du soufre ; ce mélange complexe peut agir très-activement sur une solution métallique. Enfin, on peut employer encore, contre les empoisonnements métalliques, la décoction des matières tannantes, et surtout celle de l'écorce de chêne, qu'on peut si aisément se procurer partout ; le tannin forme, en effet, des composés insolubles avec la plupart des oxydes des métaux communs.

Dans le cas où il est reconnu que l'empoisonnement est dû à des matières végétales, comme pour les narcotiques et les excitateurs, par exemple, les difficultés augmentent ; néanmoins, on peut encore mettre en usage des matières capables d'enrayer l'absorption. De ce nombre sont encore les décoctions tannantes, dont nous venons de parler, l'expérience démontrant que le tannin produit avec les alcaloïdes végétaux, qui sont les principes actifs de la plupart des plantes, des composés insolubles et partant peu actifs. Après ce moyen si simple et d'un emploi facile en toute circonstance dans la pratique, nous devons en signaler un autre plus efficace, mais à la fois plus dispendieux et moins facile à se procurer : il s'agit de l'iodure ioduré de potassium, qu'on a préconisé dans ces dernières années à cause de sa propriété de précipiter tous les alcaloïdes végétaux un peu importants. M. Bouchardat, qui préconise beaucoup ce contre-poison, indique, pour le préparer, la formule suivante : Eau distillée un litre, iodure de potassium

20 grammes, et iode 10 grammes ; on fait dissoudre le sel dans l'eau et on ajoute l'iode peu à peu. A défaut de la préparation pré-cédente, on peut se servir de la teinture d'iode étendue d'eau, et qui paraît avoir la même efficacité. Enfin, il y a fort longtemps qu'on a préconisé les boissons vinaigrées contre l'empoisonnement par les narcotiques et les narcotico-âcres ; mais nous doutons que ce moyen soit efficace, l'acide acétique dissolvant les alcaloïdes au lieu de les précipiter ; il nous paraît donc plutôt de nature à faciliter l'absorption de ces poisons qu'à l'entraver. S'il est utile dans ce genre d'empoisonnement, comme la plupart des acidules, ce ne peut être que comme remède tempérant propre à combattre l'irritation gastro-intestinale qui subsiste toujours après l'ingestion des plantes narcotiques et narcotico-âcres.

B. **Neutraliser le poison absorbé.** — Lorsque le poison a été absorbé et que ses molécules sont mélangées au sang, peut-on encore le neutraliser chimiquement ? Telle est la question qu'on doit se poser tout d'abord quand on aborde cette partie du traitement de l'intoxication. Voyons dans quel sens elle peut être résolue.

Il est clair qu'on ne doit pas songer à précipiter dans le sang, par un contre-poison chimique, la partie du poison qui a été absorbée et qui y circule, car, en supposant la chose possible, outre les embarras circulatoires qui pourraient en résulter, ce serait un moyen d'entraver et de retarder l'expulsion du poison hors de l'économie par les voies d'excrétion. On ne doit pas compter non plus, dans la grande majorité des cas, sur une décomposition chimique, sur une sorte de destruction du poison par un agent qui agirait chimiquement. Il est vrai qu'on a préconisé dans ce sens le gaz chlore contre l'acide cyanhydrique et les cyanures alcalins, parce que ce gaz, en raison de sa puissante affinité pour l'hydrogène, détruit aisément l'acide prussique, qui est un hydracide. Outre que l'efficacité du chlore dans cette circonstance n'est pas rigoureusement démontrée, c'est peut-être le seul exemple d'un contre-poison chimique employé rationnellement contre la partie absorbée des poisons ; aussi croyons-nous devoir nous en tenir là sur ce sujet.

Quand un poison est parvenu dans le sang, que reste-t-il à faire pour annuler ou tout au moins amoindrir ses effets sur l'organisme ? On doit chercher à neutraliser son action par des antidotes ou contre-poisons dynamiques, et hâter son expulsion de l'économie animale par l'emploi raisonné des divers genres de médicaments évacuants ; tels sont les deux points que nous allons examiner.

1.º Neutraliser l'action du poison absorbé. — On arrive à ce résultat, bien que d'une manière très-imparfaite, en employant certaines substances qui agissent surtout dynamiquement ou physiologiquement, et qu'on appelle *antidotes*, agents qu'il ne faut pas confondre, comme on le fait trop souvent, même dans le langage scientifique, avec les *contre-poisons*, qui agissent surtout physiquement ou chimiquement sur la portion non absorbée du poison. — Les antidotes sont plutôt des remèdes dont l'action sur l'organisme est opposée à celle produite par les poisons, et qu'on lui oppose d'après les mêmes principes qui font employer les médicaments contre les maladies dont les symptômes sont l'opposé des effets qu'ils produisent. Ce sont donc des agents thérapeutiques qu'on emploie contre l'intoxication générale ou maladie des poisons.

Nous allons, par quelques exemples convenablement choisis, fixer les idées des praticiens sur ce sujet important, et nous laisserons ensuite à l'initiative de chaque vétérinaire le soin d'employer l'agent le mieux indiqué, dans un cas donné.

Ainsi, dans le cas où un animal est sous l'empire d'un poison narcotique, ce qu'on emploie de préférence dans la période de stupeur, c'est l'infusion de café, qui réveille les centres nerveux, et dont l'expérience a constaté l'efficacité. Dans le cas, au contraire, où le poison appartient à la catégorie des excitateurs, on prescrit les stupéfiants, la décoction de têtes de pavot, les sels de morphine, etc. Enfin, si le poison fait partie des altérants, on prescrit les excitants d'abord, puis les toniques, le quinquina surtout. Tels sont les exemples dans lesquels les antidotes se sont montrés d'une efficacité évidente.

2.º Hâter l'élimination des molécules toxiques. — Après qu'on a combattu aussi promptement et aussi énergiquement que possible les effets généraux ou dynamiques des poisons, au moyen d'antidotes convenablement choisis, il faut, comme complément, accélérer le plus possible l'élimination des molécules toxiques par les diverses voies d'exhalation ou de sécrétion. On y arrive en administrant les divers médicaments évacuants, et notamment les *diurétiques*, les *sudorifiques*, les *purgatifs*, etc., selon la tendance connue des poisons à se faire jour par une surface plutôt que par l'autre.

L'emploi de ces divers moyens n'est souvent pas incompatible avec les antidotes mis en usage; c'est ainsi que les diurétiques peuvent être employés en même temps que les toniques, les sudorifiques avec les excitants, etc.

Un autre moyen également conseillé pour dépouiller le sang des molécules toxiques qu'il renferme, c'est la saignée; mais, outre que ce moyen est un peu trop radical, il est souvent plus nuisible qu'utile, en ce sens qu'il enlève aux malades une grande partie de leur force de résistance. Il ne faut donc y avoir recours qu'avec une grande circonspection, et seulement lorsque la période d'excitation de certains poisons s'accompagne d'une fièvre violente, ou bien encore, quand une congestion menace de s'établir sur un organe important, comme le cerveau, par exemple, ainsi qu'on le voit dans le cas d'empoisonnement par l'opium ou la belladone.

CONTRE-POISON GÉNÉRAL OU UNIVERSEL.

Indépendamment des moyens locaux ou généraux, physiques, chimiques ou dynamiques, que nous venons de faire connaître comme propres à combattre l'empoisonnement en tant que maladie spéciale, il est un agent, qu'on trouve partout, qui peut les remplacer tous avec avantage, et pour l'efficacité et pour l'économie, qui convient contre tous les empoisonnements, à toutes les périodes, chez tous les animaux... Ce moyen, cet agent, c'est l'*eau*. Examinons ce sujet avec le soin qu'il mérite.

Déjà conseillée et employée par Sydenham, l'eau a été de nouveau, à certaines époques et à diverses reprises, préconisée par plusieurs médecins; néanmoins comme contre-poison général, ce liquide n'est pas resté dans la pratique et la plupart des toxicologistes en font à peine mention sous ce rapport. Enfin, tout récemment un médecin, le docteur George (1), est revenu avec raison sur ce sujet important et a de nouveau insisté avec force sur les avantages de l'eau pour combattre les empoisonnements. Comme nous partageons sa manière de voir à cet égard, nous allons développer ce sujet.

D'abord, dans le tube digestif, l'emploi de l'eau offre plusieurs avantages; le premier, c'est d'étendre, de délayer en quelque sorte le poison, et, par conséquent, d'amoindrir ses effets locaux et destructeurs sur l'estomac et les intestins; de plus l'eau tiède étant

____

(1) *Recueil de méd. vétér.* 1870, p. 393.

vomitive et l'eau froide *purgative*, on comprend de quelle utilité ce liquide peut être en pareille circonstance. Enfin, lorsque l'eau est donnée en abondance, comme c'est le cas alors, au lieu de favoriser l'absorption du poison, comme cela paraîtrait à craindre, elle l'entrave par la tension qu'elle produit dans le tube intestinal. L'eau, dans ce cas, est donnée en boisson et administrée de force, s'il le faut, car la quantité ingérée doit être considérable pour que le remède soit efficace. De plus, il peut être utile de la donner aussi en lavement pour accélérer l'évacuation intestinale.

L'intervention de l'eau dans le torrent circulatoire, sur la portion absorbée du poison, n'est pas moins utile que dans le tube digestif. D'abord en pénétrant dans les secondes voies en quantité notable, l'eau augmente la masse totale du sang, délaye en quelque sorte la matière toxique dans une grande quantité de liquide et diminue ainsi, relativement, son degré d'activité. En outre, l'eau en augmentant toutes les sécrétions et exhalations naturelles, hâte d'autant l'évacuation des molécules malfaisantes du poison; en effet, si l'eau tiède est *vomitive*, l'eau chaude est *sudorifique ;* si l'eau froide est *purgative*, l'eau fraîche est *diurétique ;* Ce sont là des raisons puissantes qui justifient et autorisent l'emploi de l'eau, même contre la partie absorbée des poisons.

Enfin, le cas échéant, on pourrait même aller jusqu'à injecter l'eau directement dans le torrent de la circulation. L'injection veineuse, pratiquée avec prudence, est un procédé très-innocent. Dans la circonstance elle aurait l'avantage de faire agir l'eau sur le poison très-rapidement et partant avec efficacité. Enfin, l'expérience nous ayant démontré que, toutes les fois qu'on injecte dans les veines un liquide quel qu'il soit, il en résulte presque immédiatement des défécations répétées, l'eau ainsi introduite agirait donc directement sur le système circulatoire, et par action indirecte, sur le tube intestinal dont elle accélère le mouvement péristaltique.

L'eau est donc un véritable contre-poison général, qu'il convient d'opposer à toutes les intoxications, sauf peut-être à celles qui sont dues à des agents septiques.

Empoisonnement lent ou chronique. — Lorsque l'empoisonnement est lent ou chronique, soit primitivement, comme celui produit par les composés de plomb, de mercure, d'arsenic, etc., soit consécutivement, comme la plupart des empoisonnements qui n'entraînent pas une mort trop rapide, le praticien se trouve en présence d'une affection chronique qui réclame un traitement rationnel comme toutes les maladies à marche lente. Il est donc difficile de tracer à cet égard des règles générales, tant les cas qui peuvent se présenter sont nombreux et variés. Tout ce que nous pouvons dire sur ce sujet, c'est que le praticien doit s'assurer d'abord s'il existe des lésions locales et y remédier par des moyens appropriés; puis relever les forces par l'emploi bien raisonné des excitants généraux et des toniques, surtout des reconstituants et du quinquina, combinés au besoin avec les moyens évacuants; enfin, terminer le traitement par une alimentation alibile bien choisie et par l'emploi des autres agents hygiéniques complémentaires.

CHAPITRE II

DE L'EMPOISONNEMENT AU POINT DE VUE MÉDICO-LÉGAL.

L'empoisonnement des animaux domestiques, au point de vue médico-légal, est moins important que sous le rapport thérapeutique; car, si le vétérinaire est assez souvent appelé à donner des soins aux animaux empoisonnés par accident, il est beaucoup plus rarement chargé du rôle d'expert dans l'empoisonnement intentionnel. En effet, si les animaux domestiques s'empoisonnent parfois spontanément, en prenant leurs aliments, ou s'ils sont empoisonnés quelquefois par l'administration de médicaments donnés à doses exagérées, il arrive beaucoup plus rarement qu'ils subissent l'action d'un poison donné par la main de l'homme dans l'intention de nuire. Lorsque cet événement arrive, il ne peut, en tout cas, donner lieu devant les tribunaux qu'à une action civile ou correctionnelle, car les animaux n'étant que des *choses* dont la valeur vénale peut être facilement appréciée, l'empoisonnement à leur égard ne peut jamais constituer qu'un simple *délit*. Il ne peut donc pas atteindre à ce haut degré de gravité qu'il acquiert chez l'homme, où il constitue un *crime* qui réclame l'application des peines les plus sévères édictées par le Code pénal.

Néanmoins, comme l'empoisonnement des animaux domestiques peut donner lieu à une action correctionnelle, dont les peines sont fixées par quelques articles du Code pénal, il importe tout d'abord de faire connaître comment ce code définit et caractérise l'empoisonnement, d'une manière générale :

ART. 301. « *Est qualifié empoisonnement, selon la loi, tout attentat à la vie d'une personne, par l'effet de substances qui peuvent donner la mort plus ou moins promptement, de quelque manière que ces substances aient été employées ou administrées, et quelles qu'en aient été les suites.* »

Bien que cette définition s'applique exclusivement à l'espèce humaine, le vétérinaire expert doit en peser les termes avec soin et se bien pénétrer de son esprit. Ainsi, le Code ne spécifie pas le poison et ne s'arrête pas non plus au mode d'action ou d'emploi de l'agent toxique, il ne voit que le résultat, l'empoisonnement, qui consiste en une maladie plus ou moins grave, entraînant ou non la mort après elle. Il n'est donc pas nécessaire qu'une terminaison fatale suive l'empoisonnement pour qu'une action devant les tribunaux puisse avoir lieu ; il suffit que le fait d'avoir administré, dans un but coupable, une substance nuisible à la santé soit prouvé, et qu'une maladie plus ou moins grave en ait été la conséquence. C'est donc le fait de l'emploi d'un poison, dans l'intention de nuire, qui constitue le *délit* et qui donne lieu à l'application des articles du Code pénal qui y sont relatifs ; la peine est ensuite graduée selon le préjudice causé à autrui, c'est-à-dire selon la gravité de l'empoisonnement.

Dans l'étude des causes et des circonstances qui peuvent amener l'intoxication, nous avons établi trois espèces d'empoisonnements chez les animaux domestiques : 1° l'empoisonnement *spontané*, provenant de l'alimentation ou de l'air respiré ; 2° l'empoisonnement *accidentel*, prenant sa source dans la médication ou l'administration mal dirigée des médicaments ; 3° enfin, l'empoisonnement *intentionnel*, ayant pour cause les actes coupables de l'homme.

De ces trois espèces d'empoisonnement, il est clair que les deux dernières seules peuvent être l'objet d'une action judiciaire, car la première n'étant qu'un simple accident complétement en dehors de la participation humaine, ne peut donner lieu, évidemment, à aucune ouverture devant les tribunaux. Mais l'empoisonnement *accidentel*, qui se manifeste pendant l'emploi des médicaments, ayant son origine dans des actions humaines, et pouvant être attribué à l'ignorance ou à l'imprudence des personnes qui ont prescrit les remèdes, donne lieu à une action en dommages et intérêts au profit du possesseur des animaux empoisonnés. Enfin, l'empoisonnement *intentionnel*, résultant d'un acte volontaire et prémédité de l'homme, avec l'intention de nuire à autrui, peut être l'objet de poursuites correctionnelles, sans préjudice des dommages et intérêts réclamés par la partie lésée. Chacun de ces empoisonnements étant de nature différente, au point de vue légal et judiciaire, il importe de faire connaître avant tout les articles des Codes civil et pénal qui les régissent.

Empoisonnement accidentel.

(Action civile. — Législation.)

Cet empoisonnement étant le résultat de l'ignorance ou de l'imprudence, comme nous l'avons établi précédemment, peut donner lieu à une action en dommages et intérêts devant les tribunaux civils, l'accident étant dûment établi par dire d'expert. Voici les articles du Code civil qui peuvent être appliqués à ce genre d'empoisonnement :

Art. 1382. « *Tout fait quelconque de l'homme qui cause à autrui un dommage, oblige celui par la faute duquel il est arrivé à le réparer.* »

Art. 1383. « *Chacun est responsable du dommage qu'il a causé, non-seulement par son fait, mais encore par sa négligence ou son imprudence.* »

Ainsi, tout praticien, vétérinaire ou empirique, qui aura prescrit ou administré à un animal malade, un médicament capable de nuire par sa dose exagérée, de telle sorte qu'un empoisonnement en soit la conséquence, pourra être poursuivi, après expertise, devant les tribunaux et condamné à des dommages et intérêts envers le propriétaire de l'animal empoisonné. Il en sera de même du pharmacien qui aura commis une erreur sur la nature ou la quantité du remède prescrit par le praticien.

Empoisonnement intentionnel.

(Action correctionnelle. — Législation.)

Lorsque l'empoisonnement est le fait intentionnel et coupable de l'homme, il donne lieu à une action correctionelle à la diligence du ministère public sur la plainte régulièrement déposée par l'individu lésé ; dans ce cas, c'est le Code pénal qui fixe les peines à l'infliger au délinquant, sans préjudice des dommages et intérêts réclamés par la partie plaignante.

Art. 452. « *Quiconque aura empoisonné des chevaux ou autres bêtes de voiture, de monture ou de charge, des bestiaux à corne, des moutons, chèvres ou porcs, ou des poissons dans des étangs, viviers ou réservoirs, sera puni d'un emprisonnement d'un an à cinq ans, et d'une amende de seize à trois cents francs. Les coupables pourront être mis, par l'arrêt ou le jugement, sous la surveillance de la haute police pendant deux ans au moins ou cinq ans au plus.* »

Dans l'énumération des animaux domestiques susceptibles d'être empoisonnés intentionnellement, l'article précédent omet précisément ceux qui y sont le plus exposés, tels que le *chien*, le *chat* et les *oiseaux* de *basse-cour* ; il ne fait pas mention non plus des *abeilles* et des *vers à soie*, qui sont des insectes domestiques, et qui peuvent également être l'objet d'actes de destruction prémédités. Mais comme cet article en a vue, évidemment, tous les animaux domestiques, l'énumération incomplète qu'il en fait ne peut en rien altérer le principe qu'il a pour but de poser. Du reste, l'un des animaux omis, le chien, est aujourd'hui l'objet d'un impôt qui établit d'une manière incontestable, au profit de son maître, sa qualité de propriété mobilière. Enfin, dans le cas où l'art. 452 paraîtrait insuffisant, on pourrait, à la rigueur, et comme complément, invoquer l'article suivant du même code :

Art. 454. « *Quiconque aura, sans nécessité, tué un animal domestique dans un lieu dont celui à qui cet animal appartient est propriétaire, colon ou fermier, sera puni d'un emprisonnement de six jours au moins et de six mois au plus. S'il y a violation de clôture, le maximum de la peine sera appliqué.* »

Cet article, en effet, pose en principe que, quiconque aura tué sans nécessité un animal domestique, sera passible de peines correctionnelles, quel que soit, du reste, le moyen employé pour arriver à ce résultat, puisqu'il n'y a à cet égard aucune spécification.

De l'expertise médico-légale.

(Ouverture de l'action, nomination et rôle des experts.)

Lorsqu'un animal domestique a été empoisonné par accident, durant la médication, ou par une action préméditée et coupable, le possesseur peut réclamer devant les tribunaux réparation du dommage causé, sans préjudice des poursuites du ministère public, lorsque l'empoisonnement est reconnu intentionnel. Dans l'un et l'autre cas, la manière de procéder est un peu différente : c'est ce qu'il importe d'examiner.

Quand l'empoisonnement est ce que nous appelons accidentel et provient de l'ignorance, de la négligence ou de l'imprudence des personnes chargées de prescrire un traitement dans le cas de maladie, le propriétaire lésé peut réclamer la réparation du préjudice causé, soit par voie amiable, soit par voie de conciliation devant la justice de paix ; dans ce dernier cas, la nomination judiciaire des experts n'est pas nécessaire et la simple déposition d'une personne compétente peut suffire. Mais si, par ces moyens on ne parvient à aucun résultat, ce qui est assez fréquent, on porte l'affaire devant le juge de paix, si les dommages et intérêts réclamés ne dépassent pas 200 francs, comme dans toutes les affaires concernant les propriétés mobilières, dont les animaux domestiques font partie ; si la somme réclamée excède ce chiffre, l'action doit être engagée devant le tribunal de première instance de l'arrondissement où réside le demandeur. — Dans les deux cas, les experts sont nommés par les juges chargés de connaître de l'affaire, c'est-à-dire le juge de paix, dans le premier cas, et le président du tribunal, dans le second. Ils sont également chargés de recevoir le serment que les experts doivent prêter, sous peine de nullité.

Lorsque l'empoisonnement est intentionnel, le propriétaire lésé peut prendre deux partis : — ou se borner à réclamer réparation du dommage causé devant le tribunal civil, ou bien déposer une plainte au parquet du Procureur en se portant partie civile. Dans le premier cas, le fait et le préjudice causé étant régulièrement établis par les experts désignés par le tribunal, les dommages et intérêts peuvent être accordés purement et simplement ; ou bien le ministère public provoque lui-même des poursuites correctionnelles, et alors on retombe dans le second cas. Que les poursuites soient provoquées par le plaignant ou par le ministère public, il y a toujours nomination d'experts par le chef du parquet ou par le président du tribunal, avec désignation d'un fonctionnaire civil ou judiciaire pour procéder à une enquête et assister au besoin aux opérations des experts. Le Procureur peut, en effet, déléguer ses pouvoirs à son substitut, à un commissaire de police, à un maire, à un juge de paix ou même à un officier ou sous-officier de gendarmerie. Comme aussi il peut s'en rapporter aux soins et à la diligence des experts.

Dans le cas d'empoisonnement des animaux domestiques, soit

accidentellement, soit intentionnellement, l'un des experts, s'il y en a plusieurs, doit être de toute nécessité un vétérinaire, bien que les autorités judiciaires puissent choisir d'autres personnes ; s'il n'y a qu'un seul expert, il devra être choisi, à plus forte raison encore, parmi les vétérinaires diplômés ; seulement, si l'expert désigné trouve ses connaissances chimiques insuffisantes pour lui permettre de découvrir sûrement le corps du délit, il devra demander la nomination d'un pharmacien ou d'un chimiste pour l'assister dans ses opérations. Enfin, dans les cas un peu importants, le parquet désigne toujours deux experts, l'un pour examiner l'animal empoisonné, vivant ou mort, et l'autre pour rechercher le poison et en déterminer la nature. En effet, dans l'empoisonnement des animaux comme dans celui de l'homme, ce n'est pas trop, le plus souvent, que le concours de deux hommes instruits pour arriver à découvrir le corps du délit. Le vétérinaire, pas plus que le médecin, n'a assez l'habitude des manipulations chimiques pour pouvoir se charger de découvrir lui-même avec sûreté, dans les débris d'un cadavre ou dans les déjections ou excrétions d'un animal vivant, le poison, administré souvent en quantité minime, qui a déterminé les désordres observés. L'adjonction d'un pharmacien habile ou d'un chimiste exercé, au vétérinaire, est donc, dans ces circonstances, d'une nécessité à peu près absolue.

Quoi qu'il en soit, les experts étant désignés, ils doivent prêter serment, avant tout, entre les mains du magistrat qui les a commis. Ils doivent ensuite et concurremment, assistés du délégué de l'autorité judiciaire, se livrer à une investigation minutieuse des circonstances qui ont précédé, accompagné et suivi l'événement ; puis ils doivent examiner avec un soin scrupuleux, après en avoir constaté l'identité et pris le signalement détaillé, l'animal mort ou vif qui fait le sujet de l'expertise. S'il est encore vivant, on recueillera minutieusement tous les symptômes qu'il peut présenter ; s'il est mort, on procédera avec un très-grand soin à son autopsie et on notera avec détail les moindres lésions. Enfin, après avoir recueilli dans des vases propres et autant que possible neufs et vernissés, les parties solides ou liquides qui peuvent plus particulièrement recéler le poison, les experts procéderont, dans le laboratoire, aux opérations chimiques les plus propres à faire reconnaître la nature du corps du délit. Ces divers points formeront le sujet des paragraphes suivants.

Des recherches médico-légales dans le cas d'empoisonnement.

Les experts désignés pour étudier et faire un rapport sur un cas
quelconque d'empoisonnement, puisent les éléments de leur conviction à trois sources distinctes : 1° dans l'étude des symptômes
que l'animal a présentés durant sa vie ; 2° dans celle des lésions
trouvées dans son cadavre ; 3° enfin, dans les opérations chimiques
que réclame la recherche du poison, soit dans les déjections ou
excrétions de l'animal vivant, soit dans les liquides ou les solides
de l'animal mort. Disons un mot de chacune de ces sources de
renseignements.

1° **Recherches cliniques** ou *étude des symptômes présentés par l'a-
nimal empoisonné*. — Si l'expert ou les experts sont appelés avant la
mort de l'animal, ce qui est rare, ils doivent étudier avec soin et
noter minutieusement les symptômes présentés par l'animal malade ; mais le plus souvent leur mission ne commence qu'après la
perte de l'animal empoisonné. Alors les renseignements puisés
dans l'étude clinique du malade font plus ou moins complétement
défaut ; cependant, dans la majorité des cas, un homme de l'art a
été appelé pour donner des soins à l'animal affecté, et ce n'est
même, le plus souvent, que sur les indications qu'il a fournies au
propriétaire qu'une action judiciaire a été entamée ; il n'est pas rare
même, que cet homme de l'art figure parmi les experts ; on peut
donc puiser auprès du vétérinaire traitant des renseignements cir-
constanciés sur les symptômes offerts, de son vivant, par le sujet
empoisonné ; enfin, si par extraordinaire, aucun vétérinaire n'avait
été appelé à traiter l'animal empoisonné, les experts devraient se
renseigner, à l'égard des signes présentés par le sujet, auprès des
personnes qui ont été chargées plus particulièrement de le soigner ;
seulement, dans ce cas, ils ne doivent accueillir ces renseignements
qu'avec une extrême réserve, et ne noter que les plus saillants et
les plus vraisemblables.

2° **Recherches nécroscopiques** ou *étude des lésions présentées par
le cadavre*. — Cette partie de la tâche des experts est d'une importance capitale et doit être accomplie avec un soin minutieux ; elle
doit se faire, dans le cas d'empoisonnement intentionnel, devant
le délégué du Procureur, s'il y a des poursuites correctionnelles, à moins toutefois qu'il n'ait cru devoir n'en pas désigner.

Le plus souvent les experts procèdent à l'autopsie avant qu'on ait effectué l'enfouissement du cadavre ; ce n'est que très-exceptionnellement, et alors seulement que des révélations tardives et certaines font connaître un empoisonnement coupable, que les experts peuvent avoir à retirer le cadavre de la fosse où il est enfoui, pour procéder à son autopsie.

Quoi qu'il en soit, l'ouverture du cadavre doit se faire avec soin et méthode, et les lésions notées au fur et à mesure qu'on les découvre, en ayant la précaution de ne pas les confondre avec des altérations produites par la putréfaction, surtout dans le cas d'exhumation. C'est pourquoi il convient de décrire tout d'abord la position et l'état du cadavre avant de l'ouvrir. Quant à l'ordre à suivre dans l'ouverture des cavités splanchniques, il importe peu au fond et peut être subordonné, du reste, à la nature des symptômes présentés par l'animal empoisonné et à la catégorie à laquelle paraît appartenir l'agent toxique. Néanmoins il convient d'ouvrir d'abord l'abdomen, pour constater l'état des organes digestifs et de l'appareil génito-urinaire, qui sont le plus souvent atteints et altérés dans les empoisonnements ; puis viennent les organes pectoraux, cœur, poumons et plèvres, et, s'il y a lieu, les parties centrales du système nerveux.

Toutes les fois qu'on aura affaire à des viscères creux, tels que l'estomac, les intestins, la vessie, etc., il faudra avoir le soin de placer des ligatures méthodiquement, de telle façon que le contenu de ces organes ne soit pas perdu, car il est précieux pour les recherches chimiques qui doivent terminer l'œuvre des experts. On peut procéder immédiatement après à l'examen des altérations de ces organes, en ayant le soin de déposer dans des vases spéciaux, propres et soigneusement étiquetés et scellés au besoin, le contenu de ces viscères, lequel pourra être employé immédiatement, en totalité ou en partie, aux recherches chimiques. Cependant il est toujours prudent de réserver une bonne partie de ces produits liquides pour une seconde épreuve si c'est nécessaire, et même pour une contre-expertise, au cas où elle serait réclamée par le défendeur. Les vases mis en réserve avec leur contenu doivent être soigneusement étiquetés et scellés avec le cachet du représentant de l'autorité judiciaire. Enfin, il peut être prudent de laisser avec leur contenu, une partie des débris des organes creux vidés et examinés. On recommandait autrefois d'y ajouter de l'esprit-de-vin pour prévenir la putréfaction des parties liquides et solides mises en réserve ; mais aujourd'hui on paraît préférer généralement s'abstenir de l'addition de ce liquide, qui peut n'être pas pur, et qui, de plus, est de nature à augmenter encore, parfois, la difficulté de la tâche, déjà si délicate et si épineuse, de l'expert chimiste.

Un viscère qui doit être recueilli avec beaucoup de soin, c'est le *foie;* en effet, cette glande étant traversée par le sang de la veine porte, qui recueille la plus grande partie des produits de l'absorption intestinale, ne tarde pas à s'imprégner et à retenir pendant quelque temps une notable partie du poison ingéré dans le tube digestif. Voilà pourquoi on recommande de recueillir avec soin le tissu du foie et de le soumettre aux recherches chimiques de préférence à toute autre partie solide de l'organisme; il est rare, en effet, que ces recherches convenablement dirigées, ne donnent pas un résultat positif, s'il y a eu réellement empoisonnement.

Un liquide excrémentitiel sur lequel il est bon de faire porter également les recherches chimiques, parce que beaucoup de poisons sont entraînés au dehors par lui, c'est l'*urine;* mais il serait oiseux, le plus souvent, d'y soumettre le sang, car les molécules toxiques sont comme noyées dans ce fluide nutritif et ne peuvent jamais y être retrouvées que très-difficilement et en quantité très-minime.

3° Recherches chimiques ou *analyse des parties solides et liquides du cadavre.* — Les recherches chimiques, dans ce genre d'expertise, constituent la partie la plus difficile et la plus délicate de la mission. Elles sont principalement le lot de l'expert chimiste; mais, néanmoins, l'expert vétérinaire doit y prendre part et les suivre avec un soin scrupuleux.

Si, au début des opérations chimiques, on n'avait aucune notion sur la nature probable du poison; si on ne savait pas au moins à quel règne il doit appartenir; si, en un mot, on devait chercher dans le cadavre tous les poisons possibles, le problème serait, sinon insoluble, au moins d'une difficulté extrême. Il faut donc, avant de procéder aux recherches chimiques, s'entourer de tous les renseignements propres à mettre sur la voie de la nature chimique du poison. Cependant nous verrons tout à l'heure que, grâce à un nouveau mode d'analyse, la *Dyalyse* de Graham, on peut aborder de front, sans trop de périls, le problème ardu de la recherche d'un poison quelconque.

Ainsi, indépendamment des lumières qu'on pourra puiser dans l'analyse sévère des symptômes présentés, durant la vie, par l'animal malade, et des lésions trouvées sur le cadavre, après la mort, les experts doivent recueillir tous les renseignements possibles auprès des personnes qui ont entouré le sujet ; ils doivent s'informer si des débris du poison n'ont pas été laissés auprès de l'animal malade au moment de l'empoisonnement ; si des déjections, telles que matières rejetées par le vomissement ou par la défécation, urines, salive, etc., n'ont pas été recueillies, etc., etc.

On comprend que si une portion du poison a pu être recueillie au moment de l'accident, pur ou simplement mélangé aux aliments ou aux boissons, les difficultés de l'expertise se trouvent considérablement atténuées, attendu que les recherches chimiques se réduisent alors à une simple analyse qualitative, que beaucoup de vétérinaires seraient capables de pratiquer eux-mêmes. — Mais quand il faut aller chercher et extraire des débris d'un cadavre une quantité, souvent fort minime, d'un poison dont on soupçonne à peine la nature, les difficultés sont fort grandes, et ce n'est certes pas trop, pour les surmonter, de l'intervention d'un expert versé dans toutes les difficultés pratiques des recherches chimiques. C'est ce que nous allons essayer de faire comprendre.

Quand l'analyse chimique doit porter sur une substance pure et définie, solide ou liquide, l'opération peut être encore parfois environnée de grandes difficultés ; néanmoins tout chimiste un peu exercé peut arriver à en déterminer la nature avec certitude, car il a pour se guider bien des points de repère : caractères naturels, action des agents physiques, réactions chimiques, analyse quantitative au besoin, etc. Il n'en est plus de même quand un poison est mêlé à des matières étrangères, et surtout à des substances organiques ; alors ses propriétés individuelles disparaissent, et, de plus, les réactifs ne répondent plus nettement aux demandes du chimiste. La grande difficulté des recherches de la chimie toxicologique, c'est donc la présence des matières animales, qui masquent et dénaturent les propriétés caractéristiques de chaque poison. Voilà pourquoi, chaque fois qu'on fait des recherches de ce genre, et qu'on veut nettement reconnaître un agent toxique, il faut préalablement détruire la matière organique qui l'accompagne et qui dissimule ses propriétés, sans altérer, bien entendu, le poison lui-même. Nous allons dire comment on y procède.

Autrefois on employait pour détruire la matière organique la chaleur seule, c'est-à-dire une calcination pure et simple. Il va sans dire que cette opération, même conduite le plus méthodiquement possible, ne donnait jamais que de médiocres résultats, car si un certain nombre de poisons métalliques résistaient à une opération aussi destructive, un assez grand nombre de poisons d'origine minérale même ne pouvaient en supporter les effets sans se volatiliser, se métamorphoser ou se détruire ; quant aux agents toxiques tirés des plantes et des animaux, il est facile de comprendre ce qu'ils pouvaient devenir par un traitement aussi violent. — Plus tard on a ajouté à l'action de la chaleur celle d'un agent destructeur par oxydation, le *nitrate de potasse* (procédé Rapp). Ensuite on a mis en usage l'acide nitrique ou azotique, soit seul (Thenard), soit aidé par le chlorate de potasse (Orfila) ; ou encore, l'acide chlorhydrique et le chlorate de potasse (Duflos) ; la potasse caustique seule (Devergie), ou aidée à la fin par l'acide nitrique (Chevalier) ; le gaz chlore (Jacquelain) ; l'eau régale (Malaguti et Sarzeaud) ; enfin, on prescrit l'usage de l'acide sulfurique, aidé à la fin de l'opération par un peu d'acide azotique (Flandin et Danger). C'est ce dernier procédé qui paraît le meilleur et qui est le plus généralement employé.

Nous avons admis, par hypothèse, que les experts, éclairés par les commémoratifs, les symptômes et les lésions, avaient quelques soupçons sur la nature probable du poison, et notamment s'il est *minéral* ou *végétal* ; mais si pourtant cette notion si essentielle faisait entièrement défaut, et si les experts se trouvaient en présence de l'inconnu, ils devraient diviser les matières suspectes tirées du cadavre ou en provenant, en traiter une portion pour rechercher les poisons minéraux, et réserver l'autre pour la recherche des matières végétales ; si la première série des opérations donnait un résultat positif et certain, on n'aurait pas à se servir de la portion des matières suspectes mise en réserve ; dans le cas contraire, il faudrait les examiner en vue de la découverte d'un principe toxique végétal. Comme, dans les deux cas, les procédés sont tout à fait différents, nous allons les faire connaître successivement et avec quelques détails.

1° Recherche des poisons minéraux.

Les poisons tirés du règne minéral peuvent être divisés en quatre catégories assez distinctes : 1° les *métalloïdes* (phosphore, iode, brome, soufre, chlore, etc.) ; 2° les *acides* (minéraux et organiques) ; 3° les *alcalis* (potasse, soude, ammoniaque, chaux, baryte, etc.) ; 4° enfin, les sels *métalliques* (alcalins, calcaires, terreux et métalliques proprement dits). Les procédés employés pour rechercher et découvrir ces divers agents toxiques dans le cadavre des animaux empoisonnés varient, non-seulement pour chacune des catégories que nous venons d'indiquer, mais encore pour chaque poison en particulier. Cependant pour les poisons provenant des métaux, on préconise des procédés généraux plus ou moins ingénieux et pratiques, parmi lesquels nous choisirons de préférence celui proposé par Millon, comme le plus simple et le plus facile à mettre en usage.

A. Recherche de tous les composés métalliques en même temps. — Si la matière organique est liquide, on la concentrera en con-

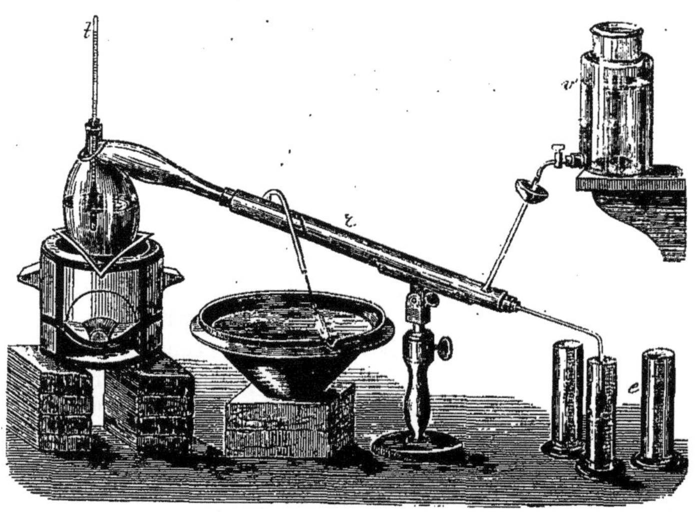

Fig. 48. — Appareil de Mitscherlich pour la recherche du phosphore.

sistance d'extrait sec ; si elle est solide, on la divisera en petits fragments, et, dans les deux cas, on l'introduira dans une cornue tubulée en verre, installée sur un fourneau, et contenant de l'acide sulfurique pur, dont le poids doit être quadruple de celui de la matière suspecte. On chauffe doucement jusqu'à dissolution de la matière organique, puis on ajoute par la tubulure munie d'un tube à entonnoir, de l'acide azotique pur, par petites portions, et on continue de chauffer avec précaution (voy. *fig.* 48).

Ce premier temps accompli, on continue d'ajouter de l'acide azotique graduellement, soit dans la cornue, soit dans une capsule de porcelaine dans laquelle on a versé le produit, jusqu'à ce que les matières organiques, carbonisées par l'acide sulfurique, aient été entièrement brûlées par l'acide nitrique et que la liqueur soit devenue incolore. Alors on évapore à siccité.

Le résidu, purement salin, est blanc, exempt de charbon, soluble ou insoluble, selon les cas, et son examen se réduit à une analyse qualitative des matières minérales de nature complexe.

En ménageant convenablement le feu, on peut trouver dans le résidu les matières minérales volatiles, telles que l'arsenic, l'antimoine, le mercure, etc.

Les carbonates, chlorures, bromures, iodures, cyanures, sulfures, etc., des divers métaux, sont transformés en sulfates, tandis que les hydracides volatils de ces différents sels s'échappent en totalité ou en partie; en sorte que si, à la cornue où s'opère la destruction des matières organiques, on ajoute un ou plusieurs récipients contenant de l'eau et tenus froids, on peut recueillir une partie des radicaux de ces acides ou ces acides eux-mêmes. En neutralisant le contenu de ce récipient avec de la potasse pure et en évaporant à siccité, on obtient un second résidu dans lequel il est facile de déceler les chloroïdes, le soufre, etc.

Si l'on traite par l'eau distillée bouillante le résidu provenant de la destruction des matières organiques suspectes, il se dissoudra en totalité ou en partie. En tout cas, la partie dissoute et la portion insoluble sont de nature différente.

Dans la solution on peut retrouver, non-seulement les métaux des deux premières sections, mais encore le *zinc*, le *plomb*, le *cuivre*, le *mercure* et l'*argent*, qui sont les métaux des autres sections les plus actifs et les plus délétères. Comme tous ces métaux ont été traités par l'acide azotique en excès, ils se trouvent nécessairement dans la solution au degré supérieur d'oxydation. Le mieux, pour arriver de suite à une détermination rigoureuse, est de traiter cette solution par le sulfhydrate d'ammoniaque ou le monosulfure de sodium cristallisé et dissous dans l'eau distillée; on obtient immédiatement un précipité caractéristique, formé par le sulfure insoluble du métal contenu dans la solution, s'il appartient à l'une des quatre dernières sections. Ce précipité est *blanc* pour le zinc; *noir* plus ou moins foncé pour le plomb, le cuivre et l'argent, et *blanc* d'abord, *noir* ensuite pour le mercure, en présence d'un excès de réactif, quand on fait usage du sulfhydrate d'ammoniaque; si on se sert du sulfure de sodium, le précipité est noir immédiatement.

S'il reste de la solution, il est très-facile, par un emploi raisonné de la potasse, du ferrocyanure de potassium, du bichromate de potasse, de l'iodure de potassium, etc., de caractériser nettement et individuellement les métaux que nous venons de nommer. Dans le cas où la solution aurait été précipitée entièrement par le sulfure soluble, on pourrait la reproduire en dissolvant avec précaution le sulfure obtenu au moyen de l'eau régale bien pure, évaporant à sec et reprenant par l'eau distillée. Enfin, en plongeant dans cette solution une lame bien décapée de fer ou de zinc, on peut aisément précipiter, à l'état métallique, le plomb, le cuivre, le mercure et l'argent, et constater leurs caractères individuels.

Dans le cas où le sulfure alcalin n'aurait pas produit de précipité dans la solution, c'est que le métal du sel ingéré appartiendrait aux deux premières sections; encore il conviendrait de retrancher de ceux de la deuxième section, le magnésium et l'aluminium, qui ne sont pas vénéneux; dans la première section, tous les métaux peuvent fournir des composés délétères, comme on peut s'en convaincre en consultant le tableau des poisons. Cependant, si on en excepte le cyanure de potassium, le sulfure, le nitrate de potasse, le sel marin et l'hypochlorite de chaux, qui sont assez répandus et qui peuvent être employés soit comme médicaments, soit comme poisons, il est bien rare que les composés des métaux de la première section donnent lieu à un empoisonnement grave chez les animaux domestiques. Nous les laisserons donc de côté pour ne pas allonger inutilement cette étude.

Si le résidu de la destruction des matières organiques est resté en grande partie insoluble dans l'eau bouillante, c'est qu'il est formé par les métaux usuels de la quatrième section : l'*étain* et l'*antimoine*. Le premier ne donne jamais lieu à un empoisonnement chez les animaux domestiques, parce que ses composés sont employés dans l'industrie, mais très-rarement en médecine ; il n'en est pas de même pour le second, dont les composés salins, et surtout l'émétique, sont très-fréquemment usités comme médicaments.

Quoi qu'il en soit, le résidu insoluble doit être traité par l'eau régale à chaud jusqu'à dissolution complète; puis la solution évaporée à sec, avec précaution, est redissoute dans l'eau acidulée par l'acide tartrique ou le bitartrate de potasse. Cette dissolution, traitée par un sulfure alcalin, donnera un précipité *jaune-rougeâtre* de soufre doré d'antimoine, si les matières contenaient un composé de ce métal ; enfin, cette solution, passée dans l'appareil de Marsh, donne des taches et un anneau qui ont quelque ressemblance avec ceux fournis par l'arsenic et que nous apprendrons bientôt à en distinguer nettement.

Quant au contenu du récipient, si on tient à constater la nature des principes métalloïdes qu'il renferme, on le neutralise par la potasse, on évapore à sec, avec ménagement, et on reprend ensuite par l'eau. En faisant agir avec méthode, sur cette solution, l'acide sulfurique, le nitrate d'argent, l'acide azotique, l'ammoniaque, les sels solubles de baryte, ceux de plomb et de fer, il est en général facile de caractériser nettement les chloroïdes et le soufre qui peuvent s'y trouver.

B. **Recherche des acides.** — Les acides qui agissent comme poisons, quand ils sont employés à haute dose, sont assez nombreux. Ils comprennent des acides *minéraux* (A. sulfurique, nitrique, chlorhydrique, cyanhydrique, arsénieux, arsénique, etc.), et des acides *végétaux* (A. oxalique, acétique concentré, etc.) Les uns sont *fixes* (A. sulfurique, nitrique, arsénieux, arsénique, oxalique), les autres *volatils* (A. chlorhrdrique, cyanhydrique, acétique, etc.). — Dans tous les cas, que ces acides soient minéraux ou organiques, fixes ou volatils, on ne peut compter employer des méthodes générales pour les rechercher et les découvrir ; il faut pour chacun d'eux suivre un procédé spécial. Cependant, comme il ne convient pas de procéder de la même manière selon que les acides sont fixes ou volatils, nous allons indiquer rapidement comment les experts doivent agir dans les deux cas.

1. **Acides fixes.** — Si les acides sont fixes, ou n'entrent en ébullition qu'à une température élevée, et si, surtout, par l'étude des symptômes et des lésions on a pu soupçonner le nature de l'agent toxique, il convient de réunir les liquides du tube digestif qui ont une réaction acide, de les concentrer au bain-marie, d'y ajouter de l'alcool pour coaguler l'albumine et précipiter les sels de l'organisme ; puis, après avoir filtré le liquide, d'en chasser doucement l'alcool et de neutraliser le résidu par les bicarbonates alcalins. Cela fait, l'emploi raisonné des réactifs fait aisément découvrir la nature de l'acide ingéré.

2. **Acides volatils.** — On reconnaît presque toujours ces acides à l'ouverture du cadavre pour peu que la dose employée ait été un peu notable ; cela est surtout vrai pour l'acide cyanhydrique ou le cyanure de potassium et l'acide acétique. Dans tous les cas, pour rassembler ces acides et les caractériser chimiquement, il convient de réunir les liquides du tube digestif à réaction acide ; de les placer dans une cornue munie d'un récipient et de procéder à une

distillation ménagée ; les acides volatils passent dans le récipient ; là, on les neutralise, on les évapore, et par l'emploi raisonné des réactifs, on arrive à les caractériser d'une manière certaine.

Après ces quelques mots de généralité sur la recherche des acides dans le cas d'empoisonnement, il convient de faire une étude spéciale de l'acide arsénieux sous le rapport médico-légal, parce que, chez les animaux comme chez l'homme, c'est lui qui donne le plus souvent lieu à l'empoisonnement intentionnel.

Recherche de l'acide arsénieux. — Lorsque, par suite des symptômes observés ou des lésions découvertes dans le cadavre, on soupçonne que l'intoxication est l'œuvre de l'arsenic blanc, on doit procéder à sa recherche par le procédé simple et sûr que nous allons décrire.

Le contenu du tube digestif, l'intestin, et surtout le foie, ou du moins la portion destinée à la première expertise, doivent être divisés en petits morceaux et déposés dans une capsule en porcelaine neuve ; on arrose ces matières avec le *cinquième* environ de leur poids d'acide sulfurique pur et l'on remue le mélange, qui devient bientôt noir et homogène ; on chauffe doucement la capsule et son contenu sur un fourneau portatif à charbon de bois. Il se dégage d'abord de la vapeur d'eau, puis des gaz, surtout de l'acide sulfureux, et vers la fin des vapeurs blanches et lourdes d'acide sulfurique anhydre. Le mélange, d'abord liquide ou pâteux, devient de plus en plus épais et, vers la fin de l'opération, il est tout à fait sec comme du noir animal ; alors on modère le feu et on ajoute peu à peu de l'acide azotique concentré et pur, pour suroxyder l'acide arsénieux et le transformer en acide arsénique, plus soluble dans l'eau. Enfin, quand on a suffisamment chauffé le charbon sulfurique pour chasser les dernières traces d'acide nitrique, on broie le résidu charbonneux dans un mortier et on l'épuise par l'eau distillée bouillante. Cette solution peut être précipitée par un sulfure alcalin, comme nous l'avons indiqué à propos des métaux, ou mieux passée à l'appareil de Marsh.

On désigne ainsi un appareil propre à produire de l'hydrogène au moyen du zinc et de l'eau acidulée par l'acide sulfurique, mais avec un tube de dégagement spécial. Il consiste en un flacon à deux tubulures, l'une pour fixer un tube à entonnoir par lequel on versera l'acide sulfurique dans l'eau qui surnage le zinc, l'autre pour recevoir le tube spécial dont nous avons parlé. Ce tube est composé de trois pièces : 1· d'un tube d'un petit diamètre, coudé à angle droit

et portant sur la branche horizonale, fixée dans la tubulure avec un
bouchon, une boule destinée à arrêter les parties solides ou liquides entraînées par projection hors du flacon ; 2° d'un tube droit,
d'un plus fort diamètre, de 10 à 15 centimètres de longueur, et
garni intérieurement de coton ou d'amiante, dans lequel entre et

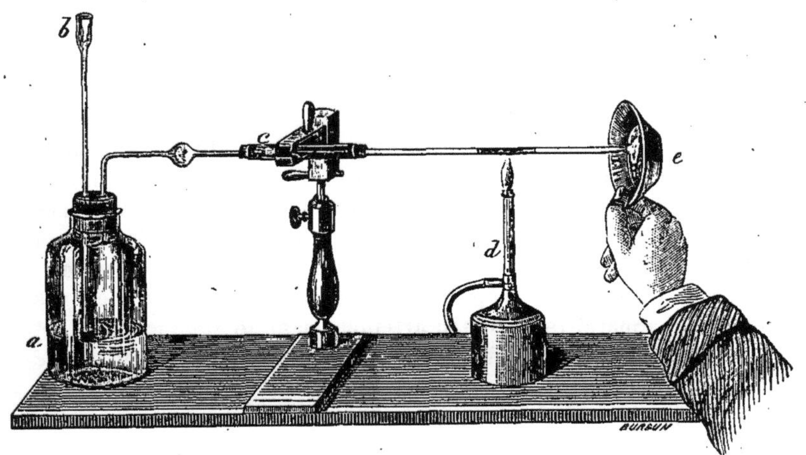

Fig. 49, — Appareil de Marsh.

se fixe, à l'aide d'un bouchon, le bout de la branche horizontale du
tube précédent ; 3° enfin, d'un dernier tube, d'un faible diamètre,
effilé par un bout et fixé par l'autre au gros tube précédent ; ce
petit tube, droit et d'une longueur de 20 à 25 centimètres, est en
verre vert ou bien entouré de clinquant afin qu'on puisse le chauffer
en toute sécurité à l'aide d'une lampe à alcool, du gaz ou d'un fourneau à charbon de bois (voy. *fig.* 49).

L'appareil étant installé et garni d'eau et de zinc, on y introduit,
par le tube à entonnoir, de l'acide sulfurique destiné à provoquer
le dégagement de l'hydrogène, et l'on procède à ce qu'on appelle
l'essai *à blanc.* Pour cela on laisse dégager assez de gaz pour que
tout l'air du flacon ait été entraîné au dehors et éviter ainsi une
explosion, et on allume ensuite le jet de gaz hydrogène ; devant la
flamme on place une soucoupe en porcelaine destinée à la refroidir et
à provoquer un dépôt d'arsenic, s'il en existe dans le zinc et l'acide
sulfurique employés, comme cela est très-fréquent. Il est bon de ne
pas s'en tenir à l'emploi de la soucoupe en porcelaine et de chauffer le tube droit entouré de clinquant, dans une partie de son éten-

due, afin de provoquer la formation d'un anneau arsenical dans le tube même. Cette épreuve, qui est tout à fait fondamentale, ne doit pas durer quelques instants seulement, comme on le pense assez généralement, mais bien être continuée pendant une ou deux heures et tant que dure le dégagement de l'hydrogène ; car très-souvent on n'observe, dans les premiers temps, aucun signe suspect, et cependant à la fin de l'opération, alors que la liqueur du flacon est plus concentrée, les taches ou l'anneau apparaissent si le zinc et l'acide sulfurique ne sont pas rigoureusement purs.

Lorsqu'on est sûr de la pureté des réactifs, on nettoie l'appareil et on le remonte à neuf ; puis on laisse écouler l'hydrogène mêlé d'air jusqu'à ce qu'une explosion ne soit plus à craindre ; alors on enflamme le gaz et on chauffe le tube garni de clinquant ; c'est à ce moment qu'il convient d'introduire dans le flacon, par le tube à entonnoir, dont la pointe plonge dans l'eau, le liquide suspect. Pour peu que ce liquide contienne de l'acide arsénique, on ne tarde pas à voir apparaître l'anneau arsenical dans le tube chauffé, et même se produire des taches sur la soucoupe en porcelaine placée dans la flamme, si la température du tube à clinquant n'est pas très-élevée.

Dès que l'anneau et les taches d'arsenic apparaissent d'une manière très-nette dans l'appareil de Marsh convenablement monté et essayé à blanc avec les soins indiqués, il n'est guère possible de douter de l'existence de ce poison dans les matières soumises à l'examen des experts ; cependant ils ne peuvent affirmer l'existence de ce corps qu'autant qu'ils auront pu produire, avec ces taches ou cet anneau, les réactions univoques de l'arsenic. Pour cela on dissout ces taches à l'aide d'un peu d'acide azotique et on évapore exactement à sec, pour chasser l'excès d'acide ; on en approche au besoin le bouchon du flacon d'ammoniaque pour assurer une neutralité parfaite ; alors, si on verse sur la tache d'acide arsénique quelques gouttes de nitrate d'argent, on obtient une coloration ou un précipité rouge brique, d'arséniate d'argent, tout à fait caractéristique ; enfin si, sur une tache ainsi obtenue, on ajoute un peu de solution de sulfure alcalin, il se forme un précipité jaune de sulfure d'arsenic, soluble dans l'ammoniaque et également caractéristique.

L'ensemble de ces caractères réunis ne permet guère le doute sur l'existence de l'arsenic ; cependant il est un métal, l'*antimoine*, dont les composés, passés à l'appareil de Marsh, donnent un anneau et des taches qui ont quelque analogie avec ceux que fournissent les composés arsenicaux. Aussi, pour qu'il ne puisse rester aucun doute sur les différences qui existent entre les taches arsenicales et antimoniales, nous allons en faire ici une étude comparative.

TACHES ARSENICALES.	TACHES ANTIMONIALES.
1° Elles sont brunes et miroitantes.	1° Elles sont noires et ternes.
2°. Elles sont solubles dans l'acide azotique à froid.	2° Elles sont solubles dans l'acide azotique à froid.
3° Elles sont très-solubles dans l'hypochlorite de soude.	3° Elles sont insolubles dans l'hypochlorite de soude.
4° Elles se dissolvent très-lentement dans le sulfhydrate d'ammoniaque et le résidu est *jaune citron*.	4° Elles se dissolvent rapidement dans le sulfhydrate d'ammoniaque et le résidu est *jaune orangé*.
5° Le résidu bien sec et neutre des taches d'arsenic dans l'acide nitrique se colore en *rouge brique* par le nitrate d'argent.	5° Le résidu bien sec et neutre des taches d'antimoine dans l'acide azotique ne se colore pas par l'emploi du nitrate d'argent.
6° Exposées à l'action des vapeurs de brome, ces taches se colorent en *jaune citron*.	6° Exposées aux vapeurs de brome, ces taches se colorent en *jaune orangé*.

C. **Recherche des bases alcalines.** — Ces bases ne comprennent, en ne tenant compte que de celles qu'on peut employer comme poison chez les animaux, que la *potasse*, la *soude*, l'*ammoniaque* et la *chaux*. Lorsqu'elles sont ingérées à l'état caustique, elles déterminent dans le tube digestif des désordres qui peuvent mettre sur la voie de leur découverte ; de plus, l'ammoniaque, par son odeur particulière, vive et pénétrante, se décèle en quelque sorte d'elle-même quand on ouvre le cadavre ; et la chaux, à cause de son peu de solubilité, se retrouve en partie à l'état solide dans le tube digestif, lorsqu'elle a été ingérée en quantité assez grande pour nuire. Quant à la potasse et à la soude, elles sont plus difficiles à retrouver, parce que, d'une part, elles sont neutralisées en grande partie par les acides qui existent dans les voies digestives, et, d'autre part, parce que des sels de ces bases font partie normale des solides et des liquides du corps. Néanmoins, quand ces bases sont données en quantité suffisante pour offenser gravement le tube digestif, il est possible d'en déceler la présence dans les liquides de l'estomac et des intestins. Pour cela, après avoir passé ces liquides dans un entonnoir dont la douille est garnie d'amiante, on les concentre en consistance sirupeuse et on y ajoute de l'alcool concentré ; ce liquide coagule une partie des matières organiques, précipite les sels alcalins et terreux et retient seulement les alcalis caustiques. Si alors on peut constater la propriété alcaline bien accusée du liquide, il y a certitude que l'une des bases cherchées y est contenue. Pour en déterminer la nature, on neutralise la solution avec l'acide acétique ou l'acide azotique, et on y verse du bichlorure de platine ou du bitartrate de soude ; si la base recherchée est la potasse, il y a un précipité par ces réactifs : s'il n'y en a pas, c'est la soude. On peut contrôler ce résultat négatif par l'emploi du bi-méta-antimoniate grenu de potasse, dont la solution récente précipite les sels de soude et ne trouble pas ceux de potasse.

D. **Recherche des métalloïdes.** — Parmi ces corps simples, plusieurs sont vénéneux ; nous citerons comme tels le *soufre*, le *phosphore*, l'*iode*, le *brome*, le *chlore*, etc. ; mais, d'une part, le soufre ne devient toxique qu'à dose très-élevée et rien ne serait plus facile que de le retrouver en nature dans les voies digestives ; d'autre part, le brome est un corps peu répandu, et le chlore, corps gazeux, ne peut agir que dans les voies respiratoires, car l'hydrochlore est un corps trop peu connu du vulgaire pour qu'il soit employé à titre de poison ; restent donc le phosphore et l'iode comme susceptibles de donner lieu à l'empoisonnement chez les animaux domestiques. Il convient de dire par quel procédé il est possible de les dévoiler.

Phosphore. — L'empoisonnement des grands animaux par le

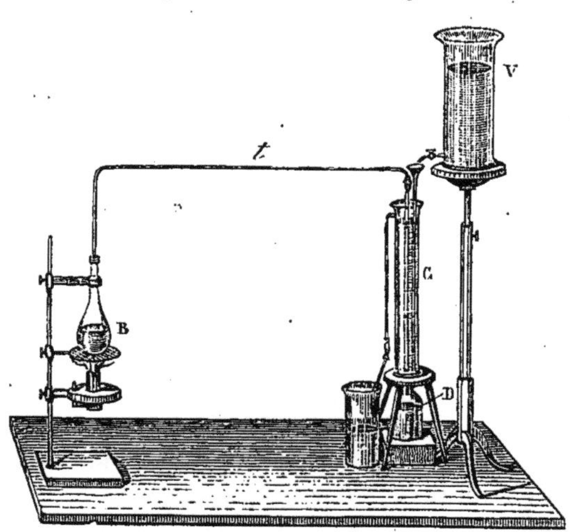

Fig. 50.

phosphore, à moins qu'il ne soit le résultat d'un accident de médicamentation, est extrêmement rare ; il n'en est pas de même pour les petits animaux et les oiseaux de basse-cour, qui peuvent

être empoisonnés par la pâte phosphorée ou les allumettes chimiques, qui sont des produits commerciaux. Quoi qu'il en soit, ce
genre d'empoisonnement se reconnaît d'abord à l'autopsie des
animaux parce que les matières contenues dans l'estomac et les
intestins exhalent une odeur alliacée particulière, et souvent donnent des vapeurs blanches et lourdes de phosphore et d'acide
phosphoreux, luisantes dans l'obscurité. Pour retrouver le corps
du délit, il convient de rassembler les matières alimentaires
dans un grand ballon en verre, d'y faire passer pendant quelques
instants un courant d'acide carbonique, pour chasser l'air, et de
soumettre à une distillation prolongée ; la vapeur d'eau qui s'en
élève entraîne le phosphore, et, si elle est refroidie dans une allonge
et recueillie dans un récipient tenu froid, le phosphore, s'il en
existe, se précipite au fond de ce dernier vase ; on le reconnaît
ensuite aisément à sa phosphorescence dans l'obscurité (*fig.* 50).

Iode. — Si l'iode donnait lieu à un empoisonnement chez les
animaux, rien ne serait plus facile que de reconnaître ce métalloïde. D'abord les taches jaunes qu'on trouverait dans le tube digestif et l'odeur chlorée de l'iode mettraient déjà les experts sur
la voie ; puis, en traitant les matières suspectes par l'alcool bouillant, on retrouverait aisément l'iode et on le caractériserait ensuite
avec l'amidon.

2° Recherches des poisons organiques.

Les poisons organiques qui donnent lieu à des accidents toxiques
chez les animaux sont à peu près exclusivement tirés des plantes,
car le règne animal n'en fournit qu'un seul, la cantharide ou son
principe actif, la cantharidine. Ces poisons sont extrêmement disparates par leur nature chimique et par leur mode d'action sur l'organisme. Les uns appartiennent à la classe des poisons inflammatoires, surtout à la section des irritants, comme l'alcool concentré,
les essences, certaines gommes-résines, l'huile de croton-tiglium,
les plantes à vertus irritantes, etc. ; les autres à la classe des poisons nerveux, narcotiques ou tétaniques, et sont fournis par des
plantes entières ou quelques-unes de leurs parties ; seulement il
est à remarquer que tous ces agents renferment un principe défini
chimiquement, un *alcaloïde* ou pseudo-alcaloïde, qui est la partie
active de la plante vénéneuse.

On comprend qu'en présence d'une pareille diversité dans la
nature des poisons organiques, la tâche des experts, pour la recherche du corps du délit, soit extrêmement délicate. Pour beau-

coup de ces agents, on ne peut arriver à les reconnaître tout d'abord qu'à leurs caractères physiques : c'est ce qui arrive, par exemple, pour les alcooliques, les essences, les huiles irritantes, etc. Lorsque les plantes sont données entières, ce qui arrive assez souvent, on les reconnaît à leurs caractères botaniques, en examinant avec soin, soit la portion qui n'a pas été prise, soit la partie ingérée. — Quant aux alcaloïdes végétaux, dont l'action toxique est si énergique, ils ne donnent que bien rarement lieu à un empoisonnement intentionnel chez les animaux, parce qu'ils sont peu connus du public, d'un prix très-élevé, et, de plus, parce que les pharmaciens ne les délivrent que sur l'ordonnance du médecin ou du vétérinaire. Néanmoins, nous allons faire connaître en quelques mots comment il convient de procéder à leur recherche et indiquer la marche à suivre pour les caractériser nettement.

Recherche des alcaloïdes végétaux. — Les liquides contenus dans l'estomac et les intestins seront recueillis, passés à travers un linge fin et évaporés au bain-marie jusqu'à siccité. Ce résidu, mêlé à de la chaux éteinte et desséchée, est ensuite divisé en deux parties, qui seront traitées, l'une par l'éther sulfurique rectifié et l'autre par l'alcool purifié par la distillation; ces deux liquides dissolvant tous les alcaloïdes et les pseudo-alcaloïdes, s'il en existe des traces dans le résidu, il sera possible de les en extraire et de les caractériser chimiquement. La solution éthérée est abandonnée à elle-même dans une petite capsule en porcelaine ou un verre de montre, pour qu'elle se concentre par l'évaporation spontanée ; puis, quand elle est réduite à un petit volume, on la mélange à de l'éther saturé d'acide oxalique ; si elle contient un alcaloïde, il se produit immédiatement un précipité, parce que les oxalates des bases organiques ne sont pas plus solubles dans l'éther que ceux qui renferment des bases minérales. On laisse déposer ce précipité, puis on le recueille avec beaucoup de soin dans une capsule, en évitant l'emploi des filtres en papier, qui occasionneraient des pertes. A l'aide de cet oxalate, qu'on peut au besoin dissoudre dans l'alcool ou l'eau, ou même transformer en tartrate ou acétate, qui sont plus solubles, on peut presque toujours caractériser l'alcaloïde extrait des matières suspectes. — Quant à la solution alcoolique, on doit l'évaporer à sec au bain-marie et reprendre le dépôt par de l'eau légèrement acidulée par l'acide tartrique ; le tartrate obtenu permet ensuite de caractériser l'alcaloïde retiré du résidu suspect. Dans le cas où la solution alcoolique n'aurait rien donné, ni la solution éthérée non plus, il serait prudent de réunir les deux résidus desséchés et de les traiter par l'alcool acidulé par l'acide tartrique ; on évaporerait avec soin et on tâcherait de reconnaître la présence d'un alcaloïde, s'il en existe réellement. Le mieux alors est de le mêler avec un peu de chaux éteinte bien pure et de l'épuiser successivement par l'éther et par l'alcool ; l'évaporation spontanée de ces solutions indique la présence ou l'absence d'un alcaloïde.

S'il fallait chercher les alcaloïdes dans le foie ou d'autres viscères, ou encore dans le sang, il conviendrait de faire bouillir ces matières avec de l'alcool acidulé par l'acide tartrique, comme le recommande M. Stas ; la solution, passée dans un linge et évaporée en consistance d'extrait, est ensuite mêlée à de la chaux éteinte et enfin traitée par l'éther et l'alcool, comme nous venons de l'exposer précédemment.

Mais si, par suite de l'odeur de tabac ou de ciguë que présenterait le contenu du tube digestif, on pouvait soupçonner la présence de la *nicotine* ou de la *conicine*, qui sont l'une et l'autre des bases volatiles, il faudrait procéder à leur recherche par une méthode toute différente. Les matières suspectes, solides ou liquides, doivent être mêlées à de la potasse caustique et soumises à la distillation au bain-marie, dans une cornue munie d'un récipient ; le produit liquide qui s'est déposé dans ce vase, et qui renferme les bases volatiles, s'il en existe réellement, doit être neutralisé par un acide quelconque et évaporé à sec au bain-marie ; le résidu, traité par un peu de potasse ou de chaux, est repris par l'éther et la solution éthérée abandonnée à l'évaporation spontanée : la base volatile apparaît sous forme de goutelettes huileuses, qu'il est facile de caractériser chimiquement. Enfin, on pourrait également ajouter de l'éther au produit neutralisé du récipient, lequel précipiterait le sel de la base organique, qui n'est pas soluble dans ce liquide.

Marche systématique à suivre dans l'analyse qualitative des alcaloïdes.

Lorsque les bases organiques ont été isolées par les procédés que nous venons de décrire brièvement, il s'agit de les caractériser chimiquement à l'aide des réactifs ; mais pour cela il importe de suivre une méthode particulière afin de ne pas commettre d'erreur. La méthode suivante, indiquée par M. Fresenius, nous paraît assez simple et assez exacte pour remplir le but.

Nous admettrons, pour plus de sûreté, que la base organique isolée a été combinée à un acide minéral ou végétal et qu'elle est à l'état de sel ; alors on dissout ce sel dans une petite quantité d'eau distillée, et c'est sur cette solution qu'on fait agir les réactifs.

Le premier réactif qu'il convient d'employer, c'est une solution de *potasse* caustique. Si l'alcali dégage une odeur prononcée, c'est que l'alcaloïde est volatil, comme la *nicotine* et la *conicine ;* dans le cas contraire, c'est une base organique fixe.

Les deux bases volatiles, malgré leur ressemblance physique, qui est celle d'une huile grasse, sont faciles à distinguer l'une de l'autre. Ainsi la nicotine, qui exhale une forte odeur de tabac, est soluble dans l'eau et ne se colore en rouge que par l'action des acides azotique et chlorhydrique concentrés et chauds, ainsi que par le chlore ; de plus, ses sels sont précipitables par le bichlorure de platine. Tandis que la conicine, qui a une forte odeur de ciguë et de souris, est insoluble dans l'eau, rougit par l'action des acides sulfurique et azotique concentrés et froids, et ses sels ne sont pas précipités par le bichlorure de platine.

Si par l'addition de la potasse il n'y a pas développement d'une odeur sensible de tabac ou de ciguë, c'est que la solution contient un alcaloïde fixe; dans ce cas, il se formera plus ou moins rapidement un précipité plus ou moins abondant. En ajoutant un excès de potasse, le précipité se dissoudra ou restera indissous. Si le précipité s'est dissous dans un excès d'alcali, c'est que la solution renferme un sel de *morphine* ou d'*atropine.* Pour distinguer ces deux alcaloïdes l'un de l'autre, on évapore la liqueur à siccité après y avoir ajouté un peu de bicarbonate de soude, et l'on reprend par l'éther; si le dépôt se dissout en partie, c'est l'indice de la présence de l'atropine, qu'on pourra recueillir en évaporant le véhicule; cette base chauffée à sec dans un petit tube exhale une odeur benzoïque caractéristique. Quant à la morphine, qui est insoluble dans l'éther, elle est facile à caractériser par sa propriété de se colorer en rouge orangé par l'acide azotique concentré et de bleuir par le contact des persels de fer en solution.

Le précipité qui a résisté à l'action d'un léger excès de potasse, est ensuite lavé par décantation, desséché avec soin et finalement dissous dans la plus petite quantité possible d'acide chlorhydrique; cela fait, on ajoute dans la solution du bicarbonate de soude en quantité suffisante pour neutraliser l'acide employé, et on laisse le tout en repos pendant deux heures. Si au bout de ce temps il s'est formé un précipité, c'est que la solution contenait de la *quinine,* de la *cinchonine*, ou de la *narcotine ;* s'il ne s'en est pas formé, c'est que ces trois bases faisaient défaut. Pour les distinguer individuellement, on recueille le précipité formé, on le lave, et on le dissout dans un peu d'acide chlorhydrique ; cela fait, on ajoute à la solution de l'ammoniaque en léger excès, et alors la liqueur reste limpide ou laisse déposer un précipité ; le premier cas indique la présence de la *quinine*, et le second, celle de la *cinchonine* ou de la *narcotine*. Pour accuser nettement la quinine, on ajoute de l'acide sulfurique de manière à neutraliser à la fois l'excès d'ammoniaque et la base organique ; on évapore ensuite à siccité et on divise le résidu en deux parties : l'une est broyée avec de la chaux ou de la magnésie et traitée par l'éther ; ce liquide, en s'évaporant, laisse déposer la base, qui, parfois, cristallise ; l'autre portion est jetée dans de l'eau chlorée, qu'on additionne ensuite d'ammoniaque ; il se développe alors une coloration verte tout à fait caractéristique. — Quant au précipité formé par la cinchonine ou la narcotine, il est recueilli, lavé, séché et traité par l'éther ; s'il se dissout dans ce véhicule, c'est de la narcotine ; s'il ne s'y dissout pas, c'est de la cinchonine. On peut contrôler ce premier résultat, en traitant une partie de ce précipité par l'acide azotique ; si c'est de la narcotine, il y aura coloration rouge de sang ; si c'est, au contraire, de la cinchonine, le mélange restera incolore.

Dans le cas où la liqueur neutralisée par le bicarbonate de soude ne donne pas de précipité, elle peut renfermer de la *strychnine*, de la *brucine*, de la *vératrine*, de la *digitaline*, etc. Pour arriver à caractériser ces diverses bases, on évapore à siccité la solution et on traite le résidu sec par l'alcool absolu et froid, qui dissout les trois dernières bases et ne dissout pas la strychnine. Si c'est ce dernier cas qui se présente, on ajoute au dépôt sec quelques gouttes d'acide sulfurique, puis divers agents oxydants, tels que l'acide plombique, le bioxyde de manganèse, le bichromate de potasse, etc. ; il se manifeste alors une belle coloration bleue ou violette tout à fait caractéristique de la strychnine. Quand, au contraire, le résidu s'est dissous dans l'alcool froid et absolu, c'est un indice que la liqueur contient de la brucine, de la vératrine ou de la digitaline. Pour caractériser ces trois bases individuellement, on évapore à siccité la solution alcoolique et on divise le résidu en plusieurs portions. Une de ces parties est traitée par l'acide sulfurique concentré ; s'il se développe une coloration rose, c'est de la *brucine ;* si cette coloration, d'abord jaunâtre, passe successivement au rouge de sang, puis au cramoisi, c'est l'indice de la présence de la *vérat-*

trine ; l'autre portion est additionnée d'acide azotique concentré ; s'il se produit une coloration rouge de sang, c'est de la brucine ; si le mélange reste incolore, c'est qu'il renferme les deux autres bases ; enfin, la troisième portion est traitée par l'acide chlorhydrique concentré ; si le mélange reste incolore, c'est qu'il n'y a que de la brucine et de la vératrine ; mais s'il prend une belle couleur verte, cela indique la présence indubitable de la *digitaline.*

Telle est la marche simple et méthodique indiquée par M. Fresenius pour l'analyse qualitative des alcaloïdes qu'on est exposé à rencontrer dans les empoisonnements ; en la suivant rigoureusement, pour peu que la quantité de base organique soit sensible, on arrivera aisément à caractériser nettement et individuellement ces agents toxiques si puissants.

DE-LA DYALISE

COMME PROCÉDÉ GÉNÉRAL DE RECHERCHE DE TOUS LES POISONS.

Ce procédé de recherche, imaginé par le chimiste anglais Graham, est fondé sur les phénomènes connus de l'*endosmose.* Il consiste à faire *diffuser* dans l'eau les matières toxiques qu'on veut séparer des substances organiques à travers une membrane poreuse. L'appareil qu'on emploie, le *dyaliseur,* est composé de deux pièces : 1° un vase cylindrique en verre, peu profond et un peu évasé

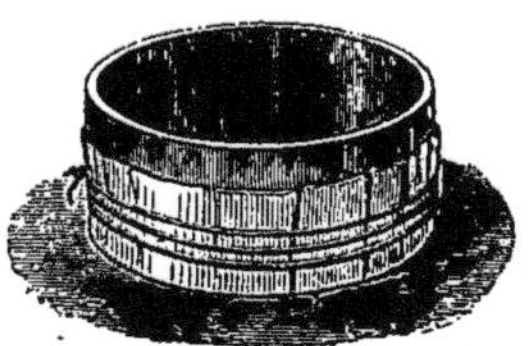

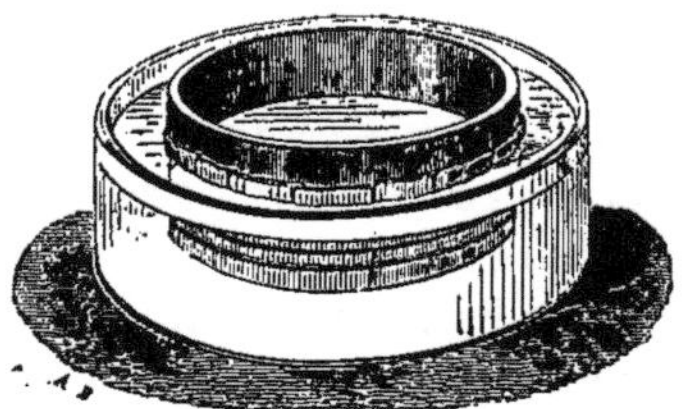

Fig. 51.   Fig 52.

par le haut, dans lequel on met de l'eau pure ; 2° une sorte de tamis formé d'un cercle en bois sur lequel est tendue une feuille de papier parchemin à la manière de la peau d'un tambour ou de la toile d'un tamis (*fig.* 51). C'est dans ce vase spécial, placé sur le vase en verre dans lequel il doit pénétrer aisément, qu'on étend en couche mince le liquide suspect qui doit céder à l'eau, par exosmose, les matières toxiques qu'il contient (voy. *fig.* 52).

Lorsque les matières qu'on a recueillies dans le corps des animaux, qu'elles soient solides ou liquides, n'indiquent la nature du poison ni par leur couleur, leur odeur ou une réaction chimique tranchée, on doit les soumettre au procédé de séparation de la dyalise. Pour cela, on acidule légèrement les matières liquides et on les soumet à une température suffisante pour coaguler les matières organiques azotées ; les matières solides sont divisées et mises à bouillir avec de l'eau également acidulée. Dans les deux cas le liquide est filtré et déposé sur le dyaliseur en couche de l'épaisseur d'un centimètre environ ; l'eau distillée contenue dans le vase inférieur doit être environ quatre fois plus abondante que le liquide à dyaliser. L'opération dure de vingt-quatre à trente-six heures. On dispose plusieurs appareils en même temps si la quantité de liquide à diffuser le demande.

Quoiqu'il en soit, le liquide inférieur est recueilli avec soin et évaporé au bain-marie pour l'amener au degré de concentration convenable. Si les caractères que prend le liquide par la concentration ne mettent pas sur la voie de la nature du poison, on le divisera en deux parties à peu près égales : l'une pour la recherche des poisons minéraux, l'autre pour celle des alcaloïdes végétaux. Dans la première on fera passer un courant d'acide sulfhydrique ou on versera une solution d'un sulfure alcalin ; si le poison a pour base un métal des trois dernières sections, dans lesquelles se trouvent presque tous les métaux toxiques, ou même si c'est l'arsenic, on obtiendra un précipité caractéristique ; si le résultat est négatif, il est probable que le poison n'est pas minéral ; cependant il convient de traiter le reste du liquide successivement par les carbonates alcalins, par la potasse, par l'ammoniaque, par le ferrocyanure de potassium, etc. Enfin, si tous ces réactifs sont impuissants, il convient d'évaporer à siccité, toujours au bain-marie, la seconde portion du liquide dyalisé et d'y chercher les alcaloïdes végétaux en suivant la marche tracée par Fresenius et que nous avons précédemment fait connaître.

Expériences toxicologiques. — Au début de cette étude sur les recherches médico-légales dans le cas d'empoisonnement, nous avons dit que les experts puisaient les éléments de leur conviction à trois sources principales : les *symptômes* présentés par l'animal vivant ; les *lésions* trouvées dans le cadavre ; et enfin les *recherches chimiques* propres à faire découvrir le corps du délit. — Il en existe une quatrième, rarement utilisée en toxicologie vétérinaire, il est vrai, mais que nous devons néanmoins mentionner, soit parce qu'on s'en sert parfois en toxicologie humaine, soit parce qu'elle constitue une ressource extrême dans les cas graves ou obscurs :

il s'agit des expériences sur des animaux vivants avec des matières toxiques.

Il se présente ici deux cas : ou bien les matières retirées du cadavre, surtout quand il s'agit d'empoisonnements pour les matières organiques, sont trop peu abondantes pour être caractérisées chimiquement d'une manière suffisamment nette; ou bien on désire reproduire artificiellement, avec le même poison que celui trouvé dans le cadavre, les symptômes et les lésions que, parfois, on n'a pas pu étudier.suffisamment, et pour ne laisser subsister aucun doute dans l'esprit des experts sur la nature de l'empoisonnement.

Dans le premier cas, on fait avaler à de très-petits animaux, tels que grenouilles, oiseaux, cochons d'Inde, lapins, etc., la matière suspecte retirée du cadavre, et l'on constate si elle jouit ou non de qualités délétères. On pourrait aussi, à la rigueur, l'injecter dans les veines d'un chien, dans le même but.

Quant aux expériences à faire avec le même poison que celui découvert par les recherches chimiques, elles sont encore plus faciles, puisqu'on a de la matière toxique à sa disposition en quantité suffisante, et qu'on peut à la rigueur opérer sur un animal de a même espèce que celui qui a succombé à l'empoisonnement. Mais, nous le répétons, ces expériences sont rarement nécessaires en toxicologie vétérinaire. Cependant elles constituent une ressource précieuse dont on doit user à l'occasion.

Des rapports judiciaires.

Lorsque les experts ont terminé leurs recherches, ils doivent en rendre compte à l'autorité judiciaire de laquelle ils tiennent leur mandat. Ce document doit être rédigé avec un soin scrupuleux, car il forme au procès une pièce d'une extrême importance, puisque très-souvent les juges y puisent les éléments de leur conviction et les données nécessaires à l'application équitable de la loi civile ou correctionnelle qui est relative à l'empoisonnement constaté.

Un rapport de cette nature se compose de trois parties : 1° le *préambule* ; 2° la *description* ; et 3° les *conclusions*. Disons un mot de chacun de ces points.

1° Dans le *préambule* les experts doivent faire connaître leurs noms, prénoms, qualités et domiciles; dire la qualité du magistrat qui les a investis de leur mandat et de celui qui les accompagne, s'il y a lieu; mentionner la prestation du serment prescrite par la loi ; et enfin, indiquer le jour, l'heure et le lieu de l'expertise.

2° La *description*, qui est la partie la plus étendue et la plus importante du rapport, doit être faite, non-seulement avec exactitude et clarté, mais encore avec un soin minutieux ; aucun détail, quelque minime qu'il soit en apparence, ne doit être omis ; en un mot, les experts ne sauraient, sur ce point, être trop complets. Ils doivent décrire les symptômes présentés par l'animal, s'ils l'ont vu de son vivant, ou mentionner brièvement ceux qui ont été observés par les personnes qui lui ont donné des soins ; ils décriront ensuite l'état général du cadavre, si l'animal est mort, comme c'est le cas le plus ordinaire, et feront surtout connaître minutieusement les lésions trouvées à l'autopsie dans les divers appareils organiques ; ils donneront ensuite la description détaillée des opérations chimiques auxquelles ils se seront livrés pour la découverte du corps du délit et des résultats qu'elles auront fournis ; enfin, ils mentionneront les expériences qu'ils auront faites sur des animaux vivants pour arriver à la découverte de la vérité, si le cas le requiert.

3° Quant aux *conclusions*, elles sont *positives* ou *négatives*, mais dans l'un et l'autre cas, elles doivent être très-nettes et très-catégoriques. Le rapport suivant peut servir de modèle dans les cas les plus ordinaires.

MODÈLE DE RAPPORT MÉDICO-LÉGAL VÉTÉRINAIRE.

Nous soussignés, Jules de Meschinet, docteur en médecine, chevalier de la Légion d'honneur ; Émile Barrault, pharmacien, et Eugène Ayrault, vétérinaire, tous les trois demeurant à Niort, experts nommés par ordonnance de monsieur le juge d'instruction, à la date du 19 mars 1851, à l'effet de procéder à l'autopsie d'un cheval présumé mort empoisonné ; à l'analyse chimique des matières contenues dans l'estomac du cheval, et de celles trouvées dans la mangeoire, afin de déterminer le genre de mort auquel il a succombé.

Certifions nous être transportés ce même jour, 19 mars, à trois heures du soir, après avoir préalablement prêté serment entre les mains de monsieur le juge-commissaire, au clos d'équarrissage du sieur Noël Gatineau, situé dans la commune de Souchet. Là, nous avons trouvé mort et étendu sur le côté droit un cheval entier de l'âge de dix mois, sous poil gris sale, de la taille de 1 mètre 50 centimètres environ, que le sieur Thibaudeau, présent, nous a déclaré être celui mort chez lui dans la nuit du 18.

M. Ayrault, l'un de nous, et qui avait été appelé à lui donner des soins, l'a aussi parfaitement reconnu. La peau ayant été enlevée, nous avons remarqué dans le tissu cellulaire sous-cutané de nombreuses ecchymoses. La cavité abdominale étant ouverte, nous en avons extrait tous les organes digestifs, que nous avons examinés les uns après les autres. La rate était vergétée par de nombreuses ecchymoses, notamment à son extrémité la plus large; le foie n'a présenté rien d'anormal. A l'ouverture de l'estomac, nous avons remarqué une assez grande quantité de son et d'avoine. (Le propriétaire, présent à l'autopsie, a déclaré n'en avoir pas donné depuis plus de deux mois.) L'estomac ayant été débarrassé des substances qu'il contenait, nous avons observé que le sac droit était pointillé, rougeâtre et ecchymosé dans une grande partie de son étendue, et que dans beaucoup d'endroits il y avait des ulcérations profondes, sortes de cautérisations qui envahissaient toute l'épaisseur de la muqueuse. (C'est surtout le long de la grande courbure de l'estomac, et sur la ligne frangée qui sépare le sac droit du gauche, qu'on les observait dans une longueur de 12 centimètres de long sur 3 centimètres de large.) La muqueuse, noire et d'une épaisseur double de l'état normal, était couverte d'ulcérations de toute forme et de toute dimension, et qui avaient perforé la membrane.

L'intestin grêle, dans sa partie pylorique, présentait des ecchymoses rougeâtres et disséminées. En s'éloignant du pylore, on n'observait plus que de nombreux pointillements ; le mésentère portait des ecchymoses de différentes longueurs ; le rein droit était sensiblement ramolli, et sa surface extérieure était irrégulière. Les deux lobes des poumons étaient gorgés de sang noir. Le ventricule gauche du cœur avait une teinte normale ; le droit, au contraire, avait la membrane qui le tapisse uniformément noire, et cette teinte morbide se continuait jusque dans l'épaisseur de sa substance musculaire. L'oreillette droite était dans le même état ; la gauche, quoique ecchymosée, l'était cependant moins que la droite. La membrane muqueuse qui tapisse la trachée et les bronches était uniformément d'un rouge noir.

L'estomac et les substances qu'il contenait furent renfermés dans un bocal portant le n° 1. Une partie du foie et une partie d'intestin grêle furent placées dans un autre sous le n° 2. L'un et l'autre, scellés en notre présence du cachet de M. Barrault, pharmacien, furent déposés chez lui.

Le 21 mars, à une heure de l'après-midi, nous nous sommes transportés chez M. Barrault. Là, le bocal portant le n° 1, et contenant l'estomac et les aliments, a été descellé. L'estomac, après avoir été lavé avec de l'eau distillée, nous a présenté les ulcérations et les excoriations que nous avons relatées plus haut. Une partie de l'estomac ayant été coupée en morceaux et mise sur le feu, avec 500 grammes d'eau distillée, a subi la coction pendant cinq heures. Le bouillon en résultant a été mis à part, pour être soumis à des opérations ultérieures.

Les matières prises dans l'estomac ont été étendues sur un tamis, et nous avons, à l'œil nu, trouvé et recueilli un grand nombre de cristaux blancs de forme et de grosseur diverses. L'un d'eux, jeté sur un charbon incandescent, a répandu une fumée blanchâtre d'une odeur alliacée très-prononcée.

D'autres cristaux ont été renfermés dans un tube, qui a été bouché à la lampe à esprit-de-vin et déposé comme pièce de conviction sous le

n° 1. D'autres cristaux mélangés avec un flux noir (sous-carbonate-car-
buré de potasse), furent renfermés dans un tube de verre, qui, chauffé à
la lampe, nous a donné un anneau arsenical très-épais. Ce tube conservé
porte le n° 2. Le reste des cristaux a été mis sur le feu avec 100 grammes
d'eau distillée. La dissolution étant complète, nous en avons mis une partie en contact :

1° Avec l'acide sulfhydrique, qui nous a donné un précipité jaune qui
a été conservé sous le n° 4, dans un flacon cacheté ;

2° Avec le sulfate de cuivre ammoniacal, le précipité a été vert-pré
(arsénite de cuivre), conservé sous le n° 3 ;

3° Avec l'azotate d'argent, le précipité a été blanc-opalin (arsénite d'argent), le flacon qui le conserve porte le n° 5.

Le 24 mars, à midi, nous avons repris nos expériences.

Le bouillon provenant de la coction d'une partie de l'estomac a été
placé sur le feu et réduit à siccité. Le résidu, traité par 125 grammes d'a-
cide azotique, a été replacé sur un fourneau et mis en ébullition jusqu'à
sa réduction complète en charbon, après la formation du champignon incandescent. Ce produit charbonneux, pulvérisé, a été additionné de
250 grammes d'eau distillée, et replacé sur le feu. Après une heure d'é-
bullition, le liquide a été décanté, filtré, et, enfin, soumis à l'action d'un
appareil de Marsh, selon la méthode ordinaire. L'essai de l'appareil ayant
été fait, après quelques minutes, une soucoupe placée à l'orifice enflam-
mée du tube en verre s'est couverte d'une grande quantité de taches arsenicales miroitantes, épaisses, qui se formaient instantanément avec la
même rapidité que met la chandelle à noircir un corps blanc placé au-
dessus de sa flamme : la soucoupe, couverte de taches arsenicales, a été
déposée sous le n° 9.

Deux paquets, cachetés du sceau de monsieur le juge d'instruction,
nous avaient été remis par lui, pour être analysés. L'un portant pour
suscription : *Substances trouvées par le gendarme Dubreuil dans l'écurie de
Louis Thibaudeau*, a été décacheté ; il contenait 5 ou 6 grains d'avoine,
quelques parcelles de son et quelques feuilles de luzerne ; à la loupe et à
l'œil nu, nous n'avons rien remarqué qui fût étranger à ces trois substances alimentaires. Nous l'avons cacheté et remis immédiatement entre
les mains de monsieur le juge d'instruction, présent à nos expériences.
Le deuxième paquet, portant pour suscription : *Substances trouvées chez
François Thibaudeau*, a été décacheté. Il contenait des grains d'avoine et
des parcelles de son agglutinées entre elles par de l'eau ; puis une poudre
blanche, d'un aspect brillant comme du sable très-fin, vu à la loupe. Une
grande quantité de petits cristaux ont été recueillis avec soin. Quelques-
uns ont été projetés sur les charbons ardents, et ont répandu une odeur
alliacée très-prononcée. D'autres ont été renfermés dans un tube de verre,
fermé à la lampe et étiqueté sous le n° 6.

Enfin, quelques-uns ont été placés sur le feu, avec 45 grammes d'eau
distillée, et mis en ébullition jusqu'à siccité. Le résidu a été ajouté à

40 grammes d'eau, et, après avoir été filtrée, la dissolution a été mise en contact avec les réactifs, et a donné les résultats suivants :

1° Un précipité vert-pré avec le sulfate de cuivre ammoniacal ;

2° Un précipité jaune avec l'acide sulfhydrique ;

3° Un précipité blanc avec le nitrate d'argent.

Le paquet qui contenait encore beaucoup de cristaux d'acide arsénieux a été cacheté avec le sceau de monsieur le juge d'instruction.

CONCLUSIONS.

Il résulte de l'autopsie que nous avons faite, et des diverses expériences auxquelles nous nous sommes livrés :

1° Que le cheval de Louis Thibaudeau est mort empoisonné par l'acide arsénieux ;

2° Que le poison a été administré mélangé avec du son et de l'avoine ;

3° Que l'acide arsénieux était concassé et mal réduit à l'état pulvérulent ;

4° Que l'empoisonnement est récent, puisque les substances qui ont servi d'excipient n'avaient pas franchi l'estomac, et que les lésions locales ne s'étendent pas au delà de ce viscère ;

5° Que le paquet, trouvé dans l'écurie de François Thibaudeau, contient de l'acide arsénieux ;

6° Que les matières prises dans l'écurie de Louis Thibaudeau n'en contenaient point.

En foi de tout ce que dessus, nous avons signé le présent rapport, adressé à monsieur le juge-commissaire.

« De MESCHINET,   BARRAULT,   Eug. AYRAULT,
docteur en médecine.   pharmacien.   vétérinaire (1). »

Les mêmes experts furent, à la même époque, par la même autorité judiciaire, chargés de procéder à l'*exhumation* d'une jument morte il y avait plusieurs mois, et qu'à la suite des faits révélés par l'instruction judiciaire, on soupçonnait avoir succombé également à un empoisonnement par l'acide arsénieux. Les recherches des experts démontrèrent que ces soupçons étaient bien fondés. Malheureusement leur procès-verbal n'ayant pas été publié, nous ne pouvons l'offrir comme modèle à nos lecteurs. A la vérité ils peuvent aisément s'en passer, attendu que le cas d'exhumation allonge simplement la partie descriptive du rapport d'expertise, mais n'en change ni les caractères ni la nature.

(1) *Recueil de médecine vétérinaire*, 1853, p. 481 et suiv.

PHARMACIE LÉGALE

OU

ANALYSE SOMMAIRE DES LOIS, ARRÊTS, ORDONNANCES ET JUGEMENTS
CONCERNANT L'EXERCICE DE LA PHARMACIE VÉTÉRINAIRE (1).

Toute profession nouvelle qui prend naissance au milieu de nos vieilles sociétés d'Europe passe toujours par deux phases nécessaires : dans la première, elle lutte contre les préventions et les droits acquis, et prend lentement sa place parmi les choses reconnues utiles à la société ; dans la seconde, elle excite la sollicitude du législateur par les services qu'elle rend, et devient ainsi l'objet de la protection spéciale de la loi.

La *médecine vétérinaire*, considérée comme science et profession régulière, compte déjà plus d'un siècle d'existence. Malgré cette date déjà ancienne et l'éclat qui environna sa naissance, la médecine des animaux n'en est encore qu'à sa première période ; car si elle a conquis une place honorable parmi les professions libérales, et si son utilité est généralement reconnue, elle n'est pas devenue encore l'objet d'une sollicitude assez vive de la part du gouvernement, au moins en France, pour qu'une loi spéciale la protége contre les empiétements des autres professions, et surtout contre l'envahissement plus dangereux encore du charlatanisme.

Il résulte de cette fâcheuse position que, non-seulement l'exercice de la médecine vétérinaire est permis à tout venant (2), mais

____

(1) Il arrive assez fréquemment que les vétérinaires s'adressent aux Écoles pour être éclairés sur leurs droits relativement à l'exercice de la pharmacie vétérinaire, que certains pharmaciens leur contestent; nous croyons donc être utile à nos confrères en leur donnant quelques renseignements à cet égard.

(2) S'il est loisible au premier venu d'exercer la profession vétérinaire, il n'est permis qu'aux élèves brevetés des Écoles de prendre le titre de *vétérinaire*, ainsi que l'ont décidé déjà plusieurs tribunaux de haute juridiction et la Cour de cassation elle-même.

encore que les professions voisines, mieux protégées qu'elle par les lois, lui disputent souvent ses attributions les plus essentielles. C'est ce qui a lieu, par exemple, pour l'exercice de la *pharmacie vétérinaire.*

Ainsi, MM. les pharmaciens, qui sont chargés exclusivement, selon l'esprit de la législation actuelle, de préparer et de vendre les médicaments destinés *au corps humain*, d'après les ordonnances des médecins ou les formules du *Codex*, ont prétendu, par une fausse interprétation des lois relatives à l'exercice de la pharmacie, interdire aux vétérinaires comme aux médecins le droit de préparer et de vendre des médicaments destinés aux animaux malades confiés à leurs soins.

Voici sur quelles dispositions légales ils fondent leurs prétentions :

Déclaration du roi du 25 avril 1777.

Art. VI. — Défendons aux épiciers et *à toutes autres personnes* de fabriquer, vendre et débiter aucun sel, composition et préparation *entrant au corps humain en forme de médicament,* ni de faire aucune mixtion de drogues simples pour administrer en forme de médecine, sous peine de 500 livres d'amende et de plus grande s'il y échoit.

Loi du 21 germinal an XI (11 avril 1803).

Art. XXV. — *Nul* ne pourra obtenir la patente pour exercer la profession de pharmacien, ouvrir une officine de pharmacie, *préparer, vendre* ou *débiter aucun médicament,* s'il n'a été reçu suivant les formes voulues jusqu'à ce jour, ou s'il ne l'est dans une des Écoles de pharmacie, ou par l'un des jurys, suivant celles qui sont établies par la présente loi, et après avoir rempli toutes les formalités qui y sont prescrites.

Art. XXVII. — Les officiers de santé établis dans les bourgs, villages ou communes, où il n'y aurait pas de pharmaciens ayant officine ouverte, pourront, nonobstant l'article 25, fournir des médicaments simples ou composés aux personnes près desquelles ils seront appelés, mais sans avoir le droit de tenir officine ouverte.

MM. les pharmaciens tirent de ces trois articles les arguments suivants :

1° Que le mot *médicament* doit se prendre ici dans un sens général, et s'appliquer aux substances qu'on emploie chez les animaux, et qui sont les mêmes, du reste, que celles dont on use chez l'homme ;

2° Quant à l'attribution, *entrant au corps humain*, qu'on trouve dans la déclaration de 1777, elle n'existe plus dans la loi de l'an XI, qui a remplacé les lois, arrêts et ordonnances antérieurs, et qui constitue le véritable code de la profession du pharmacien;

3° Que la défense faite à *toute personne* autre que les pharmaciens de préparer, vendre et débiter les médicaments est absolue, et doit s'appliquer aux vétérinaires comme à toute autre personne ;

4° Que ceux-ci doivent être assimilés, sous ce rapport, aux médecins et aux officiers de santé, et que les dispositions de l'article 27 précité de la loi de 1803 doivent leur être appliquées.

Il est facile de voir que les arguments de nos adversaires sont plus spécieux que solides, et que rien ne serait plus aisé que de les rétorquer; mais ce soin nous paraît inutile, d'autant plus que le jugement du tribunal civil de Corbeil, que nous rapportons plus loin, les réduit complétement à néant. Nous nous contenterons de faire remarquer que, dans cette question, les pharmaciens prennent une position entièrement fausse. En effet, d'une part, ils se posent en victimes d'un droit qu'ils croient leur appartenir, et sur lequel les vétérinaires empiéteraient; d'autre part, ils semblent croire que la loi de l'an XI, en leur attribuant le droit exclusif de préparer et de vendre les médicaments *entrant au corps humain*, a voulu créer un privilége en leur faveur. Il n'en est rien. La loi, cela est de principe, ne crée de privilége pour personne; quand elle croit devoir restreindre le droit commun dans certaines circonstances, elle a toujours en vue l'intérêt général, et jamais l'intérêt privé. Dans le cas dont il s'agit, le législateur s'est préoccupé des intérêts si précieux de la santé publique, mais nullement de ceux des pharmaciens; pour le démontrer, il nous suffira de citer l'article 32 de la loi de l'an XI précitée :

Art. XXXII. — Les pharmaciens ne pourront livrer et débiter de préparations médicinales ou drogues composées quelconques, que d'après la prescription qui en sera faite par des docteurs en médecine ou en chirurgie, ou par des officiers de santé et sur leur signature.

Ils ne pourront vendre aucun remède secret.

Ils se conformeront, pour les préparations et compositions qu'ils devront exécuter et tenir dans leur officine, aux formules insérées et décrites dans les dispensaires ou formulaires qui ont été rédigés ou qui le seront dans la suite par les Écoles de médecine.

Ils ne pourront faire, dans les mêmes lieux ou officines, aucun autre commerce ou débit que celui des drogues ou préparations médicinales.

Quoi qu'il en soit de cette discussion sur les droits des vétérinaires

et des pharmaciens, ceux-ci se sont crus assez sûrs des dispositions
de la loi à leur égard pour intenter des procès aux vétérinaires qui
préparaient et vendaient des médicaments destinés aux animaux
malades qu'ils étaient appelés à soigner. Parmi ces affaires judiciaires, nous ne rapporterons que la plus récente, parce que c'est
celle qui a eu le plus de retentissement, et que le jugement important qui est intervenu sert encore de base à la jurisprudence sur ce
sujet controversé.

En 1839, un pharmacien d'Arpajon (Seine-et-Oise), M. Durand, fit
citer par-devant le tribunal civil M. Caramija, vétérinaire de la
même ville, à l'effet d'y être condamné à des dommages et intérêts
au profit du demandeur, pour avoir préparé et vendu des médicaments destinés aux animaux malades. Le 20 février de la même année, le tribunal de première instance de Corbeil rendit le jugement
dont la teneur suit :

« Considérant que les lois et ordonnances sur l'exercice de la médecine
et de la pharmacie ont toutes pour objet la conservation publique;

« Que l'art de la médecine ne concerne que le traitement des maladies
dont peut être affligé le corps humain;

« Que les pharmaciens doivent, pour leurs préparations, se conformer
au Code pharmaceutique publié en exécution de l'ordonnance du roi du
10 août 1816;

« Que la loi du 11 avril 1803 (21 germinal an XI) n'interdit que le débit
des drogues et préparations médicamenteuses au poids médicinal;

« Considérant que les Écoles vétérinaires ont été instituées pour former
des hommes capables d'exercer avec succès la médecine des animaux domestiques;

« Que les élèves de ces Écoles apprennent, non-seulement la théorie,
mais encore la pratique de la pharmacie vétérinaire;

« Que les doses et la qualité des médicaments à préparer pour les animaux diffèrent essentiellement des doses et qualités des médicaments à
administrer à l'homme et ne sont pas indiquées par le Code pharmaceutique;

« Considérant que les pharmaciens ne sont pas astreints à étudier la
pharmacie vétérinaire pour obtenir leur diplôme;

« Considérant qu'en médecine et en pharmacie les remèdes secrets sont
formellement interdits, tandis qu'ils ne sont nullement défendus en médecine vétérinaire;

« Considérant que l'exercice de la médecine et de la pharmacie est un
délit de la part de ceux qui ne sont pas porteurs de diplômes, mais que la
médecine et la pharmacie vétérinaires, n'offrant point les mêmes dangers
dans l'administration des remèdes, n'ont pu éveiller au même point la sollicitude du législateur;

« Que si le grade de vétérinaire donné aux élèves reçus par le jury
d'examen des Écoles est une garantie pour les propriétaires d'animaux, il
n'est cependant pas interdit à toute personne qui veut s'en occuper
d'exercer la médecine des animaux, car aucune loi ne déclare que cet
exercice constitue soit un délit, soit une contravention ;

« Considérant qu'il résulte de ces considérations que le droit exclusif
attribué aux pharmaciens de préparer et de vendre des médicaments ne
peut s'entendre que des médicaments qui concernent le traitement du
corps humain ;

« Que la préparation des médicaments destinés aux animaux n'est pas
interdite aux vétérinaires et ne saurait constituer de leur part le délit
d'exercice illégal de la pharmacie ;

« Sans qu'il soit besoin d'examiner si Caramija a ou non vendu des médicaments destinés aux animaux :

« Déclare Durand mal fondé dans sa demande et le condamne aux
dépens. »

M. Durand, soutenu par ses confrères, ayant interjeté appel, la
Cour royale de Paris, première chambre, par un arrêt du 19 août
1839, confirma purement et simplement la sentence des premiers
juges.

Enfin, un appel en cassation devait avoir lieu, mais MM. les pharmaciens, découragés, sans doute, par les deux échecs qu'ils venaient
d'éprouver, abandonnèrent la partie. Ce désistement est fâcheux
pour les deux professions, car la Cour suprême, en rendant un jugement définitif, aurait fixé la position de chacun, et de cette manière on aurait évité pour toujours ces tracasseries, ces procès, qui
ne profitent à personne.

Cependant nos honorables adversaires, ayant été battus sur le
terrain légal, portèrent le différend devant un tribunal scientifique,
l'Académie de médecine de Paris. Cette savante assemblée, après
une longue et consciencieuse discussion, formula son opinion dans
la séance du 22 juin 1841, en proposant au gouvernement de substituer à l'art. 33 de la loi du 21 germinal an XI la rédaction suivante :

« Les épiciers, droguistes, herboristes, et toutes personnes autres que
les pharmaciens, ne pourront préparer, tenir en dépôt, exposer en vente
et vendre aucune composition ou préparation pharmaceutique sous peine
d'une amende de 100 à 500 francs.

« Les épiciers et droguistes pourront continuer de faire le commerce en
gros des drogues simples, sans pouvoir néanmoins en débiter aucune au
poids médicinal.

« Les herboristes ne pourront avoir en dépôt, exposer en vente et vendre que des plantes ou parties de plantes indigènes, fraîches ou sèches.

« *Ne sont pas soumis aux prohibitions exprimées au présent article :* 1° les docteurs en médecine ou en chirurgie et les officiers de santé, dans les cas prévus et les limites fixées par l'article 27 de la loi de l'an XI ; 2° les établissements de charité, etc. ; 3° les VÉTÉRINAIRES BREVETÉS, *à la condition qu'ils ne prépareront, n'auront en dépôt chez eux et ne vendront des médicaments que pour leur exercice privé de l'art vétérinaire, mais sans jamais tenir officine ouverte.* »

Enfin, MM. les pharmaciens, ne se tenant pas pour battus, en appelèrent des tribunaux et de l'Académie de médecine au congrès médical de Paris, qui leur donna enfin gain de cause en formulant les vœux suivants :

« 1° Que l'art vétérinaire ne puisse être exercé en France que par des hommes instruits dans les écoles vétérinaires et pourvus d'un diplôme ;

« 2° Que les vétérinaires ne puissent tenir et vendre des médicaments que *dans les mêmes circonstances que les médecins ou officiers de santé.* »

Malheureusement, ce qui diminue un peu la valeur et l'impartialité de ces vœux du congrès, c'est que l'histoire rapporte que les pharmaciens formaient la majorité de la section qui les a formulés et émis, tandis qu'on ne peut faire le même reproche à la décision de l'Académie de médecine ; en outre, soit dit sans offenser personne, nous avons plus de foi dans les lumières et dans l'impartialité de cette célèbre assemblée que dans tous les congrès médicaux possible.

Il ressort de cette discussion, qu'aucune disposition législative n'interdit l'exercice de la pharmacie aux vétérinaires en ce qui ressort de leur art, et que les prétentions des pharmaciens, qui veulent le leur interdire, ne reposent sur aucun fondement sérieux. Mais il en ressort également que, pour la pharmacie comme pour le reste de la profession vétérinaire, aucune loi n'est venue encore en régler et en protéger l'exercice, et que nous serons longtemps encore, selon toute probabilité, exposés aux tracasseries et aux empiétements des autres professions mieux protégées que la nôtre. Néanmoins, en nous appuyant sur le jugement du tribunal de Corbeil, sanctionné par la Cour royale de Paris, nous pouvons défier, jusqu'à nouvel ordre, les attaques de MM. les pharmaciens.

Cependant, plus récemment, en 1863, deux pharmaciens, MM. Burin et Legoux, ont attaqué devant les tribunaux M. Passe, vétérinaire à Putanges, pour vente de médicaments composés destinés aux animaux malades. Le tribunal civil d'Argentan, devant lequel la cause a été portée, a décidé, dans un jugement rendu le 27 mai 1863 :

1° Que les vétérinaires ont le droit de détenir, composer et vendre toutes les préparations pharmaceutiques ne contenant pas de substances vénéneuses, inscrites ou non au Codex, et destinées à la médication des animaux confiés à leurs soins ;

2° Mais qu'il leur est interdit de détenir et de composer des préparations pharmaceutiques consistant en poisons purs ou contenant des substances vénéneuses ; que pour les préparations de ce genre, qu'elles soient magistrales ou officinales, ils doivent, comme les médecins, s'adresser aux pharmaciens, qui sont seuls autorisés à un débit de cette nature.

Le jugement en première instance d'Argentan a été frappé d'appel au nom des vétérinaires, qui sont tous grandement intéressés dans la question. Jusqu'à présent il n'y a pas eu de nouvelle décision judiciaire ; la question reste donc en suspend. En attendant, ceux de nos lecteurs, que cela pourrait intéresser, pourront lire avec profit une savante consultation de M. Léon Renault, publiée par le *Recueil* de médecine vétérinaire, année 1864, page 523.

Quoiqu'il en soit, du moment que le vétérinaire reste en possession, jusqu'à nouvel ordre, de la faculté de tenir et de vendre les médicaments à l'usage des animaux, il doit se conformer, comme le pharmacien, aux prescriptions des lois et ordonnances relatives au débit des substances vénéneuses. Voilà pourquoi nous devons faire connaître ces dispositions législatives afin que nos confrères puissent s'y conformer et éviter les peines et dommages qu'elles édictent.

VENTE DES SUBSTANCES VÉNÉNEUSES.

Loi du 19 juillet 1845.

Article premier. — Les contraventions aux ordonnances royales portant règlement d'administration publique, sur la vente, l'achat et l'emploi des substances vénéneuses, seront punies d'une amende de 100 francs à 3,000 francs, et d'un emprisonnement de six jours à deux mois, sauf application, s'il y a lieu, de l'article 463 du Code pénal (1).

(1) Cet article dit que dans tous les cas où la peine d'emprisonnement est portée par le présent Code, si le préjudice causé n'excède pas 25 francs, et si les circonstances paraissent atténuantes, les tribunaux sont autorisés à réduire l'emprisonnement même au-dessous de six jours, et l'amende même au-dessous de 16 francs. Ils pourront aussi prononcer séparément l'une ou l'autre de ces peines, sans qu'en aucun cas elle puisse être au-dessous des peines de simple police.

Dans tous les cas, les tribunaux pourront prononcer la confiscation des substances saisies en contravention.

ART. 2. — Les articles 34 et 35 de la loi du 21 germinal an XI seront abrogés à partir de la promulgation de l'ordonnance qui aura statué sur la vente des substances vénéneuses (1).

La présente loi, discutée, délibérée et adoptée par la chambre des pairs et par celle des députés, et sanctionnée par nous aujourd'hui, sera exécutée comme loi de l'État.

Ordonnance du 29 octobre 1846, portant règlement sur la vente des substances vénéneuses.

TITRE I.

(Ce titre est relatif au commerce en gros des substances vénéneuses.)

TITRE II.

De la vente des substances vénéneuses par les pharmaciens.

ART. 5. — La vente des substances vénéneuses ne peut être faite, pour l'usage de la médecine, que par les pharmaciens et sur la prescription d'un médecin, chirurgien, officier de santé ou d'un vétérinaire breveté.

Cette prescription doit être signée, datée et énoncer en toutes lettres la dose des dites substances, ainsi que le mode d'administration du médicament.

ART. 6. — Les pharmaciens transcriront lesdites prescriptions, avec les indications qui précèdent, sur un registre établi dans la forme déterminée par le § 1er de l'article 3 (2).

Ces transcriptions devront être faites de suite et sans aucun blanc.

Les pharmaciens ne rendront les prescriptions que revêtues de leur cachet et après y avoir indiqué le jour où les substances auront été livrées, ainsi que le numéro d'ordre de la transcription sur le registre.

Ledit registre sera conservé pendant vingt ans au moins, et devra être représenté à toute réquisition de l'autorité.

ART. 7. — Avant de délivrer la préparation médicinale, le pharmacien y apposera une étiquette indiquant son nom et son domicile, et rappelant la destination interne ou externe du médicament.

ART. 8. — L'arsenic et ses composés ne pourront être vendus, pour d'autres usages que la médecine, que combinés avec d'autres substances.

Les formules de ces préparations seront arrêtées sous l'approbation de

(1) Ces deux articles portaient que les détenteurs de substances vénéneuses devaient les tenir sous clef, n'en débiter qu'aux personnes connues et domiciliées, et inscrire avec soin sur un registre spécial chaque vente, avec le nom, le domicile de l'acheteur et la destination de la substance toxique.

(2) On trouve ce registre dans le commerce, chez tous les papetiers ou libraires.

notre ministre secrétaire d'État de l'agriculture et du commerce, savoir :

Pour le traitement des animaux domestiques, par le conseil des professeurs de l'École royale vétérinaire d'Alfort (1) ;

Pour la destruction des animaux nuisibles et pour la conservation des peaux et objets d'histoire naturelle, par l'École de pharmacie.

ART. 9. — Les préparations mentionnées dans l'article précédent ne pourront être vendues ou délivrées que par les pharmaciens, et seulement à des personnes connues et domiciliées.

Les quantités livrées, ainsi que le nom et le domicile des acheteurs, seront inscrits sur le registre spécial, dont la tenue est prescrite par l'article 6.

ART. 10. — La vente et l'emploi de l'arsenic et de ses composés sont interdits pour le chaulage des grains, l'embaumement des corps et la destruction des insectes.

Dispositions générales.

ART. 11. — Les substances vénéneuses doivent toujours être tenues par

---

(1) Voici le tableau de ces formules :

I. — PRÉPARATIONS DESTINÉES A L'USAGE EXTERNE.

N° 1. *Poudre pour le bain Tessier.*

— Acide arsénieux.. .... 2 kilog.
Protosulfate de fer.... ... 40 —
Peroxyde de fer anhydre... 800 gram.
Poudre de racine de gentiane. 400 —

Mode de préparation. — Triturez séparément dans un mortier l'acide arsénieux et le protosulfate de fer ; réunissez ensuite les deux substances et faites un mélange intime ; mélangez de nouveau très-exactement toutes ces substances. Conservez cette poudre composée dans des vases de verre bien bouchés.

N° 2. *Bain de Tessier.*

— Poudre n° 1 pour bain
de Tessier.......... 11 kil. 600 gr.
Eau ordinaire. .... 100 litres.

Mode de préparation. — Mettez la poudre dans une grande chaudière de fonte avec l'eau ; faites bouillir jusqu'à réduction d'un tiers ; mettez autant d'eau qu'il s'en est évaporé ou 66 litres ; laissez bouillir huit ou dix minutes, retirez du feu et versez dans un cuvier pour le bain.

N° 3. *Lotion Tessier.*

— Poudre n° 1 pour le bain Tessier,.................... 1 kilog.
Eau commune .... 10 litres.
Même préparation que le bain.

II. — PRÉPARATIONS CAUSTIQUES.

N° 4. *Poudre du frère Côme, modifiée.*

— Acide arsénieux..:........ 10 gram.
Sulfure rouge de mercure. 60 —
Sandragon .... 1,20 cent.

Préparation. — Réduisez les trois substances en poudre fine et mêlez intimement par la trituration.

N° 5. *Pommade cathérétique.*

— Acide arsénieux en poudre... 4 gram.
Sulfure rouge de mercure... 2 —
Axonge..................... 32 —

Préparation. — Incorporez à froid dans un mortier de porcelaine.

III. — PRÉPARATIONS DESTINÉES A L'USAGE INTERNE.

N° 6. *Liqueur de Fowler.*

— Acide arsénieux........... 5 gram.
Carbonate de potasse....... 5 —
Eau ordinaire............ 500 —

Préparation. — Faites dissoudre à chaud, et ajoutez une décoction de 4 grammes de poudre de gentiane dans 250 grammes d'eau.

les commerçants, fabricants, manufacturiers et pharmaciens, dans un endroit sûr et fermé à clef.

A la suite de cette ordonnance était annexé un tableau très-détaillé des substances vénéneuses, mais il a été remplacé par celui du décret qui va suivre.

Décret du 8 juillet 1850, modifiant le tableau annexé à l'ordonnance du 29 octobre 1846.

ARTICLE PREMIER. — Le tableau des substances vénéneuses annexé à l'ordonnance du 29 octobre 1846 est remplacé par le tableau joint au présent décret.

Tableau des substances vénéneuses annexé au décret du 8 juillet 1850.

Acide cyanhydrique.	Digitale, extrait et teinture.
Alcaloïdes végétaux vénéneux et leurs sels.	Émétique.
Arsenic et ses préparations.	Jusquiame, extrait et teinture.
Belladone, extrait et teinture.	Nicotiane.
Cantharides, poudre et extrait.	Nitrate de mercure.
Chloroforme.	Opium et son extrait.
Ciguë, extrait et teinture.	Phosphore.
Cyanure de mercure.	Seigle ergoté.
Cyanure de potassium.	Stramonium, extrait et teinture.
	Sublimé corrosif.

Indépendamment des prescriptions de l'ordonnance du 29 octobre 1846, les vétérinaires doivent se rappeler celles des articles 1383 et 1384 du Code civil et 319 du Code pénal, qui sont ainsi conçus :

ART. 1383. — Chacun est responsable du dommage qu'il a causé, non-seulement par son fait, mais encore par sa négligence ou imprudence.

ART. 1384. — On est responsable non-seulement du dommage que l'on cause par son propre fait, mais encore de celui causé par le fait des personnes dont on doit répondre, ou des choses que l'on a sous sa garde.

Les maîtres et les commettants sont responsables des dommages causés par leurs domestiques et préposés, dans les fonctions auxquelles ils les ont employés.

ART. 319 (Code pénal). — Quiconque, par maladresse, imprudence, inattention, négligence ou inobservation des règlements, aura commis involontairement un homicide, ou en aura été involontairement la cause, sera puni d'un emprisonnement de trois mois à deux ans, et d'une amende de 50 francs à 600 francs.

Ainsi, par exemple, si le vétérinaire, dans la vente ou l'emploi d'un médicament, se trompe de substance ou la donne en trop grande quantité, et que de cette erreur résulte la mort d'un animal domestique, il sera responsable de cet accident et pourra être condamné à des dommages-intérêts envers le propriétaire, s'il est prouvé qu'il y a de sa faute. (Art. 1383 et 1384 du Code civil précité.) Comme aussi, dans le cas où il négligerait de tenir sous clef, comme le prescrit l'article 11 de l'ordonnance du 29 octobre 1846, les substances vénéneuses qui sont en sa possession; qu'à son insu, une personne malintentionnée s'empare d'une certaine quantité de l'une de ces substances, et qu'un crime d'empoisonnement soit le résultat de cette soustraction, suite d'une négligence de la part du vétérinaire, celui-ci sera passible des peines portées à l'article 319 du Code pénal, précédemment cité. Il en serait de même, et à plus forte raison, s'il délivrait imprudemment une substance vénéneuse, sans prendre les précautions indiquées par l'ordonnance de 1846.

Enfin, les vétérinaires, en vendant des médicaments, sont exposés aux atteintes de la loi du 1er avril 1851, dont nous allons faire connaître les dispositions les plus importantes.

Loi du 1er avril 1851 pour la répression des fraudes dans la vente des marchandises.

ARTICLE PREMIER. — Seront punis des peines portées par l'article 423 du Code pénal (1) :

1° Ceux qui falsifieront des *substances* ou *denrées alimentaires* ou *médicamenteuses* destinées à être vendues;

2° Ceux qui vendront ou mettront en vente des *substances* ou *denrées alimentaires* ou *médicamenteuses* qu'ils sauront être falsifiées ou corrompues.

D'après cette loi, les vétérinaires et les pharmaciens, comme tous les autres commerçants, doivent délivrer, non-seulement la quantité exacte des médicaments indiqués dans leurs mémoires ou factures, mais encore ne vendre que des médicaments de bonne qualité, c'est-à-dire exempts de toute altération, de vétusté, de falsifications, etc., à moins que le mémoire ne porte que la substance délivrée est d'une qualité inférieure, et que le prix n'ait été réduit proportionnellement, en admettant toutefois, ce qui doit arriver bien rarement, qu'un médicament de basse qualité puisse être employé avec avantage sous le rapport économique, même sur des animaux de peu de valeur.

(1) Emprisonnement de trois mois au moins et un an au plus; amende qui ne peut être au-dessous de 50 francs; les objets du délit ou leur valeur seront confisqués.

FORMULAIRE RAISONNÉ

MAGISTRAL ET OFFICINAL

Tableau comparatif des poids anciens et des poids nouveaux, avec les signes abréviatifs usités autrefois en pharmacie.

℔	Une livre................	= 500 grammes.
1/2 ℔	Une 1/2 livre............	= 250 —
1/4 ℔	Un 1/4 de livre...........	= 125 —
℥	Une once................	= 32 —
1/2 ℥	Une 1/2 once............	= 16 —
ʒ	Un gros ou drachme.......	= 4 —
℈	Un scrupule..............	= 1 —
Gr.	Un grain................	= 5 centigrammes.

I. — POUDRES COMPOSÉES (1).

1° FORMULES RATIONNELLES.

N. 1. — **Poudre émolliente.**

℞ Réglisse pulvérisée....⎫ aa. 6 part.
Guimauve.............⎭

Gomme arabique......⎫ aa. 2 —
Dextrine ....⎭

Mêlez. Dose (2) : 125 grammes.

N. 2. — **Poudre tempérante ou acidule.**

℞ Crème de tartre soluble... 4 part.
Nitre................⎫ aa. 1 —
Sulfate de soude......⎭
Racine de patience pulvéris. 1 —
Mêlez. Dose : 64 grammes.

N. 3. — **Poudre astringente.**

℞ Sulfate de zinc........⎫ aa. 1 part.
Alun cristallisé........⎭
Fleur de tan..........⎫
Cachou pulvérisé......⎬ aa. 2 —
Racine de ratanhia pulv.⎭
Mêlez. Dose : 20 grammes.

(1) Pour les poudres simples, voyez l'Histoire de chaque médicament.

(2) *Nota.* Les doses de ce Formulaire sont celles destinées aux grands animaux, sauf indications spéciales.

N. 4. — **Poudre dessiccative** (Zundel).

℞ Sous-acétate de cuivre.⎫ aa. 100 part.
Alun calciné..........⎭
Fleur de tan............ 300 —
Mêlez. Contre la fourchette pourrie.

N. 5. — **Poudre rubéfiante.**

℞ Moutarde noire pulvérisée. 4 part.
Poivre noir pulvérisé..⎫ aa. 2 —
Carbonate d'ammoniaq.⎭
Mêlez. Faites un sinapisme.

N. 6. — **Poudre vésicante.**

℞ Cantharides pulvérisées... 4 part.
Euphorbe pulvérisée...⎫ aa. 2 —
Écorce de garou pulv..⎭
Hellébore blanc pulvér.⎫ aa. 1 —
Sabine...............⎭
Mêlez. Faites un topique.

N. 7. — **Poudre caustique.**

℞ Sublimé corrosif......⎫ aa. 1 part.
Sel ammoniac........⎭
Sulfure jaune d'arsenic.⎫ aa. 2 —
Sulfate de cuivre......⎭
Mêlez. Usage externe.

N. 8. — **Poudre stimulante.**

℞ Carbonate d'ammoniaque.. 1 part.

Cannelle pulvérisée.. ⎫ aa.   2 part.
Anis étoilé pulvérisé.. ⎭
Racine d'angéliq. pul. ⎫ aa.   4 —
Baies de genièvre ... ⎭
Mêlez. Dose : 96 grammes.

N. 9. — Poudre narcotique.

℞ Poudre d'opium.........   1 part.
Thridace ou lactucarium...   2 —
Poudre de belladone.. ⎫
— de jusquiame noire. ⎬ aa.   2 —
— de datura........ ⎭

Mêlez. Dose : 32 grammes. En breuvage ou en électuaire.

N. 10. — Poudre antispasmodique.

℞ Valériane pulvérisée......   4 part.
Camphre............. ⎫ aa.   1 —
Oxyde de zinc....... ⎭
Bleu de Prusse..........   2 —

Mêlez. Dose : 48 grammes. En électuaire ou en bol.

N. 11. — Poudre contre la toux du cheval (F. T.).

℞ Amidon.................   32 part.
Émétique........... ⎫ aa.   8 —
Graines de ciguë..... ⎭
Camphre..............   2 —
Bleu de Prusse..........   1 —
Mêlez exactement. En une dose.

N. 12. — Poudre de Dower.

℞ Sulfate de potasse.... ⎫ aa. 125 gr.
Nitrate de potasse pulv. ⎭
Poudre d'ipéca....... ⎫
— de réglisse... ⎬ aa.   32 —
Extrait d'opium sec et ⎪
pulvérisé............. ⎭

Mêlez. Dose : 20 à 60 centigrammes : très-efficace contre la bronchite du chien.

N. 13. — Poudre excitatrice.

℞ Noix vomique râpée.......   4 part.
Fève de Saint-Ignace......:   2 —
Seigle ergoté pulvérisé.....   1 —

Mêlez. Dose : 8 grammes. En bol ou en électuaire. Contre les paralysies.

N. 14. — Poudre tonique analeptique.

℞ Farine de froment... ⎫ aa.   4 part.
— de féverole... ⎭
Carbonate de fer.........   2 —
Tartrate de potasse et de fer.   1 —

Gentiane pulvérisée.. ⎫ aa.   3 —
Baies de genièvre.... ⎭
Mêlez. Dose : 125 grammes. En électuaire. Affections anémiques et hydroémiques, épuisement, marasme, convalescence.

N. 15. — Poudre corroborante (Bénion).

℞ Cannelle de Chine pulv.   150 gr.
Gingembre en poudre.   500 —
Gentiane............ ⎫ 50 —
Anis vert............ ⎭
Carbonate de fer.....   250 —

Pulvérisez finement, passez au tamis et mélangez exactement.
Une cuillerée à café mêlée matin et soir à la pâtée de 20 dindonneaux.

N. 16. — Poudre tonique amère.

℞ Gentiane pulvérisée.....   6 part.
Écorce de saule pulv. ⎫ aa.   4 —
Tan................. ⎭
Houblon pulvérisé.... ⎫ aa.   2 —
Camomille — .... ⎭
Noix vomique râpée......   1 —

Mêlez. Dose : 64 grammes. Électuaire, bol, breuvage. Cachexie, hydropisies, diarrhée.

N. 17. Poudre tonique antiputride

℞ Quinquina jaune pulvérisé.   4 part.
Gentiane pulvérisée.. ⎫ aa.   6 —
Tan................. ⎭
Camphre pulvérisé... ⎫ aa.   2 —
Suie de cheminée tam. ⎭

Mêlez. Dose : 150 grammes. Breuvage, électuaire. Cachexie, maladies gangréneuses.

N. 18. — Poudre tonique et antiputride (Rœl.).

℞ Baies de genièvre pulv. ⎫
Somm. d'absinthe pul. ⎬ aa. 500 gr.
Racine de calamus pul. ⎪
Suie de cheminée tam. ⎭
Sulfate de protoxyde de fer.   100 —

Mêlez. Donnez à la dose de 100 gr. aux grands animaux, 25 aux moyens et 10 aux petits.

N. 19. — Poudre anti-cachectique.

℞ Sel marin pulv....... ⎫
Sulfate de soude..... ⎬ P. E.
Couperose verte...... ⎭

Elle se donne à la dose de 32 gr. pour le bœuf et 4 gr. pour le mouton.
Contre la cachexie et le sang de rate.

N. 20. — Poudre altérante.

℞ Calomélas.............}
Sulfure rouge de merc. } aa. 4 part.
Sel marin...........}
Sel ammoniac........} aa. 2 —
Iodure de potassium..}
·Bromure idem.......} aa. 2 —

Mêlez. Dose : 32 grammes. Électuaire et bol. Affections lymphatiques.

N. 21. — Poudre vomitive.

℞ Émétique............... 1 part.
Ipécacuanha........ ....}
Hellébore blanc...... } aa. 2 —

Mêlez. Dose : Porc, 1 à 2 grammes; chien, 0,25 à 0,50 centigrammes. Embarras gastriques, empoisonnements.

N. 22. — Poudre laxative.

℞ Sulfate de soude....}
Crème de tartre solub. } aa. 5 part.
Carbonate de magnésie.. 10 —

Mêlez. Dose : 150 grammes. Electuaires, boissons, breuvages.

N. 23. — Poudre purgative minorative.

℞ Sulfate de soude....... 4 part.
— de magnésie. }
Crème de tartre sol. } aa. 2 —
Rhubarbe en poudre.... 1 —

Mêlez. Dose : 250 grammes. Electuaires, breuvages.

N. 24. — Poudre diaphorétique arsenicale (Cruzel).

℞ Soufre sublimé.....}
Sulfure d'antimoine. } aa. 500 gr.
·Acide arsénieux pulv..... 12 —

Mêlez et divisez en 24 paquets dont on donnera un par jour, d'abord, puis deux, contre la phthisie du bœuf.

N. 25. — Poudre purgative cathartique.

℞ Aloès................. 4 part.
Jalap.............}
Rhubarbe .... } aa. 2 —
Calomélas............. 1 —

Mêlez. Dose : 64 grammes. Électuaire, bol, breuvage.

N. 26. — Poudre diurétique.

℞ Digitale pulv........... 1 gr.
·Scille.............}
Colchique......... } aa. 2 —
Baies de genièvre........ 20 —

F. s. a. une poudre à donner dans les boissons du porc atteint d'hydropisie ascite.

N. 27. — Poudre drastique.

℞ Graines de ricin pulvéris. 4 part.
— de croton-tiglium. 1 —
Jalap............ ....}
Gomme-gutte....... } aa. 2 —

Mêlez. Dose : 8 grammes. Bol, breuvage.

N. 28. — Poudre contro-stimulante.

℞ Émétique pulv.......... 1 part.
Digitale en poudre....... 2 —
Nitrate de potasse....... 3 —
Mêlez. Contre la pneumonie.

N. 29. — Poudre contro-stimulante.

℞ Émétique pulv.......... 1 part.
Kermès minéral......... 2 —
Nitrate de potasse....... 3 —
Mêlez. Contre la pneumonie.

N. 30. — Poudre diaphorétique.

℞ Fleur de soufre..... }
Sulfure d'antimoine. } aa. 4 part.
Kermès minéral.....}
Gaïac en poudre..... } aa. 2 —
Carbonate d'ammoniaque. 1 —

Mêlez. Dose : 64 grammes. Électuaire, bol. Affections cutanées et lymphatiques.

N. 31. — Poudre diurétique alcaline.

℞ Carbonate de potas..}
Bicarbonate de soud. } aa. 4 part.
Savon râpé.........}
Racine de saponaire. } aa. 8 —

Mêlez. Dose : 48 grammes.

N. 32. — Poudre diurétique sédative.

℞ Nitrate de potasse....... 4 part.
Scille pulvérisée....}
Colchique — .... } aa. 2 —
Cantharides en poudre... 1 —

Mêlez. Dose : 16 grammes. Bol, breuvage

N. 33. — Poudre diurétique résineuse.

℞ Colophane pulvéris..}
Poix de Bourgogne.. } aa. 4 part.

Bourgeons de sapin. } aa. 2 —
Baies de genièvre... }

Mêlez. Dose : 48 grammes. Bol, électuaire.

N. 34. — Poudre contro-stimulante et diurétique (Rœll).

℞ Émétique.............. 8 gr.
Nitre................. 32 —
Sulfate de soude....... 96 —

Mêlez après avoir pulvérisé finement les sels. A donner en deux doses.

N. 35. — Poudre utérine.

℞ Seigle ergoté........... 4 part.
Rue............... } aa. 2 —
Sabine............. }
Safran............. } aa. 1 —
Aloès............. }

Mêlez. Dose : 64 grammes. Breuvage alcoolique.

N. 36. — Poudre vermifuge (Vatel).

℞ Sulfure noir de mercure.. 16 part.
Fougère mâle...... }
Gentiane.......... } aa. 2 —
Absinthe.......... }
Aloès............. }

Mêlez. Dose : 64 grammes.

2° FORMULES SPÉCIALES.

N. 37. — Poudre antiseptique.

℞ Quinquina rouge pul. } aa. 2 part.
Charbon de bois pul. }
Camphre en poudre. } aa. 1 —
Carbonate d'ammon. }

Mêlez. Plaies gangréneuses, ulcères fétides, etc.

N. 38. — Poudre anticatarrhale
(Sweisteigre).

℞ Farine de seigle desséchée. 19 part.
Émétique............. 4 —
Camphre.......... } aa. 1/2 —
Bleu de Prusse..... }

Mêlez. Dose : 24 à 32 grammes. Coryza chronique, gourme, bronchite, pneumonie, maladies lymphatiques.

N. 39. — Poudre anticatarrhale
(Martin-Chapuis).

Poudre d'aconit..... \
— de guimauv. |
— de réglisse. . } aa. 100 part.
— de sulf. de s. |
— de soufre.... /

Sulfure d'antimoine pulv. 15 —
Extrait alcoolique de pavot. 5 —

Mêlez. Dose : 100 gr. en deux fois. Toux et irritation des bronches du cheval et du bœuf.

N. 40. — Poudre anticatarrhale.

℞ Tartre stibié........... 12 gr.
Sulfure noir d'antimoine. 15 —

Mêlez. A faire prendre par moitié dans un seau d'eau. Inflammation de la gorge et des bronches.

N. 41. — Poudre expectorante.

℞ Poudre de guimauve. } aa. 6 part.
— d'aunée..... }
Kermès minéral.... } aa. 3 —
Douce-amère pulv... }

Mêlez. Dose : 64 grammes. Maladies chroniques de voies respiratoires, de la peau, du système lymphatique.

N. 42. — Poudre galactopoïétique.

℞ Sem. chaud. ombellif. }
— de cascarille.. } aa. 4 par
Poudre de cannelle.. }
Bicarbonate de soud. } aa. 1 —
Sulfate idem....... }

Mêlez. Dose : 32 à 64 grammes. En bols, électuaires, breuvages. Pour exciter la sécrétion du lait dans le cas d'inertie des mamelles après le part.

N. 43. — Poudre hémostatique.

℞ Charbons de bois pul. } aa. 2 par.
Gomme arabique... }
Alun cristallisé..... } aa. 1 —
Sulfate de fer...... }
Fleur de tan........ } aa. 1/2 —
Colophane en poudre. }

Mêlez. Hémorrhagies capil., épistaxis.

N. 44. — Poudre stimulante (Mathieu.

℞ Farine de moutarde noire. 16 gr.
Fleur de soufre..... } aa. 32 —
Poudre de cannelle.. }
Fenugrec pulvérisé..... 500 —
Sel de cuisine.......... 128 —

Mêlez. Étendez sur une tranche de pain. Maladies anémiques, péripneumonie du gros bétail, etc.

N. 45. — Poudre antimorveuse
(Prof. Spinola).

℞ Sublimé corrosif........ 32 gr.
Poudre de ciguë......... 125 —

Poudre de gentiane. ⎫ aa. 320 —
Semence de fenouil. ⎬

Divisez et mêlez; faites 24 paquets à prendre 2 par jour, un le matin, l'autre le soir.

N. 46. — Poudre sternutatoire.

♃ Bétoine pulvérisée.. ⎫
Asaret — .... ⎬ aa. 32 gr.
Chardon bénit pulv. ⎭
Tabac à priser...... ⎫ aa. 8 —
Hellébore blanc pulv. ⎬
Euphorbe en poudre..... 4 —

Mêlez. Insufflez dans le nez. Coryza chronique, ozène, œstre ethmoïdal, etc.

N. 47. — Poudre vermifuge.

♃ Absinthe pulvérisée. ⎫ aa. 125 gr.
Fougère mâle —... ⎬
Suie de cheminée... ⎫ aa. 64 —
Sel marin......... ⎬
Farine de froment torréfiée. 1 kilo.

Mêlez. Arrosez avec un peu d'essence de térébenthine; pour 10 moutons.

II. — DES ESPÈCES.

N. 48. — Espèces émollientes.

♃ Feuilles de mauve.. ⎫
— de guimauve.. ⎬
— de bouill. blanc. ⎬ aa. 1 —
— de bourrache... ⎬
— de laitue...... ⎬
— de mercuriale an. ⎭
Mêlez.

N. 49. — Espèces tempérantes.

♃ Feuilles d'alléluia... ⎫
— d'oseille cult... ⎬ aa. 2 part.
— — des prés. ⎭
Fruits d'airelle...... ⎫
— d'épine-vinette. ⎬ aa. 1 —
Pommes sauvages... ⎭
Mêlez.

N. 50. — Espèces astringentes.

♃ Racines de benoîte.. ⎫
— de bistorte... ⎬ aa. 2 part.
— de consoude.. ⎭
Feuilles de chêne.... ⎫
— de noyer.... ⎬ aa. 1 part.
— de plantain . ⎭
Écorces de chêne.... ⎫
— de frêne.... ⎬ aa. 1 —
— de peuplier . ⎭

Fleurs de rosier..... ⎫ aa. 1/2 part.
— de genêt..... ⎬
Mêlez.

N. 51. — Espèces aromatiques (Codex).

♃ Feuilles ou sommités ⎫
de sauge...... ⎬
— de thym....... ⎬
— de serpolet..... ⎬
— d'hysope....... ⎬ part. égal.
— de menthe poiv. ⎬
— d'origan........ ⎬
— de romarin..... ⎬
— d'absinthe...... ⎭
Mêlez.

N. 52. — Semences carminatives.

♃ Anis vert........... ⎫
Fenouil............ ⎬
Coriandre.......... ⎬ part. égal
Cumin............. ⎬
Carvi .... ⎬
Angélique......... ⎭
Mêlez.

N. 53. — Espèces narcotiques.

♃ Morelle noire....... ⎫
Coquelicot .... ⎬ aa. 2 part.
Laitue vireuse....... ⎭
Belladone.......... ⎫
Jusquiame noire..... ⎬ aa. 1 —
Stramoine.......... ⎭
Mêlez.

N. 54. — Espèces amères.

♃ Racines de gentiane.. ⎫
— de chicorée... ⎬ aa. 4 part.
— d'aunée...... ⎬
— de patience... ⎭
Somm. de pet. centaur. ⎫
— de petit chêne. ⎬ aa. 2 —
— de marrube.... ⎭
Fleurs de camomille.. ⎫ aa. 1 —
— d'arnica....... ⎬
Mêlez.

N. 55. — Espèces pectorales (Codex).

♃ Fleurs de bouillon ⎫
blanc........ ⎬
— de coquelicot... ⎬
— de guimauve.... ⎬ P. E.
— de mauve....... ⎬
— de pied-de-chat. ⎬
— de tussilage. ... ⎬
— de violette...... ⎭
Mêlez exactement.

N. 56. — Espèces antispasmodiques.

℞ Armoise............\
Tanaisie............\
Caille-lait jaune...... } aa.   1 part.\
Tilleul (fleurs)......\
Saule   id........./\
Racine de valériane.......   2 —\
Mêlez.

N. 57. — Espèces utérines.

℞ Armoise............\
Matricaire..........\
Rue............... } part. égal.\
Sabine............\
Seigle ergoté......../\
Mêlez.

N. 58. — Espèces vermifuges.

℞ Sem. sèch. d'absinthe.\
 — de tanaisie.....\
Fleurs de camom. rom. } part. égal.\
 — de semen-contra.\
Fougère mâle (bourg.).\
Mousse de Corse......./\
Mêlez.

III. — DES SACHETS.

N. 59. — Sachet émollient.

℞ Son............... }\
Pulpes de pommes de t. } part. égal.\
Eau bouillante...........   q. s.

Faites une pâte épaisse que vous renfermerez dans un sac de toile pour l'appliquer sur les points malades.

N. 60. — Sachet tempérant.

℞ Sciure de bois....... }\
Eau vinaigrée........ }   aa. q. s.

Renfermez dans un sac et appliquez sur les parties malades.

N. 61. — Sachet astringent.

℞ Suie tamisée........ }\
Tan............... } aa. part. ég.\
Craie............. }\
Solution légère d'alun.....   q. s.

Faites une pâte épaisse, renfermez dans un sac en toile et appliquez.

N. 62. — Sachet excitant.

℞ Graine de foin....... }\
Avoine............. } aa. part. ég.\
Baies de genièvre.... }

Faites torréfier, renfermez dans un sac en toile et appliquez aussi chaud que possible.

N. 63. — Sachet rubéfiant.

℞ Sel ammoniac pulvér. }\
Chaux vive.......... } aa. part. ég.

Humectez légèrement le mélange et renfermez-le dans un sac.

N. 64. — Sachet antiputride.

℞ Farine de seigle torréf. }\
Poudre de gentiane.. } aa. part. ég.\
Tan............... }

Faites chauffer, arrosez légèrement d'alcool camphré, renfermez dans un sac et appliquez.

IV. — DES EXTRAITS.

Les extraits étant des préparations simples, nous en avons traité à propos de l'histoire de chaque médicament en particulier.

V. — DES GARGARISMES.

N. 65. — Gargarisme émollient.

℞ Racine de guimauve.. }\
 — de réglisse... } aa. 32 gram..\
Graine de lin...........   8 —\
Eau................   1 l. 1/2.\
Miel...................   64 gram.

Faites bouillir les trois premières substances dans l'eau, passez dans un linge et ajoutez le miel.

N. 66. — Gargarisme acidule.

℞ Vinaigre...............   125 gram.\
Décoction légère d'oseille.   1 litre.\
Miel..................   64 gram.\
Mêlez.

N. 67. — Gargarisme astringent.

℞ Racine de ratanhia......   10 gram.\
Alun cristallisé........   20 —\
Sulfate de zinc.........   10 —\
Eau...................   1 litre.

Traitez le ratanhia par décoction dans l'eau, passez et ajoutez les sels.

N. 68. — Gargarisme irritant.

℞ Eau sinapisée............. 2 litres.
Ammoniaque liquide.... 16 gram.
Chlorure de soude...... 8 —

Mêlez. Contre la stomatite chronique, le glossanthrax, etc.

N. 69. — Gargarisme stimulant.

℞ Clous de girofle......)
Poivre.............) aa. 8 gramm.
Racine de pyrèthre........ 16 gram.
Eau....................... 1 l. 1/2

Faites infuser et passez. Stomatites aphtheuse et couenneuse, scorbut.

N. 70. — Gargarisme anodin.

℞ Têtes de pavot....... n° 4.
Morelle noire........ 32 gram.
Eau.................. 1 l. 1/2.
Miel................. 64 gram.

Faites bouillir les deux premières substances dans l'eau, passez et ajoutez le miel. Stomatite, angine, etc.

2° FORMULES SPÉCIALES.

N. 71. — Gargarisme antiseptique.

℞ Écorce de chêne.....)
— de quinquina.) aa. 16 gram.
Alcool camphré......)
Chlorure de soude....) aa. 8 —
Eau.................. 1 litre.

Faites bouillir les écorces dans l'eau, passez, laissez refroidir et ajoutez les liquides.

N. 72. — Gargarisme antidiphthérique.

℞ Alun.................. 32 gram.
Acide chlorhydrique..)
Miel.................) aa. 64 —
Eau sinapisée.......... 1 litre.

Dissolvez l'alun dans l'eau et ajoutez successivement le miel et l'acide.

Contre l'angine couenneuse, le ptyalisme, la stomatite aphtheuse, membraneuse, etc.

VI. — DES BOISSONS.

1° FORMULES RATIONNELLES.

N. 73. — Boisson émolliente.

℞ Racine de guimauve...... 125 gram.
Racine de carotte....... 250 —
Miel................. 500 —
Eau.................... 10 litres

Faites bouillir les racines dans l'eau et ajoutez le miel. Phlegmasies aiguës.

N. 74. — Boisson tempérante.

℞ Fécule.............. 250 gram.
Oxymel.............. 500 —
Eau................. 10 litres.

Faites bouillir la fécule dans l'eau pendant quelques moments, ajoutez ensuite l'oxymel.

N. 75. — Boisson acidule et amère.

℞ Vinaigre.............. 250 gram.
Décoction de gentiane... 2 litres.
Eau commune.......... 10 —

Mêlez. Maladies putrides.

N. 76. — Boisson acidule excitante.

℞ Vinaigre ou un acide minéral étendu......... 250 gram.
Eau-de-vie ordinaire.... 500 —
Eau commune.......... 10 litres.

Contre les affections putrides.

N. 77. — Boisson astringente.

℞ Décoct. lég. de feuilles de ronce.............. 10 litres.
Alun cristallisé......... 96 gram.
Borate de soude........ 64 —

Faites dissoudre les sels dans la décoction, et ajoutez une petite quantité d'amidon pour exciter les animaux à boire.

Inflammations chroniques du tube digestifs. Anémie, hydroémie, diarrhée, etc.

N. 78. — Boisson stimulante.

℞ Espèces aromatiques.... 500 gram.
Eau................. 10 litres.

Faites infuser, laissez refroidir, passez et ajoutez : Extrait de genièvre. q. s. pour édulcorer la boisson.

N. 79. — Boisson anodine.

℞ Têtes de pavot......... n° 10.
Morelle noire......)
Douce-amère .....) aa. 125 gram.
Eau................. 10 litres.
Miel................. q. s.

Traitez par décoction, passez et ajoutez le miel.

N. 80. — **Boisson analeptique.**

℟ Eau ferrée ou rouillée.. 10 litres.
Farine de froment. ⎫
— de féverole. ⎭ aa. 1 kilog.
Lait................... 2 litres.

Délayez les farines dans le lait et ajoutez le tout à l'eau ferrugineuse.
Convalescence. Éruptions cutanées graves. Épuisement, etc.

N. 81. — **Boisson altérante.**

℟ Cendres de bois........ 500 gram.
Bromure de potas- ⎫
sium............ ⎬ aa. 16 —
Iodure de potass... ⎭
Eau.................. 10 litres.

Lessivez les cendres et dissolvez ensuite les sels dans l'eau.
Affections lymphatiques, maladies cutanées chroniques, etc.

N. 82. — **Boisson vomitive.**

Émétique............. 2 gram.
Ipécacuanha........... 8 —
Décoc. d'écorce de su-
reau............... 1 litre.

Traitez l'ipécacuanha par infusion et ajoutez l'émétique. Dose : une verrée dans les boissons du porc et du chien.

N. 83. — **Boisson laxative.**

Sulfate de soude........ 500 gram.
Crème de tartre soluble. 125 gram.
Décoct. légère d'oseille. 12 litres.

Faites dissoudre les sels dans la décoction, ajoutez un peu de farine d'orge et administrez.

N. 84. — **Boisson sudorifique.**

Fleurs de sureau... ⎫
— de tilleul.... ⎭ aa. 125 gram.
Acétate d'ammoniaque.. 150 —
Eau.................. 10 litres.

Faites infuser les fleurs dans l'eau, ajoutez l'acétate d'ammoniaque après refroidissement incomplet et administrez.

N. 85. — **Boisson diurétique mucila-gineuse.**

Racine de guimauve..... 125 gram.

Graine de lin........... 64 gram.
Nitrate de potasse...... 32 —
Eau................... 10 litres.

Faites bouillir la racine de guimauve et la graine de lin dans l'eau, passez et ajoutez le sel.

N. 86. — **Boisson diurétique alcaline.**

℟ Chiendent............. 150 gram.
Nitrate de potasse.. ⎫
Sulfate de soude... ⎭ aa. 64 —
Eau.................. 10 litres.

Traitez le chiendent par décoction, passez et faites dissoudre les sels.

N. 87. — **Boisson vermifuge.**

℟ Farine de seigle torréfiée. 1 kil.
Mousse de Corse... ⎫
Fougère.......... ⎭ aa. 64 gram.
Eau.................. 5 litres.

Traitez par infusion les deux dernières substances, passez et ajoutez la farine.

2° FORMULES SPÉCIALES.

N. 88. — **Boisson anticachectique.**
(Hertwig.)

℟ Orge germé et torréfié
(malt).............. 5 litres.
Poudre de baies de ge-
nièvre.............. 1 kil.
Sulfate de fer......... 250 gram.
Eau ordinaire......... 50 litres.

Faites bouillir le malt et les baies de genièvre pulvérisées dans la plus grande partie du véhicule, passez avec expression et ajoutez le sulfate de fer dissous dans le reste de l'eau. Pour 50 moutons.

N. 89. — **Boisson antiseptique**

℟ Décoction d'oseille...... 2 litres.
Vinaigre camphré...... 250 gram.
Eau de Rabel.......... 64 —
Vin de gentiane........ 1 litre.
Eau.................. 1 —

Mélangez. Affections gangréneuses.

N. 90. — **Boisson antiscorbutique.**
(Viborg.)

℟ Déc. d'une pl. amère ⎫
Eau de chaux...... ⎭ part. égal.

Mélangez. Contre le scorbut et les affections asthéniques du porc.

VII. — DES BREUVAGES.

1° FORMULES RATIONNELLES.

N. 91.— Breuvage émollient amylacé.

℞ Riz.............. ⎫ aa.   32 gram.
  Racine de guimauve. ⎭
  Amidon................ 16 —
  Eau................... 1 l. 1/2.
  Miel.................. q. s.

Faites bouillir le riz, la guimauve et l'amidon dans l'eau, passez avec expression et édulcorez.

Inflammations diarrhéiques de l'intestin, dyssenterie, etc.

N. 92. — Breuvage émollient sucré.

℞ Betterave ou carotte..... 250 gram.
  Réglisse............... 64 —
  Miel................... 32 —
  Eau.................... 1 l. 1/2.

F. s. a. un breuvage.

N. 93. — Breuvage émollient gommeux.

℞ Dextrine............... 125 gram.
  Gomme arabique pulv... 32 —
  Miel................... 64 —
  Eau.................... 1 litre.

F. s. a. un breuvage.

N. 94. — Breuvage émollient mucilagineux.

℞ Racine de guimauve.... 64 gram.
  Graine de lin.......... 16 —
  Miel................... 32 —
  Eau.................... 1 l. 1/2.

F. s. a. un beuvrage.

N. 95. — Breuvage émollient albumineux.

℞ Œufs.................. n° 4.
  Eau................... 1 litre.

Battez les œufs de manière à mélanger intimement le jaune avec le blanc, ajoutez peu à peu l'eau tiède et passez dans un linge fin.

N. 96.— Breuvage émollient huileux.

℞ Jaunes d'œufs.......... n. 4.
  Huile d'olives......... 90 gram.
  Eau tiède.............. 1 litre.

Incorporez l'huile avec les jaunes d'œufs et ajoutez peu à peu l'eau de manière à faire une émulsion.

N. 97. — Breuvage tempérant.

℞ Décoction d'oseille...... 1 litre.
  Huile d'olives......... 125 gram.
Mélangez.

N. 98.— Breuvage astringent (Rœill).

℞ Écorce de chêne pulv... 64 gram.
  Alun cristallisé........ 8 —
  Camphre............... 2 —
  Eau................... 2 litres.

Faites une décoction avec l'écorce, ajoutez d'abord l'alun, puis le camphre. Diarrhée du bœuf.

N. 99. — Breuvage astringent minéral.

℞ Borax................. 32 gram.
  Alun.................. 16 —
  Petit-lait............. 2 litr.
  Miel rosat............ 64 gram.

Dissolvez les sels dans le petit-lait et ajoutez le miel rosat.

N. 100.— Breuvage astringent tannique.

℞ Écorce de chêne.... ⎫ aa. 16 gram.
  Noix de galle concass. ⎭
  Cachou brut........... 64 —
  Eau................... 1 l. 1/2.
  Miel.................. 64 gram.

Faites bouillir les deux premières substances avec l'eau, passez et faites dissoudre successivement le cachou et le miel.

N. 101. — Breuvage astringent pyrogéné.

℞ Glands de chêne torréfiés. 64 gram.
  Suie de cheminée... ⎫ aa. 32 —
  Goudron de bois.... ⎭
  Eau................... 1 l. 1/2.
  Miel.................. 96 gram.

Traitez par infusion les trois premières substances, passez avec expression et ajoutez le miel.

N. 102. — Breuvage calmant (Combes).

℞ Extrait de jusquiame..... 4 gram.
  Éther sulfurique......... 31 —
  Huile d'olive........... 1 décil.

A donner en deux fois dans un litre

d'eau mucilagineuse. Coliques aiguës avec météorisation.

N. 103. — Breuvage stimulant alcoolique.

℞ Baies de genièvre... } aa. 32 gram.
Cannelle.......... }
Anis vert ou étoilé....... 16 —
Vin généreux.......... 1 litr.

Traitez les trois premières substances par infusion et administrez tiède.

N. 104. — Breuvage stimulant (Percival.)

℞ Alcool............. } aa. 125 gram.
Solut. d'acét. d'am.. }
Eau.................. 500 —
Mêlez.

N. 105. — Breuvage stimulant ammoniacal.

℞ Espèces aromatiques. } aa. 32 gram.
Fleurs de camomille. }
Ammoniaque liquide..... 32 —
Eau.................. 1 l. 1/2

Traitez les fleurs par infusion, passez et ajoutez l'ammoniaque après refroidissement presque complet de liquide.

N. 106. — Breuvage stimulant amer.

℞ Racine de gentiane. } aa. 32 gram.
— d'aunée...... }
Somm. de gr. absin. } aa. 16 —
Fleurs de camomille. }
Extrait de genièvre.....: 64 —
Eau.................. 1 l. 1/2.

Faites infuser les racines et les fleurs, passez, ajoutez l'extrait de genièvre et administrez.

N. 107. — Breuvage stimulant (Kuln).

℞ Sulfate de magnésie...... 100 gram.
Extrait de jusquiame..... 2 —
Émétique.............. 1,50
Infusion de camomille... 1 litre.

F. s. a. Un breuvage à donner en une seule fois. Contre les coliques par refroidissement.

N. 108. — Breuvage excitant et antispasmodique (F. T.)

℞ Menthe poivrée..... }
Camomille.......... } aa. 32 gram.
Valériane.......... }
Eau.................. 1 litre.

Faites infuser dans l'eau bouillante, et administrez en une fois. Indigestions et coliques.

N. 109. — Breuvage anodin.

℞ Têtes de pavots........ n° 4
Laitue vireuse fraîche.... 125 gram.
Laudanum de Rousseau.. 15 —
Eau.................. 1 l. 1/2.

Traitez par décoction les pavots et la laitue, passez avec expression et ajoutez le laudanum.

N. 110. — Breuvage sédatif.

℞ Têtes de pavots........ n° 6.
Fⁱˡᵉˢ fraîch. de belladone. 64 gram.
Laudanum de Sydenham. 32 —
Opérez comme ci-dessus.

N. 111. — Breuvage calmant.
(Bouley et Reynal.)

℞ Camphre pulv...... } aa. 16 gram.
Assa-fœtida........ }
Jaunes d'œufs.......... n° 2.
Eau.................. 500 gram.

Incorporez le camphre et l'assa-fœtida aux jaunes d'œufs, ajoutez l'eau, agitez bien et administrez en une fois. Très-efficace contre les coliques du cheval.

N. 112. — Breuvage narcotique.

℞ Têtes de pavots........ n° 8.
Extrait aqueux d'opium... 10 gram.
Décoction de laitue...... 1 l. 1/2.

Faites bouillir les pavots concassés dans la décoction de laitue et dissolvez l'extrait d'opium.

N. 113. — Breuvage antispasmodique.

℞ Racine de valériane...... 96 gram.
Camomille (fleurs)....... 32 —
Assa-fœtida............. 64 —
Éther sulfurique......... 16 —
Eau.................. 1 l. 1/2.

Traitez les deux premières substances par infusion, dissolvez l'assa-fœtida, passez et ajoutez l'éther après refroidissement complet.

N. 114. — Breuvage analeptique.

℞ Bouillon de viande...... 1 litr.
Farine de froment...... 250 gram.
Sel marin............. 32 —
Carbonate de fer....... 16 —

Délayez les poudres et la farine dans. le bouillon.

N. 115. — Breuvage tonique amer.

℞ Racine de gentiane.)
Écorce de saule.... } aa. 64 gram.
Extrait de genièvre..... 96 —
Eau..................... 1 l. 1/2.

Faites une décoction avec les deux premières substances et l'eau, passez et ajoutez l'extrait.

N. 116. — Breuvage névrosthénique.

℞ Quinquina gris.........: 64 gram.
— jaune........... 32 —
Marrube blanc.......:.. 125 —
Eau................. 2 lit.
Miel................. q. s.

Traitez les quinquinas par décoction, passez et faites infuser le marrube dans le liquide ; passez de nouveau et édulcorez avec le miel.

N. 117. — Breuvage altérant mercuriel.

℞ Sublimé corrosif......... 1 gram.
Sel marin..........)
Sel ammoniac. ...... } aa. 5 —
Alcool................. 16 —
Eau pure.............. 1 lit.

Faites dissoudre.

N. 118. — Breuvage altérant ioduré.

℞ Iodure de potassium..... 8 gram.
Iode.................. 2 —
Eau pure.............. 1 lit.

Dissolvez le sel dans l'eau et ajoutez ensuite l'iode préalablement pulvérisé.

N. 119. — Breuvage altérant bromuré.

℞ Bromure de potassium... 10 gram.
Brome................. 15 goutt.
Eau................... 1 litr.

Faites dissoudre le sel et ajoutez le brome goutte à goutte. Contre le farcin.

N. 120. — Breuvage altérant chloruré.

℞ Chlorure de soude....... 64 gram.
— de baryum...... 4 —
Eau distillée........... 1 litr.

Faites dissoudre.

N. 121. — Breuvage vomitif.

℞ Poudre vomitive (n° 15).. 1 gram.

Eau tiède.............. 1 verr.

Donnez en une seule fois au porc et le quart seulement au chien.

N. 122. — Breuvage laxatif.

℞ Décoction d'oseille....... 1 lit.
Sulfate de soude....)
Manne grasse...... } aa. 125 gr.

Faites dissoudre.

N. 123. — Breuvage laxatif stimulant

℞ Aloès des Barbades...... 15 gram.
Cannelle en poudre.)
Carbonate de soude. } aa. 5 —
Eau de menthe........ 250 —

Mêlez.

N. 124. — Breuvage minoratif.

℞ Sulfate de soude........ 500 gram.
— de magnésie...... 125 —
Crème de tartre soluble. 64 —
Eau................... 1 litr.

Faites dissoudre.

N. 125. — Breuvage minoratif.

℞ Sulfate de soude........: 150 gram.
Crème de tartre soluble.. 50
Eau................... 1 litr.

F. s. a. En une seule fois, à répéter selon le besoin.

N. 126. — Breuvage minoratif. (Darreau.)

℞ Tartro-borate de potasse. 60 à 75 g.
Eau................... 3 à 4 lit.
Miel............q. s. pour édulcorer.

Très-efficace contre l'entérite diarrhéique des jeunes poulains.

N. 127. — Breuvage cathartique.

℞ Folioles de séné......... 64 gram.
Aloès................. 32 —
Eau bouillante......... 1 litr.

Faites infuser le séné, passez et ajoutez l'aloès.

N. 128. — Breuvage drastique.

℞ Huile de croton-tiglium.. 25 cent.
Gomme-gutte.......... 8 gram.
Carbonate de potasse..... 10 —
Jaunes d'œufs.......... n° 2.
Eau mucilagineuse....... 1 litre.

Incorporez aux jaunes d'œufs l'huile, la gomme-résine et le sel dans un mortier, et ajoutez par petites portions le véhicule.

N. 129. — **Breuvage diaphorétique.**

℞ Douce-amère........ } aa. 64 gram.
Buis râpé........ }

Baies de genièvre.. } aa. 32 —
Acét. d'ammoniaq.. }

Eau................ 1 litre.

Traitez par décoction les trois premières substances, .passez et ajoutez le sel.

N. 130. — **Breuvage sudorifique.**

℞ Fleurs de sureau... } aa. 125 gram.
— de camomille. }

Ammoniaque liquide.... 32 —
Eau................ 2 litres.

Faites infuser les fleurs, passez et
ajoutez l'ammoniaque.

N. 131. — **Breuvage sulfureux.** (Rœill.)

℞ Infusion de camomille... 1 litre.
Sulfate de magnésie..... 100 gram.
Foie de soufre........ 10 —

Dissolvez le sel d'Epsom, puis le foie
de soufre. Donnez-en une seule fois au
cheval.

N. 132. — **Breuvage expectorant.**

℞ Scille pulvérisée........ 8 gram.
Baies de genièvre...... 32 —
Kermès minéral........ 16 —
Émétique............. 4 —
Eau................ 1 l. 1/2.

Faites infuser les deux premières substances, passez, dissolvez l'émétique et
délayez le kermès.

N. 133. — **Breuvage diurétique
mucilagineux.**

℞ Graine de lin........... 16 gram.
Racine de guimauve.... 32 —
Crème de tartre soluble. 48 —
Eau................ 2 litres.

Traitez par décoction, passez et dissolvez le sel.

N. 134. — **Breuvage diurétique
alcalin.**

℞ Carbonate de potasse.... 16 gram.
Savon blanc........ } aa. 32 —
Nitre.............. }
Eau................ 1 l. 1/2.

Dissolvez.

N. 135. — **Breuvage diurétique
sédatif.**

℞ Poudre de scille........ 16 gram.

Bulbes de colchique râpés. 8 gram.
Nitrate de potasse...... 32 — —
Eau................ 2 litres.

Faites infuser, dissolvez le nitre et
édulcorez avec le miel.

N. 136. — **Breuvage diurétique
résineux.**

℞ Térébenthine.......... 32 gram.
Colophane pulvérisée... 16 —
Jaunes d'œufs.......... n° 2.
Eau mucilagineuse...... 1 l. 1/2.

Incorporez la térébenthine et la résine
dans le jaune d'œuf, et émulsionnez le
mélange avec l'eau mucilagineuse.

N. 137. — **Breuvage utérin.**

℞ Espèces utérines........ 64 gram.
Eau................ 1 l. 1/2.

Faites infuser et passez avec expression.

N. 138. — **Breuvage utérin.** (Zundel.)

℞ Baies de laurier pulv.... 360 gram.
Bicarbonate de soude... 480 —
Fenouil pulv........... 240 —

Mêlez. Divisez en 6 paquets pour autant de breuvage. Non délivrance de la
vache.

N. 139. — **Breuvage vermifuge.**

℞ Espèces vermifuges..... 125 gram.
Eau................ 1 l. 1/2.

Même mode de préparation que pour
le breuvage ci-dessus.

2° FORMULES SPÉCIALES.

N. 140. — **Breuvage anticachectique.**

℞ Quina gris........ } aa. 64 gram.
Gentiane.......... }

Sulfate de fer...... } aa. 16 —
Alun.............. }

Goudron.............. 32 —
Eau................ 1 l. 1/2.

Faites bouillir dans l'eau les deux premières substances, ajoutez le goudron et
dissolvez les sels.

N. 141. — **Breuvage antichoréique.**

℞ Valériane.......... } aa. 32 gram.
Camomille........ }

Éther sulfurique....... 16 —
Chloroforme........... 8 —

Eau.................... 1 litre.

Faites infuser la valériane et la camomille, passez et ajoutez l'éther et le chloroforme ; agitez avant d'administrer.

N. 142. — Breuvage antidiarrhéique.

℞ Amidon............... 125 gram.
Alun................ 32 —
Extrait aqueux d'opium. 8 —
Eau................... 1 l. 1/2.

Traitez l'amidon par décoction et dissolvez les autres substances.

N. 143. — Breuvage antidiarrhéique.

℞ Rhubarbe............... 2,50 gram.
Huile de ricin.......... 50 —
Gingembre............. 1 —

Mélangez à un peu de lait chaud ou de décoction de gruau. — Contre la diarrhée des veaux.

N. 144. — Breuvage antidyssenterique. (De la Bère-Blaine.)

℞ Opium................ 8 gram.
Ipécacuanha........... 16 —
Noix vomique en poudre. 4 —
Vin ordinaire.......... 1 l. 1/2.

F. s. a. un breuvage.

N. 145. — Breuvage antifébrile. (Idem.)

℞ Émétique............. 8 gram.
Nitre................. 32 —
Eau de gruau ou d'orge. 1 litre.
Dissolvez.

N. 146. — Breuvage antiparalytique.

℞ Noix vomique râpée.... 10 gram.
Seigle ergoté.......... 16 —
Eau................... 1 litre.

Faites infuser et passez avec expression.

N. 147. — Breuvage antiputride.

℞ Essence de térébenthine. 32 gram.
Alcool camphré........ 64 —
Vin de quina.......... 1/2 litre.
Eau de goudron........ 1 —

Mélangez et agitez fortement.

N. 148. — Breuvage antiputride.

℞ Décoction de gentiane... 1 litre.
Alcool................ 50 gram.
Acide chlorhydrique.... 15 —

F. s. a. un breuvage ; contre les maladies putrides et spécialement le mal de tête de contagion. .

N. 149. — Breuvage antirhumatismal.

℞ Émétique............. 4 gram.
Vin de colchique....... 125 —
Décoct. de f. de frêne.. 1 litre.

Mêlez les deux liquides et dissolvez le sel.

N. 150. — Breuvage antiscrofuleux.

℞ Feuilles de noyer...... 125 gram.
Brou de noix....... 32 —
Bromure de potassium.. 8 —
Eau................... 1 l. 1/2.

Traitez les feuilles et le brou par décoction, passez et dissolvez le sel.

N. 151. — Breuvage antitympanique. (Cambron.)

℞ Sulfate de soude........ 250 gram.
Aloès................. 32 —
Ammoniaque.......... 16 —
Eau.................. 1 l. 1/2.

Dissolvez séparément le sel et l'aloès dans l'eau, mélangez les solutions et ajoutez l'ammoniaque. Contre les indigestions chroniques des grands ruminants.

N. 152. — Breuvage antitétanique. (D. L. B. B.)

℞ Teinture d'opium....... 96 gram.
Éther sulfurique........ 45 —
Eau-de-vie............ 1/2 litre.
Vin................... 1 —

Mêlez. En une seule fois.

N. 153. — Breuvage antitétanique. (Pauly.)

℞ Infusion de tilleul...... 1 litre.
Acétate de morphine.... 1,50 gram.
Éther sulfurique........ 10 —
Miel................. 50 —

Faites dissoudre le miel et le sel de morphine dans l'infusion et ajoutez l'éther. Tétanos du cheval.

N. 154. — Breuvage anti-épileptique. (Luzany.)

℞ Chlorure de zinc....... 1 gram.
Éther chlorhydrique.... 32 —
Eau sucrée............ 1,000 —

Faites dissoudre le chlorure de zinc dans l'éther et ajoutez à l'eau. En une dose aux grands animaux; un dixième chez les petits.

N. 155. — Breuvage stomachique.
(P. le cheval.)

℞ Anis étoilé............. 32 gram.
Camomille. .... }
Absinthe.......... } aa. 16 —
Éther sulfurique... }
Ammoniaq. liquide. } aa. 32 —
Eau.................. 2 litres.

Faites infuser les substances végétales, passez, laissez refroidir et ajoutez successivement l'éther et l'alcali. Contre l'indigestion simple du cheval, en deux doses rapprochées.

N. 156. — Breuvage stomachique.
(P. le bœuf.)

℞ Anis vert ou étoilé..... 32 gram.
Extrait de genièvre. }
Racine........... } aa. 64 —
Ammoniaque liquid. }
Éther sulfurique... } aa. 32 gr.
Eau vineuse.......... 2 litr.

Faites infuser l'anis et la gentiane, passez, dissolvez l'extrait et ajoutez, après refroidissement complet, l'éther et l'alcali volatil. Contre les indigestions du bœuf. En deux doses, coup sur coup.

N. 157. — Autre breuvage stomachique.

℞ Camomille.......... }
Absinthe.......... } aa. 16 gr.
Essence de térébent. }
Chlorure de soude.. } aa. 32 —
Eau salée.......... 2 litr.

Faites infuser la camomille et l'absinthe, passez, ajoutez successivement le chlorure de soude, l'essence, et remuez avant d'administrer. Indigestions chroniques de la panse, obstruction du feuillet.

N. 158. — Breuvage vermifuge et calmant.

℞ Huile d'olives.......... 500 gram.
Éther sulfurique........ 32 —
Laudanum de Sydenham. 16 —

Mêlez. Contre les coliques vermineuses.

N. 159. — Breuvage vermifuge.

℞ Essence de térébenthine.. 100 gram.
Calomel.............. 16 —
Jaunes d'œufs.......... n° 2.
Décoct. légère de mousse
de Corse............. 2 litres.

F. s. a. Deux breuvages.

N. 160. — Breuvage contre les coliques. (Chevalier.)

℞ Essence de térébenthine. 50 gram.
— de lavande...... 25 —
Éther sulfurique........ 10 —
Teinture d'opium........ 5 —

Mêlez. Contre toutes les coliques non inflammatoires.

VIII. — DES LAVEMENTS.

1° FORMULES RATIONNELLES.

N. 161. — Lavement émollient simple.

℞ Feuilles de mauve....... 96 gram.
Son de froment.......... 1 poig.
Eau.................. 3 lit.

Faites bouillir, passez et administrez tiède.

N. 162. — Lavement émollient amylacé.

℞ Ris............... }
Amidon........... } aa. 64 gram.
Eau.................. 3 lit.

Traitez par décoction, passez et administrez.

N. 163. — Lavement émollient mucilagineux. (Chabert.)

℞ Graine de lin....... }
Son de blé......... } aa. 1 poig.
Pommade de peuplier.... 64 gram.
Eau.................. 3 lit.

Faites bouillir le son et la graine, passez et ajoutez la pommade.

N. 164. — Lavement gélatineux.

℞ Bouillon de tripes....... 2 lit.
Décoction de carotte..... 1 —

Mélangez. Administrez tiède.

N. 165. — Lavement émollient huileux.

℞ Huile grasse............ 250 gram.
Décoction de graine de lin. 3 lit.

Émulsionnez l'huile dans la décoction en agitant vivement le mélange, et administrez tiède.

N. 166. — Lavement tempérant.
(Chabert.)

℞ Feuilles d'oseille.... }
— de chicorée sauv. } aa. 1 poig.
Vinaigre.............. 0,1 décil.
Eau.................. 3 lit·

Faites bouillir les feuilles, passez et ajoutez le vinaigre.

N. 167. — Lavement tempérant au petit-lait. (Moiroud.)

℞ Petit-lait aigri...... }
Décoction d'orge.... } aa. 1 lit.
Mélangez.

N. 168. — Lavement astringent minéral.

℞ Borax.................. 64 gram.
Alun cristallisé.......... 32 —
Eau de chaux.......... 3 lit.

Faites dissoudre les sels dans un peu d'eau et mélangez à l'eau de chaux.

N. 169. — Lavement astringent tannique.

℞ Écorce de chêne........ 125 gram.
Noix de galle concassée.. 64 —
Racine de guimauve..... 32 —
Eau.................... 3 lit.

Faites bouillir, passez et administrez.

N. 170. — Lavement irritant sinapisé.

℞ Eau sinapisée........... 2 lit.
Ammoniaque liquide..... 32 gram.
Essence de lavande...... 16 —
Eau simple.............. 1 lit.

Mélangez. Agitez vivement et administrez. (En deux doses.)

N. 171. — Lavement irritant au tabac.

℞ Feuilles sèches de tabac.. 64 gram.
Sel ammoniac........... 32 —
Essence de térébenthine.. 16 —
Eau.................... 3 lit.

Faites bouillir les feuilles dans l'eau, passez, dissolvez le sel et mélangez l'essence. (En deux doses.)

N. 172. — Lavement stimulant.

℞ Espèces aromatiques. }
Semences chaudes.. } aa. 32 gram.

Eau..................... 2 lit.
Eau-de-vie............. 1/4 —

Faites infuser les espèces aromatiques, passez et ajoutez l'eau-de-vie.

N. 173. — Lavement anodin.

℞ Têtes de pavots........ n° 6.
Feuilles de laitue........ 1 poig.
Eau.................. 3 lit.

Traitez par décoction, passez et administrez tiède.

N. 174. — Lavement narcotique.

℞ Têtes de pavots........ n° 8.
Extrait d'opium.......... 8 gram.
Feuilles de belladone.... 32 —
Eau.................. 3 lit.

Faites bouillir les parties végétales, passez et dissolvez l'extrait.

N. 175. — Lavement antispasmodique.

℞ Racine de valériane...... 64 gram.
Camphre........... }
Éther sulfurique.... } aa. 16 —
Jaunes d'œufs........... n° 2.
Eau.................... 2 l. 1/2

Faites infuser la racine de valériane, faites dissoudre le camphre dans l'éther; incorporez aux jaunes d'œufs et faites dissoudre le mélange dans l'infusion.

N. 176. — Lavement excitateur.

℞ Noix vomique râpée..... 10 gram.
Seigle ergoté........... 16 —
Eau.................... 2 lit.

Faites infuser; passez et administrez.

N. 177. — Lavement analeptique.
(Bourgelat.)

℞ Lait de vache........... 2 lit.
Jaunes d'œufs........... n° 3.

Faites tiédir le lait et délayez les jaunes d'œufs.

N. 178. — Lavement laxatif.
(De la Bère-Blaine.)

℞ Eau de gruau.......... 3 lit.
Sulfate de soude.... }
Mélasse ou miel.... } aa. 125 gram.
Huile grasse........ }

Faites dissoudre le sel et la matière sucrée dans l'eau de gruau et émulsionnez l'huile.

N. 179. — **Lavement purgatif.**

℞ Séné.................... 96 gram.
  Aloès.................... 32 —
  Sulfate de soude......... 150 —
  Eau..................... 3 lit.

Faites infuser le séné; passez et dissolvez successivement les autres substances.

N. 180. — **Lavement drastique.**

℞ Graines de ricin......... .54 gram.
  Huile de croton-tiglium.. 0,50 cent.
  Jaunes d'œufs........... n° 2.
  Infusion de séné........ 2 lit.

Pulvérisez les graines de ricin dépourvues de leur pellicule; incorporez-les aux jaunes d'œufs et à l'huile; délayez le tout dans l'infusion de séné.

N. 181. — **Lavement diurétique.**

℞ Graine de lin............ 16 gram.
  Nitre................... 32 —
  Vinaigre scillitique...... 125 —
  Eau.................... 3 lit.

Traitez la graine de lin par décoction; passez; ajoutez le vinaigre et faites dissoudre le nitre.

N. 182. — **Lavement utérin.**

℞ Espèces utérines......... 64 gram.
  Teinture de Caramija..... 32 —
  Eau.................... 3 lit.

Faites infuser les espèces utérines; passez et ajoutez la teinture.

N. 183. — **Lavement utérin.** (Delafond.)

℞ Ergot de seigle pulv..... 16 gram.
  Eau.................... 2 litres.

Faites bouillir pendant 5 à 6 minutes la poudre d'ergot dans l'eau, passez et administrez. Parturitions languissantes.

N. 184. — **Lavement vermifuge.**

℞ Espèces vermifuges...... 125 gram.
  Huile empyr. de Chabert. 32 —
  Eau.................... 3 lit.

Faites une infusion des espèces vermifuges; passez et ajoutez l'huile empyreumatique.

2° FORMULES SPÉCIALES.

N. 185. — **Lavement antidyssenterique.** (De la Bère-Blaine.)

℞ Têtes de pavots.......... n° 2.

Amidon................ 64 gram.
Eau................... 3 lit.

Faites bouillir les têtes de pavots concassées; passez et délayez l'amidon.

N. 186. — **Lavement dilatant.**

℞ Feuilles de belladone.... 125 gram.
  — d'aconit-napel.... 64 —
  Eau.................... 2 lit.

Faites bouillir les feuilles; pressez et administrez tiède. Contre la constriction spasmodique de l'anus, du col de la vessie et de celui de l'utérus.

N. 187. — **Lavement antipériodique et anodin.** (Raconnat.)

℞ Sulfate de quinine...... 4 à 6 gr.
  Extr. gommeux d'opium.. 1 —
  Jaune d'œuf............. n° 1
  Eau tiède............... 1 litre.

Incorporez l'extrait gommeux d'opium dans le jaune d'œuf, faites dissoudre le sulfate de quinine dans l'eau, puis mélangez. Contre le tétanos.

N. 188. — **Lavement nourrissant.**

℞ Bouillon de viande:...... 2 lit.
  Décoct. conc. de carotte. 1 —
  Farine de froment....... 125 gram.
  Mélangez les deux liquides et délayez la farine.

N. 189. — **Lavement antitétanique.**

℞ Infusion de valériane..... 1/2 lit.
  Sulfate de quinine........ 2 gram.
  Extrait de belladone...... 4 —
  Camphre................ 8 —
  Jaunes d'œufs........... n° 2.

Incorporez le camphre et le sel de quinine dans les jaunes d'œufs et dissolvez, ainsi que l'extrait, dans l'infusion.

IX. — LOTIONS.

1° FORMULES RATIONNELLES.

N. 190. — **Lotion émolliente simple.**

℞ Feuilles de mauve..⎫
  Son de blé.........⎬ aa. 2 poig.
  Eau.................... 4 lit.

Faites bouillir et passez avec expression.

N. 191. — **Lotion émolliente mucilagineuse.**

℞ Feuilles de mauve...⎫
  Son de blé.........⎬ aa. 1 poig.

Graine de lin............ 32 gram.
Eau.................... 4 lit.
Faites bouillir et passez avec expression.

N. 192. — Lotion émolliente émulsive.

♃ Farine de lin....... {
Chènevis pulvérisé.. } aa. 125 gram.
Eau.................... 4 lit.

Faites chauffer l'eau, délayez les poudres et passez avec expression après une macération d'un quart d'heure environ.

N. 193. — Lotion amylacée.

♃ Orge mondé........ {
Riz................. } aa. 125 gram.
Amidon............ .... 64 —
Eau.................. ....:. 5 lit.

Faites cuire le riz et l'orge; passez avec expression et délayez l'amidon. Érysipèle.

N. 194. — Lotion tempérante.

♃ Feuilles d'oseille........ 2 poig.
Levain aigri........... 125 gram.
Vinaigre................ 10 centil.
Eau.................... 4 lit.

Faites bouillir les feuilles; passez avec expression, délayez le levain et ajoutez le vinaigre.

N. 195. — Lotion astringente minérale.

♃ Sulfate de fer...... {
Alun cristallisé..... } aa. 64 gram.
Sulfate de zinc.......... 32 gram.
Eau.................... 4 lit.
Dissolvez.

N. 196. — Lotion astringente végétale.

Écorce de chêne........ 250 gram.
Racine de gentiane.. {
Écorce de saule..... } aa. 64 —
Vinaigre................ 1/2 lit.
Eau.................... 3 lit.

Faites bouillir les substances végétales; passez avec expression et ajoutez le vinaigre.

N. 197. — Lotion irritante.

♃ Farine de moutarde..... 250 gram.
Poivre noir pulvérisé....· 125 —
Ammoniaque liquide..... 32 —
Eau.................... 4 lit.

Délayez les poudres dans l'eau tiède; passez et ajoutez l'ammoniaque.

N. 198. — Lotion stimulante.

♃ Vin aromatique.......... 2 lit.
Clous de girofle......... 32 gram.
Baies de genièvre........ 64 —
Eau.................... 1 lit.

Faites infuser les clous de girofle et les baies de genièvre dans l'eau chaude; passez et ajoutez le vin aromatique.

N. 199. — Lotion anodine.

♃ Têtes de pavots.......... n° 8.
F. de morelle noire.. {
— — laitue... } aa. 1 poig
Eau.................... 4 lit.

Traitez par décoction et passez avec expression.

N. 200. — Lotion vomitive.

♃ Ellébore blanc...... {
Staphisaigre........ } aa. 8 gram.
Eau.................... 1 lit.

Faites infuser et passez. Pour faire vomir le chien et le porc, dans les cas d'empoisonnement par la noix vomique.

2° FORMULES SPÉCIALES.

N. 201. — Lotion antiherpétique.
(Vatel.)

♃ Sublimé corrosif........ 2 gram.
Sous-acétate de cuivre... 1 —
Eau simple............. 1 lit.

Pulvérisez les sels; faites dissoudre et agitez avant de vous en servir.

N. 202. — Lotion antipsorique.
(Leloug.)

♃ Feuilles de tabac........ 64 gram.
Sel marin... .... 96 —
Savon vert.............. 64 —
Eau simple............. 1 lit.

Faites bouillir les feuilles de tabac dans l'eau; passez et dissolvez le sel et le savon.

N. 203. — Lotion antiputride.
(Hertwig.)

♃ Vinaigre........... {
Eau.............. } aa. 1500 gram.
Alcool camphré.......... 64 —
Sel ammoniac........... 32 —

Faites dissoudre le sel dans l'eau; mé

langez au vinaigre et ajoutez l'alcool camphré par petites portions.

N. 204. — Lotion antiputride.

℞ Solution de sulfate d'alumine à 30° B............ 490 part.
Acide phénique brut..... 10 —

Mêlez par agitation. Plaies blafardes, de mauvaise nature, infectes.

N. 205. — Lotion parasiticide.

℞ Tabac à priser.......... 60 gram.
Staphisaigre............ 32 —
Bichlorure de mercure... 4 —
Sel ammoniac.......... 8 —
Eau.................... 3 lit.

Faites infuser les deux premières sub-stances; passez; faites dissoudre les sels et lotionnez la peau par portions successives.

N. 206. — Lotion vulnéraire.

℞ Espèces aromatiques..... 3 poig.
Eau-de-vie camphrée..... 1/2 litre.
Sel ammoniac.......... 50 gram.
Eau.................... 3 litres.

Faites infuser les plantes dans l'eau bouillante jusqu'à refroidissement; pas-sez, ajoutez l'eau-de-vie camphrée et le sel ammoniac.

N. 207. — Lotion désinfectante.

℞ Acide phénique........ 50 gram.
Eau ordinaire.......... 1 lit.

Dissolvez. Pour le lavage des objets contaminés.

N. 208.— Lotion désinfectante.

℞ Chlorure de chaux....... 60 gram.
Eau ordinaire.......... 1 lit.

Dissolvez. Lavage des objets contami-nés peu altérables.

X. — BAINS.

FORMULES SPÉCIALES.

N. 209. — Bain de sulfure de potasse.

(Voyez t. II, p. 395.)

N. 210. — Bain arsenical de Tessier.

(Voyez t. I, p. 530.)

N. 211. — Bain alcalin.

℞ Carbonate de soude...... 1 kil.
Eau.................... 50 litres.

Dissolvez. Pour nettoyer la peau des animaux, tels que le porc, le chien et le mouton.

N. 212. — Bain savonneux.

℞ Savon vert............. 1 kil.
Eau.................... 50 litres.

Même destination.

N. 213. — Bains sulfureux. (Codex)

℞ Sulfure de sodium crist.. 42 gram.
Carbonate de soude crist.. 42 —
Sel marin.............. 42 —
Eau.................... 200 litres.

Faites dissoudre successivement le sulfure, le sel de cuisine et enfin le car-bonate de soude.

Imitation des eaux des Pyrénées.

N. 214. — Bain antipsorique. (Tessier.)

℞ Feuilles de tabac........ 5 kil.
Racine d'helléb. n. ou bl. 2 —
Essence de térébenthine. 2 litres.
Jaunes d'œufs.......... n° 10.
Eau.................... 50 litres.

Faites bouillir les feuilles et la racine dans l'eau ; incorporez l'essence aux jaunes d'œufs et ajoutez à la décoction. Pour 100 bêtes.

N. 215. — Bain de Walz. (Très-usité en Allemagne.)

℞ Chaux vive............. 4 part.
Potasse................ 5 —
Huile empyreumatique... 6 —
Goudron de bois........ 3 —
Purin filtré............ 200 —
Eau................... 800 —

Faites dissoudre la chaux et la potasse dans un peu d'eau et ajoutez les autres substances dans l'ordre de leur inscrip-tion.

2 litres pour chaque mouton galeux suffisent pour la guérison.

N. 216. — Bain antipsorique phéniqué. (Zundel.)

℞ Acide phénique brut.... 1,500 gr.
Chaux vive............. 1,000 —
Carbonate de soude...... 3,000 —
Savon vert............. 3,000 —

Faites dissoudre dans 260 litres d'eau chaude, quantité nécessaire pour 100 moutons. Nettoyez la peau, appliquez le remède et faites un dernier lavage cinq jours après.

XI. — SOLUTIONS, MIXTURES OU LIQUEURS.

FORMULES SPÉCIALES.

N. 217. — Mixture ou liqueur escharotique. (Villate.)

℞ Sulfate de cuivre... }
— de zinc..... } aa. 64 gram.
Extrait de Saturne....... 125 gram.
Vinaigre............... 1 litre.

Dissolvez les sels pulvérisés dans le vinaigre et ajoutez l'extrait de Saturne. Agitez avant de vous en servir. Fistules, caries diverses, ulcères, etc. (Voyez t. Ier, p. 498.)

N. 218. — Pierre astringente. (Girard.)

℞ Alun................... 60 gram.
Sulfate de fer........... 15 —
Acétate de cuivre...)
Sel ammoniac....... } — 22 —
Sulfate de zinc.....)
Safran................. 5 —
Camphre.............. 10 —

Soumettez les sels à un feu vif dans un vase de terre, après les avoir finement pulvérisés, jusqu'à ce que le mélange se prenne en une masse compacte. On remue avec une cuiller de bois; on ajoute le camphre et le safran quand la matière commence à se prendre, après l'avoir retirée du feu. On prend ensuite gros comme une noisette de la préparation que l'on dissout dans un litre d'eau ordinaire. Contre les ulcères, les plaies et les contusions.

N. 219. — Pierre ou poudre de Knoop.

℞ Alun............... }
Sulfate de fer....... } aa. 5 part.
— de zinc........)
Sel ammoniac.......)
Oxyde de cuivre ou } aa. 3 part.
vert-de-gris.......)

Même mode opératoire et même emploi.

N. 220. — Pierre divine. (Codex.)

℞ Sulfate de cuivre...)
Alun............... } aa. 90 gram
Nitre.............)
Camphre.............. 4 —

Faites fondre les trois sels dans un creuset, ajoutez le camphre et coulez sur une plaque froide.

N. 221. — Pierre divine. (Hesselbach.)

℞ Alun................. 10 gram.
Sulfate de fer.......... 8 —
— de cuivre........ 4 —
Vert-de-gris............ 1 —
Sel ammoniac.......... 0,50 cent.

Même mode de préparation.

N. 222. — Pierre miraculeuse.

℞ Sulfate de cuivre........ 3 gram.
— de fer........... 6 —
Vert-de-gris. .... 4 —
Alun................... 1 —
Sel ammoniac.......... 0,50 cent.

Faites fondre ensemble. Astringent fort et caustique.

N. 223. — Pierre vulnéraire.

℞ Alun................. }
Sulfate de zinc...... } aa. 180 gram.
Acétate de cuivre...)
Sel ammoniac...... } aa. 4 gram.
Safran............)

Faites fondre et ajoutez le safran réduit en poudre.

N. 224. — Mixture astringente.
(Solution des quatre sulfates.)

℞ Sulfate d'alumine...)
— de fer....... } aa. 32 gram.
— de zinc......)
— de cuivre.... } aa. 4 —
Eau................... 1 litre.

Dissolvez. Astringente et légèrement dessiccative. Crevasses; Eaux aux jambes; Yeux; Nez, etc.

N. 225. — Mixture astringente.
(Knopp.)

℞ Alun.............)
Sulfate de fer...... } aa. 5 part.
— de cuivre...)
Sel ammoniac.......... 2 —

Pulvérisez ces sels et traitez-les par la chaleur dans un vase de terre, jusqu'à ce que le mélange puisse se solidifier en se refroidissant.

Dose : 30 grammes dans 1 litre d'eau. En lotions dans le pansement des plaies du garrot, de l'encolure, etc.

N. 226. — Solution astringente.
(Helstein.)

℞ Alun crist............... 250 gram.
Sulfate de fer........... 60 —
Sulfate de zinc..... } aa. 90 —
Sel ammoniac...... }
Camphre............... 4 —
Safran................. 8 —

Faites cuire comme la pierre de Knopp. Contre les plaies contuses des harnais.

N. 227. — Mixture astringente.
(Hertwig.)

℞ Sulfate de cuivre....}
— de fer...... } aa. 3 part.
Alun............... }
Vert-de-gris........... 2 —
Vinaigre.............. 9 —

Dissolvez. Contre le piétin.

N. 228. — Mixture cathérétique.
(Bouillard.)

℞ Sulfate de zinc.....)
— de cuivre.. } aa. 60 gram.
Acétate de cuivre...)
Eau................ 500 —
Faites dissoudre à froid.

Contre les eaux aux jambes, les crevasses et affections semblables.

N. 229. — Mixture astringente hémostatique

℞ Sulfate de cuivre....)
— d'alumine ... } aa. 32 gram.
Acide sulfurique........ 4 —
Eau....,............. 250 —
Dissolvez. Hémorrhagies. Fistules.

N. 230. — Mixture caustique.
(De la Bère-Blainc.)

℞ Nitrate acide de merc.... 4 gram.
Vert-de-gris........... 16 —
Essence de térébenthine. 45 —
Faites fondre ensemble et coulez dans la fistule. Contre la taupe.

N. 231. — Mixture astringente.
(Blavette.)

℞ Sulfate de zinc.......... 32 gram.

— d'alumine...... 64 —
Camphre:............... 16 —

Pulvérisez les sels, dissolvez le camphre dans un peu d'huile ; mêlez le tout dans un demi-litre d'eau.
Contre les plaies des articulations.

N. 232. — Mixture astringente.
(Clément.)

℞ Vin rouge.............. 200 gram.
Acétate de plomb cristall. 5 —
Sel gris................ 50 —

Dissolvez et filtrez. En injections contre le catarrhe auriculaire du chien.

N. 233. — Mixture contentive.
(Larrey.)

℞ Alcool camphré.......)
Extrait de Saturne.. }
Blanc d'œuf......... } aa. part. ég.
Eau................)

F. s. a. Trempez les étoupes dans le mélange.

N. 234. — Mixture antiputride.

℞ Décoct. de rue des jardins. 125 gram.
Sel ammoniac............ 32 —
Vinaigre................ 64 —
Alcool camphré.......... 64 —

Dissolvez le sel dans le vinaigre et mêlez. Contre les plaies de mauvaise nature.

N. 235. — Eau d'Alibourg. (Bourgelat)

℞ Sulfate de zinc.....)
— de cuivre... } aa. 32 gran.
Safran pulvérisé...... }
Camphre............. } aa. 8 —
Alcool................ q. s.
Eau commune.......... 2 lit.

Dissolvez les sels dans l'eau, le camphre dans l'alcool ; ajoutez le safran dans ce dernier solutum et versez le tout dans la solution des sels.
En gargarisme dans l'affection aphtheuse.

N. 236. — Eau bleue. (Hertwig.)

℞ Sulfate de cuivre........ 120 gram.
Sel ammoniac.......... 60 —
Vert-de-gris........... 10 —
Eau de chaux.......... 4 lit.
Dissolvez. Astringente et caustique.

N. 237. — **Solution astringente.**
(Morton.)

℞ Sulfate de cuivre... } aa.   96 gram.
, Alun.............. }
Acide sulfurique........   48 —
Eau.................   1 lit.

Dissolvez les sels et ajoutez l'acide.
Ulcères. Fistules. Eaux aux jambes, etc.

N. 238. — **Mixture de chlorure de cuivre.** (Koerber.)

℞ Carbonate de cuivre.....   2 gram.
Acide chlorhydrique.....   4 —
Sel ammoniac..........   32 —
Eau pure..............   150 —

Dissolvez. Peut remplacer la liqueur
de Villate.

N. 239. — **Solution caustique contre le piétin.** (Véret.)

(Voyez t. I, p. 449.)

N. 240. — **Solution caustique.**

℞ Bromure de potass.......   10 gram.
Eau ordinaire..........   64 —
Brome............   30 à 60 goutt.

Dissolvez le sel dans l'eau, ajoutez le
brome par petites portions en agitant vivement.
Contre les ulcères morveux et farcineux.

N. 241. — **Mixture caustique.** (Koerber.)

℞ Alcool rectifié....... }
Acide acétique...... } aa.   15 gram.
Sublimé corrosif........   4 —
Alun.............. }
Camphre.......... } aa.   2 —
Acétate de plomb... }

Mêlez dans un flacon et agitez.

N. 242. — **Solution caustique.**
(Hertwig.)

℞ Sublimé corrosif........   4 gram.
Cantharides pulv.... }
Euphorbe.......... } aa.   8 —
Acide sulfurique........   16 —
— nitrique..........   12 —

Mélangez les acides avec précaution ;
ajoutez aux matières pulvérulentes après
refroidissement ; agitez.
Contre les éponges volumineuses, en
frictions réitérées.

N. 243. — **Solution phagédénique.**
(Grindel.)

℞ Sublimé corrosif........   2 gram.
Camphre............   4 —
Alcool.............   32 —

Dissolvez. Pour détruire les chairs
fongueuses, les polypes, etc.

N. 244. — **Mixture contre la séime.**
(Bourdon.)

℞ Teinture d'aloès.... }
Essence de lavande. }
Huile de pétrole.... } aa.   32 gram.
Baume de copahu... }
Acide nitrique...... }

Mélangez les quatre premières substances dans une fiole, agitez ; ajoutez
l'acide nitrique et agitez de nouveau. On
nettoie la séime, et l'on panse avec cette
mixture.

N. 245. — **Mixture anti-ulcéreuse.**
(Stonig.)

℞ Goudron..............   2 part.
Essence de térébenthine.   1 —
Acide chlorhydrique.....   1 —
Sulfate de cuivre........   4 —

Mélangez d'abord le goudron et l'essence, ajoutez ensuite l'acide et le sel.
Chaque partie correspondant à 1 kilogr.,
500 gram.; la préparation peut servir
pour 350 brebis contre le piétin.

N. 246. — **Mixture cuivreuse arsenicale.** (Drouard et Leclerc.)

℞ Sulfate de cuivre........   32 gram.
Acide arsénieux.........   16 —
Vinaigre........... }
Eau............... } aa.   500 —

Dissolvez. Contre les eaux aux jambes.

N. 247. — **Mixture contre les démangeaisons.** (Cazenave.)

℞ Sublimé corrosif........   1 gram.
Camphre............   2 —
Alcool.............   200 —
Eau distillée..........   500 —

Dissolvez le sublimé dans l'eau, le
camphre dans l'alcool, et mélangez les
deux solutions.

XII. — INJECTIONS.

FORMULES RATIONNELLES.

N. 248. — Injection émolliente.

℞ Racine de guimauve.) aa. 64 gram.
Orge mondé.......)
Têtes de pavots........ N° 4.
. Eau..................... 2 lit.

Faites bouillir et passez avec expression.
Muqueuses apparentes enflammées.

N. 249. — Injection acidule.

℞ Eau de Rabel........... 64 gram.
Vinaigre...... .... 100 —
Eau................... 2 lit.

Mélangez. Contre les hémorrhagies des muqueuses apparentes.

N. 250. — Injection astringente.

℞ Ratanhia...........) aa. 32 gram.
Noix de galle concass.)
Borax..............) aa. 16 —
Sulfate de zinc.....)
Eau................... 2 lit.

Traitez par décoction les substances végétales, passez et faites dissoudre les sels.
Écoulements chroniques des muqueuses ; hémorrhagies.

N. 251. — Injection irritante.

℞ Eau sinapisée........... 1 lit.
Ammoniaque liquide..... 16 gram.
. Alcool................. 1 décil.
Eau................... 1 lit.

Mélangez. Inflammations chroniques des muqueuses apparentes.

N. 252. — Injection caustique.

℞ Nitrate d'argent cristall.. 8 gram.
— acide de mercure.. 32 —
Eau distillée........... 2 lit.

Dissolvez et ajoutez quelques gouttes d'acide azotique, s'il se forme un dépôt.
Fistules. Caries. Hygromas, etc.

N. 253. — Injection stimulante.

℞ Espèces aromatiques..... 64 gram.
Clous de girofle......... 16 —
Alcool................. 100 —
Eau................ ..... 2 litres.

Faites infuser les substances végétales et ajoutez l'alcool.
Catarrhe des cornes chez les bœufs.

N. 254. — Injection anodine.

℞ Têtes de pavots........ n° 8.
Morelle noire........... 64 gram.
Feuilles de belladone.... 32 —
Eau................... 2 lit.

Traitez par décoction et passez.
Inflammations suraiguës des muqueuses apparentes.

N. 255. — Injection altérante bromurée.

℞ Bromure de potassium... 32 gram.
Brome pur.............. 30 goutt.
Eau ordinaire.......... 1 lit.

Dissolvez le sel dans l'eau, et ajoutez le brome goutte à goutte.
Morve au début. Farcin du nez. Fistules farcineuses.

XIII. — COLLYRES.

1° COLLYRES SECS.

N. 256. — Collyre ammoniacal.

℞ Sel ammoniac......) aa. 2 part.
Alun calciné.......)
Sucre................. 5 —

Pulvérisez les sels et mélangez-les intimement au sucre en poudre. Ophthalmies chroniques. Taches de la cornée, etc.

N. 257. — Collyre aloétique et ammoniacal.

℞ Eau céleste........... 125 gram.
Teinture d'aloès........ 5 —

Mêlez. Contre l'ophthalmie chronique.

N. 258. — Collyre aloétique.

℞ Aloès.............)
Calomel.,...........) aa. 1 part
Sucre candi........)
Sucre blanc ordinaire.... 5 part.

Pulvérisez très-finement et mélangez.
Ophthalmie vermineuse.

N. 259. — Collyre de Beer.

℞ Alun calciné.......)
Sulfate de zinc.....) aa. 1 part.
Borax...............)
Sucre....... .... 2 —

Pulvérisez et mélangez.

N. 260. — Collyre de Clater.

℞ Oxyde de zinc.....⎫
Sel ammoniac......⎬ aa.   part. ég.
Sucre............⎭

Pulvérisez et mélangez. Taies de la cornée transparente.

N. 261. — Collyre de Cullerier.

℞ Oxyde de zinc.....⎫
Nitre............⎬ aa.   part. ég.
Sucre............⎭

Pulvérisez et mélangez. Même application.

N. 262. — Collyre de Dupuytren.

℞ Oxyde de zinc.....⎫
Calomel..........⎬ aa.   part. ég.
Sucre............⎭

Pulvérisez et mélangez. Même application.

N. 263. — Collyre mercuriel camphré.

℞ Calomel.........⎫
Sucre candi......⎬ aa.   4 part.
Camphre pulvérisé.......   1 —

Pulvérisez et mélangez. Conjonctivite scrofuleuse.

2° COLLYRES LIQUIDES.

N. 264. — Collyre alcalin.

℞ Savon blanc............   5 gram.
Blanc d'œuf............   n° 1.
Eau-de-vie.........⎫
Eau distillée.......⎬ aa.   16 —

Faites dissoudre l'albumine dans l'eau, le savon dans l'eau-de-vie, et mélangez. Taches de la cornée.

N. 265. — Collyre anodin.

℞ Laudanum de Sydenham.   1 gram.
Teinture de safran.......   2 —
Eau de rose............   32 —

Mélangez. Ophthalmie chronique.

N. 266. — Collyre anti-ophthalmique.
(De la Bère-Blaine.)

℞ Sulfate de zinc.........   1 gram.
Eau-de-vie............   10 —
Infusion de sureau.......   96 —

Mélangez les deux liquides et dissolvez

le sel. Pour faire avorter l'ophthalmie chez le chien.

N. 267. — Collyre astringent simple.

℞ Sulfate de zinc.........   1 gram.
Eau de rose............   32 —

Dissolvez. Ophthalmie au début.

N. 268. — Collyre astringent au cadmium. (Chevalier.)

℞ Sulfate de cadmium.....   3 gram.
Eau distillée............   125 —

Dissolvez. Contre la conjonctivite chronique et les ophthalmies.

N. 269. — Collyre astringent camphré.

℞ Sulfate de zinc.........   4 gram.
Alcool camphré..........   10 —
Eau simple............   500 —

Dissolvez le sel dans l'eau, et ajoutez l'alcool camphré. Même destination.

N. 270. — Collyre belladone.
(Bouchardat.)

℞ Extrait de belladone.....   18 gram.
Eau.................   200 —

Dissolvez et filtrez. Ophthalmies très-douloureuses.

N. 271. — Collyre blépharique.

℞ Sublimé corrosif........ 0^{gr},05.
Laudanum de Sydenham. 0^{gr},50.
Mucilage ou gomme.....   10 gram.
Eau distillée............   100 —

Dissolvez. Ophthalmie palpébrale.

N. 272. — Collyre brun.

℞ Aloès...............   4 gram.
Teinture de safran.......   32 —
Vin blanc............   45 —
Eau de rose............   450 —

Mélangez et dissolvez. Ophthalmie chronique.

N. 273. — Collyre détersif.

℞ Alun cristallisé.....⎫
Sulfate de cuivre...⎬ aa. 1^{gr},26.
Nitre................ 2^{gr},50.
Camphre............ 0^{gr},50.
Eau distillée..........   125 gram.

Dissolvez. Même destination.

N. 274. — Collyre détersif ammoniacal. (Eau céleste.)

℞ Sulfure de cuivre........ 2 gram.
　Eau distillée........... 1 litre.
　Ammoniaque liquide..... q. s.

Dissolvez le sel dans l'eau et ajoutez de l'ammoniaque jusqu'à ce que le précipité qui s'est formé d'abord se soit complétement dissous. Agitez vivement. Inflammations. Ophthalmie au début. Ophthalmie chronique.

N. 275. — Collyre excitant. (Graeffe.)

℞ Ammoniaque........... 4 gram.
　Esther sulfurique........ 1 —
　Essence de menthe...... 2 —
　Eau de rose........... 32 —

Dissolvez l'éther dans l'essence, l'ammoniaque dans l'eau, et mélangez. Ophthalmies anciennes.

N. 276. — Collyre glycérique.

℞ Glycérine............. 32 gram.
　Borax................ 4 —

Dissovez le sel dans un peu d'eau et ajoutez à la glycérine. Tous les sels anti-opthhalmiques peuvent être employés avec ce véhicule.

N. 277. — Collyre de Gimbernat.

℞ Potasse caustique........ 0gr,01.
　Eau distillée........... 32 gram.
　Dissolvez. Albugo.

N. 278. — Collyre ioduré. (Reiniger.)

℞ Iodure de potassium.... 0gr,50.
　Iode................. 0gr,05.
　Eau de rose.......... 100 gram.

Dissolvez le sel dans l'eau et l'iode dans la solution. Opthhalmie granuleuse. Parcelles de fer introduites dans l'œil.

N. 279. — Collyre de Lanfranc.

℞ Sulfure jaune d'ars. ⎫
　Aloès............... ⎬ aa. 2gr,50.
　Myrrhe............. ⎭
　Eau de plantain.... ⎫ aa. 96 gram.
　Eau de rose....... ⎭
　Vin blanc............. 500 —

Pulvérisez et dissolvez les trois premières substances dans l'eau de rose et celle de plantain, ajoutez le vin blanc. Laissez déposer et décantez. Ophthalmie chronique.

N. 280. — Collyre laudanisé.

℞ Racine de guimauve..... 32 gram.
　Laudanum de Sydenham. 4 —
　Eau simple............. 750 —

Faites une décoction de la racine, passez et ajoutez le laudanum.

N. 281. — Collyre narcotique.

℞ Extr. de belladone. ⎫
　— d'opium...... ⎬ aa. 0gr,25.
Infusion de jusquiame.... 125 gram.

Dissolvez. Ophthalmies très-douloureuses.

N. 282. — Collyre opiacé. (Codex.)

℞ Extrait gomm. d'opium.. 0gr,25.
　Eau de rose............ 125 gram.

Dissolvez ; même destination.

N. 283. — Collyre répercussif.

℞ Sulfate de zinc..... ⎫
　Acétate de plomb... ⎬ aa. 1 gram.
　Eau de rose........... 32 —

Dissolvez. Ophthalmie catarrhale.

N. 284. — Collyre rouge de Franck.

℞ Carbonate de potasse.... 0gr,25.
　Camphre............... 0gr,50.
　Teinture d'aloès........ 24 goutt.
　Infusion de chélidoine... 64 gram.

Dissolvez. Ophthalmie chronique.

N. 285. — Collyre styptique. (H. Bouley.)

℞ Alun................. 32 gram.
　Laudanum de Sydenham. 15 à 20 gout.
　Eau simple............ 1 litre.

Faites dissoudre le sel dans l'eau et ajoutez le laudanum. Ophthalmie granuleuse.

N. 286. — Collyre tannique. (Fronmuller.)

℞ Tannin............... 0gr,60.
　Laudanum de Rousseau.. 4 gram.
　Eau.................. 64 —

Dissolvez le tannin dans l'eau et ajoutez le laudanum. Taies de la cornée.

N. 287. — Collyre d'Yvel.

℞ Sulfate de zinc......... 24 gram.
　— de cuivre........ 8 —
　Camphre............. 5 —

Safran................... 2 gram.
Eau.................... 1 litre.

Dissolvez. Ophthalmie opiniâtre.

N. 288. — Collyre zincique alcoolisé.
(Martinez.)

♃ Sulfate de zinc......... 2 gram.
Sel ammoniac.......... 1 —
Alcool camphré........ 32 —
Eau distillée........... 150 —

Dissolvez les sels dans l'eau et ajoutez l'alcool camphré; laissez digérer vingt-quatre heures et décantez. Ophthalmie catarrhale, ulcères des paupières.

N. 289. — Collyre zincique belladoné.
(Hayne.)

♃ Sulfate de zinc........ 4 gram.
Teinture de belladone.. 10 goutt.
Eau.................. 500 —

Dissolvez le sel dans l'eau et ajoutez la teinture. Inflammations récentes et douloureuses.

N. 290. — Collyre zincique opiacé.
[Hayne.)

♃ Sulfate de zinc........ 4 gram.
Teinture d'opium....... 15 goutt.
Eau................. .... 500 —

Même mode de préparation. Même emploi.

XIV. — FUMIGATIONS.

1° FUMIGATIONS HUMIDES.

N. 291. — Fumigation émolliente.

♃ Feuilles de mauve. ⎫ aa. 4 poig.
Son de blé........ ⎭
Eau.................. 5 litres.

Faites cuire et placez sous le nez des animaux. Phlegmasies aiguës des voies respiratoires.

N. 292. — Fumigation tempérante.

♃ Décoction précédente... 4 litres.
Vinaigre............. 1 —

Mêlez et placez bouillant sous le nez des animaux. Phlegmasies aiguës des voies respiratoires avec tendance à la gangrène.

N. 293. — Fumigation astringente.

♃ Goudron de bois....... 125 gram.
Suie de cheminée...... 250 —

Eau.................. 4 litres.
Vinaigre.............. 1/2 —

Dissolvez, passez et ajoutez le vinaigre. Phlegmasies catarrhales. Filaires des bronches, etc.

N. 294. — Fumigation anodine.

♃ Têtes de pavots......... n° 8.
Morelle noire......⎫
Jusquiame......... ⎬ aa. 2 poig.
Belladone......... ⎭
Eau................... 5 litres.

Faites bouillir et placez le vase sous le nez des animaux. Inflammations suraiguës des voies respiratoires.

2° FUMIGATIONS SÈCHES.

N. 295. — Fumigation aromatique.

♃ Baies de genièvre....... 64 gram.
Café torréfié........... 32 —

Pulvérisez et mélangez les deux substances, projetez la poudre par petites pincées sur des charbons incandescents. La fumigation peut se faire à l'air libre ou avec l'appareil fumigatoire. Affections chroniques des bronches.

N. 296. — Fumigation désinfectante.
(Guytonnienne).

(Voyez t. II, page 199.)

N. 297. — Fumigation désinfectante.

♃ Chlorure de chaux..... 3 kil.
Acide chlorhydrique.... 1 litre.
Eau.................. 3 —

Délayez le chlorure de chaux dans l'eau et ajoutez l'acide avec précaution, et fermez les ouvertures. Pour une étable de 25 à 30 bêtes bovines.

N. 298. — Fumigation désinfectante.
(Smith.)

♃ Nitre................ 62 gram.
Acide sulfurique........ 69 —
Eau................ 31 —

Mélangez l'acide et l'eau, mettez dans un vase que vous placerez sur de la cendre chaude; pulvérisez le sel et ajoutez-le peu à peu à l'eau acidulée. Préconisée en Angleterre pour remplacer celle du chlore.

**N. 299. — Fumigation antispasmo-
dique.**

℞ Poudre d'opium........   8 gram.
  Camphre................   16 —
  Oxyde de zinc.........   32 —

Mêlez. Projetez la poudre sur des charbons ardents, et dirigez les vapeurs dans les voies respiratoires. Phlemgasies de la poitrine compliquées de phénomènes nerveux.

N. 300. — Fumigation vermifuge.

℞ Essence de-térében-
     thine............ {aa.   32 gram.
  Éther sulfurique... }
  Goudron............... 125 —

Mélangez les trois substances et placez-les dans un vase que vous chaufferez légèrement. Dirigez les vapeurs dans les voies respiratoires. Affections vermineuses des bronches.

N. 301. — Fumigation résineuse.

℞ Colophane pulvéris.)
  Bourgeons de sapin { aa.   4 part.
     pulvérisés.......)
Encens................... 3 —

Mêlez et projetez par pincées sur des charbons incandescents. Faites respirer la fumée aux animaux. Catarrhe nasal et bronchite chronique.

XV. — TEINTURES ou ALCOOLÉS (1).

**N. 302. — Teinture d'aloès cam-
phrée. (Bourgelat.)**

℞ Teinture d'aloès......... 128 gram.
  Alcool camphré.........   16 —

Mélangez. Plaies qui tendent à la gangrène.

**N. 303. — Teinture ammoniacale.
(Guibourt.)**

℞ Ammoniaque liquide....   1 part.
  Alcool................   2 —

Mêlez. Diaphorétique....

N. 304. — Teinture anisée.

℞ Ammoniaque liquide....   1 part.
  Eau-de-vie anisée......   2 —

Mêlez. Stomachique et sudorifique.

(1) Pour les teintures simples, voyez le corps de l'ouvrage.

**N. 305. — Teinture ammoniacale
camphrée.**

℞ Ammoniaque liquide....   1 part.
  Alcool camphré.........   2 —

Mêlez ; stimulant antiputride.

**N. 306. — Teinture ammoniacale
gentianée.**

℞ Racine de gentiane..... 120 gram.
  Sesquicarb. d'ammoniaq. 30 —
  Eau-de-vie............   2 litres.

Laissez macérer pendant trois ou quatre jours, passez et filtrez. Maladies anémiques et septiques.

**N. 307. — Teinture amère. (Pharma-
copée prussienne.)**

℞ Petite centaurée...)
  Gentiane pulv..... } aa.   60 gram.
  Écorce d'or. amère. }
  Curcuma.........)
  Alcool rectifié.......... 1200 —

Divisez toutes les substances solides et laissez macérer dans l'alcool.

**N. 308. — Teinture astringente
acidulée.**

℞ Eau de Rabel..... }
  Teinture de quina. } aa.   2 part.
  Alcool camphré......... 1 —

Mêlez.

**N. 309. — Teinture antiseptique
astringente.**

℞ Eau de Rabel......)
  Teinture d'écorce } aa.   1 part.
  de chêne........)
  — de noix vomique.)
  Sulfate simple d'a- } aa.   1/2 —
  lumine..........)

Mélangez.

**N. 310. — Teinture antiseptique.
chlorurée.**

℞ Chlorure de soude. } aa.   2 part.
  Alcool camphré....)
  Teinture de quina...... 1 —

Mêlez. Caries diverses.

N. 311. — Teinture créosotée.

℞ Essence de térében-)
     thine........... } aa.   2 part.
  Teinture de quina. {
  Alcool camphré....)

Créosote................. 1 part.
Mêlez.

N. 312. — Teinture irritante.

℞ Ammoniaque liquide.... 2 part.
Essence de lavande....·. 1 —
Alcool camphré........ 1. —
Mêlez.

N. 313. — Teinture irritante acide.
(Delalande.)

℞ Essence de térében-⎫
thine.......... ⎬aa. 1 part.
Teinture de canthar. ⎭
Acide azotique.......... 1/4 —
Mélangez les deux premières substances et ajoutez peu à peu l'acide.

N. 314. — Teinture irritante camphrée.

℞ Essence de lavande. ⎫
— de térébenthine. ⎬aa. 2 part.
Teinture de savon.. ⎫
— de camphre... ⎬aa. 1 —
Mêlez.

N. 315. — Teinture irritante cantharidée.

℞ Ammoniaque............. 2 part.
Essence de téréb... ⎫
Teinture de canthar. ⎬aa. 1 —
Mêlez. Contre les molettes et autres gonflements synoviaux ; en frictions réitérées.

N. 316. — Teinture antiscorbutique.

℞ Raifort................ 250 gram.
Moutarde.............. 32 —
Sel ammoniac.......... 64 —
Alcool................ 750 —
Lessivez.

N. 317. — Teinture irritante térébenthinée. (Maury.)

℞ Essence de térébenth.... 90 gram.
Ammoniaque........... 24 —
Eau-de-vie............ 125 —
Mélangez. Contre les distensions synoviales et les efforts des articulations.

N. 318. — Teinture cantharidée camphrée. (White.)

℞ Cantharides pulvérisées. 10 gram.

Camphre... .... 15 gram.
Esprit-de-vin.......... 125 —
Faites macérer pendant une quinzaine de jours et filtrez. Contre les contusions récentes du genou.

N. 319. — Teinture de cantharides composée. (Prangé.)

℞ Teinture de cantharides. 500 gram.
Essence de lavande..... 60 —
Acide sulfurique........ 2 —
Mêlez. Peut remplacer la plupart des teintures irritantes secrètes connues sous les noms de *feux français, anglais, portugais,* etc.

N. 320. — Teinture de cantharides composée.

℞ Cantharides pulvérisées. 30 gram.
Euphorbe.............. 8 —
Eau-de-vie............ 190 —
Faites digérer pendant quelques jours et filtrez. Écarts. Lumbago. Douleurs des articulations.

N. 321. — Teinture irritante.
(Lucknow.)

℞ Ammoniaque.......⎫
Essence de térében-⎬aa. 58 gram.
thine...........⎭
Alcool camphré....⎭
Teinture de savon...... 88 —
Mélangez. Paraplégie, en frictions sur la colonne vertébrale.

N. 322. — Teinture de Ranque.

℞ Somm. de menthe pulv. 1 poign.
Camphre.............. 15 gram.
Sassafras.............. 4 —
Eau-de-vie............ 1 litre.
Faites macérer les parties végétales pendant un jour, passez et ajoutez le camphre. Contre la météorisation, à la dose de 50 à 60 grammes.

N. 323. — Teinture de cantharides composée.

℞ Teinture de cantharides. 500 gram.
Essence de lavande..... 60 —
Acide chlorhydrique.... 5 —
Mêlez et agitez.
Propre à remplacer les liqueurs vésicantes dites *feux anglais, français, liqueur ignée,* etc.

**N. 324. — Teinture irritante
et fondante.** (Grousset.)

℞· Alcool ordinaire........ 100 gram;
Huile de croton-tiglium. 3 —

Mêlez et agitez. Molettes et tumeurs indolentes.

N. 325. — Teinture résolutive.
(Percival.)

℞ Éther sulfurique...) aa. 62 gram
Alcool rectifié......)
Teinture de lavande.... 31 —
Eau................. 371 —

Mélangez. Contre l'engorgement des tendons fléchisseurs du pied.

N. 326. — Teinture résolutive.
(Morton.)

℞ Sel ammoniac.......... 15 gram.
Vinaigre fort.......... 125 —
Alcool camphré........ 15 —

Dissolvez le sel dans le vinaigre, et mélangez avec l'alcool camphré. En frictions contre les tumeurs indolentes.

N. 327. — Teinture de savon. (Codex.)

℞ Savon blanc............ 90 gram.
Carbonate de potasse... 4 —
Alcool................ 375 —

Dissolvez. Fondant. Entorses, contusions

N. 328. — Teinture stimulante.
(White.)

℞ Essence de romarin.) aa. 10 gram.
Camphre..........)
Savon vert............ 31 —
Alcool................ 62 —

Contre les distensions récentes des articulations.

N. 329. — Teinture antidiarrhéique.

℞ Teinture d'opium..) aa. 3 gram.
— de cannelle..)
— de noix vomique. 1 —

Mêlez et donnez dans un breuvage.

N. 330. — Teinture anti-hématurique.
(Cauvet.)

℞ Teinture de quina..) aa. 150 gram.
— de camphre..)
Décoction de gentiane.. 2 litres.

A donner en deux doses.
Hématurie des grands ruminants.

N. 331. — Teinture utérine. (Caramija.)

℞ Alcool................ 2 kil.
Sabine pulvérisée....... 250 gram.
Thériaque............ 190 —
Cumin pulvérisé........ 125 —
Essence de rue....) aa. 80 —
— de sabine...)

Traitez par digestion, dans l'alcool, les substances solides. Ajoutez les essences. Dose : de 60 à 120 grammes en breuvage dans un litre de vin coupé.

XVI. — VINS MÉDICINAUX 1).

N. 332. — Vin amer et diurétique.

℞ Bourgeons de sapin..... 32 gram.
Grande absinthe...) aa. 16 —
Racine de gentiane.)
Fleurs de camomille.... 8 —
Vin blanc............. 2 —

Faites macérer pendant huit jours, et passez.

N. 333. — Vin antiscorbutique.

℞ Raifort sauvage....) aa. 64 gram.
Cochléaria........)
Moutarde blanche...... 32 —
Bourgeons de sapin..... 16 —
Vin blanc............. 2 litres.

Même mode de préparation.

**N. 334. — Vin antiscorbutique plus
composé.**

℞ Feuilles de cresson.)
— de cochléaria.) aa. 16 gram.
— de trèfle d'eau.)
Sel ammoniac.......... 8 —
Vin blanc............. 1 litres.

Faites macérer pendant huit jours; passez avec expression. Affections scorbutiques.

N. 335. → Vin diurétique majeur.

℞ Jalap concassé.....) aa. 8 gram.
Scille............)
Nitre................ 16 —
Vin blanc............. 2 litres.

(1) Pour les vins simples, voyez le corps de l'ouvrage. (Médicaments végétaux.)

Faites macérer pendant vingt-quatre heures et passez. Hydropisies.

N. 336. — **Vin diurétique mineur.**

℞ Nitre.................. 18 gram.
Baies de genièvre...... 64 —
Vin blanc.............. 1 litre.

Opérez comme ci-dessus.

N. 337. — **Vin de gentiane composé.**

℞ Gentiane.............. 20 gram.
Quinquina............. 16 —
Fleurs de camomille.... 32 —
Cannelle.............. 8 —
Vin blanc............. 1 litre.

Même mode de préparation. Affections anémiques et hydroémiques.

N. 338. — **Vins d'opium composés.**

(Voyez *Laudanum*, t. I, p. 649 et 650.)

N. 339. — **Vin de quina ferré.**

℞ Tartrate de pot. et de fer. 32 gram.
Quina................. 45 —
Cannelle.............. 16 —
Vin.................. 1 litre.

Faites macérer pendant quatre jours, passez. Affections atoniques. Maladie des chiens. Anémie.

N. 340. — **Vin tonique et antiputride.**
(Flandrin.)

℞ Vin de quina.......... 2 litres.
Eau-de-vie camphrée.... 1 —

Mélangez. Contre la maladie de Sologne (moutons).

N. 341. — **Vin tonique et laxatif.**
(Vallon).

℞ Teinture de quina....... 125 gram.
— d'aloès......... 10 —
Alcool camphré........ 32 —
Vin rouge............ 1000 —

Mêlez. Se donne à la dose de 250 gram. dans une infusion de camomille et se répète deux ou trois fois par jour.

Affections typhoïdes au déclin.

XVII. — DES VINAIGRES MÉDICINAUX.
(1)

FORMULES COMPOSÉES.

N. 342. — **Vinaigre cantharidé anglais.**

℞ Cantharides en poudre.. 50 gram.

(1) Pour les vinaigres simples, voir, dans le

Euphorbe pulv.......... 20 gram.
Acide acétique.......... 150 —

Faites macérer pendant huit jours, passez et filtrez. En frictions vésicantes révulsives, surtout contre les paralysies.

N. 343. — **Vinaigre rubéfiant.**

℞ Cantharides pulv... } aa. 64 gram.
Camphre.......... }
Ail écrasé........ } aa. 300 —
Moutarde.......... }
Poivre noir pulv........ 500 —
Vinaigre......... .... 2 litres.

Faites macérer, passez et filtrez. Même emploi que le précédent.

N. 344. — **Vinaigre sternutatoire.**
(Mathieu.)

℞ Sulfate d'al. et de }
  potasse......... }
Sulfate de zinc..... } aa. 32 gram.
Poivre d'Espagne... }
Essence de térébent. }
Camphre.............. 8 —
Fort vinaigre.......... 1 litre.

Réduisez les substances solides en poudre, mélangez-les et faites-les macérer pendant dix heures dans le vinaigre et l'essence ; passez et agitez avant de vous en servir.

En injections dans les cavités nasales, au début de la pleuro-pneumonie du gros bétail.

N. 345. — **Vinaigre sternutatoire. modifié.** (Dehan.)

℞ Azotate de potasse }
  fondu.......... }
Sel de nitre cristall. } aa. 64 gram.
Alun cristallisé.... }
Sulfate de zinc..... }
Poivre long........ } aa. 64 —
Essence de genièv.. }
Poivre d'Espagne... }
Cannelle.......... } aa. 32 —
Thériaque........ }
Vinaigre fort.......... 1 litre.

Pulvérisez toutes les substances, faites-les macérer dans le vinaigre pendant vingt-quatre heures, à la température de 30 à 40 degrés ; passez à tra-

corps de l'ouvrage, chaque médicament en particulier.

vers un linge et conservez pour l'usage. Même destination que le précédent.

XVIII. — OXYMELS ET OXYMELLITES.
(1)

FORMULES COMPOSÉES.

N. 346. — Oxymellite de cuivre.
(Égyptiac.)

(Voyez t. I, page 328).

Oxymellite contre le crapaud.
(Viseur.)

℞ Vert-de-gris............ 80 gram.
Extrait de Saturne...... 40 —
Miel.................... 240 —

Mélangez le sel de cuivre et le miel; cuisez comme l'Égyptiac et ajoutez l'extrait de Saturne; retirez du feu après consistance onguentacée.

(*Recueil*, 1872, p. 424.)

N. 347. — Oxymellite cuivreux.
(Bracy-clark.)

℞ Sulfate de cuivre........ 375 gram.
Vinaigre............... 125 —
Mélasse............... 1500 —

Faites dissoudre le sel dans le vinaigre, mélangez à la mélasse, et faites cuire le tout en consistance onguentacée.
Mêmes usages que l'égyptiac.

N. 348. — Oxymellite caustique.
(Hugon.)

℞ Vert de gris. .....⎰ aa. 62 gram.
Sulfate de zinc....⎱
Noix vomique pulv...... 32 —
Sublimé corrosif......... 16 —
Miel.................. 500 —

Mélangez le sel de cuivre et celui de zinc au miel, faites cuire, ajoutez la noix vomique et le sublimé, et continuez la cuisson jusqu'à consistance voulue. Eaux aux jambes chroniques, dartres ulcéreuses, etc.

N. 349. — Oxymel cathérétique.
(Solleysel.)

℞ Acide arsénieux pulv.... 8 gram.

(1) Pour les formules simples, voyez la *Pharmacologie spéciale*.

Vert de gris.......⎰ aa. 192 gram.
Sulfate de zinc....⎱
Eau-de-vie............ 1/2 litre.
Miel.................. 1 kil.

Préparez comme l'égyptiac. Employé dans les mêmes cas.

N. 350. — Oxymellite cathérétique.
(Vitet.)

℞ Acide arsénieux...⎰ aa. 32 gram.
Chaux vive........⎱
Miel.................. q. s.

Pulvérisez les deux premières substances, et mélangez-les au miel de manière à faire un topique consistant. Crapaud. Eaux aux jambes. Ulcères farcineux, etc.

N. 351. — Oxymellite composé.
(Solleysel.)

℞ Vert de gris.......⎰ aa. 240 gram.
Sulfate de zinc.....⎱
Litharge............... 120 —
Acide arsénieux........ 8 —
Miel.................. 1000 —

Préparez comme l'égyptiac. Contre le crapaud.

N. 352. — Oxymellite dessiccatif.
(Roydor.)

℞ Sublimé corrosif........ 32 gram.
Noix de galle pulvér... 64 —
Sulfate de zinc....⎰ aa. 125 —
Vert de gris.......⎱
Miel.. ....

Pulvérisez les sels et la noix de galle, mélangez au miel, moins le sublimé, que l'on incorpore seulement pendant le refroidissement de la préparation. Eaux aux jambes.

N. 353. — Oxymellite composé.
(Lecouturier.)

℞ Vert de gris.......⎰
Turbith minéral...⎱ aa. 4 part.
Sulfate de zinc.....⎰
Litharge.............. 2 —
Sublimé corrosif....... 1 —
Miel.................. 16 —

Mêlez au miel et faites cuire comme l'égyptiac.
Contre le crapaud, les eaux aux jambes, les crevasses, les dartres, etc.

N. 354. — Oxymellite térébenthiné.
(Lelong.)

℞ Verdet pulv............ 310 gram.
Acide pyroligneux...... 440 —
Térébenthine......) aa. 875 —
Miel............ ....)

Mélangez les deux premières substances au miel, faites cuire en consistance sirupeuse, retirez du feu, ajoutez la térébenthine, et laissez sur la cendre chaude jusqu'à ce que le mélange ait acquis l'aspect onguentacé. Piétin.

XIX. — SIROPS ET MELLITES.

1° MELLITES.

N. 355. — Mellite simple.

℞ Miel................... 6 kil.
Eau. .... 1 l. 1/2.
Craie................ 192 gram.
Charbon animal........ 125 —
Blancs d'œufs.......... n° 4.

On met le miel, l'eau et la craie dans une bassine, on fait bouillir trois à quatre minutes ; on ajoute le charbon, puis les blancs d'œufs battus avec 2 litres d'eau ; on fait cuire en consistance de sirop, on laisse déposer et l'on passe à l'étamine.

N 356. — Mellite de mercuriale.
(Miel mercuriel.)

℞ Suc de feuilles de mercuriale............. 1 kil.
Miel.................. 90 gram.

F. s. a. un sirop.

N. 357. — Mellite de rose ou Miel rosat.

℞ Roses rouges de Provins. 500 gram.
Eau.................. 2 litres.
Miel................. 3 kil.

Faites infuser les roses pendant vingt-quatre heures, passez avec expression, ajoutez le miel et faites cuire en consistance sirupeuse.

2° SIROPS (1).

N. 358. — Sirop d'ipécacuanha composé.

℞ Ipécacuanha.......) aa. 32 gram.
Serpolet..........)

(1) Pour les sirops simples, voir le corps de l'ouvrage.

Séné..............) aa. 96 —
Sulfate de magnés..)
Coquelicot............. 125 gram.
Vin blanc..) aa. 750 —
Eau de fleur d'orang.)
Sucre............... q. s.

Faites macérer l'ipécacuanha dans le vin pendant douze heures, passez avec expression et filtrez la liqueur. Réunissez le résidu aux autres substances, versez dessus 3 litres d'eau bouillante, laissez infuser douze heures, passez avec expression ; mélangez alors le produit avec le vin et l'eau de fleur d'oranger ; ajoutez à ce mélange le double de son poids de sucre, et faites un sirop par simple solution au bain-marie. Contre les toux opiniâtres des petits animaux.

N. 359. — Sirop de raifort composé.
(Sirop antiscorbutique.)

℞ Cochléaria frais....)
Trèfle d'eau, id ...) aa. 500 gram.
Raifort, id........)
Oranges amères....)
Cannelle.............. 16 —
Vin blanc............. 2 litres.
Sucre................. 2 kil.

Divisez les substances, faites-les digérer à une douce température dans le vin, pendant deux jours, passez avec expression, ajoutez le sucre et faites cuire jusqu'à consistance sirupeuse. Scorbut du chien.

N. 360. — Sirop vermifuge.
(Cruveilhier.)

℞ Follicules de séné..)
Rhubarbe.........)
Semen-contra......)
Aurone............) aa. 4 part.
Mousse de Corse...)
Tanaisie..........)
Absinthe..........)
Eau.................. 250 —
Sucre................ q. s.

Faites macérer les plantes à froid dans l'eau, passez avec expression, ajoutez le sucre et faites un sirop. Affections vermineuses des jeunes et petits animaux.

XX. — ÉLECTUAIRES OU OPIATS.

1° FORMULES RATIONNELLES.

N. 361. — Électuaire émollient amylacé.

℞ Poudre émolliente amyl. 64 gram.

Miel.................... 250 gram.

F. s. a. un électuaire.

N. 362. — Électuaire émollient sucré.

℞ Poudre émolliente sucr.. 64 gram.
Miel.................... q. s.

F. s. a.

N. 363. — Électuaire émollient gommeux.

℞ Poudre émolliente gom.. 64 gram.
Miel.................... q. s.

F. s. a.

N. 364. — Électuaire mucilagineux.

℞ Poudre de guimauv.) aa. 32 gram.
Farine de lin......)

Mucilage de graine)
de lin...........) aa. q. s.
Miel.............)

Délayez le miel dans le mucilage et incorporez les poudres.

N. 365. — Électuaire huileux.

℞ Huile d'olives......... 64 gram.
Farine de lin......) aa. 32 —
Chènevis pulvérisé..)
Jaunes d'œufs......... n° 2.
Miel.................. q. s.

Incorporez l'huile dans les jaunes d'œufs, mélangez les poudres et ajoutez le miel.

N. 366. — Électuaire tempérant.

℞ Poudre tempérante..... 64 gram.
Miel.................. 250 —

F. s. a.

N. 367. — Électuaire astringent minéral.

℞ Poudre astringente min. 64 gram.
Miel.................. 250 —

F. s. a.

N. 368. — Électuaire astringent végétal.

℞ Poudre astringente végét. 64 gram.
Miel.................. 250 —

F. s. a.

N. 369. — Électuaire stimulant.

℞ Poudre stimulante...... 64 gram.
Miel.................. 250 —

F. s. a.

N. 370. — Électuaire anodin.

℞ Poudre d'opium........ 8 gram.
Poudre de belladone.... 16 —
— de valériane..... 32 —
Miel.................. 250 —

F. s. a.

N. 371. — Électuaire antispasmodique.

℞ Poudre antispasmodique. 64 gram.
Miel.................. 250 —

F. s. a.

N. 372. — Électuaire excitateur.

℞ Poudre excitatrice...... 16 gram.
Miel.................. 250 —

F. s. a.

N. 373. — Électuaire analeptique.

℞ Poudre analeptique..... 90 gram.
Miel.................. 300 —

F. s. a.

N. 374. — Électuaire tonique amer.

℞ Poudre tonique amère... 64 gram.
Miel.................. 250 —

F. s. a.

N. 375. — Électuaire antiputride.

℞ Poudre tonique antiputr. 64 gram.
Miel.................. 250 —

F. s. a.

N. 376. — Électuaire antiputride.
(Guyon.)

℞ Quinquina pulv....) aa. 60 gram.
Gentiane pulv.....)

Assa fœtida........)
Carbonate d'ammo-) aa. 16 —
niaque...........)
Camphre..........) aa. 8 —
Sulfate de fer......)

Mêlez et donnez en deux fois.
Contre la fièvre putride.

N. 377. — Électuaire altérant.

℞ Poudre altérante........ 12 gram.
Miel.................. 250 —

F. s. a.

N. 378. — Électuaire laxatif.

℞ Poudre laxative......... 125 gram.
Miel.................. 250 —

F. s. a.

N. 379. — **Électuaire purgatif.**

℞ Poudre purgative........ 64 gram.
Miel................... 250 —

F. s. a.

N. 380. — **Électuaire drastique.**

℞ Poudre drastique........ 16 gram,
Miel................... 250 —

F. s. a.

N. 381. — **Électuaire diaphorétique.**

℞ Poudre diaphorétique.... 96 gram.
Miel................... 250 —

F. s. a.

N. 382. — **Électuaire diurétique
alcalin.**

℞ Poudre diurétique alcal.. 32 gram.
Miel................... 200 —

F. s. a.

N. 383. — **Électuaire diurétique
sédatif.**

℞ Poudre diurétique sédat. 16 gram.
Miel................... 200 —

F. s. a.

N. 384. — **Électuaire diurétique
résineux.**

℞ Poudre diurétique résin.. 64 gram.
Miel................... 250 —

F. s. a.

N. 385. — **Électuaire diurétique.**
(Zundel.)

℞ Baies de genièvre pulv... 40 gram.
Carbonate de soude...... 20 —
Térébenthine........... 30 —
Miel................... 150 —
Poudre de gentiane...... q. s.

Mêlez et donnez dans la journée. Néphrite typhoïde du cheval.

N. 386. — **Électuaire vermifuge.**

℞ Poudre vermifuge....... 125 gram.
Miel................... 500 —

F. s. a.

2° FORMULES SPÉCIALES.

N. 387. — **Électuaire antiseptique.**

℞ Poudre antiseptique...... 96 gram.
Extrait de genièvre....... q. s.

F. s. a.

N. 388. — **Électuaire anticatarrhal.**

℞ Poudre anticatarrhale... 64 gram.
Extrait de genièvre....... q. s.

F. s. a.

N. 389. — **Électuaire contro-stimulant et diurétique.** (Roll.)

℞ Émétique pulv..... ⎫
Digitale pulv....... ⎬ aa. 4 gram.
Miel................... q. s.

F. s. a. un électuaire à donner en deux doses.

N. 390. — **Électuaire expectorant.**

℞ Poudre expectorante..... 64 gram.
Extrait de genièvre...... q. s.

F. s. a.

N. 391. — **Électuaire anesthésique.**
(Saunier.)

℞ Chloroforme........... 15 gram.
Poudre de guimauve..... 25 —
Miel................... 250 —

F. s. a. Contre le vertige essentiel des solipèdes.

N. 392. — **Électuaire antitétanique.**
(Thévenart.)

℞ Émétique........... ⎫
Opium.............. ⎬ aa. 10 gram.
Extrait d'aconit......... 5 —
Miel................... q. s.

Mêlez. A prendre dans la journée. Contre le tétanos essentiel.

N. 393. — **Électuaire antivertigineux.** (Rey.)

℞ Poudre de valériane. ⎫
Camphre pulvérisé.. ⎬ aa. 16 à 32 gr.
Jaunes d'œufs........... n° 2.
Miel................... 250 à 500 —

Dissolvez le camphre dans le jaune d'œuf, incorporez avec la poudre dans le miel.

N. 394. — **Électuaire stomachique.**
(F. T.)

℞ Poudre de gentiane..... 125 gram.
Assa fœtida............ 64 —
Camphre............... 32 —
Miel................... 400 —

Mêlez. A prendre en deux doses.

Contre l'inappétence, l'indigestion et

l'inflammation gastro-intestinale chronique des grands ruminants.

N. 395. — Électuaire contre l'irrumination. (Festal, ph.)

♃ Aloès pulvérisé......... 12 à 15 gr.
Ipécacuanha pulvérisé.... 4 à 8 —

F. s. a. Pour rappeler la rumination quand elle a été suspendue par indigestion.

N. 396. — Électuaire antihydrophthalmique. (H. Bouley.)

♃ Colchique d'automne pul.   10 gram.
Nitre..................   32 —
Miel..................   q. s.

F. s. a. Ophthalmie compliquée d'hydropisie de l'œil.

N. 397. — Électuaire antispasmodique.

♃ Digitale...............   2 gram.
Opium...............   4 —
Camphre.............   6 —
Valériane.............   20 —
Miel.................   30 —

F. s. a. Un électuaire à donner en deux doses. Palpitations de cœur.

N. 398. — Électuaire contro-stimulant. (Strauss.)

♃ Nitre..............,......   32 gram.
Sulfate de potasse.......   96 —
Camphre........... } aa.   4 —
Digitale...........
Guimauve pulvérisée.....   64 —
Miel..................   q. s.

F. s. a. Administrez en deux doses.

N. 399. — Électuaire contre la pousse.   (N° 1.)

♃ Extrait d'opium........   4 gram.
Kermès minéral.........   12 —
Poudre de guimauve. ...   32 —
Miel..................   300 —

F. s. a. Un électuaire.

N. 400. — Électuaire contre la pousse.   (N° 2.)

♃ Poudre d'aconit........   4 gr.
Émétique..............   8 —
Scille pulv.............   1 —
Miel..................   q. s.

F. s. a. Un électuaire.

N. 401. — Électuaire contre la pousse.   (N° 3.)

♃ Poudre de stramoine...   6 gram.

Sulfure d'antimoine......   6 gram.
Poudre d'aunée.........   12 —
Miel..................   300 —

F. s. a. Un électuaire.

N. 402. — Électuaire antivitulaire. (Kœlne.)

♃ Noix vomique pulv.....   6 gram.
Émétique.............   2 —
Sulfate de soude........   64 —
Chlorure de sodium....   16 —

Mêlez. A prendre en une seule dose.

N. 403. — Électuaire vermicide. (Waldinger.)

♃ Poudre de gentiane. }
— de valériane. } aa.   32 gram.
Suie de cheminée.......   64 —
Huile empyreumatique...   16 —
Sulfure de fer....... }
Essence de térébent. } aa.   8 —
Farine et eau...........   q. s.

N. 404. — Électuaire diascordium. (Fracastor.)

♃ Feuilles sèches de scord.   48 gram.
Roses rouges.......
Racine de bistorte..
— de gentiane..... } aa.   16 —
— de tormentille..
Semences d'épine-vinette..........
Gingembre......... } aa.   8 —
Poivre long.........
Cassia lignea........
Cannelle..........
Dictame de Crète..., } aa.   16 —
Styrax calamite.....
Galbanum.......... } aa.   16 —
Gomme arabique....
Bol d'Arménie..........   64 —
Extrait d'opium..........   8 —
Miel rosat...............   1 kil.
Vin d'Espagne..........   250 gram.

Mélangez le vin au miel et incorporez-y les autres substances réduites en poudre; conservez dans des vases bien fermés.

N. 405. — Thériaque. (Galien.)

♃ 1° Agaric blanc......
Scille sèche.......
Iris de Florence... } aa.   12 part.
Cannelle fine......

℞

1°
- Cassia lignea...... } aa. 8 part.
- Spicanard........ }
- Racine d'ac. vraie.
  - — de costus arab.
  - — de gingembre.
  - — de quintefeuil. } aa. 6 —
  - — de rapontique.
  - — de valériane...
  - — de nard celtiq.
  - — de meum....... } aa. 4 —
  - — de gentiane...
  - — d'aristoloche...
  - — d'asarum...... } aa. 2 —
- Bois d'aloès.......

2°
- Sommités de scord. } aa. 12 —
- Roses rouges...... }
- Safran............... 8 —
- Stœchas arabique..
- Schœnanthe......
- Dictame de Crète. } aa. 6 —
- Malabastrum......
- Marrube blanc....
- Chamœdrys.......
- Chamœpitys...... } aa. 4 —
- Millepertuis......
- Pouliot..........

3°
- Marum.......... } aa. 2 —
- Petite centaurée... }
- Semences d'ers........ 36 —
- Poivre long........... 24 —
- Semences de nav. tund. 12 —
- Amone en grappe...... 8 —
- Poivre noir.......
- — blanc........ } aa. 6 —
- Persil de Macédoine }
- Cardamome......
- Carpo-balsamum..
- Ammi............ } aa. 4 —
- Anis........
- Fenouil..........
- Thiaspi..........
- Daucus de Crète....... 2 —

4°
- Opium............... 2 part.
- Mie de pain dessé-
  chée............ } aa. 12 —
- Vipère sèche......
- Suc de réglisse....
- — d'acacia.......
- — d'hypociste...
- Gomme arabique.. } aa. 4 —
- Styrax calamite...
- Sagapenum.......
- Myrrhe............... 8 —
- Oliban.......... } aa. 6 —
- Galbanum........ }

4°
- Opoponax:........
- Castoreum........ } aa. 2 part.
- Bitume de Judée..
- Terre sigillée.....
- Protosulfate de fer } aa. 4 —
  desséché........ }

5°
- Baume de la Mecque... 12 —
- Térébenthine de Chio.. 6 —
- Miel blanc............. 1386 —
- Vin blanc d'Espagne.... 68 —

On pulvérise séparément les bois, les racines, les écorces, les sommités, les fleurs, les fruits, les gommes, les résines, les gommes-résines, les extraits et les substances minérales; et l'on compose quatre poudres suivant les indications rapportées sous les n°s 1, 2, 3 et 4; on les mêle ensemble par trituration pour en former la poudre unique qu'on désigne sous le nom de *poudre thériacale*, et on l'ajoute aux trois premières substances comprises dans le n° 5, et qu'on a fait liquéfier dans une large bassine avant d'opérer la mixtion, et, sur la fin, on y mélange le vin.

N. 406. — Thériaque vétérinaire.
(F. T.)

℞

Espèces indigènes.	Esp. aromat.. / Sem. carmin.. / Espèces amèr. / — astringent. / — antispasm.	aa.	8 part.

Épices.	Cann. de Chin. / Poivre noir... / Clous de girof. / Noix muscad.. / Rac. de ging..	aa.	4 —

Résines.	Assa fœtida... / Encens....... / Térébenthine.	aa.	2 —

- Carbonate de fer.......... 1 —
- Extrait sec d'opium........ 1 —
- Vin généreux.............. 3 —
- Extrait de genièvre........ q. s.

Réduisez les espèces végétales indigènes en poudre fine, ainsi que les épices; délayez les matières résineuses et l'extrait d'opium dans le vin; ajoutez-y peu à peu la poudre et incorporez avec q. s. d'extrait de genièvre, de manière à donner au mélange la consistance d'un électuaire un peu ferme. Conservez dans des pots bien bouchés.

XXI. — BOLS ET PILULES.

1° FORMULES RATIONNELLES.

N. 407. — **Bol émollient.**

℞ Gomme pulvérisée.. } aa. 32 gram.
 Guimauve......... }
 Huile d'olive............ 64 —
 Jaune d'œuf............. n° 1
 Miel................... q. s.

Incorporez l'huile dans le jaune d'œuf, les poudres dans le mélange, et ajoutez le miel.

Faites des bols du poids de 45 gramm.

N. 408. — **Bol astringent.**

℞ Alun cristallisé.......... 32 grám.
 Protosulfate de fer....... 16 —
 Noix de galle pulv....... 16 —
 Poudre de gentiane...... 64 —
 Miel................... q. s.

Faites des bols du poids de 32 gram.

N. 409. — **Bol excitant carminatif.**

℞ Anis vert pulv...... } aa. 16 gram.
 Fenouil........... }
 Angélique pulvér... } aa. 8 —
 Camomille......... }
 Extrait de genièvre...... q. s.

F. s. a. Quatre bols.

N. 410. — **Bol narcotique.**

℞ Extrait aqueux d'opium.. 16 gram.
 — — de belladone 8 —
 Poudre de jusquiame.... 64 —
 Miel................... q. s.

F. s. a. Deux bols.

N. 411. — **Bol tonique analeptique.**

℞ Carbonate de fer........ 64 gram.
 Poudre de gentiane...... 32 —
 Farine de froment....... 125 —
 Eau miellée............ q. s.

F. s. a. Des bols de 45 grammes.

N. 412. — **Bol tonique ferrugineux.**

℞ Sulfate de fer...... } aa. 8 gram.
 Aloès............. }
 Cannelle pulv.......... 16 gram.
 Miel................... q. s.

F. s. a. Deux bols.

N. 413. — **Bol tonique amer.**

℞ Poudre de gentiane...... 16 gram.

℞ Cachou........... } aa. 8 gram.
 Rhubarbe.......... }
 Extrait de genièvre...... q. s.

F. s. a. Deux bols.

N. 414. — **Bol altérant.**

℞ Extrait de ciguë........ 32 gram.
 Calomel............... 16 —
 Iodure de potas..... } aa. 8 —
 Bromure de — }
 Extrait de genièvre......

F. s. a. Quatre bols.

N. 415. — **Bol purgatif minoratif.**

℞ Aloès................ 32 gram.
 Sulfate de soude........ 125 —
 — de magnésie..... 64 —
 Rob de nerprun........ q. s.

F. s. a. Deux bols.

N. 416. — **Bol purgatif drastique.**

℞ Aloès................. 64 gram.
 Gomme-gutte........... 32 —
 Graine de croton tiglium. 2 —
 Miel................... q. s.

F. s. a. Quatre bols.

N. 417. — **Bol diaphorotique.**

℞ Soufre sublimé..... } aa. 64 gram.
 Sulfure d'antimoine. }
 Cannelle........... } aa. 32 —
 Carbonate d'ammon. }
 Miel................... q. s.

F. s. a. Quatre bols.

N. 418. — **Bol expectorant.**

℞ Kermès minéral........ 64 gram.
 Térébenthine.......... 32 —
 Baies de genièvre pulv... 64 —
 Miel scillitique.......... q. s.

F. s. a. Quatre bols.

N. 419 *bis.* — **Bol stimulant et expectorant.** (Knoll.)

℞ P. sel ammoniac........ 8 gram.
 Anis pulv............. 32 —
 Réglisse pulv.......... 20 —
 Farine de moutarde...... 2 —

F. s. a. Quatre bols à prendre dans la même journée.

Contre la forme catarrhale de l'affection typhoïde.

N. 420. — Bol diurétique alcalin.

℞ Savon dur......... } aa. 64 gram.
Carbonate de potasse. }
Miel................... q. s.
F. s. a. Deux bols.

N. 421. — Bol diurétique sédatif.

℞ Digitale pulv........... 8 gram.
Scille............... } aa. 16 —
Colchique.......... }
Extrait de genièvre...... 32 —
Miel................... q. s.
F. s. a. Quatre bols.

N. 422. — Bol diurétique. (Baumeister.)

℞ Sel ammoniac........... 16 gram.
Térébenthine....... }
Extrait de genièvre. } aa. 32 —
Farine de lin....... } 3 —
F. s. a. Quatre bols à prendre dans la même journée.
Contre l'affection typhoïde.

N. 423. — Bol diurétique résineux.

℞ Colophane pulv..... } aa. 64 gram.
Nitre.............. }
Essence de térébenthine.. 32 —
Savon de soude.......... 16 —
Extrait de genièvre........ q. s.
F. s. a. Quatre bols.

N. 424. — Bol contro-stimulant. (Rœll.)

℞ Émétique.............. 16 gram.
Nitre.............. }
Farine de lin....... } 64 —
Eau tiède............. q. s.
F. s. a. Quatre bols.

N. 425. — Bol anticatarrhal. (Zundel.)

℞ Baies de genièvre pul. }
Colophane pulv..... } aa. 100 gram.
Goudron de bois.... }
F. s. a. Six bols à prendre en deux jours.
Jetages douteux, gourme, catarrhe des cornes, etc.

N. 426. — Bol vermifuge.

℞ Poudre de fougère.. }
Huile empyreumatiq. } aa. 32 gram.
Aloès............. }
Assa fœtida........ } aa. 16 gram.
Gomme-gutte........... 4 —
F. s. a. Deux bols.

N. 427. — Bol antidyssentérique.
(Docteur Segond.)

℞ Calomel................ 32 gram.
Ipécacuanha....... ..... 16 —
Extrait d'opium......... 8 —
— de genièvre....... q. s.
F. s. a. Quatre bols.

N. 428. — Bol anti-amaurotique.

℞ Valériane pulvérisée. } aa. 32 gram.
Assa fœtida........ }
Fleurs d'arnica..... } aa. 8 —
Noix vomique râpée. }
Émétique...... .... 4 —
Extrait de genièvre...... q. s.
F. s. a. Deux bols.

N. 429. — Bol antiherpétique.

℞ Fleur de soufre..... }
Sulfure d'antimoine. } aa. 32 gram.
— de mercure... }
Extrait de douce-amère.. 32 —
— de genièvre....... q. s.
F. s. a. Quatre bols.

N. 430. — Bol antiputride.

℞ Quina pulvérisé......... 16 gram.
Gentiane............ } aa. 32 —
Écorce de saule.... }
Camphre pulvérisé.. } aa. 8 —
Nitre............. }
Extrait de genièvre...... q. s.
F. s. a. Deux bols.

N. 431. — Opiat ou bol anti-paralytique.

℞ Noix vomique........... 4 gram.
Valériane............. 6 —
Camphre............... 2 —
Miel.................. q. s.
F. s. a. Un opiat qu'on donnera en 2 fois ou 2 bols qu'on administrera l'un le matin, l'autre le soir. Porc atteint de paralysie.

N. 432. — Bol anti-épileptique.

℞ Valériane pulvérisée..... 125 gram.
Camphre........... } aa. 32 —
Oxyde de zinc...... }
Extrait de belladone..... 16 —
Miel.................. q. s.
F. s. a. Quatre bols.

N. 433. — Bol antispasmodique. (Roll.)

℞ Racine de valér. pulv.
  Oxyde de zinc pulv. } aa.   46 gram.
  Huile empyreumatiq.
Rob de nerprun.........   q. s.

F. s. a. Deux bols égaux, à donner le matin à jeun aux chevaux.

N. 434. — Bol diurétique mercuriel.

℞ Calomel.................   16 gram.
  Scille pulvérisée.........   8 —
  Digitale.................   4 —
  Rob de nerprun.........   q. s.

F. s. a. Deux bols. Épanchements pleurétiques.

N. 435. — Bol contre la pousse.
(De La Bère-Blaine.)

℞ Nitre...................   16 gram.
  Émétique...............   8 —
  Opium.................   4 —
  Miel...................   q. s.

F. s. a. Un bol.

N. 436. — Bol diurétique cantharidé.
(Eichbaum.)

℞ Cantharides pulvérisées..   6 gram.
  Camphre...............   6 —
  Essence de térébenthine..   32 —
  Poudre de gentiane.
    — de guimauve.. } aa.   64 gram.
  Eau...................   q. s.

F. s. a. Quatre bols à prendre en quatre jours. Contre le crapaud.

N. 437. — Bol vermifuge. (J. B. S. L.)

℞ Poudre de fougère.......   180 gram.
  Huile empyreumatique....   180 —
  Aloès.................   24 —
  Sulfure noir de mercure.   64 —
  Gomme arabique.......   32 —

F. s. a. Dix bols. Dose : 3 bols.

N. 438. — Pilules vermifuges.

℞ Kermès................   8 gram.
  Protoiodure de mercure..   1 —
  Huile empyreumatique ..   6 —
  Miel...................   q. s.

F. s. a. 4 à 8 pilules selon la taille des petits animaux : chiens, porcs, chèvres.

XXII. — NOUETS OU MASTIGADOURS.

N. 439. — Mastigadour adoucissant.

℞ Son bouilli.........
  Pulpe de carotte cuite. } aa.   2 part.

Réglisse en poudre..
Guimauve........... } aa.   1 part.
Farine de lin.......
Miel...................   q. s.

F. s. a. Un mastigadour. Inflammations très-aiguës de la bouche et du pharynx.

N. 440. — Mastigadour acidule.

℞ Pulpe d'oseille cuite.....   125 gran.
  Crème de tartre soluble..   32 —
  Oxymel simple.........   q. s.

F. s. a. Un mastigadour. Fièvre aphtheuse, angine suraiguë avec tendance putride.

N. 441. — Mastigadour astringent.

℞ Borax.............
  Alun.............. } aa.   16 gram.
  Sulfate de zinc......
  Ratanhia..........
  Écorce de chêne.... } aa.   32 —
  Miel rosat.............   q. s.

F. s. a. Hémorrhagies de la bouche et du pharynx, ptyalisme opiniâtre, etc.

N. 442. — Mastigadour irritant.

℞ Racine de pyrèthre......   16 gram.
  Poivre noir.........
  Farine de moutarde. } aa.   32 —
  Sel marin.. ....   64 —
  Eau et miel...........   q. s.

F. s. a. Affections putrides, inflammations chroniques de la gorge, etc.

N. 443. — Mastigadour stimulant.

℞ Semences carminativ.
  Baies de genièvre... } aa.   32 gram.
  Racine d'aunée......
  Carbonate d'ammoniaque.   8 —
  Extrait de genièvre......   q. s.

F. s. a. Inappétence opiniâtre.

N. 444. — Mastigadour stomachique.

℞ Assa fœtida........
  Sel marin.......... } aa.   64 gram.
  Racine d'angéliq. pul.
    — d'aunée...... } aa.   32 —
  Extrait de genièvre......   q. s.

F. s. a. Contre l'inappétence et l'irrumination des grands ruminants.

N. 445. — **Mastigadour antiputride.**
(Chabert.)

♃ Racine d'angélique.. } aa. 16 gram·
Camphre........... }
Oxymel simple......... 64 —

F. s. a. Pour les grands ruminants.

N. 446. — **Mastigadour antiseptique.**
(Vicq d'Azyr.)

♃ Racine d'angélique...... 45 gram.
Sel ammoniac............ 10 —
Oxymel simple......... q. s.
F. s. a.

N. 447. — **Mastigadour excitant antiputride.** (Robinet.)

♃ Ail pilé.............. 4 gouss.
Sel de cuisine.......... 1 cuill.
Poivre concassé........ 32 gram.
Miel.................... 125 —

F. s. a. Maladies épizootiques.

XXIII. — PAINS MÉDICAMENTEUX.

N. 448. — **Pain anticachectique.**
(Gasparin.)

♃ Farine de seigle.... } aa. 500 gram.
— de lupin..... }
Poudre de gentiane...... 100 —
Protosulfate de fer....... 50 —
Alun.................... 25 —
Eau.................... q. s.

Faites une pâte, laissez lever et cuisez
au four comme le pain ordinaire. Ce pain
se donne par tranches ou émietté aux
animaux.

N. 449. — **Pain anticachectique.**
(L.-A. Rey.)

♃ Farine de seigle.... } aa. 4 décil.
— de lupin..... }
Gentiane pulvérisée...... 500 gram.
Sulfate de fer.......... 1 kil.
Sel marin.............. 2 —
Eau.................... q. s.

Faites une pâte avec les deux farines
et l'eau, laissez lever, ajoutez les autres
substances et cuisez fortement.

N. 450. — **Pain anticachectique.**
(Roche-Lubin.)

♃ Écorce de saule.......... 40 gram.
Genêt vert............. 100 —
Gentiane.............. 500 —

Baies de genièvre... } aa. 500 gram.
— de laurier..... }
Suie de cheminée........ 1 kil.
Nitre.................... 150 gram.
Vin........; ...... } aa. 5 litr.
Vinaigre........... }
Eau.................... 10 —
Farine................. q. s.

Traitez par décoction les trois premières substances, passez avec expression,
faites-y infuser les baies et dissoudre la
suie et le nitre; passez de nouveau, ajou
tez le vin et le vinaigre et délayez la farine de manière à former une pâte que
vous ferez cuire comme à l'ordinaire.

N. 451. — **Pain ferrugineux.**
♃ Farine de blé non blutée. 1 kil.
— d'avoine.......... 2 —
— d'orge............ 1 —
Sulfate de fer....... } aa. 32 gram.
Carbonate de soude. }

Faites une pâte que vous laisserez fermenter et que vous cuirez ensuite comme
les autres. Affections anémiques et hydroémiques.

N. 452. — **Pain vermifuge.**

♃ Farine de seigle torréfiée. 2 kil.
— de froment........ 1 —
Poudre de tanaisie,. } aa. 125 gram.
— de fougère mâle. }
Calomel.............. 64 —
Infusion très-légère d'absinthe.............. q. s.

Faites une pâte et cuisez.

XXIV. — CATAPLASMES.

N. 453. — **Cataplasme émollient
mucilagineux.**

Feuilles de mauve.. } part. égal.
Farine de lin...... }
Eau.............. q. s.

Faites cuire.

N. 454. — **Cataplasme émollient
féculent.**

♃ Fécule de pommes de terre. 64 gram.
Farine de riz....... } aa. 125 —
— d'orge....... }
Décoction d'orge......... q. s.

F. s. a. Erythème. Érysipèle.

N. 455. — Cataplasme tempérant.

℞ Farine d'orge.......... 250 gram.
Levûre de bière, ou levain. 125 —
Décoction d'oseille ou eau
vinaigrée.............. q. s.

Préparez à froid et appliquez sur les
parties vivement enflammées.

N. 456. — Cataplasme astringent minéral.

℞ Suie de cheminée... }
Terre glaise........ } part. égal.

Solut. de sulfate de fer.... q. s.
Préparez à froid. Fourbure. Contusions
diverses.

N. 457. — Cataplasme astringent végétal.

℞ Sciure de bois...... }
Poudre de tan...... } part. égal.
Décoction d'écorce de
chêne........... q. s.

Préparez à froid. Mêmes cas.

N. 458. — Cataplasme irritant.

℞ Farine de moutarde..... 125 gram.
Poivre pulvérisé........ 64 —
Ammoniaque...... }
Eau............ } part. égal. q. s.

Mélangez les deux liquides et délayez
les poudres.

N. 459. — Cataplasme anodin.

℞ Farine de lin....... }
Morelle noire........ } part. égal.
Décoction de têtes de
pavots........... q. s.

Faites cuire la morelle et la farine de
lin dans la décoction de pavot et appliquez.

N. 460. — Cataplasme narcotique.

℞ Feuilles de mauve... }
— de jusquiame. }
— de belladone.. } part. égal.
— de morelle.... }
Décoct. très-concentrée
de têtes de pavots... q. s.

Faites cuire les feuilles dans la décoction et appliquez.

N. 461. — Cataplasme maturatif.
(Vatel.)

℞ Pulpe d'oseille......... 300 gram.

Oign. cuits sous la cendre. 90 gram.
Onguent basilicum....... 90 —

F. s. a. Javart cutané. Phlegmon.

N. 462. — Cataplasme antiseptique.

℞ Poudre de tan...... }
— de charb. de bois. } part. égal.
Suie de cheminée.... }
Vin de quinquina... }
— aromatique.... } aa. 0ut,2 décil.
Alcool camphré.... }
Essence de téréb... } aa. 0ut,1 —
Chlorure de soude.. }

Mélangez les liquides et délayez les
poudres de manière à obtenir une pâte
assez épaisse.

XXV. — PATES ET TROCHISQUES.

1° PATES.

N. 463. — Pâte cathérétique.
(Hugues et Charlier.)

℞ Sous-acétate de cuivre... 32 grain.
Sulfate de cuivre.... }
— de zinc...... } aa. 64 —
Suie de cheminée....... 32 —
Vinaigre.............. q. s.

Faites une pâte et appliquez sur les
pieds des moutons atteints de piétin.

N. 464. — Pâte caustique. (Pauleau.)

℞ Potasse caustique... }
Savon blanc........ } aa. 4 part.
Chaux éteinte........... 30 —
Eau ou alcool.......... q. s.

F. s. a. Contre les verrues.

N. 465. — Pâte escharotique.
(H. Bouley.)

℞ Sublimé corrosif........ 16 gram.
Alcool............... q. s.

F. s. a. Contre le crapaud.

N. 466. — Pâte fondante iodée. (Lafore.)

℞ Iode............... 1 part.
Amidon............. 8 —
Alcool............. q. s.

F. s. a. Tumeurs indolentes. Engorgements chroniques des glandes, etc.

2° TROCHISQUES.

(Voyez *Nitrate d'argent, Sublimé corrosif, Sulfate de cuivre*, etc.)

XXVI. — HUILES MÉDICINALES (1).

HUILES MÉDICINALES COMPOSÉES.

N. 467. — **Huile de mucilage.**

℞ Graine de lin........)
   — de fenugrec. } aa. 500 gram.
Racine de guimauve.)
Eau bouillante........... 500 —
Huile d'olives............. 1000 —

Faites infuser les matières. végétales pendant vingt-quatre heures dans l'eau, passez avec expression ; ajoutez l'huile, chauffez doucement jusqu'à évaporation complète de l'eau. Gerçures. Crevasses.

N. 468. — **Huile narcotique.**
(Baume tranquille.)

℞ Feuilles récentes de)
  belladone..........)
Feuilles de jusquiame..)
   — de morelle..... } aa. 125 gr.
   — de mandragore.)
   — de tabac.......)
   — de stramoine...)
  —, de pavot blanc..... 250 —
Sommités d'absinthe...)
   — de romarin....)
   — de sauge...... }
   — de thym....... } aa. 62 —
   — de menthe poiv.)
   — de lavande.....)
Huile d'olives............. 3 kil.

Écrasez toutes les plantes solanées mettez-les dans une bassine avec l'huile, chauffez jusqu'à disparition de l'humidité ; passez avec expression, et versez le produit sur les plantes labiées ; laissez macérer pendant quinze jours, passez avec expression et filtrez. Inflammations externes très-douloureuses.

N. 469. — **Huile verte composée.**

℞ Huile d'olives......)
   — de lin........ } aa. 180 gram.
   — de laurier........ 32 —
Térébenthine.., ... 64 —
Aloès pulvérisé.......... 8 —
Vert-de-gris........)
Sulfate de zinc...... } aa. 4 —

Faites dissoudre la térébenthine dans les huiles et ajoutez les autres substances. Ulcères atoniques.

(1) Pour les huiles médicinales simples, voy. l'*Histoire des médicaments en particulier.*

XXVII. — LINIMENTS ET SAVONS.

1° LINIMENTS.

N. 470. — **Liniment adoucissant.**

℞ Racine de guimauve.... 32 gram.
Huile d'olives............ 125 —
Eau.................. 500 —

Faites bouillir la guimauve jusqu'à réduction d'un tiers, passez, mélangez à l'huile et agitez dans un vase.

N. 471. — **Liniments ammoniacaux.**

(Voyez T. I, page 545.)

N. 472. — **Liniment ammoniacal belladoné.**

℞ Huile de belladone..)
Ammoniaque liquide. } aa. part. égal.

Mélangez et agitez dans un flacon bien bouché. Engorgements articulaires ou autres accompagnés de beaucoup de douleur. On peut employer de la même manière l'huile de jusquiame, de stramoine, etc.

N. 473. — **Liniment ammoniacal camphré.**

℞ Huile camphrée.....)
Ammoniaque liquide. } part. égal.

F. s. a. Mêmes applications. Plaies gangréneuses, paralysies locales, etc.

N. 474. — **Liniment ammoniacal au chloroforme.**

℞ Chloroforme........)
Huile grasse........ } aa. 150 gram.
Ammoniaque liquide.)

F. s. a. Engorgements articulaires récents. Douleurs rhumatismales, etc.

N. 475. — **Liniment ammoniacal cantharide et camphré.**

℞ Huile de cantharides.)
   — camphrée... } aa. part. égal.
Ammoniaque.......)

F. s. a. Distensions articulaires chroniques. Arthrites rhumatismales, etc.

N. 476. — **Liniment ammoniacal cicuté.**

℞ Extrait de ciguë........ 32 gram.
Huile grasse............. 125 —
Ammoniaque............. 125 —

Faites dissoudre l'extrait dans l'huile, ajoutez l'ammoniaque et agitez vivement. Engorgements articulaires durs. Tumeurs squirrheuses des mamelles, des testicules, etc.

N. 477. — Liniment ammoniacal caustique.

℞ Poudre d'euphorbe }
   — de sabine... } aa. 16 gram.
   Huile d'olives........... 125 —
   Ammoniaque liquide.... 125 —

Faites digérer pendant vingt-quatre heures à une douce température les poudres dans l'huile, passez, ajoutez l'ammoniaque et agitez vivement. Vessigons et mollettes indurés. Tumeurs indolentes. Vieilles boiteries, etc.

N. 478. — Liniment ammoniacal mercuriel.

℞ Pomm. mercurielle. }
   Huile grasse....... } aa. 32 gram.
   Sublimé corrosif........ 1 —
   Alcool................ 8. —
   Ammoniaque.......... 64 —

Dissolvez à une douce chaleur la pommade dans l'huile; laissez refroidir; faites dissoudre le sublimé dans l'alcool, mélangez à l'ammoniaque; ajoutez l'alcali aux corps gras et agitez vivement. Tumeurs indolentes, affections psoriques et herpétiques anciennes.

N. 479. — Liniment ammoniacal brulant.

℞ Huile de croton-tiglium.. 16 gram.
   — d'olive............ 125 —
   Ammoniaque.......... 125 —

Mélangez les huiles, ajoutez l'alcali et agitez. Puissant révulsif.

N. 480. — Liniment antipsorique. (Roll.)

℞ Savon vert .... 45 gram.
   Huile d'olive........... 250 —
   Foie de soufre......... 16 —

Faites dissoudre le savon dans l'huile, ajoutez le sulfure de potasse et laissez dissoudre.

N. 481. — Liniment antipsorique. (Rigot.)

℞ Huile de lin............ 64 gram.
   Pommade citrine.... }
   — mercurielle .. } aa. 10 —

Faites fondre les pommades et ajoutez l'huile.

N. 482. — Liniment antipsorique et antipédiculaire. (Ch. Bernard.)

℞ Essence de térébent. }
   Huile de cade....... } aa. 10 part.
   Teint. de cantharides. }
   Camphre.............. 4 par..

Faites dissoudre le camphre dans l'essence, mélangez le tout dans un flacon; agitez vivement et conservez pour l'usage. Contre la gale, les dartres, la phtiriase, etc.

N. 483. — Liniment antipsorique. (Schaak.)

℞ Extrait de Saturne.. }
   Huile grasse........ } aa. 32 gram.
   Fleur de soufre.......... 16 —

Mêlez et agitez fortement. On ne doit préparer qu'au moment de s'en servir.

N. 484. — Liniment antipsorique. (Rossignol.)

℞ Huile de noix....... }
   Vinaigre........... } aa. 1/4 de litre.
   Fleur de soufre......... 32 gram.
   Tabac en poudre........ 16 —
   Vert-de-gris.......... 8 —

F. s. a. Contre la gale du chien.

N. 485. — Liniment antipsorique. (Prangé.)

℞ Huile de noix........... 500 gram.
   Soufre sublimé......... 80 —
   Noix de galle pulvérisée.. 30 —

Faites légèrement tiédir l'huile, ajoutez le soufre, faites-le dissoudre, mettez ensuite la noix de galle par petites portions, laissez digérer pendant une demi-heure, retirez du feu et employez immédiatement. Contre la gale du chien.

N. 486. — Liniment antipsorique. (Prangé.)

℞ Soufre sublimé......... 2 0 gram.
   Huile d'olives........... 140 —
   Essence de térébenthine.. 200 —

Délayez le soufre dans l'huile et ajoutez l'essence. Contre la gale du cheval.

N. 487. — Liniment antipsorique.
(Morton.)

℞ Essence de goudron. ⎫
— de térébenthine. ⎬ aa. part. égal.
Huile de choux..... ⎪
Fleur de soufre..... ⎭

Unissez le soufre à l'huile et ajoutez les deux essences. Contre la gale de tous les animaux.

N. 488. — Liniment antipsorique.
(Rainard.)

℞ Huile de cade............ 2 part.
— de noix............ 1 —

Mélangez. Contre l'herpès du cheval, accompagné de démangeaisons.

N. 489. — Liniment antipsorique.
(Reynal.)

℞ Goudron de houille...... 2 part.
Huile d'olives........... 1 —

Mélangez. Après la période de dessiccation des affections pustuleuses de la peau.

N. 490. — Liniment antipsorique.
(D. et L.)

℞ Huile de lin............. 125 gram.
Pommade de nitrate de
mercure............... 32 —

F. s. a.

N. 491. — Liniment antipsorique.
(Youatt.)

℞ Soufre sublimé......... 400 gram.
Térébenthine........... 125 —
Onguent mercuriel...... 64 —
Huile de lin............ 500 —

Faites dissoudre à une douce chaleur la térébenthine dans l'huile, ajoutez successivement le soufre et l'onguent mercuriel. Contre la gale du gros bétail.

N. 492. — Liniment antipsorique.
(Docteur Bourguignon.)

℞ Poudre de chasse... ⎫ aa. 100 gram.
Soufre sublimé..... ⎭
Huile grasse........... 500 —

Mélangez les deux poudres et broyez-les avec un peu d'huile dans un mortier ou sur un porphyre, desséchez le mélange au bain-marie, réduisez-le en poudre et incorporez-le de nouveau avec le reste de l'huile.

N. 493. — Liniment anti-rhumatismal. (Lucknow.)

℞ Ammoniaque....... ⎫ aa. 32 gram.
Essence de térébenth. ⎭
Alcool camphré..... ⎫ aa. 48 —
Huile de laurier.... ⎭

F. s. a. Un liniment. Rhumatisme chronique.

N. 494. — Liniment anti-rhumatismal.
(Docteur Guéneau de Mussy.)

℞ Alcool camphré......... 64 gram.
Essence de térébenthine.. 16 —
Extrait de belladone..... 8 —

F. s. a. Contre le rhumatisme musculaire.

N. 495. — Liniment anti-rhumatismal.

℞ Huile d'olives........... 250 gram.
Essence de térébenthine. 60 —
Ammoniaque............ 40 —
Teinture de canthar..... 15 —

Mêlez et agitez fortement. Boiteries et douleurs rhumatismales des grandes articulations.

N. 496. — Liniment anti-rhumatismal.
(Home.)

℞ Camphre.............. 4 gram.
Essence de térébenthine.. 8 —
Savon vert............. 32 —
Baume tranquille........ 16 —
Cumin................. 8 —
Carbonate d'ammoniaque. 4 —

F. s. a. Rhumatisme musculaire et articulaire.

N. 497. — Liniment anti-rhumatismal.
(De La Bère-Blaine.)

℞ Essence de térébent. ⎫ aa. 46 gram.
Huile d'olives....... ⎭
Ammoniaque....... ⎫ aa. 10 —
Teinture d'opium... ⎭

Mélangez. Rhumatisme articulaire du chien.

N. 498. — Liniment anti-rhumatismal.

℞ Baume tranquille... ⎫
Huile camphrée..... ⎬ Part. égal.
— de camomille. ⎪
— de jusquiame. ⎭

(Chomel et Requin.)

N. 499. — Liniment résolutif et calmant. (Elouet.)

℞ Essence de térébenthine.. 125 gram.
Ammoniaque liquide..... 100 —
Alcool camphré......... 50 —

Mêlez. Contre les crampes qui suivent la réduction de la luxation de la rotule.

N. 500. — Liniment dessiccatif. (Solleysel.)

℞ Huile de lin........ } aa.   32 gram.
Alcool............. }

Battez les deux liquides jusqu'à mélange parfait et appliquez de suite. Contre les crevasses.

N. 501. — Liniment diurétique. (Smith.)

℞ Feuilles sèches de }
tabac..........., }
Feuilles sèches de di- } aa.   12 gram.
gitale. .... }
Extrait de scille........ 4 gram.
Essence de térébenthine. 4 —
Jaunes d'œufs.......... n° 2.
Eau.................... 125 gram.

Faites infuser les feuilles, passez avec expression, dissolvez l'extrait et ajoutez l'essence incorporée aux jaunes d'œufs.

En frictions sous l'abdomen dans le cas d'ascite.

N. 502. — Liniment contre les brûlures.

℞ Huile d'olives........... 100 gram.
Eau de chaux........... 64 —
Extrait de Saturne....... 32 —
Ammoniaque.......... 8 —

Mettez toutes ces substances dans un flacon bouchant à l'émeri et agitez vivement.

N. 503. — Liniment irritant et fondant. (Roll.)

℞ Pommade mercurielle.... 64 gram.
Ammoniaque liquide. }
Teinture de canthar. } aa.   16 —

Mêlez et agitez dans un flacon.

N. 504. — Liniment irritant.

℞ Teinture de canthar. }
— d'euphorbe. } aa.   5 part.
Essence de térébenthine. 1 —
Mêlez.

N. 505. — Liniment irritant. (Boyer.)

℞ Teinture de cantharides.. 1 décil.
Huile d'olives.......... 2 —
Goudron............... 50 gram.
Poudre de cantharides... 0,5 décig.
Bichlorure de mercure... 2 gram.

F. s. a. (Analyse de M. Lassaigne.

N. 506. — Liniment résolutif ou feu liquide. (Zundel.)

℞ Cantharides pulvérisées. 60 gram.
Camphre................ 40 —
Essence de térébenthine.. 100 —
Huile d'arachide......... 600 —
Chloroforme............ 10 —
Acétate de morphine... . 1 —

Dissolvez le sel de morphine dans un peu d'huile chaude, le camphre dans l'essence de térébenthine, mélangez à l'huile, ajoutez les cantharides et laissez en contact pendant huit jours.

Action résolutive énergique et ne laissant pas de trace.

N. 507. — Liniment irritant. (Feu anglais.)

℞ Essence de lavande...... 622 gram.
Huile d'olives........... 312 —
Poudre de canthar... }
— d'euphorbe. } aa.   31 —

Faites digérer à une douce chaleur, pendant deux heures, les poudres dans l'huile, ajoutez l'essence et remuez avant de mettre en bouteille.

N. 508. — Liniment irritant. (Roll.)

℞ Huile de laurier.... }
Essence de térébent. } aa.   64 gram.
Cantharides pulv........ 16 gram.

Mêlez les deux liquides, ajoutez la poudre vésicante et agitez à plusieurs reprises.

N. 509. — Liniment irritant.

℞ Huile grasse............ 125 gram.
Ammoniaque.......... 64 —
Teinture de canthar. }
Essence de térébent. } aa.   32 —
Alcool camphré......... 16 —

F. s. a. Douleurs articulaires anciennes.

N. 510. — **Liniment vésicant et résolutif.** (Blanc (1).)

♃ Cantharide pulv.....
Euphorbe pulv...... } aa. 250 gram.
Essence de térébenthine.. 2000 —
— de lavande....... 500 —
Huile de lin............. 2500 —

Mêlez les essences et l'huile grasse, ajoutez les poudres vésicantes, faites digérer au bain-marie pendant quatre à cinq heures, laissez refroidir et passez. On peut, pour augmenter les propriétés résolutives et fondantes de ce feu, y ajouter 100 à 200 grammes de teinture d'iode.

Faites des frictions méthodiques sur les engorgements et tumeurs de toute nature, celles surtout des articulations, des cartilages, des tendons, des os, des ganglions, etc.

N. 511. — **Liniment anti-choréique ou de Chrétien.**

♃ Alcoolat de genièvre..... 125 gram.
Essence de girofle... }
Beurre de muscade.. } aa. 5 gram.
Mêlez. Contre la chorée du chien.

2° SAVONS COMPOSÉS.

N. 512. — **Savon ammoniacal camphré.** (Baume opodeldoch.)

♃ Savon.................. 32 gram.
Ammoniaque............ 8 —
Camphre................ 24 —
Essence de thym......... 2 —
— de romarin........ 8 —
Alcool................. 250 —
F. s. a. Rhumatisme.

N. 513. — **Savon antidartreux.**

♃ Teinture de savon....... 250 gram.
Essence de térébenthine.. 100 —
Acétate de plomb pul.... 10 —
Mêlez. Ulcérations dartreuses, crevasses.

N. 514. — **Savon antipsorique.** (Hertwig.)

♃ Savon vert........ }
Suie de cheminée.. } aa. part. é gal
Essence de térébent. }
F. s. a. Contre la gale.

(1) *Journ. vétér. de Lyon*, 1866, p. 177.

N. 515. — **Savon anti-rhumatismal.**

♃ Savon.................. 22 gram.
Éther............. }
Chloroforme........ } aa. 8 —
Camphre........ .... 16 —
Essence de lavande....... 8 —
Dissolvez. Douleurs rhumatismales.

N. 516. — **Savon camphré.**

♃ Savon............. }
Camphre........... } aa. 1 part
Alcool................. 8 —
Dissolvez. Rhumatisme.

N. 517. — **Savon camphré.**

♃ Savon blanc............. 90 gram.
Carbonate de potasse.... 4 —
Alcool camphré......... 250 —
Dissolvez. Résolutif, etc.

N. 518. — **Savon antiarthritique.**

♃ Savon blanc............. 125 gram.
Opium................. 32 —
Camphre............,..... 64 —
Essence de lavande...... 16 —
Alcool................1000 —
Dissolvez. En frictions articulaires.

N. 519. — **Savon de térébenthine.** (Hertwig.)

♃ Savon vert........... 6 part.
Essence de térébenthine.. 6 —
Carbonate de potasse..... 1 —
Incorporez le sel dans le savon vert et ajoutez l'essence ou opérez en sens inverse. Excitant et résolutif. Éponges, vessigons, cors, etc. On peut y ajouter du camphre, de l'ammoniaque, etc.

N. 520. — **Savon opiacé.**

♃ Huile d'olives............ 125 gram.
Teinture d'opium........ 64 —
Savon blanc............. 16 —
Dissolvez le savon dans la teinture, versez dans un mortier et incorporez l'huile.

N. 521. — **Savon alcoolique.**

♃ Teinture de savon...,... 32 gram.
Huile d'olives....,...... 4 —
Alcool................ 32 —
F. s. a. Agitez vivement. Engorgements tendineux anciens.

N. 522. — Savon irritant. (Morton.)

℞ Savon blanc............... 125 gram.
  Camphre.............,... 31 —
  Alcool rectifié.......... 1 litre.
  Ammoniaque liquide..... 1/2 —

Dissolvez le savon et le camphre dans l'alcool, ajoutez l'ammoniaque, filtrez.

N. 523. — Savon fondant iodé. (Morton.)

℞ Iode................... 1 part.
  Savon alcoolique........ 8 —

Mélangez. Engorgements indolents.

N. 524. — Savon dessiccatif.
(De la Bère-Blaine.)

℞ Sous-acétate de cuivre.. 62 gram.
  Goudron................. 125 —
  Savon vert.............. 62 —

F. a. s. Gale récente du cheval.

N. 525. — Savon de goudron. (Viborg.)

℞ Savon vert.........) aa. part. égal.
  Goudron...........)

F. s. a. Appliquez chaud sur les parties atteintes de gale, primitivement bien nettoyées.

N. 526. — Savon antipsorique. (Zundel.)

℞ Acide phénique brut.... 1500 gram.
  Chaux vive............. 1900 —
  Carbonate de soude..... 3000 —
  Savon vert............. 3000 —

Incorporez et délayez dans 260 litres d'eau tiède, pour 100 moutons galeux.

N. 527. — Savon composé.

℞ Savon blanc............ 125 gram.
  Camphre................ 32 —
  Essence de térébenthine. 500 —

Mélangez.

N. 528. — Savon au sulfate de cuivre

℞ Sulfate de cuivre....... 32 gram.
  Goudron................. 125 —
  Savon vert.............. 150 —

Fondez à une douce chaleur et remuez.

N. 529. — Savon goudronneux.

℞ Goudron................. 2 part.
  Savon blanc............. 1 —
  Farine de lin........... q. s.

F. s. a. Contre le crapaud...

N. 530. — Savon dessiccatif.
(De la Bère-Blaine.)

℞ Savon vert........)
  Vert-de-gris.......) aa. 10 part.
  Goudron de bois........ 4 part.

Mélangez exactement dans un mortier.

N. 531. — Savon composé.

℞ Savon.................. 125 gram.
  Camphre................ 32 —
  Alcool................. 1 litre
  Ammoniaque............. 1/2 —

Dissolvez le savon et le camphre dans l'alcool, ajoutez l'ammoniaque. On peut le rendre anodin en y ajoutant de la teinture d'opium.

N. 532. — Savon antipsorique. (Jadelot.)

℞ Huile d'olives.......... 320 gram.
  Savon blanc............. 125 —
  Sulfure de potasse...... 64 —

Dissolvez le savon et le sulfure de potasse dans un peu d'eau, mêlez à l'huile par trituration.

N. 533. — Savon excitant résolutif.

℞ Savon blanc............ 32 gram.
  Sel ammoniac.......... 26 —
  Alcool................ 125 —

Faites dissoudre le savon dans l'alcool, ajoutez le sel. Engorgements froids, cors, etc.

N. 534. — Savon opiacé.

℞ Huile d'olives.......... 125 gram.
  Teinture d'opium....... 64 —
  Savon blanc............ 16 —

Dissolvez le savon dans la teinture et mélangez à l'huile.

N. 535. — Savon simple.

℞ Teinture de savon....... 32 gram.
  Huile d'olives.......... 4 —
  Alcool................. 32 —

F. s. a. Agitez vivement.

XXVIII. — POMMADES (1).

N. 536. — Onguent populéum ou pommade de peuplier.

℞ Bourgeon de peupliers... 60 gram.
  Axonge................. 180 gram.
  Feuilles fraiches de)
  pavot, de jusquiame,) aa. 15 —
  de belladone, de mo-)
  relle, de joubarbe.)

(1) Pour les pommades simples, voyez les articles spéciaux dans le corps de l'ouvrage.

Faites fondre l'axonge et ajoutez les plantes et chauffez jusqu'à évap. de l'eau de végétation, passez (voy. Codex.)

N. 537. — Pommade antipsorique.

♃ Foie de soufre............ 500 gram.
Savon vert.........}
Pomm. merc. double. } aa. 260 —
Graisse de porc...... 2 k. 360 —

Pulvérisez le foie de soufre, broyez-le avec la graisse, incorporez ensuite la pommade mercurielle et le savon. Contre la gale du chien.

N. 538. — Pommade antipsorique.

♃ Cantharides pulv........ 60 gram.
Pommade mercurielle..... 100 —
Goudron de bois........ 125 —
Huile................... q. s.

Mélangez exactement. Contre la gale du cheval.

N. 539. — Pommade antipsorique.
(Codex.)

♃ Axonge................. 500 gram.
Soufre sublimé et lavé.... 250 —
Sel ammoniac............. 16 —
Alun pulvérisé.......... 16 —

Mêlez. Gale de tous les animaux.

N. 540. — Pommade antipsorique.
(Rey.)

♃ Soufre sublimé......... 10 gram.
Cantharides pulvérisées.. 5 —
Axonge................. 50 —

F. s. a. Gale du cheval.

N. 541. — Pommade antipsorique.
(Caussé.)

♃ Sublimé corrosif........ 75 gram.
Précipité blanc..... }
Cantharides pulv. } aa. 4 —
Fleur de soufre.......... 30 —
Axonge................. 250 —

F. s. a. Contre l'affection psorique du cheval connue sous le nom de phthiriase.

N. 542. — Pommade contre la gale du mouton. (Daubenton et Gasparin.)

♃ Essence de térébenth. } aa. part. égal.
Axonge............ }

F. s. a.

N. 543. — Pommade antipsorique.
(Pujol et Bonnet.)

♃ Poudre de cévadille...... 100 gram.
Alun calciné............ 60 —
Fleur de soufre......... 40 —
Huile d'olives........... 1 litre.

Faites digérer pendant une heure au bain-marie.
Effet infaillible d'après les auteurs.

N. 544. — Pommade soufrée composee. (Pharm. pruss.)

Soufre................... 30 gram.
Sulfate de zinc.......... 60 —
Axonge................. 240 —

F. s. a. Affections psoriques anciennes et rebelles.

N. 545. — Pommade antipsorique.
(Vivès.)

♃ Soufre sublimé.......... 64 gram.
Sulfure d'antimoine ..... 32 —
Euphorbe pulvérisée. }
Poudre de cantharid. } aa. 8 gram.
Axonge................. 500 gram.

Incorporez à froid. Contre la gale rebelle du cheval.

N. 546. — Pommade antipsorique.
(Berger-Perrière.)

♃ Pomm. mercur. simple... 1 part.
Fleur de soufre.......... 2 —
Cantharides pulvér.. }
Euphorbe — } aa. 1/2 —
Savon vert............... q. s.

F. s. a. Contre la gale du cheval.

N. 547. — Pommade contre le lichen du cheval.
(Marly et Caussé fils.)

♃ Pommade mercuriel. } aa. 1 part.
Onguent vésicatoire. }
Pommade soufrée....... 2 part.

Incorporez avec soin.

N. 548. — Pommade antipsorique minérale.

♃ Pommade citrine........ 150 gram.
Huile d'olives.......... 100 —
Acétate de plomb cristal. 20 —
Sulfate de zinc.......... 15 —

Faites fondre la pommade citrine à une douce chaleur et incorporez-y les sels pulvérisés.

N. 549. — Pommade noire. (Buer.)

℞ Charbon de bois pulv. ⎰ aa. part. égal.
Axonge............⎱

F. s. a. Contre la gale de tous les animaux et du chien en particulier.

N. 550. — Pommade alcaline. (Devergie.)

℞ Carbonate de soude...... 15 gram.
Chaux éteinte.......... 10 —
Axonge................ 100 —

F. s. a. Contre l'herpès, etc.

N. 551. — Pommade antipsorique.
(Lebas.)

℞ Mercure coulant. ... ⎰ aa. 600 gram.
Soufre sublimé..... ⎱
Cantharides pulvér....... 300 —
Axonge................ 3,000 —

Éteignez le mercure dans une portion de la graisse, incorporez ensuite le soufre et les cantharides.

N. 552. — Pommade antipsorique.
(De la Bère-Blaine.)

℞ Acide arsénieux.. ...... 4 gram.
Soufre sublimé.......... 200 —
Goudron....... ...... 250 —
Huile de cade.......... 125 —

F. s. a.

Nota. L'huile de cade remplace, dans cette pommade, l'huile de baleine qui est moins commune et peut-être moins efficace.

N. 553. — Autre. (*Id.*)

℞ Soufre sublimé......... 250 gram.
Alun.............. ⎰ aa. 16 —
Sulfate de zinc..... ⎱
Térébenthine.......... 64 —
Huile de cade.......... 250 —

F. s. a.

N. 554. — Pommade antipsorique.
(Cazenave.)

℞ Goudron........... ⎰
Pommade citrine... ⎱ aa. 10 gram.
Axonge........... ⎱

F. s. a.

N. 555. — Pommade antipsorique.

℞ Soufre............: ⎰ aa. 32 gram.
Chlorure de chaux.. ⎱

F. s. a. Gale.

N. 556. — Pommade anti-dartreuse.
(Dr Rochard)

℞ Iodure de chlorure mercureux.............. 1 gram.
Axonge............... 10 —

F. s. a. Efficace contre les dartres des animaux. (Reynal.)

N. 557. — Pommade antiprurigineuse.

℞ Alun.............. ⎰
Camphre......... ⎰ aa. 32 gram.
Pommade mercur... ⎱
Axonge............... 250 —

F. s. a. Démangeaisons.

N. 558. — Pommade de peuplier.
(Leloup.)

℞ Axonge................ 25 part.
Suc de f. de jusq... ⎰
— de belladone... ⎰ aa. 1 —
— de pavot....... ⎰
— de mandragore. ⎱
— de morelle noire.... 15 —

Faites fondre l'axonge, ajoutez les sucs, et chauffez jusqu'à ce que l'humidité ait disparu ; ajoutez :

Bourgeons de peuplier secs et concassés, 6 p. Laissez infuser pendant un jour et passez avec expression.

N. 559. — Pommade de laurier.

℞ F. fraîches de laur.. ⎰ aa. 1 part.
Baies de laurier..... ⎱
Axonge............... 2 —

Écrasez les feuilles et les baies dans un mortier ; faites-les infuser dans l'axonge, et passez avec expression. Émolliente et anodine.

N. 560. — Pommade de laurier composée. (Zundel.)

℞ Huile de laurier......... 4 part.
Axonge................ 8 —
Sabine pulvérisée....... 1/ —
Essence de lavande...... 1/2 part.

Faites fondre le corps gras ; ajoutez la poudre de sabine et laissez infuser jusqu'à refroidissement ; ajoutez l'essence et passez dans un linge fin. Contre les engorgements chroniques.

N. 561. — Pommade dessiccative.
(13e d'artillerie.)

℞ Camphre............... 30 gram.
Acétate de plomb crist... 60 —
Jaunes d'œufs.......... n° 2.

Dissolvez le camphre dans les jaunes d'œufs, et ajoutez le sel. Plaies articulaires avec écoulement synovial.

N. 562. — Pommade contre les crevasses. (De la Bère-Blaine.)

℞ Camphre............... 4 gram.
Acétate de plomb........ 2 —
Pommade mercurielle.... 32 —

F. s. a. Crevasses du jarret et du genou.

N. 563. — Pommade contre les eaux aux jambes. (Debeaux.)

℞ Noix de galle pulv..
Sulfate de zinc.....
— de cuivre... } aa. 32 gram.
Litharge..........
Sous-acétate de cuiv.
Miel................ q. s.

F. s. a.

N. 564. — Pommade dessiccative.

℞ Sous-acétate de cuivre... 180 gram.
Alun calciné........ } aa. 90 —
Sel ammoniac...... }
Camphre............ 15 —
Pommade de peuplier.... 770 —

Pulvérisez les sels, le camphre avec un peu d'alcool; incorporez toutes ces substances à la pommade de peuplier.

N. 565. — Pommade dessiccative contre les eaux aux jambes.

℞ Sulfate de zinc.......... 30 gram.
Oxymellite cuivr. (égyptiac)............ 240 —
Axonge............ 120 —

Incorporez le sel à l'égyptiac dans un mortier, ajoutez l'axonge, et broyez jusqu'à ce que le mélange soit bien intime.

N. 566. — Pommade de peuplier saturnée. (Reynal.)

℞ Extrait de Saturne.. } part. égal.
Pommade de peuplier }

Incorporez par petites portions le li-

quide à la pommade dans un mortier. En embrocations sur les crevasses cutanées.

N. 567. — Pommade contre les herpès croûteux. (Leblanc.)

℞ Soufre sublimé......... 60 gram.
Sulfure de potasse:... 30 —
Sel ammoniac.......... 30 —
Axonge.............. 180 —

F. s. a. Herpès rebelle.

N. 568. — Pommade astringente.

℞ Onguent égyptiac....... 240 gram.
Axonge............. 125 —
Sulfate de zinc......... 32 —

Faites fondre la graisse et l'onguent égyptiac dans le même vase, et ajoutez le sulfate de zinc pulvérisé. On peut également opérer à froid dans un mortier. Contre les eaux aux jambes du cheval.

N. 569. — Pommade astringente.
(Debeaux.)

℞ Noix de galle pulv..
Sulfate de zinc.....
— de cuivre... } part. égal.
Litharge..........
Sous-acétate de cuiv.
Axonge............. q. s.

F. s. a. Mêmes usages que la précédente.

N. 570. — Pommade d'iodure de plomb. (Reynal.)

℞ Iodure de plomb........ 1 gram.
Axonge.............. 8 —

F. s. a. Contre les ganglions de l'auge et les tuméfactions peu douloureuses.

N. 571. — Pommade d'alun composée. (Morton.)

℞ Alun pulvérisé...... } aa. 31 gram.
Térébenthine....... }
Axonge............. 95 —

Faites fondre les deux dernières substances au bain-marie, ajoutez l'alun quand le mélange commence à se refroidir.

N. 572. — Pommade dessiccative.
(Eckel.)

℞ Axonge............... 112 gram.
Essence de térébenthine.. 35 —
Sous-acétate de cuivre... 15 —
Sulfate de cuivre......... 15 —

F. s. a. Eaux aux jambes. Ulcères de mauvaise nature.

N. 573. — Pommade mercurielle camphrée.

♃ Pommade mercurielle... 2 part.
Camphre................. 1 —

F. s. a. Tumeurs indurées et gangréneuses.

N. 574. — Pommade mercurielle soufrée.

♃ Soufre................. 1 part.
Pommade mercur... }
Axonge........... } aa. 1 —

F. s. a. Gale. Dartres.

N. 575. — Pommade d'iodure de potassium composée.

♃ Iodure de potass.... }
Extrait de ciguë.... } aa. 8 gram.
Camphre................. 4 —
Axonge................. 32 —

Incorporez successivement le camphre, l'extrait et le sel dans l'axonge. Préparez de même les pommades de bromure de potassium et de bi-iodure de mercure composées.

N. 576. — Pommade résolutive.

♃ Mercure coulant.......... 16 gram.
Pommade de laurier..... 24 —
Essence de térébenthine.. 32 —
Cantharides pulvérisées.. 10 —

Incorporez le mercure à la graisse, ajoutez la poudre de cantharides et enfin l'essence. Exostoses.

N. 577. — Pommade résolutive.
(Goux.)

♃ Onguent vésicatoire. }
— mercuriel.. } aa. 2 part.
Savon vert............. 1 —

Incorporez à froid.

N. 578. — Pommade fondante et anodine. (Hertwig.)

♃ Pommade camphrée..... 4 gram.
— mercurielle ... 16 —

F. s. a. Induration des mamelles et des testicules.

N. 579. — Pommade fondante
(Guéneau de Mussy.)

♃ Sel ammoniac........... 2 gram.

Camphre............... 2 gram.
Axonge................. 32 —

F. s. a. Contre les engorgements laiteux des mamelles.

N. 580. — Pommade vésicante et fondante.

♃ Cantharides pulvérisées.. 4 gram.
Iodure de potassium..... 8 —
Axonge................. 32 —
Suif ou cire............. 26 —

Faites fondre les corps gras, incorporez les poudres au moment où le mélange commence à se figer.

N. 581. — Pommade fondante.
(Rousset.)

♃ Iodure de potassium..... 1 gram
Bichromate de potasse.... 3. —
Pommade mercurielle..... 64 —

F. s. a. Cette pommade s'emploie sur les engorgements articulaires, tendineux, osseux, etc.

N. 582. — Pommade escharotique.
(Solleysel.)

♃ Sulfure rouge de }
mercure........... } aa. 15 gram.
Sublimé corrosif.... }
Huile de laurier..... }
Beurre frais........ } aa. 240 gram.

Incorporez les sels réduits en poudre dans l'huile et le beurre. Boutons farcineux.

N. 583. — Pommade arsenicale de Naples.

♃ Acide arsénieux......... 30 gran.
Sulfure jaune d'ars.. {
Sublimé corrosif..... { aa. 45 —
Euphorbe en poudre..... 24 —
Pommade de laurier..... 20 —

Incorporez à chaud les sels et l'euphorbe dans la pommade de laurier. Mêmes applications que la précédente.

N. 584. — Pommade arsenicale.

♃ Acide arsénieux en poudr. 1 part.
Sulfure jaune d'arsenic
pulvérisé............. 1 —
Pommade de laurier..... 2 —

F. s. a. une pommade dont les effets et les indications ressemblent à ceux du topique Terrat.

N. 585. — Pommade épispastique verte.

℞ Cantharides pulvérisées.. . 32 gram.
Pommade de peuplier.... 875 —
Cire jaune................ 125 —

Opérez comme précédemment. Mêmes applications.

N. 586. — Pommade vésicante de Vienne (Röll).

℞ Cantharides pulv........ 1 part.
Huile de laurier.... }
Essence de térébent. } aa. 4 —

Dissolvez l'huile dans l'essence et ajoutez la poudre de cantharides.

N. 587. — Pommade irritante et vésicante. (Gellé.)

℞ Soufre sublimé..... }
Axonge............. } aa. 90 gram.
Cantharides pulvérisées.. 24 —

F. s. a. Contre les herpès et les dartres ulcéreuses du gros bétail.

N. 588. — Pommade cathérétique.
(Approuvée par le gouvernement.)

℞ Acide arsénieux pulvérisé. 4 gram.
Sulfure rouge de mercure. 2 —
Axonge................. 32 —

Incorporez avec beaucoup de soin les poudres dans l'axonge. Pour cautériser les boutons et les ulcères farcineux.

N. 589. — Pommade irritante.
(Eckel.)

℞ Essence de térébent. }
Huile de laurier.... } aa. 105 gram.
Euphorbe pulvérisée. }
Cantharides pulvér.. } aa. 11 —

F. s. a. Engorgements chroniques de la peau et du tissu cellulaire sous cutané.

N. 590. — Pommade irritante.
(Kulm).

℞ Cantharides pulvérisées.. 8 gram.
Émétique................ 6 —
Essence de térébenthine. 8 —
Axonge................. 32 —

F. s. a. une pommade dont on frictionnera le dessous du ventre dans le cas de coliques graves.

N. 591. — Pommade irritante.
(Folen.)

℞ Cantharides pulvérisées.. 10 gram.

Euphorbe............... 25 gram.
Vert-de-gris........... 15 —
Axonge................. 150 —

F. s. a. une pommade dont on fera des frictions sur la hernie inguinale des poulains.

N. 592. — Pommade vésicante.
(Fischer.)

℞ Cantharides pulvérisées.. 60 gram.
Émétique.............. 3 —
Huile de laurier........ 120 —
Axonge................. 180 —

F. s. a. Tumeurs synoviales.

N. 593. — Pommade vésicante. (F.-T.)

℞ Cantharides pulv... }
Émétique.......... } aa. 1 part.
Térébenthine....... }
Axonge............ } aa. 4 —

Incorporez à froid.

N. 594. — Pommade cantharidée.
(Morton.)

℞ Cantharides pulvér.. }
Térébenthine....... } aa. 15 gram.
Axonge................. 62 —

Faites fondre la graisse et la térébenthine à une douce chaleur, ajoutez les cantharides.

N. 595. — Pommade vésicante.

℞ Émétique pulvérisé...... 8 gram.
Sublimé corrosif........ 2 —
Axonge................. 32 —

F. s. a. Pour remplacer la pommade stibiée comme plus active.

N. 596. — Pommade vésicante.

℞ Émétique pulvérisé...... 8 gram.
Huile de croton tiglium.. 1 —
Axonge................. 32 —

F. s. a. Mêmes indications.

N. 597. — Pommade caustique.
(13e d'artillerie.)

℞ Sublimé corrosif........ 3 gram.
Axonge................. 15 —

F. s. a. Plaies et fistules avec carie.

N. 598. — Pommade caustique.
(Stoérig.)

℞ Goudron................ 2 part.

Essence de térébent. }
Acide chlorhydrique. } aa.   1 part.
Sulfate de cuivre......... 4 —

F. s. a. Contre le piétin.

N. 599. — **Pommade vésicante.**
(Chabert.)

℞ Huile de laurier.......... 125 gram.
Euphorbe pulvérisée. }
Cantharides pulvér.. } aa.   30 —

F. s. a.

N. 600. — **Pommade antipédiculaire.**

℞ Poudre de Rousselot..... 5 gram.
Axonge.................. 12 —

F. s. a. Contre les ricins sur les volailles ou sur d'autres animaux.

N. 601. — **Pommade parasiticide.**
(Robert Read.)

℞ Goudron............... 352 gram.
Essence de térébenthine. 62 —
Axonge................., 190 —

Incorporez ces substances entre elles à chaud, en n'ajoutant l'essence que quand le mélange commence à se refroidir. Contre les *hématopinus* de la peau des veaux.

N. 602. — **Pommade parasiticide.**
(Clément.)

℞ Cantharides pulvérisées.. 15 gram.
Sulfate de zinc......... 35 —
Axonge................. 500 —

F. s. a. Contre la gale du chien.

N. 603. — **Pommade parasiticide.**

℞ Vinaigre........... }
Staphisaigre pulvér.. }
Miel............... } aa.   30 gram.
Soufre sublimé...... }
Huile d'olives........... 60 —

F. s. a. Contre les poux de tous les animaux.

N. 604. — **Pommade ou topique contre le farcin.** (Chabert.)

℞ Onguent basilicum...... 32 gram.
Sublimé corrosif.... }
Euphorbe pulv...... }
Cantharides pulv.... } aa.   8 —
Essence de térébenth. }

Incorporez à froid....

N. 605. — **Pommade antifarcineuse.**
(Lelong.)

℞ Sublimé corrosif........ 30 gram.
Pommade mercurielle.... 240 —
Onguent vésicatoire..... 500 —
Huile de laurier........ 150 —
Cire jaune............. 90 —

Faites fondre la cire et ajoutez successivement la pommade, l'onguent et le sublimé corrosif.

N. 606. — **Pommade antifarcineuse.**
(De la Bère-Blaine.)

℞ Sublimé corrosif........ 1 gram.
Cantharides pulv.... }
Térébenth. ordin... } aa.   16 —
Essence de térében- }
thine........... } aa.   125 —
Axonge........... }

Incorporez.

N. 607. — **Pommade antifarcineuse.**

℞ Vert-de-gris........ }
Réalgar........... } aa.   32 gram.
Orpiment.......... }
Camphre.......... } aa.   8 —
Axonge................ 200 —

Incorporez exactement après pulvérisation des matières solides.

N. 508. — **Pommade antifarcineuse.**

℞ Sublimé corrosif.... }
Oxyde rouge de merc. } aa.   16 gram.
Cantharides pulv.... }
Vert-de-gris........ }
Orpiment.......... } aa.   32 —
Basilicum.............. 125 —

Incorporez.

N. 609. — **Pommade antifarcineuse.**
(Solleysel.)

℞ Réalgar........... }
Sublimé corrosif.... } aa.   64 —
Acide arsénieux..... }
Euphorbe pulv...... } aa.   32 —
Huile de laurier........ 250 —

Incorporez. Origine du topique Terrat.

XXIX. — DES CÉRATS.

N. 610. — **Cérat simple.**

℞ Cire................. 125 —
Huile d'olives........... 375 —

Faites fondre la cire dans l'huile à une douce température, versez dans un mortier et triturez jusqu'à refroidissement complet.

N. 611. — Cérat antiputride. (Guersant.)

℞ Cérat simple............ 32 gram.
Chlorure de soude....... 4 —

F. s. a. Contre les plaies blafardes, gangréneuses, etc.

N. 612. — Cérat arsenical. (D. et L.)

℞ Cérat simple............ 32 gram.
Acide arsénieux......... 8 —

F. s. a. Affections psoriques et herpétiques des carnivores.

N. 613. — Cérat amidonné.

℞ Cérat simple............ 32 gram.
Amidon................ 16 —

F. s. a. Érysipèle, érosions, gerçures, ars et aines frayés, etc.

N. 614. — Cérat belladoné.

℞ Cérat simple............ 32 gram.
Extrait de belladone..... 8 —

F. s. a. Constriction spasmodique du sphincter, de la pupille, du col de la vessie, de la matrice, etc.

N. 615. — Cérat de blanc de baleine.
(Favre.)

℞ Cérat simple............ 32 gram.
Blanc de baleine........ 4 —

F. s. a. Gerçures du mamelon.

N. 616. — Cérat ophthalmique.

℞ Cérat simple............ 32 gram.
Bioxyde de mercure.
Camphre.......... } aa. 4 —
Safran...........

F. s. a. Ophthalmies chroniques.

N. 617. — Cérat stéarique. (Barbin.)

℞ Acide stéarique......... 180 gram.
Huile d'amandes douces.. 500 —

F. s. a. Succédané du cérat simple.

XXX. — ONGUENTS.

1° ONGUENTS VÉSICATOIRES OU ÉPISPASTIQUES.

N. 618. — Onguent basilicum allemand. (Röll.)

℞ Cire jaune........
Suif..............
Térébenthine....... } aa. 1 part.
Poix résine. ....
— noire........
Huile grasse...........

Faites fondre les matières solides, ajoutez l'huile et agitez jusqu'à entier refroidissement.

N. 619. — Onguent épispastique.

℞ Onguent basilicum.. }
Pomm. de peuplier.. } aa. 500 gram.
Cantharides pulvérisées.. 32 —

Mélangez par trituration.

N. 620. — Onguent fondant de Lebas.

℞ Onguent vésicatoire..... 500 gram.
Pommade mercur. double. 250 —
Savon vert.............. 125 —
Huile de laurier........ 160 —
Cire jaune.............. 100 —

Faites fondre la cire, et ajoutez successivement les autres substances. Mêlez avec soin. Ganglions engorgés, tumeurs indolentes.

N. 621. — Onguent vésicatoire allemand.

℞ Cantharides pulvér.. }
Térébenthine....... } aa. part. égal.
Axonge........... }

Mêlez à froid dans un mortier.

N. 622. — Onguent vésicatoire. (Rey.)

℞ Onguent basilicum...... 500 gram.
Cantharides pulvérisées.. 50 —
Euphorbe .... 60 —

Incorporez les poudres au basilicum à froid, dans un mortier. Mêmes cas que le vésicatoire ordinaire.

N. 623. — Onguent vésicatoire.
(Hildach.)

℞ Cantharides pulvér.. }
Térébenthine....... } aa. part. égal.
Axonge........... }

Mêlez exactement.

N. 624. — Onguent vésicatoire.
(Chabert.)

℞ Onguent basilicum...... 32 gram.
Cantharides pulvér.. ⎫
Euphorbe.......... ⎬ aa... 8 —
Sublimé corrosif.... ⎪
Essence de térébenth. ⎭

Mêlez et incorporez exactement ; contre les tumeurs et les plaies gangréneuses.

N. 625. — Onguent vésicatoire pour les bêtes bovines. (Pearson-Ferguson.)

℞ Cantharides pulvérisées.. 128 gram.
Huile de croton tiglium.. 8 —
Térébenthine.......... 32 —
Axonge.............. 500 —
F. s. a.

N. 626. — Onguent vésicatoire.
(De la Bère-Blaine.)

℞ Cantharides pulvérisées.. 32 gram.
Essence de térébenthine. 125 —
Térébenthine.......... 32 —
Faites un mélange homogène.

N. 627. — Onguent vésicatoire. (Buer.)

℞ Cire................ 600 gram.
Poix noire........ ⎫
— résine...... ⎬ aa. 200 —
Huile grasse......... 1200 —
Cantharides pulvérisées.. 800 —
F. s. a.

N. 628. — Onguent vésicatoire diaphorétique ou fondant.
(De la Bère-Blaine.)

℞ Sublimé corrosif........ 1 gram.
Cantharides pulvér.. ⎫
Térébenthine ...... ⎬ aa. 16 —
Essence de térébenth. ⎫
Axonge.......... ⎬ aa. 125 —
Mélangez intimement à chaud, et appliquez sur les tumeurs indolentes, les exostoses diverses, etc.

N. 629. — Onguent vésicant. (Walch.)

℞ Émétique............. 3 part.
Cantharides pulvér.. ⎫
Euphorbe......... ⎬ aa. 1 —
Onguent basilicum...... 8 —
Essence de térébenthine.. q. s.

F. s. a. Contre la péripneumonie du gros bétail.

N. 630. — Onguent vésicatoire anglais.

℞ Cantharides pulvér.. ⎫
Térébenthine....... ⎬ aa. 1 part.
Axonge.............. 4 —

Fondez la graisse et la térébenthine au bain-marie, et ajoutez la cantharide.

N. 631. — Onguent stibié.

℞ Émétique pulvérisé...... 1 par..
Onguent basilicum...... 2 —

Mélangez et incorporez avec soin. Tumeurs et engorgements.

N. 632. — Onguent de Litteau.

℞ Scammonée........ ⎫
Cantharides........ ⎪
Hellébore noir...... ⎬ aa. 16 gram.
Sulfate de zinc...... ⎭
Térébenthine.......... 64 —
Quatre onguents........ 32 —
F. s. a.

N. 633. — Autre, réformé.

℞ Quatre onguents.... ⎫
Pomm. merc. double. ⎬ aa. 32 gram.
Sulfate de zinc...... ⎫
Alun calciné....... ⎪
Cantharides pulvér.. ⎬ aa. 8 —
Euphorbe......... ⎭
Sulfate de cuivre........ 16 —
Térébenthine.......... 64 —

F. s. a. (Lecoq, de Bayeux, *Mémoires de la Société vétérinaire du Calvados.*)

N. 634. — Onguent irritant. (Lelong.)

℞ Onguent vésicatoire..... 500 gram.
Pommade mercur. double. 240 —
Savon vert.............. 60 —
Huile de laurier......... 150 —
Cire jaune.............. 90 —
Sublimé corrosif........ 30 —

Fondez la cire à une douce chaleur, ajoutez l'huile et la pommade, retirez du feu, et ajoutez la pommade et le sublimé.

N. 635. — Onguent irritant et caustique. (Cruzel.)

℞ Onguent basilicum...... 250 gram.
Sublimé corrosif......... 6 —
Cantharides pulvérisées.. q. s.

F. s. a. Tumeurs charbonneuses.

N. 636. — **Onguent vésicant.** (Larroque.)

℞ Cantharides pulvér. ⎫ aa. 24 gram.
Euphorbe............... ⎭

Térébenthine.......... ⎫ aa. 32 —
Essence de lavande. ⎭
— de térébenthine. 500 —

F. s. a. Pour remplacer le *feu anglais*.

N. 637. — **Onguent vésicant pour le mouton.** (Favre.)

℞ Cantharides pulvér...... 210 gram.
Euphorbe................ 30 —
Poix noire.............. 36 —
Térébenthine............ 28 —
Cérat simple lavé....... 20 —

F. s. a. Contre les maladies de poitrine des bêtes à laine.

2° ONGUENTS DE PIED.

N. 638. — **Onguent de pied.** (Hertwig.)

℞ Goudron................ 3 part.
Cire jaune.............. 2 —
Suif.................... 24 —

Fondez ensemble.

N. 639. — **Onguent de pied.** (Lord Pembrock.)

℞ Huile de pied de bœuf.. 32 gram.
Térébenthine............ 500 —
Cire jaune.............. 300 —

Fondez la cire et la térébenthine et ajoutez l'huile.

N. 640. — **Onguent de pied.** (Bourgelat.)

℞ Huile grasse....... ⎫
Cire jaune.......... ⎪
Axonge............. ⎬ aa. part. égal.
Térébenthine....... ⎪
Miel............... ⎭

F. s. a. Contre la rigidité de la corne.

N. 641. — **Onguent de pied.** (Bracy-Clark.)

Suif.................... 200 gram.
Cire jaune.............. 13 —
Goudron................. 25 —

F. s. a.

N. 642. — **Onguent de pied.** (Vatel.)

℞ Huile d'olives...... ⎫
Cire............... ⎪
Axonge............. ⎬ aa. part. égal.
Poix résine........ ⎪
Térébenthine....... ⎪
Miel............... ⎭

F. s. a.

N. 643. — **Onguent de pied** (Prangé.)

℞ Huile d'olives........... 500 gram.
Térébenthine............. 300 —
Poix résine.............. 500 —

F. s. a.

N. 644. — **Onguent de pied.** (Delafond et Lassaigne.)

℞ Cire jaune........ ⎫
Axonge............ ⎪
Huile d'olives..... ⎬ aa. part. égal.
Térébenthine...... ⎪
Huile de pied de bœuf ⎪
ou miel........... ⎭

Faites fondre la cire, l'axonge et la térébenthine; retirez du feu et ajoutez l'huile et le miel par petites portions.

N. 645. — **Onguent de pied.** (Bouchardat.)

℞ Huile grasse..... ⎫
Cire jaune........ ⎬ aa. 1 part.
Térébenthine...... ⎭
Axonge............ 2 —

F. s. a.

N. 646. — **Autre plus économique.**

℞ Graisse de cheval....... 4 part.
Cire jaune.............. 1 —
Galipot................. 2 —

F. s. a.

N. 647. — **Onguent de pied, formule simple.**

℞ Huile grasse....... ⎫
Cire jaune......... ⎬ aa. part. égal.
Térébenthine....... ⎭

F. s. a.

N. 648. — **Onguent de pied.** (Gross.)

℞ Cire jaune............. 20 gram.
Térébenthine........... 20 —
Axonge................. 21 —
Huile de lin........... 38 —

F. s. a.

N. 649. — **Onguent de pied.** (Miles.)

℞ Axonge................. 6 part.
Goudron........... ⎫
Miel.............. ⎬ aa. 1 —
Cire jaune........ ⎭

F. s. a.

N. 650. — **Onguent de pied vésicant.** (Ch. Bernard.)

℞ Goudron de bois......... 4 part.

Onguent vésicatoire...... 1 part.

Incorporez à froid. Contre l'encastelure, les talons serrés, le pied dérobé, la corne sèche et cassante, la fourchette sèche et atrophiée, etc.

3° ONGUENTS DIVERS.

N. 651. — Onguent antipsorique.

℞ Poix noire............ }
Axonge............... } aa. 500 gram.
.. Goudron.............. }
Huile de cade......... } aa. 250 —
Soufre sublimé......... 500 gram.
Cantharides pulvér...... 50 —

Faites fondre la résine et l'axonge, et incorporez successivement les autres substances.

N. 652. — Onguent antipsorique.
(Viborg.)

℞ Goudron............. }
Savon vert......... } aa. 16 gram.
Hellébore pulvérisé...... 4 —

Mélangez le goudron et le savon vert et incorporez la poudre.

N. 653. — Onguent antiherpétique.
(Hertwig.)

℞ Goudron............... 16 gram.
Essence de térébenth. }
Calomel............. } aa. 8 —
Axonge................. 45 —

Mélangez l'axonge avec le goudron, étendez le mélange avec l'essence, et incorporez le calomel. Dartres atoniques.

N. 654. — Onguent antipsorique.
(Abildgaard.)

℞ Fleur de soufre........ 90 gram.
Poudre de cantharides... 60 —
Essence de térébenthine. 150 —
Alun calciné........... }
Pommade de laurier.... } 60 —
Huile de lin............ 500 —

Faites chauffer l'huile de lin et mettez digérer le soufre et les cantharides jusqu'à refroidissement ; ajoutez successivement l'essence, la pommade et l'alun. Contre la gale de l'encolure et de la queue.

N. 655. — Onguent résolutif vert.
(Hertwig.)

℞ Fiel de bœuf........ }
Savon vert......... } aa. 45 gram.

Huile de pétrole........ 32 gram.
Camphre............... 16 —
Sel ammoniac.......... 8 —
Axonge................ 125 —

F. s. a. Plaies indurées.

N. 656. — Onguent digestif mercuriel.
(Codex.)

℞ Onguent digestif simple. }
Pomm. mercurielle.. } part. égal.

Incorporez à froid. Ulcères et crevasses à bords calleux.

N. 657. — Onguent digestif de Wolstein.

℞ Térébenthine........... 64 gram.
Essence de térébenthine. 16 —
Jaunes d'œufs........... n° 8.
Eau de chaux........... 250 gram.

Incorporez les jaunes d'œufs à la térébenthine, ajoutez successivement l'essence et l'eau calcaire.

N. 658. — Onguent digestif composé.
(Lafosse.)

℞ Térébenthine........... 200 gram.
Jaunes d'œufs........... n° 4.
Onguent basilicum...... 64 gram.
Opérez à froid.

N. 659. — Onguent d'Althæa. (Codex)

℞ Huile de fenu-grec...... 1000 gram.
Cire jaune............. 240 —
Poix résine.......... }
Térébenthine....... } aa. 120 —

Faites fondre la poix et la cire, ajoutez successivement la térébenthine et l'huile. Adoucissant.

N. 660. — Onguent d'Arcæus.

℞ Suif de mouton.......... 1000 gram.
Térébenthine....... }
Résine élémi....... } aa. 750 —
Graisse de porc........ 500 —

Faites fondre le suif, la résine et l'axonge, ajoutez la térébenthine, et agitez jusqu'à ce que le tout soit refroidi. Contre les plaies blafardes dont la suppuration est séreuse.

N. 661. — Onguent pour les ulcères de la tête du mouton. (Clater.)

℞ Poix noire............. 786 gram.

Goudron..........) aa. 190 gram.
Fleur de soufre.....)
F. s. a.

N. 662. — Onguent anti-charbonneux.
℞ Sublimé corrosif........ 15 gram.
Onguent basilicum...... 30 —
Incorporez à froid. Contre la pustule maligne et les tumeurs charbonneuses.

XXXI. — CHARGES.

N. 663. — Charge résolutive.
℞ Poix de Bourgogne..... 240 gram.
Huile grasse. ......) aa. 90 —
Essence de térébent.)
Faites fondre la poix dans l'huile à une douce chaleur; ajoutez l'essence en retirant du feu.

N. 664. — Charge simple.
℞ Poix noire........... 120 gram.
Térébenthine......... 30 —
Faites fondre la poix et incorporez la térébenthine.

N. 665. — Charge résolutive.
℞ Térébenthine........ 180 —
Huile de laurier....) aa. 90 —
Essence de lavande.)
Opérez à froid dans un mortier.

N. 666. — Charge résolutive ammoniacale.
℞ Térébenthine......)
Alcool camphré....) aa. 60 gram.
Ammoniaque......)
F. s. a.

N. 667. — Charge résolutive et fortifiante.
℞ Goudron.............. 250 gram.
Suif............)
Galipot...........) aa. 125 gram.
Essence de téré-)
benthine.......)
F. s. a.

N. 668. — Charge contentive.
℞ Goudron.........)
Poix noire........) part. égal.
— résine.......)
F. s. a. Fractures, entorses.

N. 669. — Charge contre les cors.
℞ Cire jaune............ 250 gram.
Térébenthine.......... 60 —
Poix de Bourgogne..... 32 —
Acétate de cuivre....... 16 —
F. s. a.

N. 670. — Charge irritante.
℞ Cantharides pulvérisées. 400 gram.
Poix de Bourgogne...... 350 —
Euphorbe pulvérisée.... 100 —
Mastic pulvérisé...)
Colophane.........) aa. 200 —
Térébenthine......)
Terre argileuse.....)
F. s. a. Une charge. Paralysie des lombes.

[Notes manuscrites]

Topique résolutif (Hugou)
Teinture d'aloès — 100 gr
Ammoniaque — 25 gr
Huile de croton — 3 gr
Engorg.ts articulaires, molettes. —

Onguent de pied (Cormier) très bon
Lanoline 250
Cire 250
Térébenthine 250
Huile de cade 500 gr
Mélangez

Pilules contre la chorée (Hugou)
Sulfate de quinine — 80 centig.
Emétique — 20 centig.
Poudre de Valériane — 5 gr
Extrait de Valériane — 4 gr
F. s. a. 20 pilules

Sulfate cuivre — 5 gr [illegible]
Alumine zinc — 15 gr
Sulfate alumine et potasse —)
acide borique
2º chlorhydrique
3º picrique
eau — 992 pour 1000
30 % de [illegible]

MÉMORIAL THÉRAPEUTIQUE

OU

INDICATION DES MÉDICAMENTS EMPLOYÉS DANS LE TRAITEMENT DE CHAQUE MALADIE EXTERNE OU INTERNE.

A

Abcès *chauds, froids et par congestion :* suif, I, 248 ; sublimé corrosif,
I, 520 ; iode, II, 182 (1).

Acrobustite : eau de Rabel, I, 480 ;
acide azotique, I, 484 ; nitrate d'argent, I, 493.

Adynamie : limonade sulfurique, I,
262 ; vinaigre, I, 268 ; alun, I, 297 ;
phosphore, I, 568 ; angélique, I, 597 ;
cannelle, I, 603 ; absinthe, I, 618 ; arnica, I, 622 ; pyrèthre, I, 623 ; serpentaire, I, 631 ; acide prussique, I, 683 ;
éther, I, 763 ; écorce de saule, II, 71 ;
marrube blanc, II, 92 ; quinquina,
II, 88.

Agalaxie : semences aromatiques des
ombellifères et surtout de fenouil, I,
600 ; cascarille, I, 632 ; kermès, II,
412.

Agravée : hydrothérapie, I, 153 ; sulfate de fer, I, 305 ; acétate de plomb,
I, 325 ; chlorhydrate d'ammoniaque,
I, 661 ; chlorure de sodium, II, 234 ;
carbonate de potasse, II, 428.

Albugo : sulfate de zinc, I, 300 ; acide
tannique, I, 337 ; nitrate d'argent, I,
491 ; potasse, I, 526 ; bioxyde de mercure, II, 150.

Anasarque : hydrothérapie, I, 151 ;
limonade nitrique, I, 262 ; perchlorure
de fer, I, 316 ; phosphore, I, 669 ;
baies de genièvre, I, 627 ; serpentaire, I, 631 ; raifort sauvage, I, 634 ;
digitale, I, 734 ; camphre, I, 797 ;

gentiane, II, 69 ; quinquina, II, 88 ;
crème de tartre soluble, II, 310 ; sulfure de potasse, II, 397 ; scille maritime, II, 443 ; essence de térébenthine, II, 461.

Angine *pharyngée :* vapeur d'eau, I,
132 ; miel, I, 201 ; lait, I, 227 ; corps
gras, I, 235 ; alun, I, 296 ; calomel, II,
140 ; kermès, II, 411.

— *laryngée :* vapeur d'eau, I, 132 ;
miel, I, 201 ; réglisse, I, 203 ; gomme,
I, 210 ; mucilage, I, 211 ; lait, I, 228 ;
corps gras, I, 235.

— *couenneuse :* borax, I, 390 ; alun,
I, 396 ; cantharides et leurs préparations, I, 461 ; acide chlorhydrique, I, 416 ; ammoniaque, I, 555 ;
opium, I, 662 ; acide prussique,
I, 682 ; mercure, II, 132 ; calomel,
II, 140 ; soufre, II, 392 ; kermès, II,
411.

— *striduleuse :* vapeur d'eau, I, 132 ;
alun, I, 296 ; sulfate de zinc, I, 301 ;
acide prussique, I, 683 ; belladone,
I, 702 ; anesthésiques, I, 756 ; calomel, II, 141 ; émétique, II, 269 ; aloès,
II, 355.

— *gangréneuse :* alun, I, 296 ; hellébore blanc, I, 445 ; acétate d'ammoniaque, I, 562 ; quinquina, II, 89 ; calomel, II, 140 ; chlore, II, 217 ; chlorure de potasse, II, 226 ; émétique, II,
273 ; sulfure de potasse, II, 397.

Ankylose : hydrothérapie, I, 152.

Aphthes : corps gras, I, 224 ; limonade nitrique, I, 262 ; oxycrat, I, 267 ;

---

(1) Les chiffres romains I et II indiquent le volume de l'ouvrage.

crème de tartre, I, 270 ; borax, I, 290 ; alun, I, 296 ; sulfate de zinc, I, 301 ; acétate de plomb, I, 305 ; acide tannique, I, 337 ; écorce de chêne, I, 344 ; suie, I, 367, acide phénique, I, 387 ; eau de Rabel, I, 480 ; acide chlorhydrique, I, 486 ; nitrate d'argent, I, 493 : chlore, II, 217 ; chlorure de chaux, II, 223 ; chlorure de potasse, II, 226 ; sureau, II, 414 ; essence de térébenthine, II, 464 ; huile empyreumatique, II, 500.

Apoplexie : chlorhydrate d'ammoniaque, I, 560 ; cubèbe, I, 608 ; des séreuses, bryone, II, 363.

Artérite : acétate de plomb, I, 325.

Arthrite : glace, I, 130 ; hydrothérapie, I, 152 ; potasse, I, 527 ; opium, I, 662 ; acide prussique, I, 682 ; belladone, I, 705 ; camphre, I, 801 ; émétique, II, 273 ; nitrate de potasse, II, 438.

Ascite : lait, I, 228 ; raifort sauvage, I, 634 ; digitale, I, 734 ; iode, II, 192 ; scille, II, 443. — D'autres médicaments seront indiqués à l'article Hydropisie.

Asphyxie : vinaigre, I, 208 ; moutarde à l'extérieur, I, 414 ; euphorbe, I, 426 ; ammoniaque, I, 555 ; tabac en fumigations, I, 723 ; chlore, II, 217 ; essence de térébenthine, II, 460.

Asthme : voir à l'article Pousse.

Ataxie : cannelle, I, 603 ; acide prussique ; I, 683 ; marrube blanc, II, 92 ; quinquina, II, 89.

Avortement : sulfate de fer, I, 306 ; opium, I, 663.

B

Bézoards : corps gras, I, 235 ; chlorure de sodium, II, 235 ; huile de ricin, II, 315 ; aloès, II, 356 ; huile de croton tiglium, II, 375 ; carbonate de potasse, II, 427 ; savon, II, 431 ; essence de térébenthine, II, 460.

Bleime : hydrothérapie, I, 153 ; créosote, I, 354 ; cantharides et préparations cantharidées, I, 464.

Blennorrhagie : créosote, I, 355 ; cubèbe, I, 608 ; baume de copahu, II, 471.

Boiterie *de l'épaule :* hydrothérapie, I, 152 ; huile de laurier, I, 245 ; cantharides et préparations cantharidées, I, 463 ; sublimé corrosif, I, 520 ; acide

arsénieux, I, 534 ; ammoniaque, I, 555 ; essences diverses, I, 588 ; essence de térébenthine, II, 465.

Bronchites *aiguë :* vapeur d'eau, I, 132 ; miel, I, 201 ; réglisse, I, 210 ; mucilage, I, 212 ; lait de poule, I, 222 ; corps gras, I, 235 ; baies de genièvre, I, 627 ; opium, I, 662 ; têtes de pavot, I, 672 ; acide prussique, I, 683 ; assafœtida, I, 809 ; morelle noire, I, 714 ; kermès, II, 412.

— *chronique* : hydrothérapie, I, 169 ; régime du vert, I, 173 ; lichen, I, 218 ; acétate de plomb, I, 325 ; goudron, I, 359 ; acide phénique, I, 389 ; nitrate d'argent, I, 491 ; ammoniaque, I, 553 ; carbonate d'ammoniaque, I, 557 ; chlorhydrate d'ammoniaque, I, 560 ; labiées, I, 592 ; arnica, I, 622 ; raifort sauvage, I, 634 ; opium, I, 662 ; belladone, I, 701 ; oxyde de zinc, I, 781 ; acide arsénieux, II, 166 ; iodure de potassium, II, 197 ; chlore, II, 217 ; émétique, II, 269 ; ipéca, II, 284 ; manne, II, 318 ; soufre, II, 392 ; sulfure de potasse, II, 397 ; sulfure d'antimoine, II, 407 ; kermès, II, 412 ; scille maritime, II, 443 ; sabine, II, 485.

Brûlure : glace, I, 130 ; hydrothérapie, I, 150 ; *du sabot*, hydrothérapie, I, 153 ; par la chaux, sucre, I, 195 ; eau albumineuse, I, 221 ; corps gras, I, 231 ; glycérine, I, 254 ; mélange de vinaigre et d'eau-de-vie, I, 267 ; acétate de plomb, I, 326 ; ammoniaque, I, 554 ; alcool, I, 581, opium, I, 664 ; morelle noire, I, 714 ; éther, I, 762 ; collodion, I, 766 ; camphre, I, 801 ; chlorure de chaux, II, 225 ; carbonate de potasse, II, 428 ; térébenthine, II, 455 ; de la sole, essence de térébenthine, II, 464.

C

Cachexie : sulfate de fer, I, 305 ; perchlorure de fer, I, 316 ; écorce de chêne, I, 345 ; feuilles de noyer, I, 348 ; goudron, I, 359 ; suie, I, 366 ; moutarde, I, 413 ; hellébore blanc, I, 445 ; sulfate de cuivre, I, 502 ; chlorhydrate d'ammoniaque, I, 560 ; vin, I, 584 ; labiées, I, 592 ; angélique, I, 597 ; semences des ombellifères, I, 600 ; cannelle, I, 603 ; poivre, I, 607 ; baies de genièvre, I, 628 ; café, I, 630 ; serpentaire, I, 631 ; raifort, I, 634 ; camphre, I, 800 ; assa-fœtida, I, 809 ; substances animales, II, 36 ; huile de foie de morue, II, 41 ; ferrugineux, II, 49 ; eau rouillée, II, 53 ; sulfate de fer, II, 56 ; gentiane, II, 68 ; écorce de saule, II, 71 ; quinquina, II, 88 ; iode, II, 183 ; chlorure de chaux, II, 223 ; idem de sodium, II, 234 ; crème de tartre soluble, II, 310 ; bryone, II, 363 ; gomme-gutte, II, 366 ; nitrate de potasse, II, 437 ; essence de térébenthine, II, 461 ; bourgeons de sapin, II, 470 ; sabine, II, 485.

Cancer : créosote, I, 354 ; suie, I, 367 ; chlorure de zinc, I, 497 ; acide arsénieux, I, 532 ; sulfure d'arsenic, I, 535 ; ammoniaque, I, 555 ; ciguë, I, 747 ; huile de foie de morue, II, 41 ; mercure, II, 133 ; acide arsénieux, II, 165 ; iodure d'arsenic, II, 202.

Carie *osseuse* : acide phosphorique, I, 264 ; alun, I, 295 ; sulfate de zinc, I, 301 ; créosote, I, 354 ; acide phénique, I, 385 ; acide azotique, I, 483 ; beurre d'antimoine, I, 495 ; sulfate de cuivre, I, 503 ; sublimé corrosif, I, 518 ; nitrates de mercure, I, 522 ; ammoniaque, I, 554 ; alcool, I, 581 ; essence de girofle, I, 611 ; émétique, II, 278 ; aloès II, 358, térébenthine, II, 464.

Capelet : cantharides et préparations cantharidées, I, 463 ; sublimé corrosif, I, 520 ; bichromate de potasse, I, 511.

Cataracte : cantharides et préparations cantharidées, I, 464 ; phosphore, I, 569 ; atropine, I, 704.

Cerise : acide azotique, I, 483 ; potasse, I, 526.

Chancre : créosote, I, 354 ; *de l'oreille du chien*, nitrate d'argent, I, 493 ; mercure, II, 135.

Charbon : écorce de chêne, I, 345 ; acide phénique, I, 391 ; hellébore noir, I, 439 ; cantharides, I, 463 ; acide chlorhydrique, I, 486 ; ammoniaque, I, 552 et 555 ; acétate d'ammoniaque, I, 562 ; phosphore, I, 568 ; camphre, I, 799 ; carbonate de fer, II, 55 ; gentiane, II, 68 ; écorce de saule, II, 71 ; chlore, II, 217 ; chlorure de sodium, II, 236 ; *du porc*, aloès et ammoniaque, II, 358 ; sulfure de potasse, II, 397 ; surreau, II, 414 ; nitrate de po-

tasse, II, 437 ; essence de térébenthine, II, 462 ; idem, II, 464.

Chorée : glacé à l'intérieur, I, 131 ; hydrothérapie, I, 170 ; lait, I, 227 ; sulfate de zinc, I, 301 ; hellébore noir, I, 439 ; nitrate d'argent à l'int. I, 490 ; labiées, I, 592 ; huile de muscade, I, 610 ; arnica, I, 622 ; baies de genièvre, I, 627, opium, I, 663 ; bleu de prusse, I, 664 ; belladone, I, 702 ; jusquiame, I, 708 ; ciguë, I, 747 ; anesthésiques, I, 756 ; oxyde de zinc, I, 781 ; chloral, I, 775 ; camphre, I, 797 et 798 ; valériane, I, 805 ; assa-fœtida, I, 809 ; noix vomique, II, 20 ; strichnine, II, 22 ; ferrugineux, II, 49 ; acide arsénieux, II, 170 ; chlorure de chaux, II, 224 ; émétique, II, 276 ; essence de térébenthine, II, 462.

Chémosis : alun, I, 296.

Clou de rue : hydrothérapie, I, 153 ; cantharides et préparations cantharidées, I, 463 ; sulfate de cuivre, I, 503 et 504 ; sublimé corrosif, I, 518.

Colique *inflammatoire* : moutarde à l'extérieur, I, 414 ; camphre, I, 787 ; camomille, I, 615 ; calomel, II, 330.

— *métallique* : voir à l'article Empoisonnement par les métaux.

— *nerveuse* : hydrothérapie, I, 169 ; semences des ombellifères, I, 600 ; camomille, I, 615 ; opium, I, 661 ; têtes de pavot, I, 671 ; acide prussique, I, 682 ; jusquiame, I, 709 ; aconit, I, 739 ; éther, I, 763 ; camphre, I, 797 ; assa-fœtida, I, 808 et 809.

— *stercorale* : miel dissous dans du vin chaud, I, 201 ; alcool, I, 579 ; pommade mercurielle à l'intérieur, II, 133 ; émétique, II, 268 ; huile de ricin, II, 315. Comme complément de la série de ces médicaments, voir l'article Bézoard.

— *venteuse* : hydrothérapie, I, 168 ; miel dissous dans du vin chaud, I, 201 ; — alcool, I, 579 ; angélique, I, 597 ; cannelle, I, 603 ; badiane, I, 613 ; baies de genièvre, I, 628 ; tabac en fumigations dans le rectum, I, 723 ; camphre, I, 798. Comme complément de la série de ces médicaments, voir l'article Tympanite.

Congestion : glace, I, 129 ; hydrothérapie, I, 153 ; *pulmonaire*, vinaigre à l'intérieur, I, 268 ; *intestinale*, hellébore blanc, I, 445 ; *des centres nerveux*, essences diverses, I, 588 ; *du* *cerveau, du poumon, des sabots,* etc. : aloès, II, 357 ; *de la veine porte et des lombes,* chez le mouton, soufre, II, 392.

Conjonctivite : solution gommeuse, I, 210 ; corps gras, I, 234 ; glycérine, I, 254 ; alun, I, 296 ; sulfate de zinc, I, 300 ; acide tannique, I, 337 ; sulfate de cuivre, I, 504 ; chlorhydrate d'ammoniaque, I, 561 ; opium, I, 662 ; oxyde de zinc, I, 781 ; bioxyde de mercure, II, 150 ; iode, II, 184 ; colchique d'automne, II, 449.

Constipation : régime du vert, t. I, 173 ; corps gras, I, 235 ; tabac, I, 723 ; huile de foie de morue, II, 41 ; mercure, II, 132 ; chlorure de sodium, II, 236 ; du chien, moutarde blanche, II, 312 ; huile de ricin, II, 315 ; due au méconium, rob de nerprun, II, 331 ; aloès, II, 356 ; carbonate de potasse, II, 427 ; savon, II, 431 ; térébenthine, II, 454 ; essence de térébenthine, II, 460.

Contusions : hydrothérapie, I, 150 ; miel, I, 202 ; mélange de vinaigre, d'eau-de-vie et de sel marin, I, 257 ; oxycrat à l'extérieur, I, 267 ; alun, I, 294 ; acétate de plomb, I, 326 ; suie, I, 367 ; moutarde, I, 415 ; cantharides et préparations cantharidées, I, 462 ; chlorhydrate d'ammoniaque, I, 561 ; alcool, I, 581 ; labiées, I, 592 ; opium, I, 664 ; mercure, II, 134 ; chlorure de sodium, II, 220 ; camomille, I, 615 ; arnica, I, 621 ; douce-amère, I, 716 ; éther, I, 762 ; camphre, I, 800 et 801.

Convulsions : opium, I, 663 ; acide prussique, I, 682 ; bleu de prusse, I, 688 ; jusquiame, I, 708 ; ciguë, I, 747 ; anesthésiques, I, 756 ; oxyde de zinc, I, 781 ; camphre, I, 798 ; valériane, I, 805.

Coryza *aigu :* vapeur d'eau, I, 132 ; vapeur de vinaigre, I, 667 ; alun, I, 295 ; sulfate de zinc, I, 301 ; ammoniaque, I, 552.

— *chronique :* eau de chaux en injections, I, 288 ; sulfate de zinc, I, 301 ; acide phénique, I, 388 ; nitrate d'argent, I, 492 ; huile de foie de morue, II, 41 ; chlorure de chaux, II, 223 ; émétique, II, 270 ; encens, II, 470.

— *gangréneux :* vapeurs de vinaigre, I, 268 ; phosphore, I, 569.

Courbature : alcooliques, I, 574 ; aconit, I, 738.

Crapaud : chaux, I, 283 ; sulfate de zinc, I, 301 ; sulfate de fer, I, 305 ; perchlorure de fer, I, 314 ; onguent égyptiac de M. Schaak, I, 334 ; acétate de cuivre, I, 331 ; créosote, I, 354 ; goudron, I, 360 ; suie, I, 367 ; acide phénique, I, 385 ; moutarde, I, 415 ; acide sulfurique, I, 480 ; acide azotique, I, 485 ; nitrate d'argent, I, 493 ; beurre d'antimoine, I, 495 ; sulfate de cuivre, I, 503 ; sublimé corrosif, I, 517 ; potasse, I, 526 ; acide arsénieux, I, 534 ; ferrugineux, II, 49 ; carbonate de fer, II, 55 ; acide arsénieux, II, 169 ; iode, II, 192 ; chlorure de chaux, II, 223 ; soufre, II, 391 et 394 ; sulfure de calcium, II, 399 ; sulfure d'antimoine, II, 407 ; essence de térébenthine, II, 465.

Crapaudine : acétate de cuivre, I, 321 ; acide sulfurique, I, 480.

Crevasses : miel, I, 202 ; gélatine, I, 224 ; du mamelon, crème, I, 228 ; corps gras, I, 234 ; mélange d'eau-de-vie et d'huile de lin, I, 241 ; glycérine, I, 254 ; acétate de chaux, I, 291 ; alun, I, 295 ; sulfate de zinc, I, 301 ; sulfate de fer, I, 305 ; perchlorure de fer, I, 314 ; acétate de plomb, I, 326 ; acétate de cuivre, I, 331 ; onguent égyptiac, I, 331 ; noix de galle, I, 342 ; écorce de chêne, I, 344 ; suie, I, 367 ; acide phénique, I, 385 ; thapsia, I, 433 ; cantharides, I, 464 ; eau de Rabel, I, 480 ; acide chlorhydrique, I, 486 ; nitrate d'argent, I, 493 ; sulfate de cuivre, I, 503 ; sublimé corrosif, I, 517 ; potasse, I, 526 ; acide arsénieux, I, 534 ; acide prussique, I, 682 ; belladone, I, 705 ; ciguë, I, 748 ; morelle noire, I, 714 ; collodion, I, 767 ; oxyde de zinc, I, 781 ; camphre, I, 801 ; mercure, II, 133 ; bioxyde de mercure, II, 150 ; chlore, II, 220 ; soufre, II, 394 ; carbonate de potasse, II, 427 ; huile empyreumatique, II, 500.

Croup : perchlorure de fer, I, 312 ; acide chlorhydrique, I, 486 ; sulfate de cuivre, I, 502 ; carbonate d'ammoniaque, I, 557 ; calomel et quinquina, II, 140 ; chlorure de potasse, II, 226 ; émétique, II, 251 et 267 ; ipéca, II, 284 ; aloès, II, 356.

Cystite : eau chaude à l'extérieur, I, 135 ; mucilage, I, 212 ; lait, I, 227 ; opium, I, 662 ; morelle noire, I, 714 ; camphre, I, 796.

D

Dartres : régime du vert, I, 178 ; gélatine, I, 224 ; corps gras, I, 234 ; glycérine, I, 254 ; chaux, I, 288 ; sulfate de zinc, I, 301 ; perchlorure de fer, I, 313 ; acétate de plomb, I, 327 ; écorce de chêne, I, 344 ; créosote, I, 354 ; huile de cade, I, 364 ; suie, I, 367 ; acide phénique, I, 386 ; moutarde, I, 415 ; euphorbe, I, 426 ; garou, I, 429 ; hellébore noir, I, 444 ; cantharides et préparations cantharidées, I, 464 ; eau de Rabel, I, 480 ; nitrate d'argent, I, 493 ; sulfate de cuivre, I, 504 ; sublimé corrosif, I, 518 ; potasse, I, 526 ; acide arsénieux, I, 534 ; chlorhydrate d'ammoniaque, I, 661 ; essence de lavande, I, 595 ; serpentaire, I, 631 ; raifort sauvage, I, 634 ; acide prussique, I, 682 ; ciguë, I, 748 ; camphre, I, 801 ; huile de foie de morue, II, 41 ; mercure, II, 135 ; calomel, II, 142 ; bioxyde de mercure, II, 150 ; acide arsénieux, II, 169 ; iode, II, 186 ; bi-iodure de mercure, II, 200 ; iodure d'arsenic, II, 202 ; chlore, II, 220 ; chlorure de chaux, II, 223 ; émétique, II, 278 : soufre, II, 391 ; sulfure de potasse, II, 398 ; sulfure de calcium, II, 399 ; carbonate de potasse, II, 427 ; carbonate de soude, II, 427 ; huile empyreumatique, II, 500.

Décollement *du sabot* : hydrothérapie, I, 158 ; idem, écorce de chêne, I, 344 ; *cutané*, cantharides et préparations cantharidées, I, 461.

Diarrhée : amidon, I, 168 ; dextrine, I, 185 ; farines des céréales, I, 192 ; dextrine, I, 187 ; eau de riz, I, 189 ; décoction blanche de Sydenham, I, 194 ; gommes, I, 210 ; lichen, I, 218 ; eau albumineuse, I, 221 ; lait de poule, I, 222 ; coquilles d'œufs, I, 223 : gélatine, I, 224 ; crème de tartre, I, 270 ; eau de chaux, I, 289 ; acétate de chaux, I, 391 ; alun, I, 295 ; sulfate de fer, I, 297 ; acétate de plomb, I, 325 ; acide tannique, I, 337 ; cachou, I, 339 ; écorce de chêne, I, 345 ; suie, I, 367 ; benzine, I, 374 ; acide phénique, I, 389 ; moutarde, I, 414 ; sulfate de cuivre, I, 502 ; ammoniaque, I, 550 ; alcool, I, 579 ; vin, I, 584 ; essences diverses, I, 588 ; labiées, I, 592 ; cannelle, I, 603 ; camomille, I, 616 ; absinthe, I, 618 ; ar-

nica, I, 621 ; baies de genièvre, I, 627 ; opium, I, 660 ; têtes de pavot, I, 672 ; noix vomique, II, 15 ; strychnine, II, 22 ; ferrugineux, II, 49 ; sulfate de fer, II, 56 ; gentiane, II, 68 ; écorce de saule, II, 71 ; quinquina, II, 88 ; chlore, II, 218 ; chlorure de chaux, II, 223 ; ipéca, II, 284 ; magnésie calcinée, II, 308 ; rhubarbe, II, 335 ; aloès, II, 356 ; gomme-gutte, II, 366 ; bicarbonate de soude, II, 429 ; térébenthine, II, 460.

Dyssenterie : eau de riz, I, 189 ; décoction blanche de Sydenham, I, 194 ; gommes, I, 210 ; lichen, I, 218 ; eau albumineuse, I, 221 ; lait de poule, I, 222 ; gélatine, I, 224 ; hydrogale, I, 227 ; glycérine, I, 255 ; alun, I, 297 ; écorce de chêne, I, 345 ; cachou, I, 339 ; créosote, I, 355 ; goudron, I, 359 ; suie, I, 367 ; benzine, I, 374 ; opium I, 660 ; têtes de pavot, I, 672 ; noix vomique, II, 15 ; strychnine, II, 22 ; ferrugineux, II, 49 ; quinquina, II, 88 ; chlore, II, 218 ; ipéca, II, 284 ; rhubarbe, II, 335 ; térébenthine, II, 460.

E

Eaux aux jambes : lait, I, 228 ; mélange d'huile de lin, d'alcool et de craie, I, 267 ; glycérine, I, 255 ; acétate de chaux, I, 391 ; sulfate de zinc, I, 301 ; sulfate de fer, I, 305 ; perchlorure de fer, I, 314 ; acétate de plomb, I, 326 ; noix de galle, I, 342 ; écorce de chêne, I, 344 ; goudron, I, 361 ; suie, I, 366 ; cantharides et préparations cantharidées, I, 464 ; acide sulfurique, I, 480 ; acide azotique, I, 483 ; moutarde, I, 415 ; thapsia, I, 433 ; nitrate d'argent, I, 493 ; sulfate de cuivre, I, 503 ; sublimé corrosif, I, 519 ; acide arsénieux, I, 534 ; acide prussique, I, 682 ; ciguë, I, 748 ; camphre, I, 801 ; bioxyde de mercure, II, 150 ; acide arsénieux, II, 169 ; iodure de cuivre, II, 202 ; chlorure de chaux, II, 223 ; huile de croton, II, 375 ; soufre, II, 391 ; carbonate de potasse, II, 428.

Écart : voir à l'article Boiterie.

Ecchymose : moutarde à l'extérieur, I, 414 ; chlorhydrate d'ammoniaque, I, 561 ; alcool, I, 581 ; labiées, I, 592 ; arnica, I, 622 ; douce-amère, I, 716 ; camphre, I, 800; chlorure de sodium, II, 234.

Échauboulure : oxycrat à l'intérieur, I, 267 ; chlorure de sodium, II, 234.

Écoulement *uréthral* : acétate de plomb, I, 326 ; acide tannique, I, 337 ; racine de ratanhia, I, 346 ; brou de noix, I, 351 ; créosote, I, 355 ; acide phénique, I, 388 ; baies de genièvre, I, 628 : térébenthine, II, 454.

— *vaginal* : acétate de plomb, I, 326 ; acide tannique, I, 354 ; créosote, 337 ; acide phénique, I, 388 ; baies de genièvre, I, 628 ; seigle ergoté, II, 480.

Effort articulaire : alun; I, 294; sulfate de fer ; I, 305; acétate de plomb, I, 326 ; arnica, I, 621 ; camphre, I, 800.

Emphysème : digitale, I, 732; pour l'emphysème pulmonaire, voir à l'article Pousse.

Empoisonnement : glace, I, 131; eau tiède, I, 137; par la chaux, sucre, I, 196; gommes, I, 210; mucilage, I, 212; par les sels métalliques, eau albumineuse, I, 221; lait, I, 227; corps gras, I, 235; saturnin, acide sulfurique dilué, I, 262; par les alcalis et les narcotiques, vinaigre, I, 267; saturnin, alun, I, 297; par les narcotiques, sulfate de zinc, I, 302; par les sels métalliques et les narcotiques, acide tannique, I, 337; par les alcaloïdes, écorce de chêne, I, 345; hellébore blanc, I, 444; par la saumure, sulfate de cuivre, I, 501; par les narcotiques, ammoniaque, I, 553; par l'acide prussique, ammoniaque, I, 553; par la strychnine, ammoniaque, I, 553; par les virus et les venins, alcool, I, 579; par le pain moisi, éther, I, 763; par les matières septiques animales ou végétales, camphre, I, 798; par l'acide arsénieux, peroxyde de fer hydraté, II, 53; par l'acide prussique, chlore, II, 218 ; par la strychnine, chlore, II, 217; émétique, II, 261 ; ipéca, II, 283; métallique, sulfure de potasse, II, 397; par les métaux des trois dernières sections, sulfure de fer, II, 400; par les acides, carbonate de potasse, II, 427 ; par les substances irritantes, savons. II, 431; eau, II, 612.

Encéphalite : bleu de prusse, I, 687; anesthésiques, I, 756; camphre, I, 798; nitrate de potasse, II, 437.

Enclouure : essence de térébenthine, II, 464.

Engorgements *articulaires* et *synoviaux* : hydrothérapie, I, 152; cantharides et préparations cantharidées, I, 463 ; chlorhydrate d'ammoniaque, I, 561; alcool et essences diverses, I, 581 et 589; labiées, I, 592; ciguë, I, 787; camphre, I, 801; aloès et ammoniaque, II, 358; sureau, II, 414.

— *de la bouche* : pyrèthre, I, 623.

— *glanduleux* et *lymphatiques* : limonade nitrique, I, 262; vinaigre, I, 267; altérants alcalins, II, 112; mercure, II, 133; acide arsénieux, II, 165; iode, II, 185; bi-iodure de mercure, II, 200; carbonate de potasse et savons, II, 427 et 431.

— *hépatique* ou du foie : calomel, II, 140 ; essence de térébenthine, II, 465;

— *indolents* : euphorbe, I, 426 ; écorce de chêne, I, 344 ; moutarde, I, 415; cantharides et préparations cantharidées, I, 463; iodure de potassium, II, 196 ; chlorure de sodium, II, 235; rue, II, 483; poix, II, 469.

— *des mamelles et des testicules* : acétate de chaux, I, 388; ammoniaque, I, 555; sel ammoniac, I, 561; semences des ombellifères, I, 600; poivre, I, 607; camomille, I, 615; arnica, I, 621; camphre, I, 801 ; iodure de potassium, II, 196.

— *des sétons* : essence de térébenthine, II, 465; chlorure de soude, II, 225.

— *tendineux*: iodure de plomb, II, 201.

— *utérins* : seigle ergoté, II, 480.

Entorse : hydrothérapie, I, 152 ; eau albumineuse, I, 221; mélange de vinaigre, d'eau-de-vie et de sel marin, I, 267; alun, I, 294; alcool, I, 581; arnica, I, 621; jusquiame, I, 709; camphre, I, 801 ; chlorure de sodium, II, 364; savon, II, 431; essence de térébenthine, II, 465.

Entozoaires : régime du vert, I, 173; glycérine, I, 255; sulfate de fer, I, 305; écorce de chêne, I, 345; feuilles de noyer, I, 349; goudron, I, 359; huile de cade, I, 363; benzine, I, 374; acide phénique, I, 389; moutarde, I, 473; hellébore noir, I, 439; ammoniaque, I, 550; essences diverses, I, 588; labiées, I, 592; cannelle, I, 613; clou de girofle, I, 611; absinthe, I, 618; raifort sauvage, I, 634; tabac, I,

F

corrosif, II, 148 ; acide arsénieux, II, 165 ; iode, II, 184 ; iodure de potassium, II, 197 ; bi-iodure de mercure, II, 200 ; iodure de cuivre, II, 202 ; brome et bromure de potassium, II, 207 ; chlore, II, 219 ; chlorure de chaux, II, 223 ; chlorure de sodium, II, 234 ; chlorure de baryum, I, 237 ; huile de croton, II, 375 ; soufre, II, 392 ; sulfure de potasse, II, 397 ; sulfure d'antimoine, II, 407 ; sabine, II, 485.

Fièvre *inflammatoire* : nitrate de potasse, II, 437.

— *éruptive* : décoction de gruau d'avoine, I, 192 ; lait, I, 227 ; corps gras, I, 234 ; limonade sulfurique, I, 262 ; petit-lait aigri, I, 272 ; hellébore blanc, I, 445 ; cantharides, I, 465 ; nitrate d'argent, I, 490, acétate d'ammoniaque, I, 462 ; vin, I, 584 ; labiées, I, 592 ; angélique, I, 597 ; cannelle, I, 605 ; clous de girofle, I, 611 ; acide prussique, I, 633 ; camphre, I, 780 ; quinquina, II, 88 ; chlore, II, 220 ; soufre, II, 391 ; crocus metallorum, II, 412 ; sureau, II, 414.

— *charbonneuse* : chez le porc, hydrothérapie, I, 170 ; acide tannique, I, 337 ; écorce de chêne, I, 345 ; feuilles de noyer, I, 349 ; moutarde, I, 413 ; hellébore noir, I, 439 ; phosphore, I, 568 ; vin, I, 585 ; labiées, I, 592 ; clous de girofle, I, 611 ; substances animales, II, 88 ; quinquina, II, 88 ; sulfate de quinine, II, 100 ; racine de persil, II, 103 ; nitrate de potasse, II, 437.

— *intermittente* : quinquina, II, 88 ; quinine, II, 100 ; sulfate de quinine, II, 101 ; feuilles de lilas, II, 102 ; acide arsénieux, II, 109.

— *typhoïde* : hydrothérapie, I, 170 ; lait, I, 127.

Forme : voir à l'article Exostose.

Fourbure : hydrothérapie, I, 153 ; oxycrat à l'extérieur, I, 268 ; sulfate de zinc, I, 301 ; sulfate de fer, I, 305 ; acétate de plomb, I, 326 ; suie, I, 367 ; chlorhydrate d'ammoniaque, I, 560 ; essences diverses, I, 588 ; altérants alcalins, II, 112 ; chlorure de sodium, II, 234 ; chlorure de potassium, II, 237 ; émétique, II, 275 ; huile de croton, II, 375 ; nitrate de potasse, II, 437 ; essence de térébenthine, II, 463.

Fourchette *échauffée* : sulfate de zinc, I, 301.

Fourchette *pourrie* : sulfate de zinc, I, 301 ; acétate de cuivre, I, 331 ; créosote, I, 354 ; goudron, I, 360 ; acide chlorhydrique, I, 486 ; sulfate de cuivre, I, 503.

Fractures : hydrothérapie, I, 150 ; mélange de plâtre et d'amidon, I, 185 ; mélange de M. Velpeau, I, 187 ; pâte de farine de blé, I, 192 ; blancs d'œufs unis à l'alun, I, 221 ; gélatine, I, 224 ; sang, I, 224 ; eau de chaux à l'intérieur, I, 289 ; alun, I, 295 ; goudron, I, 361 ; biphosphate de chaux, II, 62.

Furoncle : du bas des membres, corps gras, I, 234.

G

Gale : régime du vert, I, 173 ; gélatine, I, 224 ; corps gras, I, 234 ; huile de lin, I, 241 ; glycérine, I, 254 ; acétate de plomb, I, 327 ; feuilles de noyer, I, 349 ; créosote, I, 354 ; goudron, I, 361 ; benzine, I, 373 ; pétrole, I, 376 ; acide phénique, I, 336 ; coal-thar, I, 395 ; moutarde, I, 415 ; euphorbe, I, 426 ; garou, I, 429 ; hellébore noir, I, 438 ; hellébore blanc, I, 444 ; cantharides, I, 464 ; sulfate de cuivre, I, 504 ; sublimé corrosif, I, 518 ; potasse, I, 526 ; acide arsénieux, I, 534 ; chlorhydrate d'ammoniaque, I, 561 ; essence de lavande, I, 595 ; baies de genièvre, I, 528 ; serpentaire, I, 631 ; raifort sauvage, I, 634 ; tabac, I, 722 ; ciguë, I, 748 ; huile de foie de morue, II, 41 ; peroxyde de manganèse, II, 60 ; mercure, II, 134 ; sulfures de mercure, II, 136 ; sublimé corrosif à l'intérieur, II, 148 ; bioxyde de mercure, II, 150 ; acide arsénieux, II, 169 ; biiodure de mercure, II, 200 ; bromure de potassium, II, 208 ; chlore, II, 220 ; chlorure de chaux, II, 220 ; staphysaigre, I, 236 ; soufre, II, 393 et 394 ; sulfure de potasse, II, 398 ; sulfure de calcium, II, 399 ; carbonate de potasse, II, 427 ; huile empyreumatique, II, 500.

Garrot (*mal*) : acide phénique, I, 385 ; moutarde à l'extérieur, I, 415 ; hellébore noir, I, 438 ; cantharides et préparations cantharidées, I, 464 ; eau de Rabel, I, 480 ; sulfate de cuivre, I, 503 ; sublimé corrosif, I, 517 ; iode, II,

186; chlorure de chaux, II, 223 ; émétique. II, 278; gomme-gutte, II, 366.

Gastrite *aiguë :* glace, I, 130; mucilage, I, 212 ; eau albumineuse, I, 221 ; corps gras, I, 234.

— *chronique :* régime du vert, I, 173; benzine, I, 374; acide phénique, I, 389; chlorure de sodium, II, 236.

Gastro-conjonctivite : calomel, II, 140; ipéca, II, 285; crème de tartre soluble, II, 310; sulfate de magnésie, II, 327; acétates de potasse et de soude, II, 432.

Gastro-entérite : hydrothérapie, I, eau albumineuse, I, 221 ; crème de tartre, I, 270 ; acide phénique, I, 389; camphre, I, 797; fer, II, 51; sulfate de fer, II, 56; gentiane, II, 68; acide arsénieux, II, 163; sulfate de soude, II, 324; *chronique*, soufre, II, 391.

Glandage : acide azotique, I, 485; sublimé corrosif, I, 520; acide arsénieux, I, 533; aloès, II, 356; sulfure de potasse, II, 397.

Glossanthrax : acide sulfurique, I, 480; ammoniaque, I, 555.

Goitre : iode, II, 192; iodure de potassium, II, 196.

Gourme : bains de vapeur, I, 132: miel, I, 20; gomme, I, 210; lichen, I, 218; lait, I, 227 ; feuilles de noyer, I, 348; goudron, I, 359; nitrate d'argent, I, 492; sulfate de cuivre, I, 504; acétate d'ammoniaque, I, 562; labiées, I, 592; baies de genièvre, I, 627; raifort sauvage, I, 634; acide prussique, I, 683; naphtaline, I, 803; huile de foie de morue, II, 41; ferrugineux, II, 49; peroxyde de manganèse, II, 60; gentiane, II, 68; chlore, II, 247; chlorure de sodium, II, 236; ipéca, II, 285; soufre, II, 392; sulfure d'antimoine, II, 407; scille maritime, II, 443; encens, II, 470 ; *chronique*, sabine, II, 485.

H

Hématurie : amidon, I. 186; perchlorure de fer, I, 316 ; eau de Rabel, I, 482; térébenthine, II, 454.

Hémoptysie : perchlorure de fer, I, 316; ipéca, II, 285 ; seigle ergoté, II, 481.

Hémorrhagie : glace, I, 129; hydrothérapie, I, 151 et 154; gomme en

poudre, I, 210; interne, acide sulfurique dilué, I, 262 ; capillaire, oxycrat, I, 267; alun, I, 294; perchlorure de fer, I, 316 : acétate de plomb, I, 325; acide tannique, I, 337 ; acide gallique, I, 338; écorce de chêne, I, 345; racine de ratanhia, I, 346; créosote, I. 355; eau de Rabel, I, 482; sulfate de cuivre, I, 502: alcool, I, 582; essences diverses, I, 588; cannelle, I, 609; digitale, I, 732; *passive*, écorce de saule, II, 71 ; capillaire, résines, II, 468; *utérine*, seigle ergoté, II, 480.

Hépatite : régime du vert, I, 173; calomel, II, 141 et 142; acide arsénieux, II, 165 ; *chronique*, iode, II, 183; émétique, I, 268 et 276; tamarin, II, 320; acétates de potasse et de soude, II, 432.

Hernie : glace, I, 130; hydrothérapie, I, 153; corps gras, I, 215; acide sulfurique, I, 480; bleu de Prusse, I, 687; tabac, I, 723; *étranglée*, éther, I, 762; huile de ricin, II, 315.

Herpès : créosote, I, 354 ; acide phénique, I, 386; *tonsurant*, calomel, II, 142; phlycténoïde, bioxyde de mercure, II, 150.

Hydrophthalmie : scille maritime, II, 443.

Hydropisie : limonade nitrique, I, 262; sulfate de fer, I, 305 ; goudron, I, 359; garou, I, 429; hellébore noir, I, 438; cantharides à l'intérieur, I, 463; sulfate de cuivre, I, 502 ; chlorhydrate d'ammoniaque, I, 560; acétate d'ammoniaque, I, 562 ; vin, I, 584; acore vrai, I, 625; baies de genièvre, I, 627 ; serpentaire, I, 681; raifort sauvage, I, 634; douce-amère, I, 716; tabac, I, 721 ; digitale, I, 734; camphre, 797; ferrugineux, II, 49; quinquina, II, 88; calomel, II, 140; *des synoviales tendineuses, articulaires, des grandes séreuses*, injections iodées, II. 186, 188 et 191 ; *tendineuses et articulaires*, biiodure de mercure, II, 200; émétique, II, 271; nerprun, II, 331 ; aloès, II, 357; jalap, II, 362; gomme-gutte, II, 366; sureau, II, 411; reine-des-prés, II, 423; carbonate de potasse, II, 427; savon, II, 431; nitrate de potasse, II, 437; scille, II, 443; colchique d'automne, II, 448; térébenthine, II, 464; essence de térébenthine, II, 461; bourgeons de sapin, II, 470.

délayée avec de l'eau de pavot, I, 185 ; miel, I, 202 ; lait, I, 228 ; corps gras, I, 234 ; vapeurs de vinaigre, I, 267 ; cataplasme de feuilles d'oseille, I, 270 ; acétate de plomb, I, 326 ; moutarde à l'extérieur, I, 415 ; jusquiame, I, 709 ; morelle noire, I, 714 ; collodion, II, 767 ; calomel, II, 142 ; iode, II, 186 ; iodure de potassium, II, 196 ; émétique, II, 269.

Méningite : glace, I, 129 ; anesthésiques, I, 756 ; camphre, I, 798.

Métrite : mercure, II, 132 ; calomel, II, 140 ; chlore, II, 218 ; crème de tartre soluble, II, 310 ; chronique, seigle ergoté, II, 480.

Morve *aiguë :* ammoniaque, I, 553 ; acétate d'ammoniaque, I, 553 ; phosphore, I, 569 ; camphre, I, 718 ; quinquina, II, 88.

— *chronique :* sulfate de cuivre, I, 502 ; ammoniaque, I, 552 ; carbonate d'ammoniaque, I, 557 ; non confirmée, hydrothérapie, I, 171 ; eau de chaux, I, 289 ; écorce de chêne, I, 345 ; feuilles de noyer, I, 348 : créosote, I, 355 ; goudron, I, 359 ; acide phénique, I, 390 ; garou, I, 429 ; cantharides à l'intérieur, I, 465 ; nitrate d'argent, I, 492 ; serpentaire, I, 631 ; ciguë, I, 717 ; noix vomique et acide arsénieux, II, 15 et 165 ; huile de foie de morue, II, 41 ; ferrugineux, II, 49 ; peroxyde de manganèse, II, 60 ; sublimé corrosif, II, 149 ; iode, II, 184 ; iodure de potassium, II, 197 ; iodure de soufre, II, 203 ; iodure de cuivre, II, 202 ; brome et bromure de potassium, II, 207 ; chlore, II, 218 et 219 ; chlorure de chaux, II, 223 ; chlorure de soude, II, 215 ; chlorure de sodium, II, 236 ; chlorure de baryum, II, 237 ; soufre, II, 392 ; sulfure de potasse, II, 397 ; sulfure d'antimoine, II, 407 ; reine-des-prés, II, 423 ; encens, II, 470 ; sabine, II, 485.

Myélite : moutarde à l'extérieur, I, 414 ; cantharides et préparations cantharidées, I, 461 ; bleu de Prusse, I, 688 ; anesthésiques, I, 756 ; strychnine, II, 22 ; nitrate de potasse, II, 437.

N

Narcotisme : ammoniaque, I, 553 ; café, I, 629.

Nécrose : voir l'article Carie.

Néphrite : eau chaude à l'extérieur, I, 135 ; mucilage, I, 212 ; acétate de plomb, I, 325 ; opium, I, 669 ; camphre, I, 796.

Œ

Œdème : *chronique :* hydrothérapie, I, 151 ; mélange de vinaigre, d'eau-de-vie et de sel marin, I, 267 ; oxycrat, I, 267 ; acétate de chaux, I, 288 ; écorce de chêne, I, 344 ; potasse, I, 506 ; ammoniaque, I, 555 ; chlorhydrate d'ammoniaque, I, 560 ; alcool, I, 581 ; arnica, I, 622 ; camphre, I, 800 ; quinquina, II, 88 ; chlorure de sodium, II, 234 ; bryone, II, 363 ; scille, II, 443.

Œstre : *gastrique :* essence de térébenthine, II, 46 ; huile empyreumatique, II, 500.

— *rectal :* tabac, I, 723 ; huile empyreumatique, II, 500. Pour le complément de la série de ces médicaments, voir l'article Entozoaires.

— *cutané :* voir l'article Phthiriase.

O

Ophthalmie : hydrothérapie, I, 168 ; cataplasmes de fécule délayée avec de l'eau de pavot, I, 185 ; miel, I, 202 ; beurre, I, 244 ; sulfate de zinc, I, 300 ; acétate de plomb, I, 326 ; cantharides, I, 464 ; nitrate d'argent, I, 491 ; sulfate de cuivre, I, 504 ; opium, I, 662 ; têtes de pavot, I, 672 ; *périodique,* belladone, I, 704 ; jusquiame, I, 708 ; digitale, I, 734 ; huile de foie de morue, II, 41 ; *id.,* quinquina, II, 88 ; *id.,* sulfate de quinine, II, 100 ; mercure, II, 132 ; *vermineuse,* sulfure rouge de mercure, II, 136 ; calomel, II, 140 ; oxyde de mercure, II, 150 ; *périodique,* acide arsénieux, II, 169 ; *purulente et chronique,* chlorure de chaux, II, 223 ; chlorure de sodium, II, 234, émétique, II, 270 ; *vermineuse,* aloès, II, 357 ; périodique, huile de croton, II, 375 ; *id.,* scille, II, 443 ; *constitutionnelle et périodique,* colchique d'automne, II, 449.

Orchite : glace, I, 130 ; hydrothérapie, I, 168 ; cataplasme de fécule délayée avec de l'eau de pavot, I, 185 ; lait, I,

228 ; vinaigre en vapeur, I, 267 ; cataplasmes de feuilles d'oseilles, I, 270 ; acétate de plomb, I, 326 ; moutarde à l'extérieur, I, 463 ; jusquiame, I, 709 ; morelle noire, I, 714 ; collodion, I, 766 ; calomel, II, 140 ; iode, II, 185 ; iodure de potassium, II, 196 ; émétique, II, 276.

Otite : lait, I, 228 ; glycérine, I, 254 ; nitrate d'argent, I, 492 ; opium, I, 662 ; jusquiame, I, 709.

Otorrhée : Glycérine, I, 254 ; eau de chaux, I, 288 ; alun, I, 295 ; sulfate de zinc, I, 301 ; goudron, I, 359 ; acide phénique, I, 388 ; nitrate d'argent, I, 492.

P

Paralysies : hydrothérapie, I, 169 ; moutarde à l'extérieur, I, 461 ; de la pituitaire, euphorbe, I, 326 ; hellébore noir, I, 438 ; *id.*, blanc, I, 441 ; cantharides et préparations cantharidées, I, 461 ; *de la vessie et du pénis*, cantharides à l'intérieur, I, 465 ; ammoniaque, I, 555 ; essences diverses, I, 588 ; labiées, I, 592 ; essence de lavande, I, 595 ; poivre, I, 607 ; cubèbe, I, 608 ; huile de muscade, I, 610 ; de la langue, clous de girofle et pyrèthre, I, 611 et 628 ; essence de girofle, I, 611 ; arnica, I, 622 ; café, I, 630 ; bleu de Prusse, I, 688 ; belladone, I, 702 ; tabac, I, 721 ; aconit, I. 769 ; camphre, I, 799 et 800 ; valériane, I, 805 ; noix vomique, II, 16 ; strychnine, II, 22 ; ferrugineux, II, 49 ; calomel, II, 140 ; acide arsénieux, II, 165 ; aloès et alcool camphré, II, 356 ; huile de croton, II, 375 ; *des vaches fraîches vêlées*, essence de térébenthine, II, 462, 463 et 466 ; *de la vessie, du rectum, des membres postérieurs*, seigle ergoté, II, 480.

Paraphimosis : bleu de Prusse, I, 687 ; belladone, I, 704.

Périostite : hydrothérapie, I, 149 ; acide azotique, I, 491.

Péritonite : vapeur d'eau, I, 132 ; eau chaude à l'extérieur, I, 135 ; moutarde à l'extérieur, I, 461 ; baies de genièvre, I, 627 ; camphre, I, 797 et 803 ; mercure, II, 133 ; calomel, II, 140 ; crème de tartre soluble, II, 310 ; nitrate de potasse, II, 437 ; essence de térébenthine, II, 461.

Phimosis : corps gras, I, 231 ; bleu de Prusse, I, 687 ; belladone, I, 704.

Phlébite : mercure, II, 133 ; calomel, II, 140 ; émétique, II, 276.

Phlegmon *sous-aponévrotique :* bains d'eau chaude, I, 185 ; hydrothérapie, I, 157 ; *sous-cutané*, corps gras, I, 234 ; cantharides, I, 463 ; *sous-aponévrotique*, belladone, I, 704 ; *id.*, sulfate de quinine, II, 100 ; mercure, II, 133.

Phthiriase : feuilles de noyer, I, 349 ; créosote, I, 354 ; benzine, I, 373 ; hellébore noir, I, 438 ; sublimé corrosif, I, 518 ; acide arsénieux, I, 534 ; poivre, I, 607 ; absinthe, I, 618 ; tabac, I, 722 ; camphre, I, 800 ; mercure, II, 133 ; *du porc*, sulfure rouge de mercure, II, 150 ; staphysaigre, II, 206 ; soufre, II, 364 ; sulfure de calcium, II, 399 ; essence de térébenthine, II, 464 ; sabine, II, 485.

Phthisie : acide phosphorique, I, 261 ; ciguë, I, 747 ; napthaline, I, 803 ; huile de foie de morue, II, 41 ; soufre, II, 392.

Piétin : lait de chaux, I, 288 ; sulfate de fer, I, 305 ; perchlorure de fer, I, 313 ; acétate de plomb, I, 326 ; acétate de cuivre, I, 331 ; acide sulfurique, I, 480 ; acide azotique, I, 484 ; nitrate d'argent, I, 493 ; sulfate de cuivre, I, 503 ; sublimé corrosif, I, 517.

Plaies *par arrachement :* hydrothérapie, I, 152 ; camphre, I, 891.

— *articulaires :* glace, I, 120 ; hydrothérapie, I, 151 ; alun, I, 294 ; perchlorure de fer, I, 311 ; onguent égyptiac, I, 332 ; acide tannique, I, 337 ; créosote, I, 354 ; cantharides, I, 463 ; eau de Rabel, I, 480 ; nitrate d'argent, I, 493 ; sulfate de cuivre, I, 503 ; sublimé corrosif, I, 518 ; chlorure de chaux, II, 223 ; émétique, II, 270 ; aloès, II, 358 ; camphre, I, 801.

— *contuses :* hydrothérapie, I, 150 ; glycérine, I, 254 ; cantharides, I, 462 ; camphre, I, 801 ; aloès, II, 358 ; gommegutte, II, 366.

— *d'été :* hydrothérapie, I, 151 ; glycérine, I, 254.

— *à lambeaux :* hydrothérapie, I, 150, opium, I, 664.

— *par morsure :* hydrothérapie, I, 151 ; chlorure d'antimoine, I, 495 ; ammoniaque, I, 554 ; acétate d'ammoniaque, I, 562 ; serpentaire, I, 631.

Plaies *par armes à feu :* hydrothérapie, I, 151.
— *envenimées :* liqueur antivirulente,
I, 314 ; suie, I, 366 ; acide azotique,
I, 483 ; beurre d'antimoine, I, 495 ;
ammoniaque, I, 554 ; acétate d'ammoniaque, I, 562 ; angélique, I, 597 ; iode,
II, 192.
— *suppurantes :* glycérine, I, 254 ; charbon de bois, II, 367 ; eau de Rabel,
I, 480 ; camomille, I, 615 ; gentiane,
II, 68 ; résine, II, 460.
Pleurésie *aiguë :* vapeur d'eau, I,
132 ; eau bouillante, I, 134 ; miel, I,
201 ; réglisse, I, 203 ; gomme, I, 210 ;
moutarde à l'extérieur, I, 414 ; hellébore noir, I, 439 ; cantharides et préparations cantharidées, I, 461 ; baies
de genièvre, I, 628 ; opium, I, 662 ;
acide prussique, I, 682 ; digitale, I,
734 ; calomel, II, 140 ; au début, sureau, II, 414 ; pariétaire, II, 422 ;
reine-des-prés, II, 423 ; nitrate de
potasse, I, 437.
— *chronique :* goudron, I, 359 ; acide
arsénieux, II, 166.
Pleuro-pneumonie : chlore, II, 217 ;
chlorure de potasse, II, 226 ; éméti-
tique, II, 270 ; sulfure d'antimoine,
II, 407.
Pneumatose : hydrothérapie : I, 168.
Pneumonie *aiguë :* eau bouillante, révulsif, I, 134 ; miel, I, 201 ; réglisse,
I, 203 ; acétate de plomb et opium, I,
325 ; moutarde à l'extérieur, I, 415 ;
hellébore noir, I, 438 ; cantharides, I,
461 ; labiées, I, 592 ; têtes de pavots,
I, 671 ; douce-amère, I, 716 ; digitale,
I, 732 ; altérants alcalins, II, 112 ; calomel, II, 140 ; chlore, II, 217 ; émétique, II, 274 ; kermès, II, 411 ; au
début, sureau, II, 414 ; reine-des-prés,
II, 423.
— *chronique :* goudron, I, 359 ; hellébore blanc, I, 445 ; kermès, II, 412 ;
scille, II, 443 ; colchique d'automne,
II, 448.
Pneumonie *contagieuse :* sulfate de
fer, I, 306 et II, 52 ; chlorhydrate d'ammoniaque, I, 560 ; eau rouillée, II,
54 ; quinquina, II, 88 ; altérants alcalins, II, 182 ; acide arsénieux, II, 170 ;
iode, II, 185 ; chlore, II, 217 ; émétique, II, 276 ; huile de croton, II, 375 ;
sulfure de potasse, II, 397 ; kermès,
II, 412 ; essence de térébenthine, II,

463 ; bourgeons de sapin, II, 470 ; sabine, II, 485.
Pneumonie *tuberculeuse :* voir l'article Phthisie,
Poireaux : acide sulfurique, I, 480 ;
acide azotique, I, 483 ; sublimé corrosif, I, 517 ; acide arsénieux, I, 532 ;
sulfure d'arsenic, I, 535.
Polyémie : altérants alcalins, II, 112 ;
sulfate de soude, II, 324.
Polypes : perchlorure de fer, I, 312 ;
acide sulfurique, I, 480 ; potasse, I,
526 ; acide arsénieux, I, 532.
Pousse : régime du vert, I, 173 ; acide
prussique, I, 683 ; jusquiame, I, 708 ;
digitale, I, 735 ; *nerveuse*, anesthésiques, I, 756 ; acide arsénieux, II, 166 ;
iodure de potassium, II, 192 ; bryone,
II, 363 ; sulfure de fer, II, 400 ; carbonate de potasse, II, 427 ; encens, II, 470.
Ptérygion : alun, I, 396.
Ptyalisme : alun, I, 396. Chlorate de
potasse, II, 228.
Pustule maligne : feuille de noyer,
I, 349 ; voir l'article Charbon.

R

Rage : vinaigre, I, 267 ; acide oxalique, I, 269 ; ammoniaque, I, 553 ; acide
prussique, I, 681 ; belladone, I, 702 ;
chloral, I, 775 ; mercure, II, 135 ;
chlore, II, 219.
Refroidissement : vapeur d'eau, I,
132 ; vin, I, 584 ; essences diverses, I,
588 ; cannelle, I, 603 ; clou de girofle,
I, 611 ; sureau, II, 414.
Renversement : *matrice :* glace, I,
130 ; hydrothérapie, I, 153 ; alun, I,
396 ; écorce de chêne, I, 344 ; alcool,
I, 582 ; labiées, I, 592 ; opium, I, 663 ;
éther, I, 703.
— *rectum :* hydrothérapie, I, 153 ; alun,
I, 396 ; racine de ratanhia, I, 346 ; alcool, I, 582 ; labiées, I, 592 ; opium, I,
663.
Rhumatisme : vapeur d'eau, I, 132 ;
musculaire, hydrothérapie, I, 155 ;
garou, I, 429 ; hellébore noir, I, 439 ;
cantharides et préparations canthа-
ridées, I, 465 ; ammoniaque, I, 555 ;
chlorhydrate d'ammoniaque, I, 560 ;
acétate d'ammoniaque, I, 562 ; alcool,
I, 581 ; essences diverses, I, 588 ; *id.*,
de lavande, I, 595 ; *id.*, de girofle, I,
611 ; baies de genièvre, I, 627 ; serpen-

taire, I, 631 ; raifort sauvage, I, 634 ;
opium, I, 602; acide prussique. I, 682;
belladone, I, 705 ; jusquiame, I, 709 ;
stramoine, I, 711; morelle noire, I,
714 ; douce-amère, I, 716 ; aconit, I,
738 ; camphre, I, 798 et 801 ; huile de
foie de morue, II, 41; *articulaire*, sulfate de quinine, II, 100 ; altérants alcalins, II, 114 ; *chronique*, acide arsénieux, II, 170 ; brome et bromure de
potassium, II, 208 ; calomel, II, 140 ;
sulfure de potasse, II, 398 ; *chronique*,
sulfure d'antimoine, II, 407 ; sureau,
II, 414 ; *articulaire aigu*, nitrate de
potasse, II, 438 ; colchique d'automne,
II, 448 ; essence de térébenthine, II,
463, 465 et 466 ; poix noire, II, 469.

Rupture *musculaire et tendineuse :*
hydrothérapie, I, 150.

T

Tétanos *essentiel :* glace à l'intérieur,
I, 131 ; bains et lotions d'eau chaude,
I, 135 ; hydrothérapie, I, 169 ; corps
gras, I, 234 ; hellébore noir, I, 439 ;
cantharides à l'intérieur, I, 465 ; ammoniaque, I, 554 ; acétate d'ammoniaque, I, 563 ; huile de muscade, I, 610 ;
opium, I, 663 ; acide prussique, I,
681 ; cyanure de potassium, I, 686 ;
bleu de Prusse, I, 688 ; belladone, I,
714 ; jusquiame, I, 709 ; stramoine, I,
711 ; tabac, I, 722 ; aconit, I, 739 ;
anesthésiques, I, 756 ; éther, I, 763 ;
chloroforme, I, 769 ; chloral, I, 774 ;
camphre, I, 798 et 801 ; valériane, I,
805 ; assa-fœtida, I, 809 ; noix vomique, II, 20 ; sulfate de quinine, II,
100 ; calomel, II, 142 ; émétique, II,
276 ; huile de croton, II, 375 ; nitrate
de potasse, II, 438 ; essence de térébenthine, II, 462 ; huile empyreumatique, II, 499.

— *traumatique :* calomel, II, 140.

Thrombus : hydrothérapie, I, 151 ;
eau albumineuse, I, 221 ; mélange de
vinaigre et de craie, I, 267 ; acide
tannique, I, 337 ; moutarde à l'extérieur, I, 415 ; collodion, I, 767 ; camphre, I, 800.

Tic : hydrothérapie, I, 170 ; magnésie
calcinée, II, 308 ; bicarbonate de
soude, II, 429.

Tumeurs *sanguines :* mélanges de vinaigre et de craie, I, 267 ; *osseuses,*
garou, I, 429 ; *aiguës,* cantharides et
préparations cantharidées, I, 463 ;
lardacées, chlorure de zinc, I, 497 ; *de
l'appui du collier,* sublimé corrosif, I,
520 ; *id.,* potasse, I, 526 ; *id.,* acide
arsénieux, I, 533 ; ammoniaque, I, 555 ;
essences diverses, I, 588 ; *id.,* de lavande, I, 595 ; *des mamelles, des testicules, des glandes salivaires, des
ganglions lymphatiques,* ciguë, I,
747 ; *sanguines et inflammatoires,*
camphre, I, 801 ; *gangréneuses,* quinquina ; II, 92 ; *indolentes,* mercure,
II, 133 ; *id.,* bi-iodure de mercure, II,
200 ; *gangréneuses,* chlorure de chaux,
II, 223 ; *charbonneuses et gangréneuses,* chlorure de soude, II, 225 ; *sanguines et séreuses,* essence de térébenthine, II, 465 ; *de la mâchoire
inférieure du bœuf,* sabine, II, 485.

Tympanite : glace, I, 131 ; *des solipèdes,* eau chaude à l'extérieur, I,
135 ; *des ruminants,* corps gras, I, 235 ;
eau et lait de chaux, I, 289 ; ammoniaque, I, 550 ; essences diverses, I,
588 ; semences des ombellifères, I,
600 ; camomille, I, 615 ; tabac, I, 723 ;
éther, I, 763 ; assa-fœtida, I, 810 ; altérants alcalins, II, 112 ; chlorure de
potasse, II, 226 ; carbonate de magnésie, II, 309 ; carbonate de potasse, II,
275.

Typhoïde *fièvre :* hydrothérapie, I,
170 ; acide phosphorique, I, 261 ; perchlorure de fer, 316 ; moutarde, I,
414 ; hellébore noir, I, 439 ; nitrate
d'argent à l'intérieur, I, 490 ; ammoniaque, I, 552 ; acétate d'ammoniaque,
I, 562 ; vin, I, 584 ; essences diverses,
I, 588 ; semences des ombellifères, I,
600 ; poivre, I, 607 ; absinthe, I, 618 ;
aunée, I, 624 ; baies de genièvre, I,
627 ; café, I, 630 ; camphre, I, 799 ;
naphtaline, I, 803 ; substances animales, II, 36 ; ferrugineux, II, 49 ; carbonate de fer, II, 55 ; gentiane, II, 68 ;
petite centaurée, II, 69 ; chlore, II,
213 ; chlorure de sodium, II, 236 ;
ipéca, II, 285 ; crème de tartre soluble,
II, 310 ; moutarde blanche, II, 312 ;
essence de térébenthine, 460 et 463.

Typhus : suie, I, 367 ; acide chlorhydrique, I, 486 ; ammoniaque, I, 550 ;
acétate d'ammoniaque, I, 562 ; camphre, I, 798 ; substances animales, II,

TABLE DES MATIÈRES

SECTION V

DES ALTÉRANTS.

SECTION VI

DES MÉDICAMENTS ÉVACUANTS.

LIVRE TROISIÈME

Pharmacie ou pharmacotechnie.

TABLE ALPHABÉTIQUE

DES MATIÈRES

9 782016 123096